atlas de ANATOMIA humana

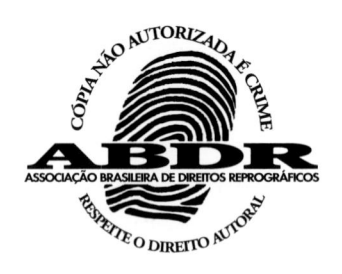

T165a Tank, Patrick W.
         Atlas de anatomia humana / Patrick W. Tank, Thomas R. Gest ; tradução Alexandre Lins Werneck. – Porto Alegre : Artmed, 2009.
         448 p. : il. ; 28 cm.

         ISBN 978-85-363-1705-2

         1. Anatomia. I. Gest, Thomas R. II. Título.

                                               CDU 611(084.4)

Catalogação na publicação: Renata de Souza Borges CRB-10/Prov-021/08

Patrick W. Tank, PhD
Director, Division of Anatomical Education
Department of Neurobiology & Developmental Sciences
University of Arkansas for Medical Sciences
Little Rock, Arkansas

Thomas R. Gest, PhD
Division of Anatomical Sciences
Office of Medical Education
University of Michigan Medical School
Ann Arbor, Michigan

Com a colaboração de
William Burkel, PhD
Professor Emeritus
Division of Anatomical Sciences
University of Michigan Medical School
Ann Arbor, Michigan

atlas de ANATOMIA humana

Tradução:
Alexandre Lins Werneck

Consultoria, supervisão e revisão técnica desta edição:
Hélcio Werneck
Livre docente de Anatomia da Faculdade de Medicina da Universidade Federal de Minas Gerais.
Ex-professor titular de Anatomia da Faculdade de Medicina da Universidade Federal de Uberlândia.
Professor titular da Faculdade de Medicina de São José do Rio Preto.
Sócio Honorário da Sociedade Brasileira de Anatomia.
Presidente da Comissão de Terminologia Anatômica da SBA, 2001.

Reimpressão

artmed®

2009

Obra originalmente publicada sob o título
Lippincott Williams & Wilkins Atlas of Anatomy
ISBN 9780781785051

Copyright © 2009 Lippincott Williams & Wilkins, a Wolters Kluwer business.
Published by arrangement with Lippincott Williams & Wilkins/Wolters Kluwer Health Inc. USA

Capa: *Mário Röhnelt*

Leitura final: *Felicitas Hermany*

Supervisão editorial: *Letícia Bispo de Lima*

Editoração eletrônica: *Techbooks*

Reservados todos os direitos de publicação, em língua portuguesa, à
ARTMED® EDITORA S.A.
Av. Jerônimo de Ornelas, 670 – Santana
90040-340 – Porto Alegre – RS
Fone: (51) 3027-7000   Fax: (51) 3027-7070

É proibida a duplicação ou reprodução deste volume, no todo ou em parte, sob quaisquer formas ou por quaisquer meios (eletrônico, mecânico, gravação, fotocópia, distribuição na Web e outros), sem permissão expressa da Editora.

SÃO PAULO
Av. Angélica, 1.091 – Higienópolis
01227-100 – São Paulo – SP
Fone: (11) 3665-1100   Fax: (11) 3667-1333

SAC 0800 703-3444

IMPRESSO NO BRASIL
PRINTED IN BRAZIL

Dedicatória

Este livro é dedicado à memória de Russell T. Woodburne, PhD, cujas descrições da anatomia são tão válidas e precisas atualmente quanto o eram quando foram escritas há 50 anos.

Consultores

Agradecemos imensamente os seguintes profissionais, que revisaram e nos ajudaram muito com seu *feedback* durante o desenvolvimento deste atlas:

Marc Abel, PhD
Rosalind Franklin University of Medicine and Science
Chicago, Illinois

Androniki Abelidis
Hull York Medical School
Hull and York, England

Diana Alagna
Branford Hall Career Institute at Southington
Southington, Connecticut

Maryanne Arienmughare
Jefferson Medical College
Philadelphia, Pennsylvania

Fredric Bassett, PhD
Rose State College
Midwest City, Oklahoma

Sonny Batra
Stanford University
Stanford, California

Paulette Bernd, PhD
SUNY Brooklyn College of Medicine
Brooklyn, NY

Neil Boaz, MD, PhD
Ross University
Edison, New Jersey

Anna Brassington
Hull York Medical School
Hull and York, England

Eric Brinton
University of Utah School of Medicine
Salt Lake City, Utah

Ashlee Brown
University of Missouri School of Medicine
Columbia, Missouri

David Brown
University of California at Irvine
Irvine, California

Craig Canby, PhD
Des Moines University Osteopathic Medical Center
Des Moines, Iowa

Walter Castelli, DDS
University of Michigan Medical School
Ann Arbor, Michigan

Silvia Chiang
Case Western Reserve University
Cleveland, Ohio

Matthew Comstock
Oklahoma State University College of Osteopathic Medicine
Tulsa, Oklahoma

Gerald Cortright, PhD
University of Michigan Medical School
Ann Arbor, Michigan

Eugene Daniels, MSc, PhD
McGill University
Montreal, Quebec, Canada

David L. Davies, PhD
University of Arkansas for Medical Sciences
Little Rock, Arkansas

Megan Duffy
Catholic Healthcare West
San Francisco, California

Norm Eizenberg, MB
University of Melbourne
Victoria, Australia

Matt Gardiner
University College London
London, England

Niggy Gouldsborough, BSc, PhD
University of Manchester
Manchester, England

Lauren Graham
Johns Hopkins School of Medicine
Baltimore, Maryland

CONSULTORES

Santina Grant
University of Illinois at Chicago College of Medicine
Chicago, Illinois

Bill Gross
Medical College of Wisconsin
Milwaukee, Wisconsin

Robert Hage, MD, PhD
St. Georges University
Grenada, West Indies

Felicia Hawkins-Troupe
Loyola University Medical School
Chicago, Illinois

Keels Hillebart de Jong, PhD
Academic Medical Center of the University of Amsterdam
Amsterdam, The Netherlands

Alireza Jalali, MD, LMCC
University of Ottawa
Ottawa, Ontario, Canada

Jennifer Jenkins
Brown University
Providence, Rhode Island

Subramaniam Krisnan
University of Malaya
Kuala Lumpur, Malaysia

Randy Kulesza, PhD
Lake Erie College of Osteopathic Medicine
Erie, Pennsylvania

Anton Kurtz
University of Vermont
Burlington, Vermont

Scherly Leon
State University of New York at Stony Brook
Stony Brook, New York

Jing Xi Li
University of Ottawa—Downtown
Ottawa, Ontario, Canada

Ryan Light
Eastern Virginia Medical School
Norfolk, Virginia

Darren Mack
Medical College of Georgia
Augusta, Georgia

Linda McLoon, PhD
University of Minnesota at Minneapolis
Minneapolis, Minnesota

Jodi McQuillen
University of Vermont College of Medicine
Burlington, Vermont

Nonna Morozova
Asa Institute of Business and Computer Technology
Brooklyn, New York

Karuna Munjal
Baylor College of Medicine
Houston, Texas

Barbara Murphy, PhD
University of Nebraska at Omaha
Omaha, Nebraska

Bruce W. Newton, PhD
University of Arkansas for Medical Sciences
Little Rock, Arkansas

Lily Ning
University of Medicine and Dentistry of New Jersey
Newark, New Jersey

Gezzer Ortega
Howard University College of Medicine
Washington, D.C.

Steve Palazzo, DC
University of Bridgeport
Bridgeport, Connecticut

Lynn Palmeri
Georgetown University School of Medicine
Washington, D.C.

Jilma Patrick
Meharry Medical College
Nashville, Tennesee

Kevin D. Phelan, PhD
University of Arkansas for Medical Sciences
Little Rock, Arkansas

CONSULTORES

John Polk, PhD
University of Illinois at Urbana
Urbana, Illinois

Omid Rahimi, PhD
University of Texas Health Science Center
San Antonio, Texas

Christopher Rodrique
Louisiana State University
Baton Rouge, Louisiana

Dario Roque
University of Florida
Gainesville, Florida

Heiko Schoenfuss, MS, PhD
St. Cloud State University
St. Cloud, Minnesota

Simant Shah
University of Medicine and Dentistry of New Jersey
Newark, New Jersey

Shahin Sheibani-Rad
Rosalind Franklin University of Medicine and Science
Chicago, Illinois

Parikshat Sirpal
Nova Southeastern University College of Medicine
Fort Lauderdale, Florida

Jan Smit
Queen's University Belfast
Belfast, Northern Ireland

Maria Sosa, PhD
University of Puerto Rico
San Juan, Puerto Rico

Rayapati Sreenathan, MSC, PhD
St. Matthews University Medical School
Grand Cayman, British West Indies

Lisal Stevens
Loma Linda University
Loma Linda, California

Rob Stoeckart, PhD
Erasmus University Rotterdam
Rotterdam, The Netherlands

Stuart Sumida, MA, PhD
California State University at San Bernardino
San Bernardino, California

Frans Thors, PhD
Akademisch Ziekenhuis Maastricht
Maastricht, The Netherlands

Grace Tsuei
University of Texas Southwestern Medical School
Dallas, Texas

Linda Walters, PhD
Midwestern University
Arizona College of Osteopathic Medicine
Glendale, Arizona

Daniel Weber
Michigan State University College of Osteopathic Medicine
East Lansing, Michigan

Benjamin Weeks
University of Arkansas
Fayetteville, Arkansas

William Woo
Drexel University College of Medicine
Philadelphia, Pennsylvania

Floris Wouterlood, PhD
Vu Medisch Centrum
Amsterdam, The Netherlands

Jill Zackrisson
Virginia Commonwealth University School of Medicine
Medical College of Virginia Campus
Richmond, Virginia

Michael Zumpano, PhD
New York Chiropractic College
Seneca Falls, New York

Ilustradores

Lik Kwong, MFA
Medical Illustration
University of Michigan
Ann Arbor, Michigan

Dawn Scheuerman, MAMS
Biomedical Visualization
University of Illinois at Chicago
Chicago, Illinois

Karen Bucher, MA
Medical and Biological Illustration
Johns Hopkins University School of Medicine
Baltimore, Maryland

Anne D. Rains, MS
Medical Illustration
Medical College of Georgia
Augusta, Georgia

Jonathan Dimes, MFA
Medical Illustration
University of Michigan
Ann Arbor, Michigan

Megan E. Bluhm Foldenauer, MA
Medical and Biological Illustration
Johns Hopkins University School of Medicine
Baltimore, Maryland

Liana Bauman, MAMS
Biomedical Visualization
University of Illinois at Chicago
Chicago, Illinois

Christopher Rufo, MA
Medical Illustration
Johns Hopkins University School of Medicine
Baltimore, Maryland

William Scavone, MA, CMI
Medical and Biological Illustration
Johns Hopkins University School of Medicine
Baltimore, Maryland

Alison E. Burke, MA
Medical Illustration
Johns Hopkins University School of Medicine
Baltimore, Maryland

Denise Wurl, MS
Biomedical Visualization
University of Illinois at Chicago
Chicago, Illinois

Jennifer C. Darcy, MS
Medical Illustration
Medical College of Georgia
Augusta, Georgia

Jaye Schlesinger, MFA
Medical Illustration
University of Michigan
Ann Arbor, Michigan

Prefácio

Nem a expressão "oportunidade única na vida" descreveria a importância de se criar um novo atlas de anatomia. Atlas originais simplesmente não são produzidos com freqüência suficiente para tornar essa afirmação verdadeira. Como professores de anatomia de estudantes de medicina, com quase 60 anos de experiência em sala de aula, estamos familiarizados com todos os atlas anatômicos que existem atualmente no mercado, e esse é um grupo muito privilegiado. Nossa experiência com esses atlas atuais nos ajudou a formular idéias sólidas de como apresentar as imagens anatômicas de modo mais conciso e em uma seqüência mais lógica. O objetivo deste novo atlas é tornar as imagens mais compreensíveis e rápidas para os estudantes. Velocidade e facilidade de uso tornaram-se necessidades fundamentais na era dos currículos resumidos de anatomia.

O desenvolvimento deste atlas exigiu a combinação de esforços de um grande grupo de pessoas e a felicidade de ter todos esses recursos disponíveis simultaneamente. Primeiro, tivemos o apoio total da Lippincott Williams & Wilkins (LWW), que veio de muitas formas, do editor e da assistência de produção e projetos, consolidando-se na direção de arte e nos especialistas de análise de mercado, bem como nas muitas palavras de incentivo.

Segundo, tivemos os talentos excepcionais da equipe de criação da empresa Anatomical Chart Company (ACC). Esta empresa produz milhares de quadros anatômicos e diagnósticos que são exibidos em clínicas e consultórios em todo o mundo. A equipe de criação da ACC recrutou uma pequena equipe dos melhores ilustradores médicos no país e manteve essa equipe organizada, guiando-a em todo o projeto. A equipe de *design* da ACC criou um projeto gráfico verdadeiramente inspirado e supervisionou a construção das páginas. Trabalhando com a equipe de produção da LWW, a ACC também conduziu a fase de produção deste atlas.

Terceiro, os autores são amigos e colegas há muitos anos. O resultado de nossa dedicação para desenvolver um material educativo sempre foi maior do que a soma de nossos esforços individuais. Para este projeto, trouxemos a capacidade e o desejo de trabalhar como uma equipe.

Usando esses recursos ao máximo, desenvolvemos um atlas que se destaca entre os atlas contemporâneos, apresentando os seguintes diferenciais:

Perspectiva pedagógica

O *Atlas de anatomia humana* é organizado por regiões; no entanto, ele não é simplesmente uma série de desenhos anatômicos maçantes com a legenda de cada estrutura. Cada aspecto do atlas, como a seleção e a organização das lâminas, a coloração, o estilo e os dísticos de cada imagem, baseia-se em uma perspectiva pedagógica. A organização segue a lógica do professor, começando com a anatomia de superfície e prosseguindo para estruturas mais profundas com um conjunto de lâminas que apóiam as seqüências de dissecação regional. As legendas são cuidadosamente selecionadas e posicionadas para contar uma história e atrair a atenção do leitor para as relações mais importantes.

Um novo estilo de arte

Um novo estilo de arte foi criado para o *Atlas de anatomia humana*. As ilustrações têm uma palheta de cores vibrantes, novas texturas, uso efetivo de sombreamento para adicionar profundidade e dísticos especialmente selecionados. As principais ilustrações são projetadas para descrever as características anatômicas mais comuns (i.e., a anatomia "comum") que um estudante muito provavelmente encontrará nas dissecações ou na prática clínica. Importantes variações anatômicas também são descritas em ilustrações auxiliares.

Seleção cuidadosa das imagens

Há muito menos ilustrações no *Atlas de anatomia humana* do que em outros atlas. No currículo anatômico reduzido de hoje, mais nem sempre é melhor. Cuidadosamente, definimos o número de ilustrações necessárias, sem figuras ou conceitos supérfluos. As ilustrações estão colocadas em ordem de dissecação lógica, seguidas por ilustrações breves (ilustrações sistematicamente organizadas de vasos e nervos) que auxiliam o estudante a formar um conjunto completo de informações.

Perspectiva consistente

Para auxiliar o principiante, as imagens no *Atlas de anatomia humana* usam pontos de vista consistentes: anterior, posterior, lateral ou medial. Projeções oblíquas não são usadas, assim como o posicionamento dos membros ou da cabeça em outra posição que não a anatômica.

PREFÁCIO

Uso efetivo da cor
As imagens no *Atlas de anatomia humana* usam cores para atrair a atenção do leitor para as partes mais importantes da figura. Muitas figuras tiveram a anatomia periférica cuidadosamente detalhada reproduzida em cinza, proporcionando um contexto para a ilustração sem desviar o foco do leitor do tema central. As ilustrações-resumo usam essa técnica de cores com especial vantagem para mostrar a anatomia sistêmica das regiões do corpo.

Estruturas em transparência
Muitas ilustrações no *Atlas de anatomia humana* empregam a técnica de transparência para permitir o exame da ilustração com maior profundidade. Em algumas ilustrações, o leitor olha através das estruturas transparentes para ver relações anatômicas importantes. Em outras, um objeto sólido é representado como uma transparência que passa atrás de outro objeto sólido. Ao usar essa técnica, somos capazes de ilustrar as relações entre as estruturas profundas e as superficiais e permitimos que os estudantes visualizem conexões e associações que antes tinham que imaginar.

Seleção e posicionamento dos textos
Intencionalmente, incluímos somente as estruturas ensinadas com mais freqüência nos currículos modernos, limitando o número de dísticos para cada uma delas. Com isso, evitamos que a imagem fosse prejudicada pelo excesso de informação complementar. Sempre que pertinente, também usamos o recurso "lente de aumento" para partes da ilustração, com isso ampliando o impacto pedagógico.

Para orientar o leitor em relação à seqüência de informações, utilizamos o recurso de tópicos-resumo, sempre identificados por letras, cujo posicionamento incentiva o estudante a perceber relações importantes, bem como reforça a relação das partes das estruturas com o todo.

Sem títulos ou legendas
O *Atlas de anatomia humana* não usa títulos ou legendas para explicar as figuras. A análise de mercado mostra que os estudantes e as faculdades estão bastante divididos quanto à utilidade desse tipo de artifício. Entendemos que um atlas é um suplemento aos livros-texto e que os estudantes o consultam para identificação visual, não para descrição.

Material complementar e recurso on-line (em inglês)
Oferecemos, juntamente com o livro, um conjunto de materiais de apoio elaborados para ajudar os estudantes no aprendizado da anatomia. Todas as imagens estão disponíveis eletronicamente em um atlas interativo, em inglês, que pode ser acessado em http://thePoint.lww.com/LWWAtlas. O atlas interativo possui muitas características úteis, incluindo função de pesquisa, *zoom* e comparação de características. Os estudantes podem ainda testar seus conhecimentos de anatomia com um exclusivo exercício de legendas de "arrastar-e-soltar" disponível para cada imagem. Também é possível montar apresentações multimídia e utilizar extenso banco de testes sobre anatomia.

O *Atlas de anatomia humana* levou muitos anos para ficar pronto, e sua criação usa o melhor da comunicação e da imagem eletrônicas. Não foi uma tarefa fácil, tendo em vista que os artistas, os autores e a editora estão espalhados pelos Estados Unidos. Aproximadamente 7.500 versões de ilustrações foram revistas e criticadas durante o desenvolvimento do projeto. Todos nós passamos por momentos de cansaço, mas o resultado compensou o tempo investido. A experiência foi exaustiva e divertida.

Esperamos que aproveitem o resultado.

Patrick W. Tank & Thomas R. Gest

Sumário

Capítulo 1   DORSO   2

Capítulo 2   MEMBRO SUPERIOR   28

Capítulo 3   MEMBRO INFERIOR   84

Capítulo 4   TÓRAX   156

Capítulo 5   ABDOME   208

Capítulo 6   PELVE E PERÍNEO   254

Capítulo 7   CABEÇA E PESCOÇO   292

Capítulo 8   DIVISÃO AUTÔNOMA DO SISTEMA NERVOSO   390

Índice   415

atlas de ANATOMIA humana

DORSO

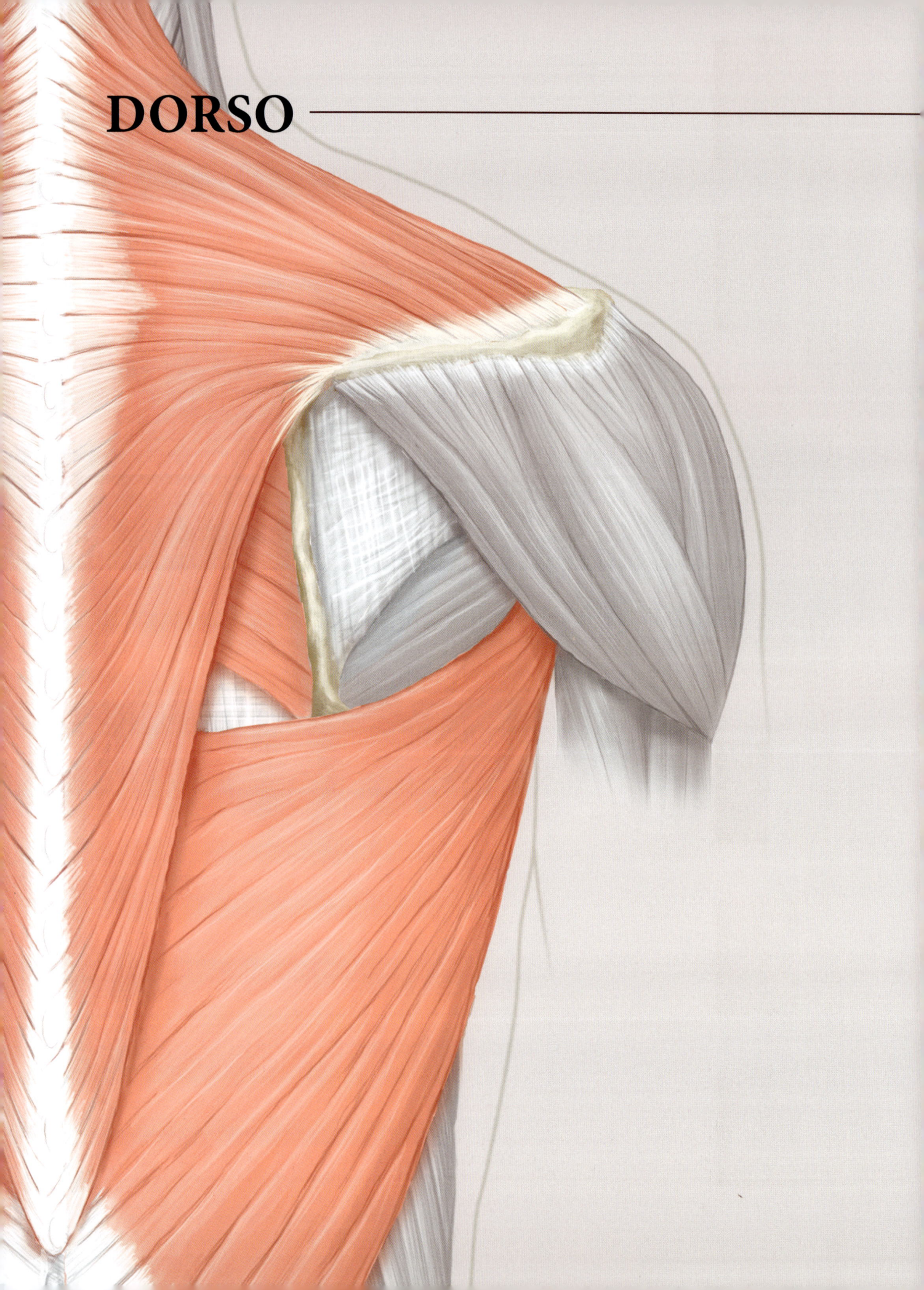

atlas de
ANATOMIA
humana
CAPÍTULO 1

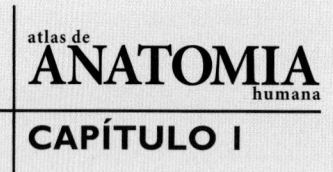

Lâmina 1-01	Características Palpáveis do Dorso	5
Lâmina 1-02	Coluna Vertebral, Vista Lateral	6
Lâmina 1-03	Vértebras Cervicais	7
Lâmina 1-04	Vértebras Cervicais Articuladas	8
Lâmina 1-05	Vértebras Torácicas e Lombares	9
Lâmina 1-06	Vértebras Torácicas Articuladas	10
Lâmina 1-07	Vértebras Lombares Articuladas	11
Lâmina 1-08	Sacro e Cóccix	12
Lâmina 1-09	Ligamentos das Vértebras Cervicais	13
Lâmina 1-10	Ligamentos das Vértebras Torácicas	14
Lâmina 1-11	Ligamentos das Vértebras Lombares e do Sacro	15
Lâmina 1-12	Inervação Cutânea do Dorso	16
Lâmina 1-13	Músculos Superficiais do Dorso	17
Lâmina 1-14	Músculos Profundos do Dorso, Dissecação Superficial	18
Lâmina 1-15	Músculos Profundos do Dorso, Dissecação Profunda	19
Lâmina 1-16	Região Cervical Posterior	20
Lâmina 1-17	Padrão de um Nervo Espinal Típico	21
Lâmina 1-18	Medula Espinal, Vista Posterior	22
Lâmina 1-19	Parte Superior da Medula Espinal	23
Lâmina 1-20	Parte Inferior da Medula Espinal	24
Lâmina 1-21	Suprimento Sanguíneo da Medula Espinal, Vista Anterior	25
Lâmina 1-22	Drenagem Venosa da Coluna Vertebral e da Medula Espinal	26
Lâmina 1-23	Dermátomos	27

Características Palpáveis do Dorso

LÂMINA 1-01

▭ Estruturas ósseas palpáveis

- Linha nucal superior
- Protuberância occipital externa
- Margem superior do músculo trapézio
- Vértebra proeminente (CVII)
- Clavícula
- Articulação acromioclavicular
- Acrômio
- Espinha da escápula
- Tubérculo maior do úmero
- Prega axilar posterior
- Ângulo inferior da escápula
- Processo espinhoso das vértebras no sulco vertebral
- Costela
- Saliência dos músculos eretores da espinha
- Asa do ílio
- Osso do quadril
- Espinha ilíaca póstero-superior
- Sacro
- Trocanter maior do fêmur
- Cóccix
- Túber isquiático

Capítulo 1
Atlas de Anatomia Humana

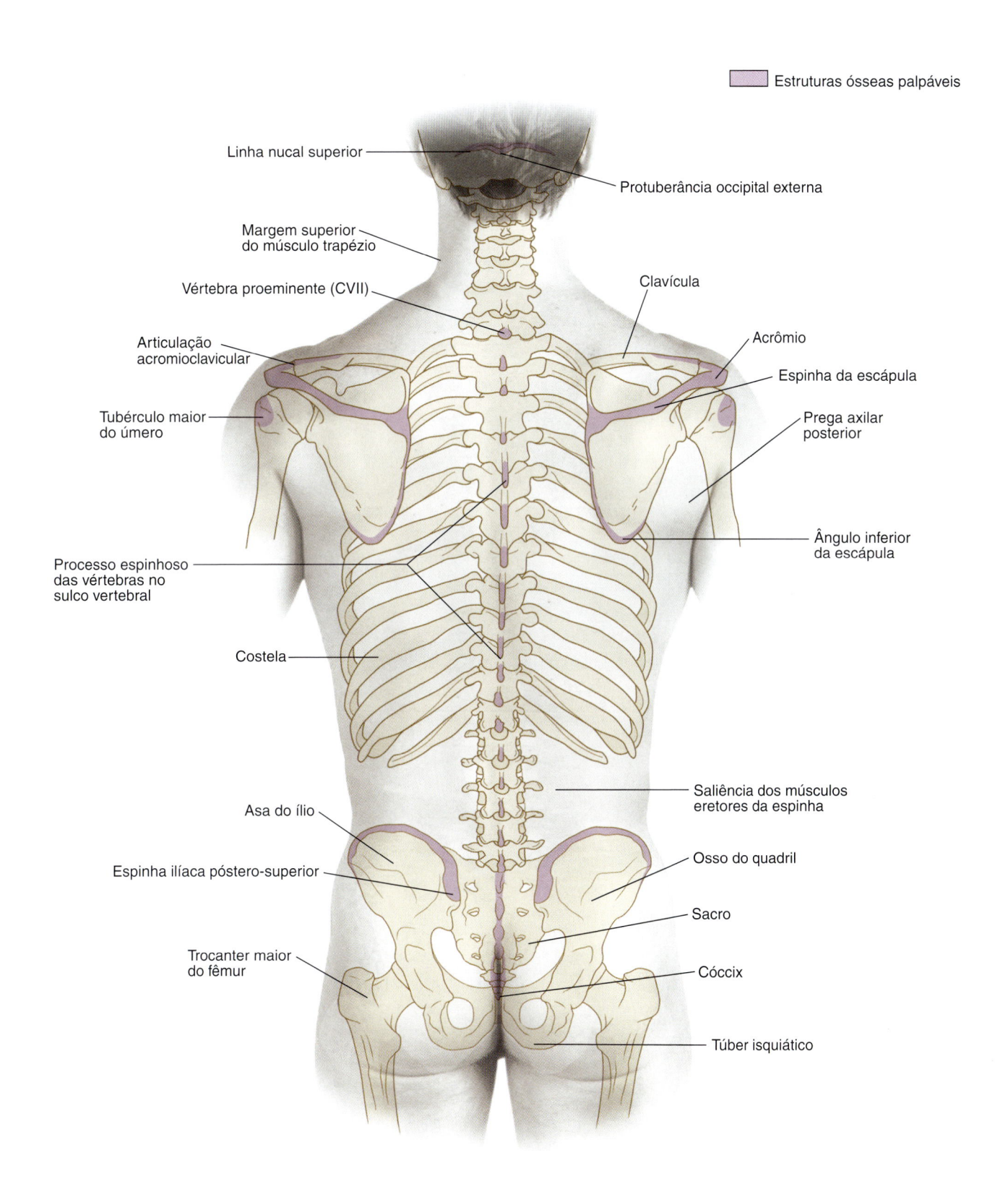

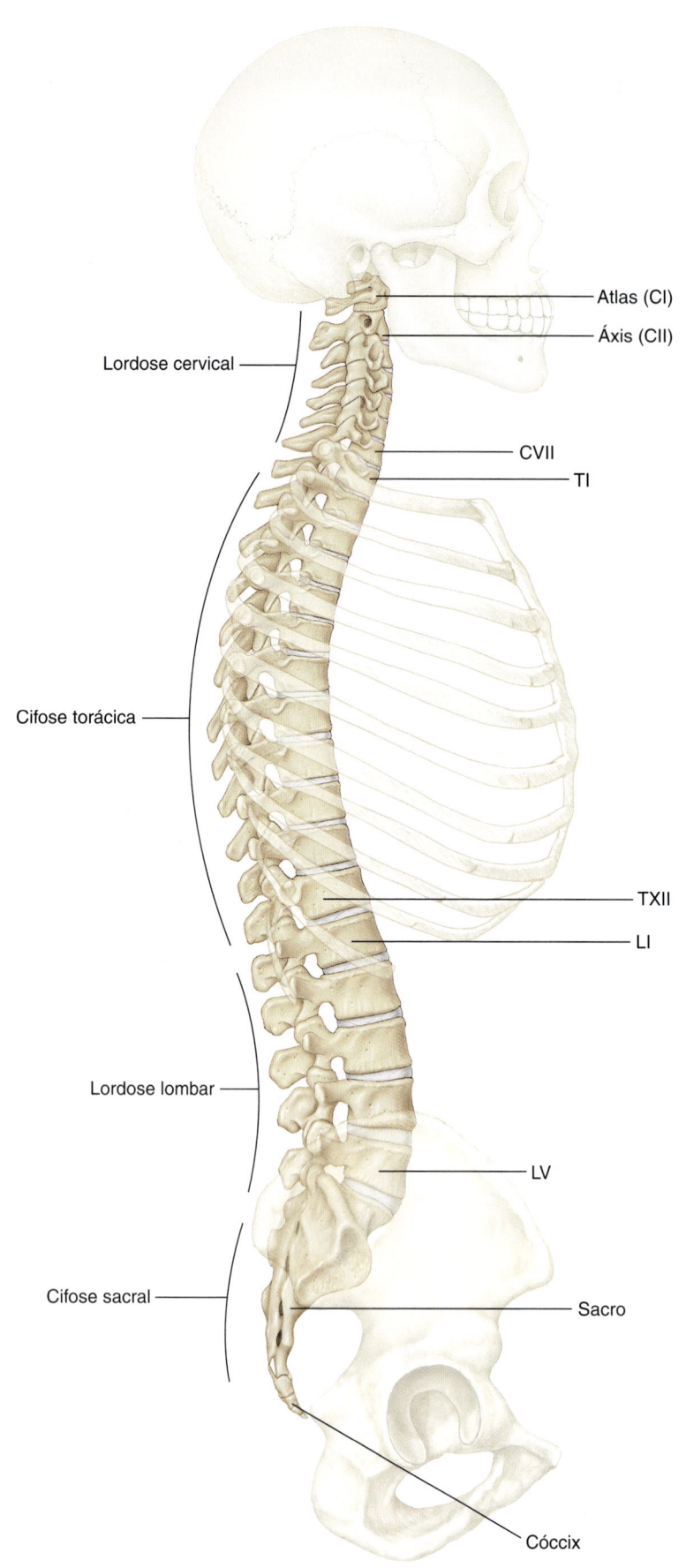

LÂMINA 1-02 — Coluna Vertebral, Vista Lateral

- Atlas (CI)
- Áxis (CII)
- Lordose cervical
- CVII
- TI
- Cifose torácica
- TXII
- LI
- Lordose lombar
- LV
- Cifose sacral
- Sacro
- Cóccix

Vértebras Cervicais — LÂMINA I-03

A. Atlas (CI), vista superior

- Arco anterior do atlas
- Tubérculo anterior
- Face articular para o dente do áxis
- Processo transverso
- Forame transversário
- Face articular superior para o côndilo occipital
- Sulco para artéria vertebral e ramo anterior de CI
- Forame vertebral
- Arco posterior do atlas
- Tubérculo posterior

B. Atlas (CI), vista inferior

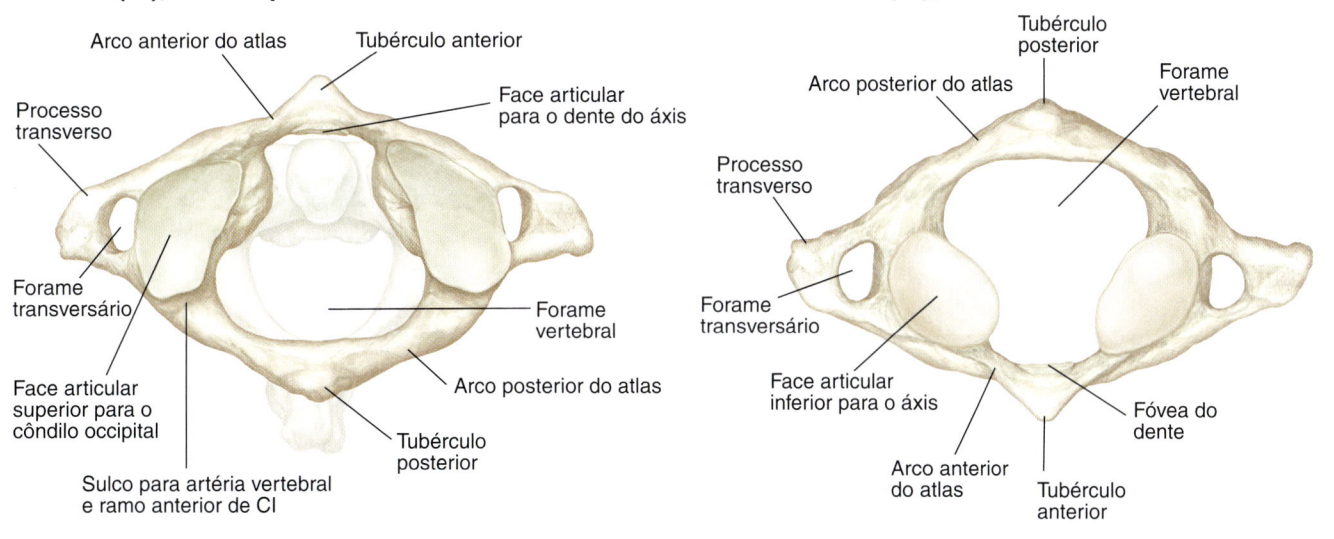

- Tubérculo posterior
- Forame vertebral
- Arco posterior do atlas
- Processo transverso
- Forame transversário
- Face articular inferior para o áxis
- Arco anterior do atlas
- Tubérculo anterior
- Fóvea do dente

C. Áxis (CII), vista superior

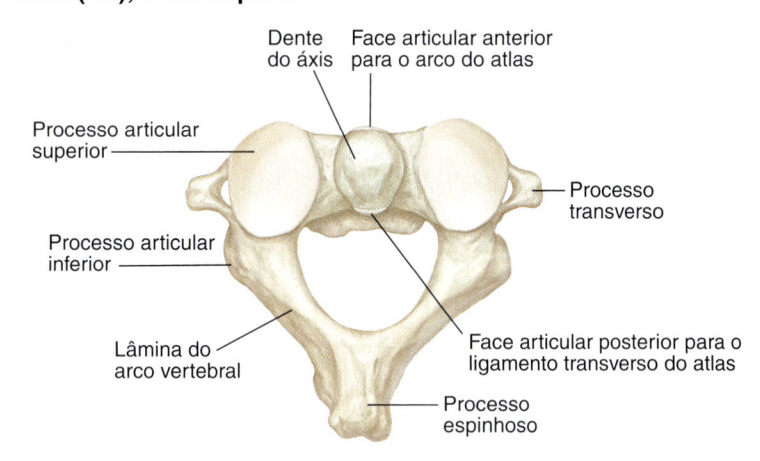

- Dente do áxis
- Face articular anterior para o arco do atlas
- Processo articular superior
- Processo articular inferior
- Processo transverso
- Lâmina do arco vertebral
- Face articular posterior para o ligamento transverso do atlas
- Processo espinhoso

D. Vértebra cervical (CIV), vista superior

- Corpo vertebral
- Unco do corpo
- Processo transverso:
  - Tubérculo anterior
  - Forame transversário
  - Tubérculo posterior
- Pedículo do arco vertebral
- Processo articular superior
- Forame vertebral
- Lâmina do arco vertebral
- Processo espinhoso

E. Vértebra cervical (CIV), vista lateral

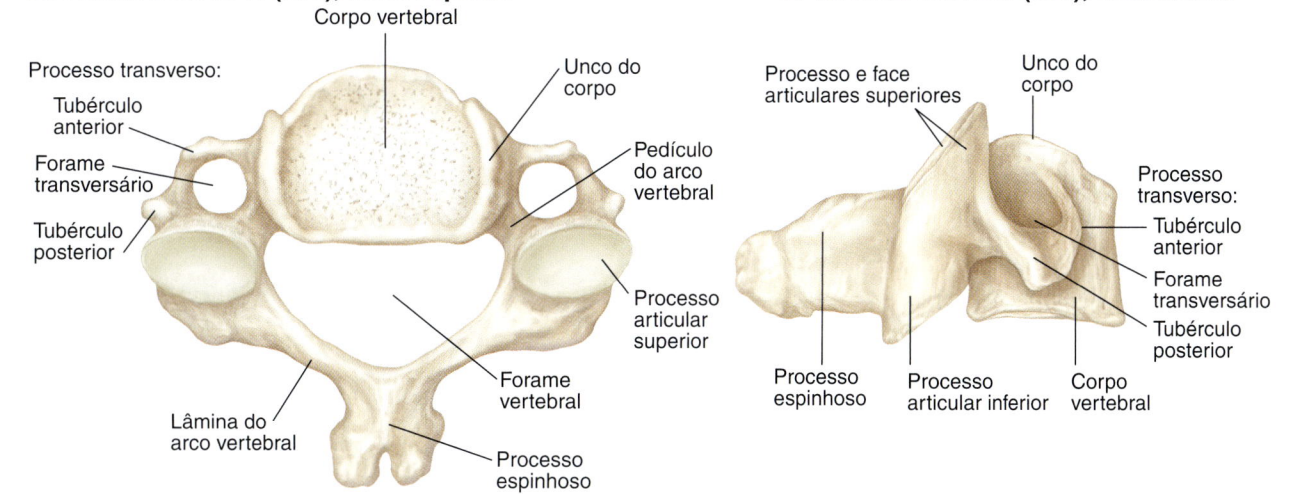

- Unco do corpo
- Processo e face articulares superiores
- Processo transverso:
  - Tubérculo anterior
  - Forame transversário
  - Tubérculo posterior
- Processo espinhoso
- Processo articular inferior
- Corpo vertebral

LÂMINA I-04 — Vértebras Cervicais Articuladas

A. Vista lateral

- Occipital
- Arco anterior do atlas (CI)
- Arco posterior do atlas (CI)
- Disco intervertebral
- Articulações dos processos articulares
- Forame intervertebral
- Processo espinhoso de CVI
- Processo transverso

CI, CII, CIII, CIV, CV, CVI, CVII, TI

B. Radiografia das vértebras cervicais, vista lateral

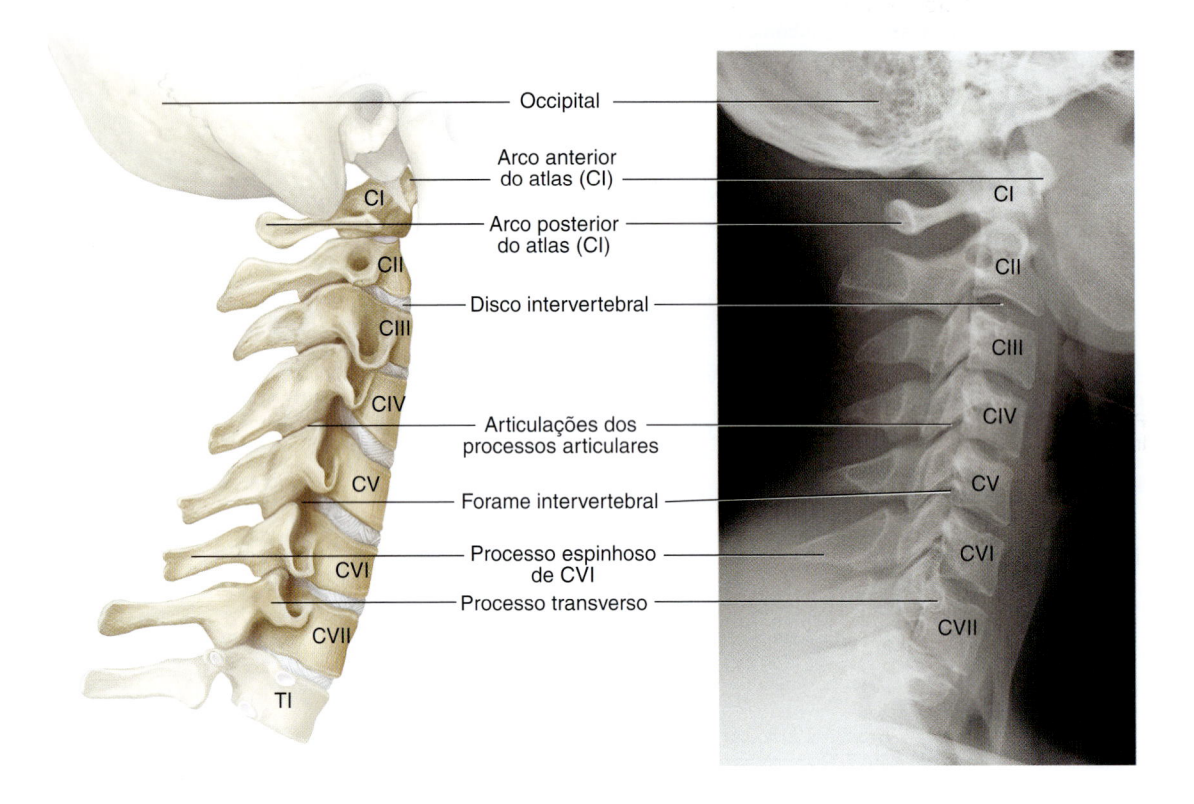

CI, CII, CIII, CIV, CV, CVI, CVII

C. Vista posterior

CI, CII, CIII, CIV, CV, CVI, CVII, TI

D. Radiografia das vértebras cervicais, vista posterior

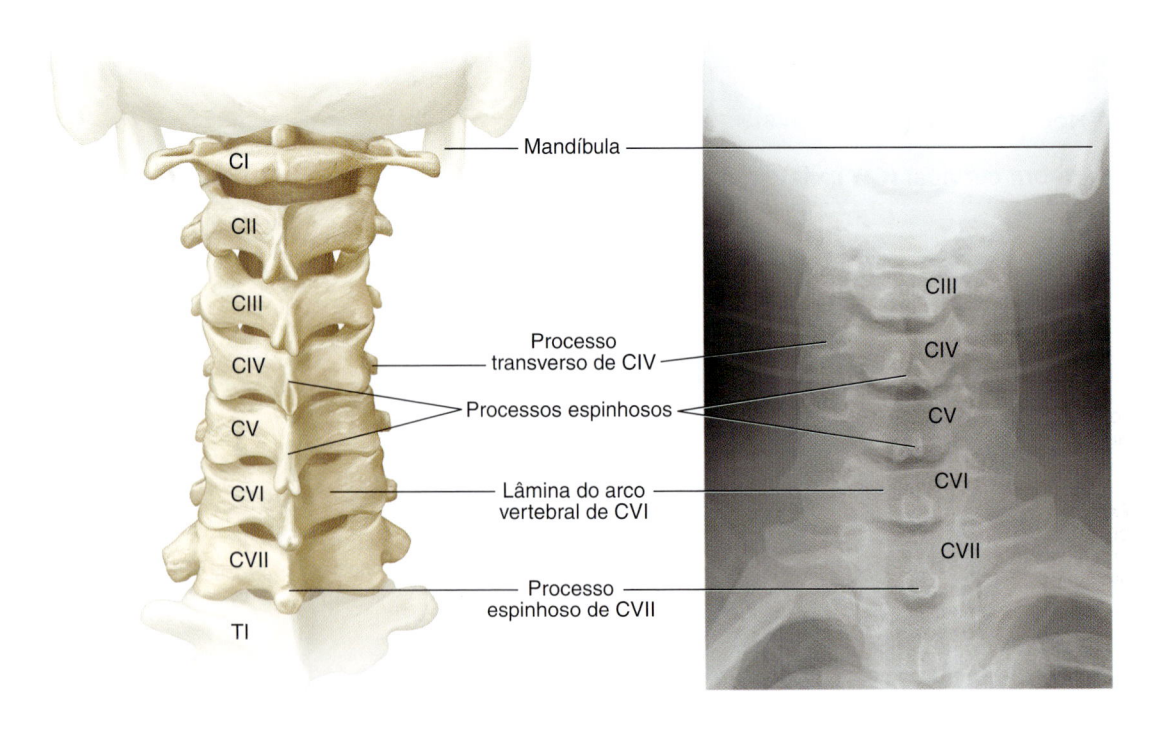

- Mandíbula
- Processo transverso de CIV
- Processos espinhosos
- Lâmina do arco vertebral de CVI
- Processo espinhoso de CVII

CIII, CIV, CV, CVI, CVII

Vértebras Torácicas e Lombares — LÂMINA I-05

A. Vértebra torácica (TVI), vista superior

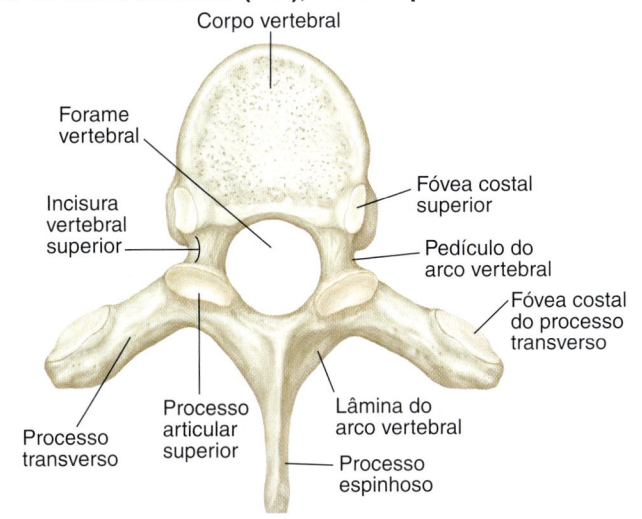

- Corpo vertebral
- Forame vertebral
- Incisura vertebral superior
- Fóvea costal superior
- Pedículo do arco vertebral
- Fóvea costal do processo transverso
- Processo transverso
- Processo articular superior
- Lâmina do arco vertebral
- Processo espinhoso

B. Vértebra torácica (TVI), vista lateral

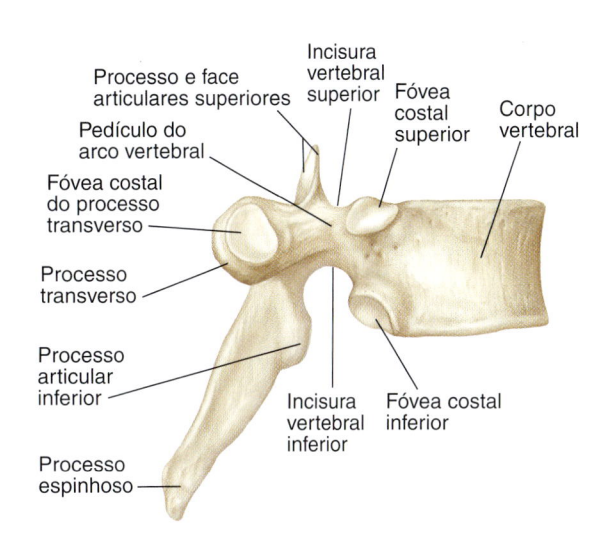

- Processo e face articulares superiores
- Incisura vertebral superior
- Fóvea costal superior
- Corpo vertebral
- Pedículo do arco vertebral
- Fóvea costal do processo transverso
- Processo transverso
- Processo articular inferior
- Incisura vertebral inferior
- Fóvea costal inferior
- Processo espinhoso

C. Disco intervertebral, vista superior

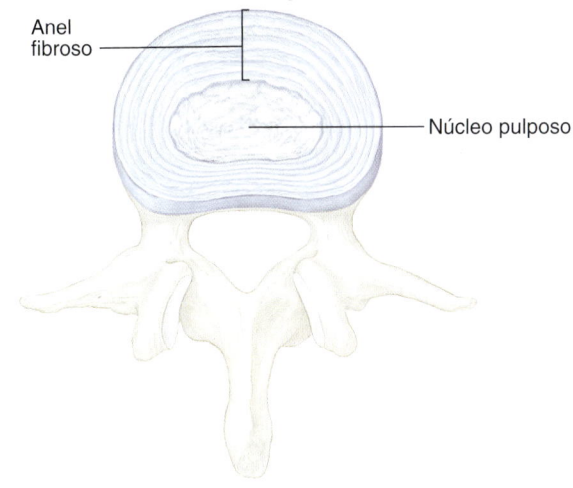

- Anel fibroso
- Núcleo pulposo

D. Vértebra lombar (LIII), vista superior

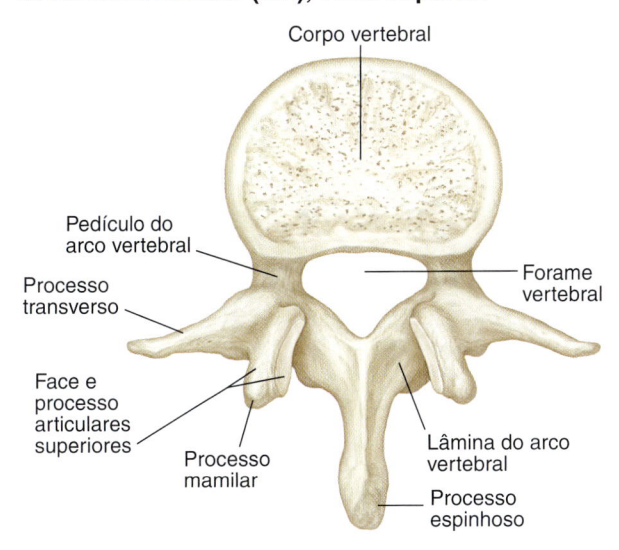

- Corpo vertebral
- Pedículo do arco vertebral
- Processo transverso
- Face e processo articulares superiores
- Processo mamilar
- Forame vertebral
- Lâmina do arco vertebral
- Processo espinhoso

E. Vértebra lombar (LIII), vista lateral

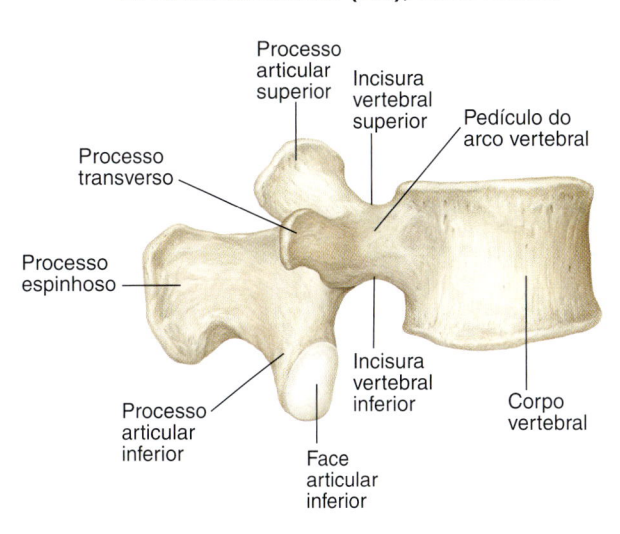

- Processo articular superior
- Incisura vertebral superior
- Pedículo do arco vertebral
- Processo transverso
- Processo espinhoso
- Processo articular inferior
- Incisura vertebral inferior
- Face articular inferior
- Corpo vertebral

Capítulo I
Atlas de Anatomia Humana

LÂMINA 1-06 — Vértebras Torácicas Articuladas

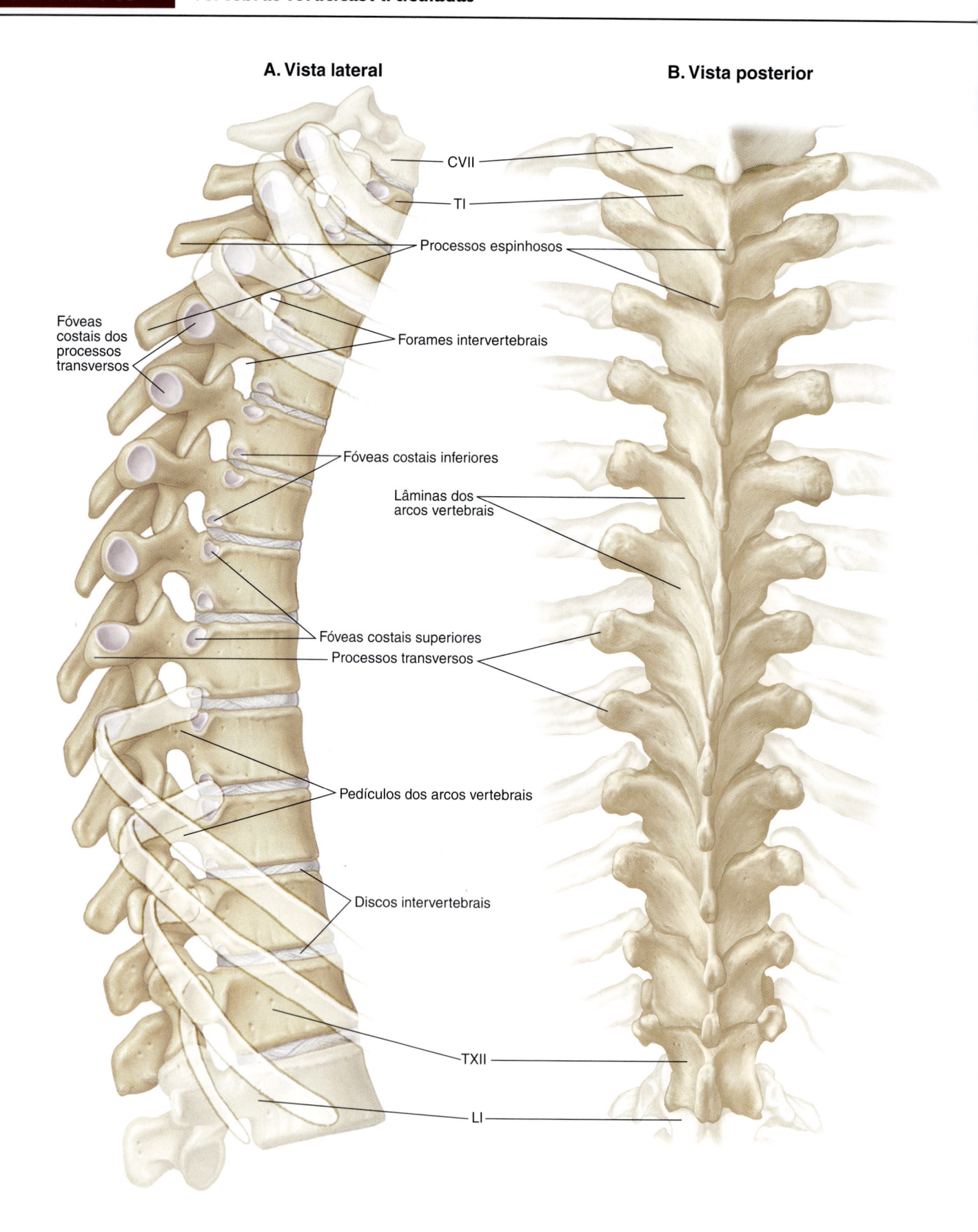

A. Vista lateral

- CVII
- TI
- Processos espinhosos
- Fóveas costais dos processos transversos
- Forames intervertebrais
- Fóveas costais inferiores
- Fóveas costais superiores
- Processos transversos
- Pedículos dos arcos vertebrais
- Discos intervertebrais
- TXII
- LI

B. Vista posterior

- Processos espinhosos
- Lâminas dos arcos vertebrais
- Processos transversos

Vértebras Lombares Articuladas — LÂMINA I-07

A. Vista lateral

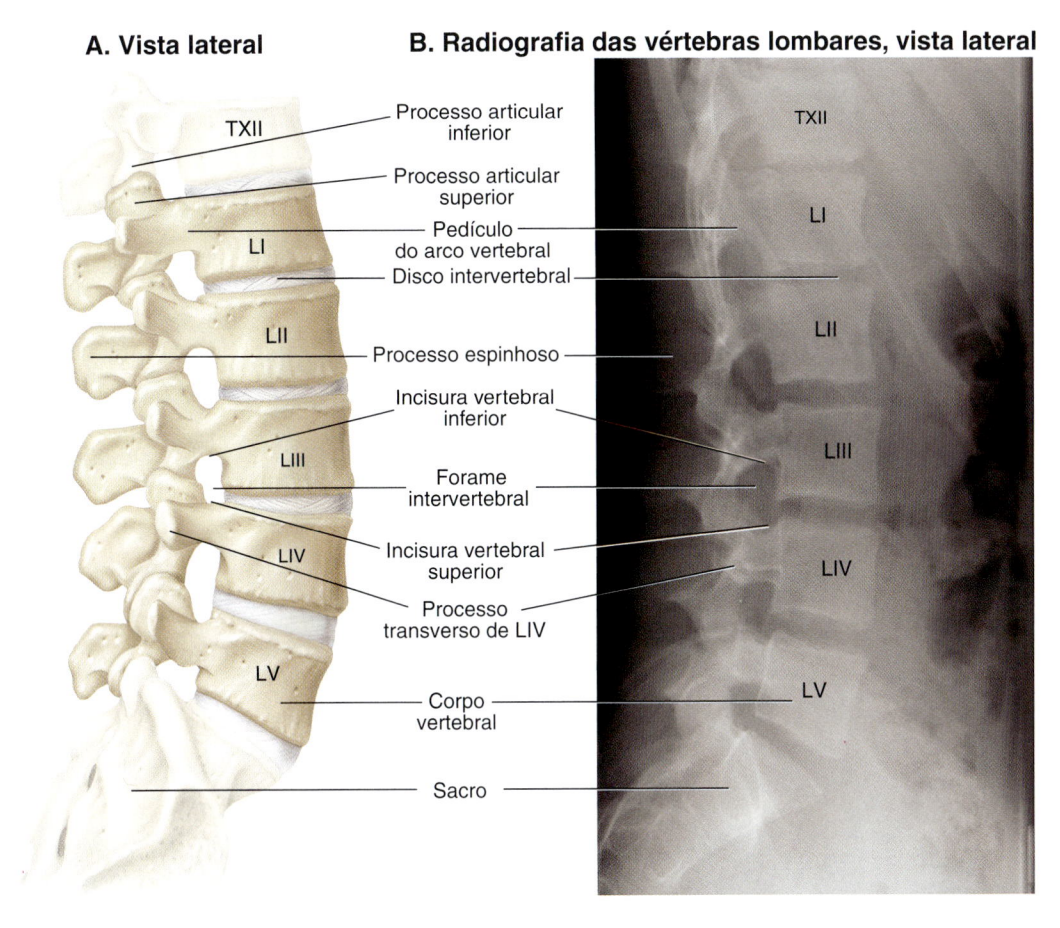

- TXII
- Processo articular inferior
- Processo articular superior
- Pedículo do arco vertebral
- LI
- Disco intervertebral
- LII
- Processo espinhoso
- Incisura vertebral inferior
- LIII
- Forame intervertebral
- Incisura vertebral superior
- LIV
- Processo transverso de LIV
- LV
- Corpo vertebral
- Sacro

B. Radiografia das vértebras lombares, vista lateral

- TXII
- LI
- LII
- LIII
- LIV
- LV

C. Vista posterior

- TXII
- LI
- Processo transverso
- Articulação dos processos articulares
- LII
- Processo articular inferior
- Processo articular superior
- Pedículo do arco vertebral
- LIII
- Processo espinhoso
- LIV
- Lâmina do arco vertebral
- LV
- Sacro

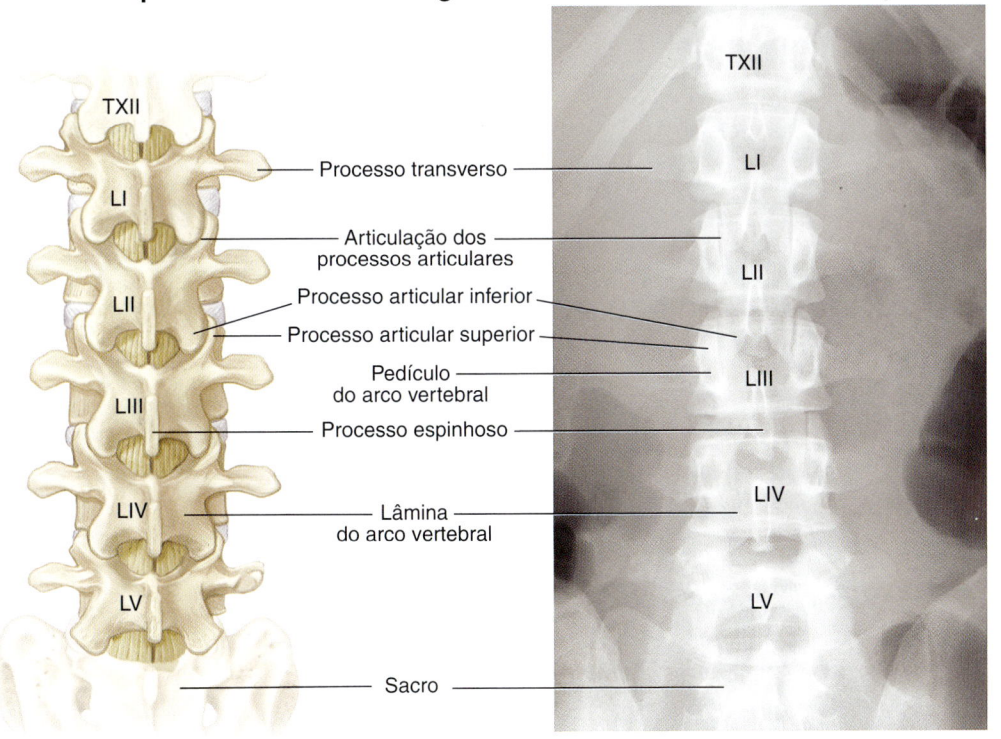

D. Radiografia das vértebras lombares, vista posterior

- TXII
- LI
- LII
- LIII
- LIV
- LV

Capítulo I — Atlas de Anatomia Humana

LÂMINA I-08 Sacro e Cóccix

A. Vista anterior

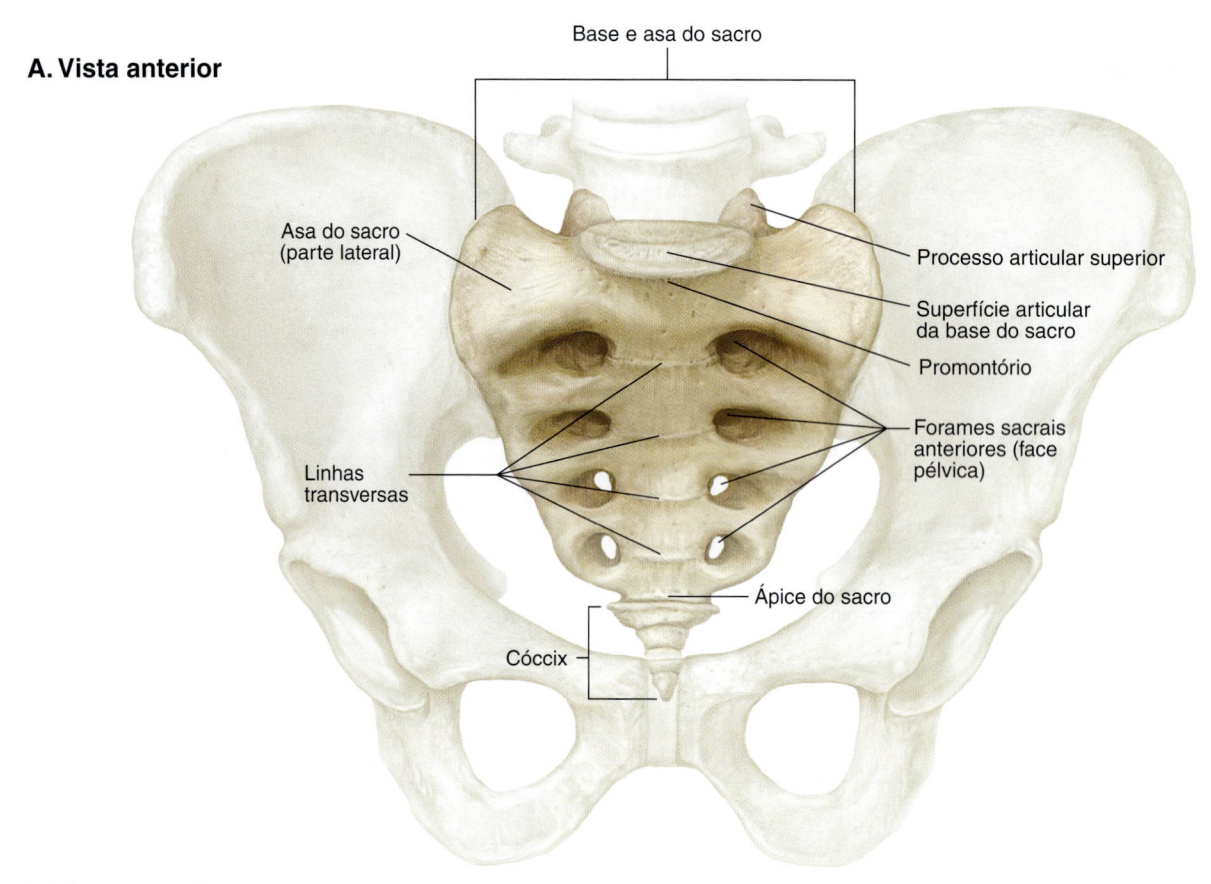

- Base e asa do sacro
- Asa do sacro (parte lateral)
- Processo articular superior
- Superfície articular da base do sacro
- Promontório
- Forames sacrais anteriores (face pélvica)
- Linhas transversas
- Ápice do sacro
- Cóccix

B. Vista posterior

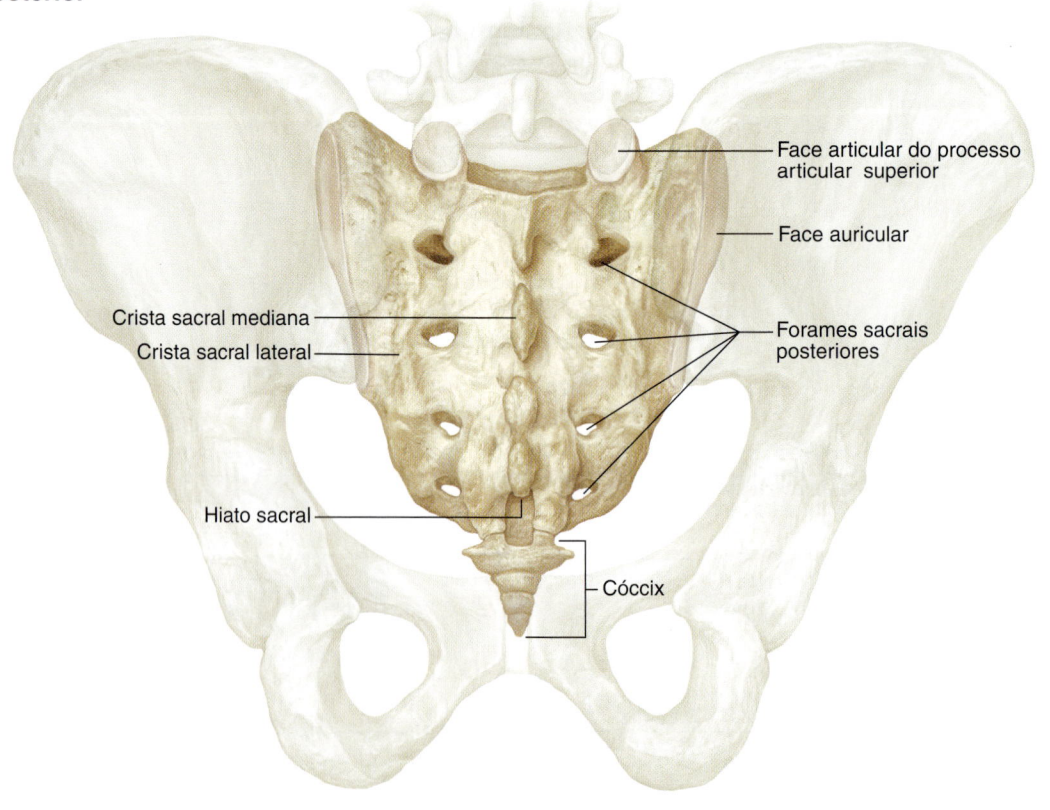

- Face articular do processo articular superior
- Face auricular
- Crista sacral mediana
- Crista sacral lateral
- Forames sacrais posteriores
- Hiato sacral
- Cóccix

Capítulo 1 — Atlas de Anatomia Humana

Ligamentos das Vértebras Cervicais — LÂMINA I-09

A. Vista lateral

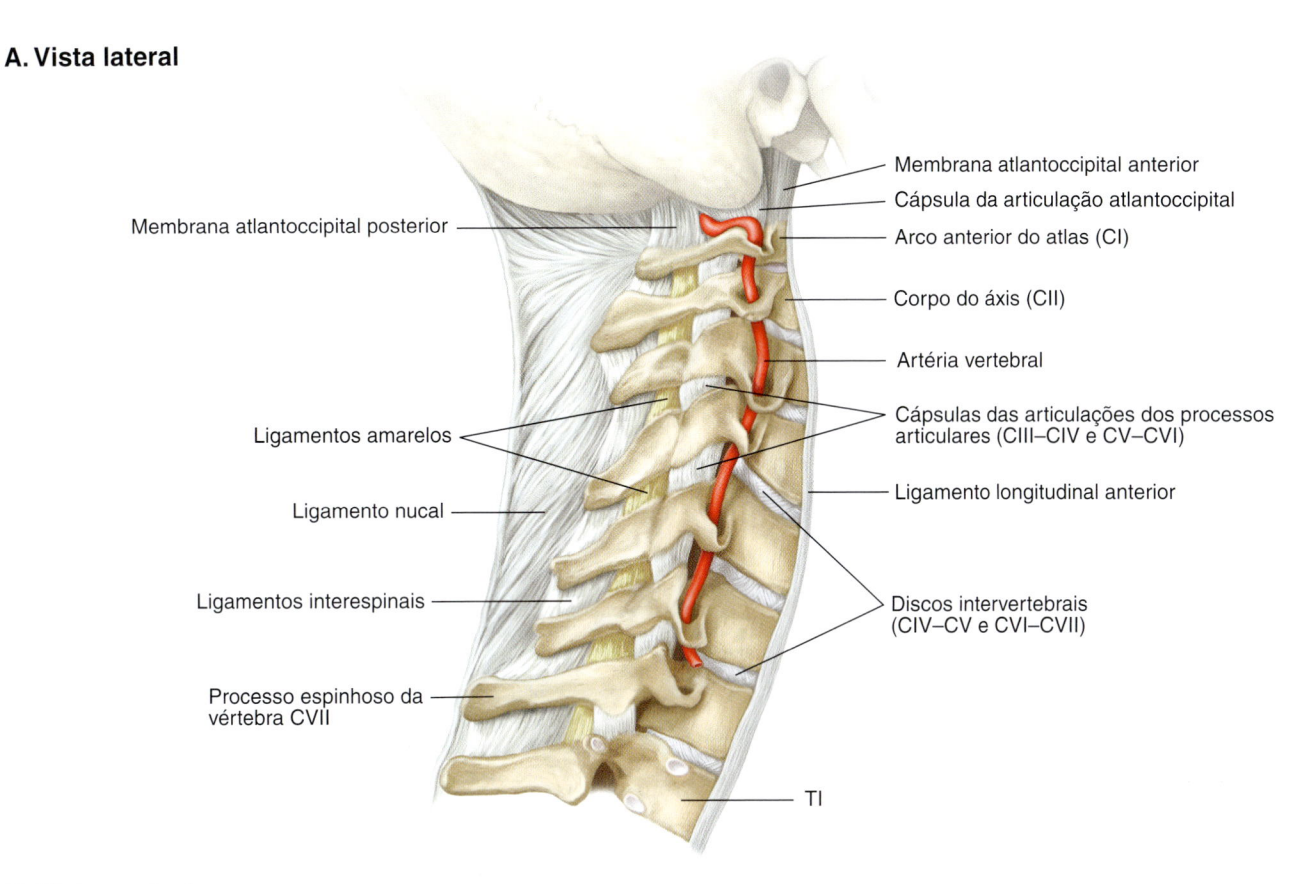

- Membrana atlantoccipital posterior
- Ligamentos amarelos
- Ligamento nucal
- Ligamentos interespinais
- Processo espinhoso da vértebra CVII
- Membrana atlantoccipital anterior
- Cápsula da articulação atlantoccipital
- Arco anterior do atlas (CI)
- Corpo do áxis (CII)
- Artéria vertebral
- Cápsulas das articulações dos processos articulares (CIII–CIV e CV–CVI)
- Ligamento longitudinal anterior
- Discos intervertebrais (CIV–CV e CVI–CVII)
- TI

B. Vista posterior

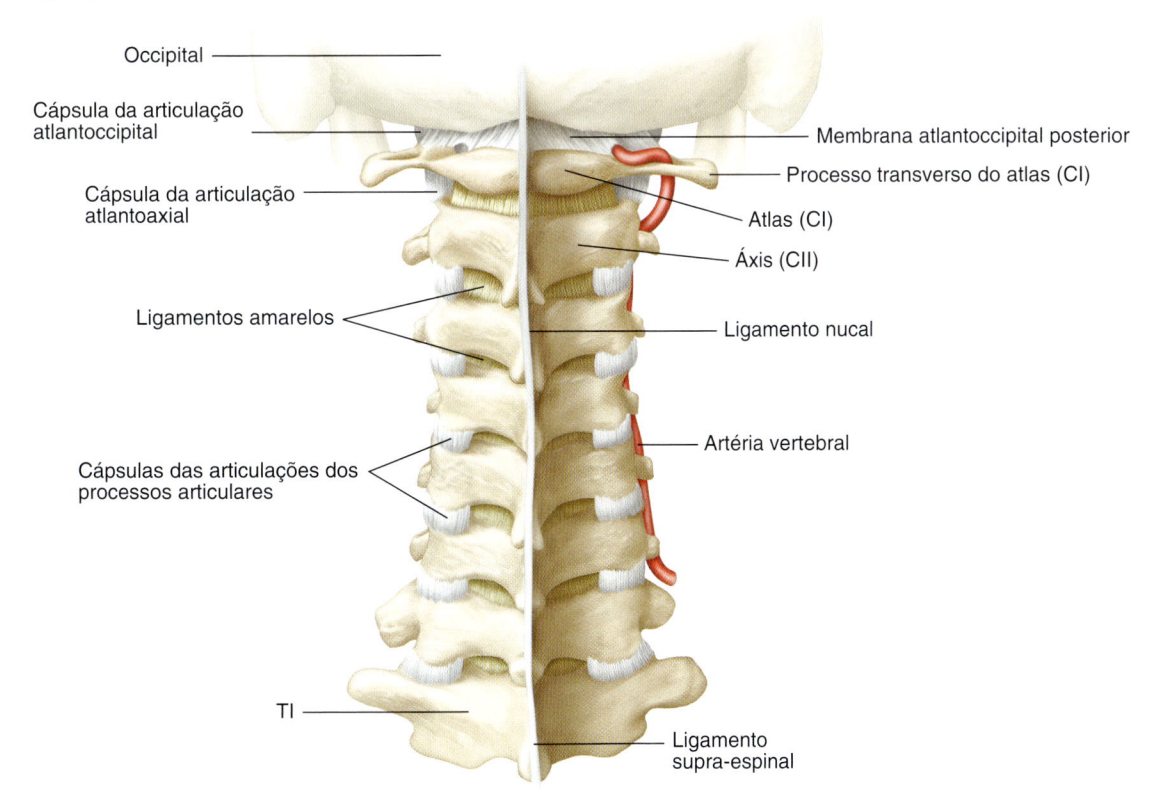

- Occipital
- Cápsula da articulação atlantoccipital
- Cápsula da articulação atlantoaxial
- Ligamentos amarelos
- Cápsulas das articulações dos processos articulares
- TI
- Membrana atlantoccipital posterior
- Processo transverso do atlas (CI)
- Atlas (CI)
- Áxis (CII)
- Ligamento nucal
- Artéria vertebral
- Ligamento supra-espinal

Capítulo I
Atlas de Anatomia Humana

LÂMINA 1-10 — Ligamentos das Vértebras Torácicas

A. Vista lateral

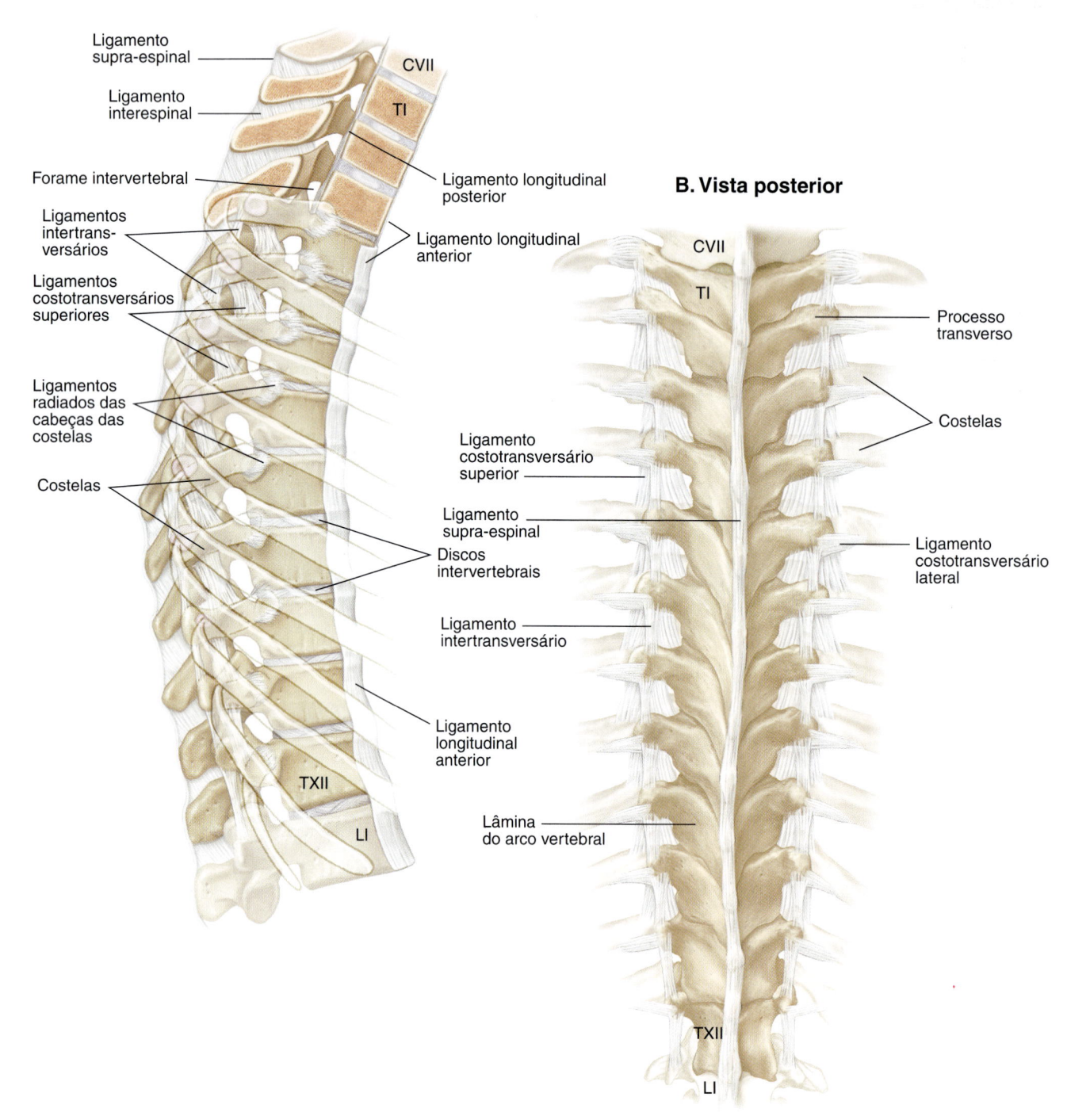

- Ligamento supra-espinal
- Ligamento interespinal
- Forame intervertebral
- Ligamentos intertransversários
- Ligamentos costotransversários superiores
- Ligamentos radiados das cabeças das costelas
- Costelas
- CVII
- TI
- Ligamento longitudinal posterior
- Ligamento longitudinal anterior
- Discos intervertebrais
- Ligamento intertransversário
- Ligamento longitudinal anterior
- TXII
- LI

B. Vista posterior

- CVII
- TI
- Processo transverso
- Costelas
- Ligamento costotransversário superior
- Ligamento supra-espinal
- Ligamento costotransversário lateral
- Lâmina do arco vertebral
- TXII
- LI

Capítulo 1 — Atlas de Anatomia Humana

Ligamentos das Vértebras Lombares e do Sacro

LÂMINA I-11

A. Vista lateral

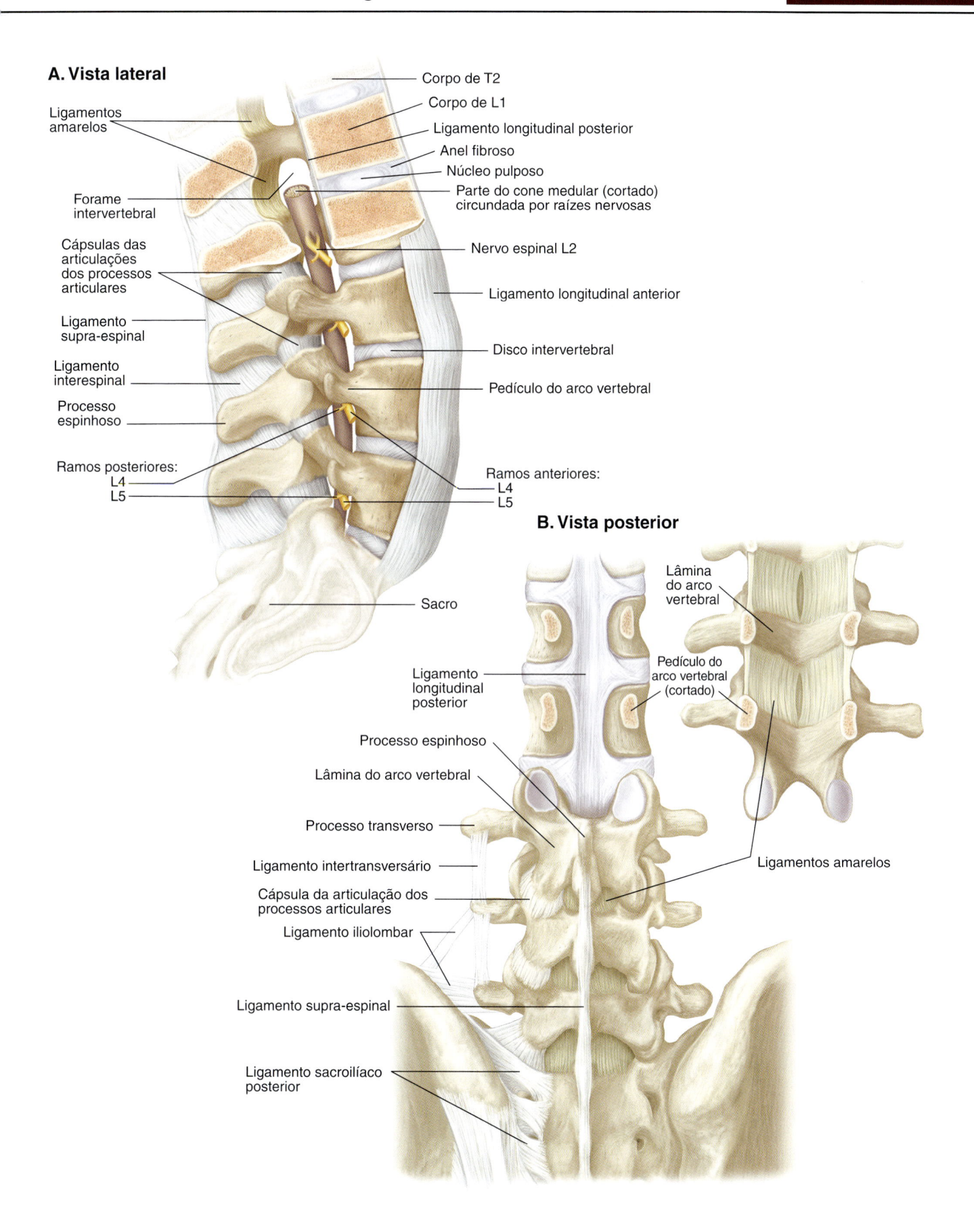

- Ligamentos amarelos
- Forame intervertebral
- Cápsulas das articulações dos processos articulares
- Ligamento supra-espinal
- Ligamento interespinal
- Processo espinhoso
- Ramos posteriores:
  - L4
  - L5
- Corpo de T2
- Corpo de L1
- Ligamento longitudinal posterior
- Anel fibroso
- Núcleo pulposo
- Parte do cone medular (cortado) circundada por raízes nervosas
- Nervo espinal L2
- Ligamento longitudinal anterior
- Disco intervertebral
- Pedículo do arco vertebral
- Ramos anteriores:
  - L4
  - L5

B. Vista posterior

- Sacro
- Ligamento longitudinal posterior
- Processo espinhoso
- Lâmina do arco vertebral
- Processo transverso
- Ligamento intertransversário
- Cápsula da articulação dos processos articulares
- Ligamento iliolombar
- Ligamento supra-espinal
- Ligamento sacroilíaco posterior
- Lâmina do arco vertebral
- Pedículo do arco vertebral (cortado)
- Ligamentos amarelos

Capítulo 1
Atlas de Anatomia Humana — PÁGINA 15

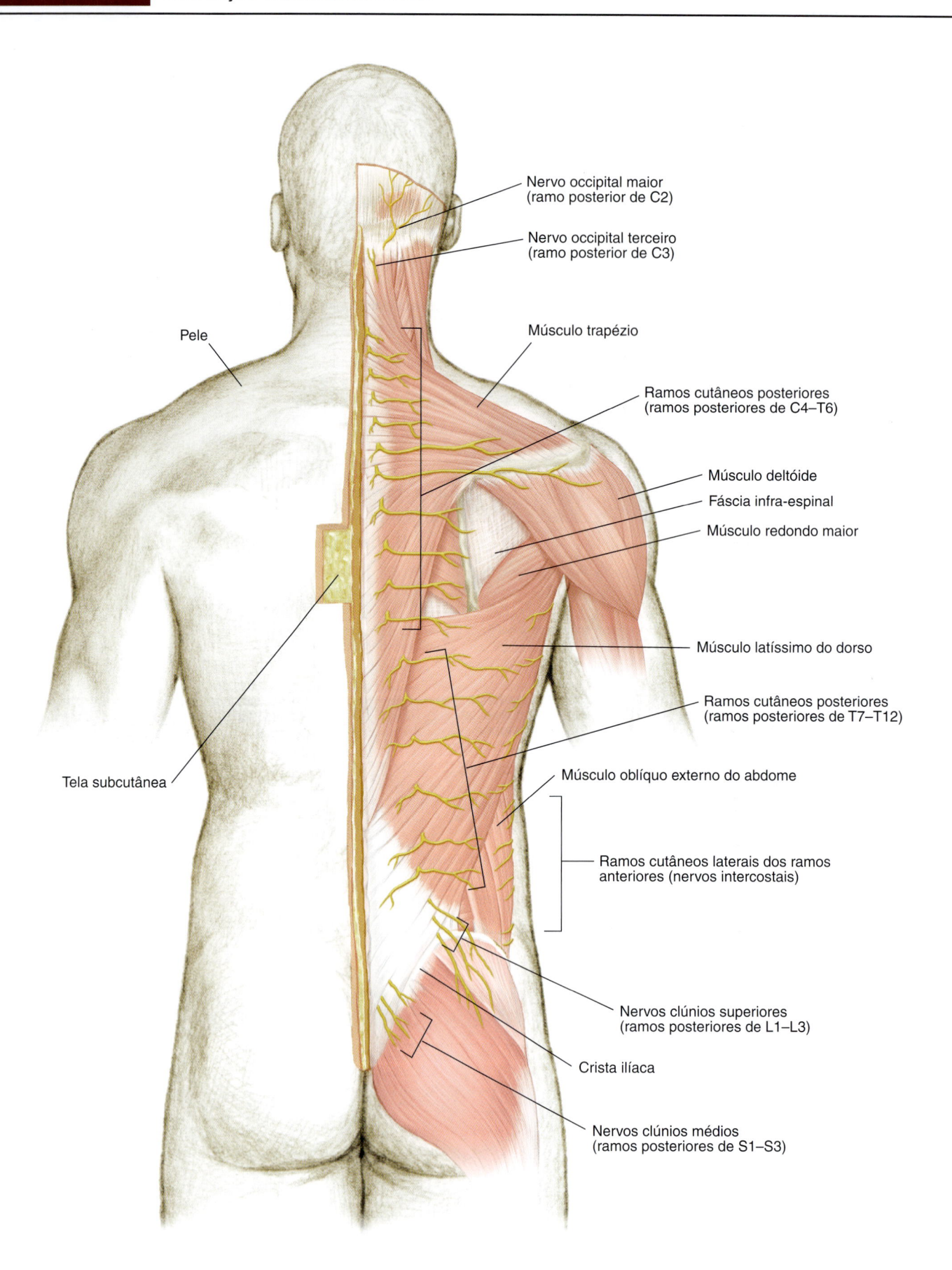

LÂMINA 1-12 — Inervação Cutânea do Dorso

- Nervo occipital maior (ramo posterior de C2)
- Nervo occipital terceiro (ramo posterior de C3)
- Pele
- Músculo trapézio
- Ramos cutâneos posteriores (ramos posteriores de C4–T6)
- Músculo deltóide
- Fáscia infra-espinal
- Músculo redondo maior
- Músculo latíssimo do dorso
- Ramos cutâneos posteriores (ramos posteriores de T7–T12)
- Tela subcutânea
- Músculo oblíquo externo do abdome
- Ramos cutâneos laterais dos ramos anteriores (nervos intercostais)
- Nervos clúnios superiores (ramos posteriores de L1–L3)
- Crista ilíaca
- Nervos clúnios médios (ramos posteriores de S1–S3)

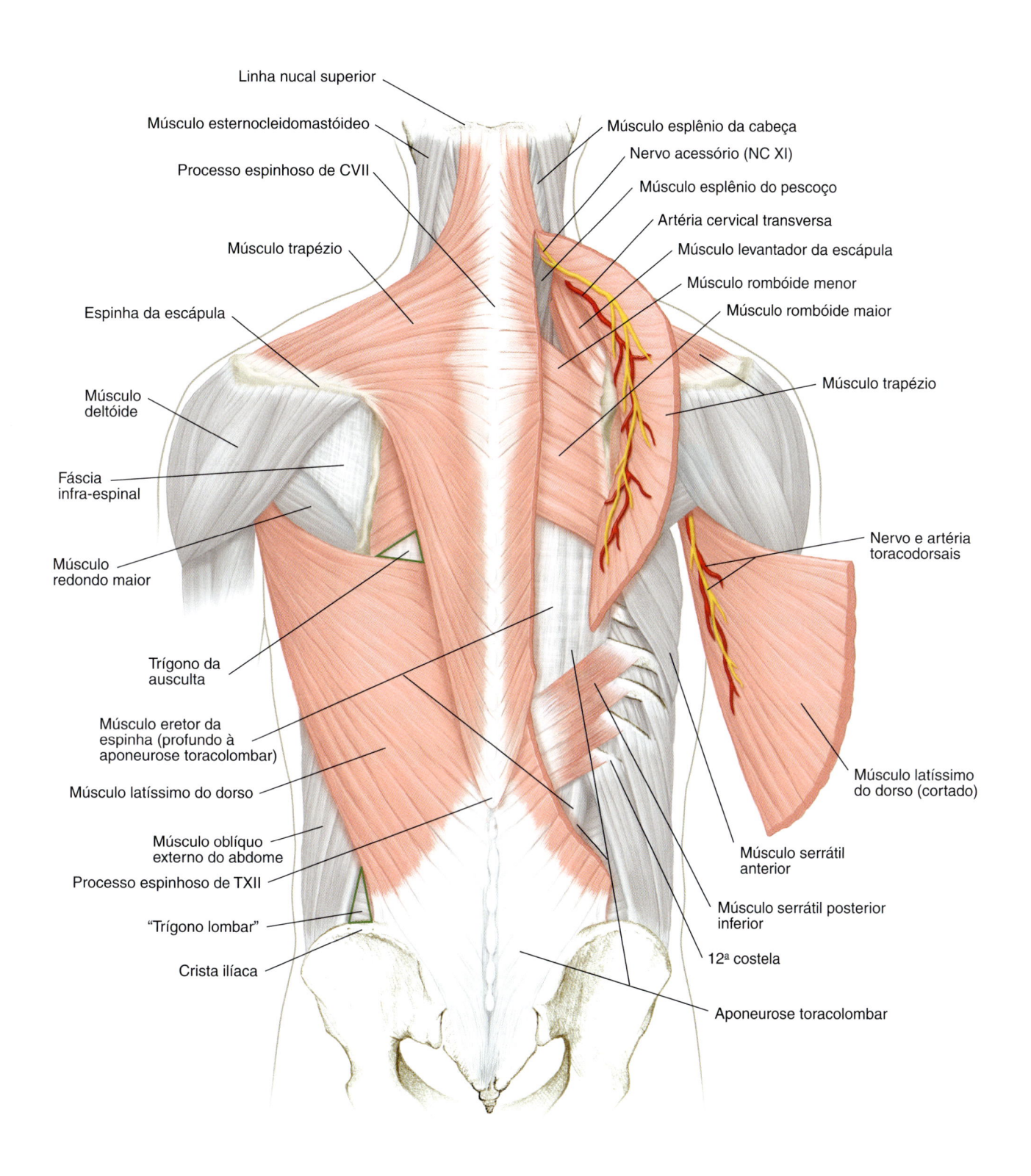

Músculos Superficiais do Dorso — LÂMINA 1-13

- Linha nucal superior
- Músculo esternocleidomastóideo
- Processo espinhoso de CVII
- Músculo trapézio
- Espinha da escápula
- Músculo deltóide
- Fáscia infra-espinal
- Músculo redondo maior
- Trígono da ausculta
- Músculo eretor da espinha (profundo à aponeurose toracolombar)
- Músculo latíssimo do dorso
- Músculo oblíquo externo do abdome
- Processo espinhoso de TXII
- "Trígono lombar"
- Crista ilíaca
- Músculo esplênio da cabeça
- Nervo acessório (NC XI)
- Músculo esplênio do pescoço
- Artéria cervical transversa
- Músculo levantador da escápula
- Músculo rombóide menor
- Músculo rombóide maior
- Músculo trapézio
- Nervo e artéria toracodorsais
- Músculo latíssimo do dorso (cortado)
- Músculo serrátil anterior
- Músculo serrátil posterior inferior
- 12ª costela
- Aponeurose toracolombar

Capítulo 1
Atlas de Anatomia Humana — PÁGINA 17

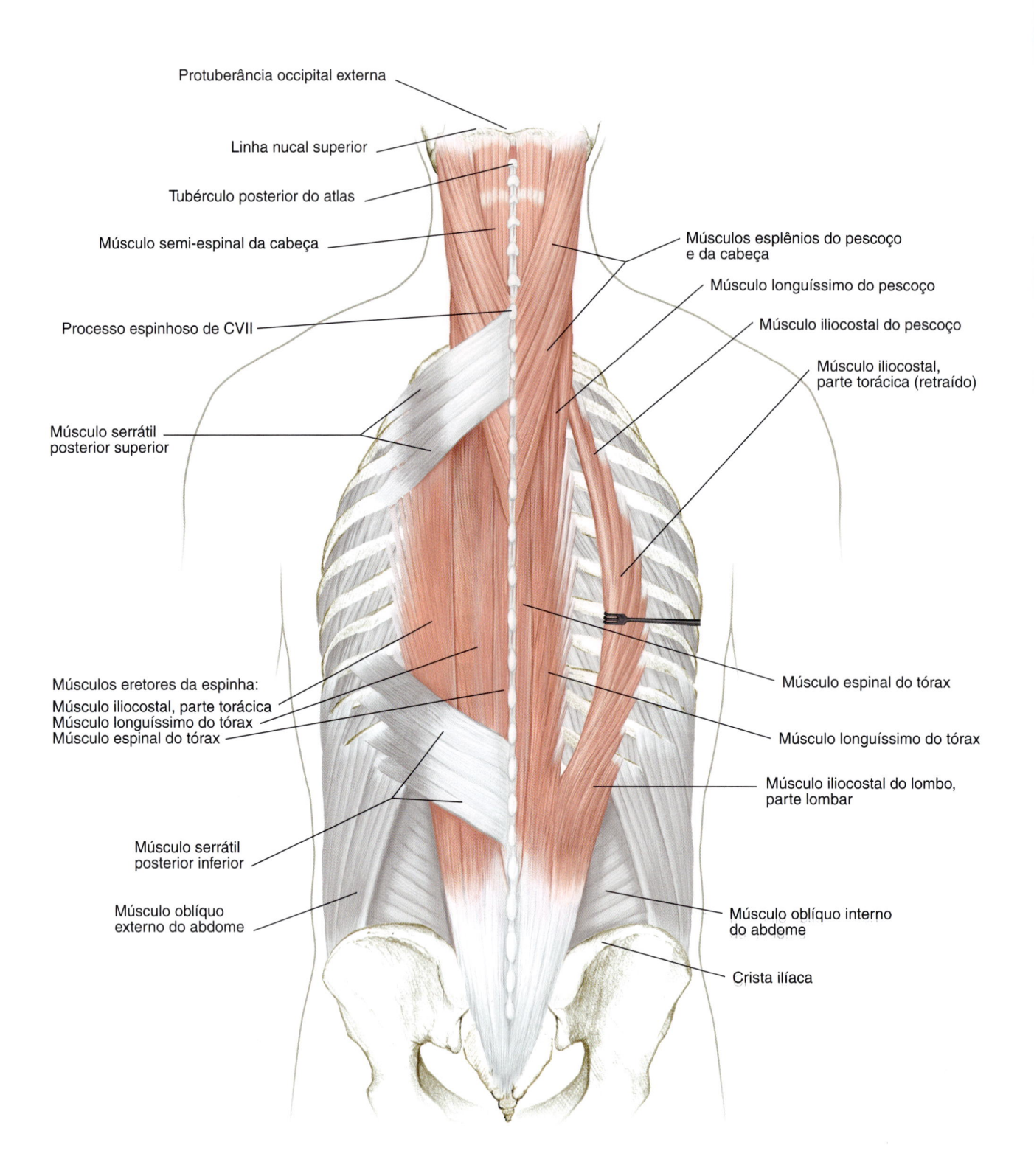

LÂMINA I-14 — Músculos Profundos do Dorso, Dissecação Superficial

- Protuberância occipital externa
- Linha nucal superior
- Tubérculo posterior do atlas
- Músculo semi-espinal da cabeça
- Processo espinhoso de CVII
- Músculo serrátil posterior superior
- Músculos eretores da espinha:
  - Músculo iliocostal, parte torácica
  - Músculo longuíssimo do tórax
  - Músculo espinal do tórax
- Músculo serrátil posterior inferior
- Músculo oblíquo externo do abdome
- Músculos esplênios do pescoço e da cabeça
- Músculo longuíssimo do pescoço
- Músculo iliocostal do pescoço
- Músculo iliocostal, parte torácica (retraído)
- Músculo espinal do tórax
- Músculo longuíssimo do tórax
- Músculo iliocostal do lombo, parte lombar
- Músculo oblíquo interno do abdome
- Crista ilíaca

Capítulo I — Atlas de Anatomia Humana

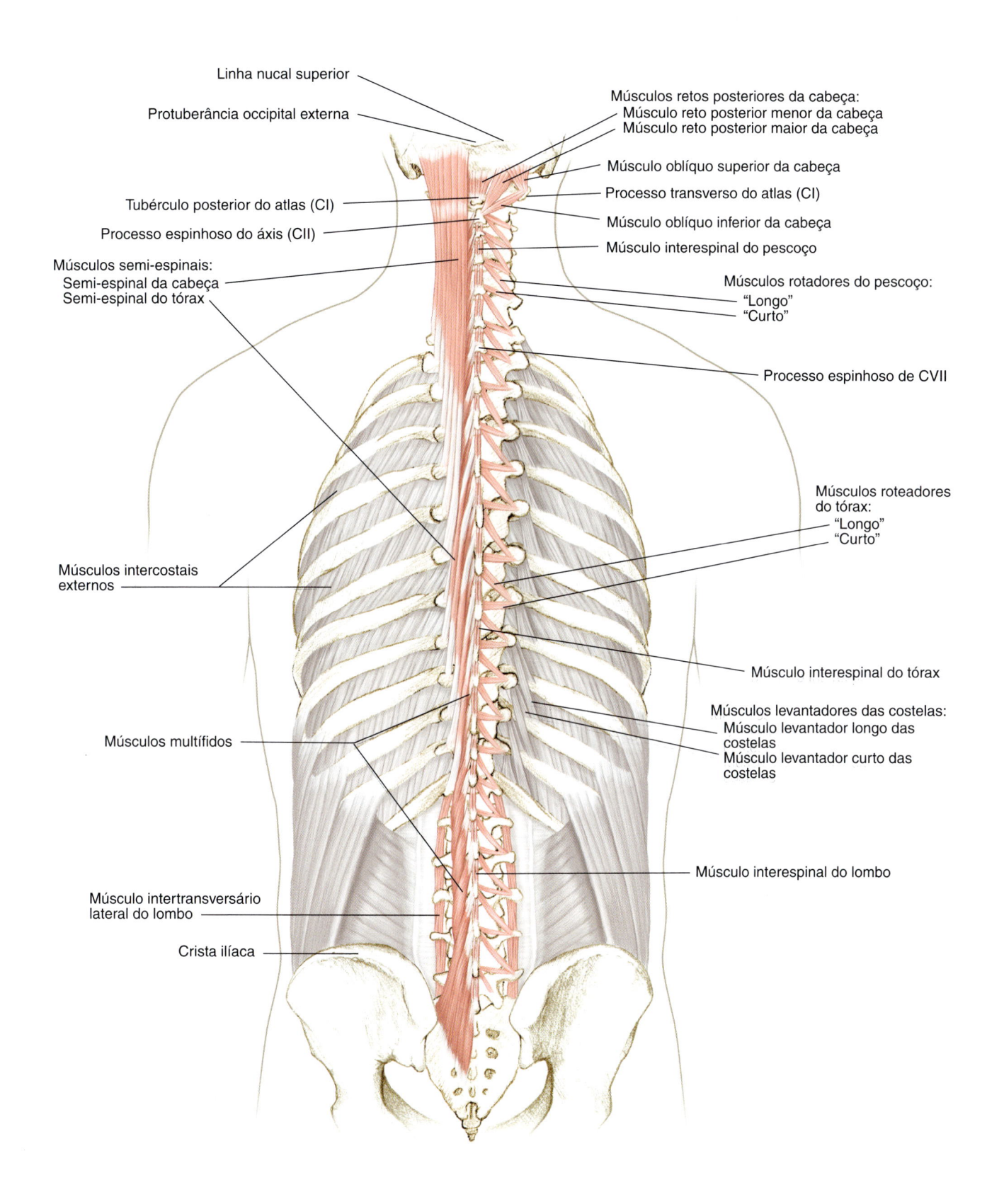

Músculos Profundos do Dorso, Dissecação Profunda

LÂMINA 1-15

- Linha nucal superior
- Protuberância occipital externa
- Músculos retos posteriores da cabeça:
  - Músculo reto posterior menor da cabeça
  - Músculo reto posterior maior da cabeça
- Músculo oblíquo superior da cabeça
- Processo transverso do atlas (CI)
- Tubérculo posterior do atlas (CI)
- Processo espinhoso do áxis (CII)
- Músculo oblíquo inferior da cabeça
- Músculo interespinal do pescoço
- Músculos semi-espinais:
  - Semi-espinal da cabeça
  - Semi-espinal do tórax
- Músculos rotadores do pescoço:
  - "Longo"
  - "Curto"
- Processo espinhoso de CVII
- Músculos roteadores do tórax:
  - "Longo"
  - "Curto"
- Músculos intercostais externos
- Músculo interespinal do tórax
- Músculos levantadores das costelas:
  - Músculo levantador longo das costelas
  - Músculo levantador curto das costelas
- Músculos multífidos
- Músculo interespinal do lombo
- Músculo intertransversário lateral do lombo
- Crista ilíaca

Capítulo 1
Atlas de Anatomia Humana

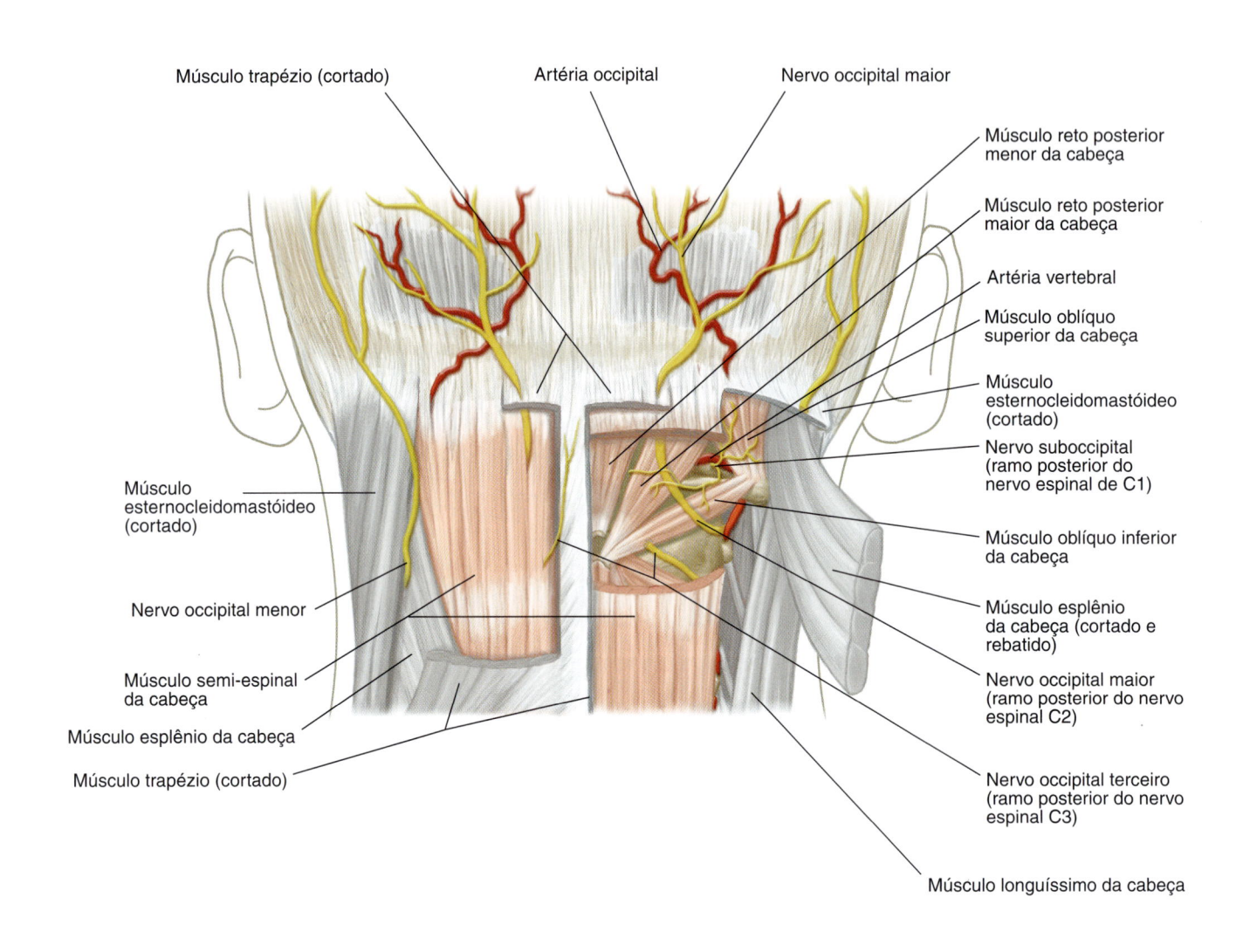

LÂMINA 1-16 — Região Cervical Posterior

- Músculo trapézio (cortado)
- Artéria occipital
- Nervo occipital maior
- Músculo reto posterior menor da cabeça
- Músculo reto posterior maior da cabeça
- Artéria vertebral
- Músculo oblíquo superior da cabeça
- Músculo esternocleidomastóideo (cortado)
- Nervo suboccipital (ramo posterior do nervo espinal de C1)
- Músculo oblíquo inferior da cabeça
- Músculo esplênio da cabeça (cortado e rebatido)
- Nervo occipital maior (ramo posterior do nervo espinal C2)
- Nervo occipital terceiro (ramo posterior do nervo espinal C3)
- Músculo longuíssimo da cabeça
- Músculo trapézio (cortado)
- Músculo esplênio da cabeça
- Músculo semi-espinal da cabeça
- Nervo occipital menor
- Músculo esternocleidomastóideo (cortado)

Capítulo 1 — Atlas de Anatomia Humana

Padrão de um Nervo Espinal Típico — LÂMINA 1-17

A. Orientação

B. Corte oblíquo

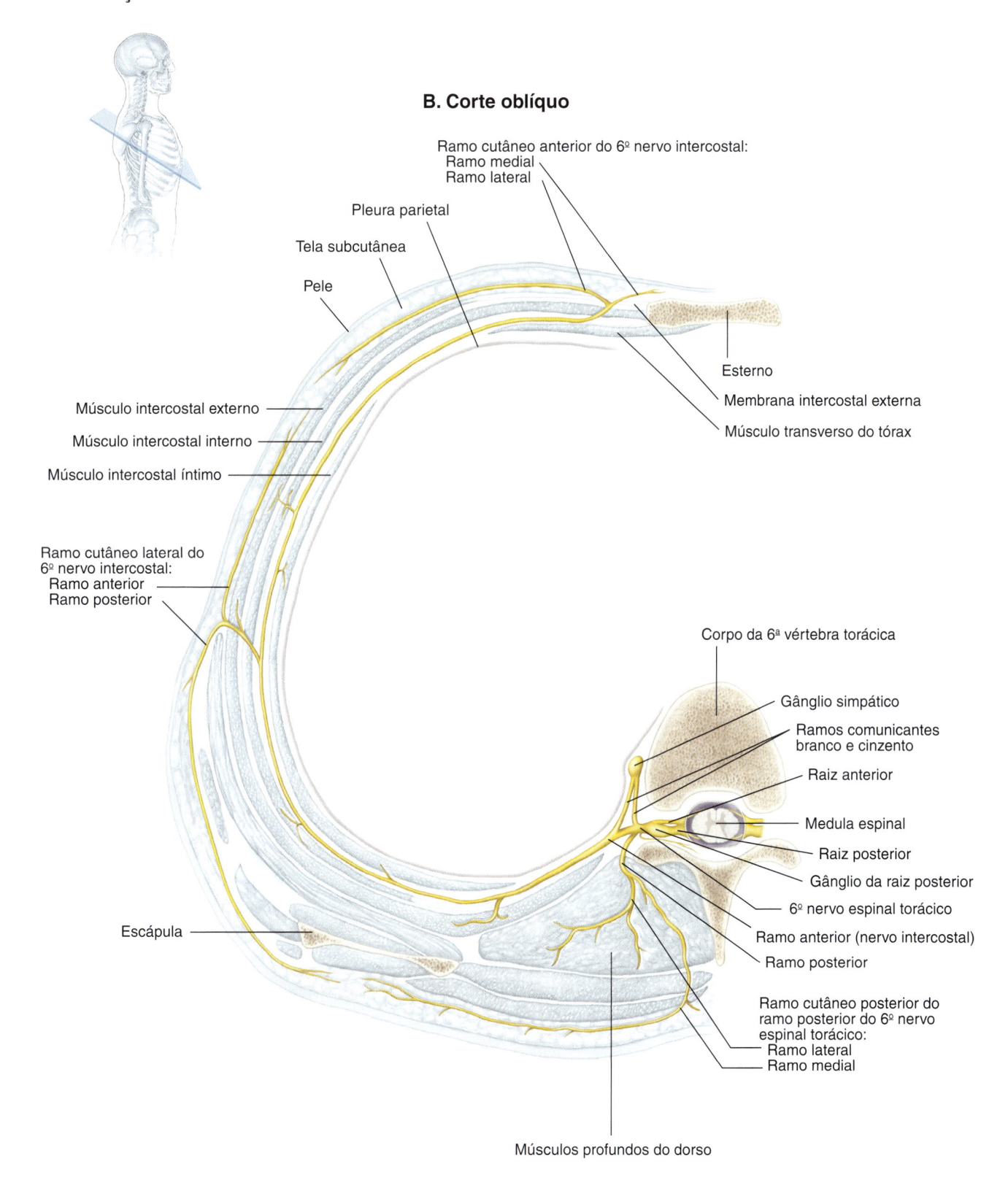

- Ramo cutâneo anterior do 6º nervo intercostal:
  - Ramo medial
  - Ramo lateral
- Pleura parietal
- Tela subcutânea
- Pele
- Esterno
- Membrana intercostal externa
- Músculo transverso do tórax
- Músculo intercostal externo
- Músculo intercostal interno
- Músculo intercostal íntimo
- Ramo cutâneo lateral do 6º nervo intercostal:
  - Ramo anterior
  - Ramo posterior
- Corpo da 6ª vértebra torácica
- Gânglio simpático
- Ramos comunicantes branco e cinzento
- Raiz anterior
- Medula espinal
- Raiz posterior
- Gânglio da raiz posterior
- 6º nervo espinal torácico
- Ramo anterior (nervo intercostal)
- Ramo posterior
- Escápula
- Ramo cutâneo posterior do ramo posterior do 6º nervo espinal torácico:
  - Ramo lateral
  - Ramo medial
- Músculos profundos do dorso

LÂMINA I-18 — Medula Espinal, Vista Posterior

- Occipital
- Vértebra CI (atlas, cortado)
- Vértebra CII (áxis, cortado)
- Ligamento denticulado
- Vértebra CVII (cortada)
- Vértebra TI (cortada)
- Músculo serrátil posterior superior (cortado e rebatido)
- Dura-máter e aracnóide-máter, parte espinal (cortadas e rebatidas)
- Músculo eretor da espinha:
  - Músculo iliocostal
  - Músculo longuíssimo (músculo espinal removido)
- Músculo serrátil posterior inferior (cortado e rebatido)
- Vértebra TXII (cortada)
- Vértebra LI (cortada)
- Vértebra LV (cortada)
- Sacro (cortado)
- Osso do quadril
- Filamento terminal externo
- Cóccix
- Nervo espinal C1
- Músculos esplênios da cabeça e pescoço (cortados e rebatidos)
- Gânglio da raiz dorsal
- Nervo espinal T1
- Raízes dos nervos espinais de T2 a T11
- Cone medular
- Nervo espinal L1
- Terminação da medula espinal no nível do disco intervertebral de LI/LII
- Cauda eqüina
- Filamento terminal interno
- Nervo espinal L5
- Nervo espinal S1
- Terminação do "saco dural" no nível da vértebra SII
- Nervo espinal S5
- Nervo coccígeo

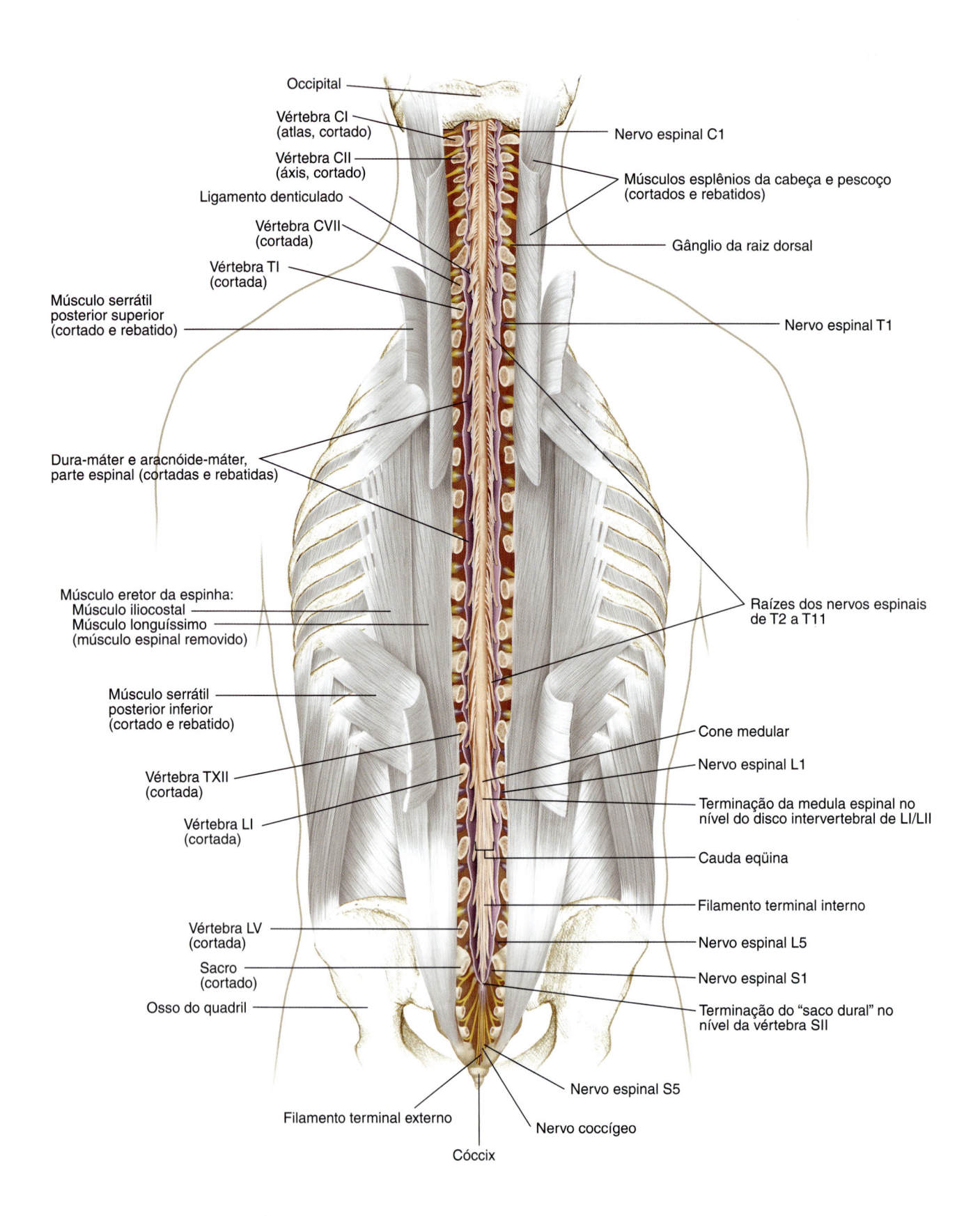

Capítulo 1 — Atlas de Anatomia Humana

Parte Superior da Medula Espinal — LÂMINA 1-19

A. Orientação

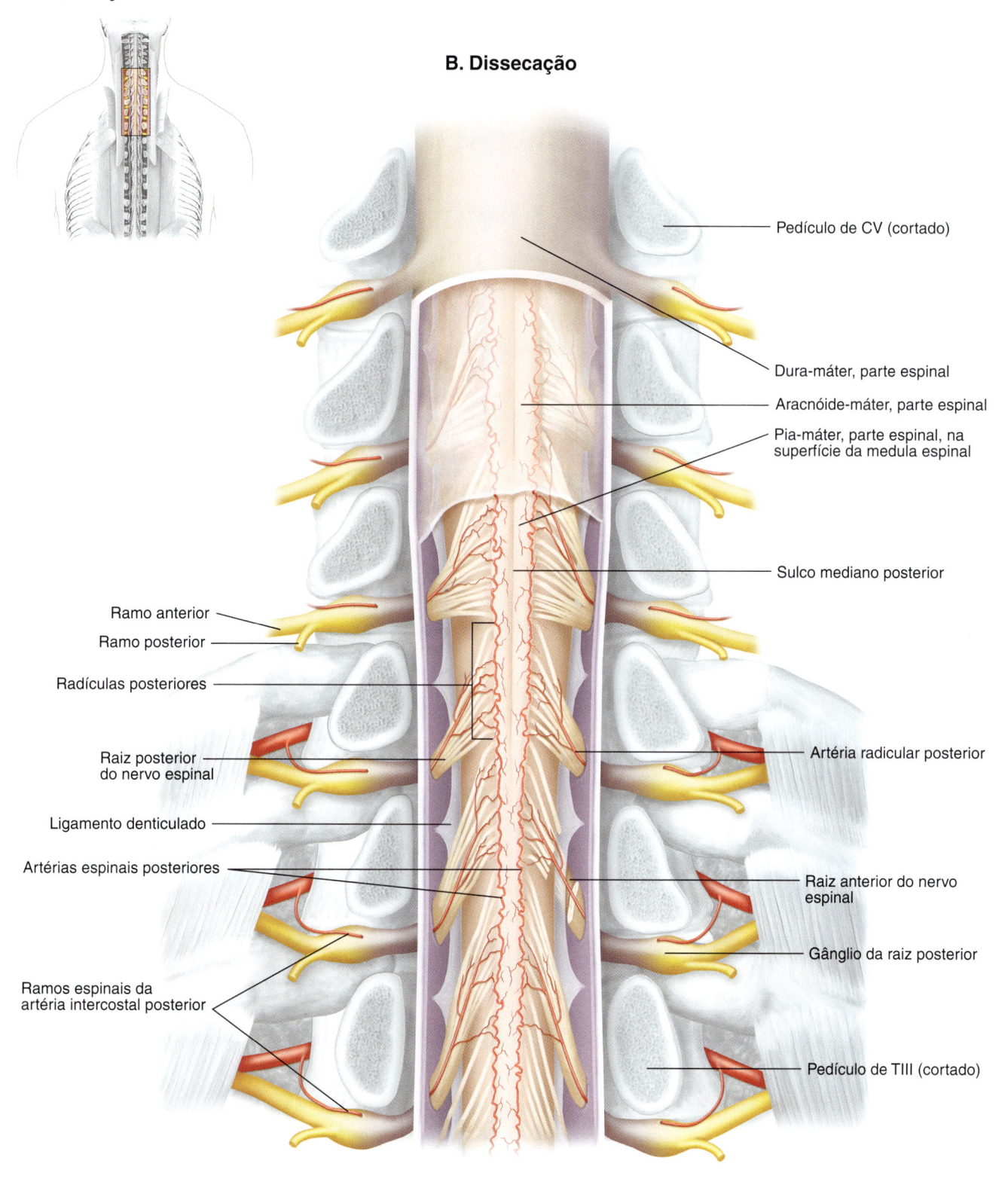

B. Dissecação

- Pedículo de CV (cortado)
- Dura-máter, parte espinal
- Aracnóide-máter, parte espinal
- Pia-máter, parte espinal, na superfície da medula espinal
- Sulco mediano posterior
- Artéria radicular posterior
- Raiz anterior do nervo espinal
- Gânglio da raiz posterior
- Pedículo de TIII (cortado)

- Ramo anterior
- Ramo posterior
- Radículas posteriores
- Raiz posterior do nervo espinal
- Ligamento denticulado
- Artérias espinais posteriores
- Ramos espinais da artéria intercostal posterior

LÂMINA I-20 — Parte Inferior da Medula Espinal

A. Orientação

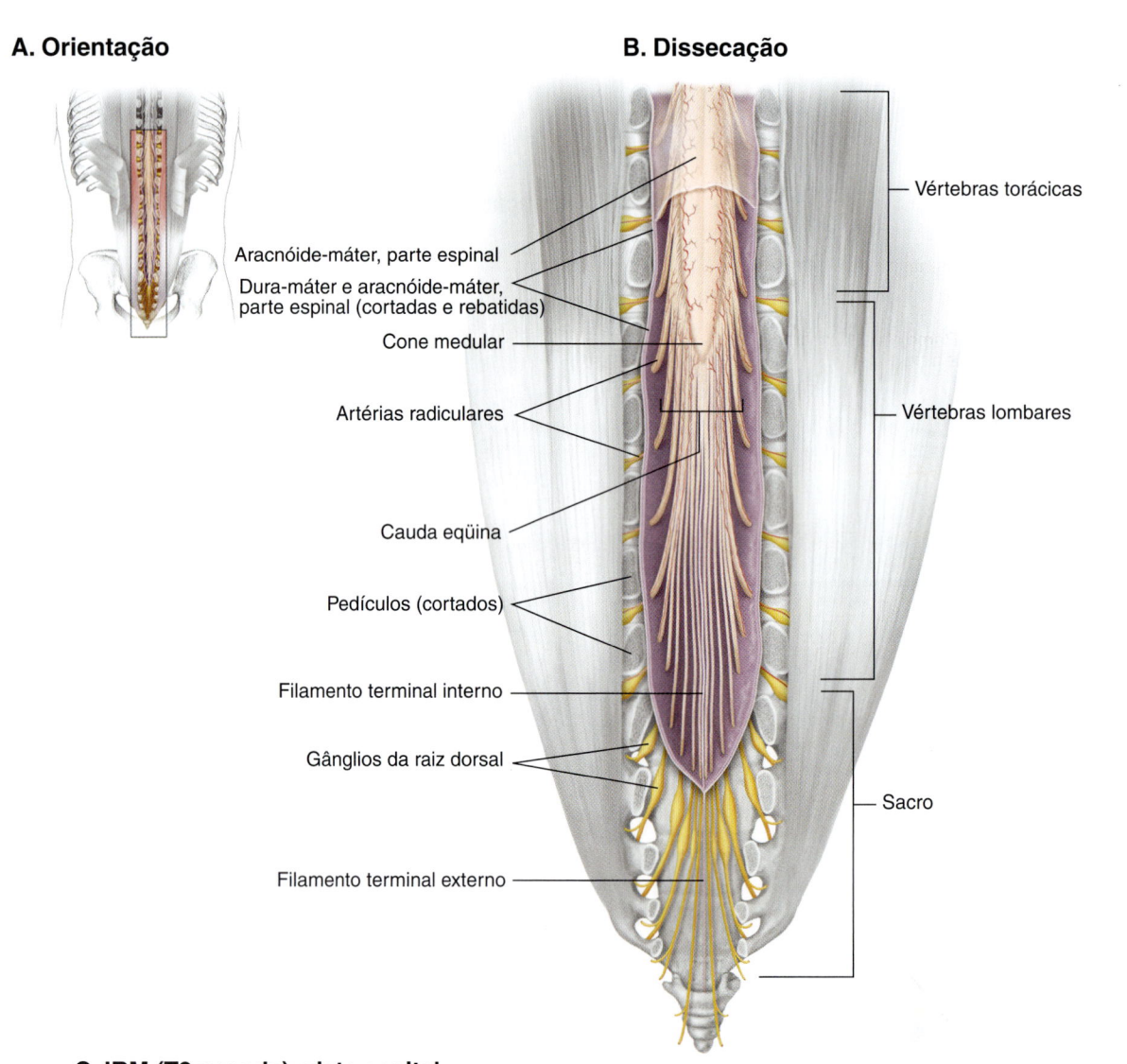

B. Dissecação

- Aracnóide-máter, parte espinal
- Dura-máter e aracnóide-máter, parte espinal (cortadas e rebatidas)
- Cone medular
- Artérias radiculares
- Cauda eqüina
- Pedículos (cortados)
- Filamento terminal interno
- Gânglios da raiz dorsal
- Filamento terminal externo
- Vértebras torácicas
- Vértebras lombares
- Sacro

C. IRM (T2 pesada), vista sagital

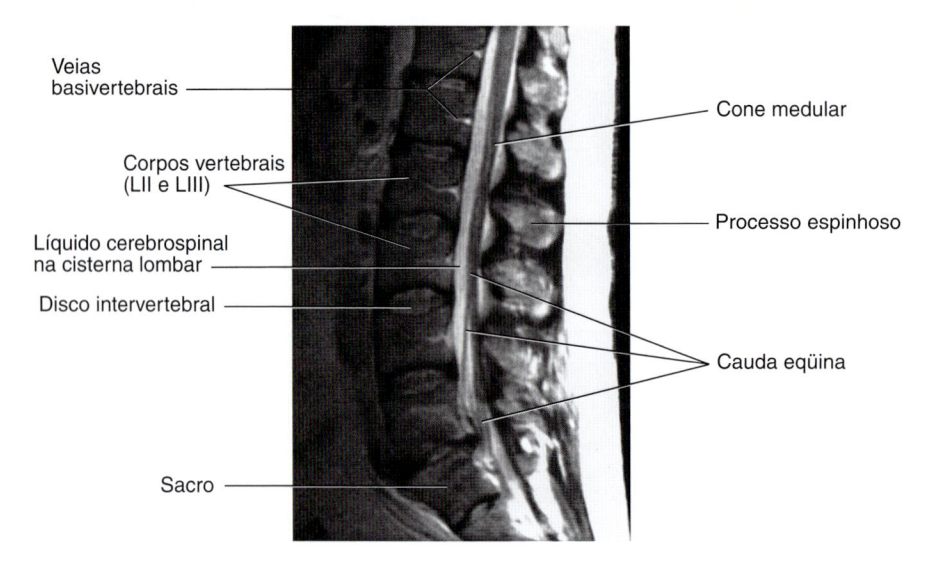

- Veias basivertebrais
- Corpos vertebrais (LII e LIII)
- Líquido cerebrospinal na cisterna lombar
- Disco intervertebral
- Sacro
- Cone medular
- Processo espinhoso
- Cauda eqüina

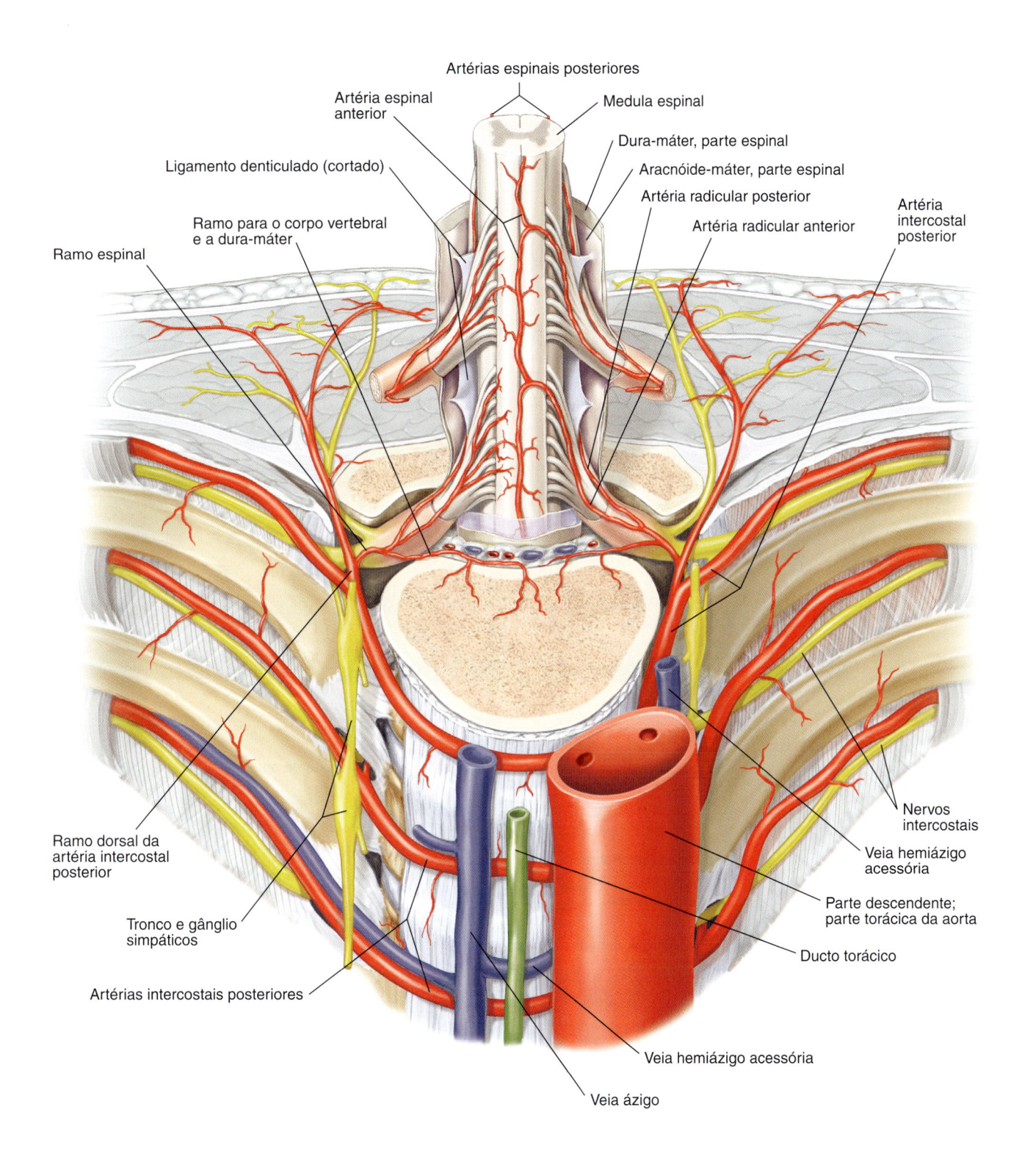

Suprimento Sanguíneo da Medula Espinal, Vista anterior

LÂMINA 1-21

- Artérias espinais posteriores
- Artéria espinal anterior
- Medula espinal
- Dura-máter, parte espinal
- Ligamento denticulado (cortado)
- Aracnóide-máter, parte espinal
- Artéria radicular posterior
- Ramo para o corpo vertebral e a dura-máter
- Artéria radicular anterior
- Artéria intercostal posterior
- Ramo espinal
- Ramo dorsal da artéria intercostal posterior
- Nervos intercostais
- Veia hemiázigo acessória
- Parte descendente; parte torácica da aorta
- Tronco e gânglio simpáticos
- Ducto torácico
- Artérias intercostais posteriores
- Veia hemiázigo acessória
- Veia ázigo

Capítulo 1
Atlas de Anatomia Humana — PÁGINA 25

LÂMINA I-22 — Drenagem Venosa da Coluna Vertebral e da Medula Espinal

A. Vista sagital

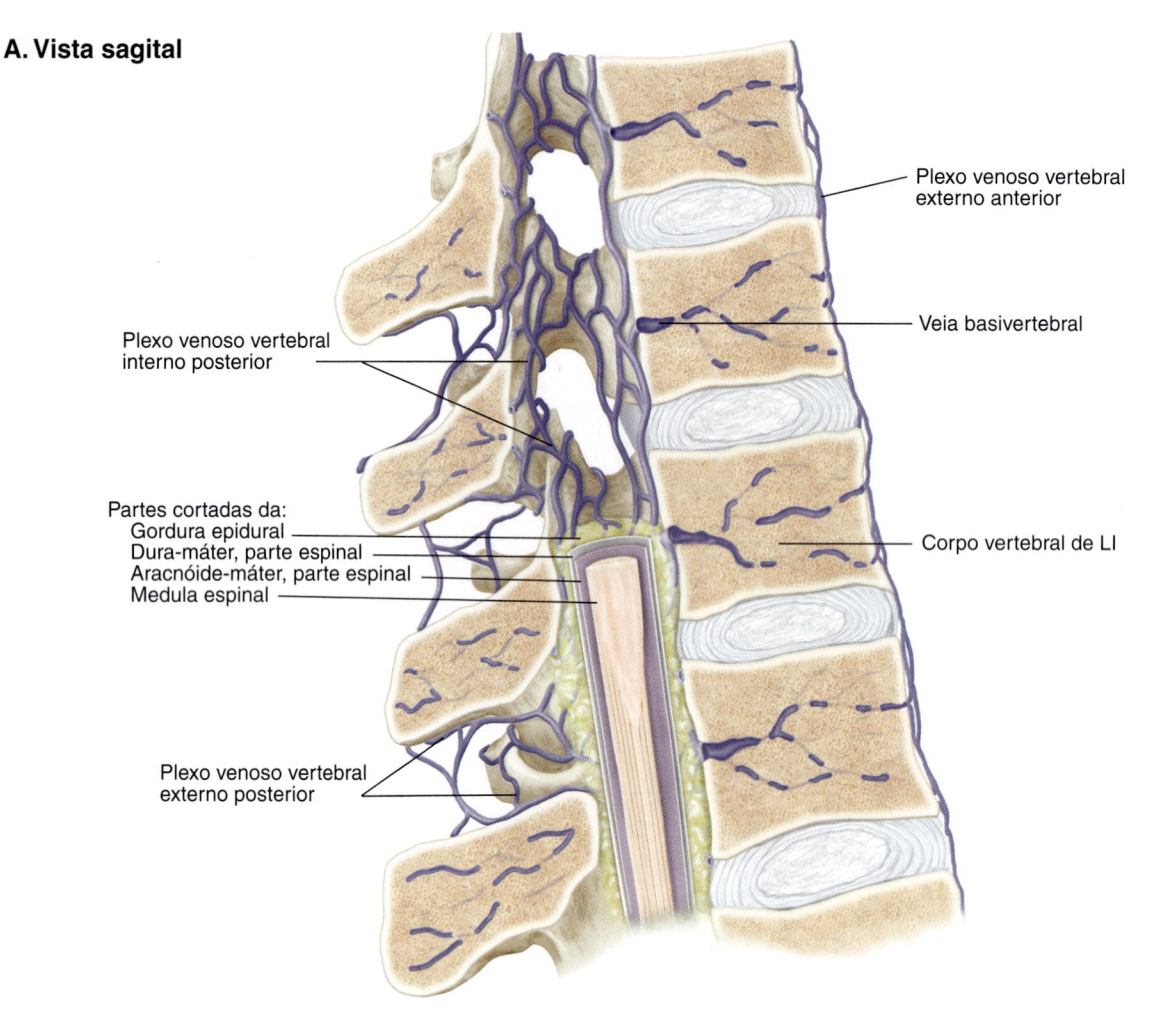

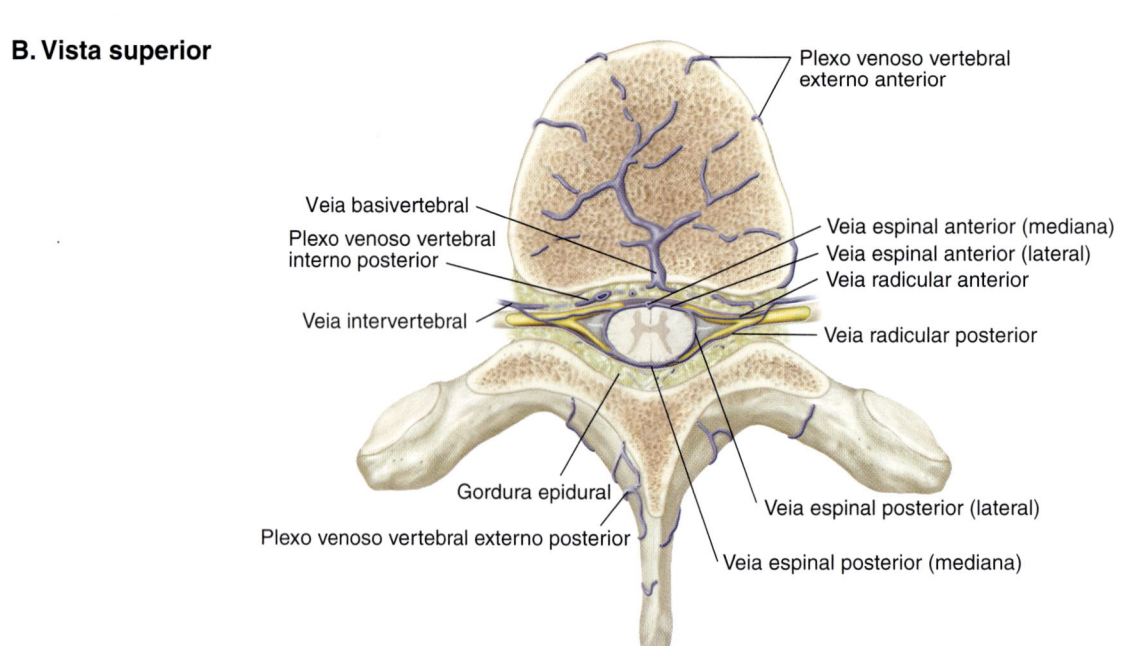

- Plexo venoso vertebral externo anterior
- Veia basivertebral
- Plexo venoso vertebral interno posterior
- Partes cortadas da:
  - Gordura epidural
  - Dura-máter, parte espinal
  - Aracnóide-máter, parte espinal
  - Medula espinal
- Corpo vertebral de LI
- Plexo venoso vertebral externo posterior

B. Vista superior

- Plexo venoso vertebral externo anterior
- Veia basivertebral
- Plexo venoso vertebral interno posterior
- Veia espinal anterior (mediana)
- Veia espinal anterior (lateral)
- Veia radicular anterior
- Veia intervertebral
- Veia radicular posterior
- Gordura epidural
- Veia espinal posterior (lateral)
- Plexo venoso vertebral externo posterior
- Veia espinal posterior (mediana)

Capítulo I — Atlas de Anatomia Humana

Dermátomos — LÂMINA I-23

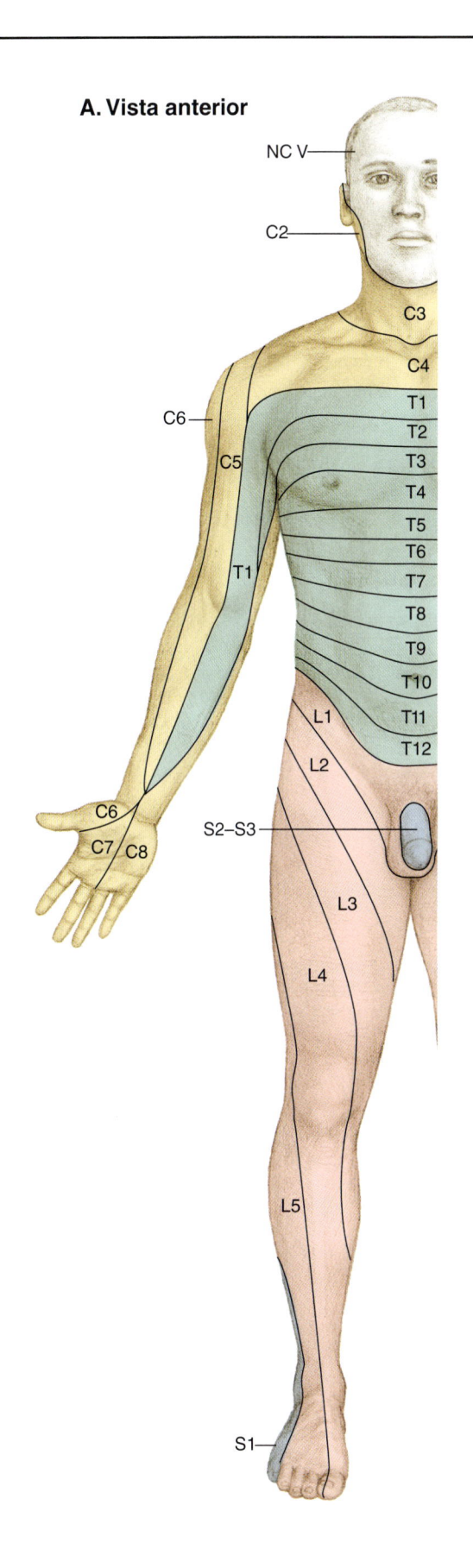

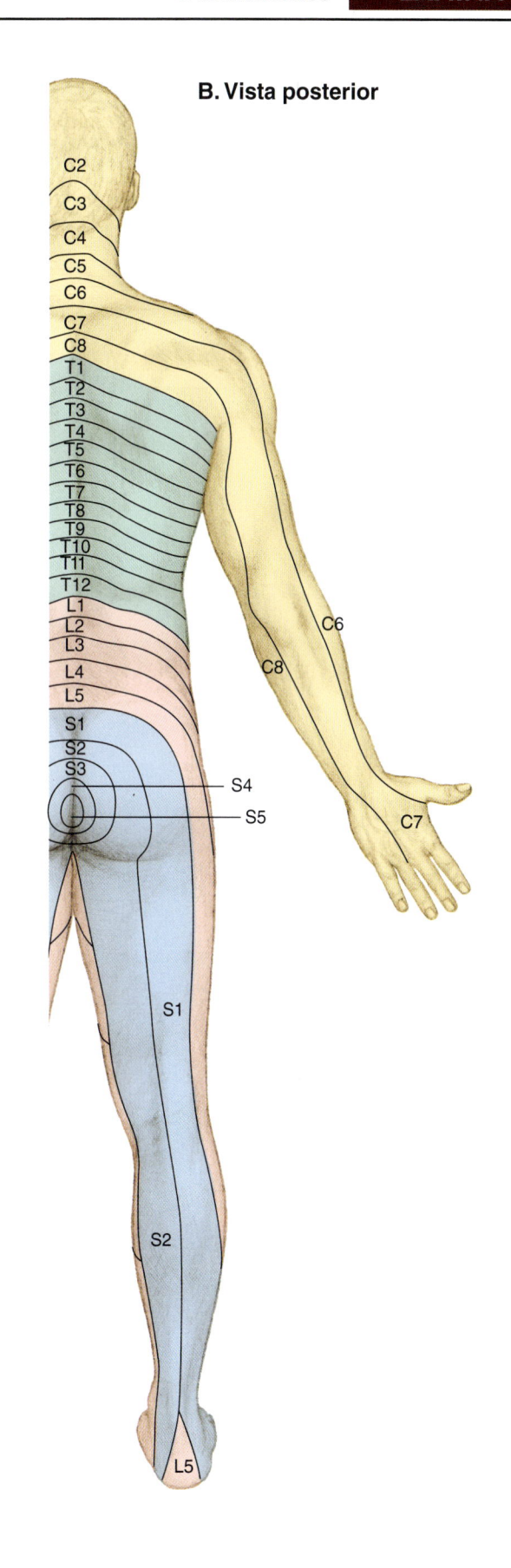

A. Vista anterior

B. Vista posterior

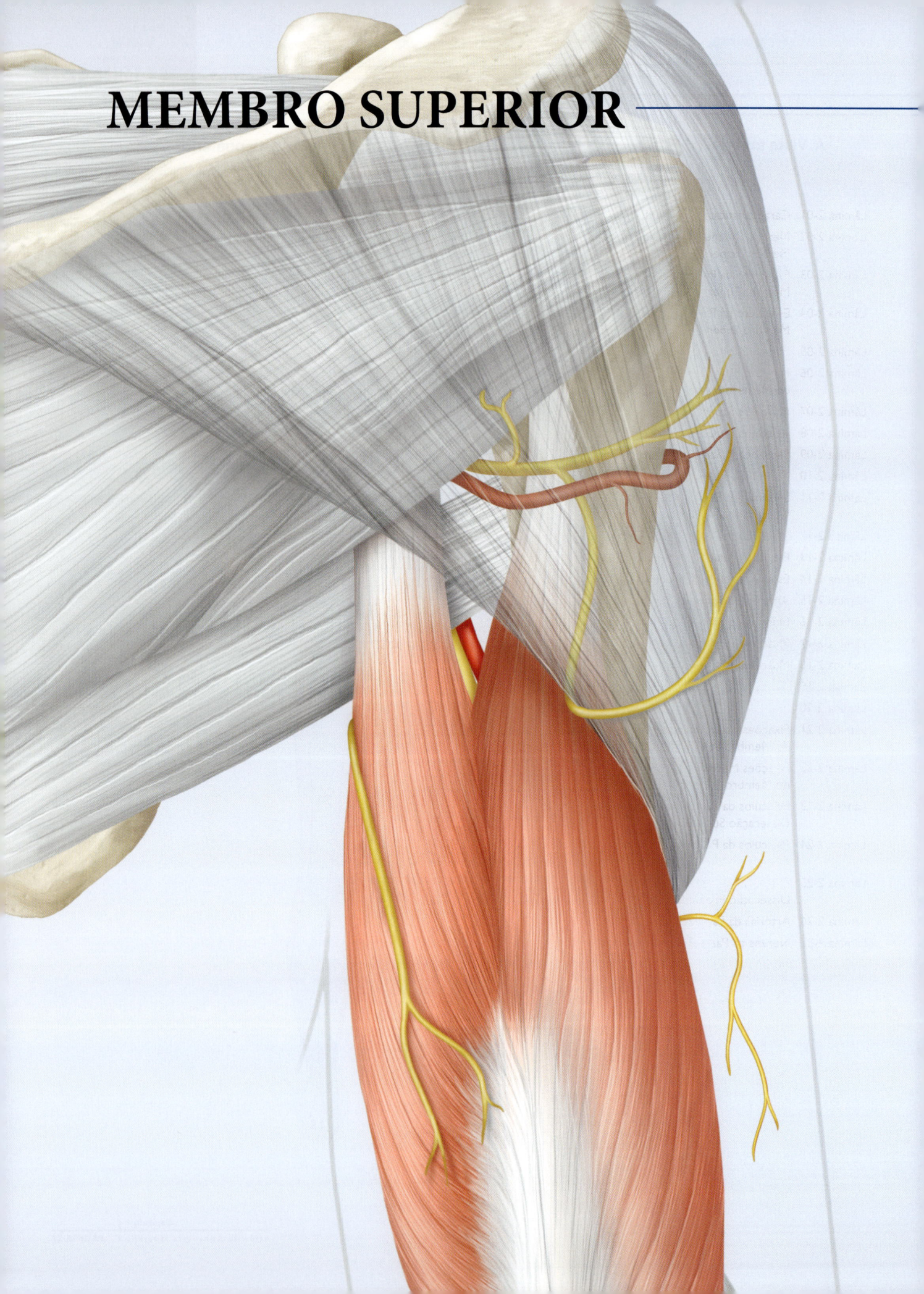

MEMBRO SUPERIOR

atlas de ANATOMIA humana
CAPÍTULO 2

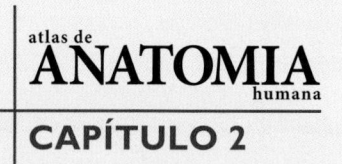

Lâmina 2-01	Características Palpáveis do Membro Superior	31
Lâmina 2-02	Nervos Cutâneos e Veias Superficiais do Membro Superior	32
Lâmina 2-03	Esqueleto da Parte Proximal do Membro Superior	33
Lâmina 2-04	Esqueleto da Parte Distal do Membro Superior	34
Lâmina 2-05	Radiografias do Membro Superior	35
Lâmina 2-06	Fixações Musculares na Parte Proximal do Membro Superior	36
Lâmina 2-07	Músculos Superficiais do Dorso	37
Lâmina 2-08	Músculos do Ombro	38
Lâmina 2-09	Suprimento Sanguíneo para o Ombro	39
Lâmina 2-10	Mama	40
Lâmina 2-11	Suprimento Sanguíneo e Drenagem Linfática da Mama	41
Lâmina 2-12	Músculos Peitorais	42
Lâmina 2-13	Plexo Braquial e Nervos da Axila	43
Lâmina 2-14	Esquema do Plexo Braquial	44
Lâmina 2-15	Artéria Axilar e seus Ramos	45
Lâmina 2-16	Músculos do Manguito Rotador	46
Lâmina 2-17	Músculos da Parte Anterior do Braço	47
Lâmina 2-18	Músculos da Parte Posterior do Braço	48
Lâmina 2-19	Artérias do Braço	49
Lâmina 2-20	Nervos do Braço	50
Lâmina 2-21	Fixações Musculares na Parte Distal do Membro Superior, Vista Anterior	51
Lâmina 2-22	Fixações Musculares na Parte Distal do Membro Superior, Vista Posterior	52
Lâmina 2-23	Músculos da Parte Anterior do Antebraço, Dissecação Superficial	53
Lâmina 2-24	Músculos da Parte Anterior do Antebraço, Dissecação Intermediária	54
Lâmina 2-25	Músculos da Parte Anterior do Antebraço, Dissecação Profunda	55
Lâmina 2-26	Artérias da Parte Anterior do Antebraço	56
Lâmina 2-27	Nervos da Parte Anterior do Antebraço	57
Lâmina 2-28	Nervos do Antebraço em Cortes Transversais	58
Lâmina 2-29	Músculos da Parte Posterior do Antebraço, Dissecação Superficial	59
Lâmina 2-30	Músculos da Parte Posterior do Antebraço, Dissecação Profunda	60
Lâmina 2-31	Esqueleto e Fixações Musculares da Mão, Vista Anterior	61
Lâmina 2-32	Esqueleto e Fixações Musculares da Mão, Vista Posterior	62
Lâmina 2-33	Nervos Cutâneos da Mão, Vista Anterior	63
Lâmina 2-34	Pulso e Palma da Mão I	64
Lâmina 2-35	Pulso e Palma da Mão II	65
Lâmina 2-36	Cortes Transversais do Pulso e da Palma da Mão	66
Lâmina 2-37	Artérias da Mão, Vista Anterior	67
Lâmina 2-38	Nervos da Mão	68
Lâmina 2-39	Nervos Cutâneos e Veias Superficiais da Mão, Vista Posterior	69
Lâmina 2-40	Dorso do Pulso e da Mão, Dissecação Superficial	70
Lâmina 2-41	Dorso do Pulso e da Mão, Dissecação Profunda	71
Lâmina 2-42	Articulações da Parte Proximal do Membro Superior	72
Lâmina 2-43	Articulação do Cotovelo	73
Lâmina 2-44	Articulações do Pulso	74
Lâmina 2-45	Articulações da Mão e dos Dedos	75
Lâmina 2-46	Artérias do Membro Superior	76
Lâmina 2-47	Nervo Musculocutâneo	77
Lâmina 2-48	Nervo Mediano	78
Lâmina 2-49	Nervo Ulnar	79
Lâmina 2-50	Nervo Radial	80
Lâmina 2-51	Inervação Cutânea do Membro Superior, Resumo	81
Lâmina 2-52	Dermátomos do Membro Superior	82
Lâmina 2-53	Linfáticos do Membro Superior	83

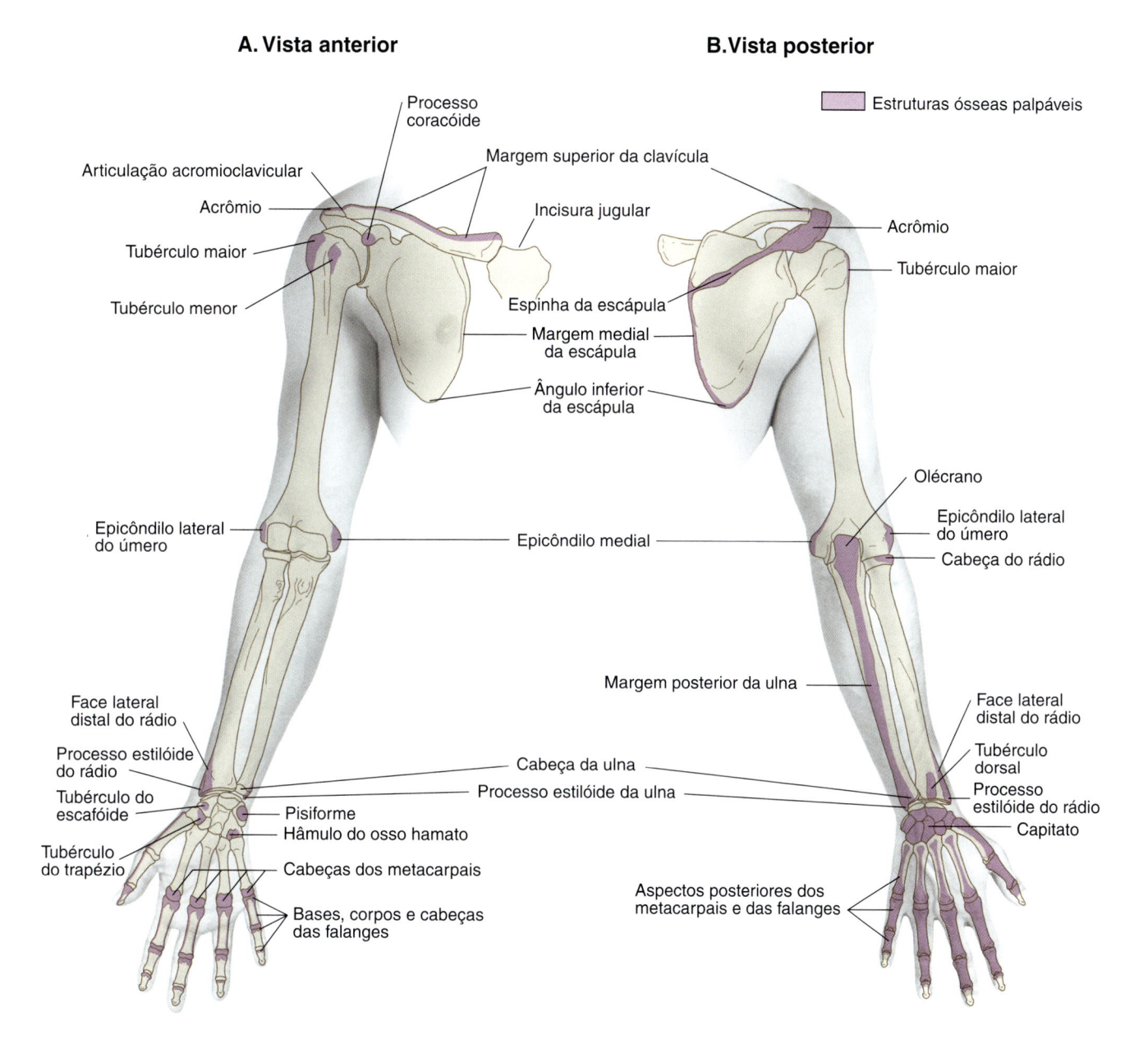

Características Palpáveis do Membro Superior

LÂMINA 2-01

A. Vista anterior

- Processo coracóide
- Articulação acromioclavicular
- Margem superior da clavícula
- Acrômio
- Incisura jugular
- Tubérculo maior
- Tubérculo menor
- Espinha da escápula
- Margem medial da escápula
- Ângulo inferior da escápula
- Epicôndilo lateral do úmero
- Epicôndilo medial
- Face lateral distal do rádio
- Processo estilóide do rádio
- Cabeça da ulna
- Processo estilóide da ulna
- Tubérculo do escafóide
- Pisiforme
- Hâmulo do osso hamato
- Tubérculo do trapézio
- Cabeças dos metacarpais
- Bases, corpos e cabeças das falanges

B. Vista posterior

Estruturas ósseas palpáveis

- Acrômio
- Tubérculo maior
- Olécrano
- Epicôndilo lateral do úmero
- Cabeça do rádio
- Margem posterior da ulna
- Face lateral distal do rádio
- Tubérculo dorsal
- Processo estilóide do rádio
- Capitato
- Aspectos posteriores dos metacarpais e das falanges

Capítulo 2
Atlas de Anatomia Humana

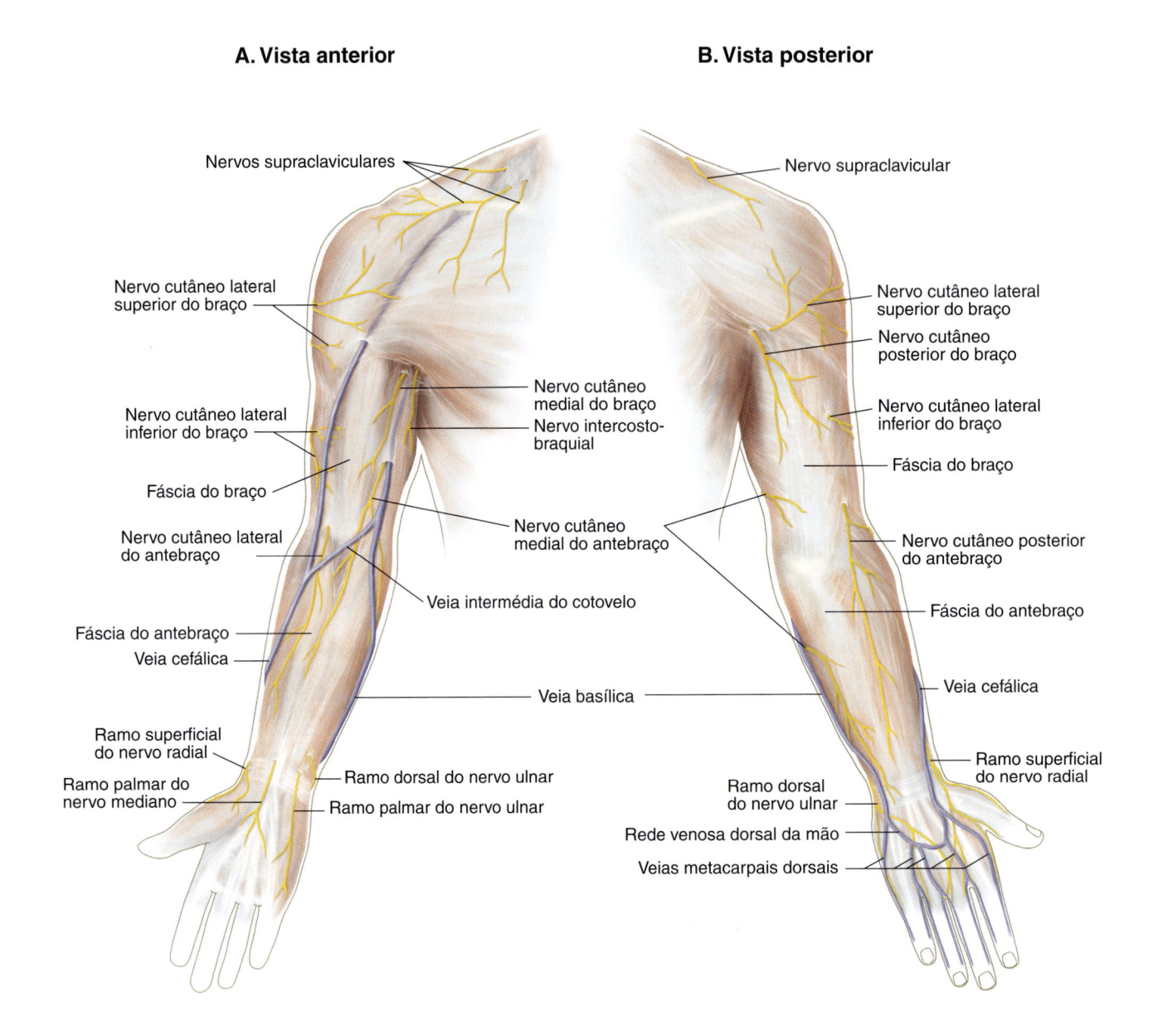

LÂMINA 2-02 — Nervos Cutâneos e Veias Superficiais do Membro Superior

A. Vista anterior

- Nervos supraclaviculares
- Nervo cutâneo lateral superior do braço
- Nervo cutâneo lateral inferior do braço
- Nervo cutâneo medial do braço
- Nervo intercostobraquial
- Fáscia do braço
- Nervo cutâneo lateral do antebraço
- Nervo cutâneo medial do antebraço
- Veia intermédia do cotovelo
- Fáscia do antebraço
- Veia cefálica
- Veia basílica
- Ramo superficial do nervo radial
- Ramo palmar do nervo mediano
- Ramo dorsal do nervo ulnar
- Ramo palmar do nervo ulnar

B. Vista posterior

- Nervo supraclavicular
- Nervo cutâneo lateral superior do braço
- Nervo cutâneo posterior do braço
- Nervo cutâneo lateral inferior do braço
- Fáscia do braço
- Nervo cutâneo posterior do antebraço
- Fáscia do antebraço
- Veia cefálica
- Ramo superficial do nervo radial
- Ramo dorsal do nervo ulnar
- Rede venosa dorsal da mão
- Veias metacarpais dorsais

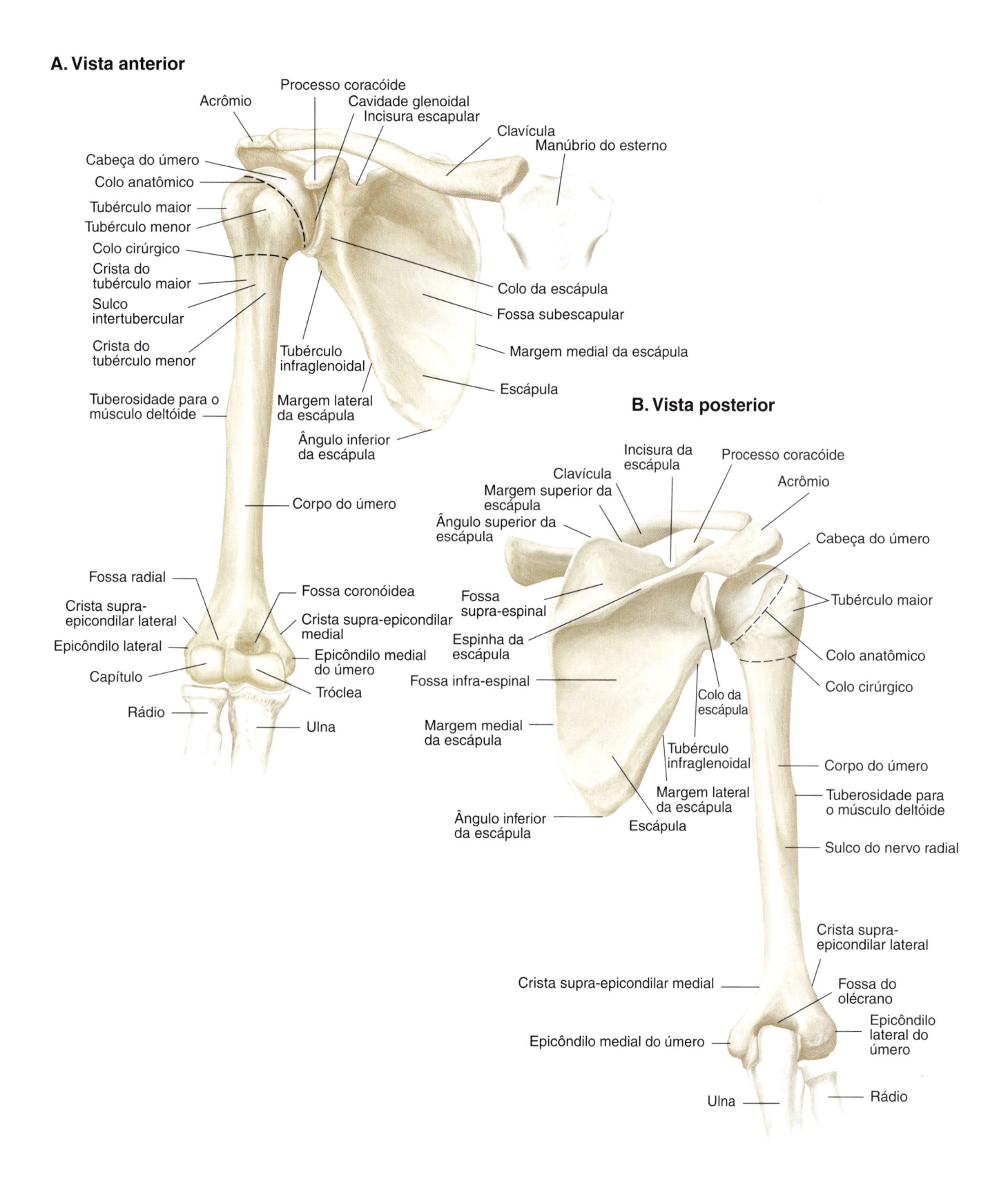

Esqueleto da Parte Proximal do Membro Superior — LÂMINA 2-03

A. Vista anterior

- Acrômio
- Processo coracóide
- Cavidade glenoidal
- Incisura escapular
- Clavícula
- Manúbrio do esterno
- Cabeça do úmero
- Colo anatômico
- Tubérculo maior
- Tubérculo menor
- Colo cirúrgico
- Crista do tubérculo maior
- Sulco intertubercular
- Crista do tubérculo menor
- Tuberosidade para o músculo deltóide
- Tubérculo infraglenoidal
- Margem lateral da escápula
- Ângulo inferior da escápula
- Colo da escápula
- Fossa subescapular
- Margem medial da escápula
- Escápula
- Corpo do úmero
- Fossa radial
- Crista supra-epicondilar lateral
- Epicôndilo lateral
- Capítulo
- Rádio
- Fossa coronóidea
- Crista supra-epicondilar medial
- Epicôndilo medial do úmero
- Tróclea
- Ulna

B. Vista posterior

- Incisura da escápula
- Processo coracóide
- Acrômio
- Clavícula
- Margem superior da escápula
- Ângulo superior da escápula
- Cabeça do úmero
- Fossa supra-espinal
- Espinha da escápula
- Fossa infra-espinal
- Tubérculo maior
- Colo anatômico
- Colo cirúrgico
- Colo da escápula
- Margem medial da escápula
- Tubérculo infraglenoidal
- Margem lateral da escápula
- Ângulo inferior da escápula
- Escápula
- Corpo do úmero
- Tuberosidade para o músculo deltóide
- Sulco do nervo radial
- Crista supra-epicondilar lateral
- Crista supra-epicondilar medial
- Fossa do olécrano
- Epicôndilo lateral do úmero
- Epicôndilo medial do úmero
- Ulna
- Rádio

LÂMINA 2-04 — Esqueleto da Parte Distal do Membro Superior

A. Vista anterior

- Úmero
- Fossa radial
- Fossa coronóidea
- Epicôndilo lateral do úmero
- Epicôndilo medial do úmero
- Capítulo
- Tróclea do úmero
- Cabeça do rádio
- Processo coronóide da ulna
- Colo do rádio
- Incisura radial
- Tuberosidade do rádio
- Tuberosidade da ulna
- Margens interósseas
- Corpo da ulna
- Corpo do rádio
- Incisura ulnar
- Cabeça da ulna
- Processo estilóide do rádio
- Processo estilóide da ulna
- Escafóide
- Semilunar
- Trapézio
- Pisiforme
- Trapezóide
- Piramidal
- Hamato
- Capitato
- Ossos metacarpais (5)
- Falanges proximais (5)
- Falanges médias (4)
- Falanges distais (5)

B. Vista posterior

- Úmero
- Fossa do olécrano
- Epicôndilo lateral do úmero
- Olécrano
- Cabeça do rádio
- Corpo do rádio
- Tubérculo dorsal do rádio
- Processo estilóide do rádio
- Semilunar
- Escafóide
- Piramidal
- Trapézio
- Hamato
- Trapezóide
- Capitato

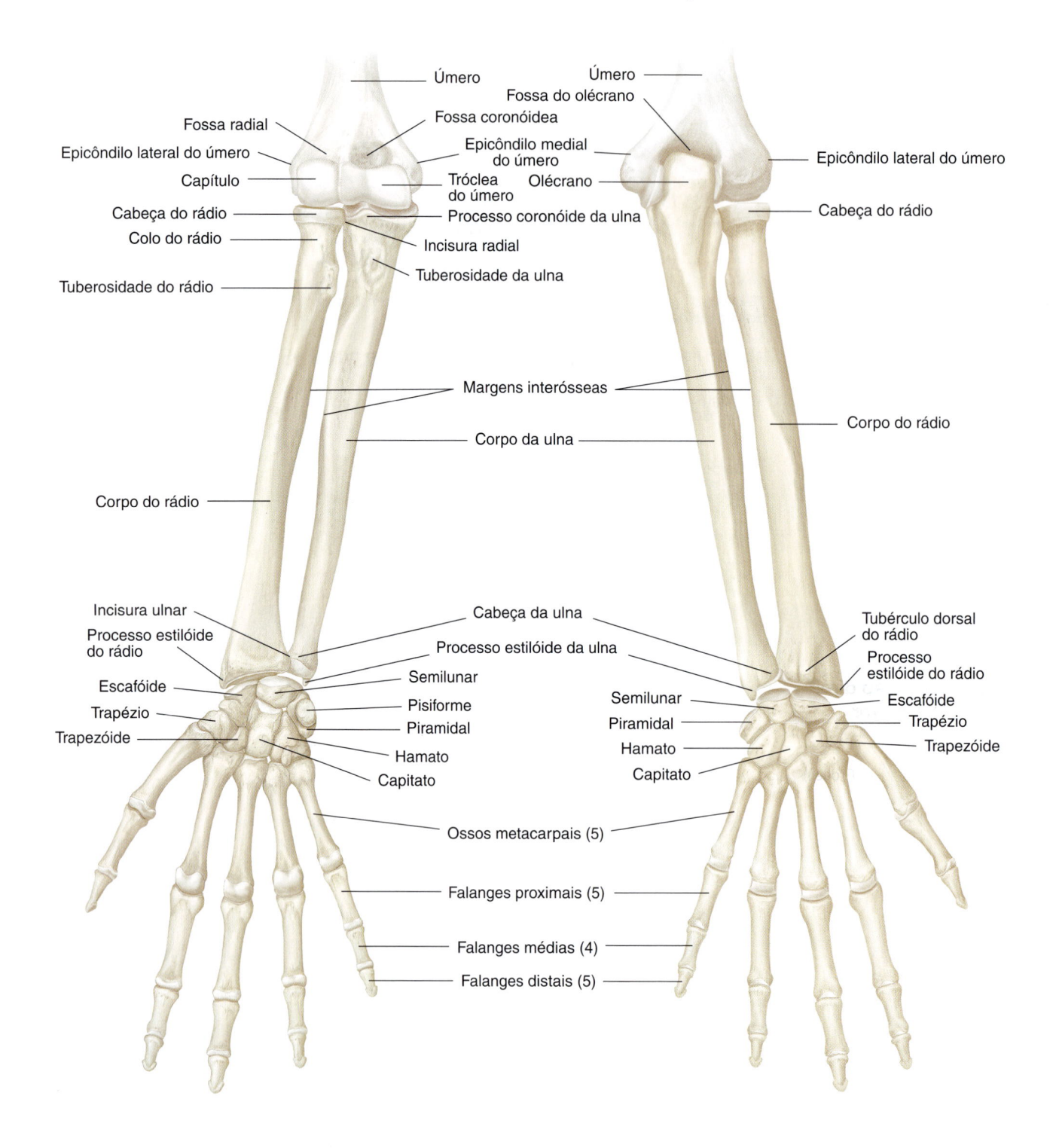

Radiografias do Membro Superior — LÂMINA 2-05

A. Ombro direito, vista anterior

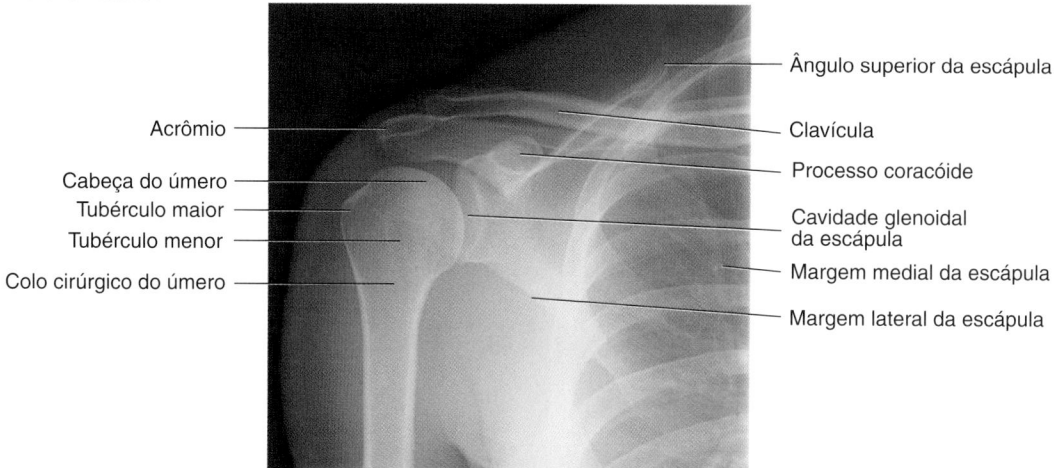

- Acrômio
- Cabeça do úmero
- Tubérculo maior
- Tubérculo menor
- Colo cirúrgico do úmero
- Ângulo superior da escápula
- Clavícula
- Processo coracóide
- Cavidade glenoidal da escápula
- Margem medial da escápula
- Margem lateral da escápula

B. Cotovelo direito, vista anterior

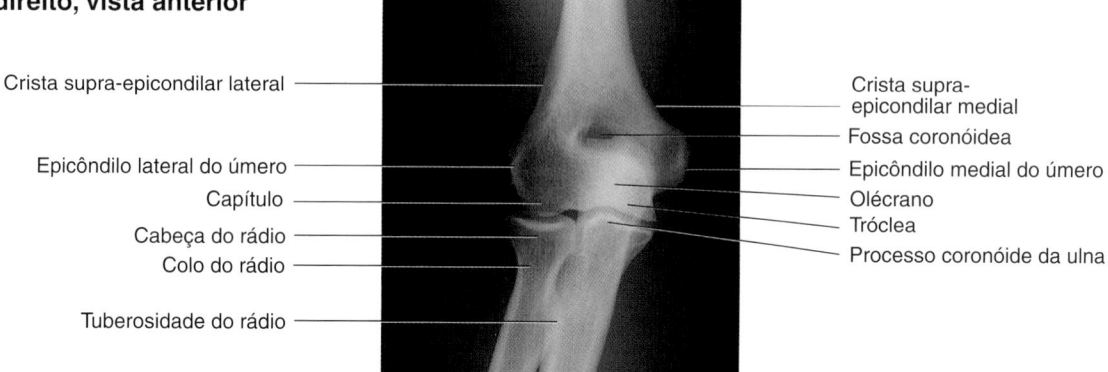

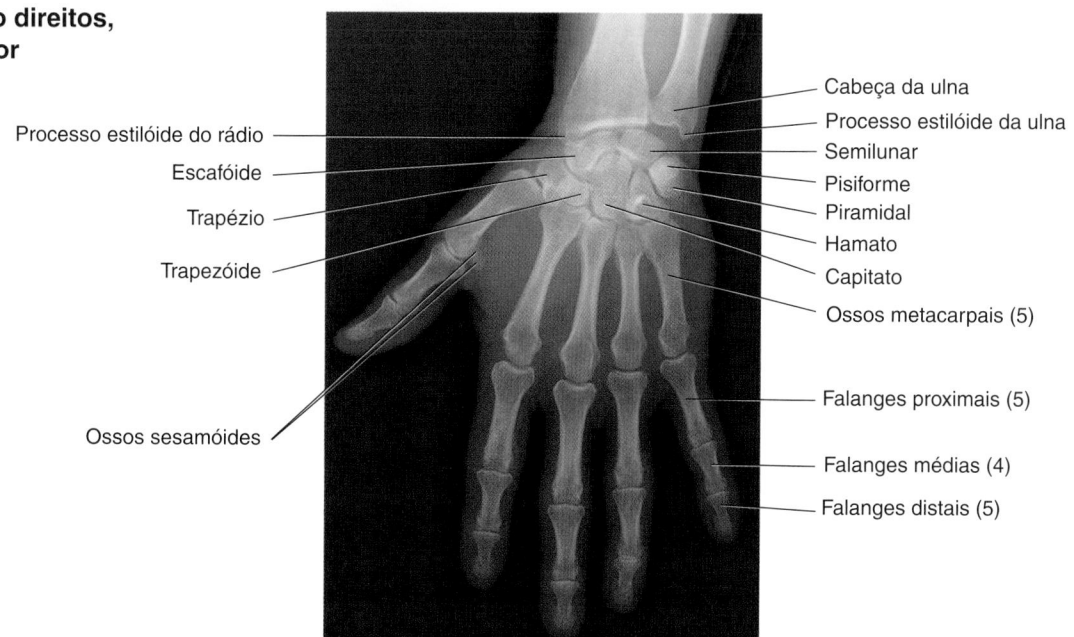

- Crista supra-epicondilar lateral
- Epicôndilo lateral do úmero
- Capítulo
- Cabeça do rádio
- Colo do rádio
- Tuberosidade do rádio
- Crista supra-epicondilar medial
- Fossa coronóidea
- Epicôndilo medial do úmero
- Olécrano
- Tróclea
- Processo coronóide da ulna

C. Mão e pulso direitos, vista anterior

- Processo estilóide do rádio
- Escafóide
- Trapézio
- Trapezóide
- Ossos sesamóides
- Cabeça da ulna
- Processo estilóide da ulna
- Semilunar
- Pisiforme
- Piramidal
- Hamato
- Capitato
- Ossos metacarpais (5)
- Falanges proximais (5)
- Falanges médias (4)
- Falanges distais (5)

LÂMINA 2-06 — Fixações Musculares na Parte Proximal do Membro Superior

A. Vista anterior

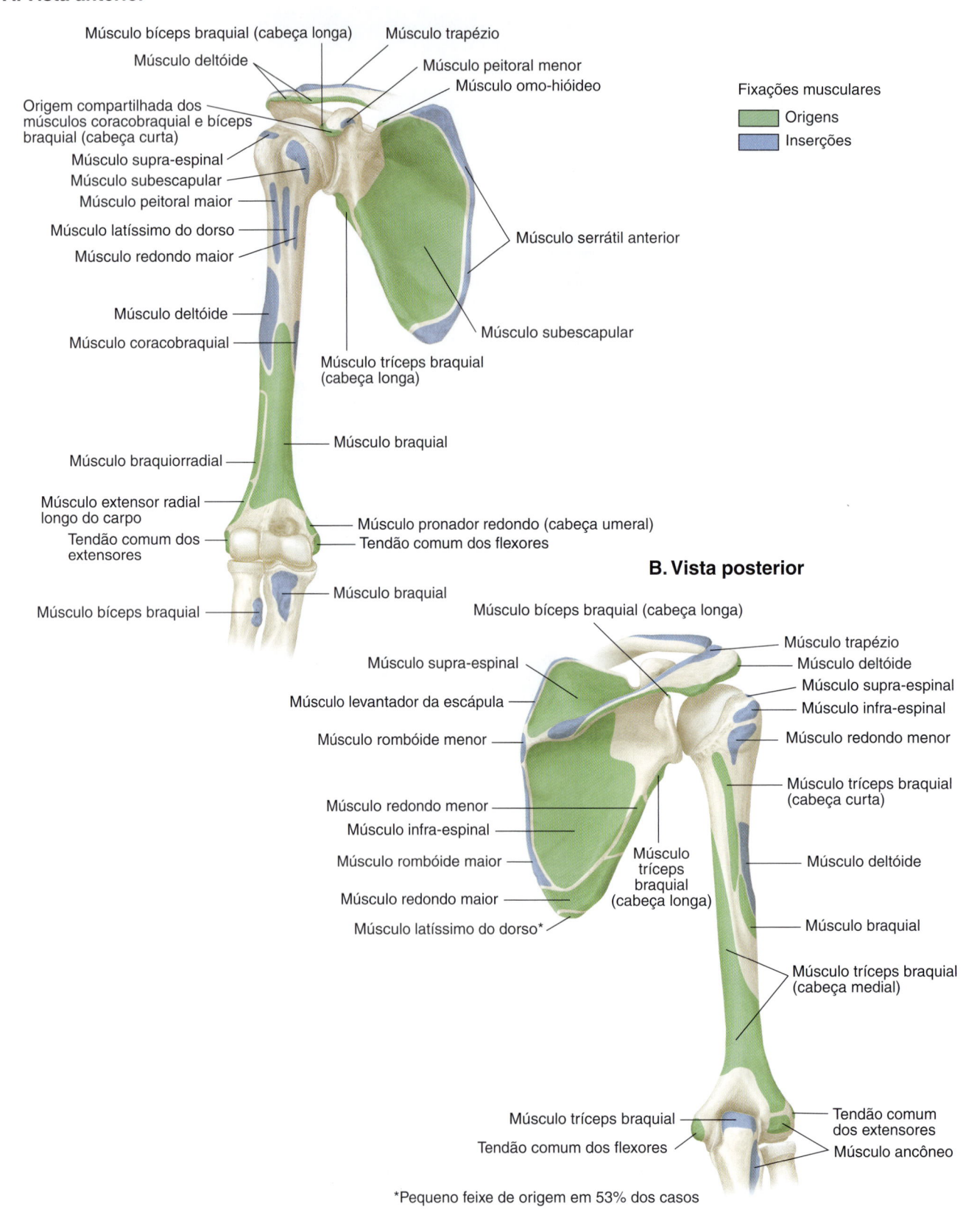

- Músculo bíceps braquial (cabeça longa)
- Músculo deltóide
- Músculo trapézio
- Músculo peitoral menor
- Músculo omo-hióideo
- Origem compartilhada dos músculos coracobraquial e bíceps braquial (cabeça curta)
- Músculo supra-espinal
- Músculo subescapular
- Músculo peitoral maior
- Músculo latíssimo do dorso
- Músculo redondo maior
- Músculo serrátil anterior
- Músculo deltóide
- Músculo coracobraquial
- Músculo subescapular
- Músculo tríceps braquial (cabeça longa)
- Músculo braquial
- Músculo braquiorradial
- Músculo extensor radial longo do carpo
- Músculo pronador redondo (cabeça umeral)
- Tendão comum dos extensores
- Tendão comum dos flexores
- Músculo braquial
- Músculo bíceps braquial

Fixações musculares
- Origens
- Inserções

B. Vista posterior

- Músculo bíceps braquial (cabeça longa)
- Músculo trapézio
- Músculo deltóide
- Músculo supra-espinal
- Músculo supra-espinal
- Músculo levantador da escápula
- Músculo infra-espinal
- Músculo rombóide menor
- Músculo redondo menor
- Músculo tríceps braquial (cabeça curta)
- Músculo redondo menor
- Músculo infra-espinal
- Músculo rombóide maior
- Músculo deltóide
- Músculo tríceps braquial (cabeça longa)
- Músculo redondo maior
- Músculo braquial
- Músculo latíssimo do dorso*
- Músculo tríceps braquial (cabeça medial)
- Músculo tríceps braquial
- Tendão comum dos extensores
- Tendão comum dos flexores
- Músculo ancôneo

*Pequeno feixe de origem em 53% dos casos

Músculos Superficiais do Dorso — LÂMINA 2-07

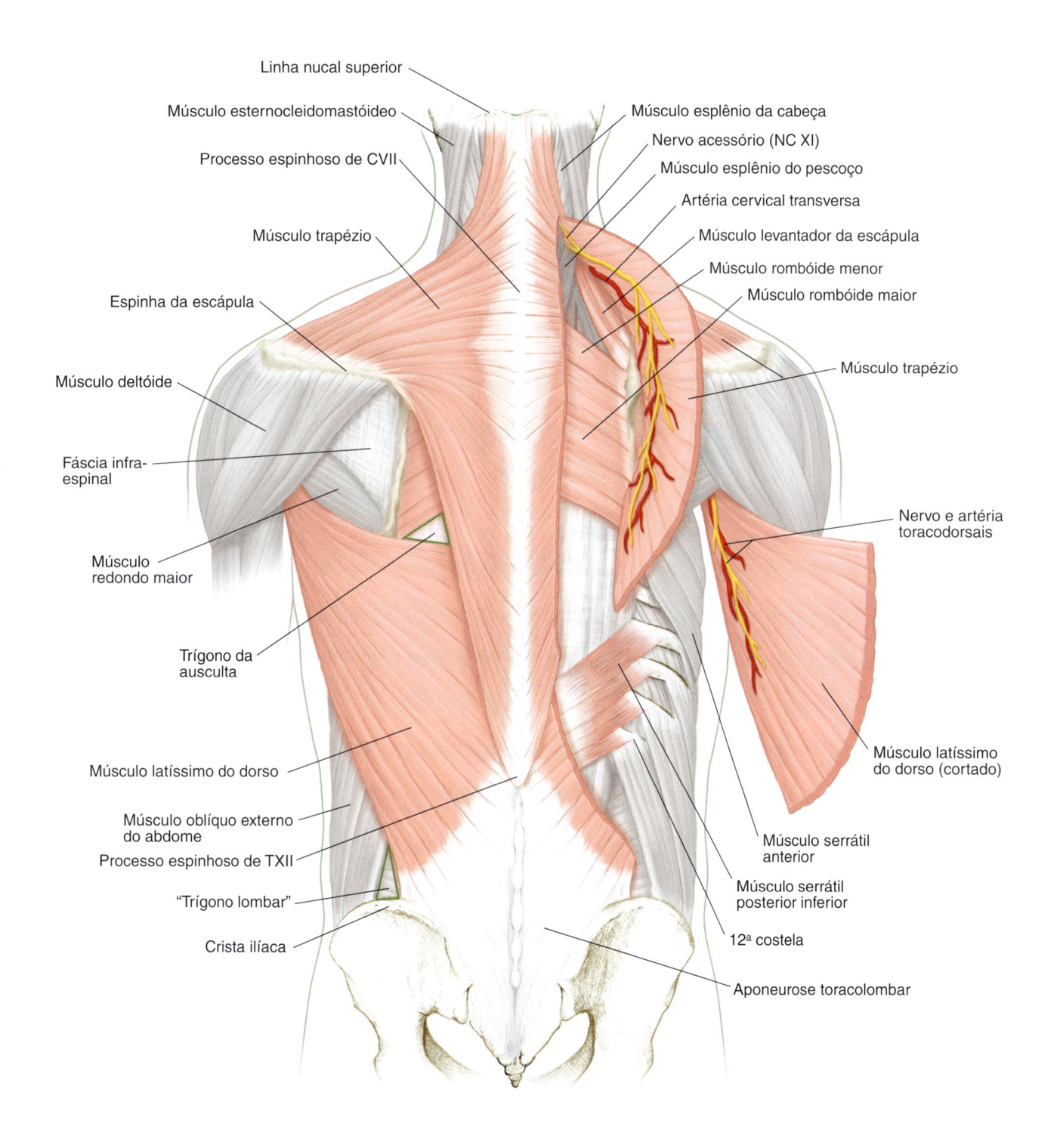

- Linha nucal superior
- Músculo esternocleidomastóideo
- Processo espinhoso de CVII
- Músculo trapézio
- Espinha da escápula
- Músculo deltóide
- Fáscia infra-espinal
- Músculo redondo maior
- Trígono da ausculta
- Músculo latíssimo do dorso
- Músculo oblíquo externo do abdome
- Processo espinhoso de TXII
- "Trígono lombar"
- Crista ilíaca
- Músculo esplênio da cabeça
- Nervo acessório (NC XI)
- Músculo esplênio do pescoço
- Artéria cervical transversa
- Músculo levantador da escápula
- Músculo rombóide menor
- Músculo rombóide maior
- Músculo trapézio
- Nervo e artéria toracodorsais
- Músculo latíssimo do dorso (cortado)
- Músculo serrátil anterior
- Músculo serrátil posterior inferior
- 12ª costela
- Aponeurose toracolombar

LÂMINA 2-08 — Músculos do Ombro

A. Vista superficial

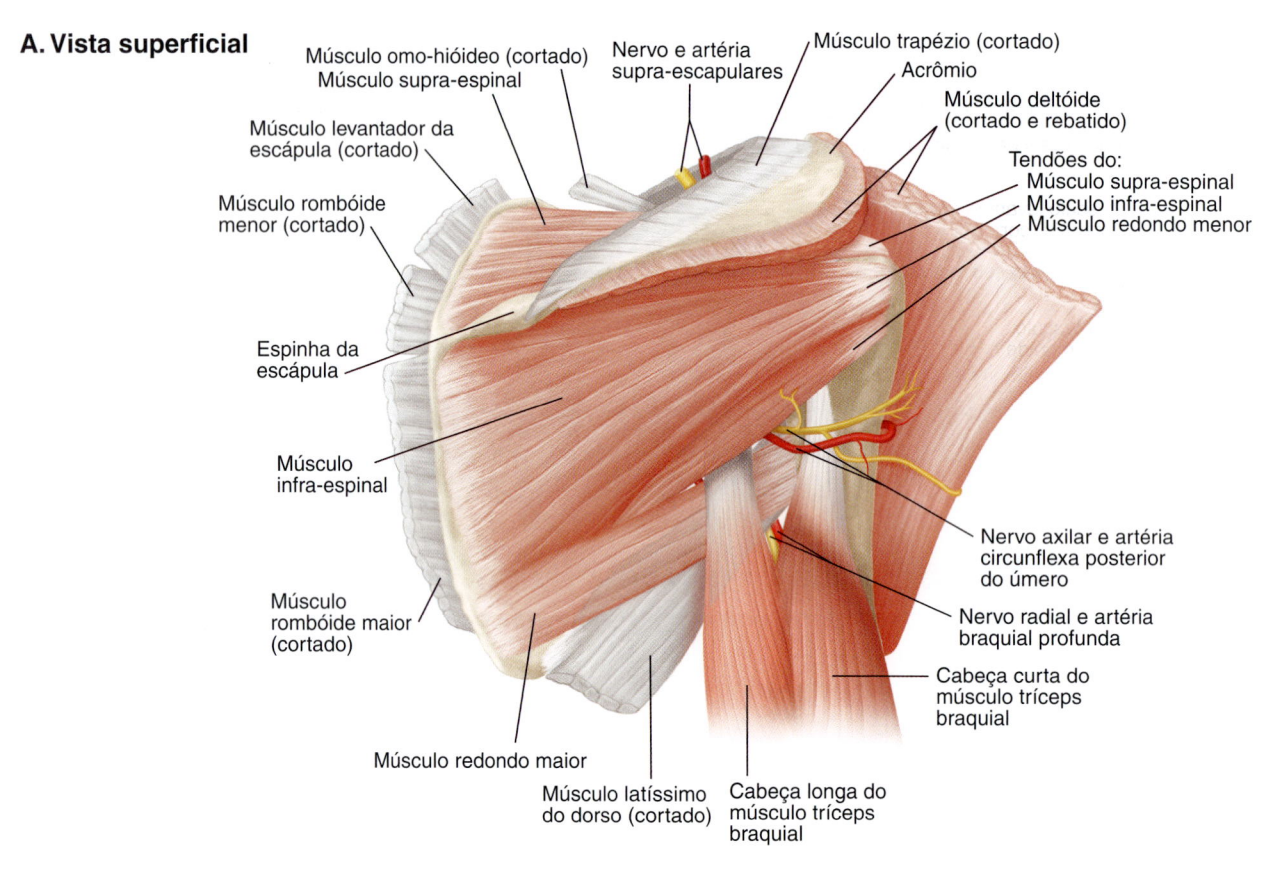

- Músculo omo-hióideo (cortado)
- Músculo supra-espinal
- Nervo e artéria supra-escapulares
- Músculo trapézio (cortado)
- Acrômio
- Músculo deltóide (cortado e rebatido)
- Músculo levantador da escápula (cortado)
- Tendões do:
  - Músculo supra-espinal
  - Músculo infra-espinal
  - Músculo redondo menor
- Músculo rombóide menor (cortado)
- Espinha da escápula
- Músculo infra-espinal
- Nervo axilar e artéria circunflexa posterior do úmero
- Nervo radial e artéria braquial profunda
- Cabeça curta do músculo tríceps braquial
- Músculo rombóide maior (cortado)
- Músculo redondo maior
- Músculo latíssimo do dorso (cortado)
- Cabeça longa do músculo tríceps braquial

B. Vista profunda

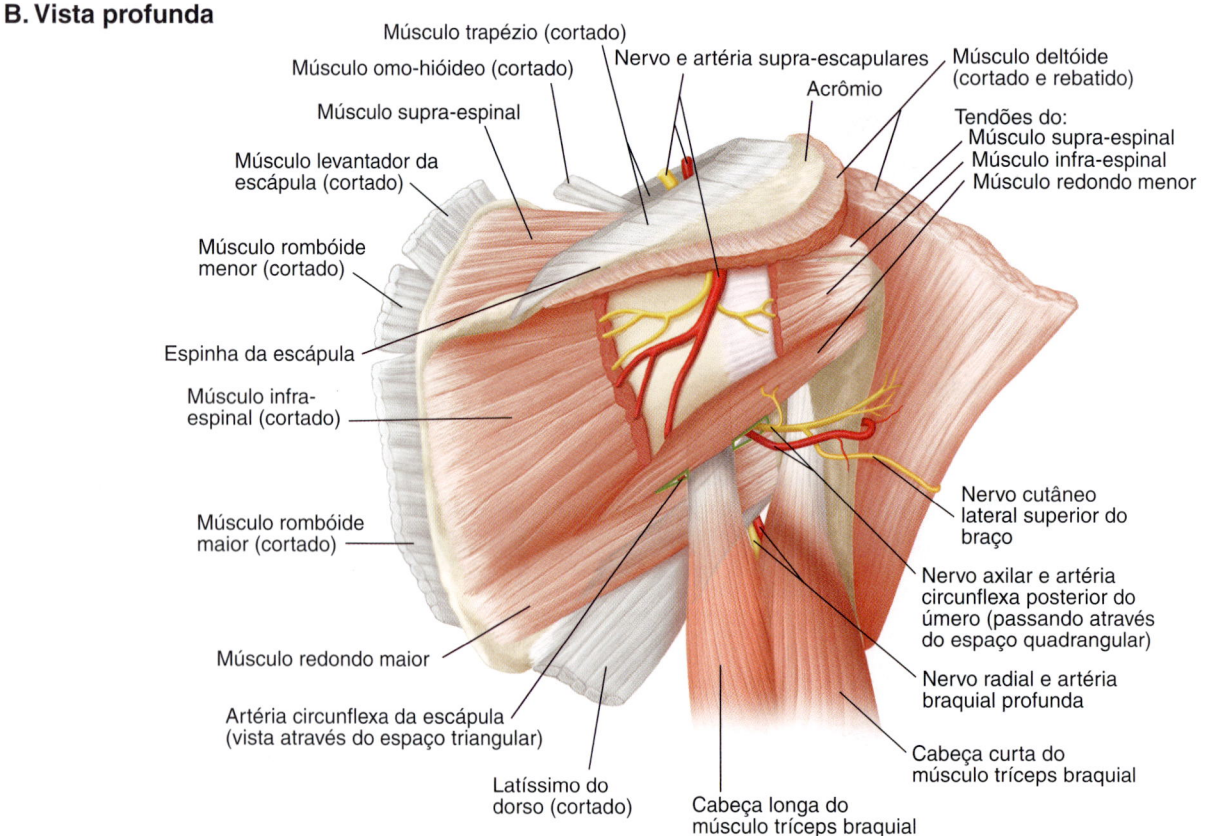

- Músculo trapézio (cortado)
- Músculo omo-hióideo (cortado)
- Nervo e artéria supra-escapulares
- Músculo deltóide (cortado e rebatido)
- Músculo supra-espinal
- Acrômio
- Músculo levantador da escápula (cortado)
- Tendões do:
  - Músculo supra-espinal
  - Músculo infra-espinal
  - Músculo redondo menor
- Músculo rombóide menor (cortado)
- Espinha da escápula
- Músculo infra-espinal (cortado)
- Nervo cutâneo lateral superior do braço
- Músculo rombóide maior (cortado)
- Nervo axilar e artéria circunflexa posterior do úmero (passando através do espaço quadrangular)
- Nervo radial e artéria braquial profunda
- Músculo redondo maior
- Artéria circunflexa da escápula (vista através do espaço triangular)
- Cabeça curta do músculo tríceps braquial
- Latíssimo do dorso (cortado)
- Cabeça longa do músculo tríceps braquial

Suprimento Sanguíneo para o Ombro — LÂMINA 2-09

A. Artérias

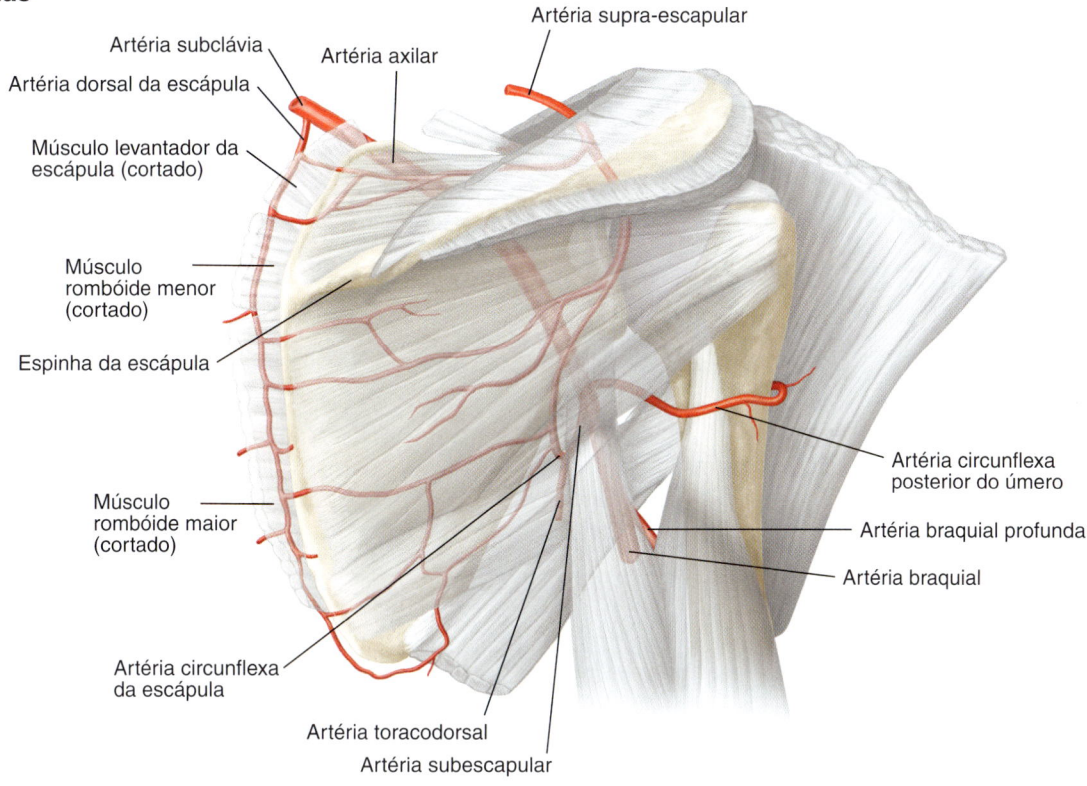

- Artéria subclávia
- Artéria dorsal da escápula
- Artéria axilar
- Artéria supra-escapular
- Músculo levantador da escápula (cortado)
- Músculo rombóide menor (cortado)
- Espinha da escápula
- Músculo rombóide maior (cortado)
- Artéria circunflexa posterior do úmero
- Artéria braquial profunda
- Artéria braquial
- Artéria circunflexa da escápula
- Artéria toracodorsal
- Artéria subescapular

B. Angiograma

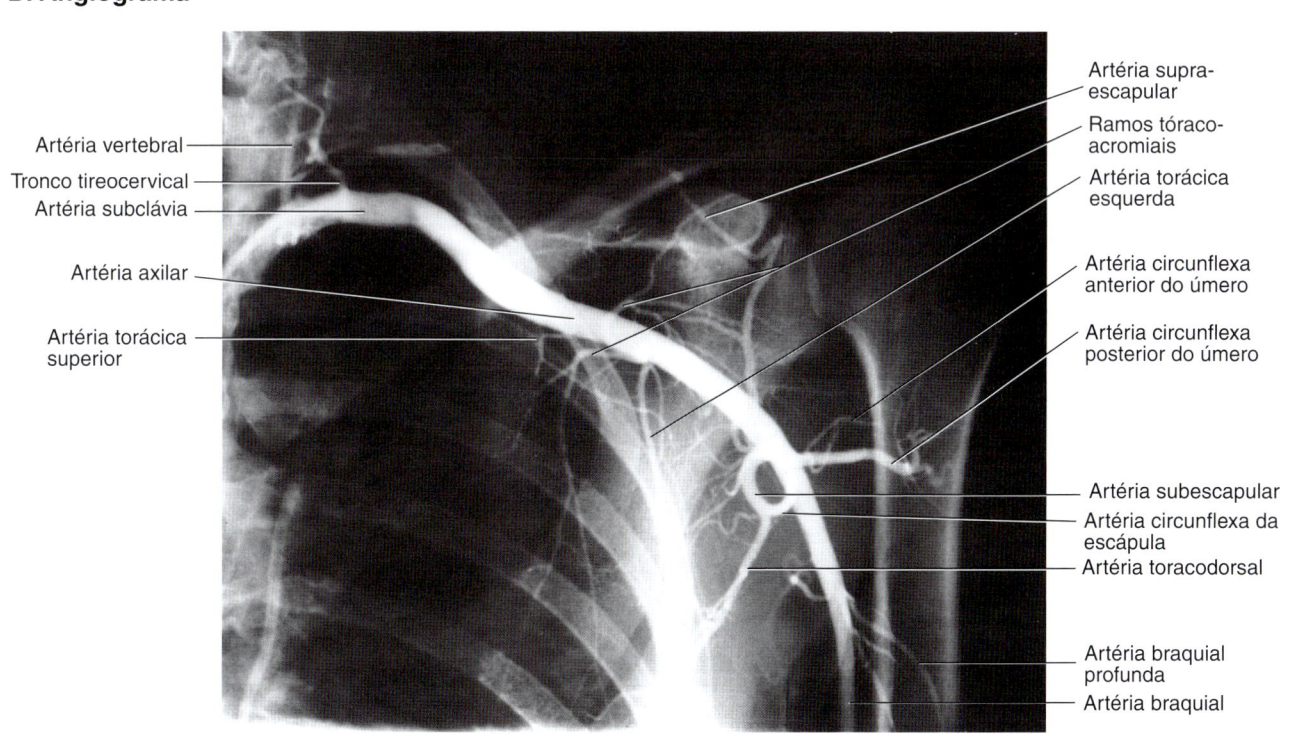

- Artéria vertebral
- Tronco tireocervical
- Artéria subclávia
- Artéria axilar
- Artéria torácica superior
- Artéria supra-escapular
- Ramos tóraco-acromiais
- Artéria torácica esquerda
- Artéria circunflexa anterior do úmero
- Artéria circunflexa posterior do úmero
- Artéria subescapular
- Artéria circunflexa da escápula
- Artéria toracodorsal
- Artéria braquial profunda
- Artéria braquial

LÂMINA 2-10   Mama

A. Vista anterior

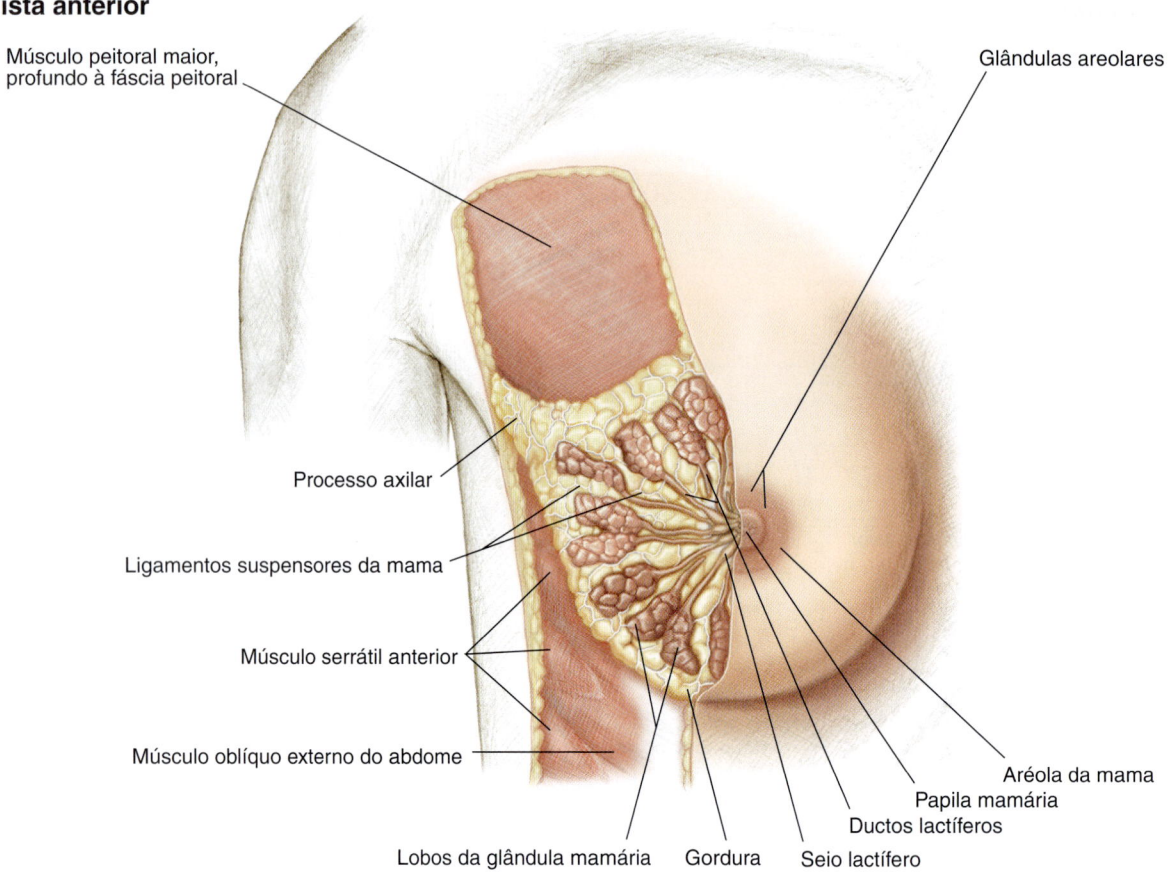

- Músculo peitoral maior, profundo à fáscia peitoral
- Glândulas areolares
- Processo axilar
- Ligamentos suspensores da mama
- Músculo serrátil anterior
- Músculo oblíquo externo do abdome
- Lobos da glândula mamária
- Gordura
- Seio lactífero
- Ductos lactíferos
- Papila mamária
- Aréola da mama

B. Corte sagital

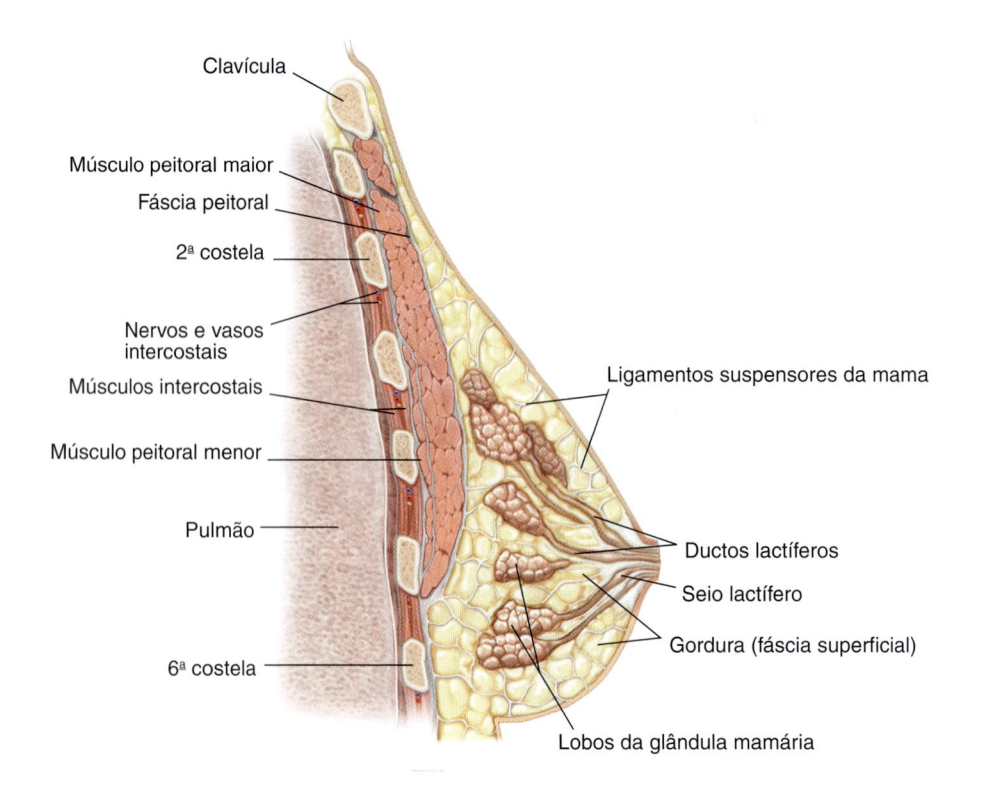

- Clavícula
- Músculo peitoral maior
- Fáscia peitoral
- 2ª costela
- Nervos e vasos intercostais
- Músculos intercostais
- Músculo peitoral menor
- Pulmão
- 6ª costela
- Ligamentos suspensores da mama
- Ductos lactíferos
- Seio lactífero
- Gordura (fáscia superficial)
- Lobos da glândula mamária

Capítulo 2
Atlas de Anatomia Humana

Suprimento Sanguíneo e Drenagem Linfática da Mama — LÂMINA 2-11

A. Artérias

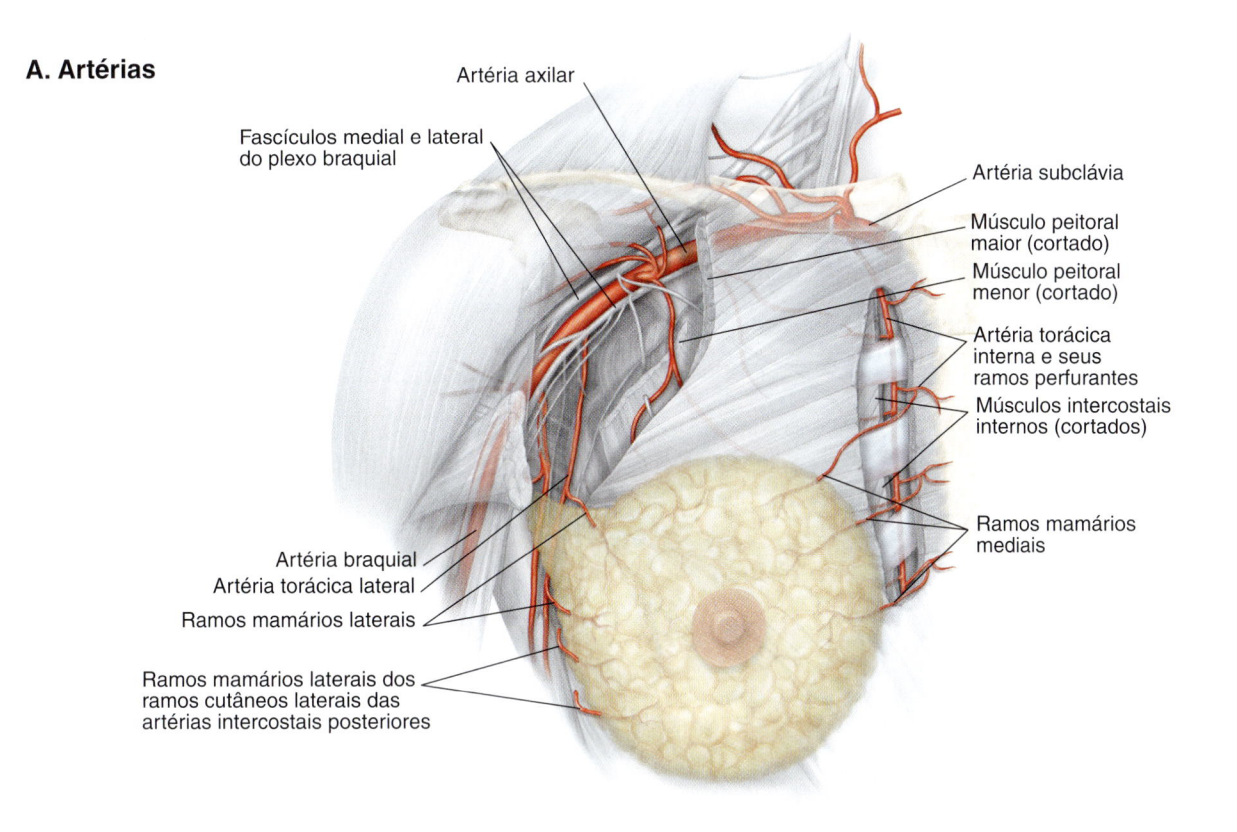

- Artéria axilar
- Fascículos medial e lateral do plexo braquial
- Artéria subclávia
- Músculo peitoral maior (cortado)
- Músculo peitoral menor (cortado)
- Artéria torácica interna e seus ramos perfurantes
- Músculos intercostais internos (cortados)
- Ramos mamários mediais
- Artéria braquial
- Artéria torácica lateral
- Ramos mamários laterais
- Ramos mamários laterais dos ramos cutâneos laterais das artérias intercostais posteriores

B. Drenagem linfática

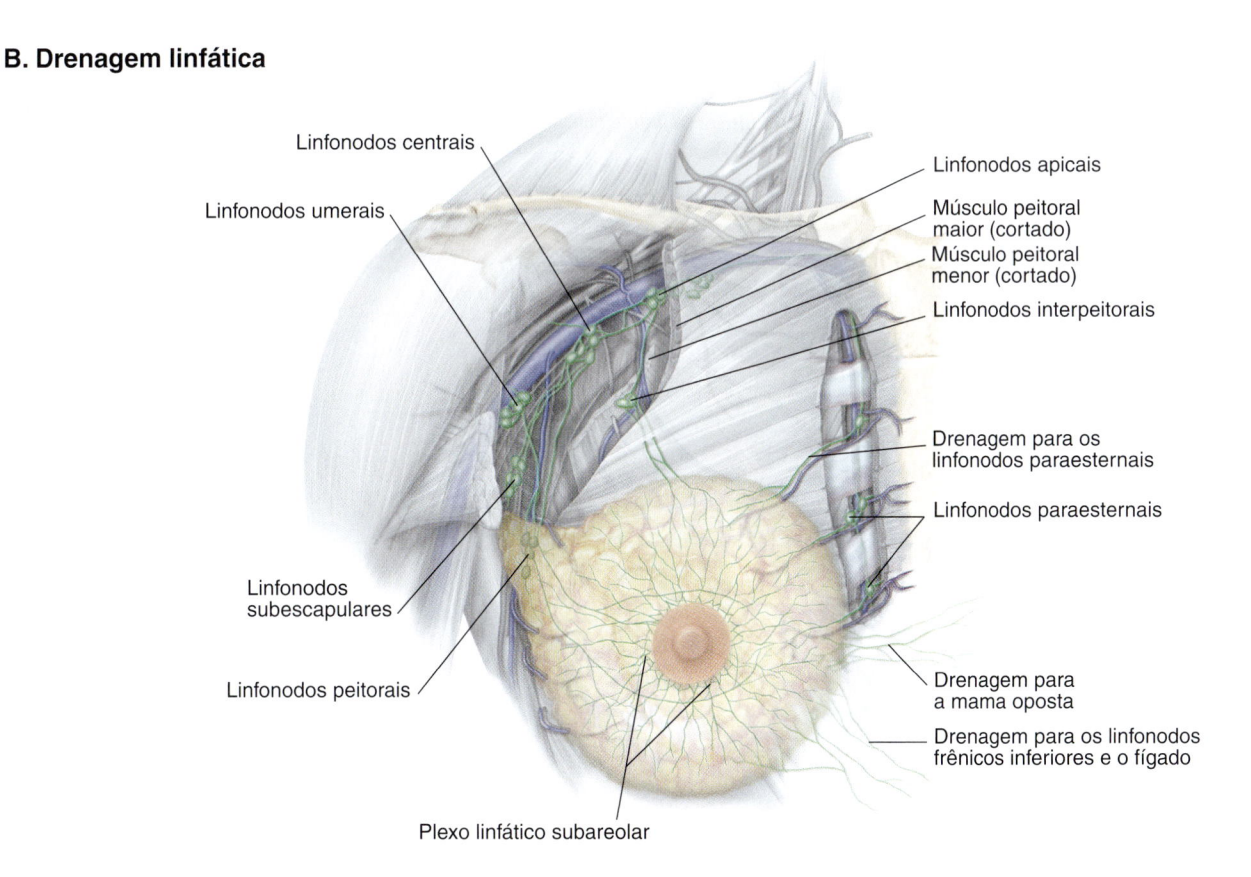

- Linfonodos centrais
- Linfonodos umerais
- Linfonodos apicais
- Músculo peitoral maior (cortado)
- Músculo peitoral menor (cortado)
- Linfonodos interpeitorais
- Drenagem para os linfonodos paraesternais
- Linfonodos paraesternais
- Linfonodos subescapulares
- Linfonodos peitorais
- Drenagem para a mama oposta
- Drenagem para os linfonodos frênicos inferiores e o fígado
- Plexo linfático subareolar

Capítulo 2
Atlas de Anatomia Humana

LÂMINA 2-12 — Músculos Peitorais

A. Dissecação superficial

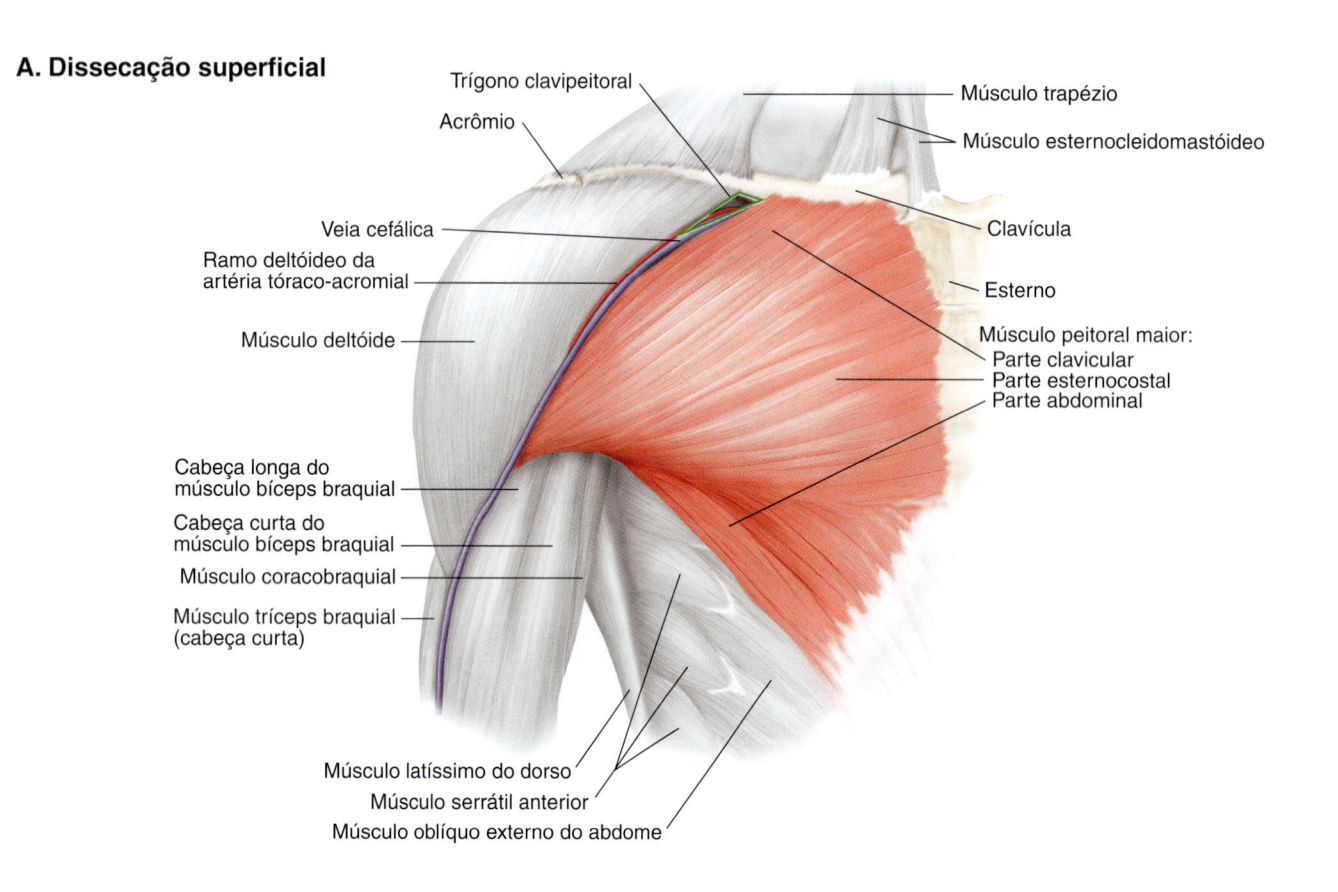

- Trígono clavipeitoral
- Acrômio
- Veia cefálica
- Ramo deltóideo da artéria tóraco-acromial
- Músculo deltóide
- Cabeça longa do músculo bíceps braquial
- Cabeça curta do músculo bíceps braquial
- Músculo coracobraquial
- Músculo tríceps braquial (cabeça curta)
- Músculo latíssimo do dorso
- Músculo serrátil anterior
- Músculo oblíquo externo do abdome
- Músculo trapézio
- Músculo esternocleidomastóideo
- Clavícula
- Esterno
- Músculo peitoral maior:
  - Parte clavicular
  - Parte esternocostal
  - Parte abdominal

B. Dissecação profunda

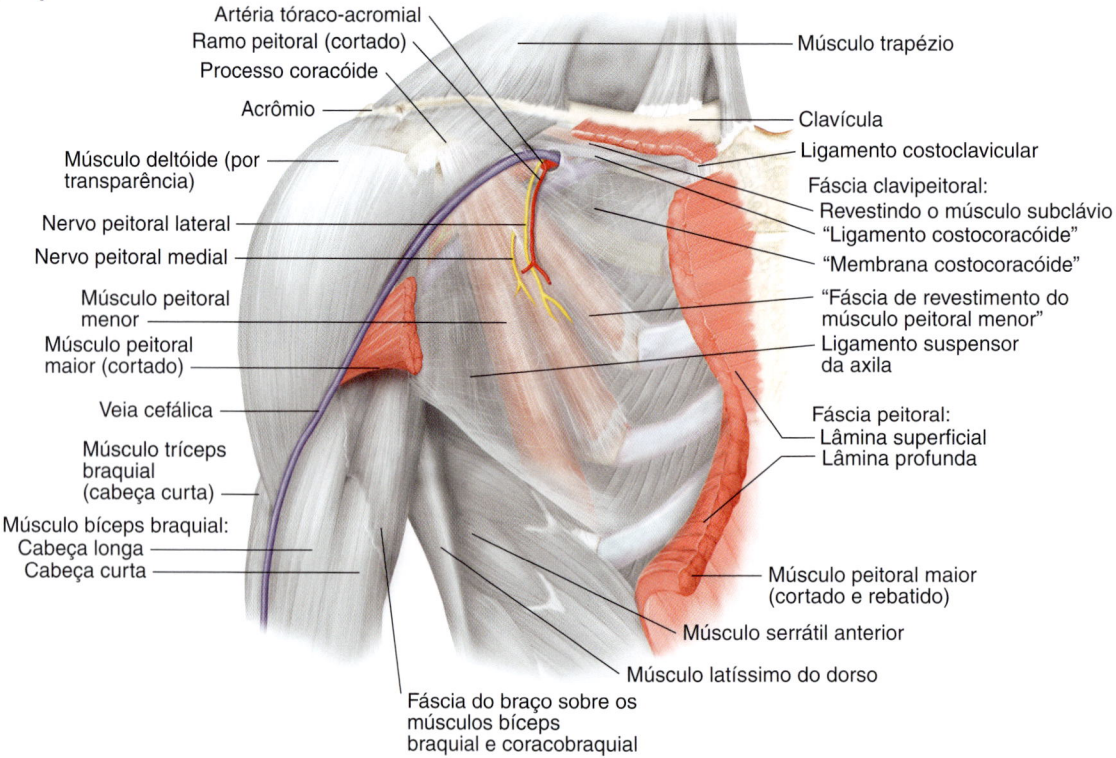

- Artéria tóraco-acromial
- Ramo peitoral (cortado)
- Processo coracóide
- Acrômio
- Músculo deltóide (por transparência)
- Nervo peitoral lateral
- Nervo peitoral medial
- Músculo peitoral menor
- Músculo peitoral maior (cortado)
- Veia cefálica
- Músculo tríceps braquial (cabeça curta)
- Músculo bíceps braquial:
  - Cabeça longa
  - Cabeça curta
- Fáscia do braço sobre os músculos bíceps braquial e coracobraquial
- Músculo trapézio
- Clavícula
- Ligamento costoclavicular
- Fáscia clavipeitoral:
  - Revestindo o músculo subclávio
  - "Ligamento costocoracóide"
  - "Membrana costocoracóide"
- "Fáscia de revestimento do músculo peitoral menor"
- Ligamento suspensor da axila
- Fáscia peitoral:
  - Lâmina superficial
  - Lâmina profunda
- Músculo peitoral maior (cortado e rebatido)
- Músculo serrátil anterior
- Músculo latíssimo do dorso

Capítulo 2 — Atlas de Anatomia Humana

Plexo Braquial e Nervos da Axila — LÂMINA 2-13

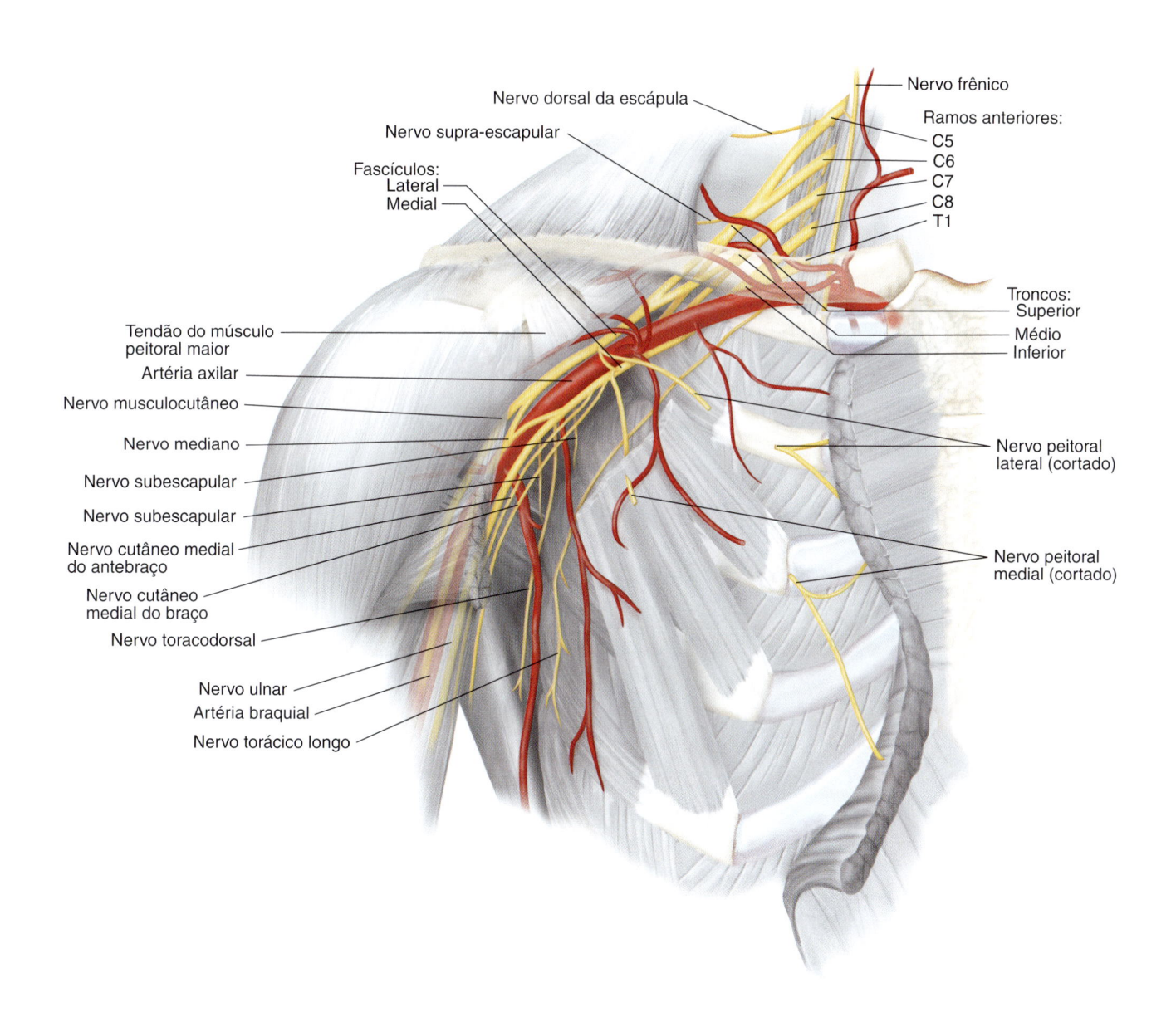

- Nervo frênico
- Nervo dorsal da escápula
- Nervo supra-escapular
- Ramos anteriores:
  - C5
  - C6
  - C7
  - C8
  - T1
- Fascículos:
  - Lateral
  - Medial
- Troncos:
  - Superior
  - Médio
  - Inferior
- Tendão do músculo peitoral maior
- Artéria axilar
- Nervo musculocutâneo
- Nervo mediano
- Nervo subescapular
- Nervo subescapular
- Nervo cutâneo medial do antebraço
- Nervo cutâneo medial do braço
- Nervo toracodorsal
- Nervo ulnar
- Artéria braquial
- Nervo torácico longo
- Nervo peitoral lateral (cortado)
- Nervo peitoral medial (cortado)

Capítulo 2
Atlas de Anatomia Humana — PÁGINA 43

LÂMINA 2-14 — Esquema do Plexo Braquial

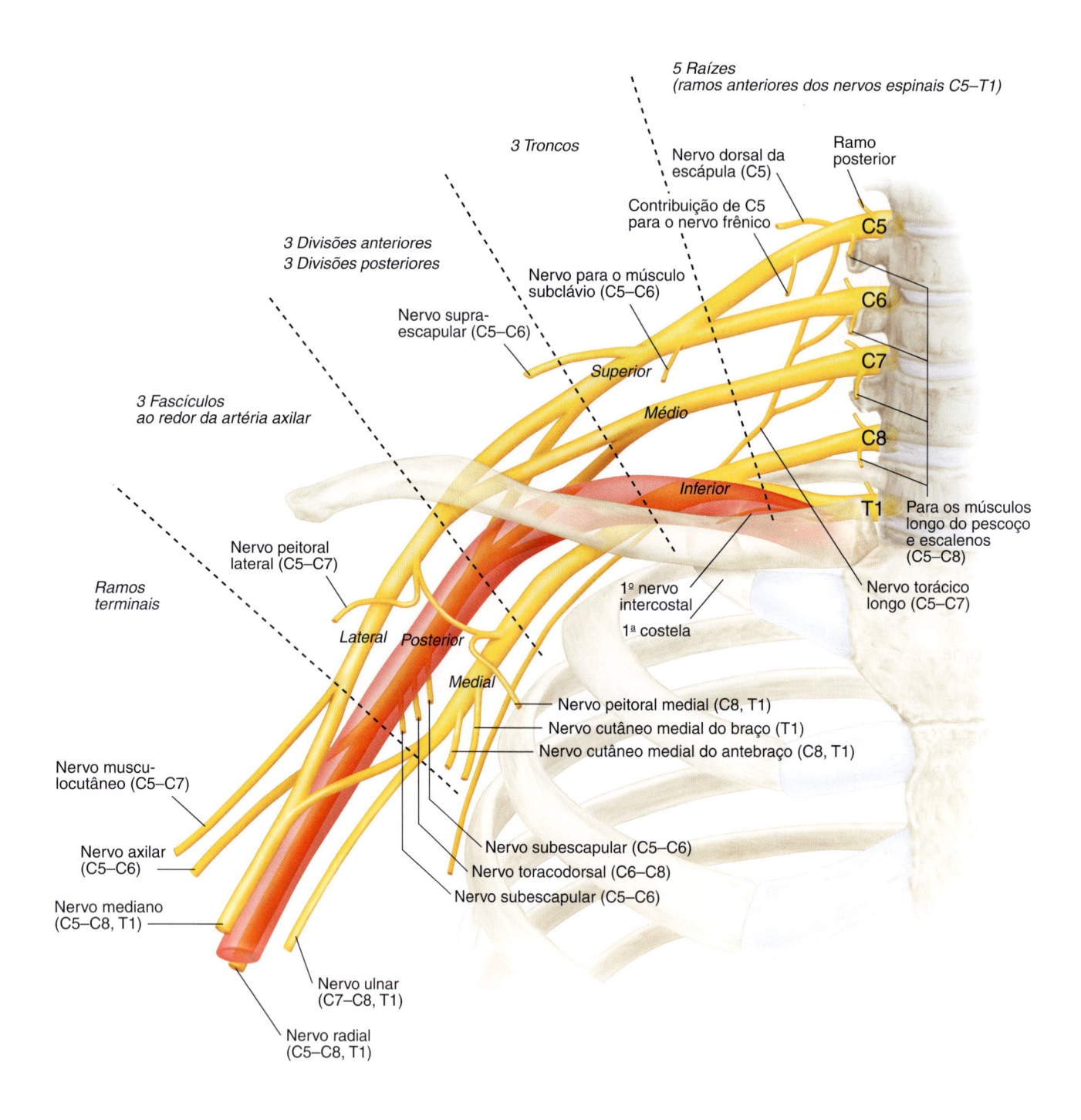

5 Raízes
(ramos anteriores dos nervos espinais C5–T1)

3 Troncos

Nervo dorsal da escápula (C5)

Ramo posterior

Contribuição de C5 para o nervo frênico

C5

3 Divisões anteriores
3 Divisões posteriores

Nervo para o músculo subclávio (C5–C6)

C6

Nervo supra-escapular (C5–C6)

C7

3 Fascículos ao redor da artéria axilar

Superior

Médio

C8

Inferior

T1

Para os músculos longo do pescoço e escalenos (C5–C8)

Nervo peitoral lateral (C5–C7)

1º nervo intercostal

Nervo torácico longo (C5–C7)

Ramos terminais

1ª costela

Lateral   Posterior

Medial

Nervo peitoral medial (C8, T1)
Nervo cutâneo medial do braço (T1)
Nervo cutâneo medial do antebraço (C8, T1)

Nervo musculocutâneo (C5–C7)

Nervo subescapular (C5–C6)
Nervo toracodorsal (C6–C8)
Nervo subescapular (C5–C6)

Nervo axilar (C5–C6)

Nervo mediano (C5–C8, T1)

Nervo ulnar (C7–C8, T1)

Nervo radial (C5–C8, T1)

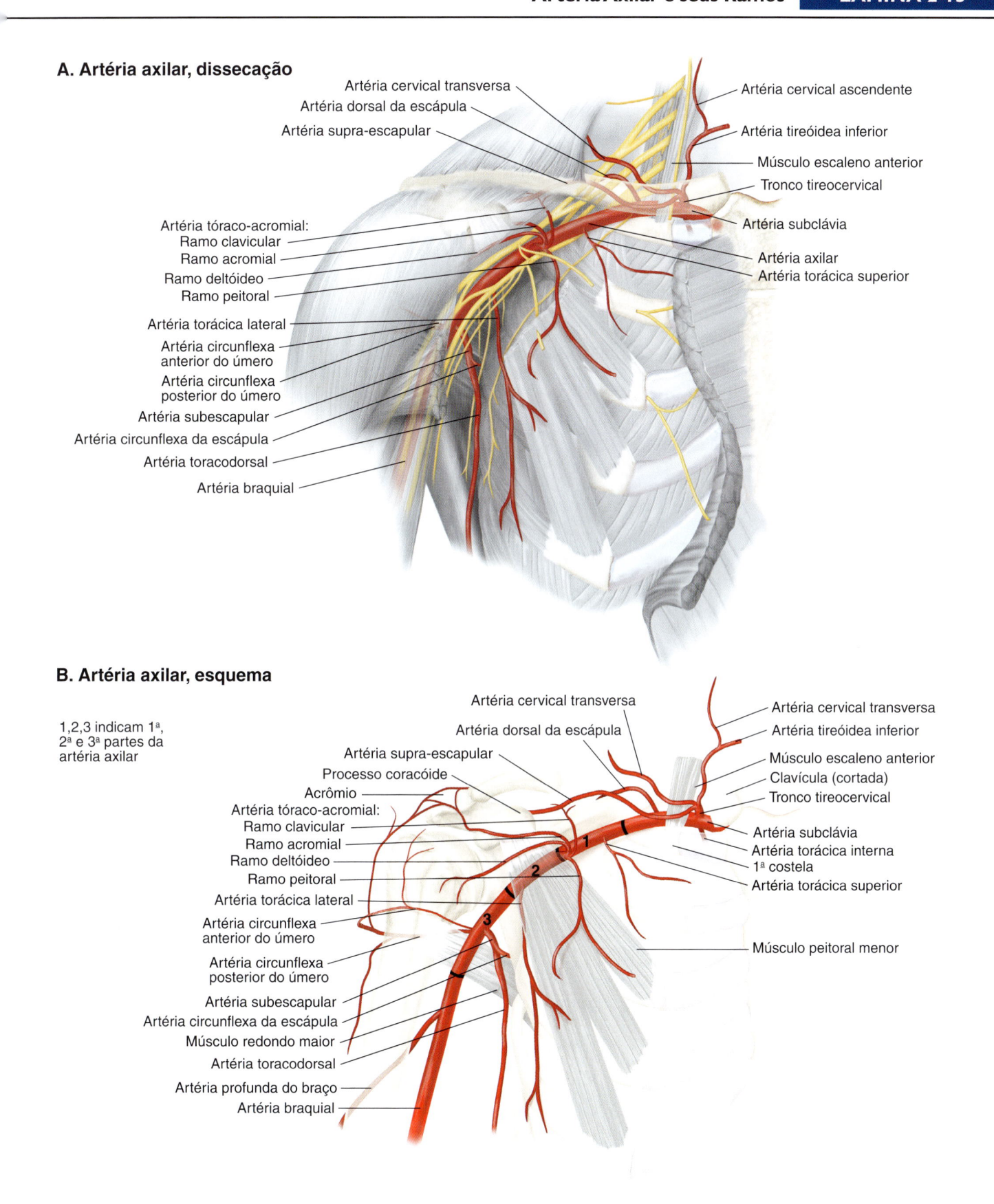

Artéria Axilar e seus Ramos — LÂMINA 2-15

A. Artéria axilar, dissecação

- Artéria cervical transversa
- Artéria dorsal da escápula
- Artéria supra-escapular
- Artéria cervical ascendente
- Artéria tireóidea inferior
- Músculo escaleno anterior
- Tronco tireocervical
- Artéria tóraco-acromial:
  - Ramo clavicular
  - Ramo acromial
  - Ramo deltóideo
  - Ramo peitoral
- Artéria subclávia
- Artéria axilar
- Artéria torácica superior
- Artéria torácica lateral
- Artéria circunflexa anterior do úmero
- Artéria circunflexa posterior do úmero
- Artéria subescapular
- Artéria circunflexa da escápula
- Artéria toracodorsal
- Artéria braquial

B. Artéria axilar, esquema

1,2,3 indicam 1ª, 2ª e 3ª partes da artéria axilar

- Artéria cervical transversa
- Artéria dorsal da escápula
- Artéria supra-escapular
- Processo coracóide
- Acrômio
- Artéria tóraco-acromial:
  - Ramo clavicular
  - Ramo acromial
  - Ramo deltóideo
  - Ramo peitoral
- Artéria torácica lateral
- Artéria circunflexa anterior do úmero
- Artéria circunflexa posterior do úmero
- Artéria subescapular
- Artéria circunflexa da escápula
- Músculo redondo maior
- Artéria toracodorsal
- Artéria profunda do braço
- Artéria braquial
- Artéria cervical transversa
- Artéria tireóidea inferior
- Músculo escaleno anterior
- Clavícula (cortada)
- Tronco tireocervical
- Artéria subclávia
- Artéria torácica interna
- 1ª costela
- Artéria torácica superior
- Músculo peitoral menor

Capítulo 2
Atlas de Anatomia Humana

LÂMINA 2-16 — Músculos do Manguito Rotador

A. Vista posterior

- Espinha da escápula
- Acrômio
- Músculo supra-espinal
- Tendão do músculo supra-espinal
- Tendões do:
  - Músculo supra-espinal
  - Músculo infra-espinal
  - Músculo redondo menor
- Músculo redondo menor
- Úmero
- Músculo infra-espinal

B. Vista anterior

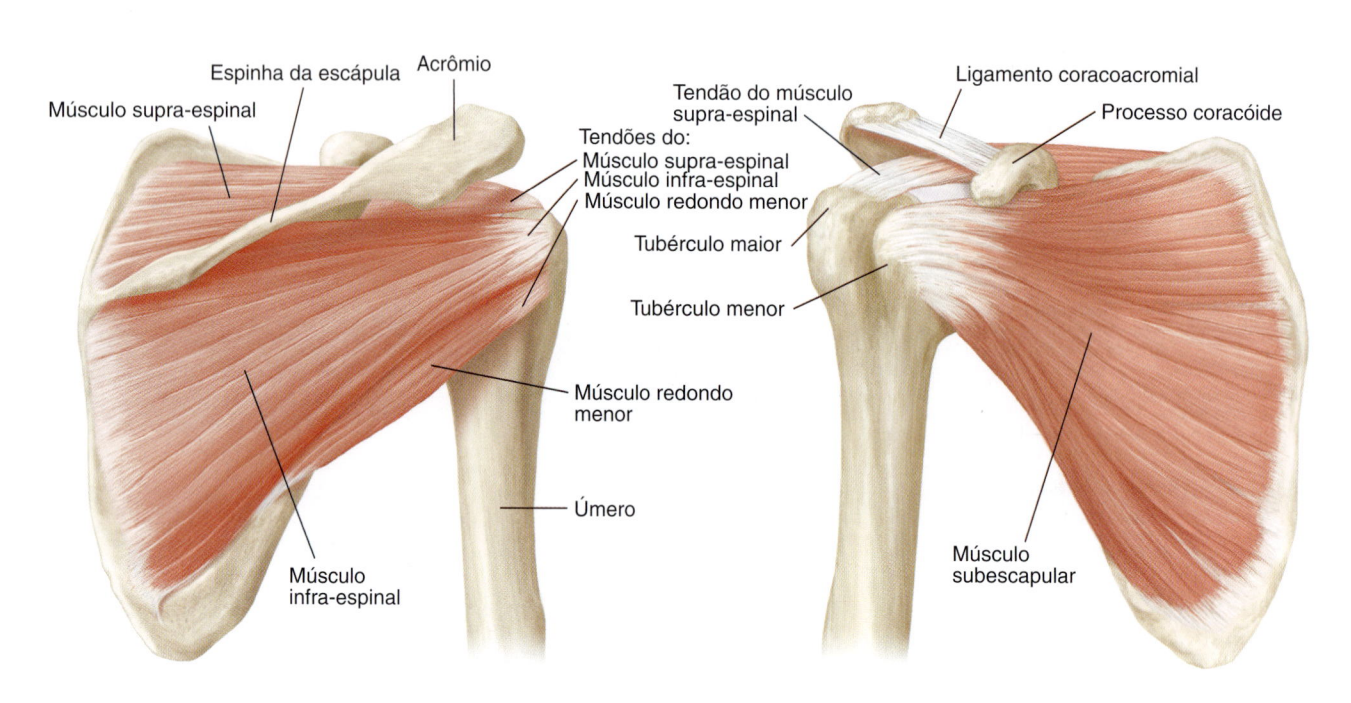

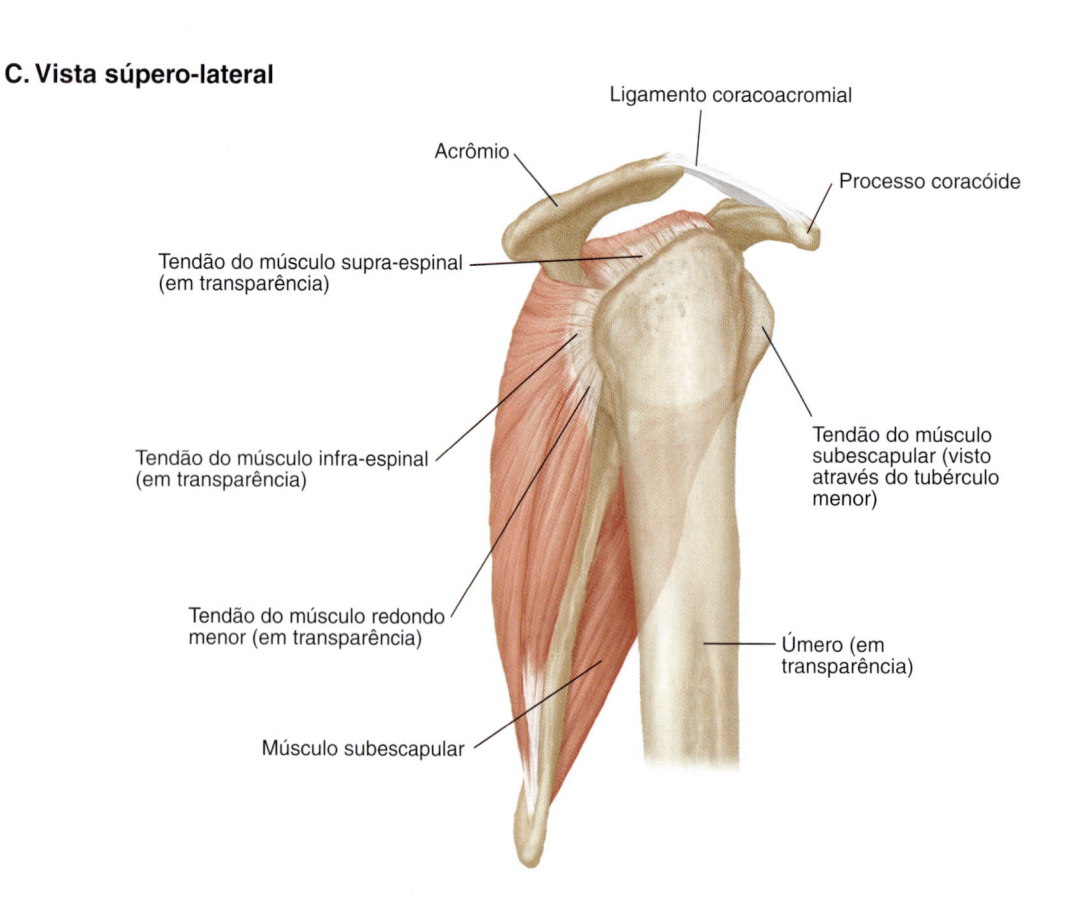

- Tendão do músculo supra-espinal
- Ligamento coracoacromial
- Processo coracóide
- Tubérculo maior
- Tubérculo menor
- Músculo subescapular

C. Vista súpero-lateral

- Acrômio
- Ligamento coracoacromial
- Processo coracóide
- Tendão do músculo supra-espinal (em transparência)
- Tendão do músculo infra-espinal (em transparência)
- Tendão do músculo subescapular (visto através do tubérculo menor)
- Tendão do músculo redondo menor (em transparência)
- Úmero (em transparência)
- Músculo subescapular

Músculo da Parte Anterior do Braço — LÂMINA 2-17

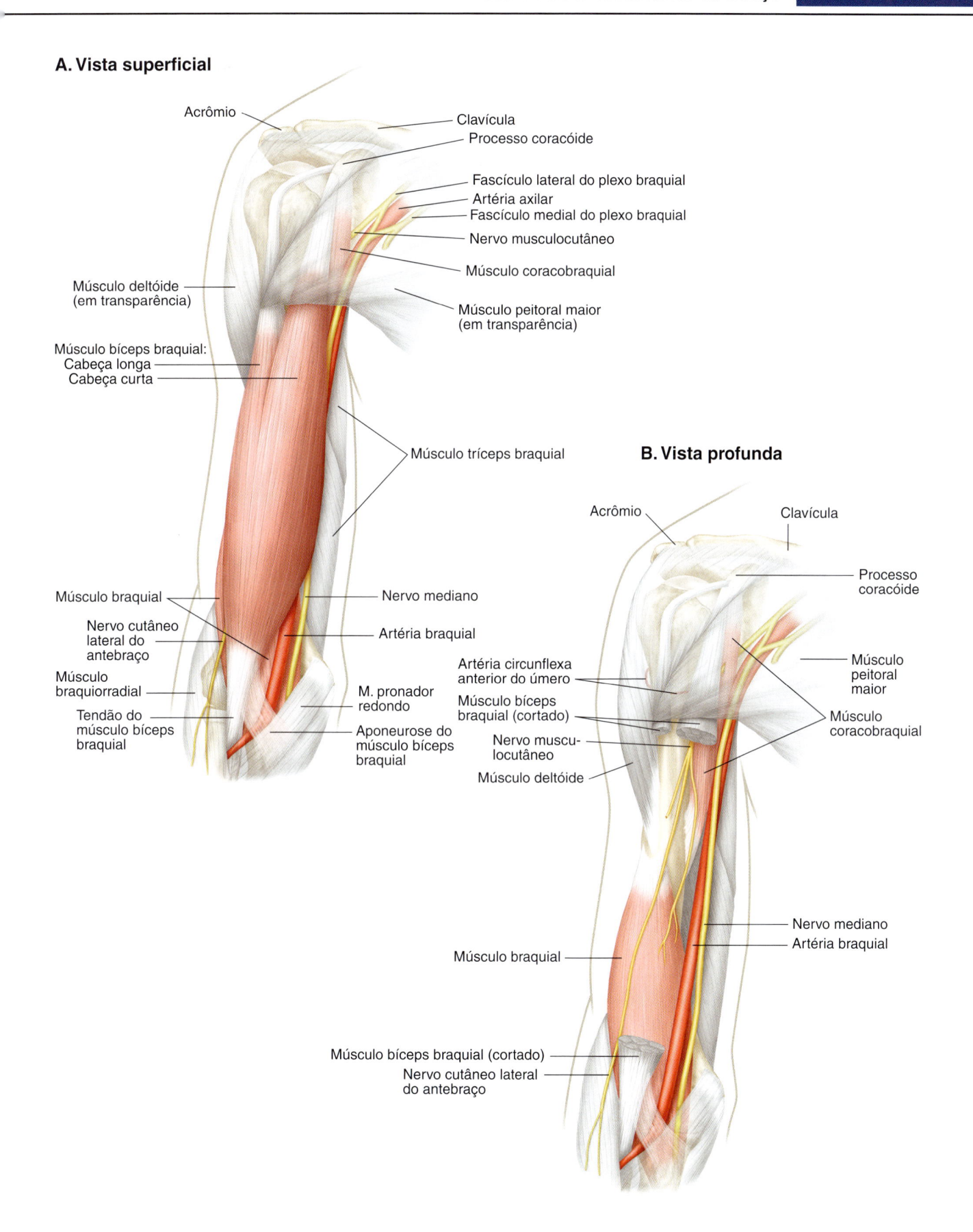

A. Vista superficial

- Acrômio
- Clavícula
- Processo coracóide
- Fascículo lateral do plexo braquial
- Artéria axilar
- Fascículo medial do plexo braquial
- Nervo musculocutâneo
- Músculo coracobraquial
- Músculo deltóide (em transparência)
- Músculo peitoral maior (em transparência)
- Músculo bíceps braquial:
  - Cabeça longa
  - Cabeça curta
- Músculo tríceps braquial
- Músculo braquial
- Nervo mediano
- Nervo cutâneo lateral do antebraço
- Artéria braquial
- Músculo braquiorradial
- M. pronador redondo
- Tendão do músculo bíceps braquial
- Aponeurose do músculo bíceps braquial

B. Vista profunda

- Acrômio
- Clavícula
- Processo coracóide
- Músculo peitoral maior
- Músculo coracobraquial
- Artéria circunflexa anterior do úmero
- Músculo bíceps braquial (cortado)
- Nervo musculocutâneo
- Músculo deltóide
- Músculo braquial
- Nervo mediano
- Artéria braquial
- Músculo bíceps braquial (cortado)
- Nervo cutâneo lateral do antebraço

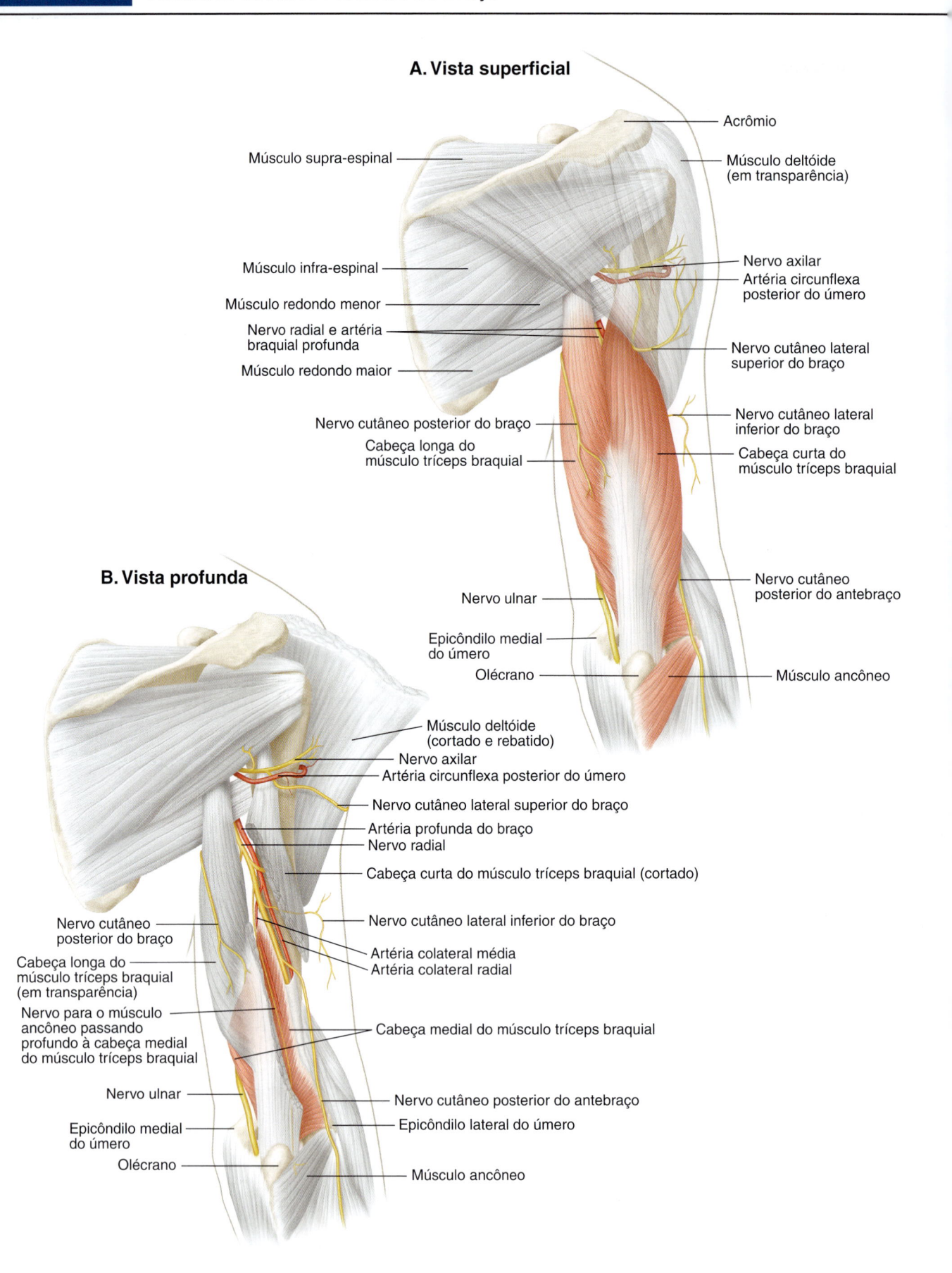

LÂMINA 2-18 — Músculos da Parte Posterior do Braço

A. Vista superficial

- Músculo supra-espinal
- Acrômio
- Músculo deltóide (em transparência)
- Músculo infra-espinal
- Nervo axilar
- Artéria circunflexa posterior do úmero
- Músculo redondo menor
- Nervo radial e artéria braquial profunda
- Músculo redondo maior
- Nervo cutâneo lateral superior do braço
- Nervo cutâneo posterior do braço
- Nervo cutâneo lateral inferior do braço
- Cabeça longa do músculo tríceps braquial
- Cabeça curta do músculo tríceps braquial
- Nervo ulnar
- Nervo cutâneo posterior do antebraço
- Epicôndilo medial do úmero
- Olécrano
- Músculo ancôneo

B. Vista profunda

- Músculo deltóide (cortado e rebatido)
- Nervo axilar
- Artéria circunflexa posterior do úmero
- Nervo cutâneo lateral superior do braço
- Artéria profunda do braço
- Nervo radial
- Cabeça curta do músculo tríceps braquial (cortado)
- Nervo cutâneo posterior do braço
- Nervo cutâneo lateral inferior do braço
- Cabeça longa do músculo tríceps braquial (em transparência)
- Artéria colateral média
- Artéria colateral radial
- Nervo para o músculo ancôneo passando profundo à cabeça medial do músculo tríceps braquial
- Cabeça medial do músculo tríceps braquial
- Nervo ulnar
- Nervo cutâneo posterior do antebraço
- Epicôndilo medial do úmero
- Epicôndilo lateral do úmero
- Olécrano
- Músculo ancôneo

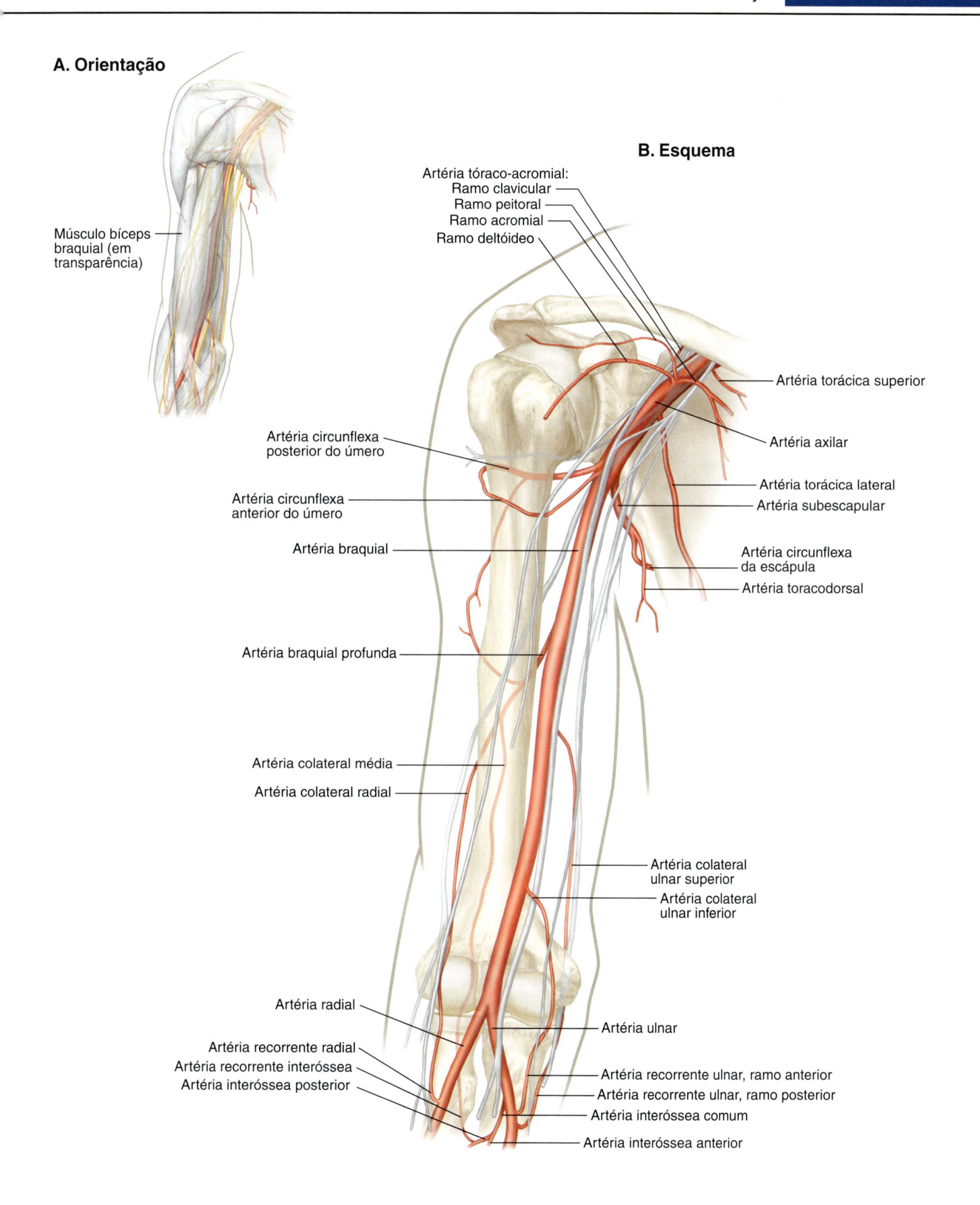

Artérias do Braço — LÂMINA 2-19

A. Orientação

Músculo bíceps braquial (em transparência)

B. Esquema

- Artéria tóraco-acromial:
  - Ramo clavicular
  - Ramo peitoral
  - Ramo acromial
  - Ramo deltóideo
- Artéria torácica superior
- Artéria axilar
- Artéria torácica lateral
- Artéria subescapular
- Artéria circunflexa posterior do úmero
- Artéria circunflexa anterior do úmero
- Artéria circunflexa da escápula
- Artéria toracodorsal
- Artéria braquial
- Artéria braquial profunda
- Artéria colateral média
- Artéria colateral radial
- Artéria colateral ulnar superior
- Artéria colateral ulnar inferior
- Artéria radial
- Artéria ulnar
- Artéria recorrente radial
- Artéria recorrente interóssea
- Artéria interóssea posterior
- Artéria recorrente ulnar, ramo anterior
- Artéria recorrente ulnar, ramo posterior
- Artéria interóssea comum
- Artéria interóssea anterior

Capítulo 2
Atlas de Anatomia Humana

LÂMINA 2-20   Nervos do Braço

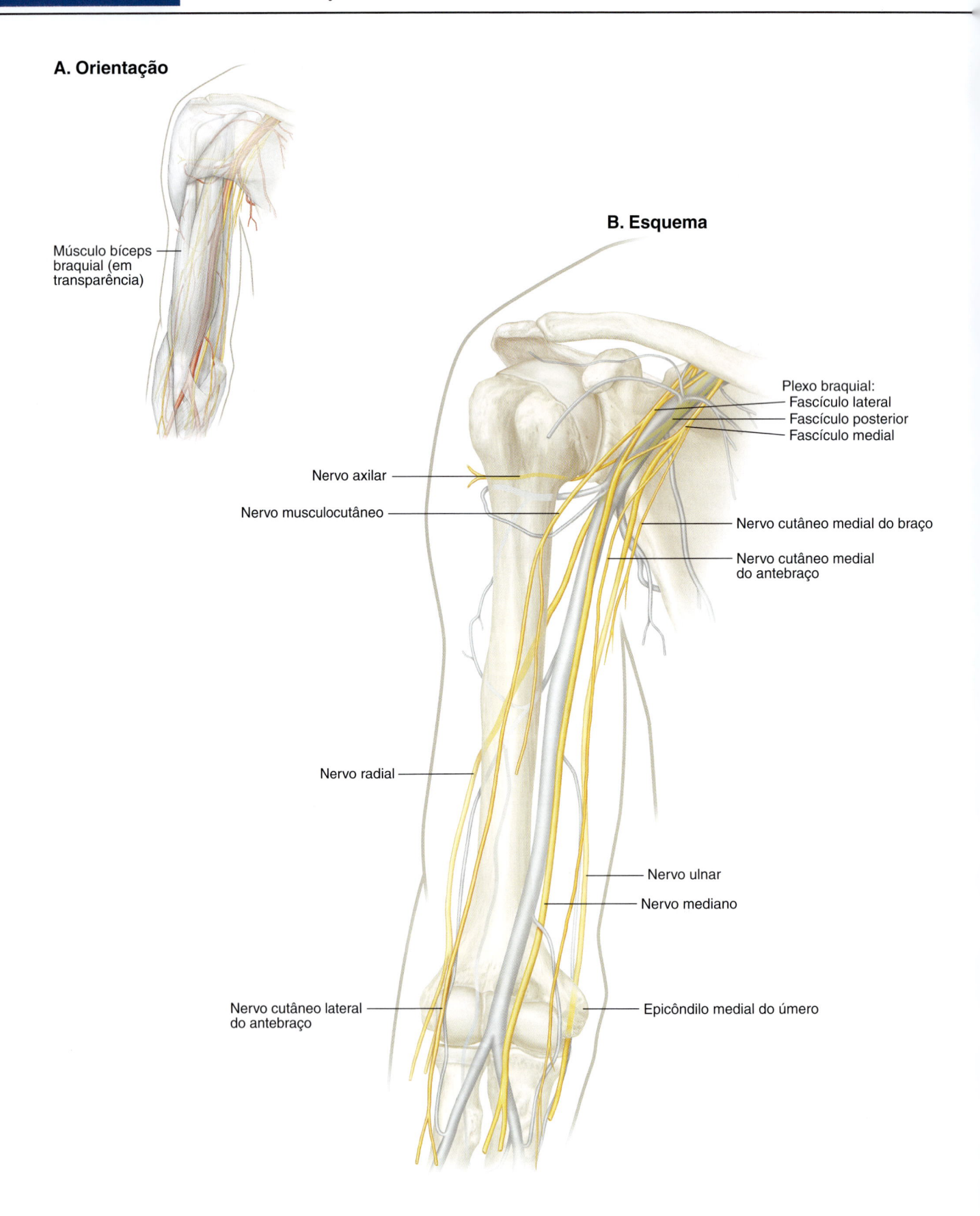

A. Orientação

Músculo bíceps braquial (em transparência)

B. Esquema

Plexo braquial:
- Fascículo lateral
- Fascículo posterior
- Fascículo medial

Nervo axilar

Nervo musculocutâneo

Nervo cutâneo medial do braço

Nervo cutâneo medial do antebraço

Nervo radial

Nervo ulnar

Nervo mediano

Nervo cutâneo lateral do antebraço

Epicôndilo medial do úmero

Fixações Musculares na Parte Distal do Membro Superior, Vista anterior — LÂMINA 2-21

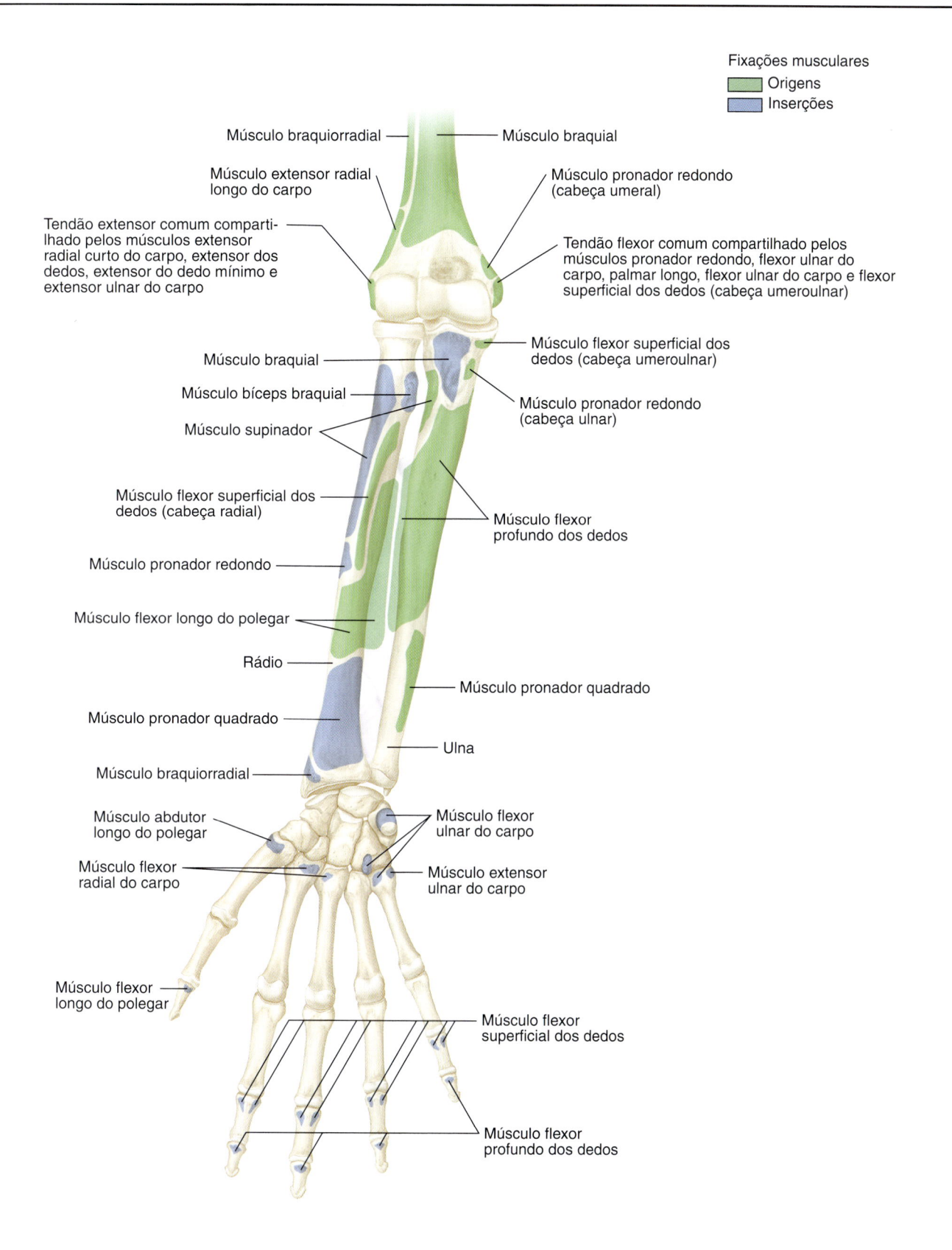

Fixações musculares
- Origens (verde)
- Inserções (azul)

- Músculo braquiorradial
- Músculo braquial
- Músculo extensor radial longo do carpo
- Músculo pronador redondo (cabeça umeral)
- Tendão extensor comum compartilhado pelos músculos extensor radial curto do carpo, extensor dos dedos, extensor do dedo mínimo e extensor ulnar do carpo
- Tendão flexor comum compartilhado pelos músculos pronador redondo, flexor ulnar do carpo, palmar longo, flexor ulnar do carpo e flexor superficial dos dedos (cabeça umeroulnar)
- Músculo flexor superficial dos dedos (cabeça umeroulnar)
- Músculo braquial
- Músculo bíceps braquial
- Músculo pronador redondo (cabeça ulnar)
- Músculo supinador
- Músculo flexor superficial dos dedos (cabeça radial)
- Músculo flexor profundo dos dedos
- Músculo pronador redondo
- Músculo flexor longo do polegar
- Rádio
- Músculo pronador quadrado
- Músculo pronador quadrado
- Ulna
- Músculo braquiorradial
- Músculo abdutor longo do polegar
- Músculo flexor ulnar do carpo
- Músculo flexor radial do carpo
- Músculo extensor ulnar do carpo
- Músculo flexor longo do polegar
- Músculo flexor superficial dos dedos
- Músculo flexor profundo dos dedos

Capítulo 2
Atlas de Anatomia Humana

LÂMINA 2-22 — Fixações Musculares na Parte Distal do Membro Superior, Vista Posterior

Fixação muscular
- Origens
- Inserções

- Músculo tríceps braquial (cabeça medial)
- Tendão do músculo tríceps braquial
- Tendão comum dos flexores
- Músculo flexor ulnar do carpo (origem ulnar)
- Músculo flexor profundo dos dedos
- Músculo extensor ulnar do carpo (origem ulnar)
- Músculo extensor longo do polegar
- Músculo extensor do indicador
- Ulna
- Músculo extensor radial longo do carpo
- Músculo extensor radial curto do carpo
- Músculo extensor ulnar do carpo
- Músculo extensor dos dedos (faixas centrais)
- Músculo extensor do dedo mínimo
- Músculo extensor dos dedos (faixas laterais)
- Músculo braquiorradial
- Músculo extensor radial longo do carpo
- Tendão comum dos extensores compartilhado pelos músculos extensor radial curto do carpo, extensor dos dedos, extensor do dedo mínimo e extensor ulnar do carpo
- Músculo ancôneo
- Músculo bíceps braquial
- Músculo supinador
- Músculo abdutor longo do polegar
- Músculo pronador redondo
- Músculo extensor curto do polegar
- Rádio
- Músculo braquiorradial
- Músculo abdutor longo do polegar
- Músculo extensor curto do polegar
- Músculo extensor longo do polegar
- Músculo extensor do indicador

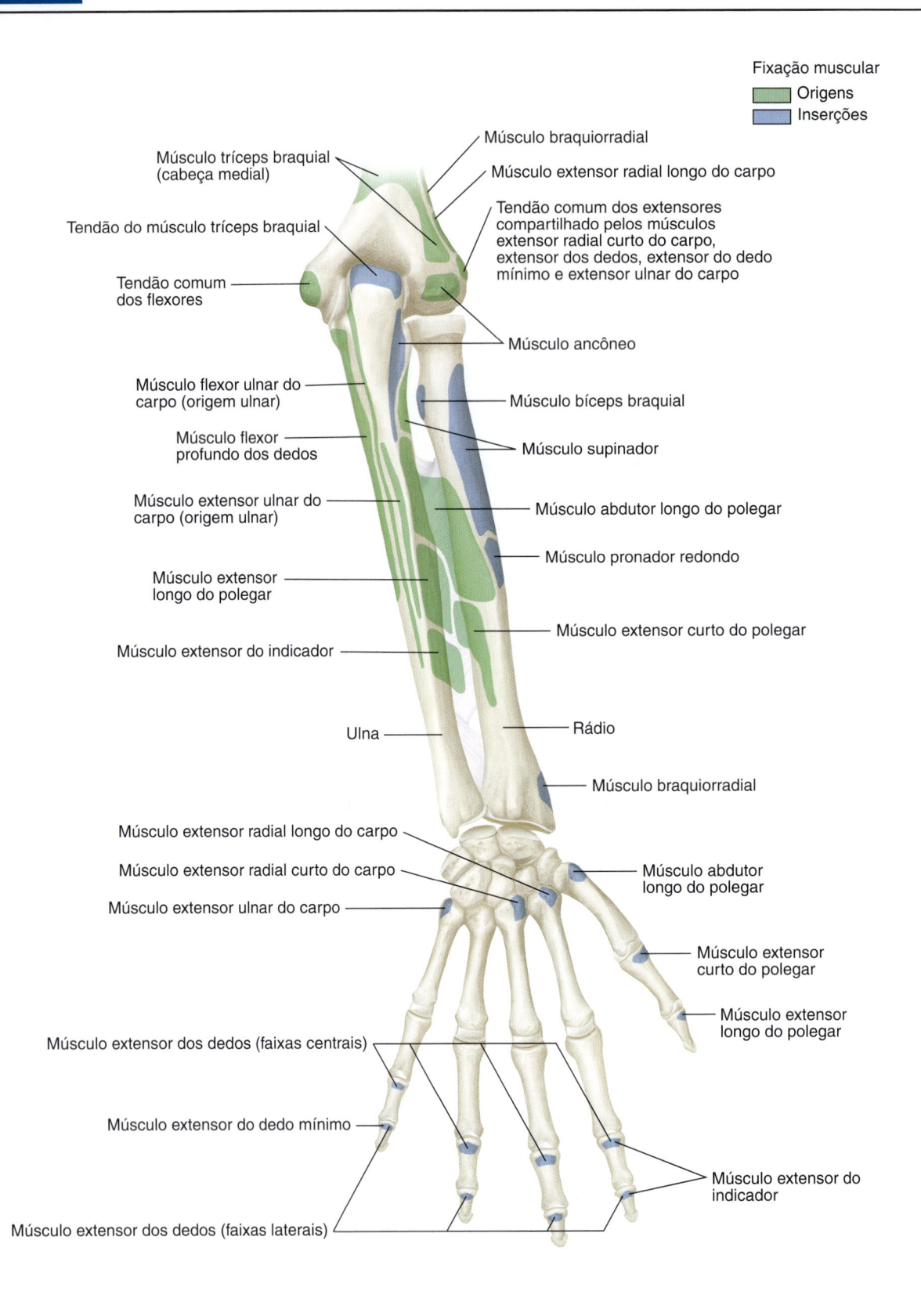

Capítulo 2 — Atlas de Anatomia Humana

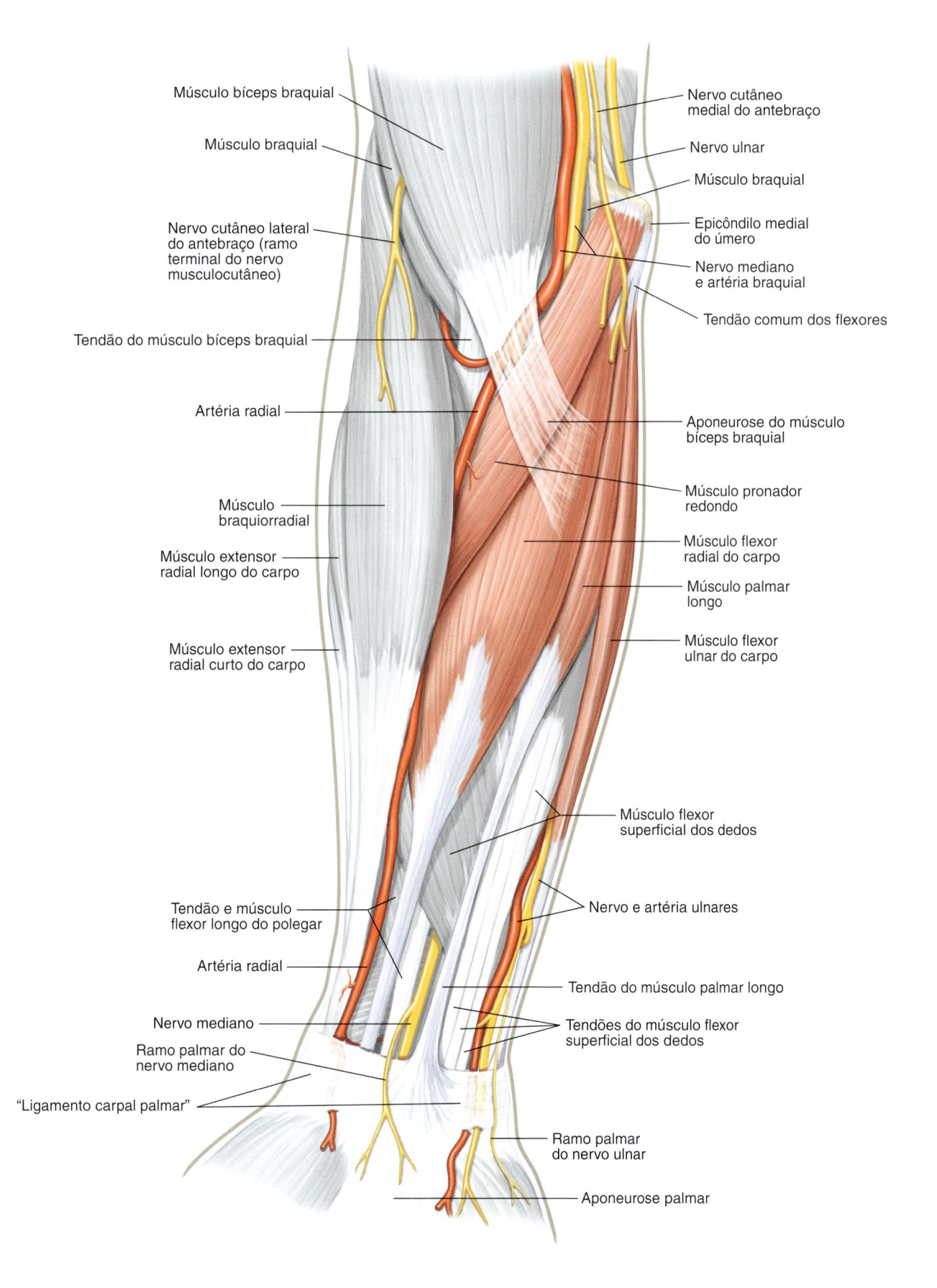

Músculos da Parte Anterior do Antebraço, Dissecação Superficial — LÂMINA 2-23

- Músculo bíceps braquial
- Músculo braquial
- Nervo cutâneo lateral do antebraço (ramo terminal do nervo musculocutâneo)
- Tendão do músculo bíceps braquial
- Artéria radial
- Músculo braquiorradial
- Músculo extensor radial longo do carpo
- Músculo extensor radial curto do carpo
- Tendão e músculo flexor longo do polegar
- Artéria radial
- Nervo mediano
- Ramo palmar do nervo mediano
- "Ligamento carpal palmar"
- Nervo cutâneo medial do antebraço
- Nervo ulnar
- Músculo braquial
- Epicôndilo medial do úmero
- Nervo mediano e artéria braquial
- Tendão comum dos flexores
- Aponeurose do músculo bíceps braquial
- Músculo pronador redondo
- Músculo flexor radial do carpo
- Músculo palmar longo
- Músculo flexor ulnar do carpo
- Músculo flexor superficial dos dedos
- Nervo e artéria ulnares
- Tendão do músculo palmar longo
- Tendões do músculo flexor superficial dos dedos
- Ramo palmar do nervo ulnar
- Aponeurose palmar

Capítulo 2 — Atlas de Anatomia Humana — PÁGINA 53

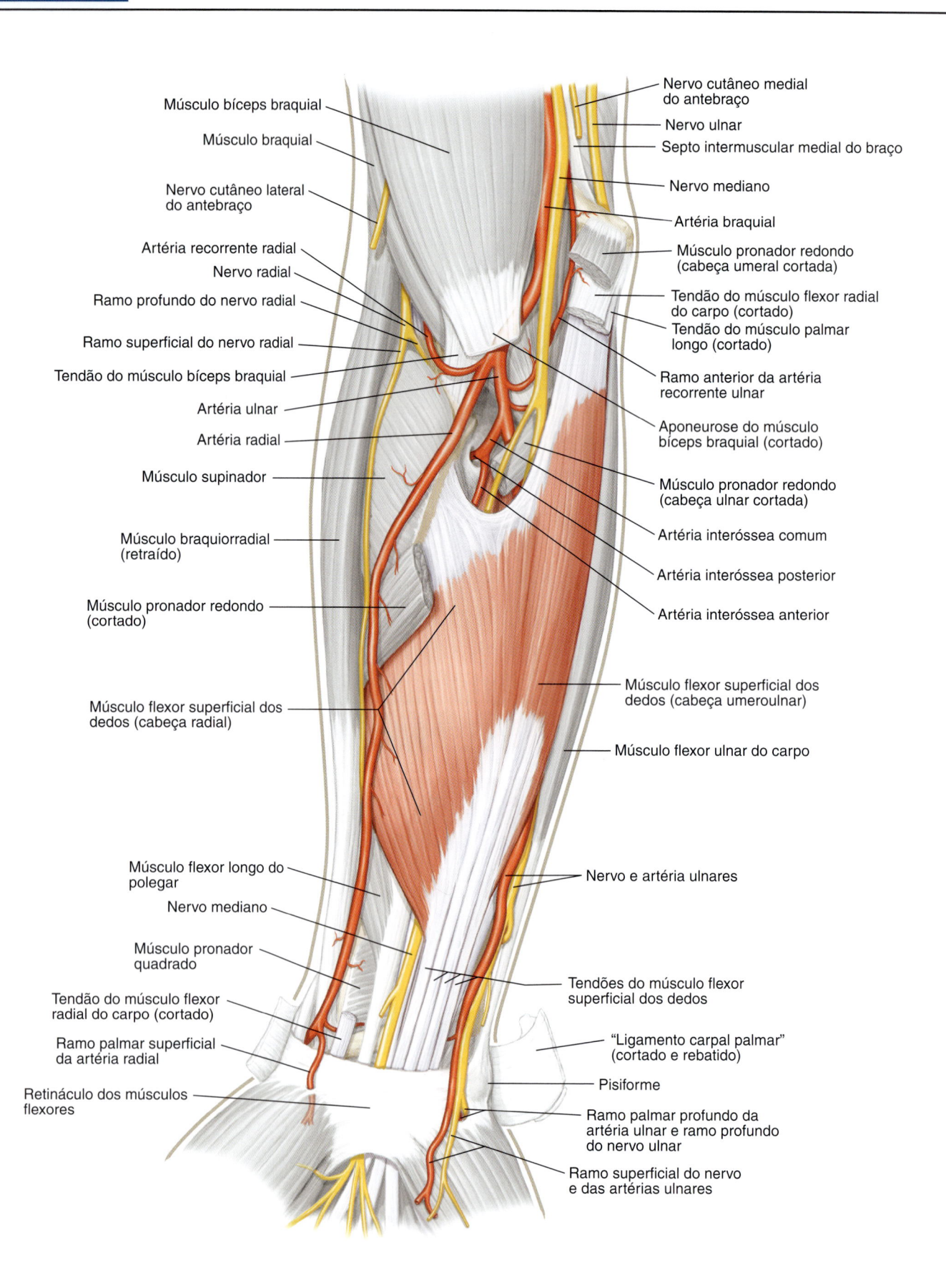

LÂMINA 2-24 — Músculos da Parte Anterior do Antebraço, Dissecação Intermediária

- Músculo bíceps braquial
- Músculo braquial
- Nervo cutâneo lateral do antebraço
- Artéria recorrente radial
- Nervo radial
- Ramo profundo do nervo radial
- Ramo superficial do nervo radial
- Tendão do músculo bíceps braquial
- Artéria ulnar
- Artéria radial
- Músculo supinador
- Músculo braquiorradial (retraído)
- Músculo pronador redondo (cortado)
- Músculo flexor superficial dos dedos (cabeça radial)
- Músculo flexor longo do polegar
- Nervo mediano
- Músculo pronador quadrado
- Tendão do músculo flexor radial do carpo (cortado)
- Ramo palmar superficial da artéria radial
- Retináculo dos músculos flexores

- Nervo cutâneo medial do antebraço
- Nervo ulnar
- Septo intermuscular medial do braço
- Nervo mediano
- Artéria braquial
- Músculo pronador redondo (cabeça umeral cortada)
- Tendão do músculo flexor radial do carpo (cortado)
- Tendão do músculo palmar longo (cortado)
- Ramo anterior da artéria recorrente ulnar
- Aponeurose do músculo bíceps braquial (cortado)
- Músculo pronador redondo (cabeça ulnar cortada)
- Artéria interóssea comum
- Artéria interóssea posterior
- Artéria interóssea anterior
- Músculo flexor superficial dos dedos (cabeça umeroulnar)
- Músculo flexor ulnar do carpo
- Nervo e artéria ulnares
- Tendões do músculo flexor superficial dos dedos
- "Ligamento carpal palmar" (cortado e rebatido)
- Pisiforme
- Ramo palmar profundo da artéria ulnar e ramo profundo do nervo ulnar
- Ramo superficial do nervo e das artérias ulnares

Capítulo 2 — Atlas de Anatomia Humana

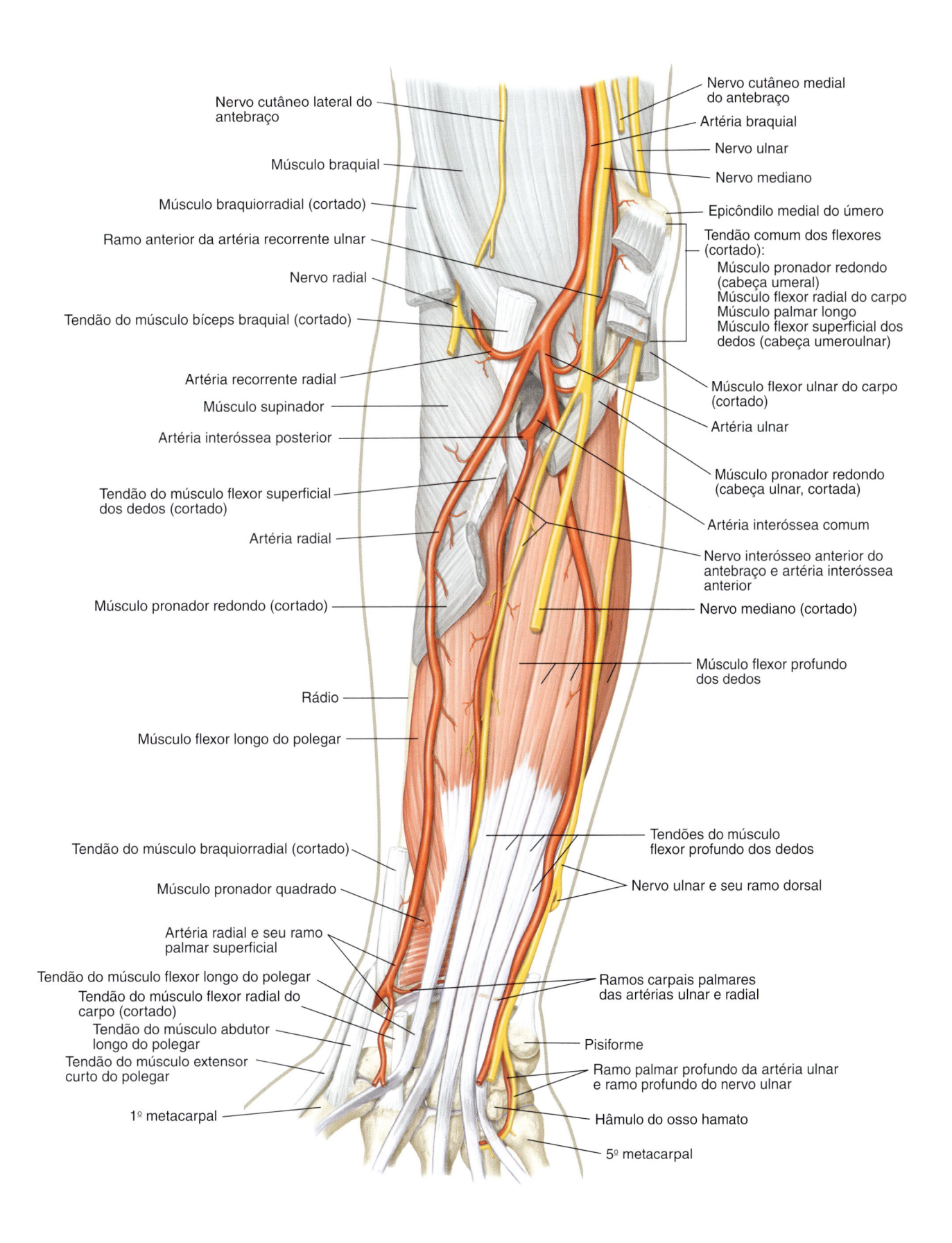

Músculos da Parte Anterior do Antebraço, Dissecação Profunda

LÂMINA 2-25

- Nervo cutâneo lateral do antebraço
- Músculo braquial
- Músculo braquiorradial (cortado)
- Ramo anterior da artéria recorrente ulnar
- Nervo radial
- Tendão do músculo bíceps braquial (cortado)
- Artéria recorrente radial
- Músculo supinador
- Artéria interóssea posterior
- Tendão do músculo flexor superficial dos dedos (cortado)
- Artéria radial
- Músculo pronador redondo (cortado)
- Rádio
- Músculo flexor longo do polegar
- Tendão do músculo braquiorradial (cortado)
- Músculo pronador quadrado
- Artéria radial e seu ramo palmar superficial
- Tendão do músculo flexor longo do polegar
- Tendão do músculo flexor radial do carpo (cortado)
- Tendão do músculo abdutor longo do polegar
- Tendão do músculo extensor curto do polegar
- 1º metacarpal

- Nervo cutâneo medial do antebraço
- Artéria braquial
- Nervo ulnar
- Nervo mediano
- Epicôndilo medial do úmero
- Tendão comum dos flexores (cortado):
  - Músculo pronador redondo (cabeça umeral)
  - Músculo flexor radial do carpo
  - Músculo palmar longo
  - Músculo flexor superficial dos dedos (cabeça umeroulnar)
- Músculo flexor ulnar do carpo (cortado)
- Artéria ulnar
- Músculo pronador redondo (cabeça ulnar, cortada)
- Artéria interóssea comum
- Nervo interósseo anterior do antebraço e artéria interóssea anterior
- Nervo mediano (cortado)
- Músculo flexor profundo dos dedos
- Tendões do músculo flexor profundo dos dedos
- Nervo ulnar e seu ramo dorsal
- Ramos carpais palmares das artérias ulnar e radial
- Pisiforme
- Ramo palmar profundo da artéria ulnar e ramo profundo do nervo ulnar
- Hâmulo do osso hamato
- 5º metacarpal

Capítulo 2 | Atlas de Anatomia Humana | PÁGINA 55

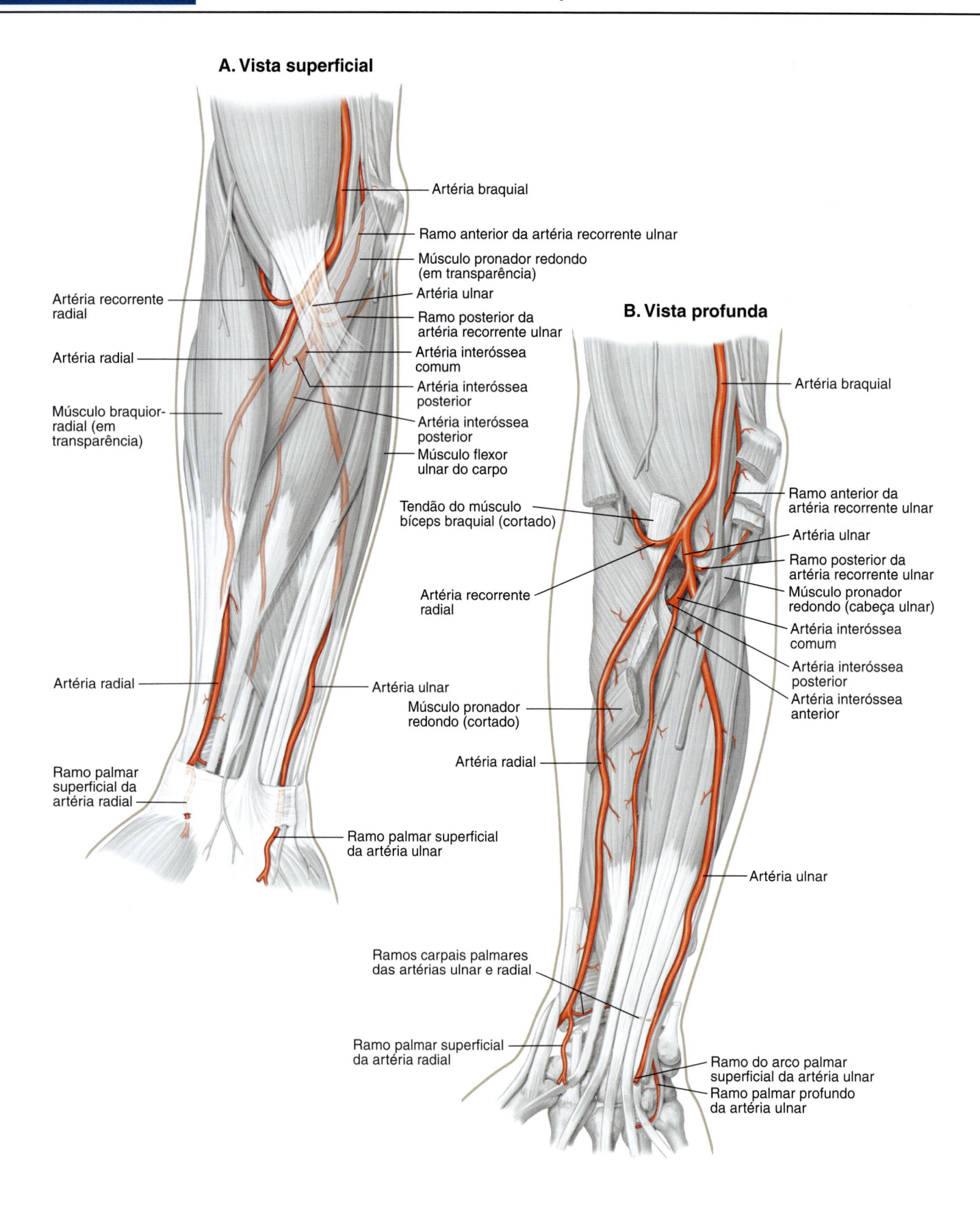

LÂMINA 2-26 — Artérias da Parte Anterior do Antebraço

A. Vista superficial

- Artéria braquial
- Ramo anterior da artéria recorrente ulnar
- Músculo pronador redondo (em transparência)
- Artéria ulnar
- Ramo posterior da artéria recorrente ulnar
- Artéria interóssea comum
- Artéria interóssea posterior
- Artéria interóssea posterior
- Músculo flexor ulnar do carpo
- Artéria recorrente radial
- Artéria radial
- Músculo braquiorradial (em transparência)
- Artéria recorrente radial
- Artéria radial
- Artéria ulnar
- Ramo palmar superficial da artéria radial
- Ramo palmar superficial da artéria ulnar

B. Vista profunda

- Artéria braquial
- Ramo anterior da artéria recorrente ulnar
- Artéria ulnar
- Ramo posterior da artéria recorrente ulnar
- Músculo pronador redondo (cabeça ulnar)
- Artéria interóssea comum
- Artéria interóssea posterior
- Artéria interóssea anterior
- Tendão do músculo bíceps braquial (cortado)
- Músculo pronador redondo (cortado)
- Artéria radial
- Artéria ulnar
- Ramos carpais palmares das artérias ulnar e radial
- Ramo palmar superficial da artéria radial
- Ramo do arco palmar superficial da artéria ulnar
- Ramo palmar profundo da artéria ulnar

Capítulo 2 — Atlas de Anatomia Humana

Nervos da Parte Anterior do Antebraço — LÂMINA 2-27

A. Vista superficial

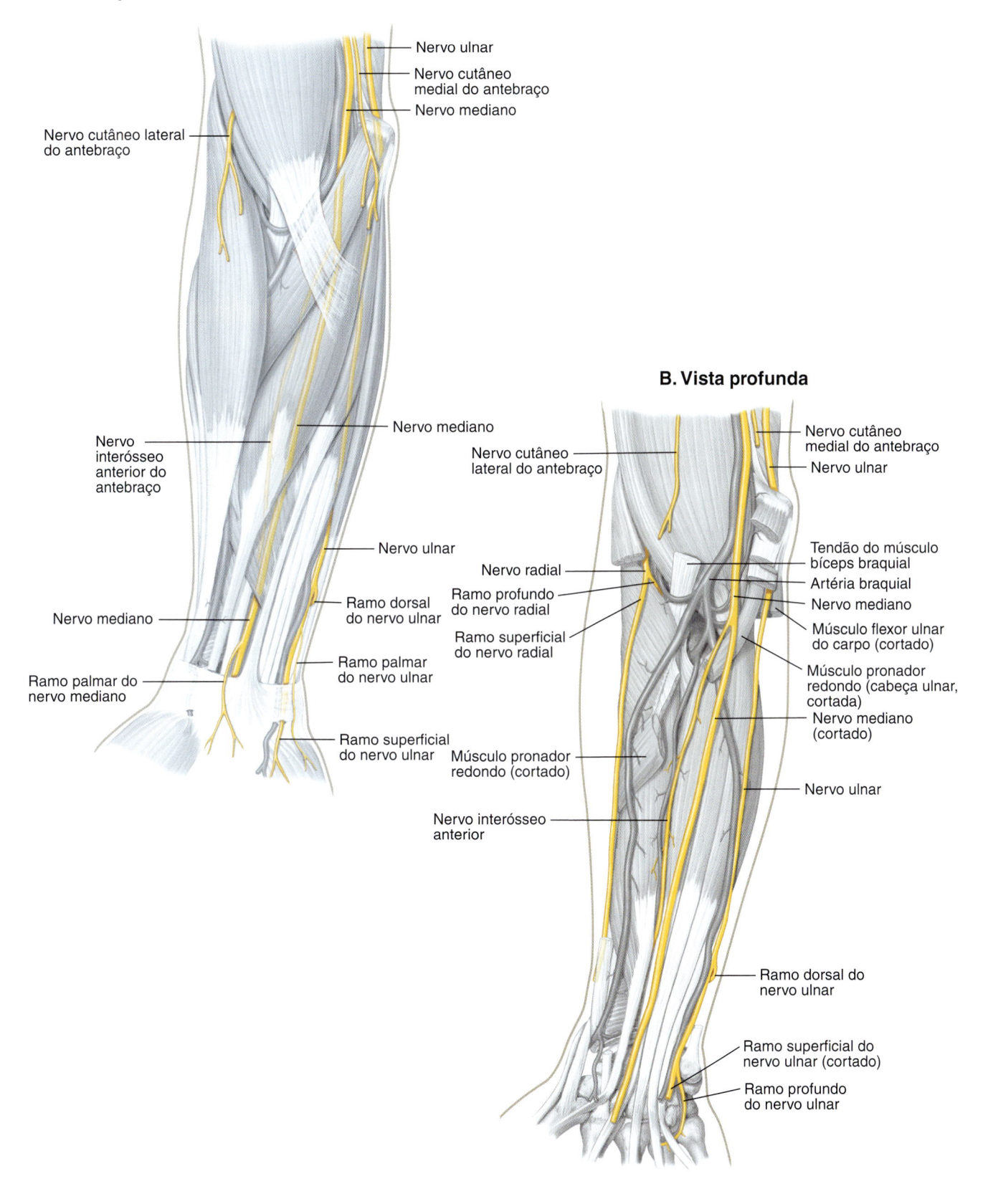

- Nervo ulnar
- Nervo cutâneo medial do antebraço
- Nervo mediano
- Nervo cutâneo lateral do antebraço
- Nervo interósseo anterior do antebraço
- Nervo mediano
- Nervo ulnar
- Nervo mediano
- Ramo dorsal do nervo ulnar
- Ramo palmar do nervo ulnar
- Ramo palmar do nervo mediano
- Ramo superficial do nervo ulnar

B. Vista profunda

- Nervo mediano
- Nervo cutâneo lateral do antebraço
- Nervo cutâneo medial do antebraço
- Nervo ulnar
- Nervo radial
- Ramo profundo do nervo radial
- Ramo superficial do nervo radial
- Tendão do músculo bíceps braquial
- Artéria braquial
- Nervo mediano
- Músculo flexor ulnar do carpo (cortado)
- Músculo pronador redondo (cabeça ulnar, cortada)
- Nervo mediano (cortado)
- Músculo pronador redondo (cortado)
- Nervo ulnar
- Nervo interósseo anterior
- Ramo dorsal do nervo ulnar
- Ramo superficial do nervo ulnar (cortado)
- Ramo profundo do nervo ulnar

LÂMINA 2-28 — Nervos do Antebraço em Cortes Transversais

A. Orientação

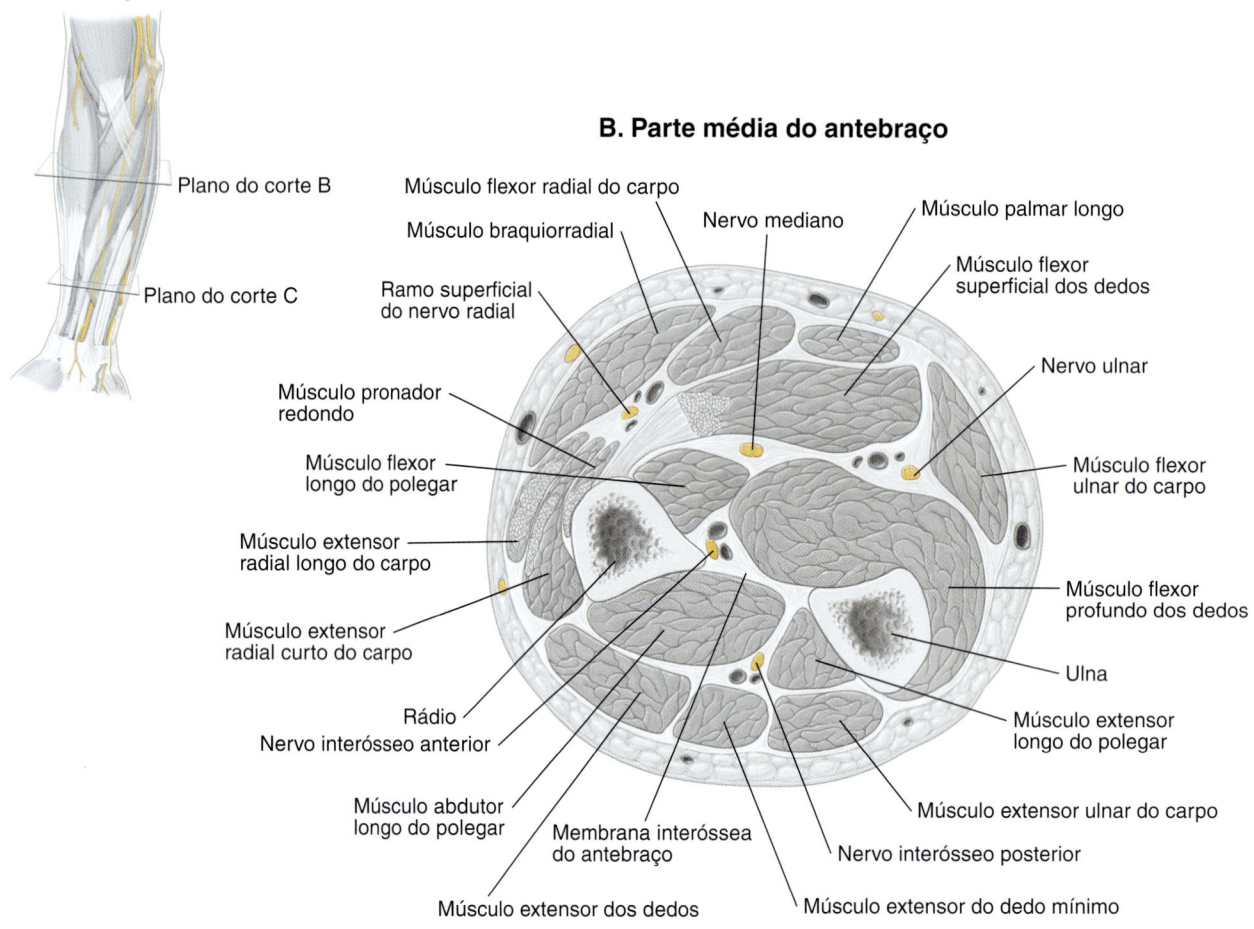

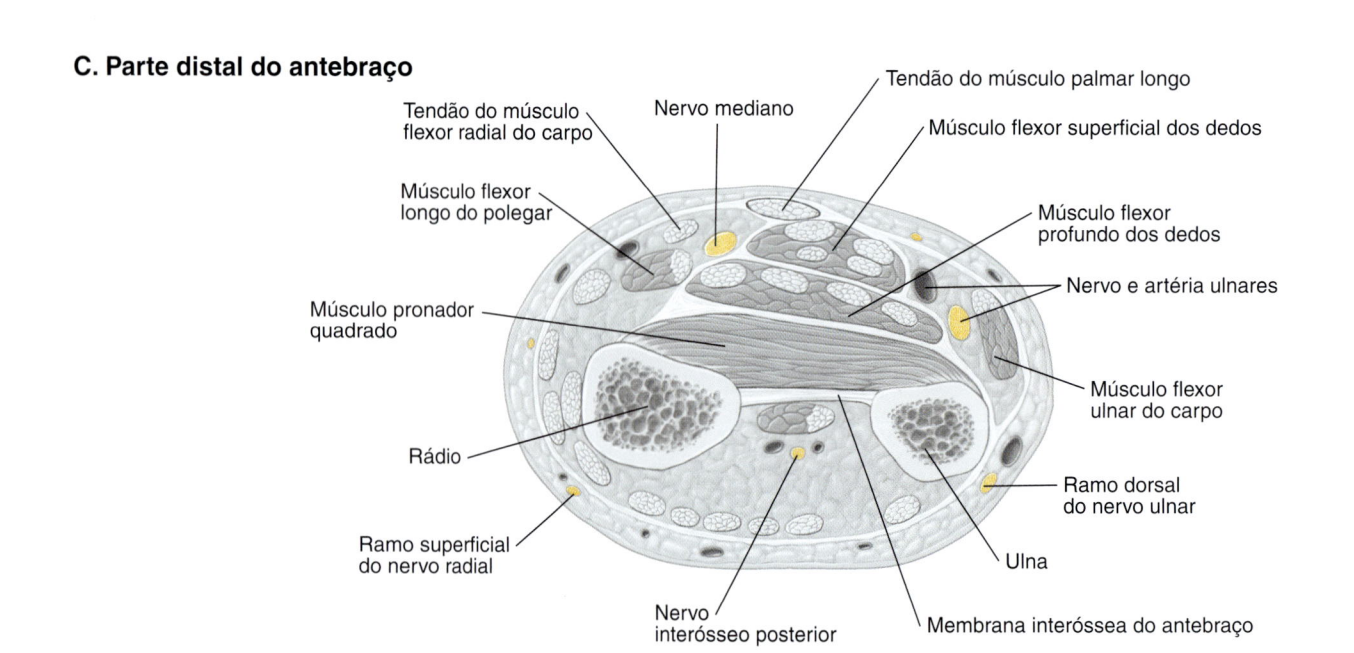

- Plano do corte B
- Plano do corte C

B. Parte média do antebraço

- Músculo flexor radial do carpo
- Músculo braquiorradial
- Nervo mediano
- Músculo palmar longo
- Músculo flexor superficial dos dedos
- Ramo superficial do nervo radial
- Nervo ulnar
- Músculo pronador redondo
- Músculo flexor ulnar do carpo
- Músculo flexor longo do polegar
- Músculo extensor radial longo do carpo
- Músculo flexor profundo dos dedos
- Músculo extensor radial curto do carpo
- Ulna
- Rádio
- Nervo interósseo anterior
- Músculo extensor longo do polegar
- Músculo abdutor longo do polegar
- Músculo extensor ulnar do carpo
- Membrana interóssea do antebraço
- Nervo interósseo posterior
- Músculo extensor dos dedos
- Músculo extensor do dedo mínimo

C. Parte distal do antebraço

- Tendão do músculo flexor radial do carpo
- Nervo mediano
- Tendão do músculo palmar longo
- Músculo flexor superficial dos dedos
- Músculo flexor longo do polegar
- Músculo flexor profundo dos dedos
- Nervo e artéria ulnares
- Músculo pronador quadrado
- Músculo flexor ulnar do carpo
- Rádio
- Ramo dorsal do nervo ulnar
- Ramo superficial do nervo radial
- Ulna
- Nervo interósseo posterior
- Membrana interóssea do antebraço

Capítulo 2 — Atlas de Anatomia Humana

Músculos da Parte Posterior do Antebraço, Dissecação Superficial

LÂMINA 2-29

- Músculo tríceps braquial
- Artéria colateral ulnar superior
- Nervo ulnar
- Epicôndilo medial do úmero
- Olécrano
- Músculo ancôneo
- Músculo flexor ulnar do carpo
- Músculo extensor ulnar do carpo
- Músculo extensor do dedo mínimo
- Retináculo dos músculos extensores
- Tendão do músculo extensor do indicador
- Tendão do músculo extensor ulnar do carpo
- 5º metacarpal
- Tendão do músculo extensor do dedo mínimo
- Tendões do músculo extensor dos dedos

- Músculo braquiorradial
- Músculo extensor radial longo do carpo
- Tendão comum dos extensores
- Músculo extensor radial curto do carpo
- Músculo extensor dos dedos
- Músculo abdutor longo do polegar
- Músculo extensor curto do polegar
- Tendão do músculo extensor radial curto do carpo
- Tendão músculo extensor radial longo do carpo
- Tendão do músculo extensor longo do polegar
- Artéria radial
- Tendão do músculo abdutor longo do polegar
- Tabaqueira anatômica
- Tendão do músculo extensor curto do polegar
- Tendão do músculo extensor longo do polegar

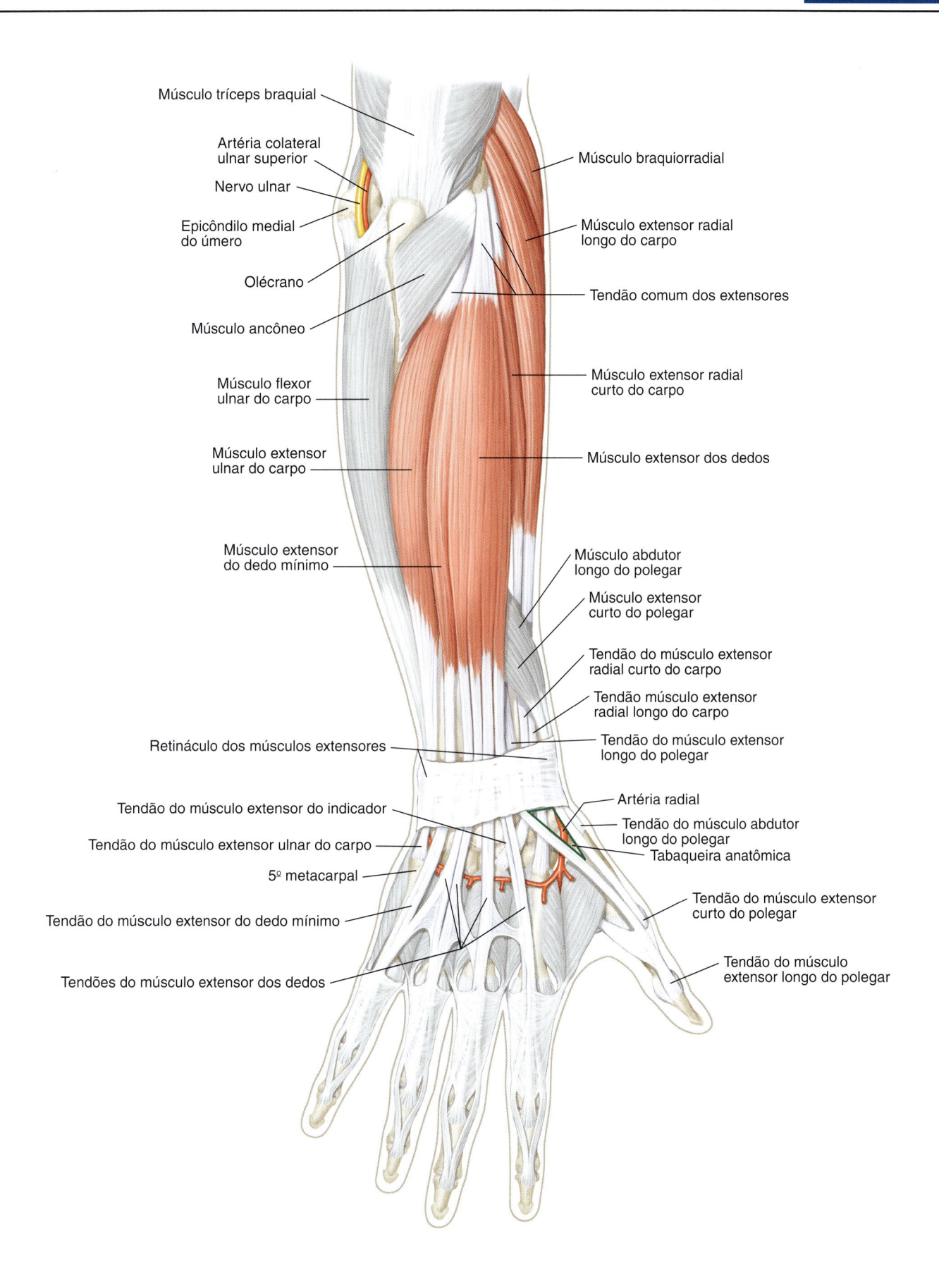

Capítulo 2
Atlas de Anatomia Humana — PÁGINA 59

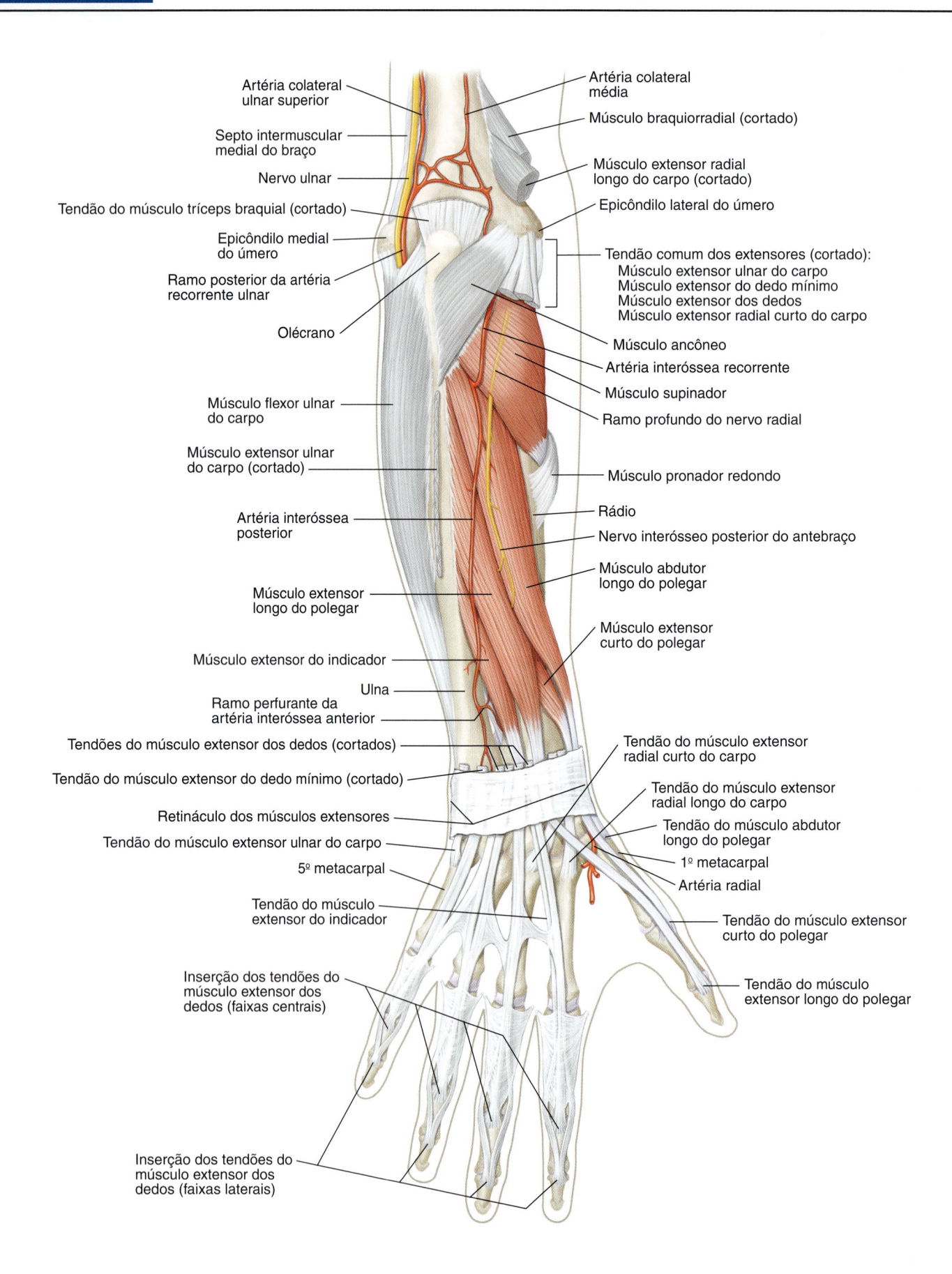

LÂMINA 2-30 — Músculos da Parte Posterior do Antebraço, Dissecação Profunda

- Artéria colateral ulnar superior
- Septo intermuscular medial do braço
- Nervo ulnar
- Tendão do músculo tríceps braquial (cortado)
- Epicôndilo medial do úmero
- Ramo posterior da artéria recorrente ulnar
- Olécrano
- Músculo flexor ulnar do carpo
- Músculo extensor ulnar do carpo (cortado)
- Artéria interóssea posterior
- Músculo extensor longo do polegar
- Músculo extensor do indicador
- Ulna
- Ramo perfurante da artéria interóssea anterior
- Tendões do músculo extensor dos dedos (cortados)
- Tendão do músculo extensor do dedo mínimo (cortado)
- Retináculo dos músculos extensores
- Tendão do músculo extensor ulnar do carpo
- 5º metacarpal
- Tendão do músculo extensor do indicador
- Inserção dos tendões do músculo extensor dos dedos (faixas centrais)
- Inserção dos tendões do músculo extensor dos dedos (faixas laterais)

- Artéria colateral média
- Músculo braquiorradial (cortado)
- Músculo extensor radial longo do carpo (cortado)
- Epicôndilo lateral do úmero
- Tendão comum dos extensores (cortado):
    - Músculo extensor ulnar do carpo
    - Músculo extensor do dedo mínimo
    - Músculo extensor dos dedos
    - Músculo extensor radial curto do carpo
- Músculo ancôneo
- Artéria interóssea recorrente
- Músculo supinador
- Ramo profundo do nervo radial
- Músculo pronador redondo
- Rádio
- Nervo interósseo posterior do antebraço
- Músculo abdutor longo do polegar
- Músculo extensor curto do polegar
- Tendão do músculo extensor radial curto do carpo
- Tendão do músculo extensor radial longo do carpo
- Tendão do músculo abdutor longo do polegar
- 1º metacarpal
- Artéria radial
- Tendão do músculo extensor curto do polegar
- Tendão do músculo extensor longo do polegar

Esqueleto e Fixações Musculares da Mão, Vista Anterior

LÂMINA 2-31

A. Ossos

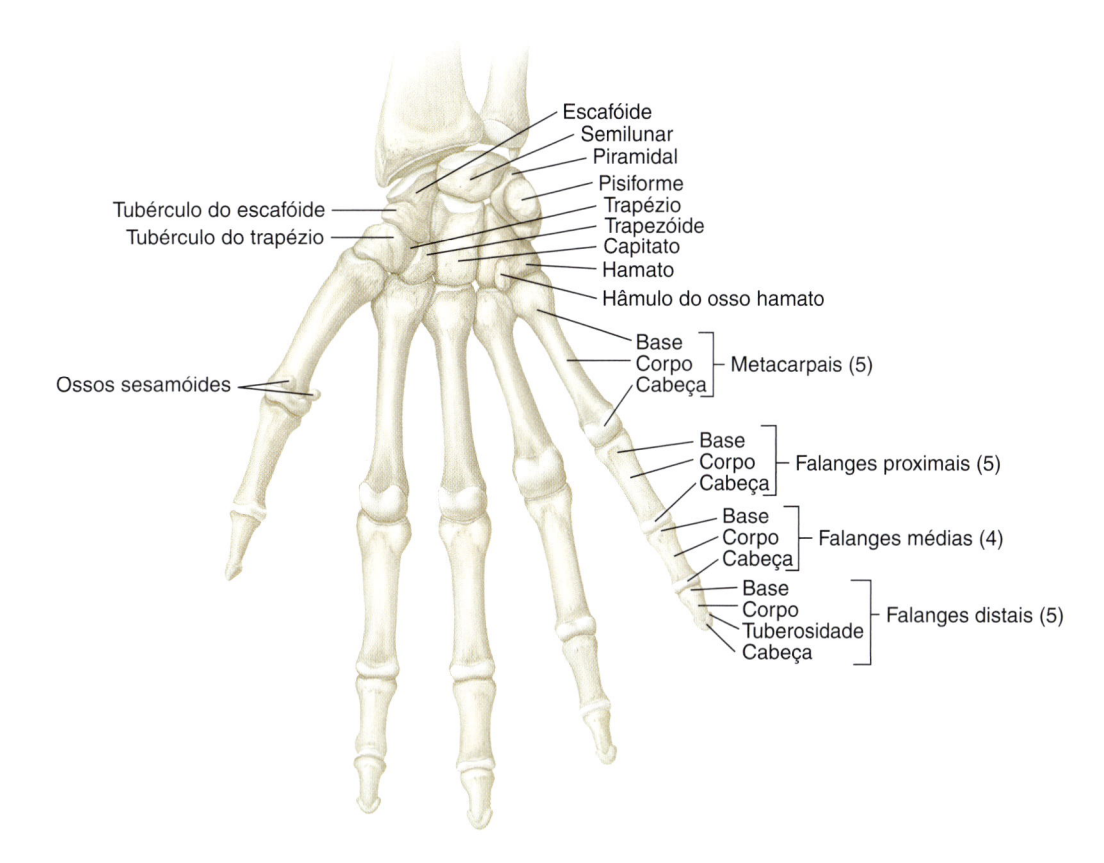

- Escafóide
- Semilunar
- Piramidal
- Pisiforme
- Trapézio
- Trapezóide
- Capitato
- Hamato
- Hâmulo do osso hamato
- Tubérculo do escafóide
- Tubérculo do trapézio
- Ossos sesamóides
- Base / Corpo / Cabeça — Metacarpais (5)
- Base / Corpo / Cabeça — Falanges proximais (5)
- Base / Corpo / Cabeça — Falanges médias (4)
- Base / Corpo / Tuberosidade / Cabeça — Falanges distais (5)

B. Fixações musculares

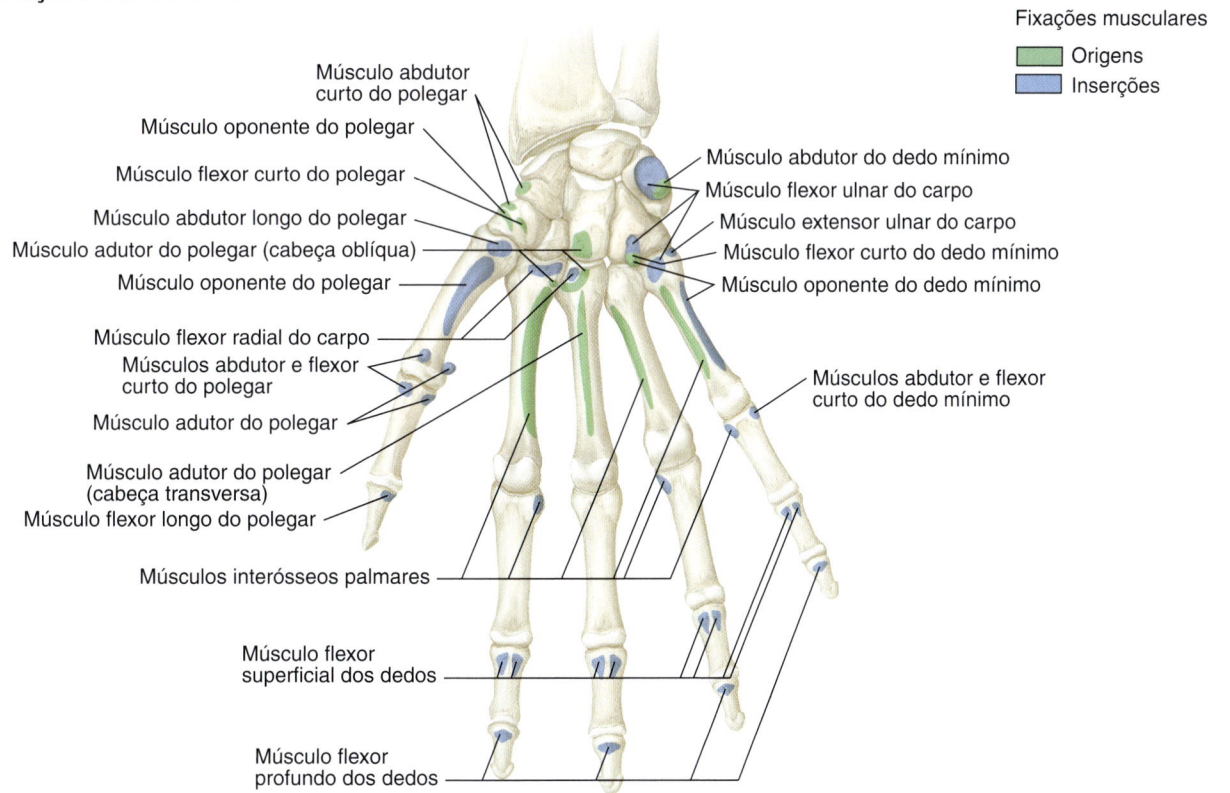

Fixações musculares:
- Origens
- Inserções

- Músculo abdutor curto do polegar
- Músculo oponente do polegar
- Músculo flexor curto do polegar
- Músculo abdutor longo do polegar
- Músculo adutor do polegar (cabeça oblíqua)
- Músculo oponente do polegar
- Músculo flexor radial do carpo
- Músculos abdutor e flexor curto do polegar
- Músculo adutor do polegar
- Músculo adutor do polegar (cabeça transversa)
- Músculo flexor longo do polegar
- Músculos interósseos palmares
- Músculo flexor superficial dos dedos
- Músculo flexor profundo dos dedos
- Músculo abdutor do dedo mínimo
- Músculo flexor ulnar do carpo
- Músculo extensor ulnar do carpo
- Músculo flexor curto do dedo mínimo
- Músculo oponente do dedo mínimo
- Músculos abdutor e flexor curto do dedo mínimo

Capítulo 2
Atlas de Anatomia Humana — PÁGINA 61

LÂMINA 2-32 — Esqueleto e Fixações Musculares da Mão, Vista Posterior

A. Ossos

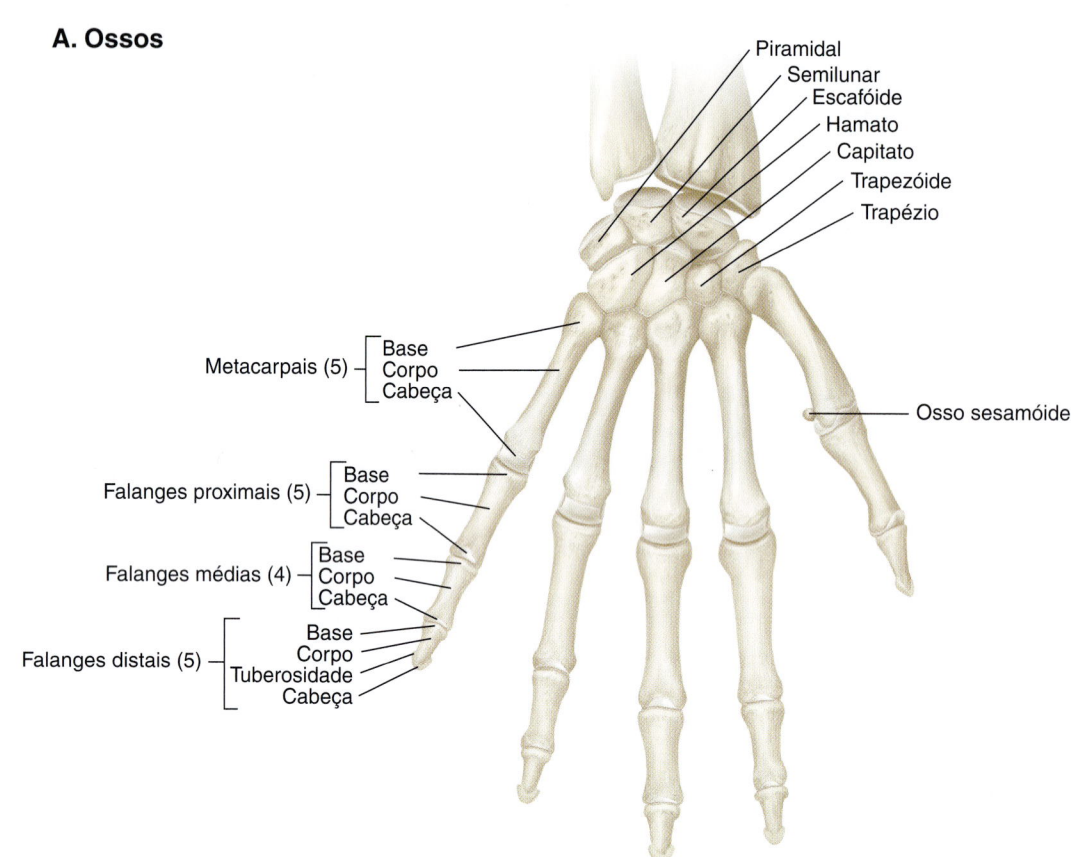

- Piramidal
- Semilunar
- Escafóide
- Hamato
- Capitato
- Trapezóide
- Trapézio
- Metacarpais (5): Base, Corpo, Cabeça
- Osso sesamóide
- Falanges proximais (5): Base, Corpo, Cabeça
- Falanges médias (4): Base, Corpo, Cabeça
- Falanges distais (5): Base, Corpo, Tuberosidade, Cabeça

B. Fixações musculares

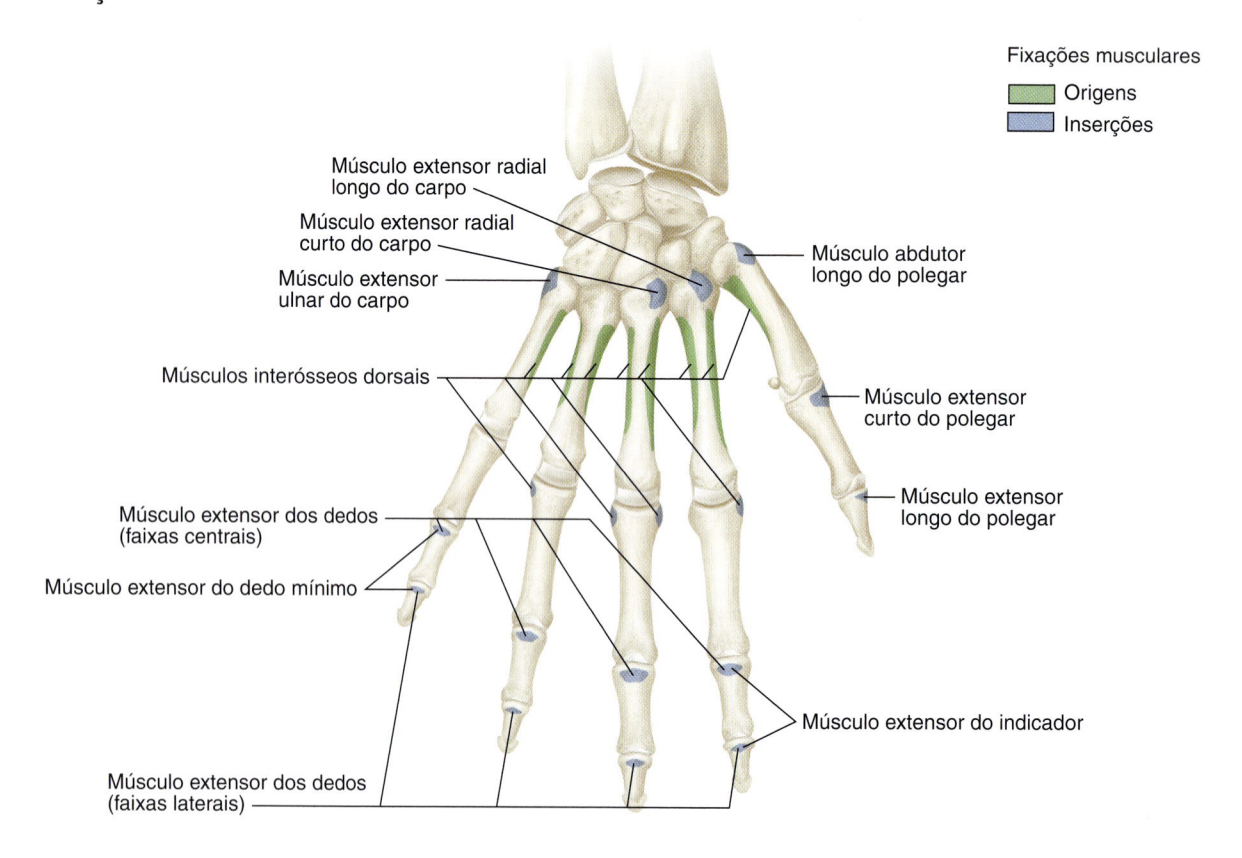

Fixações musculares:
- Origens
- Inserções

- Músculo extensor radial longo do carpo
- Músculo extensor radial curto do carpo
- Músculo extensor ulnar do carpo
- Músculo abdutor longo do polegar
- Músculos interósseos dorsais
- Músculo extensor curto do polegar
- Músculo extensor longo do polegar
- Músculo extensor dos dedos (faixas centrais)
- Músculo extensor do dedo mínimo
- Músculo extensor do indicador
- Músculo extensor dos dedos (faixas laterais)

Nervos Cutâneos da Mão, Vista Anterior — LÂMINA 2-33

A. Dissecação

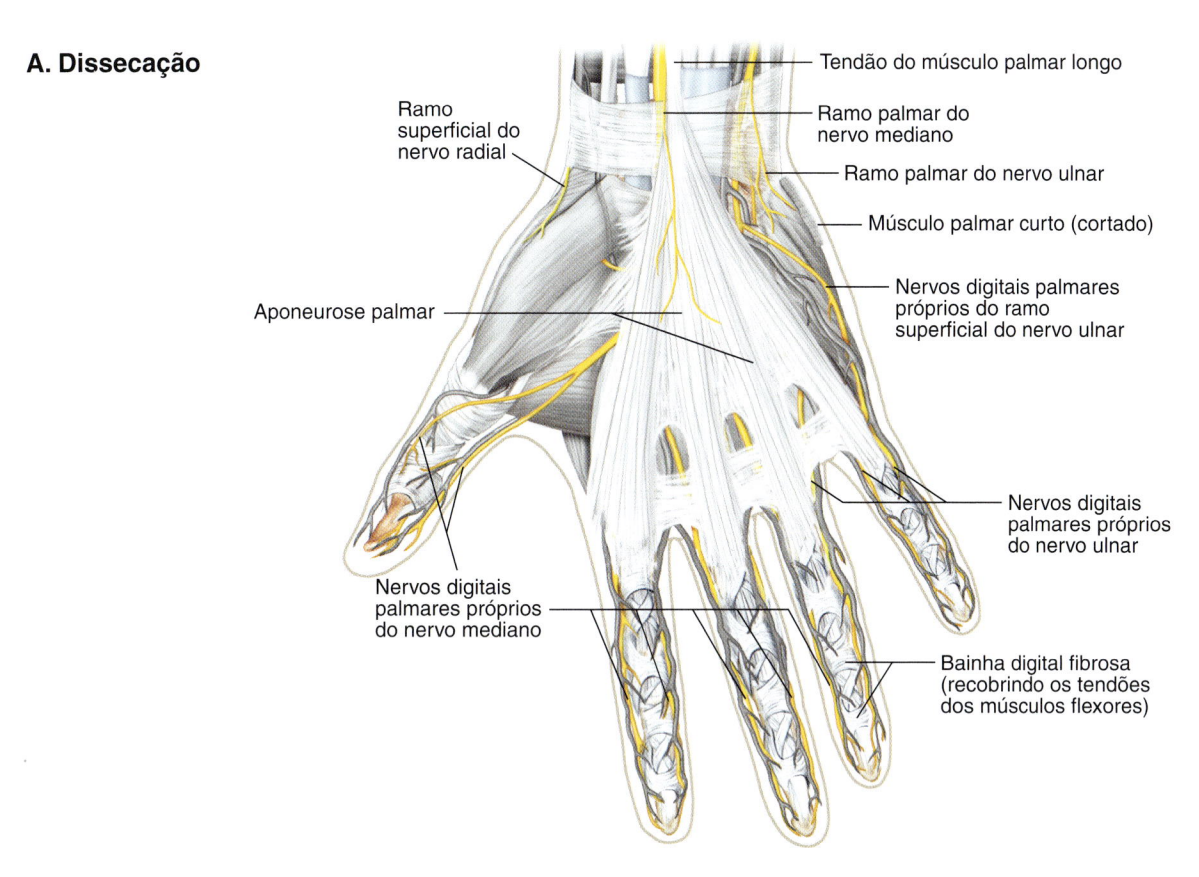

- Tendão do músculo palmar longo
- Ramo superficial do nervo radial
- Ramo palmar do nervo mediano
- Ramo palmar do nervo ulnar
- Músculo palmar curto (cortado)
- Aponeurose palmar
- Nervos digitais palmares próprios do ramo superficial do nervo ulnar
- Nervos digitais palmares próprios do nervo ulnar
- Nervos digitais palmares próprios do nervo mediano
- Bainha digital fibrosa (recobrindo os tendões dos músculos flexores)

B. Territórios dos nervos

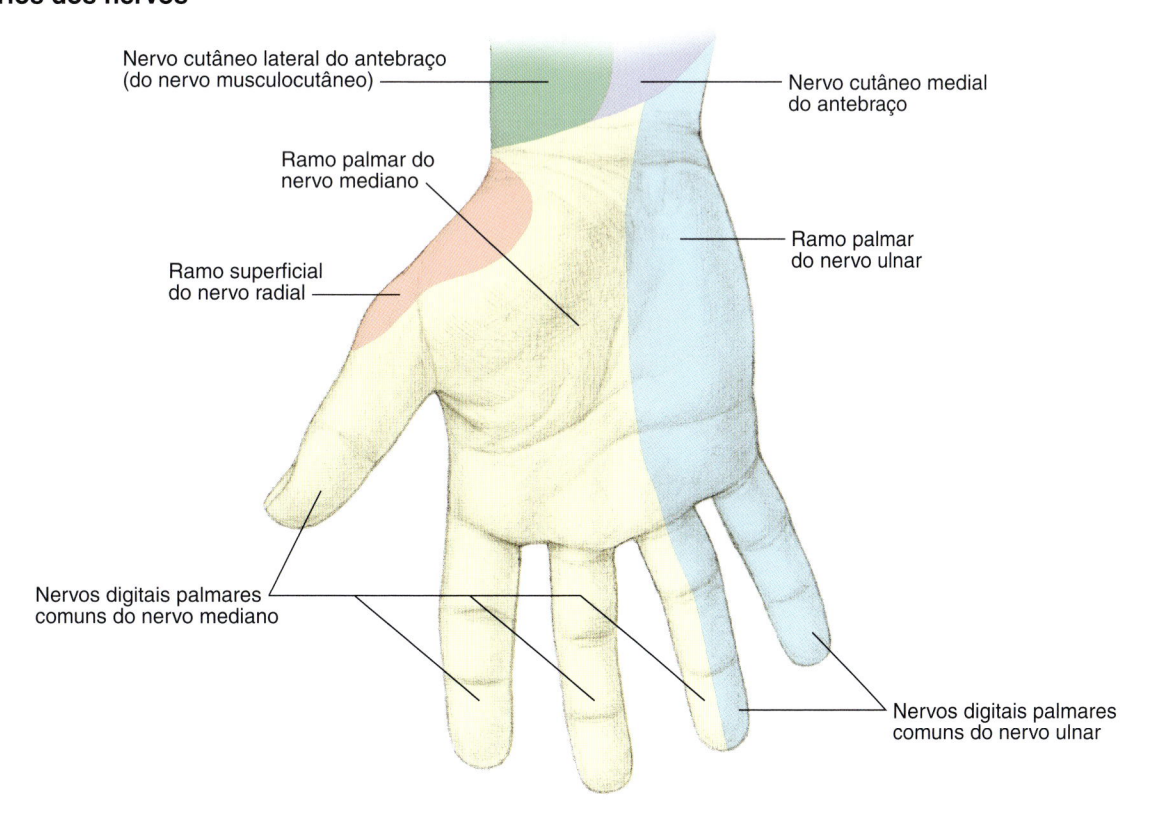

- Nervo cutâneo lateral do antebraço (do nervo musculocutâneo)
- Nervo cutâneo medial do antebraço
- Ramo palmar do nervo mediano
- Ramo palmar do nervo ulnar
- Ramo superficial do nervo radial
- Nervos digitais palmares comuns do nervo mediano
- Nervos digitais palmares comuns do nervo ulnar

LÂMINA 2-34 — Pulso e Palma da Mão I

A. Dissecação superficial

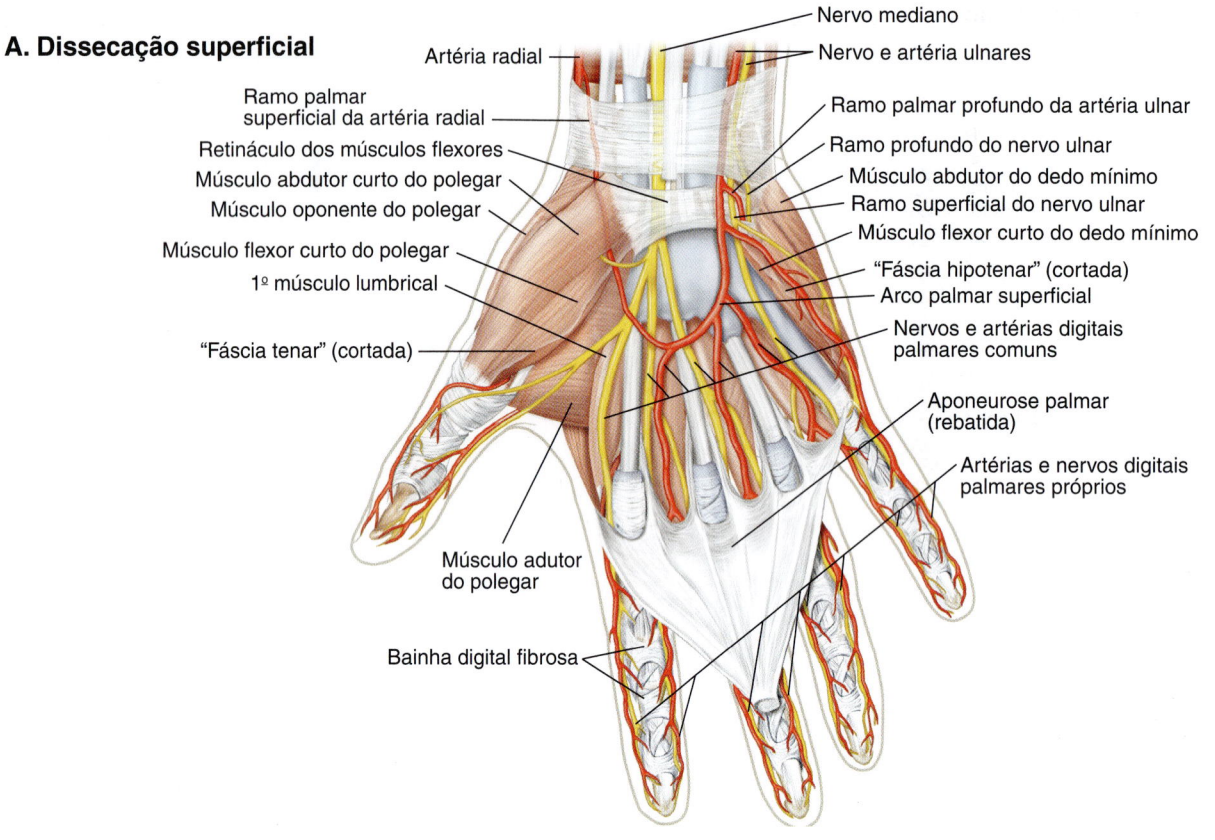

- Nervo mediano
- Artéria radial
- Nervo e artéria ulnares
- Ramo palmar superficial da artéria radial
- Retináculo dos músculos flexores
- Músculo abdutor curto do polegar
- Músculo oponente do polegar
- Músculo flexor curto do polegar
- 1º músculo lumbrical
- "Fáscia tenar" (cortada)
- Ramo palmar profundo da artéria ulnar
- Ramo profundo do nervo ulnar
- Músculo abdutor do dedo mínimo
- Ramo superficial do nervo ulnar
- Músculo flexor curto do dedo mínimo
- "Fáscia hipotenar" (cortada)
- Arco palmar superficial
- Nervos e artérias digitais palmares comuns
- Aponeurose palmar (rebatida)
- Artérias e nervos digitais palmares próprios
- Músculo adutor do polegar
- Bainha digital fibrosa

B. Dissecação intermediária

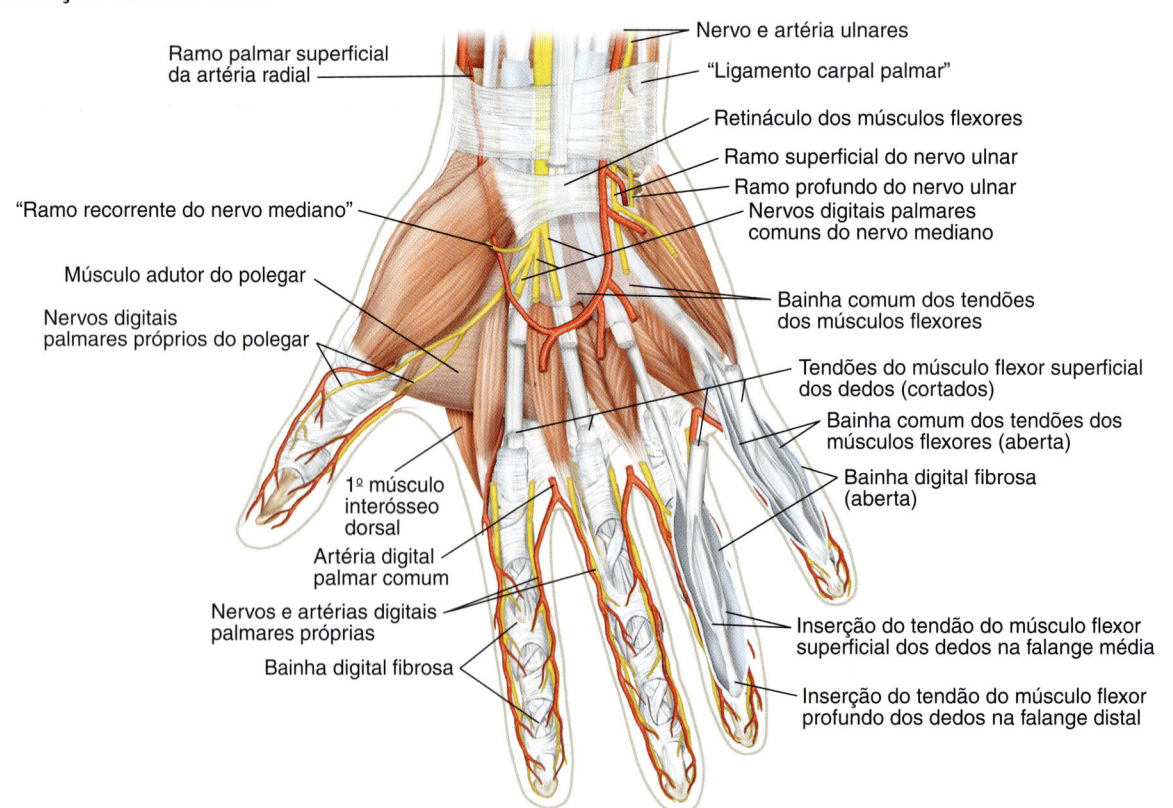

- Nervo e artéria ulnares
- Ramo palmar superficial da artéria radial
- "Ligamento carpal palmar"
- Retináculo dos músculos flexores
- Ramo superficial do nervo ulnar
- Ramo profundo do nervo ulnar
- Nervos digitais palmares comuns do nervo mediano
- "Ramo recorrente do nervo mediano"
- Músculo adutor do polegar
- Nervos digitais palmares próprios do polegar
- Bainha comum dos tendões dos músculos flexores
- Tendões do músculo flexor superficial dos dedos (cortados)
- Bainha comum dos tendões dos músculos flexores (aberta)
- Bainha digital fibrosa (aberta)
- 1º músculo interósseo dorsal
- Artéria digital palmar comum
- Nervos e artérias digitais palmares próprias
- Bainha digital fibrosa
- Inserção do tendão do músculo flexor superficial dos dedos na falange média
- Inserção do tendão do músculo flexor profundo dos dedos na falange distal

Pulso e Palma da Mão II — LÂMINA 2-35

A. Dissecação profunda

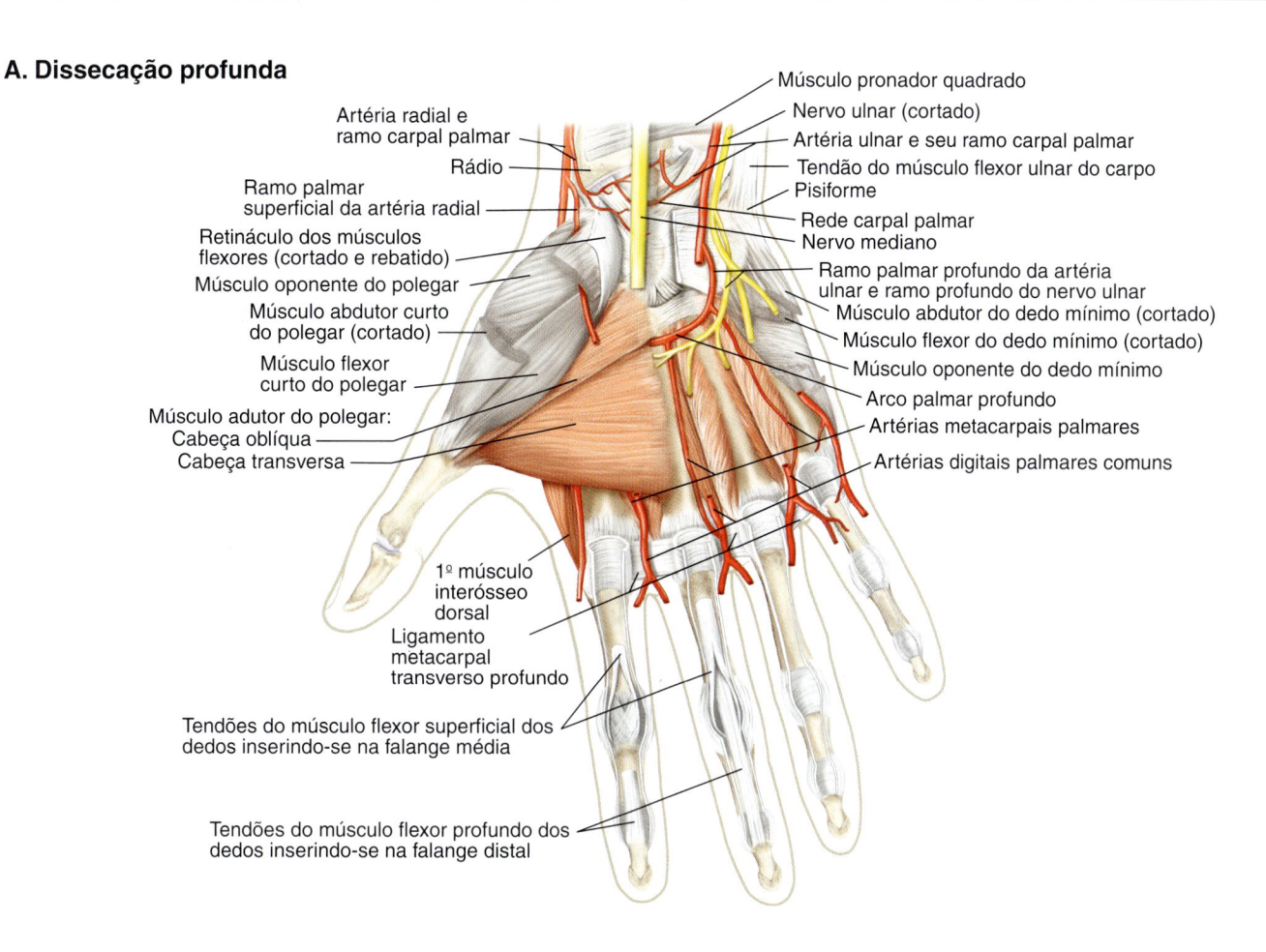

- Artéria radial e ramo carpal palmar
- Rádio
- Ramo palmar superficial da artéria radial
- Retináculo dos músculos flexores (cortado e rebatido)
- Músculo oponente do polegar
- Músculo abdutor curto do polegar (cortado)
- Músculo flexor curto do polegar
- Músculo adutor do polegar:
  - Cabeça oblíqua
  - Cabeça transversa
- 1º músculo interósseo dorsal
- Ligamento metacarpal transverso profundo
- Tendões do músculo flexor superficial dos dedos inserindo-se na falange média
- Tendões do músculo flexor profundo dos dedos inserindo-se na falange distal
- Músculo pronador quadrado
- Nervo ulnar (cortado)
- Artéria ulnar e seu ramo carpal palmar
- Tendão do músculo flexor ulnar do carpo
- Pisiforme
- Rede carpal palmar
- Nervo mediano
- Ramo palmar profundo da artéria ulnar e ramo profundo do nervo ulnar
- Músculo abdutor do dedo mínimo (cortado)
- Músculo flexor do dedo mínimo (cortado)
- Músculo oponente do dedo mínimo
- Arco palmar profundo
- Artérias metacarpais palmares
- Artérias digitais palmares comuns

B. Músculos interósseos palmares

- Músculos interósseos palmares
- Expansões extensoras

C. Músculos interósseos dorsais

- Músculos interósseos dorsais
- Expansões extensoras

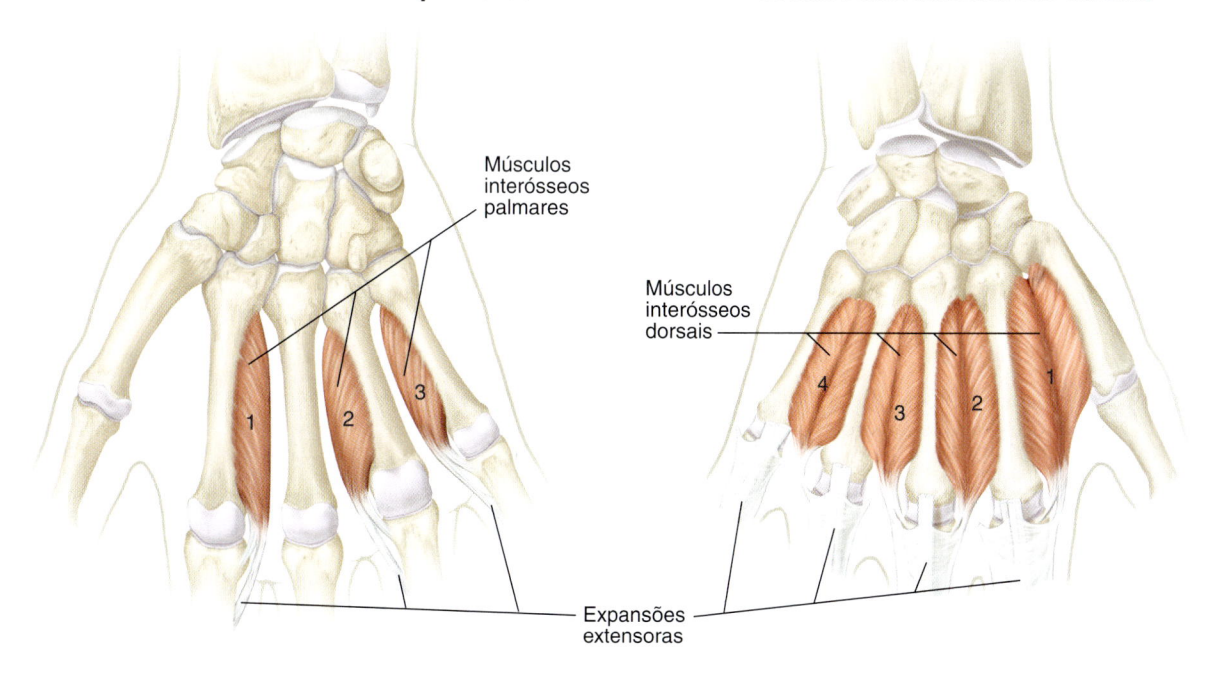

LÂMINA 2-36 — Cortes Transversais do Pulso e da Palma da Mão

A. Orientação
- Plano do corte B
- Plano do corte C

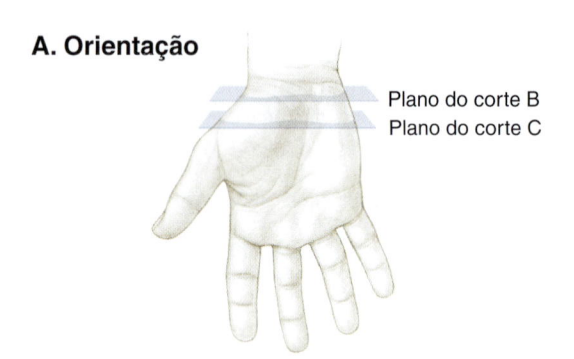

B. Pulso
- Músculo palmar longo
- Nervo mediano
- "Ligamento carpal palmar"
- Tendões do músculo flexor superficial dos dedos
- Retináculo dos músculos flexores
- Artéria e nervo ulnar
- Tendão do músculo flexor radial do carpo
- Tendão do músculo flexor ulnar do carpo
- Tendão do músculo flexor longo do polegar
- Bainha comum dos tendões dos músculos flexores
- Artéria radial
- Tendões do músculo flexor profundo dos dedos
- Trapézio
- Hamato
- Trapezóide
- Capitato

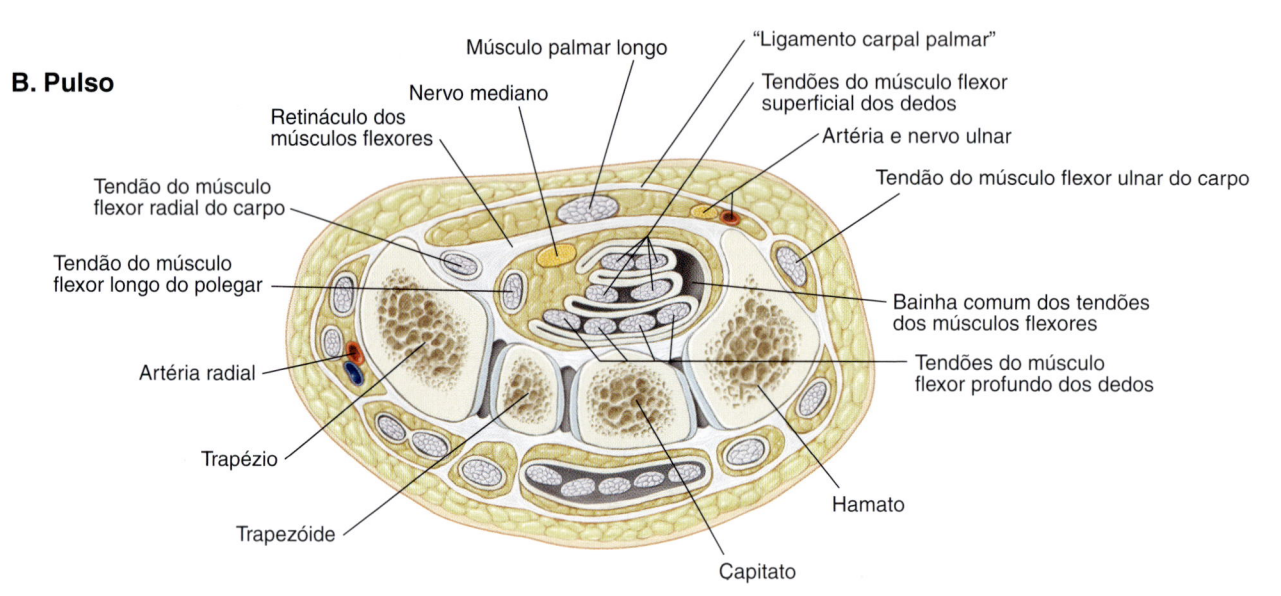

C. Palma
- Tendões dos músculos flexores superficial e profundo dos dedos para o 2º dedo
- Músculo flexor curto do dedo mínimo
- Tendão do músculo flexor longo do polegar
- Aponeurose palmar
- Músculo oponente do dedo mínimo
- Músculo flexor curto do polegar
- Compartimento central
- Músculo abdutor curto do polegar
- Músculos lumbricais
- Músculo abdutor do dedo mínimo
- Músculo oponente do polegar
- Tendões dos músculos extensores curto e longo do polegar
- Tendão do músculo extensor do dedo mínimo
- Tendões do músculo extensor dos dedos
- Músculo adutor do polegar
- Tendão do músculo extensor do polegar
- Músculo interósseo dorsal
- Músculo interósseo palmar

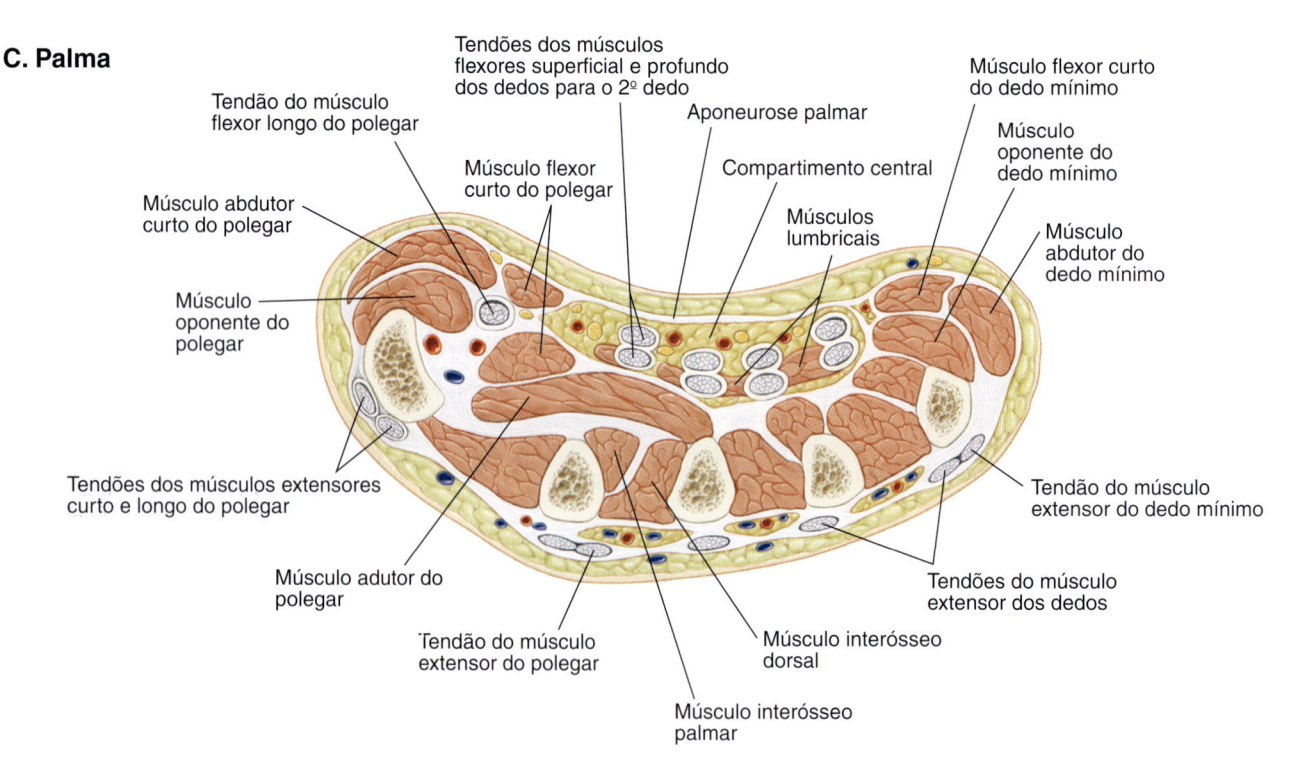

Artérias da Mão, Vista Anterior — LÂMINA 2-37

A. Vista superficial

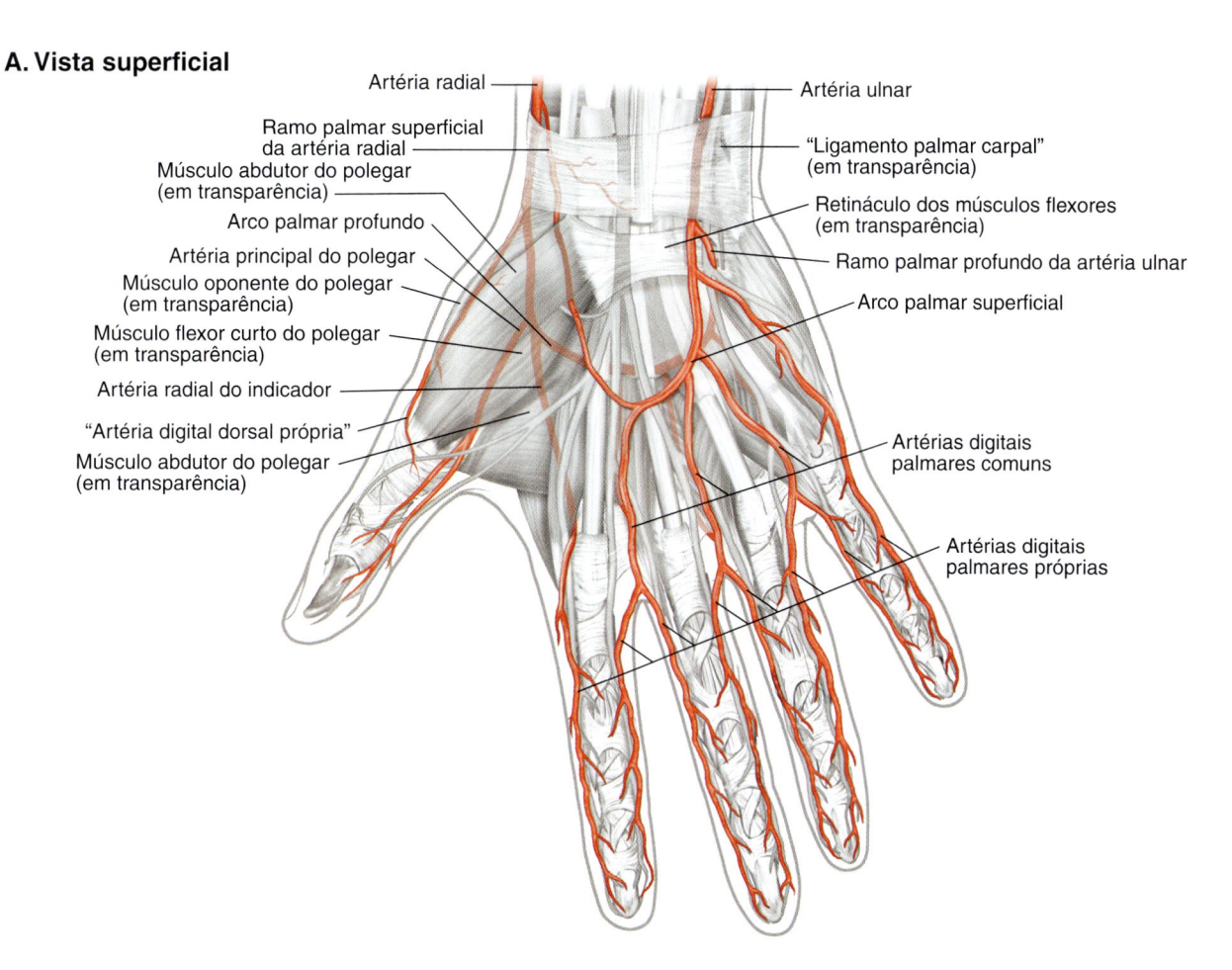

- Artéria radial
- Ramo palmar superficial da artéria radial
- Músculo abdutor do polegar (em transparência)
- Arco palmar profundo
- Artéria principal do polegar
- Músculo oponente do polegar (em transparência)
- Músculo flexor curto do polegar (em transparência)
- Artéria radial do indicador
- "Artéria digital dorsal própria"
- Músculo abdutor do polegar (em transparência)
- Artéria ulnar
- "Ligamento palmar carpal" (em transparência)
- Retináculo dos músculos flexores (em transparência)
- Ramo palmar profundo da artéria ulnar
- Arco palmar superficial
- Artérias digitais palmares comuns
- Artérias digitais palmares próprias

B. Vista profunda

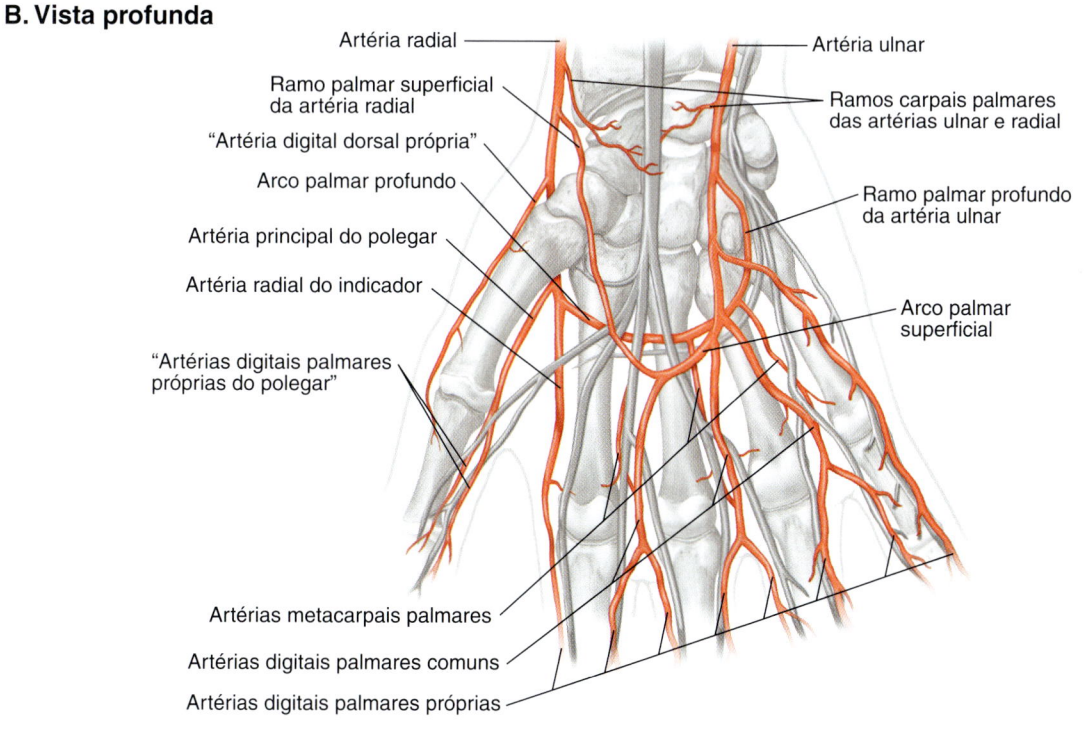

- Artéria radial
- Ramo palmar superficial da artéria radial
- "Artéria digital dorsal própria"
- Arco palmar profundo
- Artéria principal do polegar
- Artéria radial do indicador
- "Artérias digitais palmares próprias do polegar"
- Artéria ulnar
- Ramos carpais palmares das artérias ulnar e radial
- Ramo palmar profundo da artéria ulnar
- Arco palmar superficial
- Artérias metacarpais palmares
- Artérias digitais palmares comuns
- Artérias digitais palmares próprias

Capítulo 2 — Atlas de Anatomia Humana

LÂMINA 2-38 — Nervos da Mão

A. Vista anterior

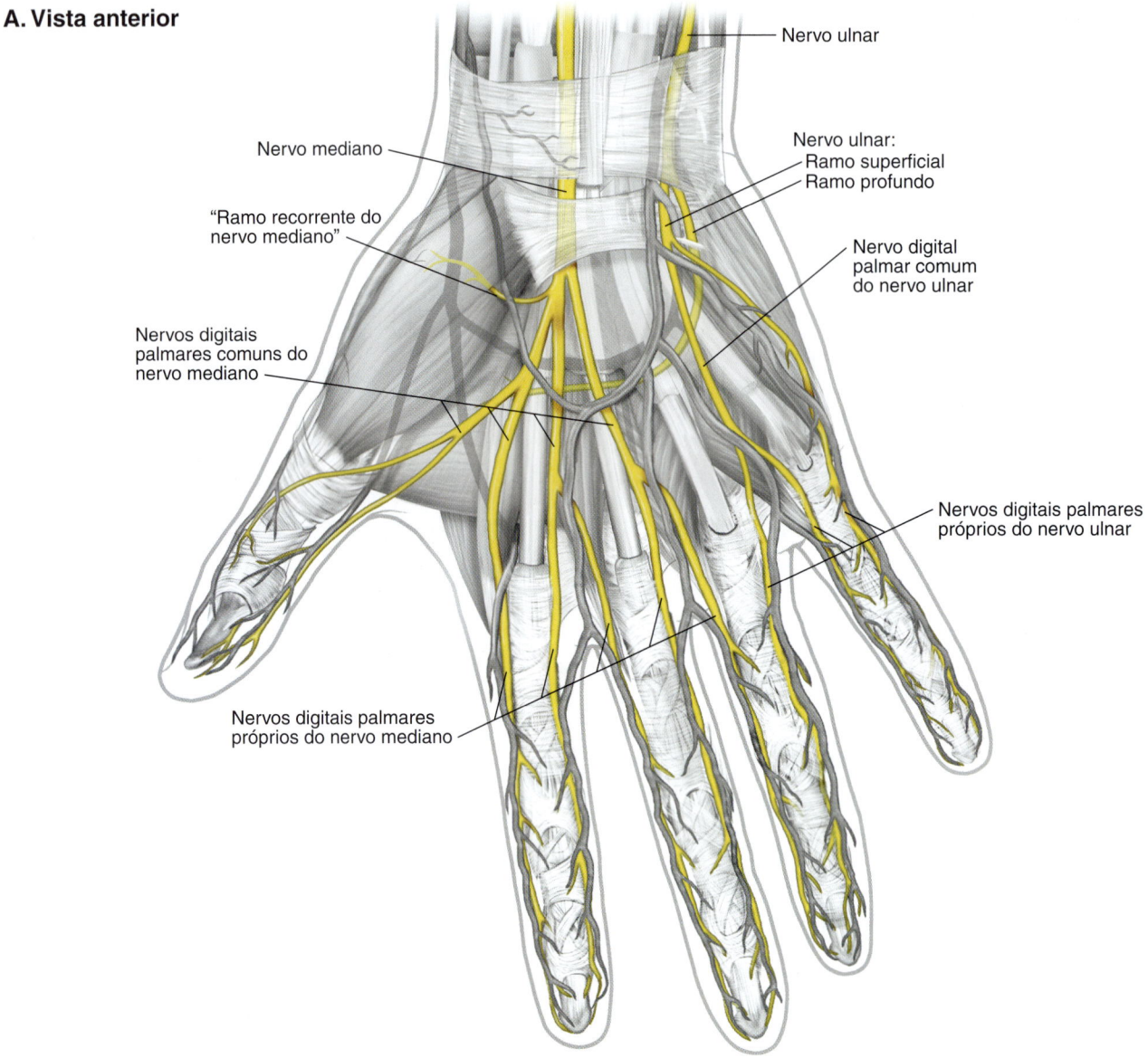

- Nervo ulnar
- Nervo mediano
- Nervo ulnar:
  - Ramo superficial
  - Ramo profundo
- "Ramo recorrente do nervo mediano"
- Nervo digital palmar comum do nervo ulnar
- Nervos digitais palmares comuns do nervo mediano
- Nervos digitais palmares próprios do nervo ulnar
- Nervos digitais palmares próprios do nervo mediano

B. Vista lateral

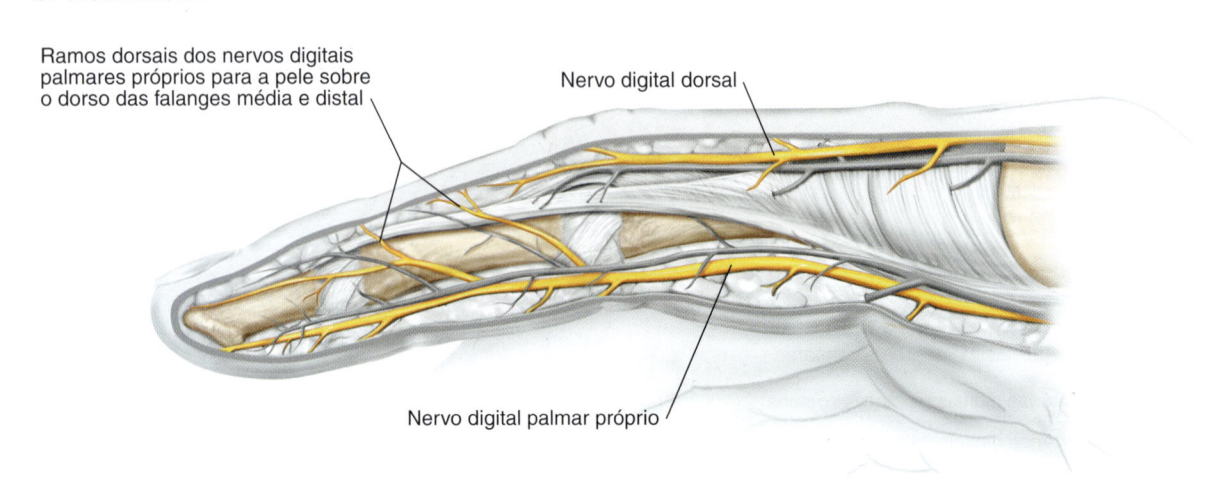

- Ramos dorsais dos nervos digitais palmares próprios para a pele sobre o dorso das falanges média e distal
- Nervo digital dorsal
- Nervo digital palmar próprio

Nervos Cutâneos e Veias Superficiais da Mão, Vista Posterior
LÂMINA 2-39

A. Dissecação

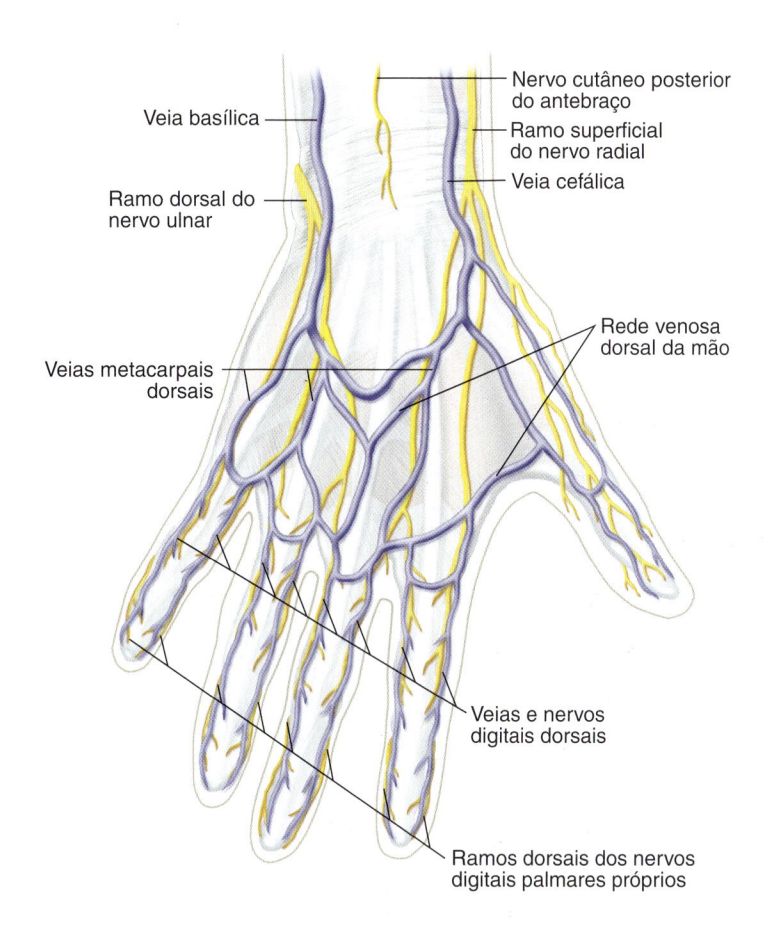

- Veia basílica
- Ramo dorsal do nervo ulnar
- Nervo cutâneo posterior do antebraço
- Ramo superficial do nervo radial
- Veia cefálica
- Veias metacarpais dorsais
- Rede venosa dorsal da mão
- Veias e nervos digitais dorsais
- Ramos dorsais dos nervos digitais palmares próprios

B. Territórios dos Nervos

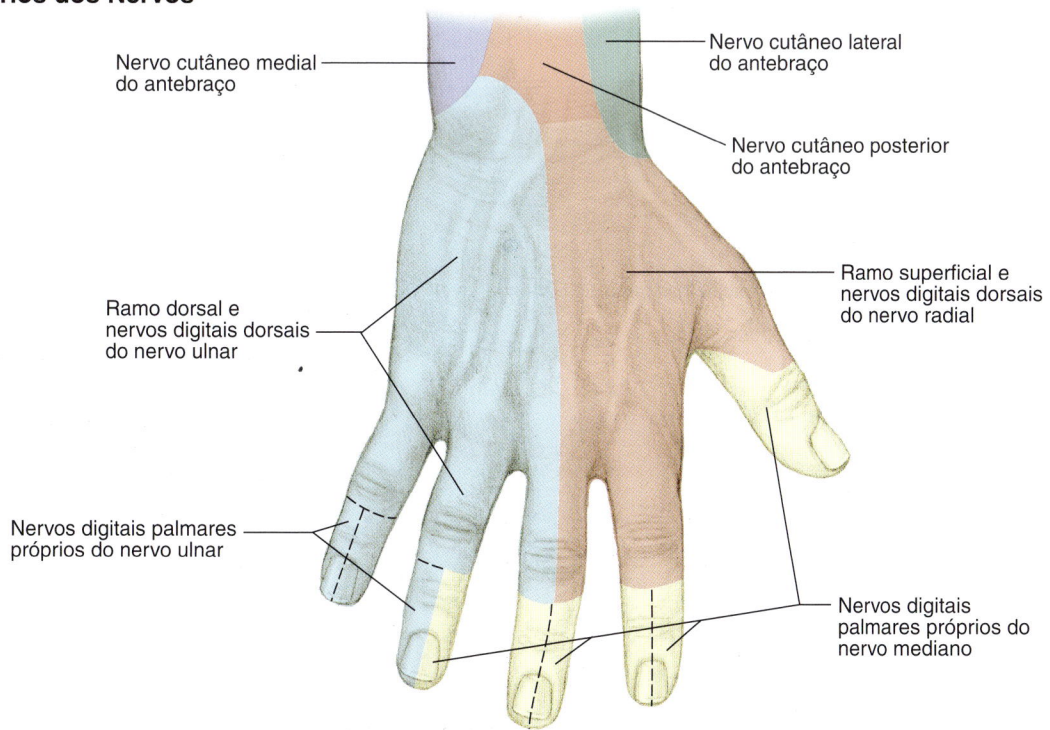

- Nervo cutâneo medial do antebraço
- Nervo cutâneo lateral do antebraço
- Nervo cutâneo posterior do antebraço
- Ramo superficial e nervos digitais dorsais do nervo radial
- Ramo dorsal e nervos digitais dorsais do nervo ulnar
- Nervos digitais palmares próprios do nervo ulnar
- Nervos digitais palmares próprios do nervo mediano

LÂMINA 2-40   **Dorso do Pulso e da Mão, Dissecação Superficial**

A. Dissecação

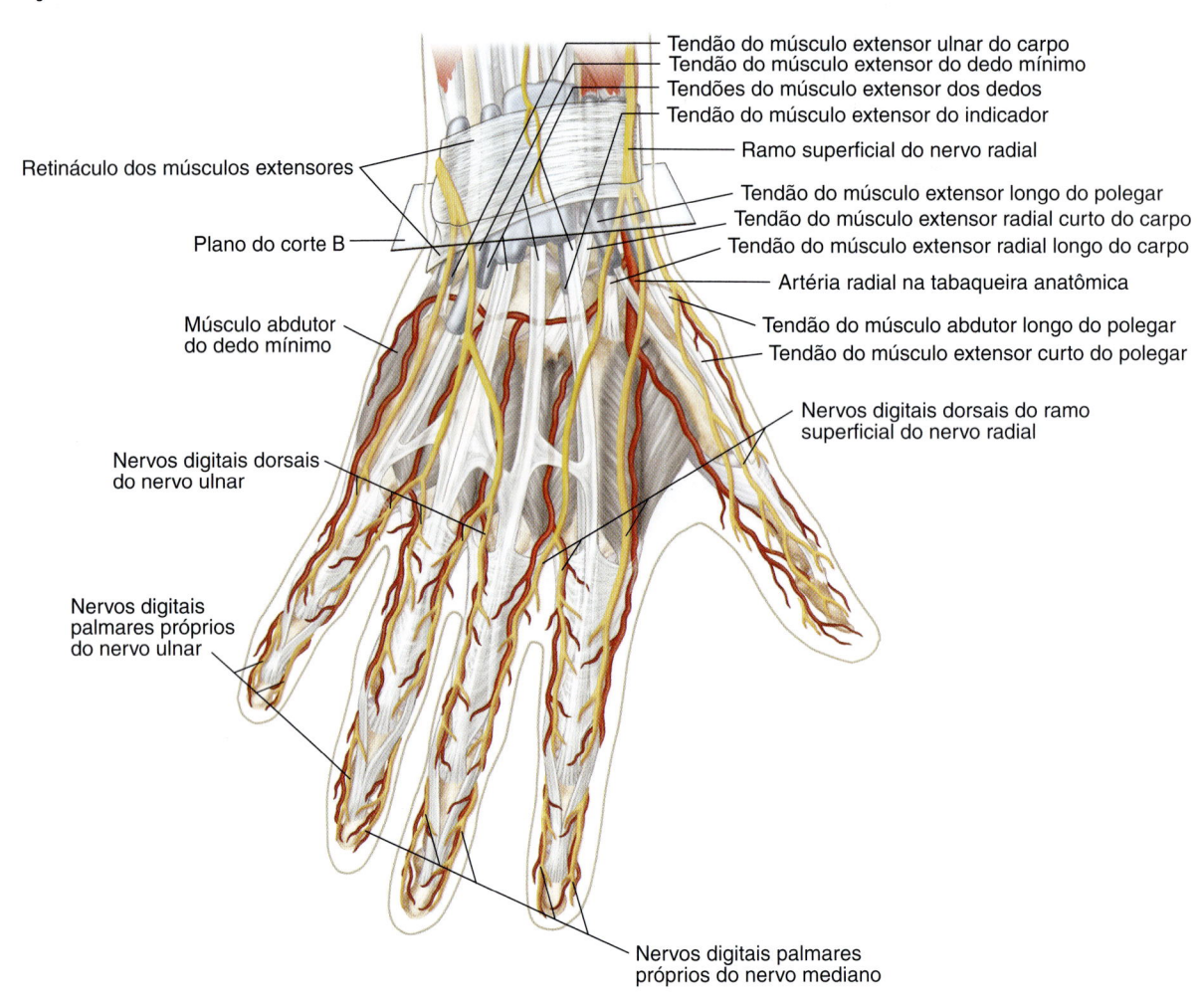

- Tendão do músculo extensor ulnar do carpo
- Tendão do músculo extensor do dedo mínimo
- Tendões do músculo extensor dos dedos
- Tendão do músculo extensor do indicador
- Ramo superficial do nervo radial
- Retináculo dos músculos extensores
- Tendão do músculo extensor longo do polegar
- Tendão do músculo extensor radial curto do carpo
- Plano do corte B
- Tendão do músculo extensor radial longo do carpo
- Artéria radial na tabaqueira anatômica
- Músculo abdutor do dedo mínimo
- Tendão do músculo abdutor longo do polegar
- Tendão do músculo extensor curto do polegar
- Nervos digitais dorsais do ramo superficial do nervo radial
- Nervos digitais dorsais do nervo ulnar
- Nervos digitais palmares próprios do nervo ulnar
- Nervos digitais palmares próprios do nervo mediano

B. Corte transversal através do pulso

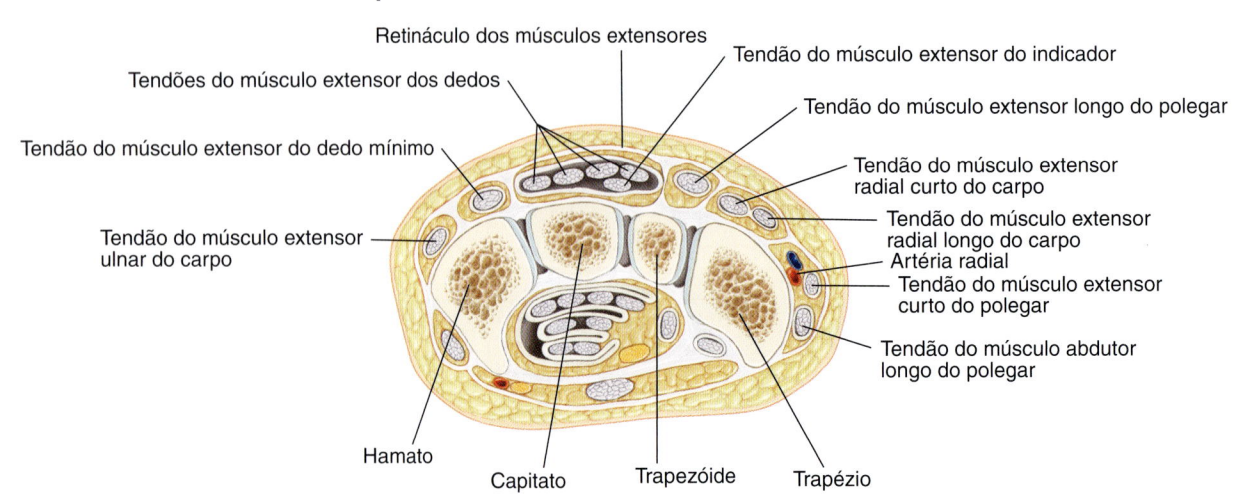

- Retináculo dos músculos extensores
- Tendão do músculo extensor do indicador
- Tendões do músculo extensor dos dedos
- Tendão do músculo extensor longo do polegar
- Tendão do músculo extensor do dedo mínimo
- Tendão do músculo extensor radial curto do carpo
- Tendão do músculo extensor ulnar do carpo
- Tendão do músculo extensor radial longo do carpo
- Artéria radial
- Tendão do músculo extensor curto do polegar
- Tendão do músculo abdutor longo do polegar
- Hamato
- Capitato
- Trapezóide
- Trapézio

Capítulo 2
Atlas de Anatomia Humana

Dorso do Pulso e da Mão, Dissecação Profunda

LÂMINA 2-41

A. Dissecação

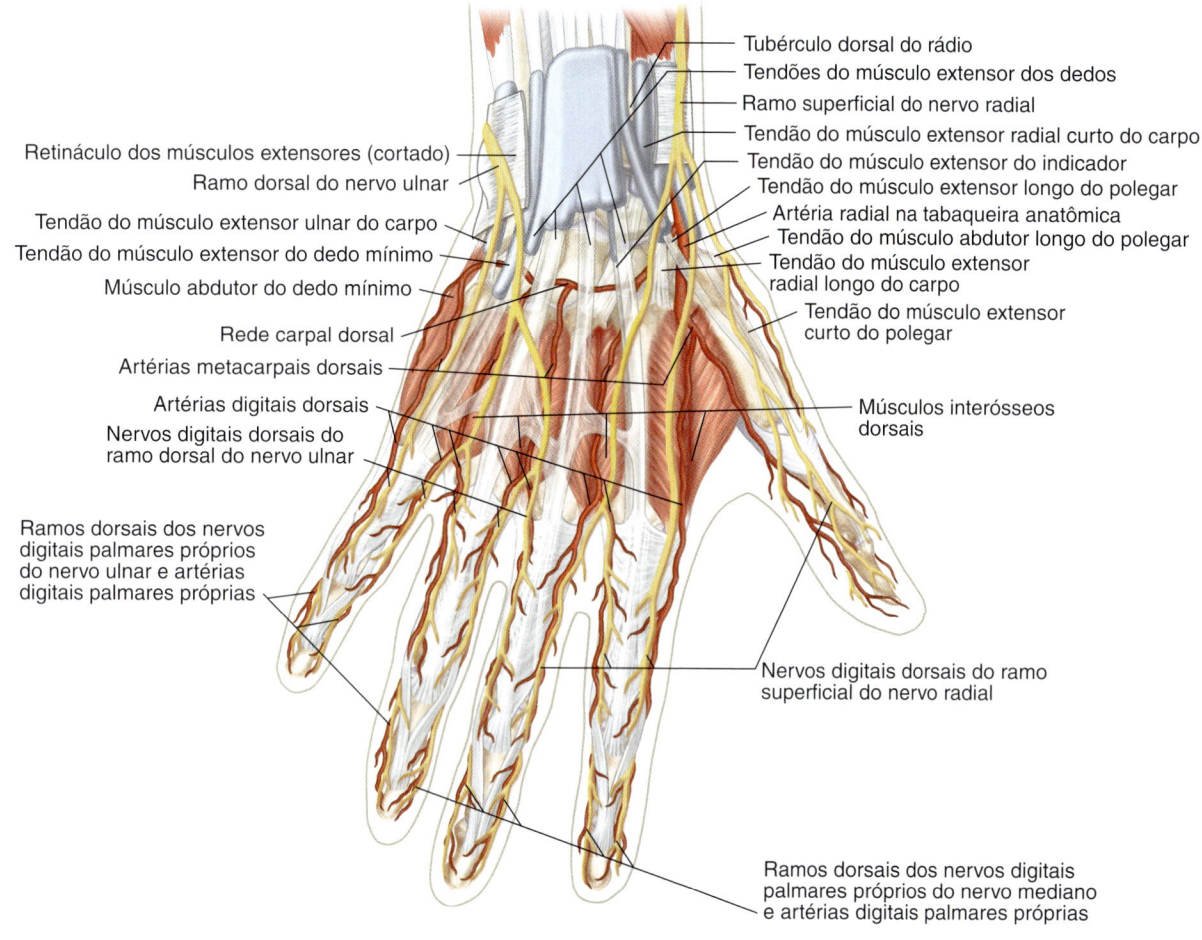

- Tubérculo dorsal do rádio
- Tendões do músculo extensor dos dedos
- Ramo superficial do nervo radial
- Tendão do músculo extensor radial curto do carpo
- Tendão do músculo extensor do indicador
- Tendão do músculo extensor longo do polegar
- Artéria radial na tabaqueira anatômica
- Tendão do músculo abdutor longo do polegar
- Tendão do músculo extensor radial longo do carpo
- Tendão do músculo extensor curto do polegar
- Músculos interósseos dorsais
- Nervos digitais dorsais do ramo superficial do nervo radial
- Ramos dorsais dos nervos digitais palmares próprios do nervo mediano e artérias digitais palmares próprias

- Retináculo dos músculos extensores (cortado)
- Ramo dorsal do nervo ulnar
- Tendão do músculo extensor ulnar do carpo
- Tendão do músculo extensor do dedo mínimo
- Músculo abdutor do dedo mínimo
- Rede carpal dorsal
- Artérias metacarpais dorsais
- Artérias digitais dorsais
- Nervos digitais dorsais do ramo dorsal do nervo ulnar
- Ramos dorsais dos nervos digitais palmares próprios do nervo ulnar e artérias digitais palmares próprias

B. Expansão extensora, dedo indicador direito

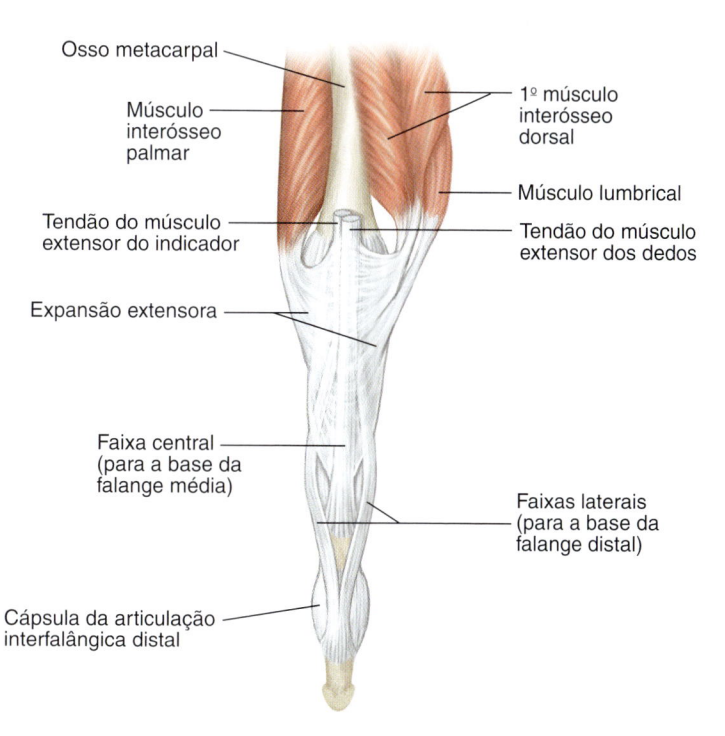

- Osso metacarpal
- 1º músculo interósseo dorsal
- Músculo interósseo palmar
- Músculo lumbrical
- Tendão do músculo extensor do indicador
- Tendão do músculo extensor dos dedos
- Expansão extensora
- Faixa central (para a base da falange média)
- Faixas laterais (para a base da falange distal)
- Cápsula da articulação interfalângica distal

LÂMINA 2-42 — Articulações da Parte Proximal do Membro Superior

A. Dissecação

- Articulação acromioclavicular
- Ligamento coracoacromial
- Acrômio
- Tendão do músculo supra-espinal (cortado)
- Ligamento coracoumeral
- Tubérculo maior
- Ligamento transverso do úmero
- Bainha do tendão do músculo bíceps braquial
- Músculo bíceps braquial, tendão da cabeça longa (cortado)
- Tubérculo menor
- Úmero
- Ligamento coracoclavicular:
  - Ligamento trapezóide
  - Ligamento conóide
- Ligamento transverso superior da escápula
- Clavícula
- 1ª cartilagem costal
- Ligamento esternoclavicular anterior
- Ligamento interclavicular
- Processo coracóide
- Músculo subclávio
- Ligamento costoclavicular
- Manúbrio do esterno
- Articulação esternocostal
- Comunicação da bolsa subtendínea do músculo subescapular com a cavidade da articulação do ombro
- Ligamentos glenoumerais
- Tendão do músculo subescapular (cortado)

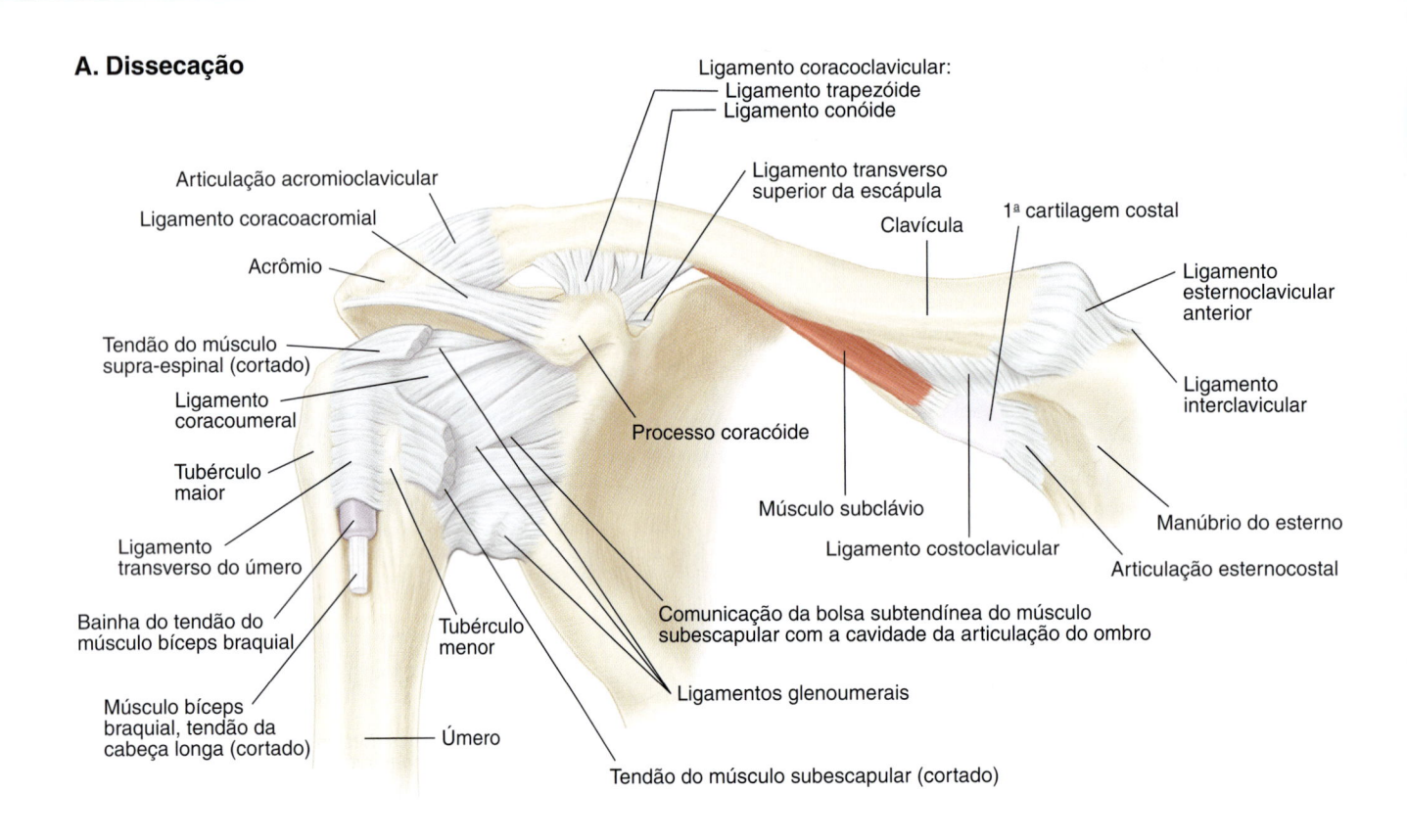

B. Articulação do ombro, corte coronal

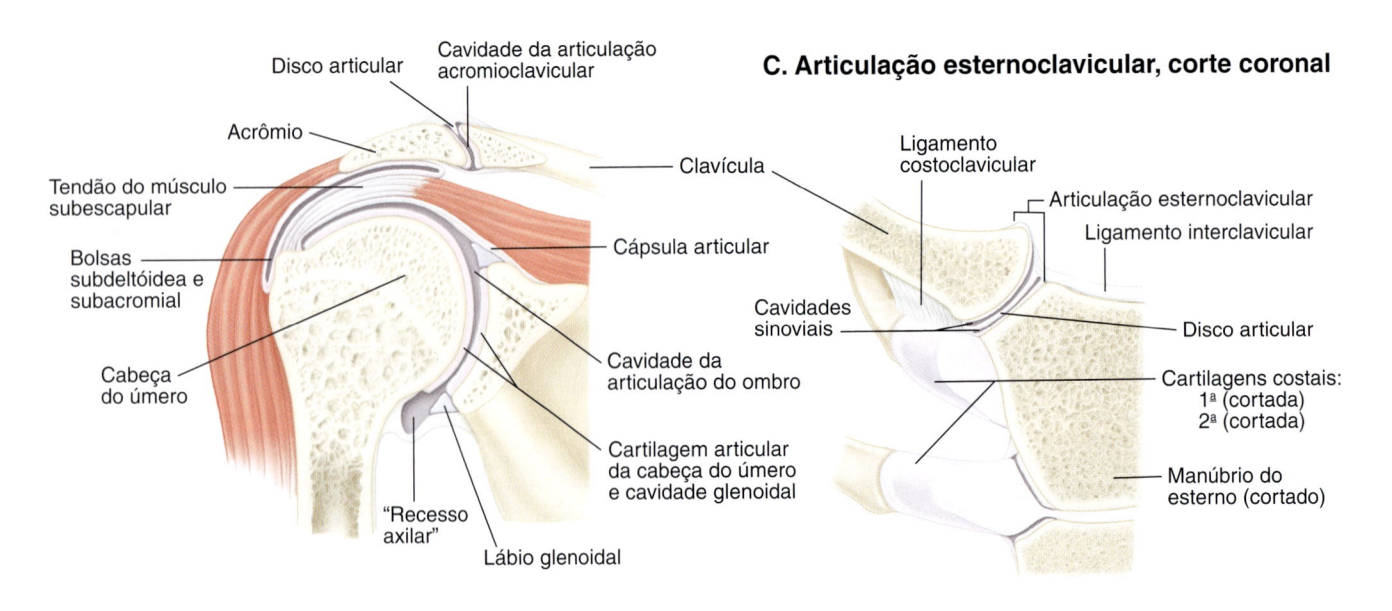

- Disco articular
- Cavidade da articulação acromioclavicular
- Acrômio
- Tendão do músculo subescapular
- Bolsas subdeltóidea e subacromial
- Cabeça do úmero
- Clavícula
- Cápsula articular
- Cavidade da articulação do ombro
- Cartilagem articular da cabeça do úmero e cavidade glenoidal
- "Recesso axilar"
- Lábio glenoidal

C. Articulação esternoclavicular, corte coronal

- Ligamento costoclavicular
- Articulação esternoclavicular
- Ligamento interclavicular
- Cavidades sinoviais
- Disco articular
- Cartilagens costais:
  - 1ª (cortada)
  - 2ª (cortada)
- Manúbrio do esterno (cortado)

Articulação do Cotovelo — LÂMINA 2-43

A. Vista anterior

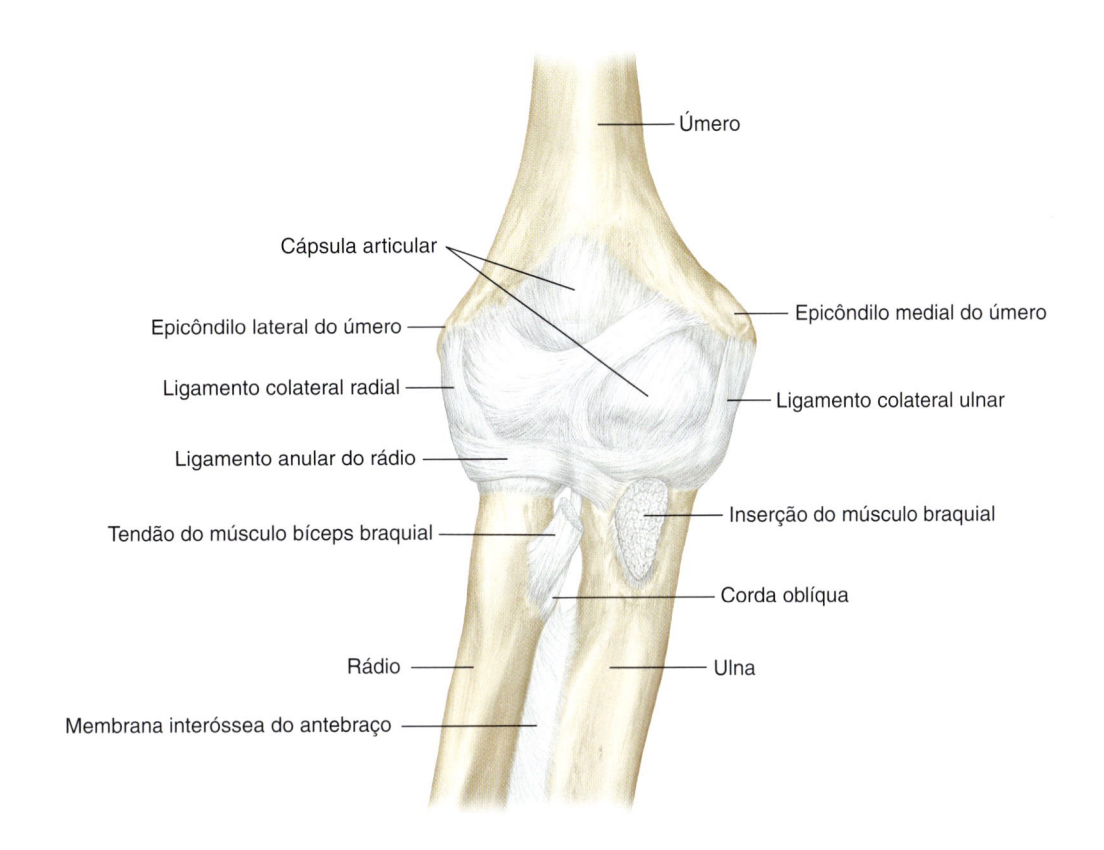

- Úmero
- Cápsula articular
- Epicôndilo lateral do úmero
- Epicôndilo medial do úmero
- Ligamento colateral radial
- Ligamento colateral ulnar
- Ligamento anular do rádio
- Inserção do músculo braquial
- Tendão do músculo bíceps braquial
- Corda oblíqua
- Rádio
- Ulna
- Membrana interóssea do antebraço

B. Vista lateral

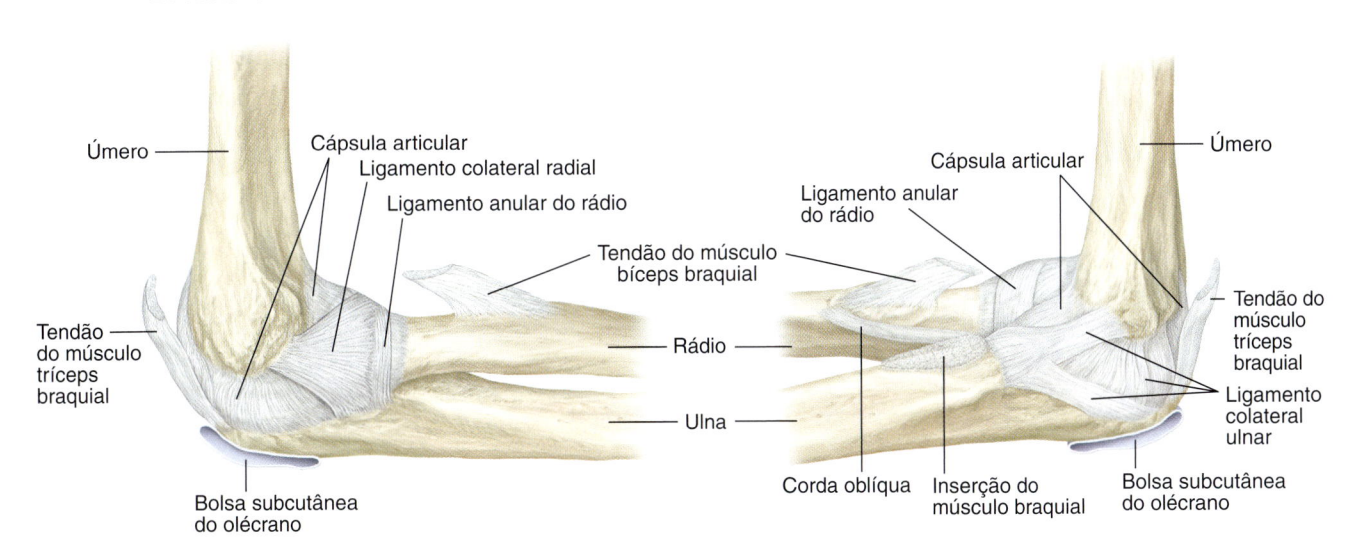

- Úmero
- Cápsula articular
- Ligamento colateral radial
- Ligamento anular do rádio
- Tendão do músculo bíceps braquial
- Rádio
- Tendão do músculo tríceps braquial
- Ulna
- Bolsa subcutânea do olécrano

C. Vista medial

- Cápsula articular
- Úmero
- Ligamento anular do rádio
- Tendão do músculo bíceps braquial
- Tendão do músculo tríceps braquial
- Ligamento colateral ulnar
- Corda oblíqua
- Inserção do músculo braquial
- Bolsa subcutânea do olécrano

LÂMINA 2-44 — Articulações do Pulso

A. Vista anterior

- Rádio
- Ulna
- Membrana interóssea do antebraço
- "Ligamento radiulnar palmar"
- Semilunar
- Ligamento radiocarpal palmar
- Ligamento colateral ulnar
- Ligamento colateral radial
- Tendão do músculo flexor ulnar do carpo (cortado)
- Tubérculo do escafóide
- Tubérculo do trapézio
- Pisiforme
- Fixação do retináculo dos músculos flexores (cortado)
- Ligamento piso-hamato
- Cápsula articular da articulação carpometacarpal do polegar
- Fixação do retináculo dos músculos flexores (cortado)
- Hâmulo do osso hamato
- Capitato
- Ligamentos metacarpais palmares
- Ligamentos carpometacarpais palmares
- 1, 2, 3, 4, 5 — Ossos metacarpais

B. Vista posterior

- Ulna
- Rádio
- Membrana interóssea do antebraço
- Ligamento radiocarpal dorsal
- Semilunar (recoberto por ligamento)
- Ligamento radiocarpal dorsal
- Escafóide
- Ligamento ulnocarpal dorsal
- Ligamento colateral ulnar
- Ligamento colateral radial
- Ligamento intercarpal dorsal
- Trapézio
- Piramidal
- Trapezóide
- Hamato
- Capitato
- Ligamentos carpometacarpais dorsais
- 1º metacarpal
- Ligamentos metacarpais dorsais

C. Corte coronal, vista posterior

- Articulação radiulnar distal
- Disco articular da articulação radiulnar distal
- Articulação radiocarpal
- Ligamento colateral radial
- Ligamento colateral ulnar
- Articulação mediocarpal
- Ligamentos intercarpais interósseos
- Articulações carpometacarpais
- Articulações intermetacarpais

Articulações da Mão e dos Dedos — LÂMINA 2-45

A. Vista anterior

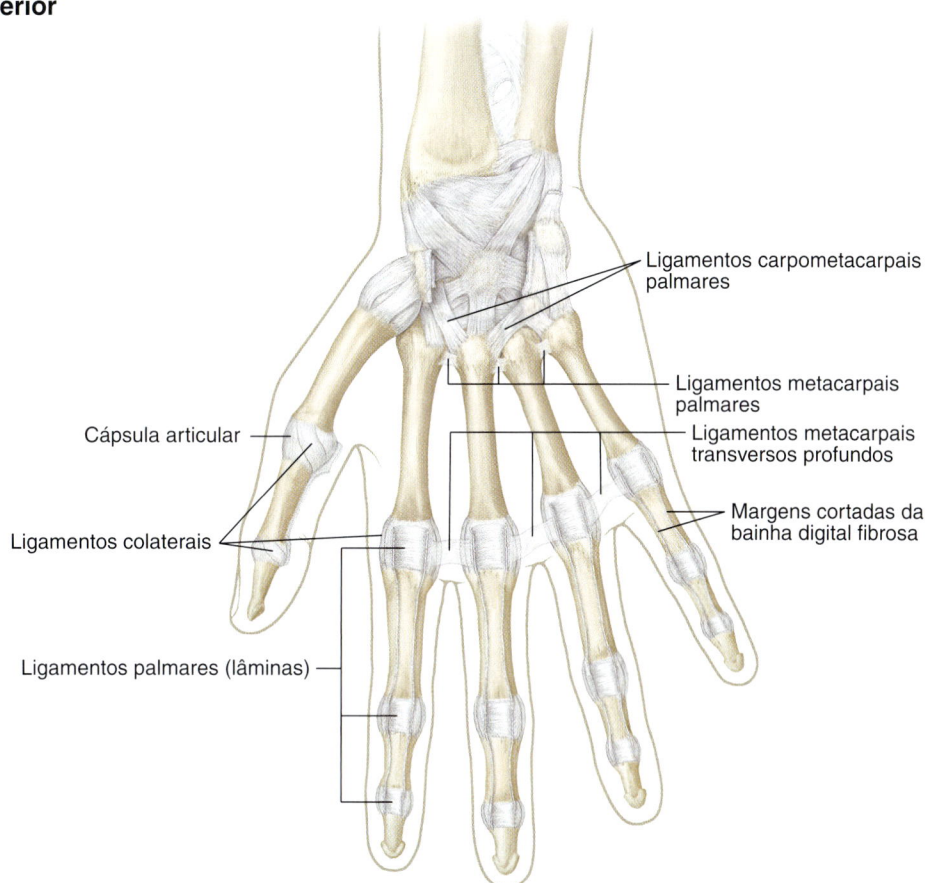

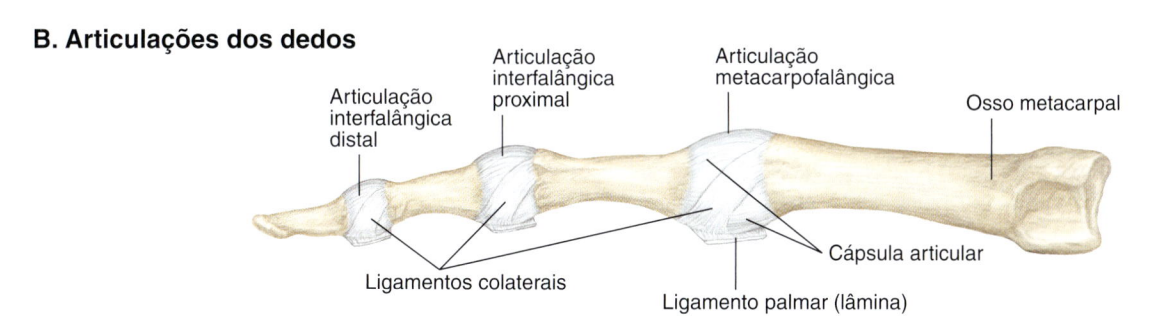

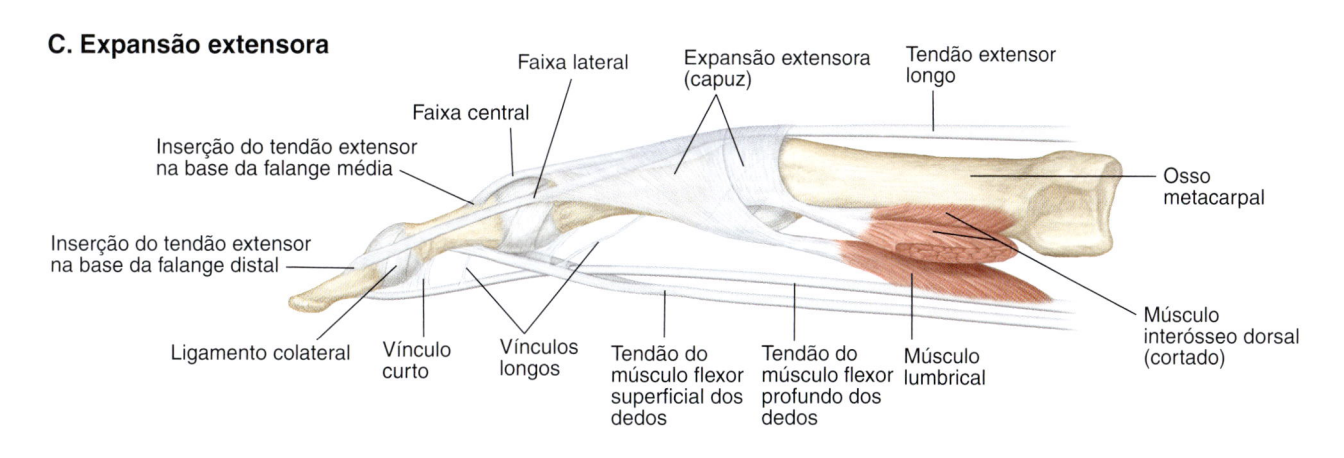

- Ligamentos carpometacarpais palmares
- Ligamentos metacarpais palmares
- Cápsula articular
- Ligamentos metacarpais transversos profundos
- Margens cortadas da bainha digital fibrosa
- Ligamentos colaterais
- Ligamentos palmares (lâminas)

B. Articulações dos dedos

- Articulação interfalângica distal
- Articulação interfalângica proximal
- Articulação metacarpofalângica
- Osso metacarpal
- Ligamentos colaterais
- Cápsula articular
- Ligamento palmar (lâmina)

C. Expansão extensora

- Faixa lateral
- Faixa central
- Expansão extensora (capuz)
- Tendão extensor longo
- Inserção do tendão extensor na base da falange média
- Inserção do tendão extensor na base da falange distal
- Osso metacarpal
- Ligamento colateral
- Vínculo curto
- Vínculos longos
- Tendão do músculo flexor superficial dos dedos
- Tendão do músculo flexor profundo dos dedos
- Músculo lumbrical
- Músculo interósseo dorsal (cortado)

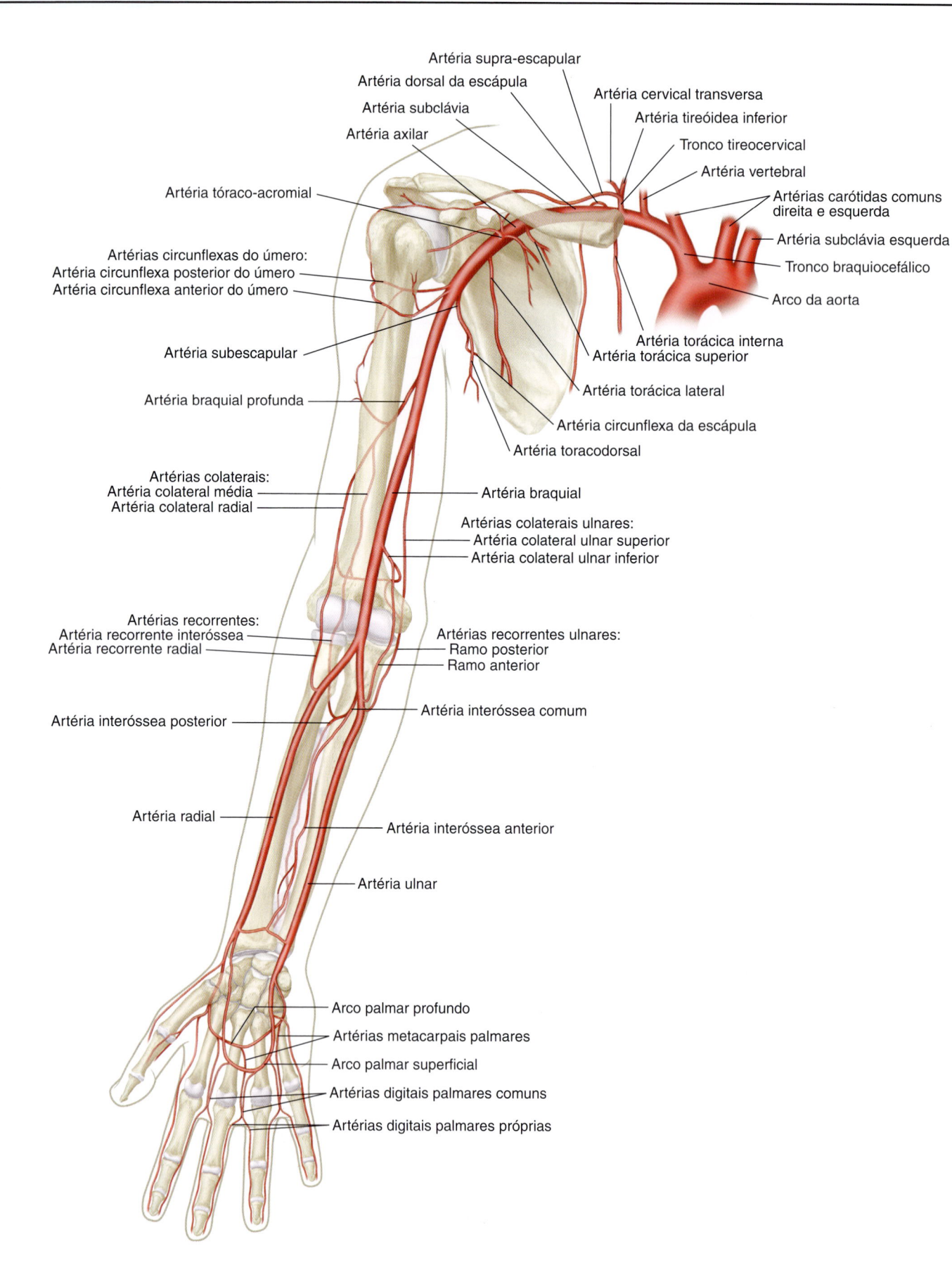

LÂMINA 2-46 — Artérias do Membro Superior

- Artéria supra-escapular
- Artéria dorsal da escápula
- Artéria subclávia
- Artéria axilar
- Artéria cervical transversa
- Artéria tireóidea inferior
- Tronco tireocervical
- Artéria vertebral
- Artérias carótidas comuns direita e esquerda
- Artéria subclávia esquerda
- Tronco braquiocefálico
- Arco da aorta
- Artéria tóraco-acromial
- Artérias circunflexas do úmero:
  - Artéria circunflexa posterior do úmero
  - Artéria circunflexa anterior do úmero
- Artéria torácica interna
- Artéria torácica superior
- Artéria subescapular
- Artéria torácica lateral
- Artéria braquial profunda
- Artéria circunflexa da escápula
- Artéria toracodorsal
- Artérias colaterais:
  - Artéria colateral média
  - Artéria colateral radial
- Artéria braquial
- Artérias colaterais ulnares:
  - Artéria colateral ulnar superior
  - Artéria colateral ulnar inferior
- Artérias recorrentes:
  - Artéria recorrente interóssea
  - Artéria recorrente radial
- Artérias recorrentes ulnares:
  - Ramo posterior
  - Ramo anterior
- Artéria interóssea comum
- Artéria interóssea posterior
- Artéria radial
- Artéria interóssea anterior
- Artéria ulnar
- Arco palmar profundo
- Artérias metacarpais palmares
- Arco palmar superficial
- Artérias digitais palmares comuns
- Artérias digitais palmares próprias

Capítulo 2 — Atlas de Anatomia Humana

Nervo Musculocutâneo

LÂMINA 2-47

A. Vista anterior

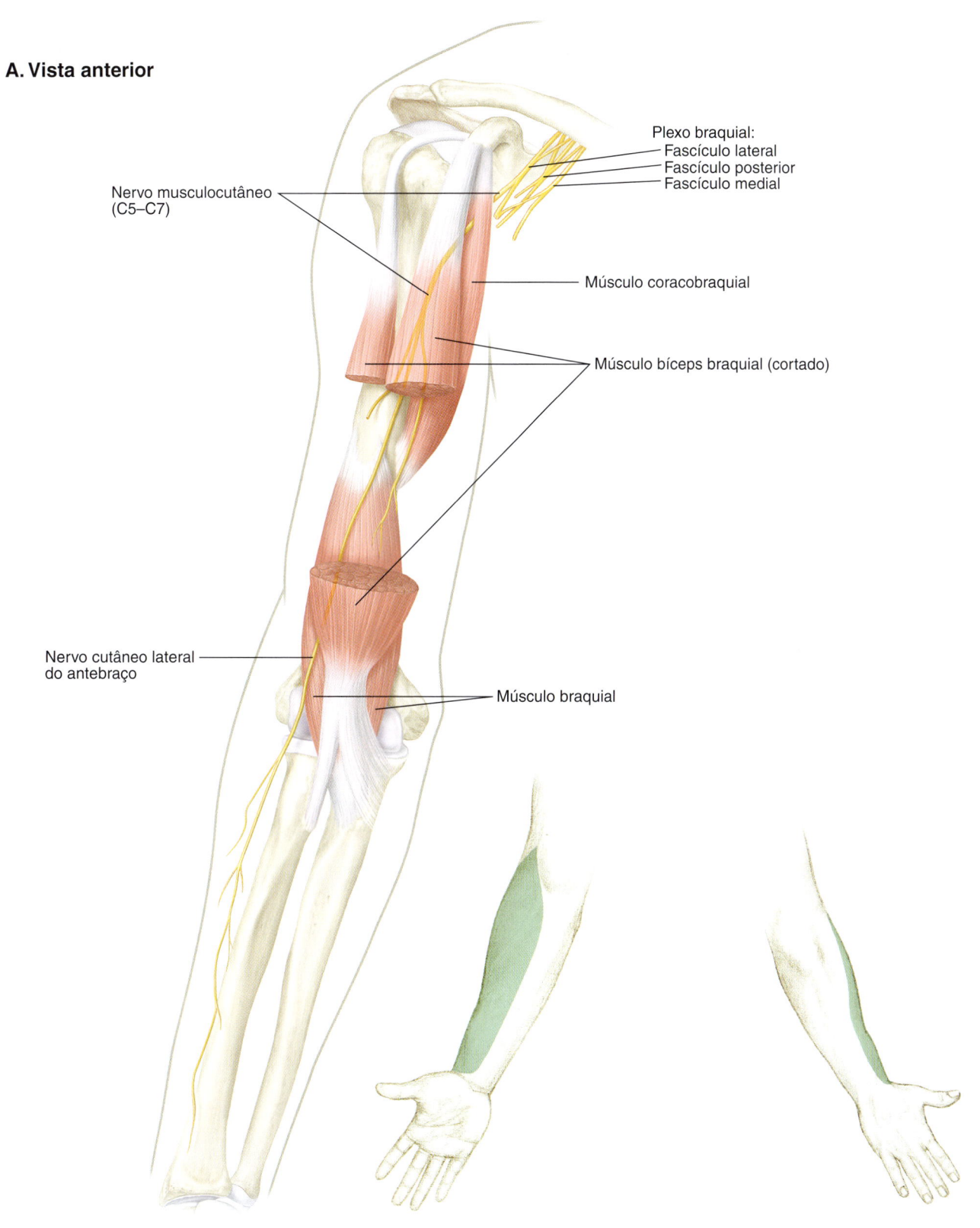

- Nervo musculocutâneo (C5–C7)
- Plexo braquial:
  - Fascículo lateral
  - Fascículo posterior
  - Fascículo medial
- Músculo coracobraquial
- Músculo bíceps braquial (cortado)
- Nervo cutâneo lateral do antebraço
- Músculo braquial

B. Distribuição cutânea, vista anterior

C. Distribuição cutânea, vista posterior

LÂMINA 2-48 — Nervo Mediano

A. Vista anterior

- Plexo braquial:
  - Fascículo medial
  - Fascículo posterior
  - Fascículo lateral
- Nervo mediano (C5–C8, T1)
- Músculo pronador redondo (em transparência)
- Músculo flexor superficial dos dedos (em transparência)
- Músculo flexor radial do carpo (cortado)
- Músculo palmar longo (cortado)
- Nervo interósseo anterior do antebraço
- Músculo flexor longo do polegar
- Músculo pronador quadrado
- Músculo flexor profundo dos dedos (parte lateral suprida pelo nervo mediano, parte medial pelo nervo ulnar)
- Ramo palmar do nervo mediano
- Músculo abdutor curto do polegar (cortado)
- Músculo oponente do polegar
- Músculo flexor curto do polegar
- "Ramo recorrente do nervo mediano"
- Nervos digitais palmares comuns
- Nervos digitais palmares próprios
- 1º e 2º músculos lumbricais
- Ramos dorsais para a pele do dorso das falanges distais

B. Distribuição cutânea, vista anterior

C. Distribuição cutânea, vista posterior

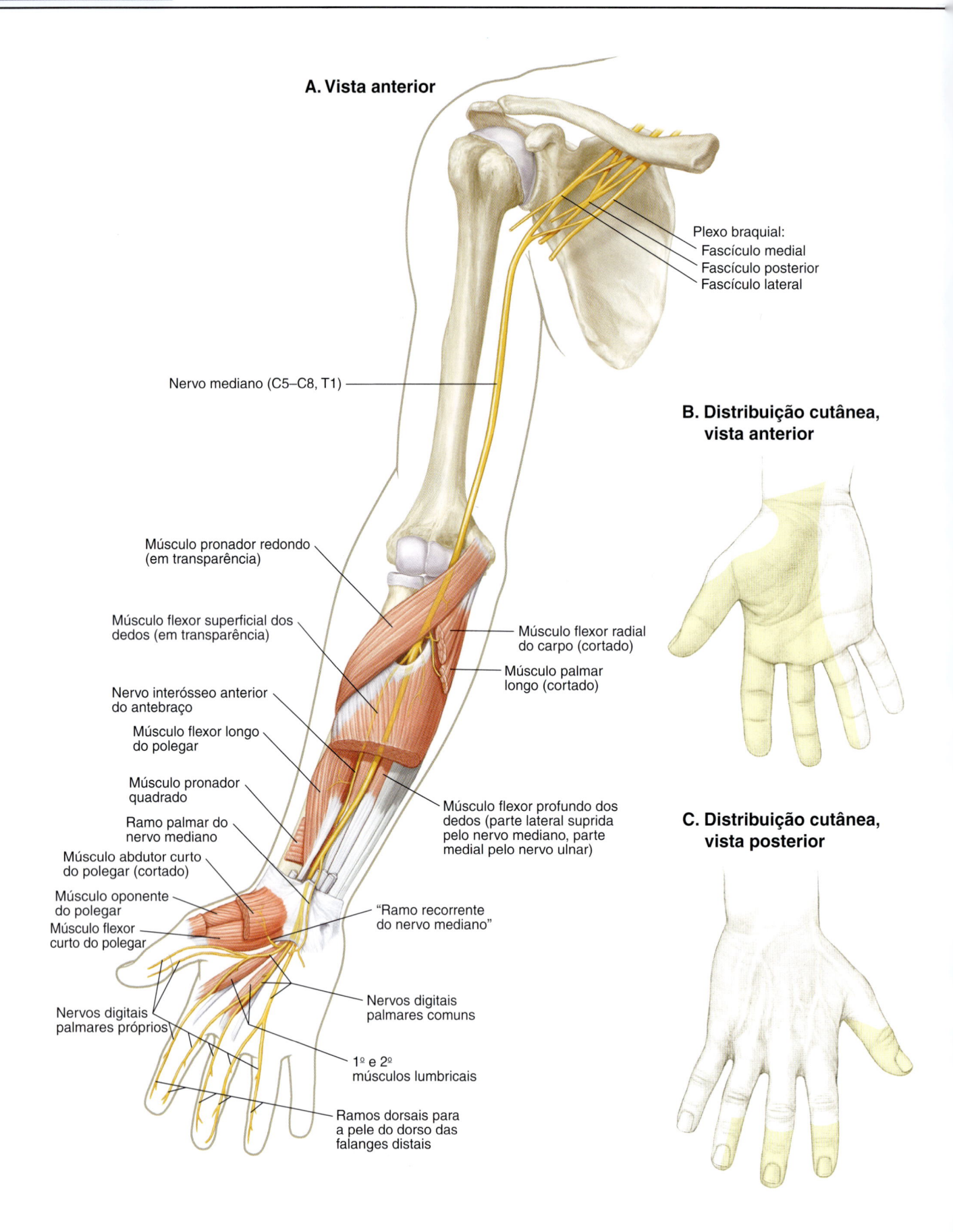

Nervo Ulnar — LÂMINA 2-49

A. Vista anterior

Plexo braquial:
- Fascículo medial
- Fascículo posterior
- Fascículo lateral

Nervo ulnar (C7–C8, T1)

B. Distribuição cutânea, vista anterior

Músculo flexor ulnar do carpo

Músculo flexor profundo dos dedos (parte medial suprida pelo nervo ulnar, parte lateral pelo nervo mediano)

C. Distribuição cutânea, vista posterior

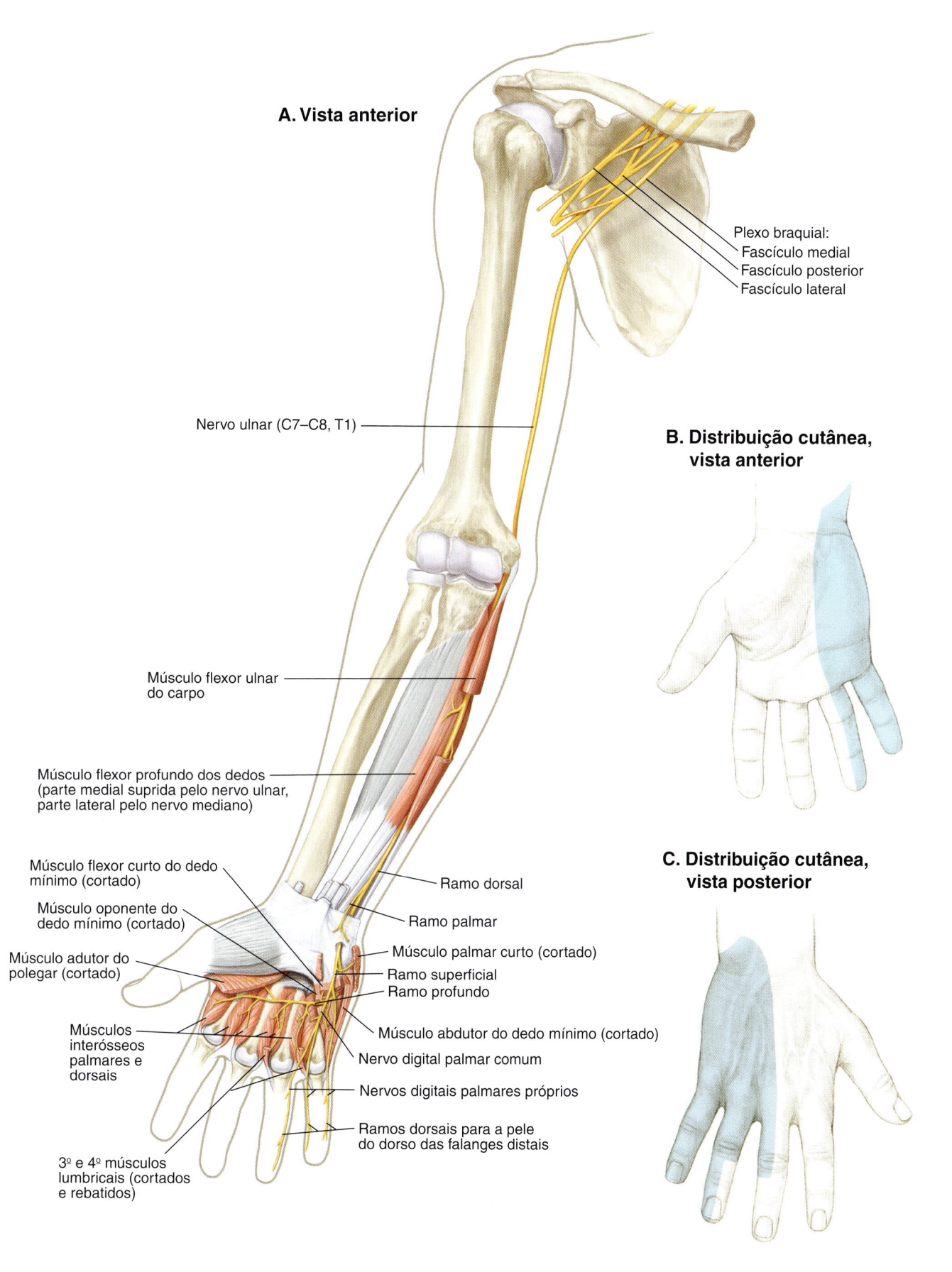

Músculo flexor curto do dedo mínimo (cortado)
Músculo oponente do dedo mínimo (cortado)
Músculo adutor do polegar (cortado)
Músculos interósseos palmares e dorsais
3º e 4º músculos lumbricais (cortados e rebatidos)

Ramo dorsal
Ramo palmar
Músculo palmar curto (cortado)
Ramo superficial
Ramo profundo
Músculo abdutor do dedo mínimo (cortado)
Nervo digital palmar comum
Nervos digitais palmares próprios
Ramos dorsais para a pele do dorso das falanges distais

Capítulo 2
Atlas de Anatomia Humana

LÂMINA 2-50 — Nervo Radial

A. Vista posterior

- Plexo braquial:
  - Fascículo lateral
  - Fascículo posterior
  - Fascículo medial
- Nervo radial (C5–C8, T1)
- Nervo cutâneo lateral inferior do braço
- Nervo cutâneo posterior do braço
- Músculo tríceps braquial:
  - Cabeça longa
  - Cabeça curta
  - Cabeça medial
- Músculo braquiorradial
- Olécrano
- Músculo extensor radial longo do carpo
- Músculo ancôneo
- Nervo radial:
  - Ramo superficial
  - Ramo profundo (dentro do músculo supinador)
- Nervo cutâneo posterior do antebraço
- Músculo extensor radial curto do carpo
- Nervo interósseo posterior
- Músculos extensores dos dedos
- Músculo extensor ulnar do carpo
- Músculo abdutor longo do polegar
- Músculo extensor curto do polegar
- Músculo extensor do dedo mínimo
- Tendão do músculo extensor longo do polegar
- Ramo superficial do nervo radial
- Tendão do músculo extensor do indicador
- Nervos digitais dorsais

B. Distribuição cutânea

Capítulo 2 — Atlas de Anatomia Humana

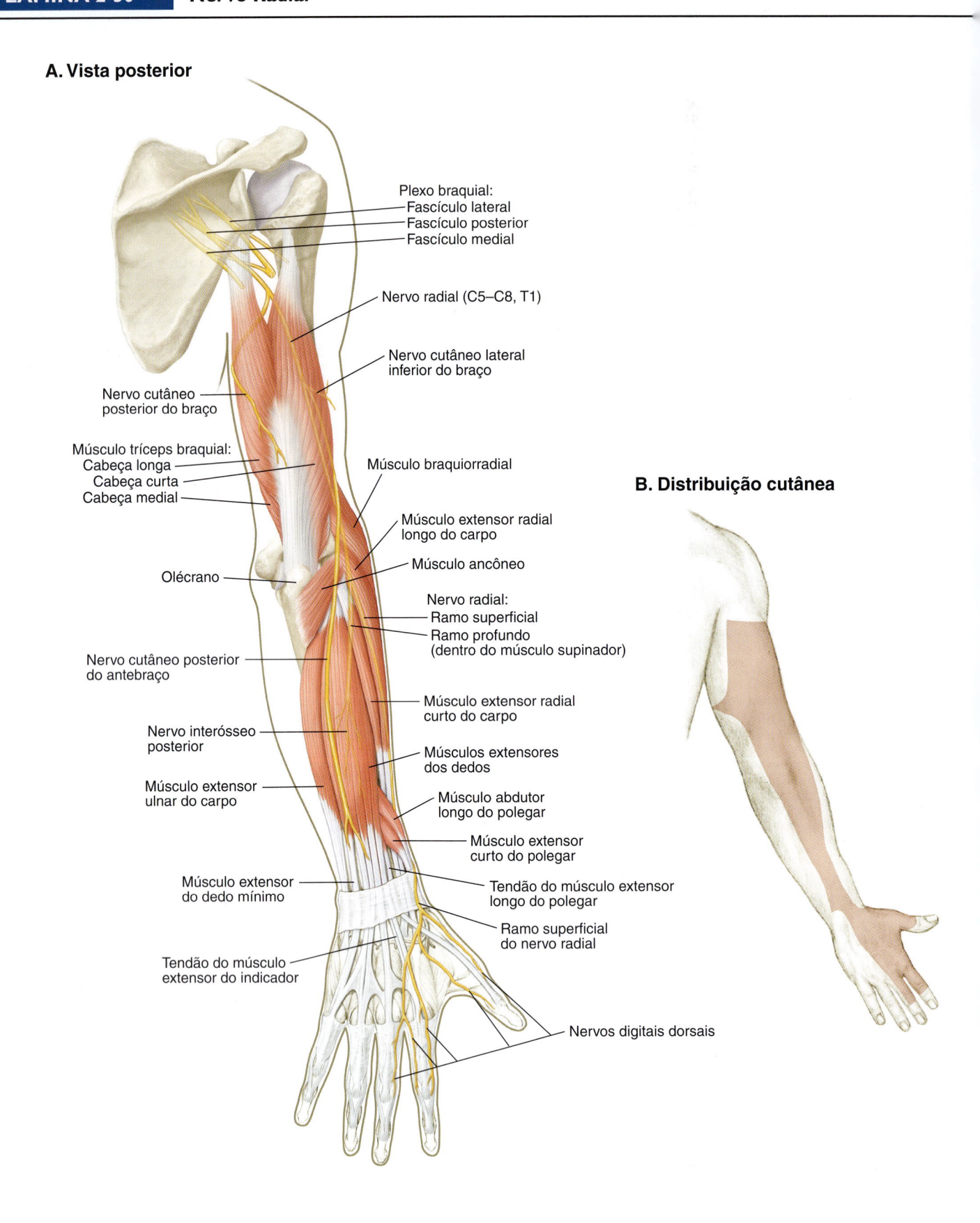

Inervação Cutânea do Membro Superior, Resumo — LÂMINA 2-51

A. Vista anterior

- Nervo supraclavicular (do plexo cervical)
- Nervo cutâneo lateral superior do braço (do nervo axilar)
- Nervo cutâneo lateral inferior do braço (do nervo radial)
- Nervo cutâneo medial do braço (do fascículo medial) e nervo intercostobraquial (do 3º nervo intercostal)
- Nervo cutâneo medial do antebraço (do fascículo medial)
- Nervo cutâneo lateral do antebraço (do nervo musculocutâneo)
- Ramo superficial do nervo radial
- Ramo palmar do nervo mediano
- Ramo palmar do nervo ulnar
- Nervos digitais palmares do nervo mediano
- Nervos digitais palmares do nervo ulnar

B. Vista posterior

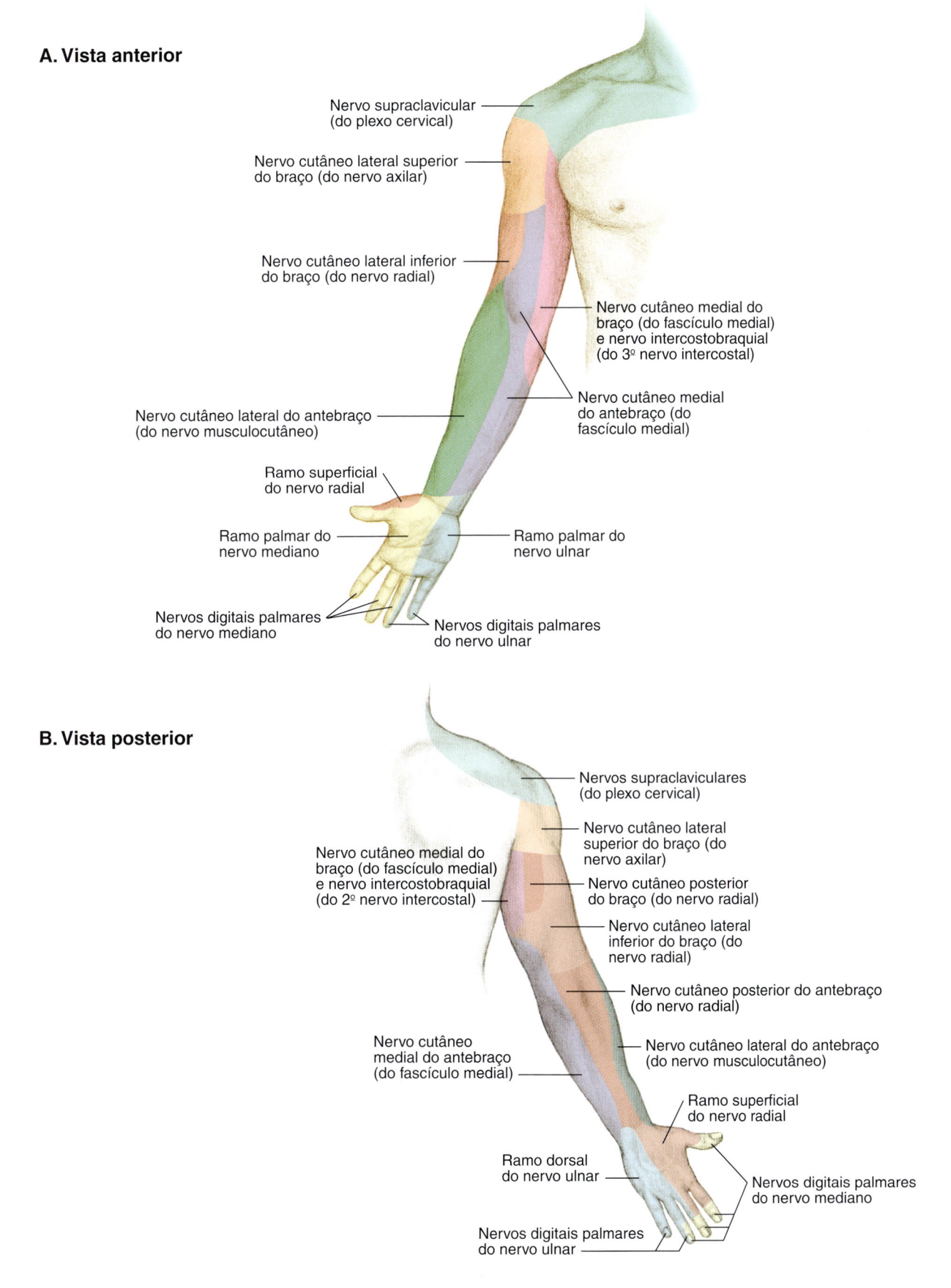

- Nervos supraclaviculares (do plexo cervical)
- Nervo cutâneo medial do braço (do fascículo medial) e nervo intercostobraquial (do 2º nervo intercostal)
- Nervo cutâneo lateral superior do braço (do nervo axilar)
- Nervo cutâneo posterior do braço (do nervo radial)
- Nervo cutâneo lateral inferior do braço (do nervo radial)
- Nervo cutâneo posterior do antebraço (do nervo radial)
- Nervo cutâneo medial do antebraço (do fascículo medial)
- Nervo cutâneo lateral do antebraço (do nervo musculocutâneo)
- Ramo superficial do nervo radial
- Ramo dorsal do nervo ulnar
- Nervos digitais palmares do nervo mediano
- Nervos digitais palmares do nervo ulnar

LÂMINA 2-52 — Dermátomos do Membro Superior

A. Vista posterior

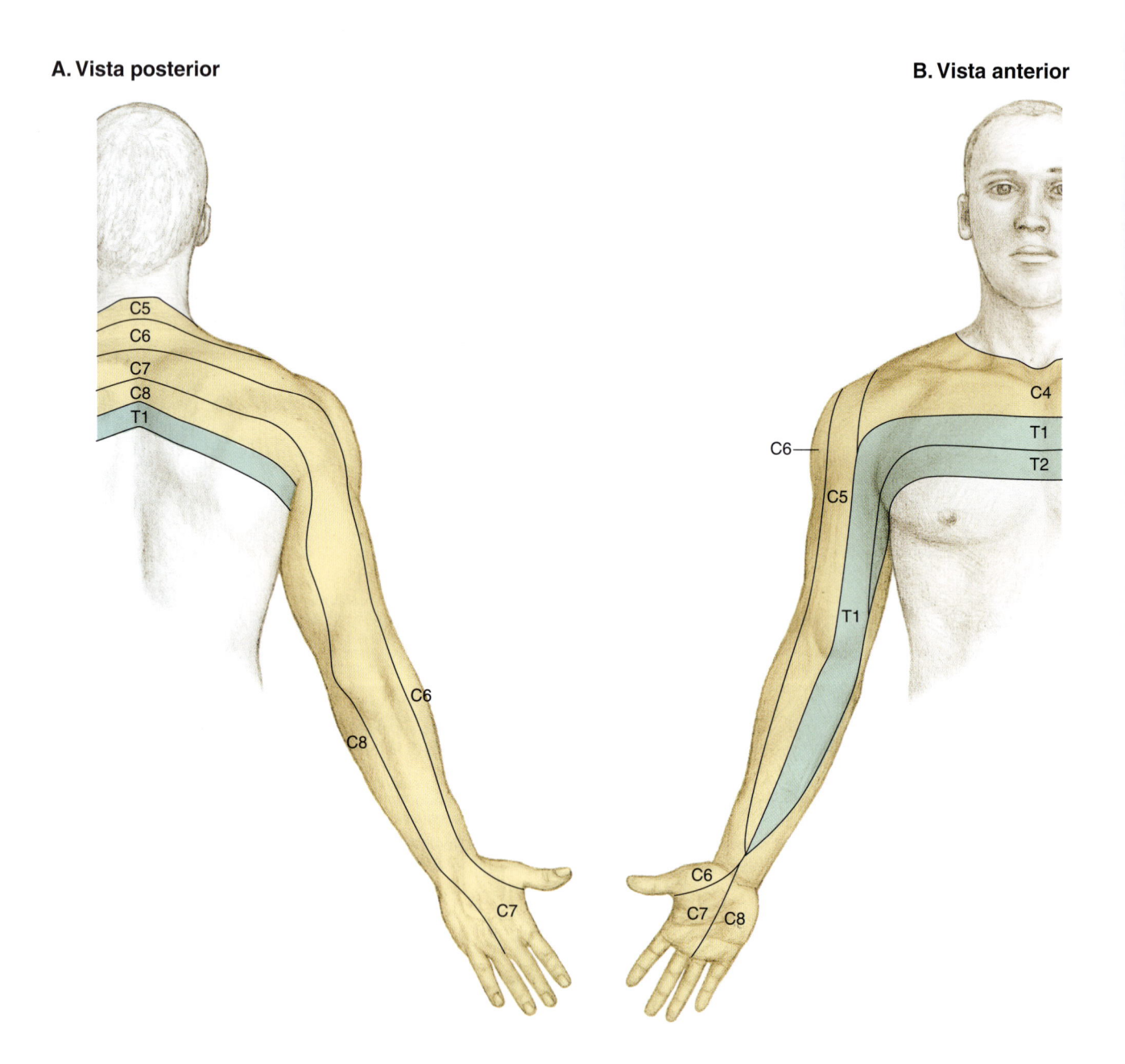

B. Vista anterior

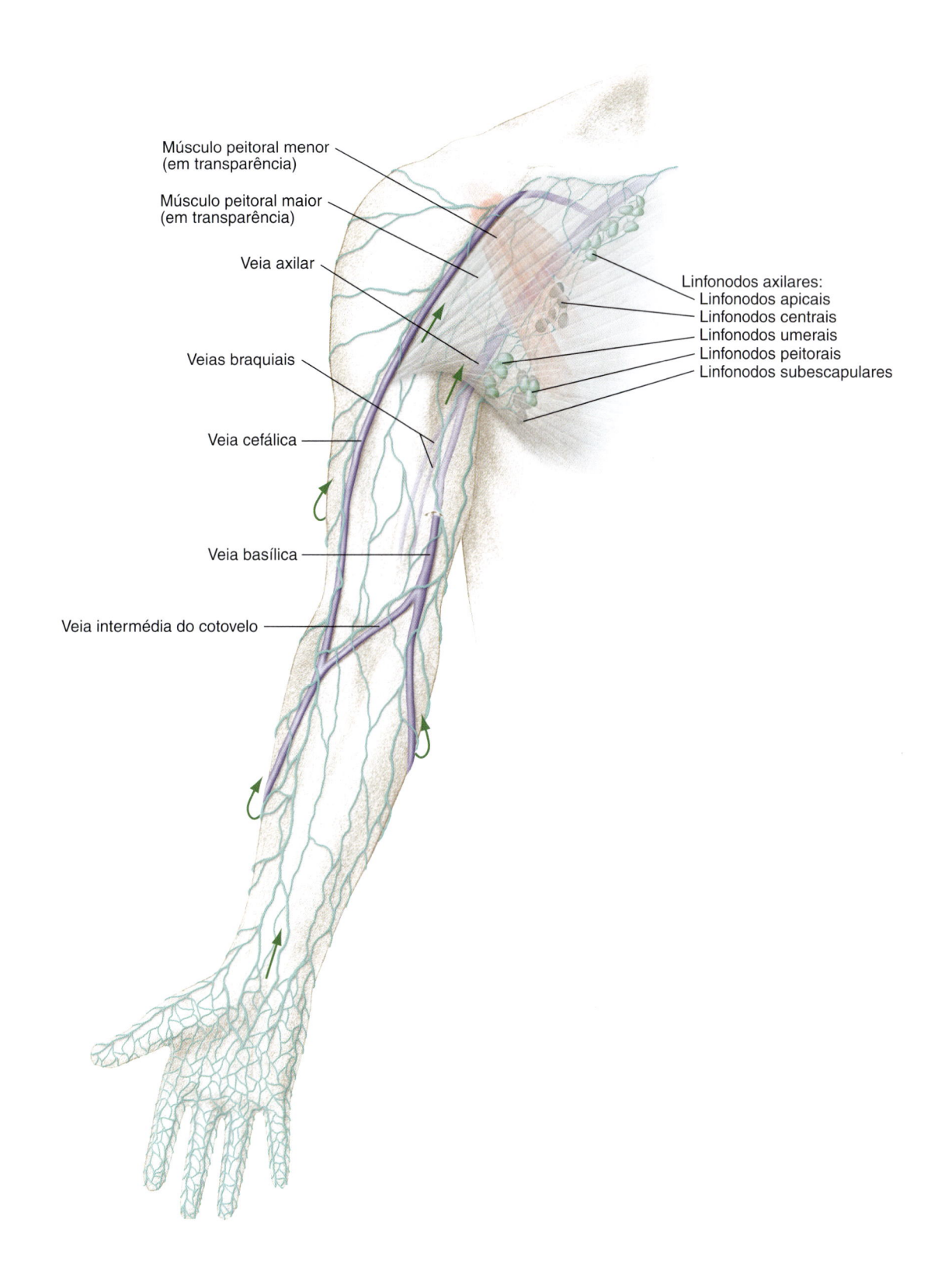

Linfáticos do Membro Superior

LÂMINA 2-53

- Músculo peitoral menor (em transparência)
- Músculo peitoral maior (em transparência)
- Veia axilar
- Veias braquiais
- Veia cefálica
- Veia basílica
- Veia intermédia do cotovelo
- Linfonodos axilares:
  - Linfonodos apicais
  - Linfonodos centrais
  - Linfonodos umerais
  - Linfonodos peitorais
  - Linfonodos subescapulares

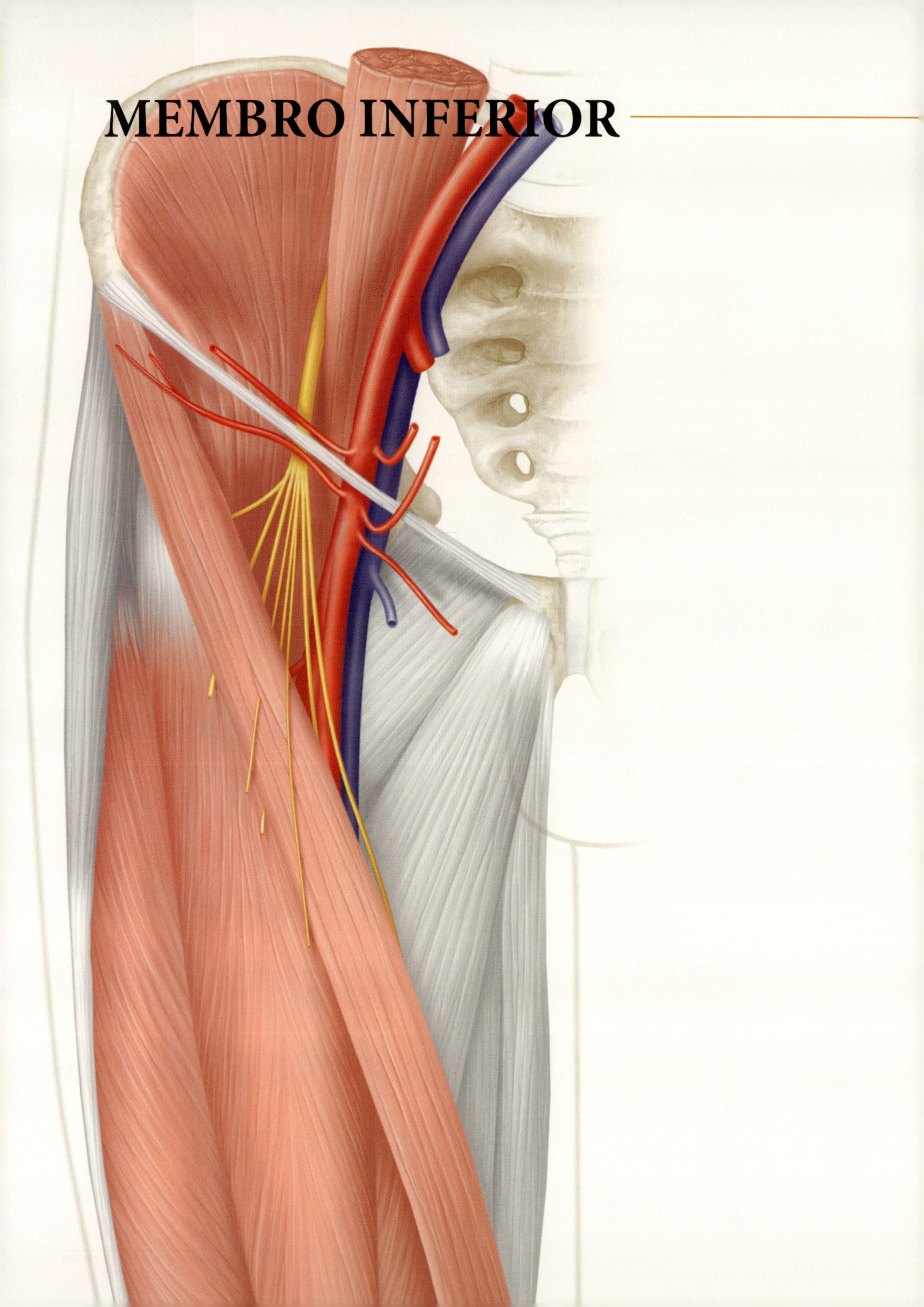

MEMBRO INFERIOR

atlas de ANATOMIA humana
CAPÍTULO 3

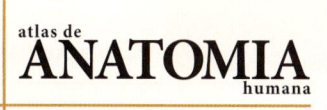

Lâmina 3-01	Características Palpáveis do Membro Inferior	86
Lâmina 3-02	Nervos Cutâneos e Veias Superficiais do Membro Inferior, Vista Anterior	87
Lâmina 3-03	Nervos Cutâneos e Veias Superficiais do Membro Inferior, Vista Posterior	88
Lâmina 3-04	Esqueleto do Quadril, Vista Lateral	89
Lâmina 3-05	Esqueleto do Quadril, Vista Medial	90
Lâmina 3-06	Esqueleto da Parte Proximal do Membro Inferior, Vista Anterior	91
Lâmina 3-07	Esqueleto da Parte Proximal do Membro Inferior, Vista Posterior	92
Lâmina 3-08	Esqueleto da Parte Distal do Membro Inferior, Vista Anterior	93
Lâmina 3-09	Esqueleto da Parte Distal do Membro Inferior, Vista Posterior	94
Lâmina 3-10	Radiografias do Membro Inferior	95
Lâmina 3-11	Radiografias do Pé e da Articulação Talocrural	96
Lâmina 3-12	Fixações Musculares na Parte Proximal do Membro Inferior, Vista Anterior	97
Lâmina 3-13	Fixações Musculares na Parte Proximal do Membro Inferior, Vista Posterior	98
Lâmina 3-14	Plexo Lombar	99
Lâmina 3-15	Organização Compartimental da Coxa	100
Lâmina 3-16	Músculos da Parte Anterior da Coxa, Dissecação Superficial	101
Lâmina 3-17	Músculos da Parte Anterior da Coxa, Dissecação Profunda	102
Lâmina 3-18	Trígono Femoral	103
Lâmina 3-19	Músculos da Parte Medial da Coxa, Dissecação Superficial	104
Lâmina 3-20	Músculos da Parte Medial da Coxa, Dissecação Intermediária	105
Lâmina 3-21	Músculos da Parte Medial da Coxa, Dissecação Profunda	106
Lâmina 3-22	Artérias das Partes Anterior e Medial da Coxa, Dissecação Superficial	107
Lâmina 3-23	Artérias das Partes Anterior e Medial da Coxa, Dissecação Profunda	108
Lâmina 3-24	Nervos das Partes Anterior e Medial da Coxa	109
Lâmina 3-25	Plexo Sacral	110
Lâmina 3-26	Músculos da Região Glútea	111
Lâmina 3-27	Artérias da Região Glútea	112
Lâmina 3-28	Nervos da Região Glútea	113
Lâmina 3-29	Músculos da Parte Posterior da Coxa	114
Lâmina 3-30	Fixações Musculares na Parte Distal do Membro Inferior	115
Lâmina 3-31	Fossa Poplítea	116
Lâmina 3-32	Organização Compartimental da Perna	117
Lâmina 3-33	Músculos da Parte Posterior da Perna, Dissecação Superficial	118
Lâmina 3-34	Músculos da Parte Posterior da Perna, Dissecação Intermediária	119
Lâmina 3-35	Músculos da Parte Posterior da Perna, Dissecação Profunda	120
Lâmina 3-36	Músculos das Partes Lateral e Anterior da Perna, Vista Lateral	121
Lâmina 3-37	Músculos das Partes Lateral e Anterior da Perna, Vista Anterior	122
Lâmina 3-38	Artérias da Perna	123
Lâmina 3-39	Nervos da Perna	124
Lâmina 3-40	Esqueleto do Pé	125
Lâmina 3-41	Arcos do Pé	126
Lâmina 3-42	Fixações Musculares no Pé, Face Dorsal	127
Lâmina 3-43	Fixações Musculares no Pé, Face Plantar	128
Lâmina 3-44	Nervos Cutâneos e Veias Superficiais do Dorso do Pé	129
Lâmina 3-45	Dorso do Pé, Dissecação Superficial	130
Lâmina 3-46	Dorso do Pé, Dissecação Profunda	131
Lâmina 3-47	Artérias e Nervos do Dorso do Pé	132
Lâmina 3-48	Nervos Cutâneos da Planta do Pé	133
Lâmina 3-49	Músculos da Planta do Pé, Primeira Camada	134
Lâmina 3-50	Músculos da Planta do Pé, Segunda Camada	135
Lâmina 3-51	Músculos da Planta do Pé, Terceira Camada	136
Lâmina 3-52	Músculos da Planta do Pé, Quarta Camada	137
Lâmina 3-53	Artérias e Nervos da Planta do Pé	138
Lâmina 3-54	Articulação do Quadril, Características Externas	139
Lâmina 3-55	Articulação do Quadril, Características Internas	140
Lâmina 3-56	Articulação do Joelho, Vistas Anterior e Posterior	141
Lâmina 3-57	Articulação do Joelho, Vistas Medial e Lateral	142
Lâmina 3-58	Articulação do Joelho, Vista Interna	143
Lâmina 3-59	Ligamentos da Articulação do Joelho, Vista Interna	144
Lâmina 3-60	Articulação Talocrural e Articulações do Pé	145
Lâmina 3-61	Articulações do Pé	146
Lâmina 3-62	Artérias do Membro Inferior	147
Lâmina 3-63	Nervo Femoral	148
Lâmina 3-64	Nervo Obturatório	149
Lâmina 3-65	Nervo Fibular Comum	150
Lâmina 3-66	Nervo Tibial do Nervo Isquiático, Vistas Superficial e Profunda	151
Lâmina 3-67	Nervo Tibial do Nervo Isquiático, Vista Plantar e Distribuição Cutânea	152
Lâmina 3-68	Inervação Cutânea do Membro Inferior	153
Lâmina 3-69	Dermátomos do Membro Inferior	154
Lâmina 3-70	Linfáticos do Membro Inferior	155

LÂMINA 3-01 — Características Palpáveis do Membro Inferior

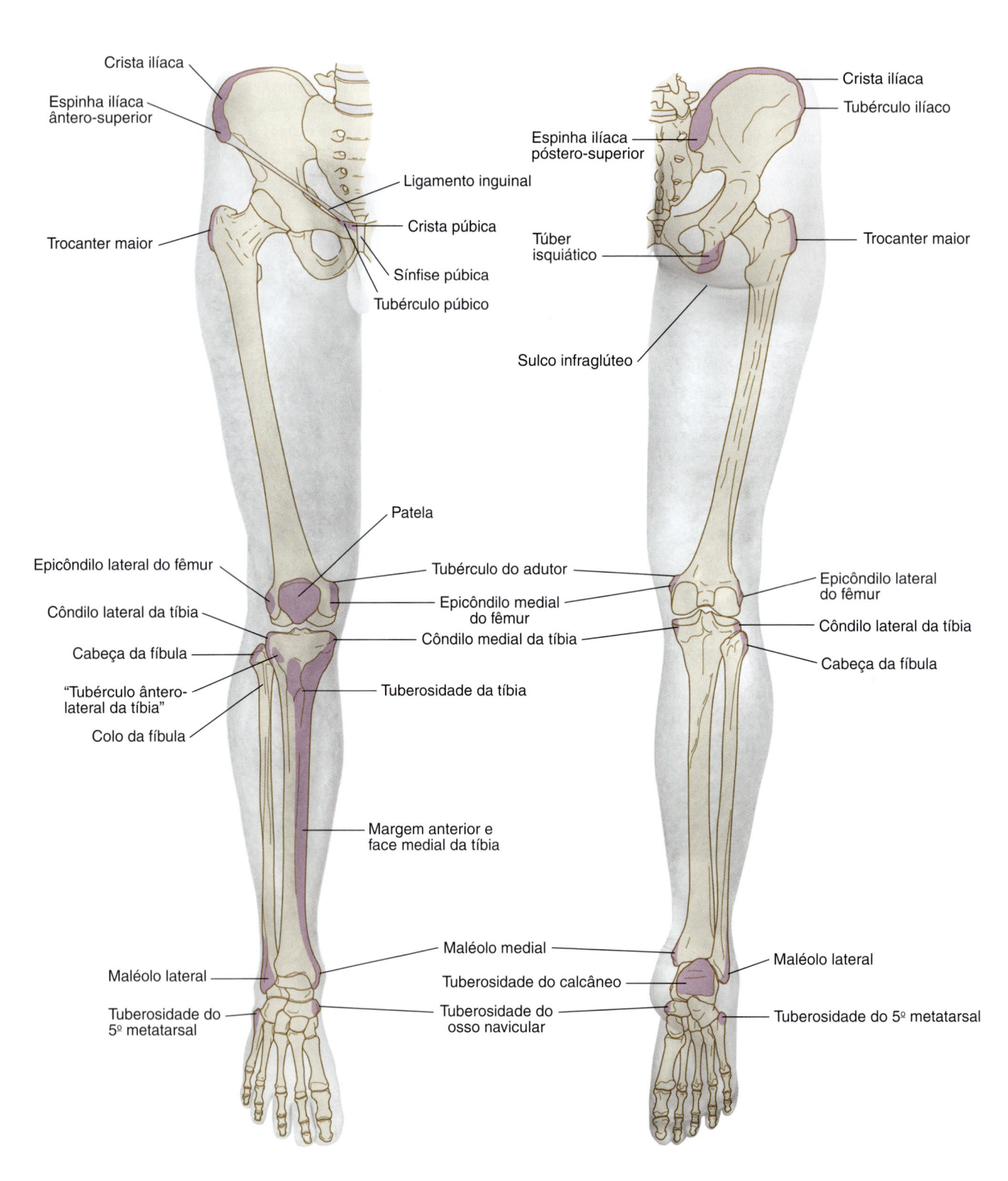

Estruturas ósseas palpáveis

A. Vista anterior

- Crista ilíaca
- Espinha ilíaca ântero-superior
- Trocanter maior
- Ligamento inguinal
- Crista púbica
- Sínfise púbica
- Tubérculo púbico
- Patela
- Epicôndilo lateral do fêmur
- Côndilo lateral da tíbia
- Cabeça da fíbula
- "Tubérculo ântero-lateral da tíbia"
- Colo da fíbula
- Tubérculo do adutor
- Epicôndilo medial do fêmur
- Côndilo medial da tíbia
- Tuberosidade da tíbia
- Margem anterior e face medial da tíbia
- Maléolo medial
- Maléolo lateral
- Tuberosidade do 5º metatarsal
- Tuberosidade do osso navicular

B. Vista posterior

- Crista ilíaca
- Tubérculo ilíaco
- Espinha ilíaca póstero-superior
- Trocanter maior
- Túber isquiático
- Sulco infraglúteo
- Epicôndilo lateral do fêmur
- Côndilo lateral da tíbia
- Cabeça da fíbula
- Maléolo lateral
- Tuberosidade do calcâneo
- Tuberosidade do 5º metatarsal

Capítulo 3
Atlas de Anatomia Humana

Nervos Cutâneos e Veias Superficiais do Membro Inferior, Vista Anterior

LÂMINA 3-02

- Veia circunflexa ilíaca superficial
- Ligamento inguinal
- Nervo cutâneo femoral lateral
- Veia epigástrica superficial
- Veia femoral
- Ramo femoral do nervo genitofemoral
- Nervo ilioinguinal (nervo escrotal anterior)
- Hiato safeno
- Veia pudenda externa
- Veia safena acessória
- Fáscia lata
- Veia safena magna
- Ramos cutâneos do nervo obturatório
- Ramos cutâneos anteriores do nervo femoral
- Ramo infrapatelar do nervo safeno
- Ramos do nervo cutâneo sural lateral
- Veia safena magna
- Fáscia da perna
- Nervo safeno
- Nervo fibular superficial
- Veia safena parva
- Veias metatarsais dorsais
- Arco venoso dorsal
- Veias e nervos digitais dorsais
- Nervos digitais dorsais do pé do nervo fibular profundo

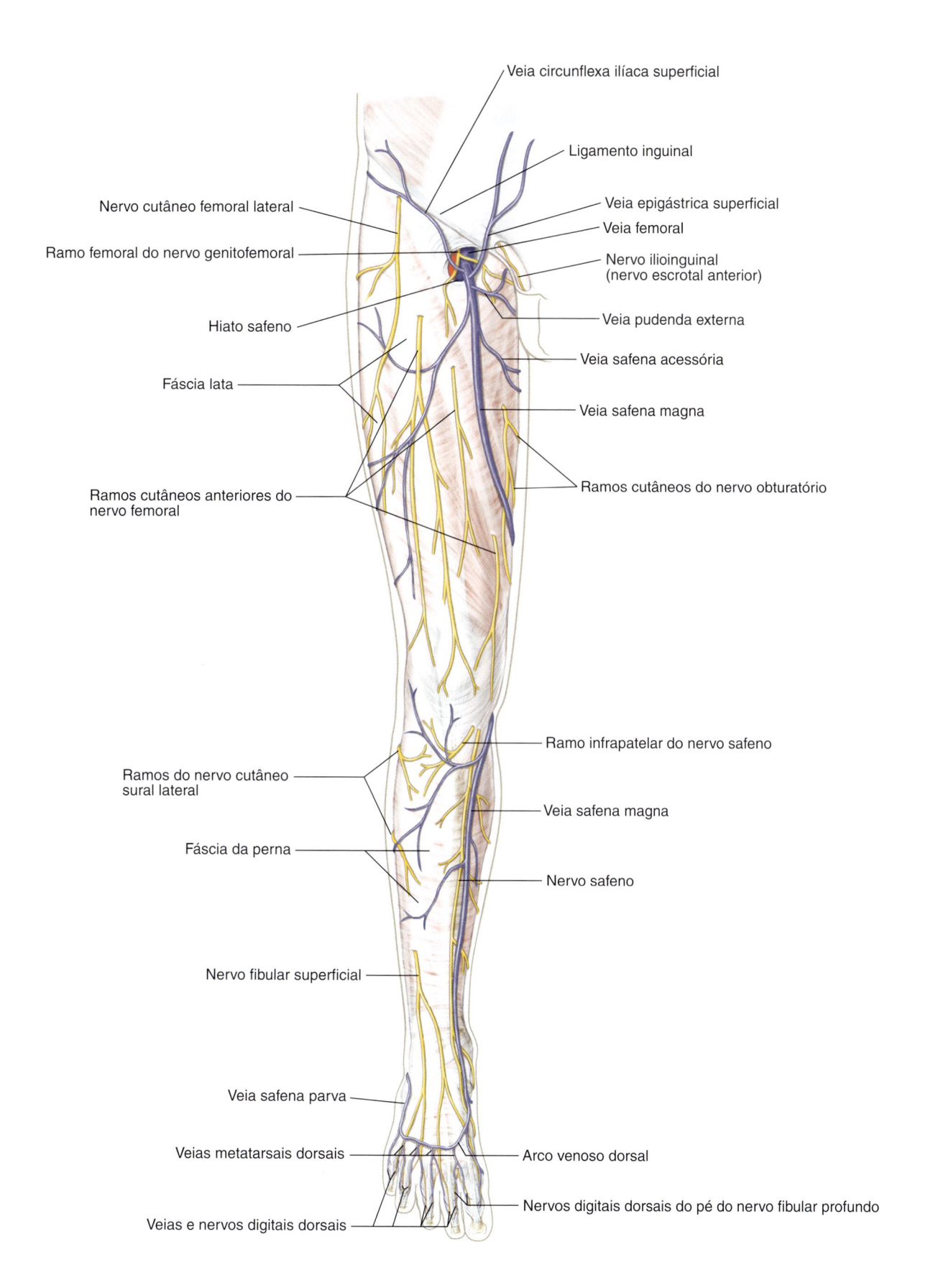

Capítulo 3
Atlas de Anatomia Humana — PÁGINA 87

LÂMINA 3-03 — Nervos Cutâneos e Veias Superficiais do Membro Inferior, Vista Posterior

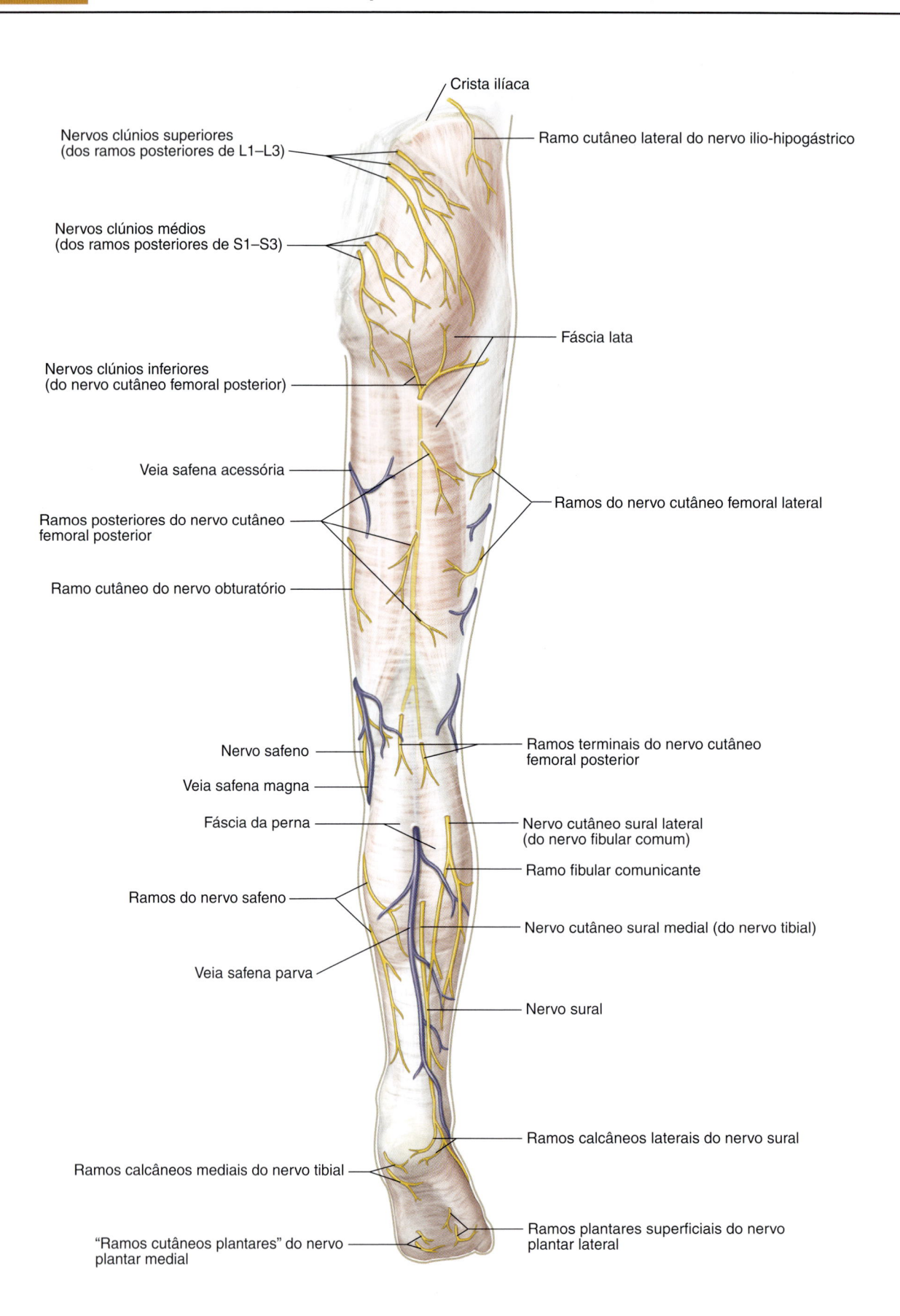

- Nervos clúnios superiores (dos ramos posteriores de L1–L3)
- Nervos clúnios médios (dos ramos posteriores de S1–S3)
- Nervos clúnios inferiores (do nervo cutâneo femoral posterior)
- Veia safena acessória
- Ramos posteriores do nervo cutâneo femoral posterior
- Ramo cutâneo do nervo obturatório
- Nervo safeno
- Veia safena magna
- Fáscia da perna
- Ramos do nervo safeno
- Veia safena parva
- Ramos calcâneos mediais do nervo tibial
- "Ramos cutâneos plantares" do nervo plantar medial
- Crista ilíaca
- Ramo cutâneo lateral do nervo ílio-hipogástrico
- Fáscia lata
- Ramos do nervo cutâneo femoral lateral
- Ramos terminais do nervo cutâneo femoral posterior
- Nervo cutâneo sural lateral (do nervo fibular comum)
- Ramo fibular comunicante
- Nervo cutâneo sural medial (do nervo tibial)
- Nervo sural
- Ramos calcâneos laterais do nervo sural
- Ramos plantares superficiais do nervo plantar lateral

Esqueleto do Quadril, Vista Lateral
LÂMINA 3-04

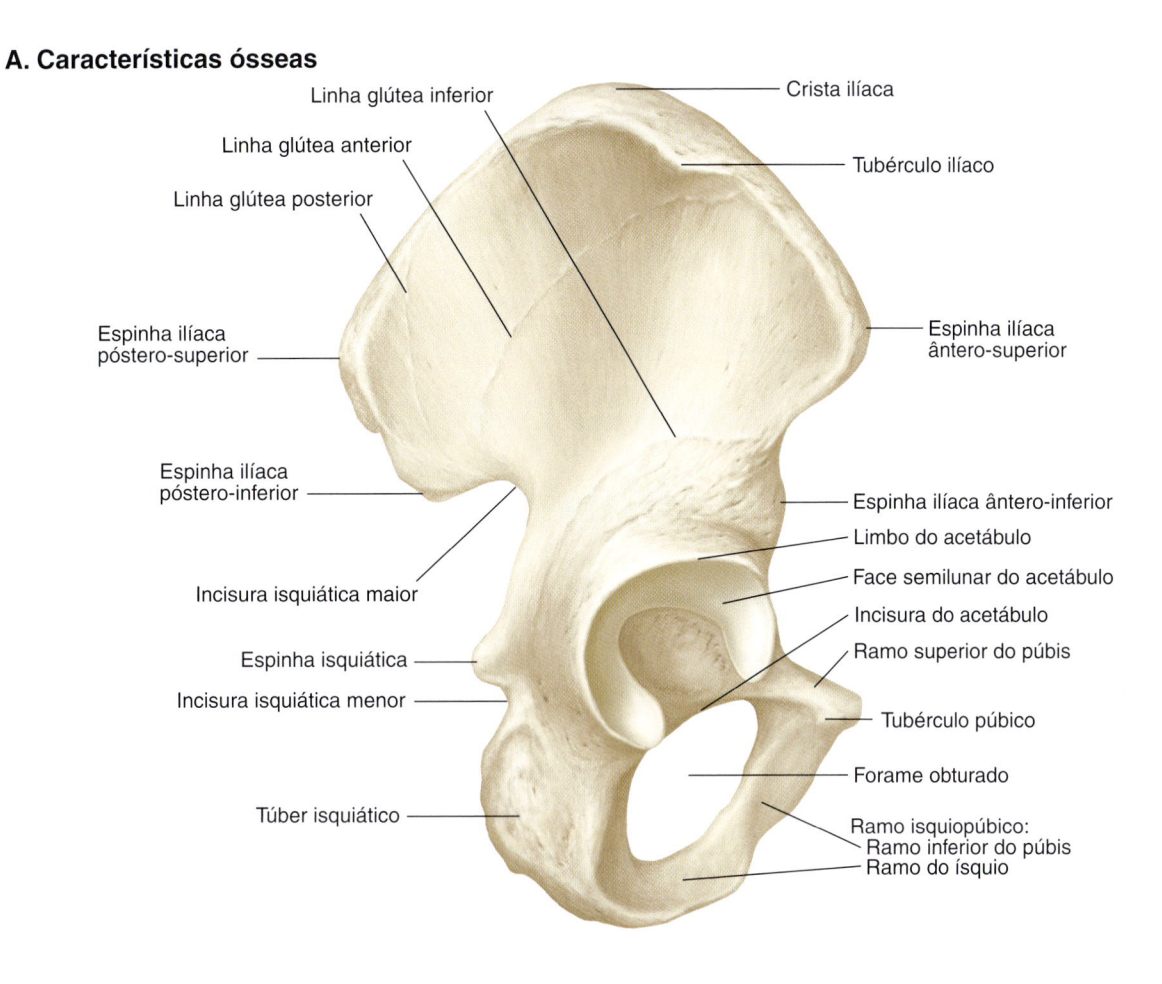

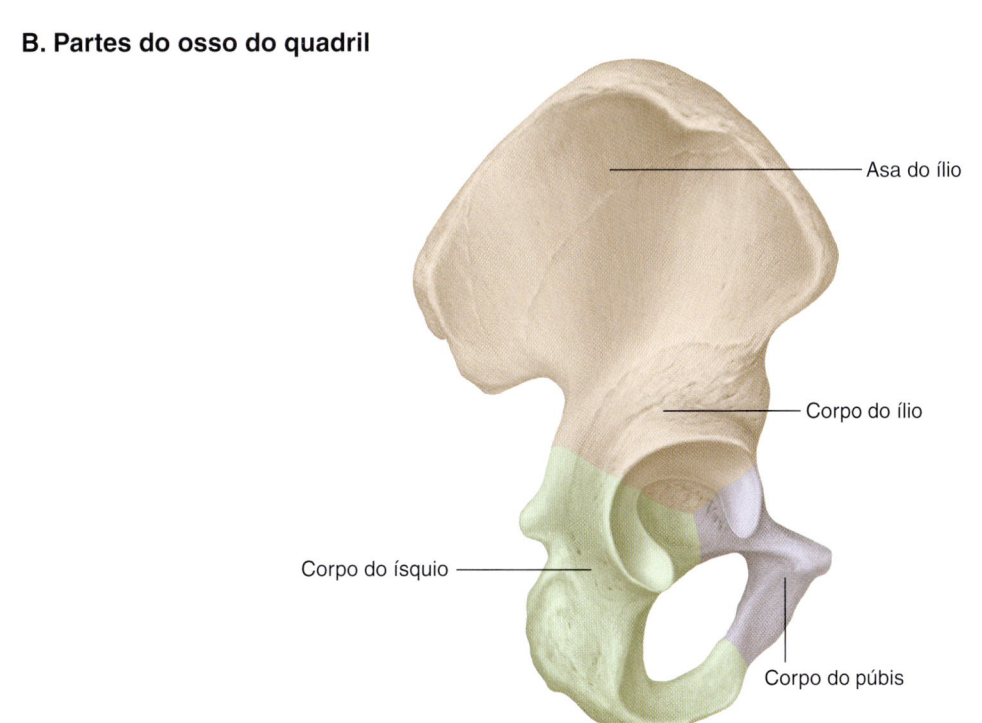

A. Características ósseas

- Linha glútea inferior
- Linha glútea anterior
- Linha glútea posterior
- Espinha ilíaca póstero-superior
- Espinha ilíaca póstero-inferior
- Incisura isquiática maior
- Espinha isquiática
- Incisura isquiática menor
- Túber isquiático
- Crista ilíaca
- Tubérculo ilíaco
- Espinha ilíaca ântero-superior
- Espinha ilíaca ântero-inferior
- Limbo do acetábulo
- Face semilunar do acetábulo
- Incisura do acetábulo
- Ramo superior do púbis
- Tubérculo púbico
- Forame obturado
- Ramo isquiopúbico:
  - Ramo inferior do púbis
  - Ramo do ísquio

B. Partes do osso do quadril

- Asa do ílio
- Corpo do ílio
- Corpo do ísquio
- Corpo do púbis

LÂMINA 3-05 — Esqueleto do Osso do Quadril, Vista Medial

A. Características ósseas

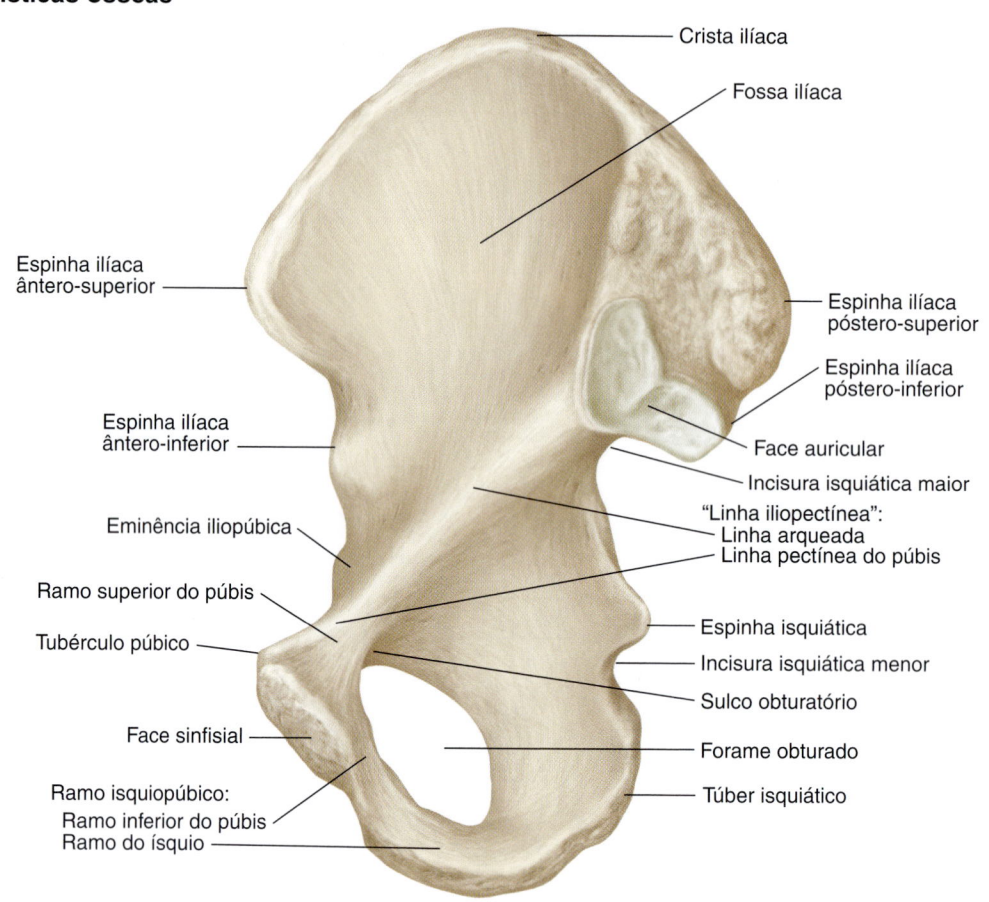

- Crista ilíaca
- Fossa ilíaca
- Espinha ilíaca ântero-superior
- Espinha ilíaca póstero-superior
- Espinha ilíaca póstero-inferior
- Espinha ilíaca ântero-inferior
- Face auricular
- Incisura isquiática maior
- Eminência iliopúbica
- "Linha iliopectínea":
  - Linha arqueada
  - Linha pectínea do púbis
- Ramo superior do púbis
- Tubérculo púbico
- Espinha isquiática
- Incisura isquiática menor
- Sulco obturatório
- Face sinfisial
- Forame obturado
- Ramo isquiopúbico:
  - Ramo inferior do púbis
  - Ramo do ísquio
- Túber isquiático

B. Partes do osso do quadril

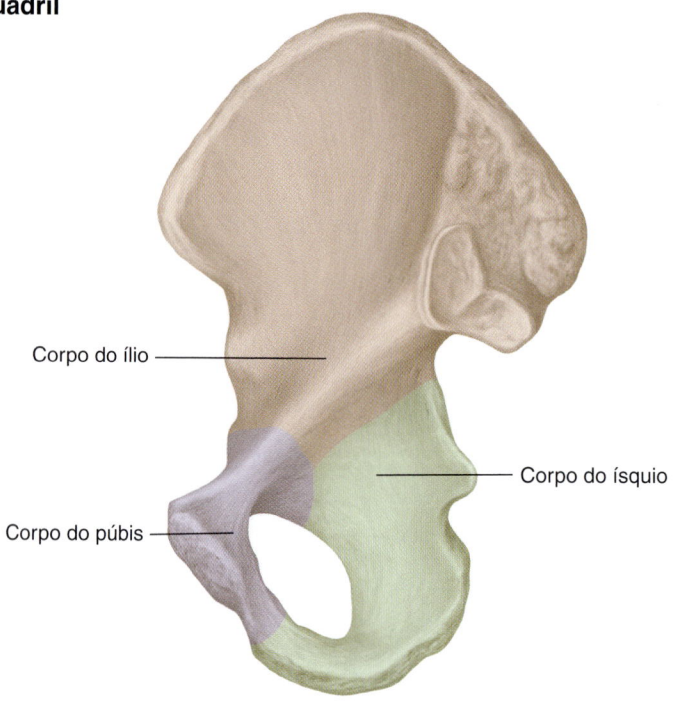

- Corpo do ílio
- Corpo do ísquio
- Corpo do púbis

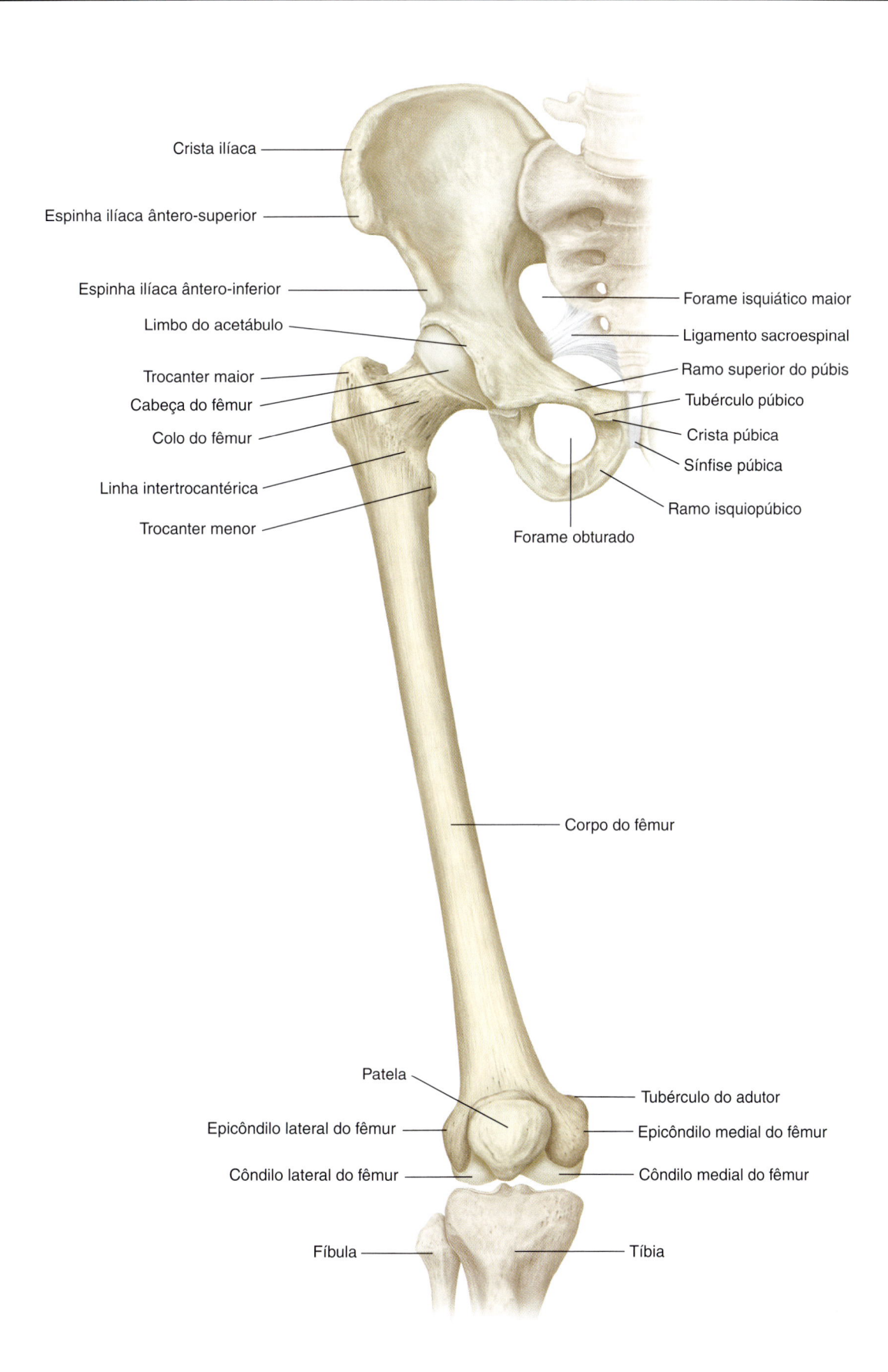

Esqueleto da Parte Proximal do Membro Inferior, Vista Anterior

LÂMINA 3-06

- Crista ilíaca
- Espinha ilíaca ântero-superior
- Espinha ilíaca ântero-inferior
- Limbo do acetábulo
- Trocanter maior
- Cabeça do fêmur
- Colo do fêmur
- Linha intertrocantérica
- Trocanter menor
- Forame isquiático maior
- Ligamento sacroespinal
- Ramo superior do púbis
- Tubérculo púbico
- Crista púbica
- Sínfise púbica
- Ramo isquiopúbico
- Forame obturado
- Corpo do fêmur
- Patela
- Epicôndilo lateral do fêmur
- Côndilo lateral do fêmur
- Tubérculo do adutor
- Epicôndilo medial do fêmur
- Côndilo medial do fêmur
- Fíbula
- Tíbia

Capítulo 3
Atlas de Anatomia Humana | PÁGINA 91

LÂMINA 3-07 — Esqueleto da Parte Proximal do Membro Inferior, Vista Posterior

Crista ilíaca
Tubérculo ilíaco
Linhas glúteas:
 Linha glútea posterior
 Linha glútea anterior
 Linha glútea inferior
Forame isquiático maior
Ligamento sacroespinal
Ligamento sacrotuberal
Espinha isquiática
Forame isquiático menor
Forame obturado
Ramo isquiopúbico
Túber isquiático
Trocanter menor
Linha pectínea
Limbo do acetábulo
Cabeça do fêmur
Colo do fêmur
Trocanter maior
Fossa trocantérica
Tubérculo quadrado
Crista intertrocantérica
Tuberosidade glútea
Linha áspera
Corpo do fêmur
Tubérculo do adutor
Epicôndilo medial do fêmur
Côndilo medial do fêmur
Fossa intercondilar
Epicôndilo lateral do fêmur
Côndilo lateral do fêmur
Tíbia
Fíbula

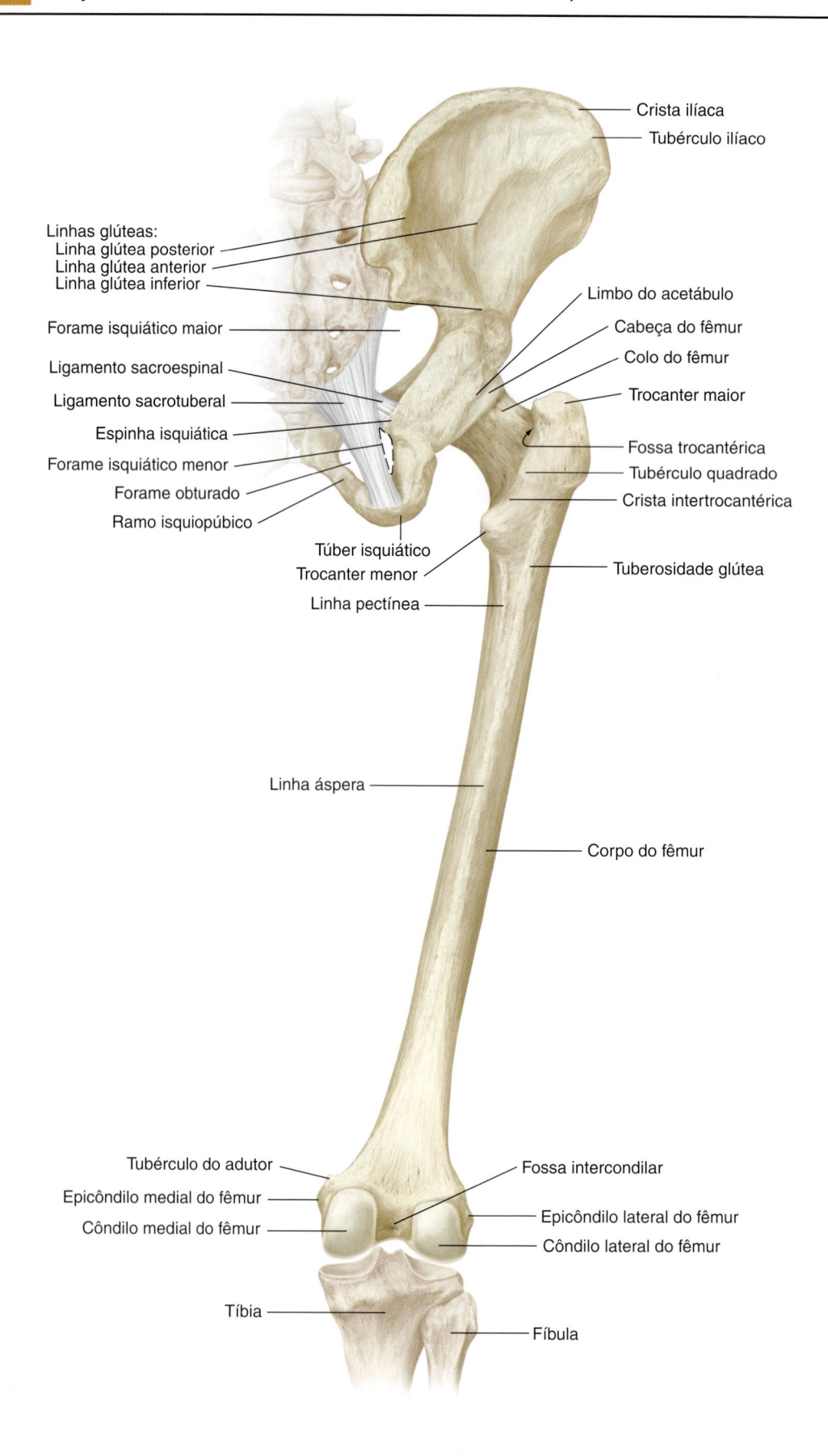

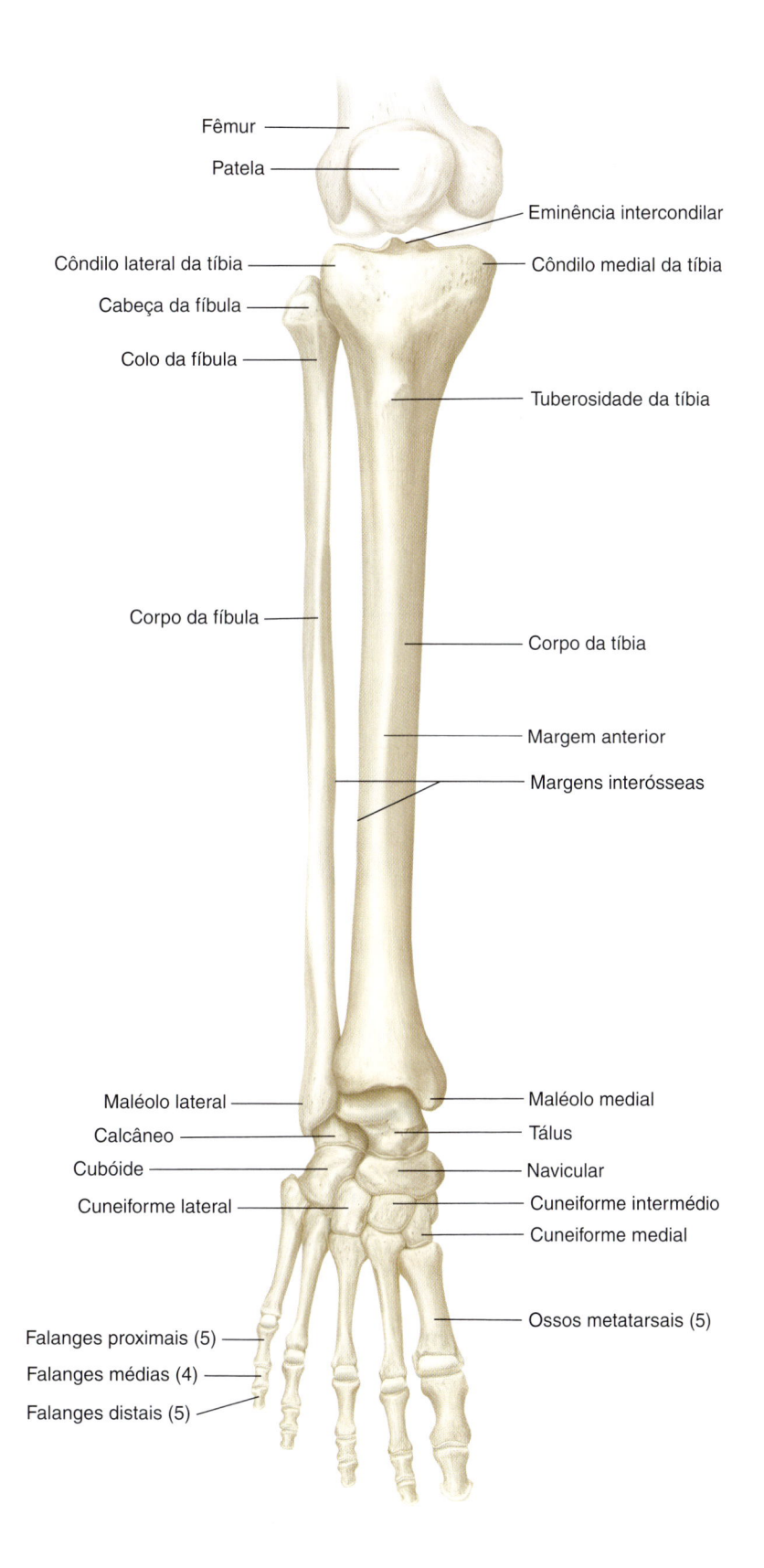

Esqueleto da Parte Distal do Membro Inferior, Vista Anterior

LÂMINA 3-08

- Fêmur
- Patela
- Eminência intercondilar
- Côndilo lateral da tíbia
- Côndilo medial da tíbia
- Cabeça da fíbula
- Colo da fíbula
- Tuberosidade da tíbia
- Corpo da fíbula
- Corpo da tíbia
- Margem anterior
- Margens interósseas
- Maléolo lateral
- Maléolo medial
- Calcâneo
- Tálus
- Cubóide
- Navicular
- Cuneiforme lateral
- Cuneiforme intermédio
- Cuneiforme medial
- Ossos metatarsais (5)
- Falanges proximais (5)
- Falanges médias (4)
- Falanges distais (5)

LÂMINA 3-09 — Esqueleto da Parte Distal do Membro Inferior, Vista Posterior

- Fêmur
- Eminência intercondilar
- Côndilo medial da tíbia
- Côndilo lateral da tíbia
- Cabeça da fíbula
- Colo da fíbula
- Linha para o músculo sóleo
- Corpo da tíbia
- Corpo da fíbula
- Margens interósseas
- Maléolo medial
- Maléolo lateral
- Tálus
- Calcâneo
- Navicular
- Cubóide
- Cuneiforme medial
- Cuneiforme intermédio
- Cuneiforme lateral
- Ossos metatarsais (5)
- Falanges proximais (5)
- Falanges médias (4)
- Falanges distais (5)

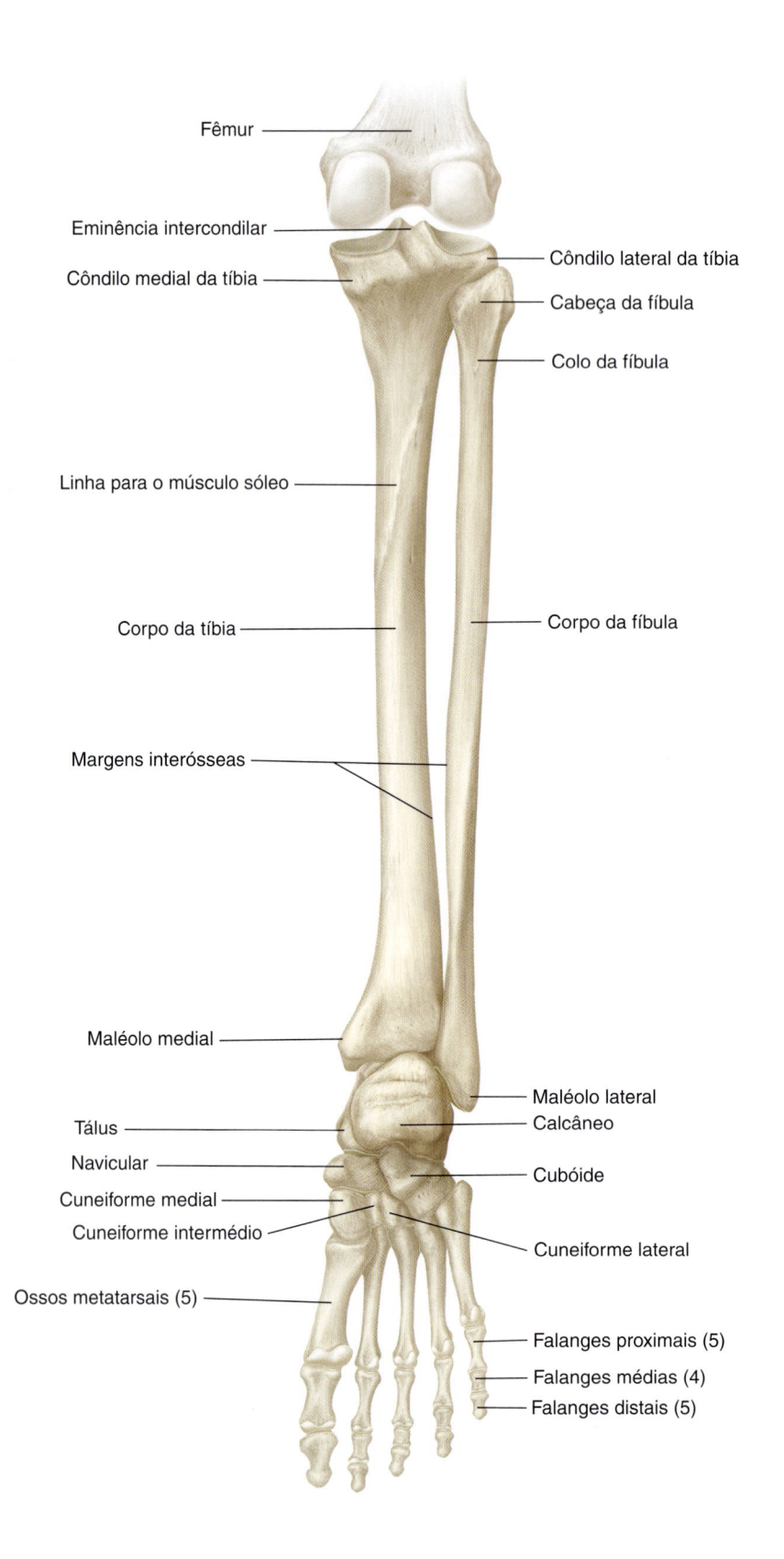

Capítulo 3
PÁGINA 94 — Atlas de Anatomia Humana

Radiografias do Membro Inferior   LÂMINA 3-10

A. Articulação do quadril, vista anterior

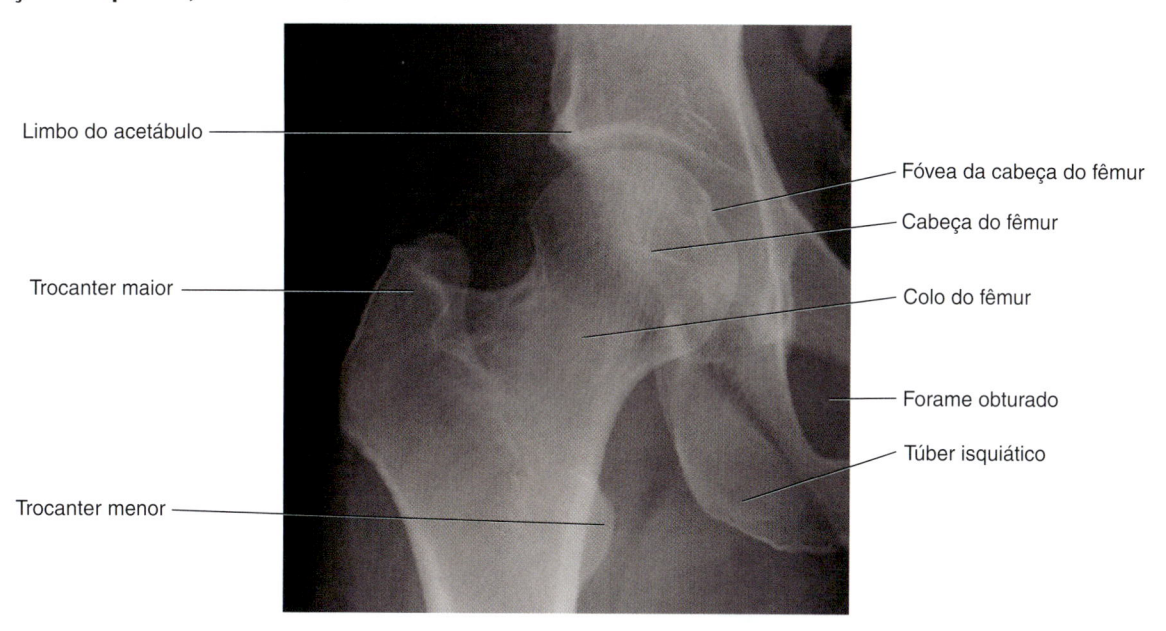

- Limbo do acetábulo
- Trocanter maior
- Trocanter menor
- Fóvea da cabeça do fêmur
- Cabeça do fêmur
- Colo do fêmur
- Forame obturado
- Túber isquiático

B. Articulação do joelho, vista anterior

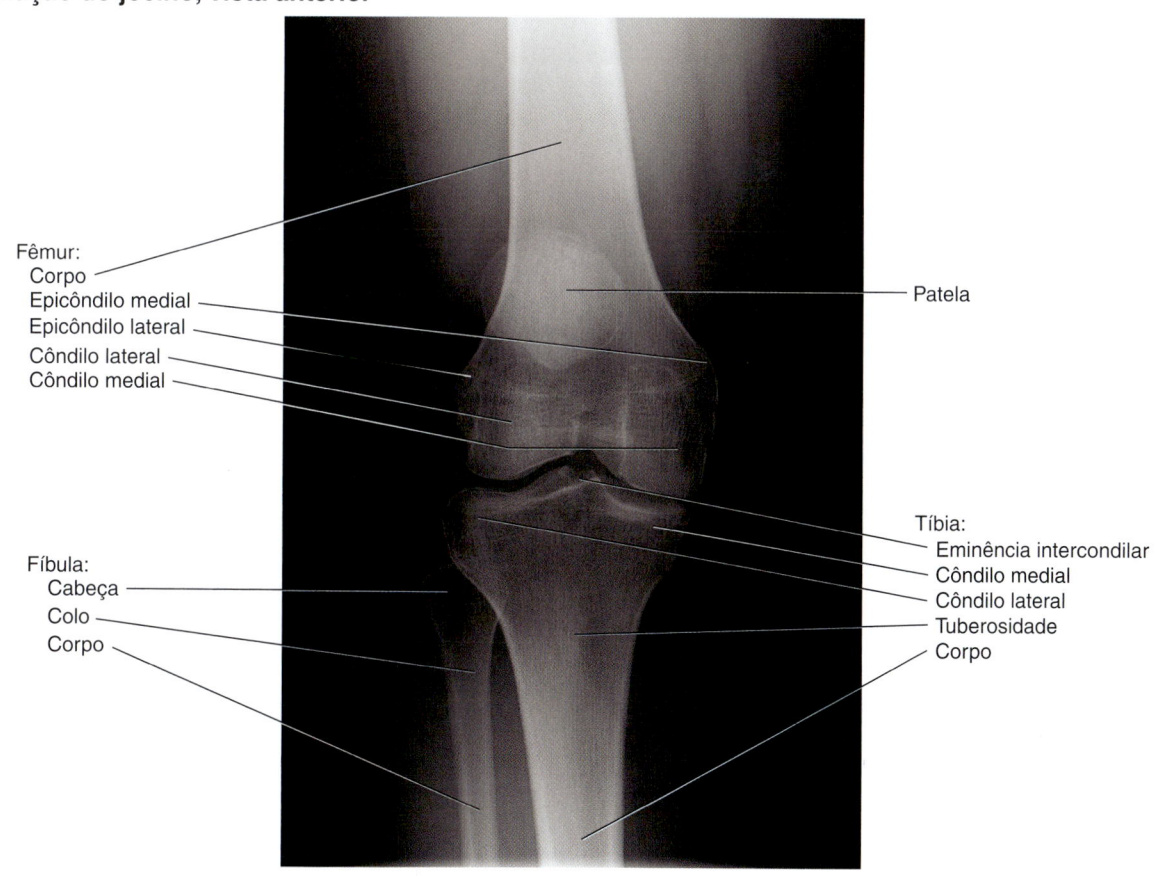

- Fêmur:
  - Corpo
  - Epicôndilo medial
  - Epicôndilo lateral
  - Côndilo lateral
  - Côndilo medial
- Fíbula:
  - Cabeça
  - Colo
  - Corpo
- Patela
- Tíbia:
  - Eminência intercondilar
  - Côndilo medial
  - Côndilo lateral
  - Tuberosidade
  - Corpo

Capítulo 3
Atlas de Anatomia Humana

LÂMINA 3-11 Radiografias do Pé e da Articulação Talocrural

A. Vista anterior

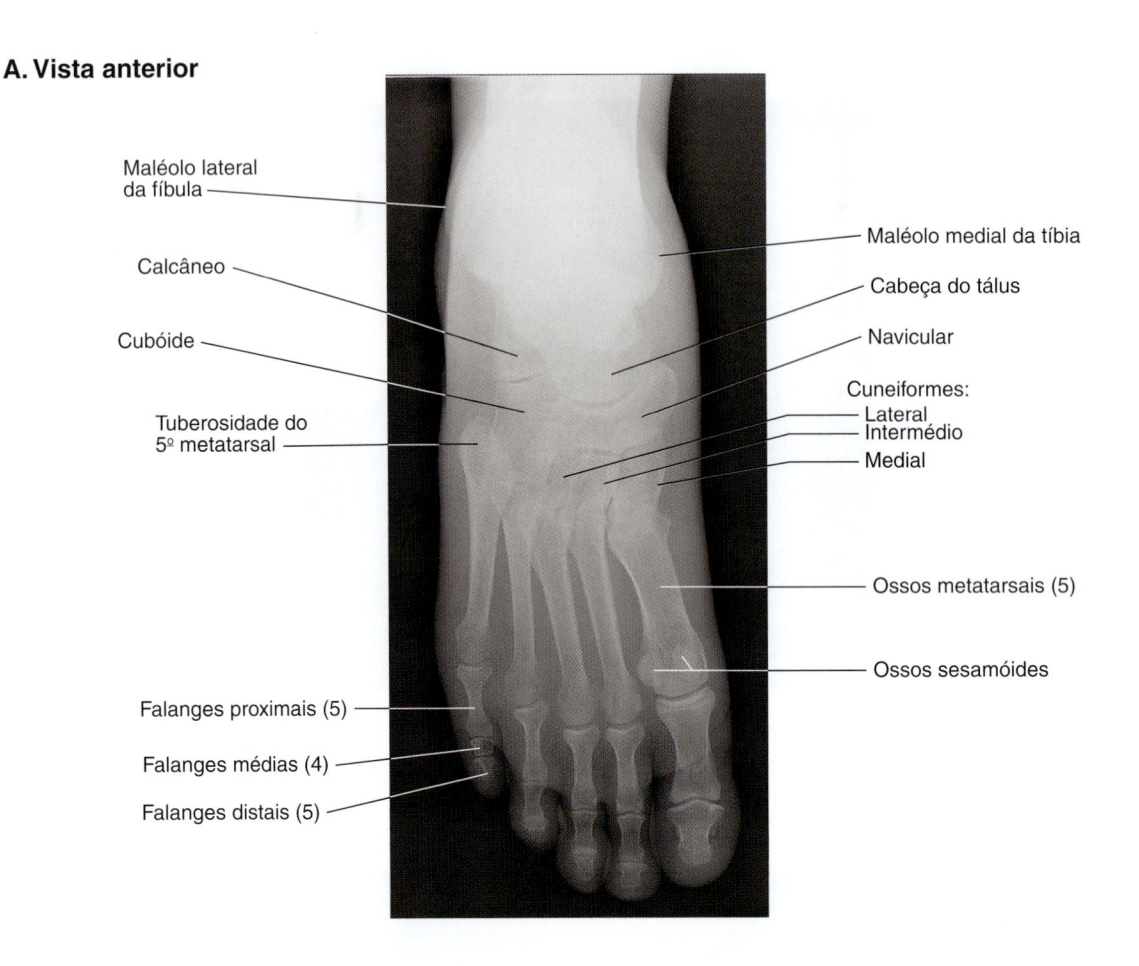

- Maléolo lateral da fíbula
- Calcâneo
- Cubóide
- Tuberosidade do 5º metatarsal
- Falanges proximais (5)
- Falanges médias (4)
- Falanges distais (5)
- Maléolo medial da tíbia
- Cabeça do tálus
- Navicular
- Cuneiformes:
  - Lateral
  - Intermédio
  - Medial
- Ossos metatarsais (5)
- Ossos sesamóides

B. Vista lateral

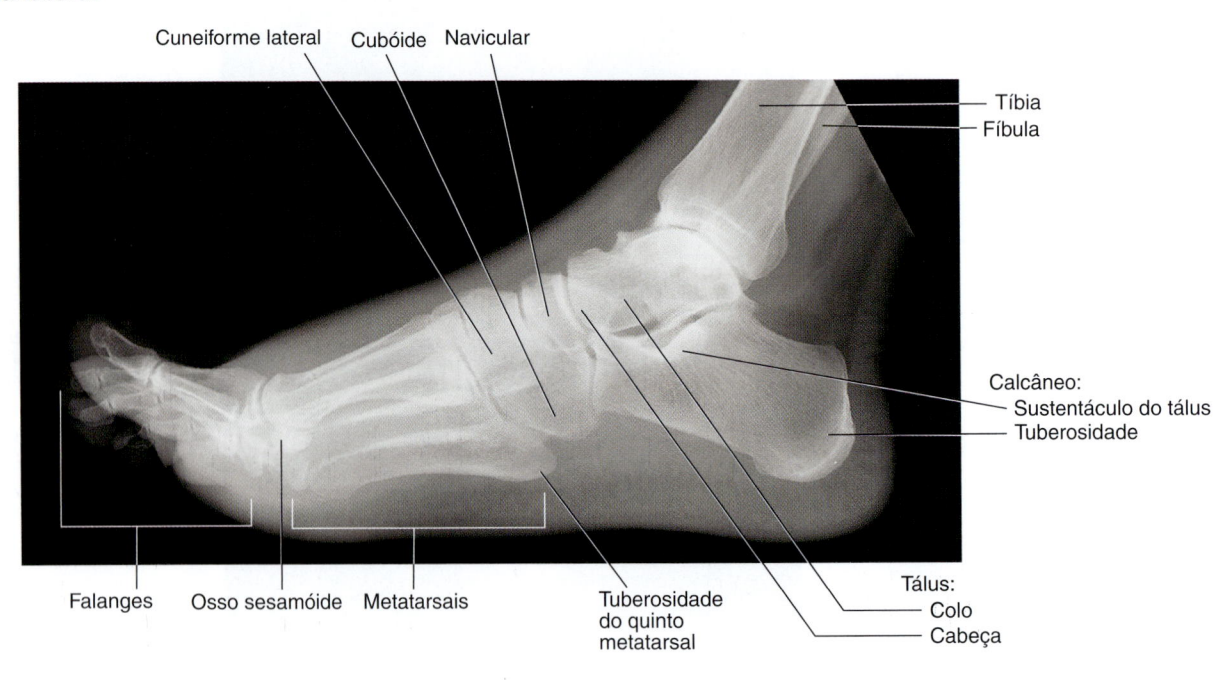

- Cuneiforme lateral
- Cubóide
- Navicular
- Tíbia
- Fíbula
- Calcâneo:
  - Sustentáculo do tálus
  - Tuberosidade
- Tálus:
  - Colo
  - Cabeça
- Falanges
- Osso sesamóide
- Metatarsais
- Tuberosidade do quinto metatarsal

Capítulo 3
Atlas de Anatomia Humana

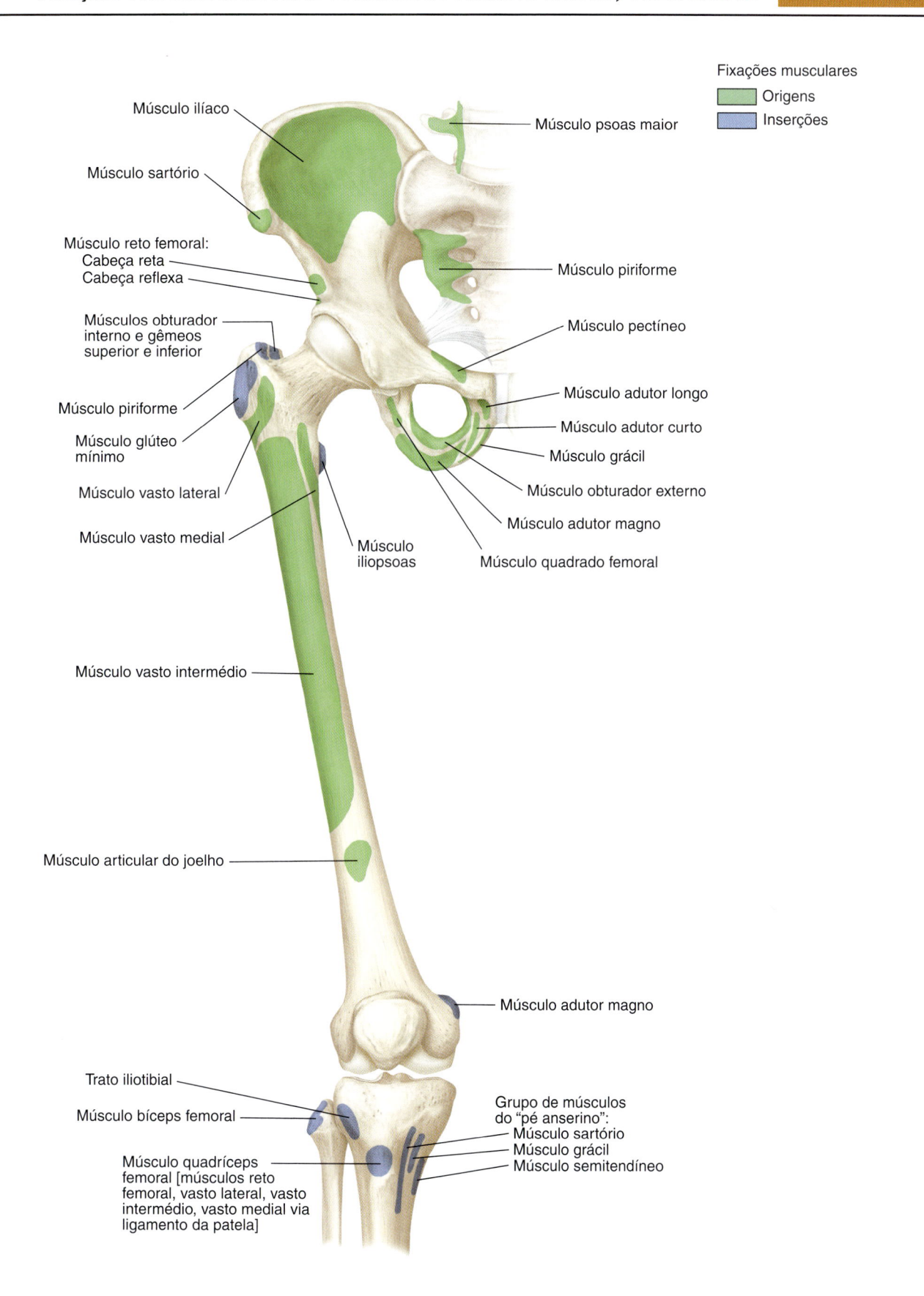

Fixações Musculares na Parte Proximal do Membro Inferior, Vista Anterior

LÂMINA 3-12

Fixações musculares
- Origens (verde)
- Inserções (azul)

- Músculo ilíaco
- Músculo sartório
- Músculo reto femoral:
  - Cabeça reta
  - Cabeça reflexa
- Músculos obturador interno e gêmeos superior e inferior
- Músculo piriforme
- Músculo glúteo mínimo
- Músculo vasto lateral
- Músculo vasto medial
- Músculo vasto intermédio
- Músculo articular do joelho
- Trato iliotibial
- Músculo bíceps femoral
- Músculo quadríceps femoral [músculos reto femoral, vasto lateral, vasto intermédio, vasto medial via ligamento da patela]
- Músculo psoas maior
- Músculo piriforme
- Músculo pectíneo
- Músculo adutor longo
- Músculo adutor curto
- Músculo grácil
- Músculo obturador externo
- Músculo adutor magno
- Músculo iliopsoas
- Músculo quadrado femoral
- Músculo adutor magno
- Grupo de músculos do "pé anserino":
  - Músculo sartório
  - Músculo grácil
  - Músculo semitendíneo

Capítulo 3
Atlas de Anatomia Humana | PÁGINA 97

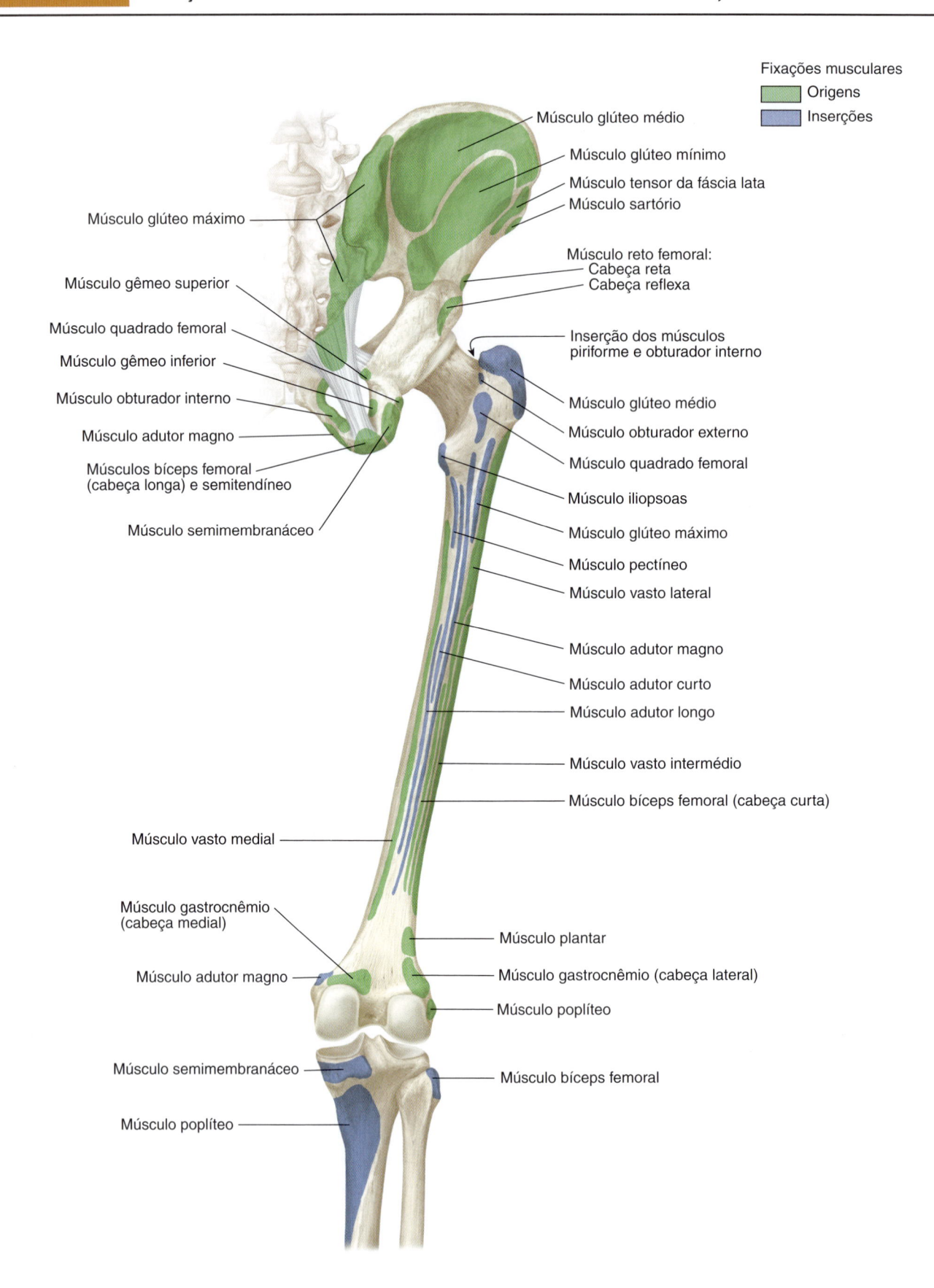

LÂMINA 3-13 — Fixações Musculares na Parte Proximal do Membro Inferior, Vista Posterior

Fixações musculares
- Origens
- Inserções

- Músculo glúteo médio
- Músculo glúteo mínimo
- Músculo tensor da fáscia lata
- Músculo sartório
- Músculo glúteo máximo
- Músculo gêmeo superior
- Músculo quadrado femoral
- Músculo gêmeo inferior
- Músculo obturador interno
- Músculo adutor magno
- Músculos bíceps femoral (cabeça longa) e semitendíneo
- Músculo semimembranáceo
- Músculo reto femoral:
  - Cabeça reta
  - Cabeça reflexa
- Inserção dos músculos piriforme e obturador interno
- Músculo glúteo médio
- Músculo obturador externo
- Músculo quadrado femoral
- Músculo iliopsoas
- Músculo glúteo máximo
- Músculo pectíneo
- Músculo vasto lateral
- Músculo adutor magno
- Músculo adutor curto
- Músculo adutor longo
- Músculo vasto intermédio
- Músculo bíceps femoral (cabeça curta)
- Músculo vasto medial
- Músculo gastrocnêmio (cabeça medial)
- Músculo adutor magno
- Músculo plantar
- Músculo gastrocnêmio (cabeça lateral)
- Músculo poplíteo
- Músculo semimembranáceo
- Músculo bíceps femoral
- Músculo poplíteo

Capítulo 3 — Atlas de Anatomia Humana

Plexo Lombar LÂMINA 3-14

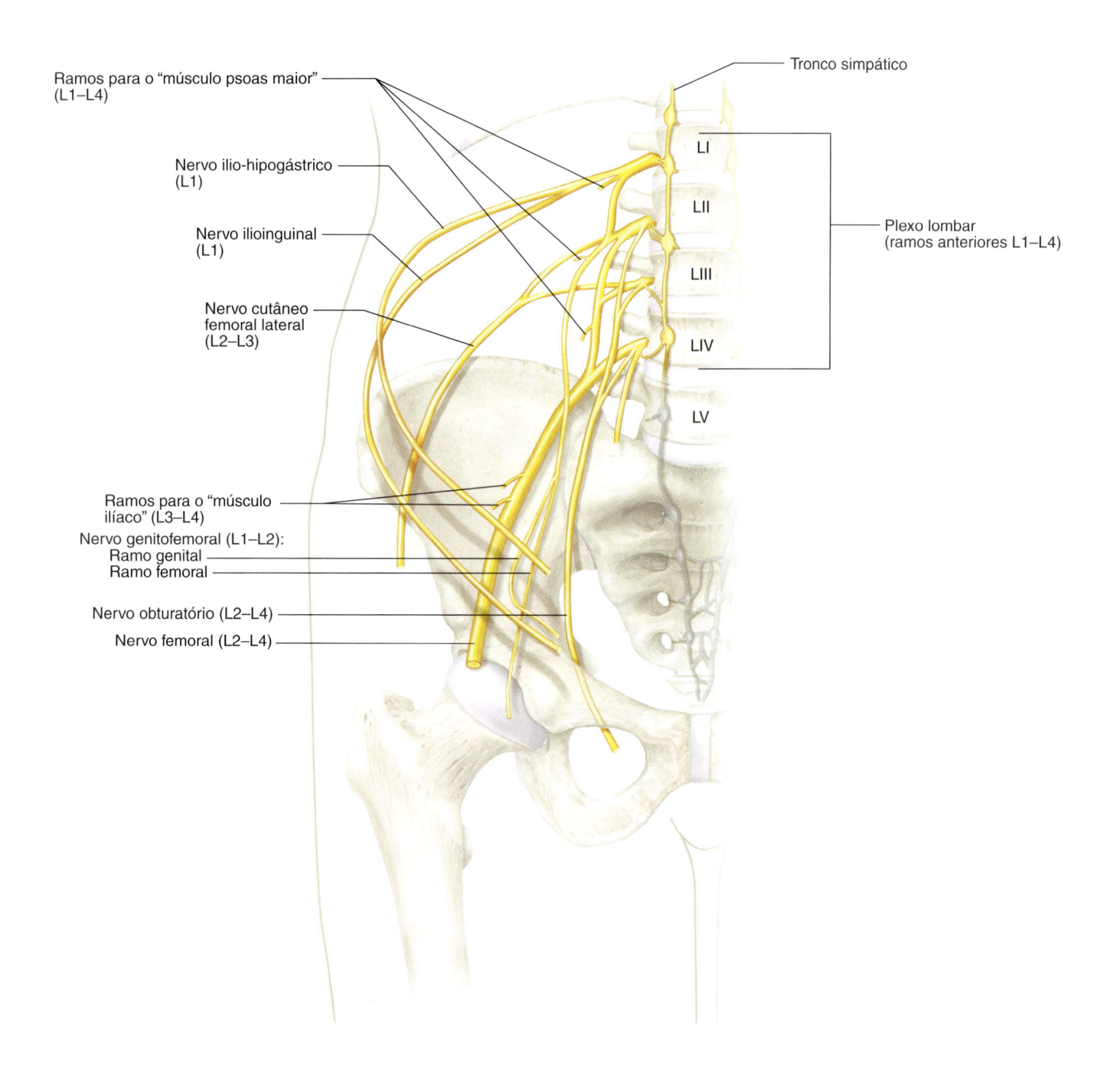

Ramos para o "músculo psoas maior" (L1–L4)

Nervo ilio-hipogástrico (L1)

Nervo ilioinguinal (L1)

Nervo cutâneo femoral lateral (L2–L3)

Ramos para o "músculo ilíaco" (L3–L4)

Nervo genitofemoral (L1–L2):
  Ramo genital
  Ramo femoral

Nervo obturatório (L2–L4)

Nervo femoral (L2–L4)

Tronco simpático

LI
LII
LIII
LIV
LV

Plexo lombar (ramos anteriores L1–L4)

LÂMINA 3-15 — Organização Compartimental da Coxa

A. Orientação

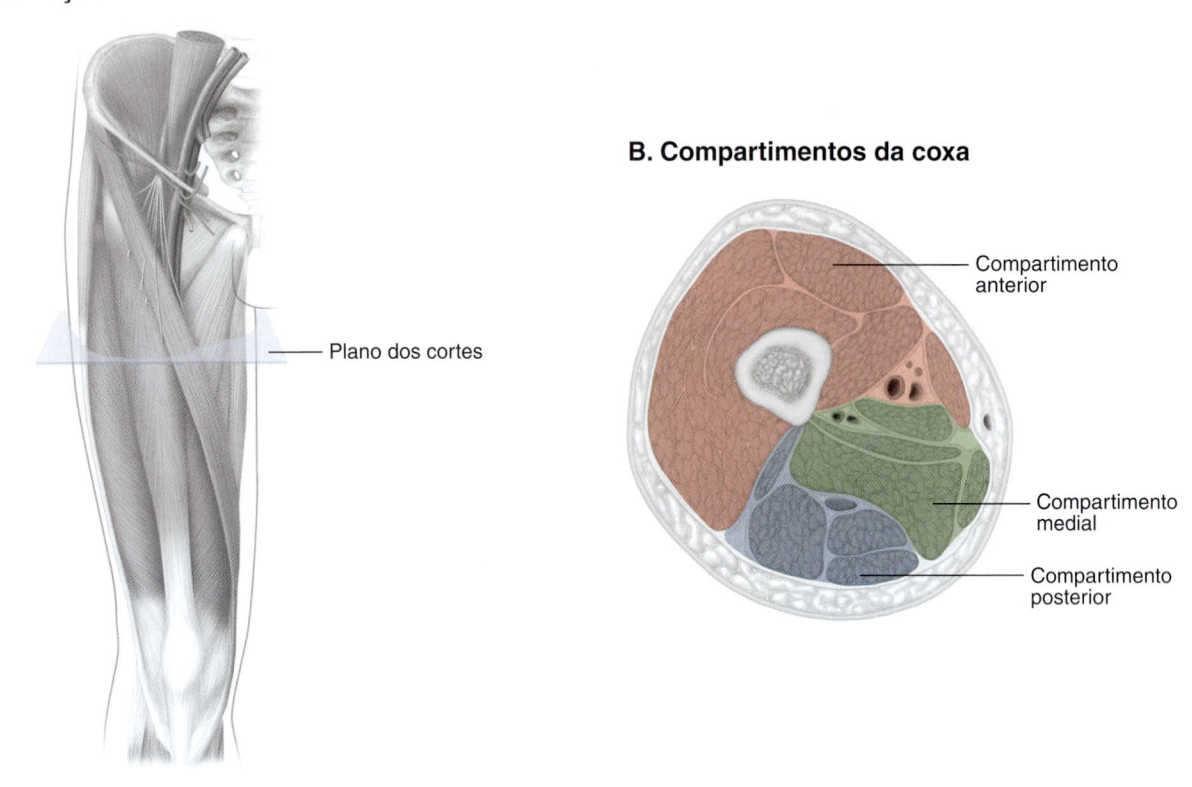

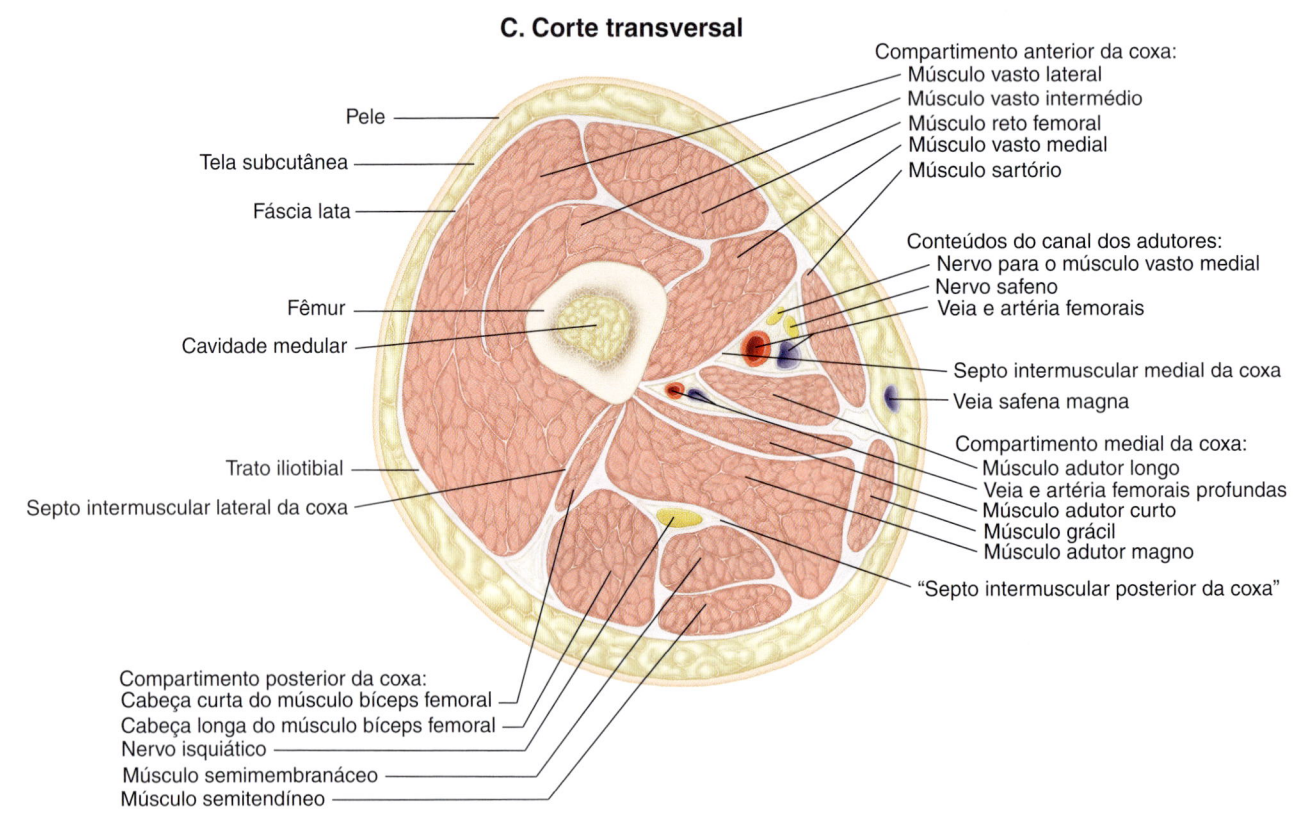

Plano dos cortes

B. Compartimentos da coxa

- Compartimento anterior
- Compartimento medial
- Compartimento posterior

C. Corte transversal

- Pele
- Tela subcutânea
- Fáscia lata
- Fêmur
- Cavidade medular
- Trato iliotibial
- Septo intermuscular lateral da coxa

Compartimento anterior da coxa:
- Músculo vasto lateral
- Músculo vasto intermédio
- Músculo reto femoral
- Músculo vasto medial
- Músculo sartório

Conteúdos do canal dos adutores:
- Nervo para o músculo vasto medial
- Nervo safeno
- Veia e artéria femorais

- Septo intermuscular medial da coxa
- Veia safena magna

Compartimento medial da coxa:
- Músculo adutor longo
- Veia e artéria femorais profundas
- Músculo adutor curto
- Músculo grácil
- Músculo adutor magno

- "Septo intermuscular posterior da coxa"

Compartimento posterior da coxa:
- Cabeça curta do músculo bíceps femoral
- Cabeça longa do músculo bíceps femoral
- Nervo isquiático
- Músculo semimembranáceo
- Músculo semitendíneo

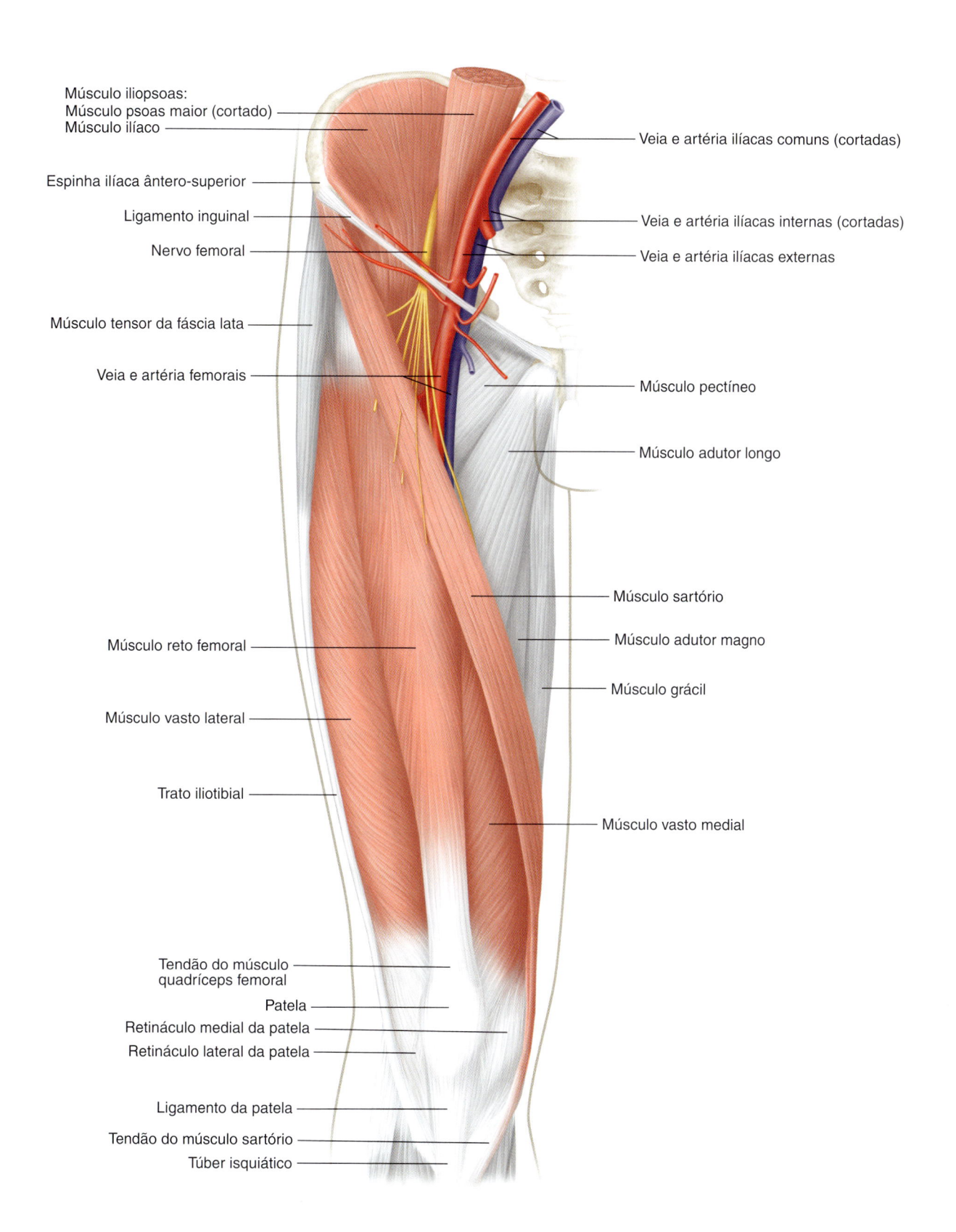

Músculos da Parte Anterior da Coxa, Dissecação Superficial

LÂMINA 3-16

- Músculo iliopsoas:
  - Músculo psoas maior (cortado)
  - Músculo ilíaco
- Veia e artéria ilíacas comuns (cortadas)
- Espinha ilíaca ântero-superior
- Ligamento inguinal
- Veia e artéria ilíacas internas (cortadas)
- Nervo femoral
- Veia e artéria ilíacas externas
- Músculo tensor da fáscia lata
- Veia e artéria femorais
- Músculo pectíneo
- Músculo adutor longo
- Músculo sartório
- Músculo reto femoral
- Músculo adutor magno
- Músculo grácil
- Músculo vasto lateral
- Trato iliotibial
- Músculo vasto medial
- Tendão do músculo quadríceps femoral
- Patela
- Retináculo medial da patela
- Retináculo lateral da patela
- Ligamento da patela
- Tendão do músculo sartório
- Túber isquiático

Capítulo 3
Atlas de Anatomia Humana | PÁGINA 101

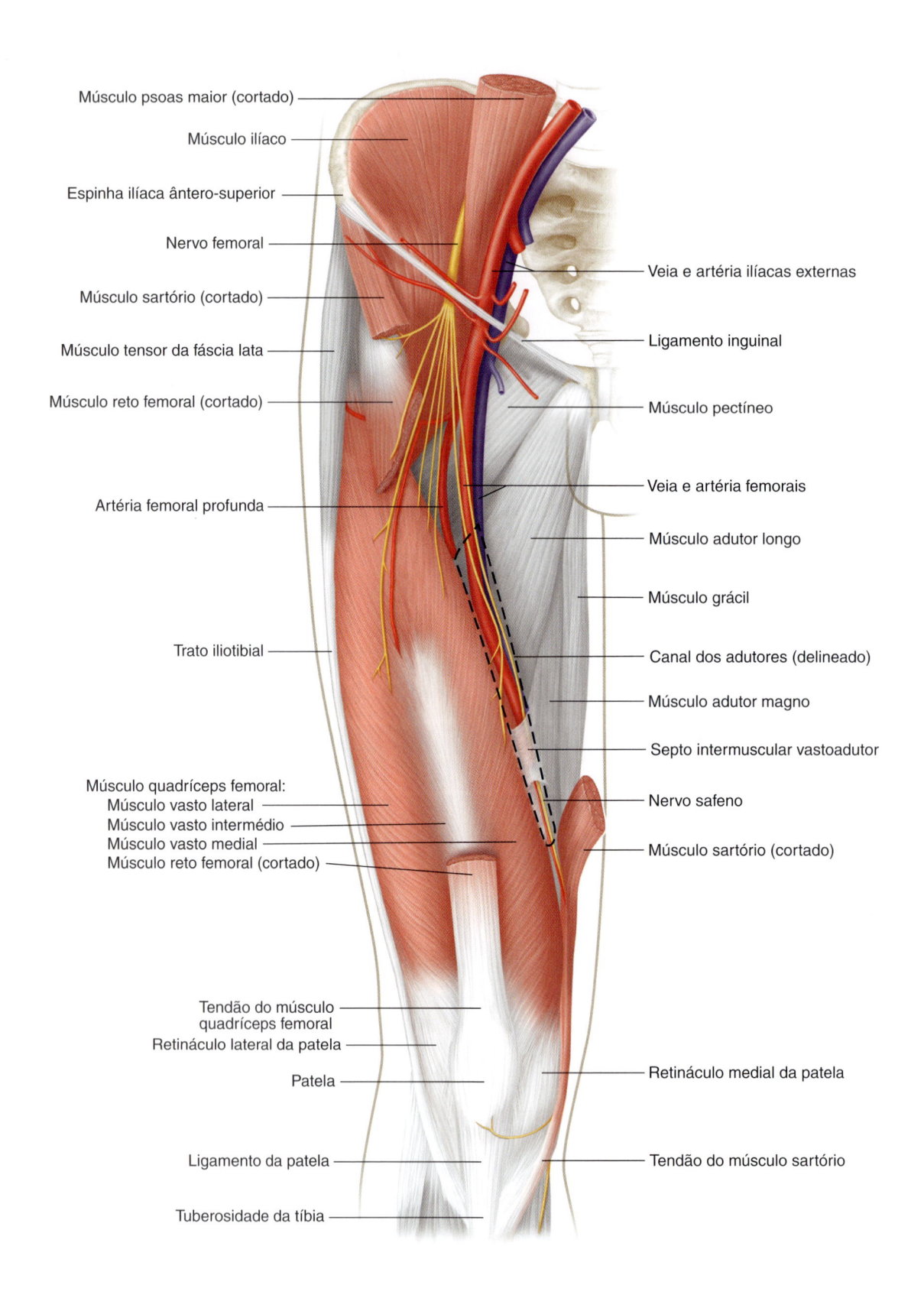

LÂMINA 3-17 — Músculos da Parte Anterior da Coxa, Dissecação Profunda

- Músculo psoas maior (cortado)
- Músculo ilíaco
- Espinha ilíaca ântero-superior
- Nervo femoral
- Músculo sartório (cortado)
- Músculo tensor da fáscia lata
- Músculo reto femoral (cortado)
- Artéria femoral profunda
- Trato iliotibial
- Músculo quadríceps femoral:
  - Músculo vasto lateral
  - Músculo vasto intermédio
  - Músculo vasto medial
  - Músculo reto femoral (cortado)
- Tendão do músculo quadríceps femoral
- Retináculo lateral da patela
- Patela
- Ligamento da patela
- Tuberosidade da tíbia

- Veia e artéria ilíacas externas
- Ligamento inguinal
- Músculo pectíneo
- Veia e artéria femorais
- Músculo adutor longo
- Músculo grácil
- Canal dos adutores (delineado)
- Músculo adutor magno
- Septo intermuscular vastoadutor
- Nervo safeno
- Músculo sartório (cortado)
- Retináculo medial da patela
- Tendão do músculo sartório

Capítulo 3
PÁGINA 102 | Atlas de Anatomia Humana

Trígono Femoral — LÂMINA 3-18

A. Vista anterior

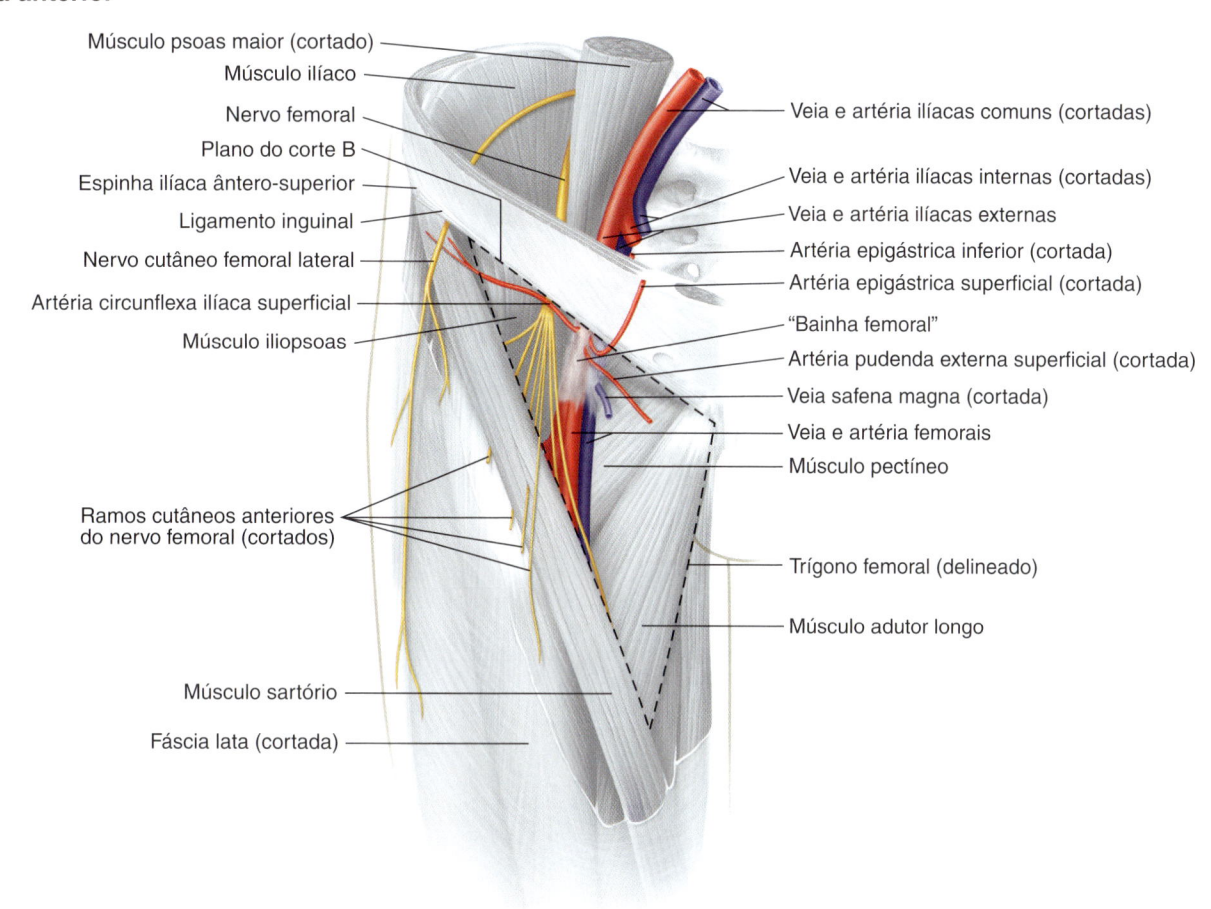

- Músculo psoas maior (cortado)
- Músculo ilíaco
- Nervo femoral
- Plano do corte B
- Espinha ilíaca ântero-superior
- Ligamento inguinal
- Nervo cutâneo femoral lateral
- Artéria circunflexa ilíaca superficial
- Músculo iliopsoas
- Ramos cutâneos anteriores do nervo femoral (cortados)
- Músculo sartório
- Fáscia lata (cortada)
- Veia e artéria ilíacas comuns (cortadas)
- Veia e artéria ilíacas internas (cortadas)
- Veia e artéria ilíacas externas
- Artéria epigástrica inferior (cortada)
- Artéria epigástrica superficial (cortada)
- "Bainha femoral"
- Artéria pudenda externa superficial (cortada)
- Veia safena magna (cortada)
- Veia e artéria femorais
- Músculo pectíneo
- Trígono femoral (delineado)
- Músculo adutor longo

B. Corte através da bainha femoral

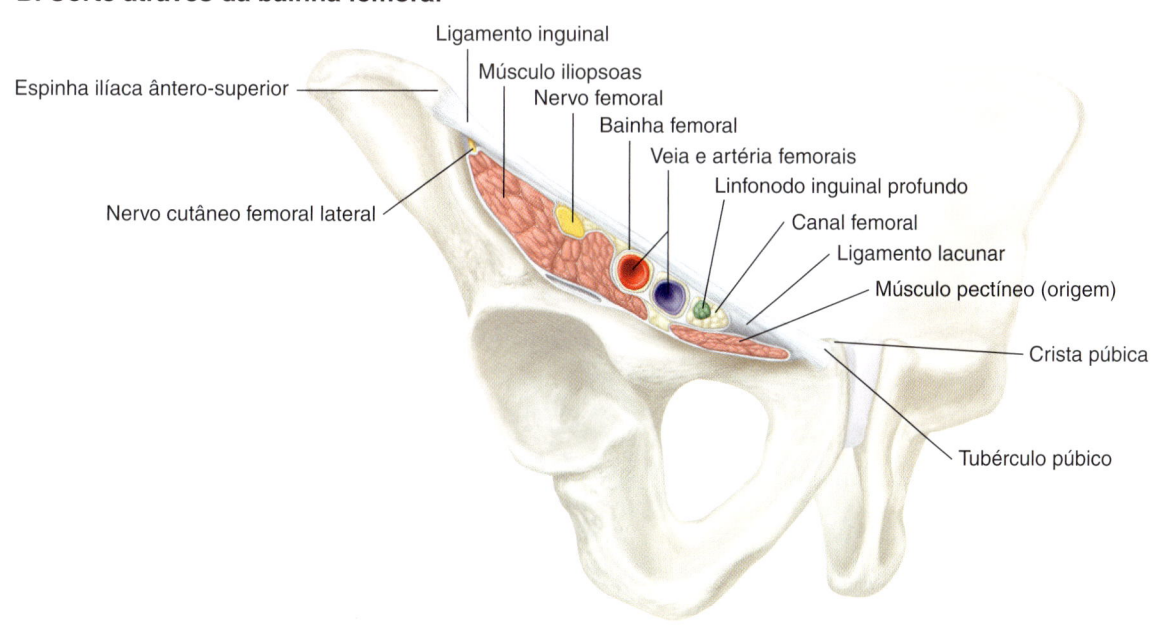

- Espinha ilíaca ântero-superior
- Nervo cutâneo femoral lateral
- Ligamento inguinal
- Músculo iliopsoas
- Nervo femoral
- Bainha femoral
- Veia e artéria femorais
- Linfonodo inguinal profundo
- Canal femoral
- Ligamento lacunar
- Músculo pectíneo (origem)
- Crista púbica
- Tubérculo púbico

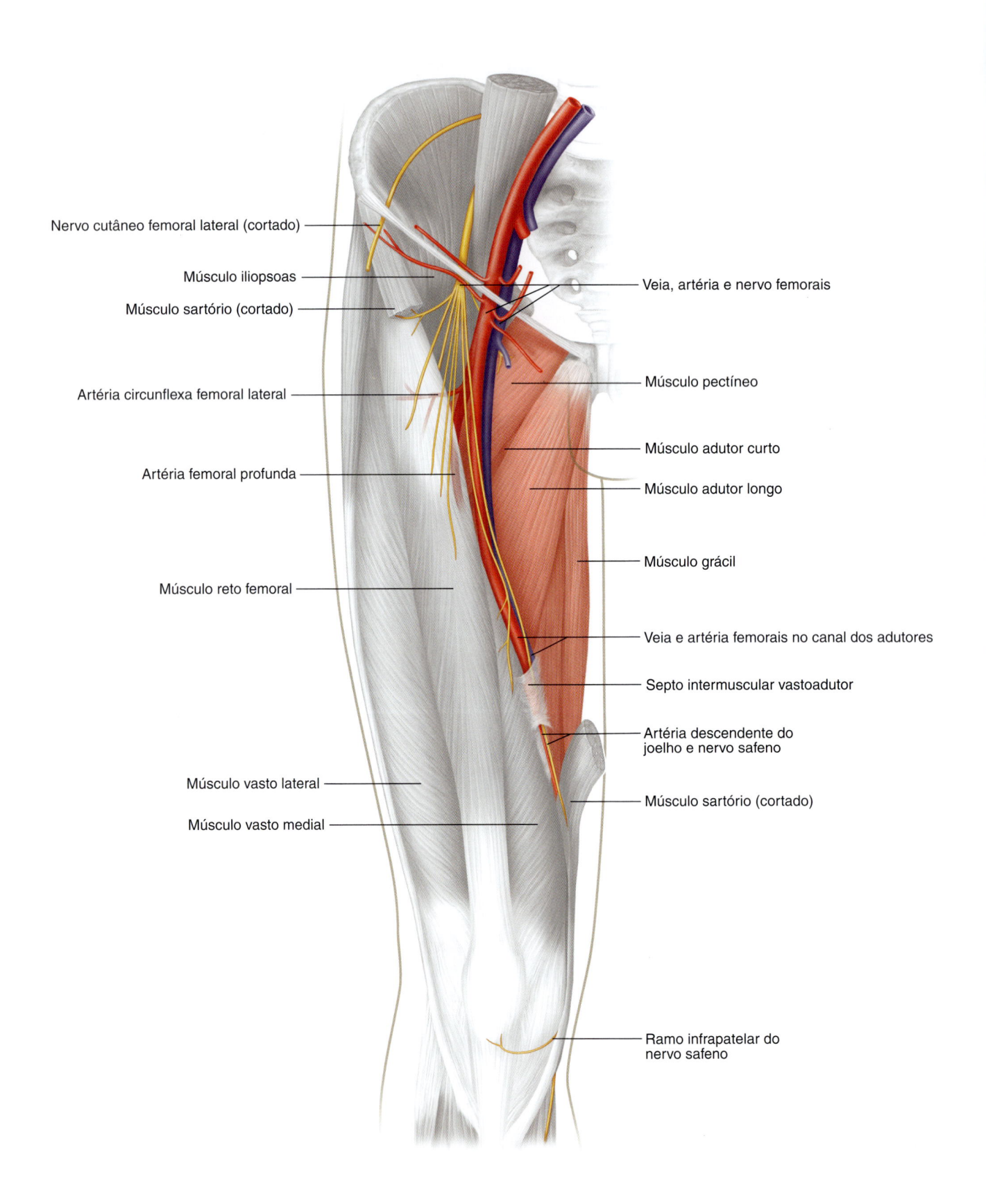

LÂMINA 3-19 — Músculos da Parte Medial da Coxa, Dissecação Superficial

- Nervo cutâneo femoral lateral (cortado)
- Músculo iliopsoas
- Músculo sartório (cortado)
- Artéria circunflexa femoral lateral
- Artéria femoral profunda
- Músculo reto femoral
- Músculo vasto lateral
- Músculo vasto medial
- Veia, artéria e nervo femorais
- Músculo pectíneo
- Músculo adutor curto
- Músculo adutor longo
- Músculo grácil
- Veia e artéria femorais no canal dos adutores
- Septo intermuscular vastoadutor
- Artéria descendente do joelho e nervo safeno
- Músculo sartório (cortado)
- Ramo infrapatelar do nervo safeno

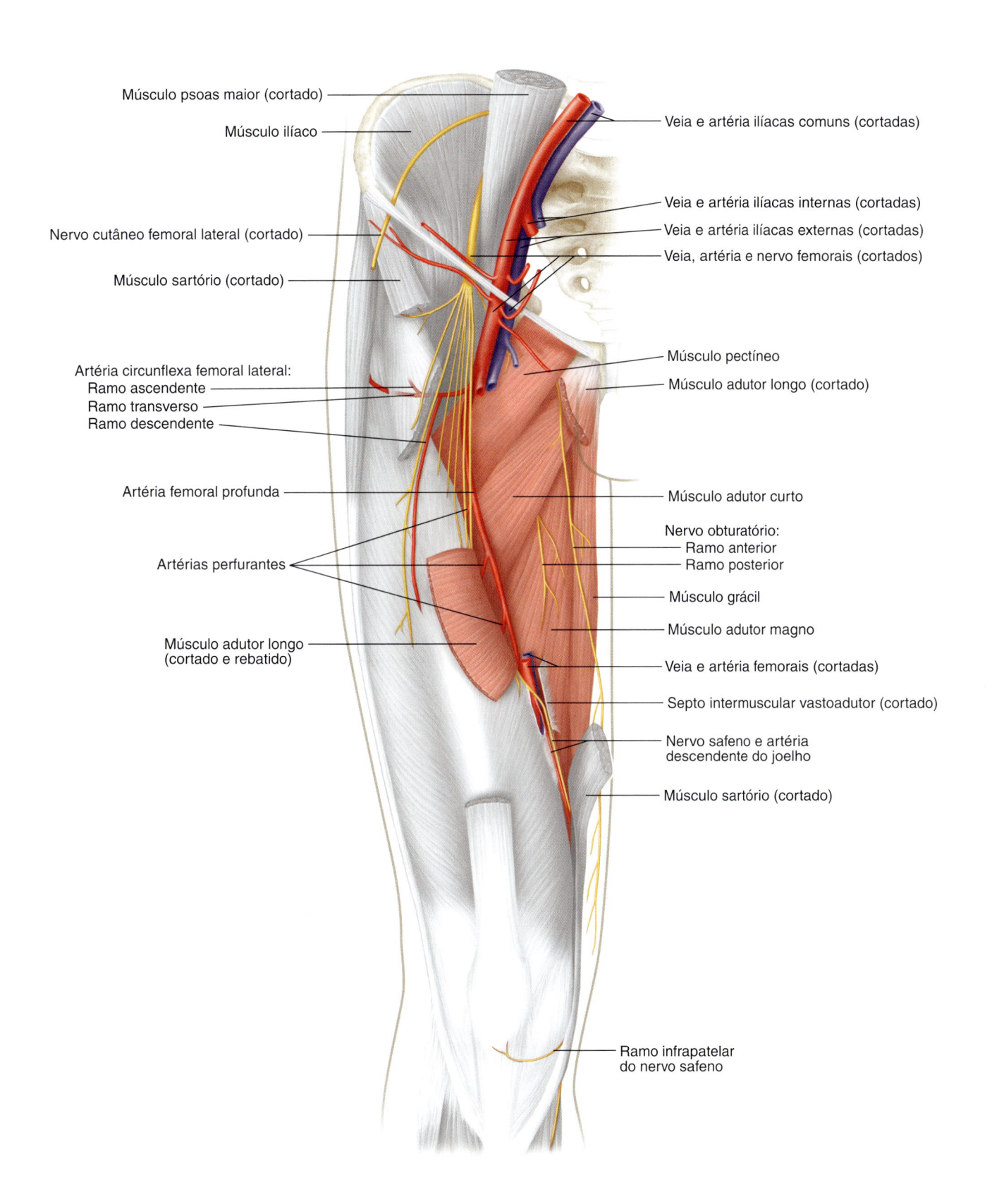

Músculos da Parte Medial da Coxa, Dissecação Intermediária

LÂMINA 3-20

- Músculo psoas maior (cortado)
- Músculo ilíaco
- Veia e artéria ilíacas comuns (cortadas)
- Veia e artéria ilíacas internas (cortadas)
- Nervo cutâneo femoral lateral (cortado)
- Veia e artéria ilíacas externas (cortadas)
- Músculo sartório (cortado)
- Veia, artéria e nervo femorais (cortados)
- Artéria circunflexa femoral lateral:
  - Ramo ascendente
  - Ramo transverso
  - Ramo descendente
- Músculo pectíneo
- Músculo adutor longo (cortado)
- Artéria femoral profunda
- Músculo adutor curto
- Nervo obturatório:
  - Ramo anterior
  - Ramo posterior
- Artérias perfurantes
- Músculo grácil
- Músculo adutor magno
- Músculo adutor longo (cortado e rebatido)
- Veia e artéria femorais (cortadas)
- Septo intermuscular vastoadutor (cortado)
- Nervo safeno e artéria descendente do joelho
- Músculo sartório (cortado)
- Ramo infrapatelar do nervo safeno

Capítulo 3
Atlas de Anatomia Humana | PÁGINA 105

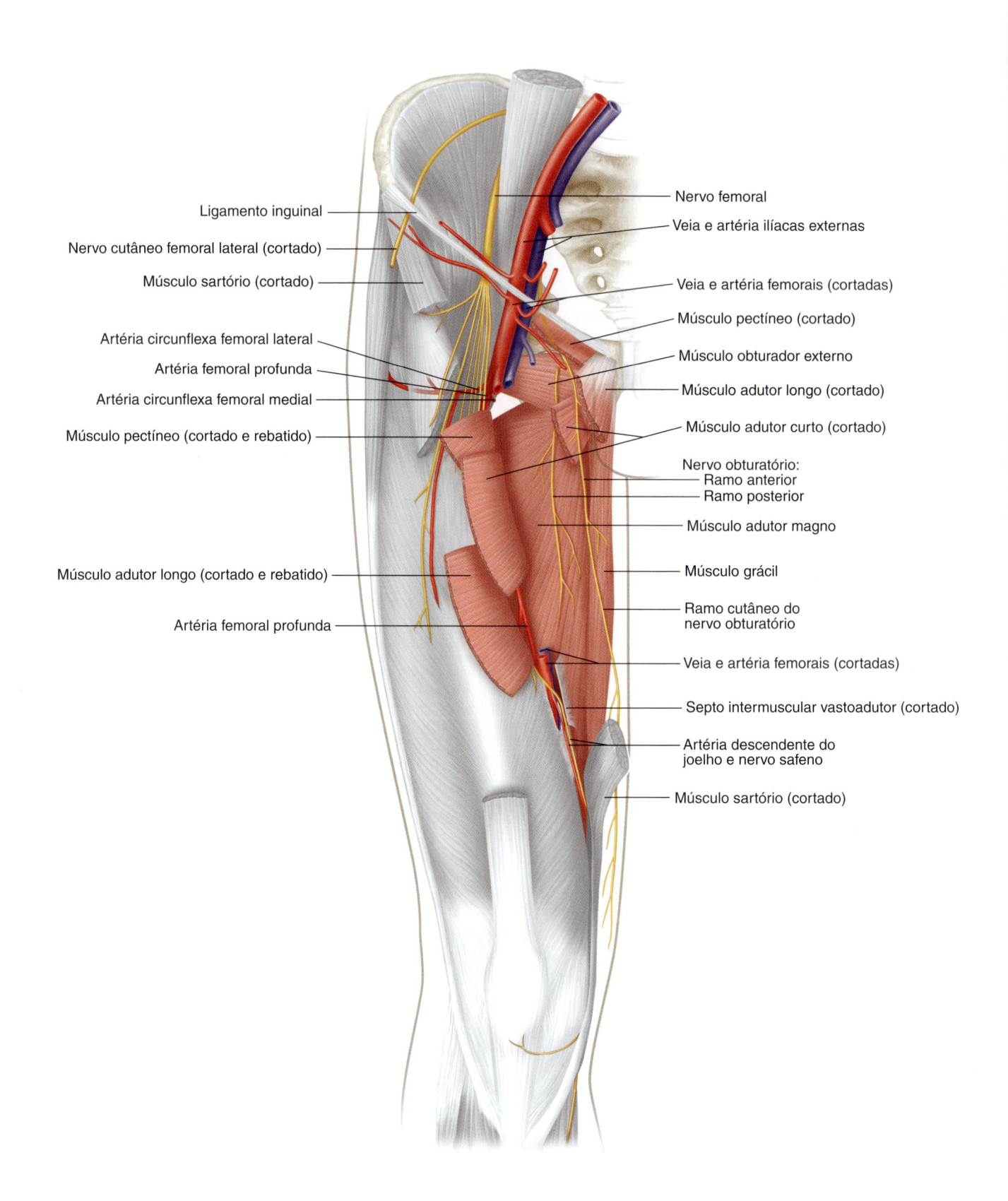

LÂMINA 3-21 — Músculos da Parte Medial da Coxa, Dissecação Profunda

- Ligamento inguinal
- Nervo cutâneo femoral lateral (cortado)
- Músculo sartório (cortado)
- Artéria circunflexa femoral lateral
- Artéria femoral profunda
- Artéria circunflexa femoral medial
- Músculo pectíneo (cortado e rebatido)
- Músculo adutor longo (cortado e rebatido)
- Artéria femoral profunda

- Nervo femoral
- Veia e artéria ilíacas externas
- Veia e artéria femorais (cortadas)
- Músculo pectíneo (cortado)
- Músculo obturador externo
- Músculo adutor longo (cortado)
- Músculo adutor curto (cortado)
- Nervo obturatório:
  - Ramo anterior
  - Ramo posterior
- Músculo adutor magno
- Músculo grácil
- Ramo cutâneo do nervo obturatório
- Veia e artéria femorais (cortadas)
- Septo intermuscular vastoadutor (cortado)
- Artéria descendente do joelho e nervo safeno
- Músculo sartório (cortado)

Capítulo 3 — Atlas de Anatomia Humana

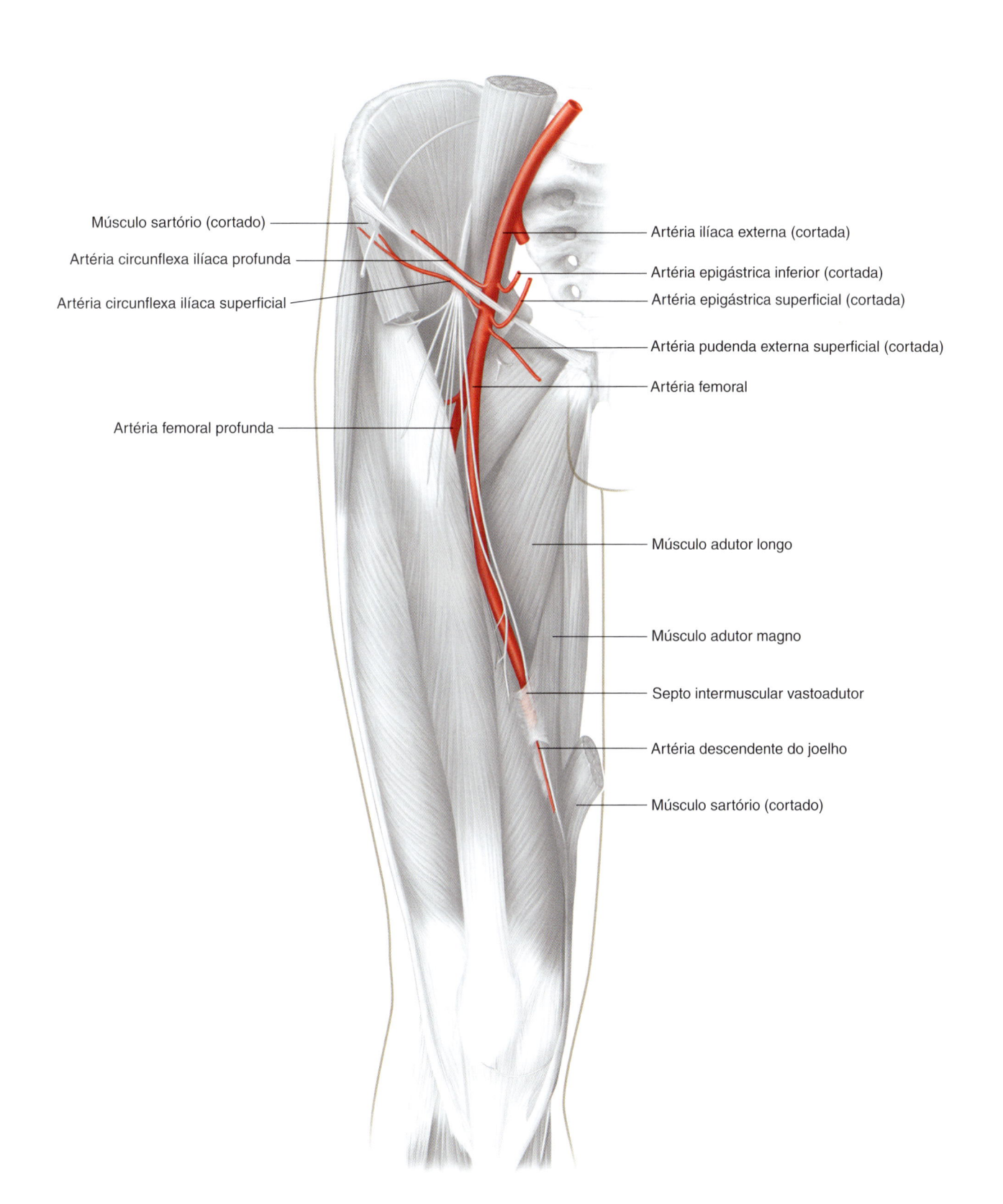

Artérias das Partes Anterior e Medial da Coxa, Dissecação Superficial

LÂMINA 3-22

- Músculo sartório (cortado)
- Artéria circunflexa ilíaca profunda
- Artéria circunflexa ilíaca superficial
- Artéria femoral profunda
- Artéria ilíaca externa (cortada)
- Artéria epigástrica inferior (cortada)
- Artéria epigástrica superficial (cortada)
- Artéria pudenda externa superficial (cortada)
- Artéria femoral
- Músculo adutor longo
- Músculo adutor magno
- Septo intermuscular vastoadutor
- Artéria descendente do joelho
- Músculo sartório (cortado)

Capítulo 3
Atlas de Anatomia Humana

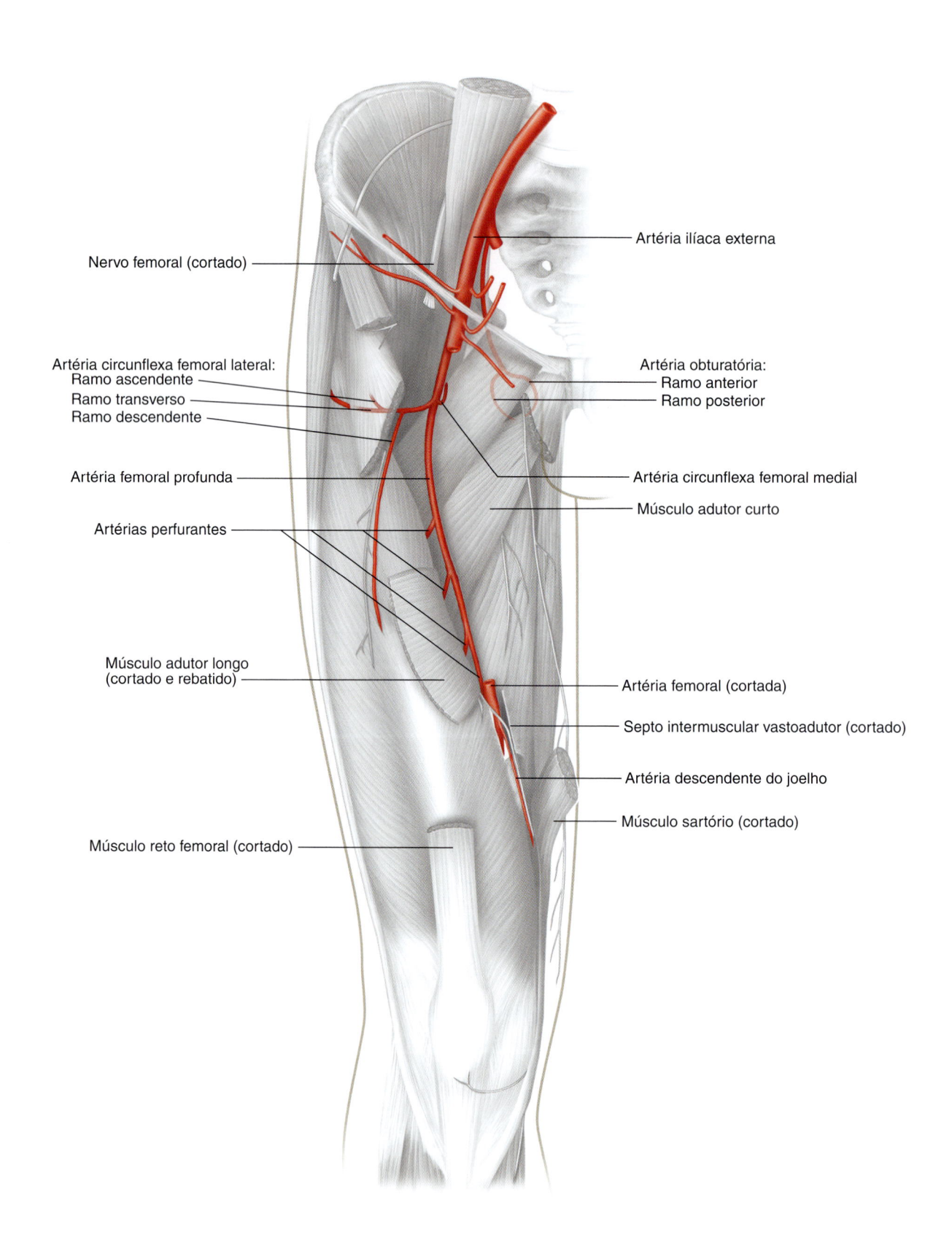

LÂMINA 3-23 — Artérias das Partes Anterior e Medial da Coxa, Dissecação Profunda

- Nervo femoral (cortado)
- Artéria circunflexa femoral lateral:
  - Ramo ascendente
  - Ramo transverso
  - Ramo descendente
- Artéria femoral profunda
- Artérias perfurantes
- Músculo adutor longo (cortado e rebatido)
- Músculo reto femoral (cortado)
- Artéria ilíaca externa
- Artéria obturatória:
  - Ramo anterior
  - Ramo posterior
- Artéria circunflexa femoral medial
- Músculo adutor curto
- Artéria femoral (cortada)
- Septo intermuscular vastoadutor (cortado)
- Artéria descendente do joelho
- Músculo sartório (cortado)

Capítulo 3 — Atlas de Anatomia Humana

Nervos das Partes Anterior e Medial da Coxa

LÂMINA 3-24

A. Dissecação superficial

B. Dissecação profunda

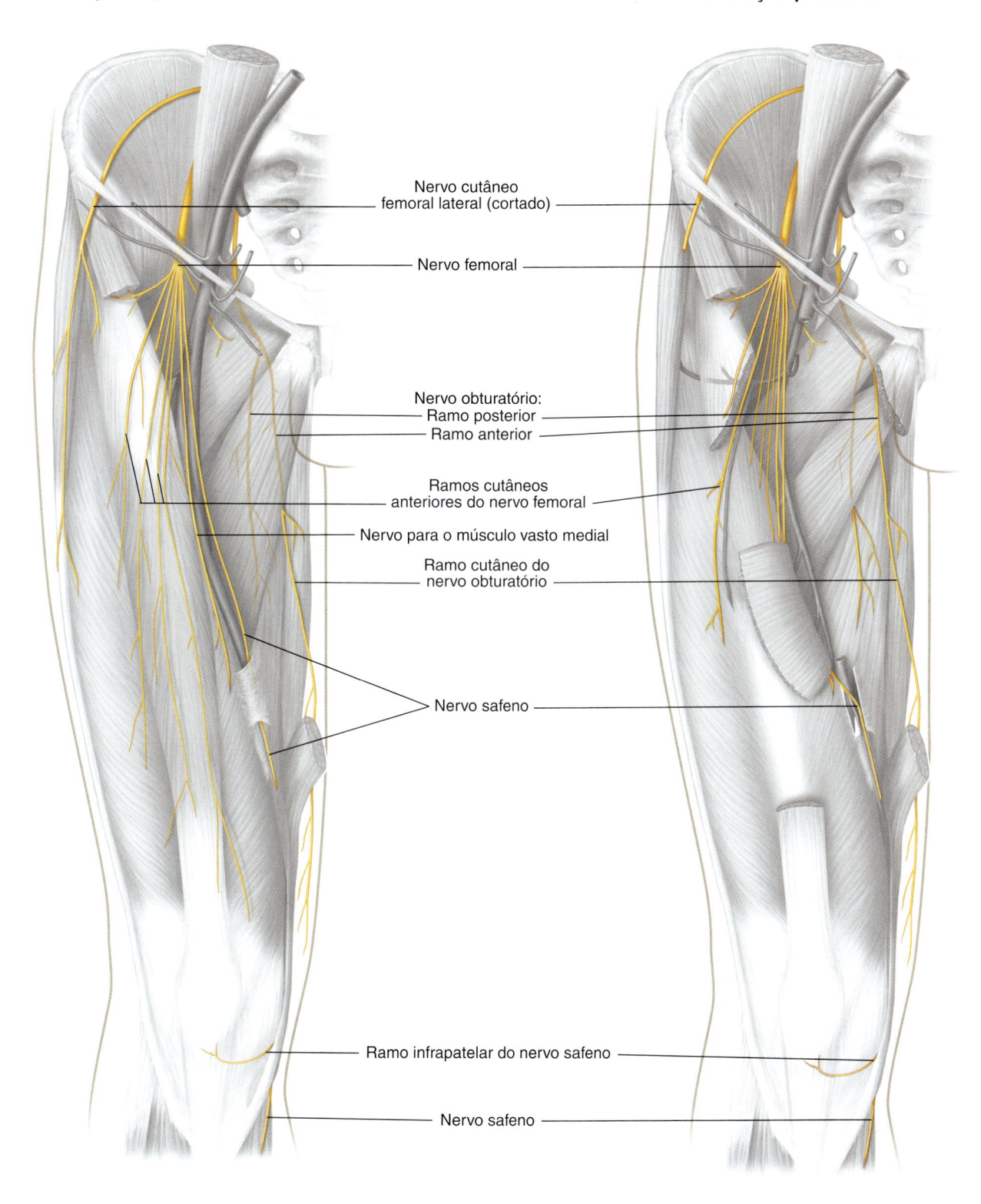

- Nervo cutâneo femoral lateral (cortado)
- Nervo femoral
- Nervo obturatório:
  - Ramo posterior
  - Ramo anterior
- Ramos cutâneos anteriores do nervo femoral
- Nervo para o músculo vasto medial
- Ramo cutâneo do nervo obturatório
- Nervo safeno
- Ramo infrapatelar do nervo safeno
- Nervo safeno

LÂMINA 3-25 — Plexo Sacral

A. Vista anterior

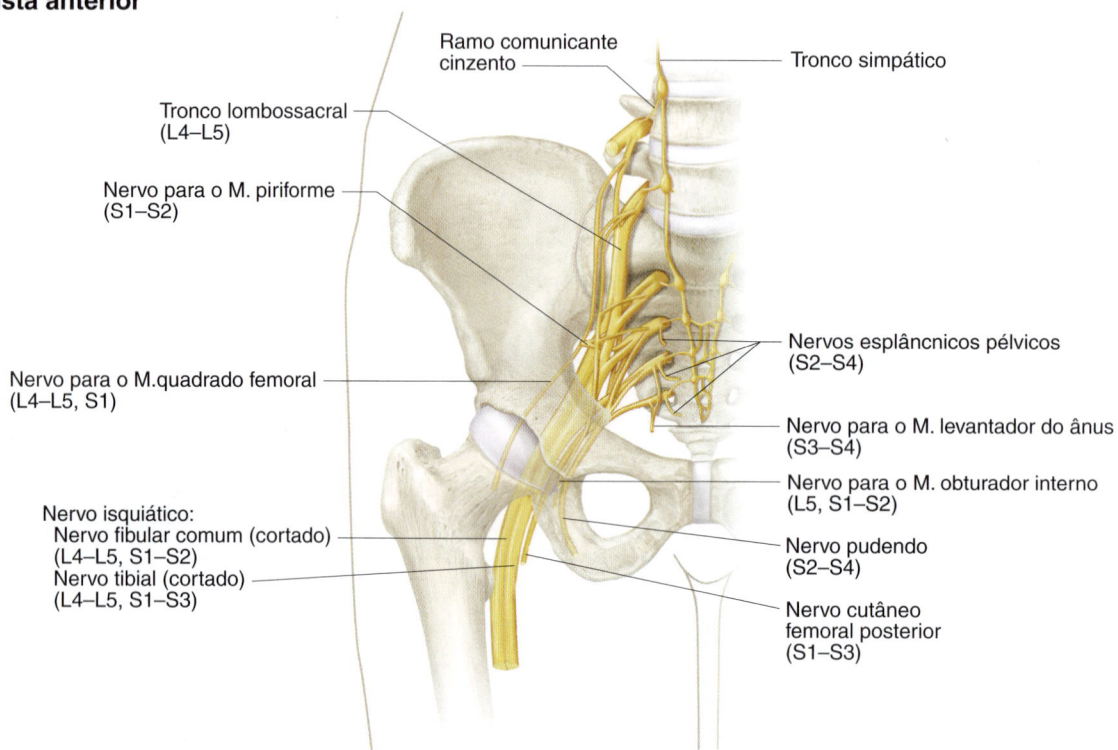

- Ramo comunicante cinzento
- Tronco simpático
- Tronco lombossacral (L4–L5)
- Nervo para o M. piriforme (S1–S2)
- Nervos esplâncnicos pélvicos (S2–S4)
- Nervo para o M. quadrado femoral (L4–L5, S1)
- Nervo para o M. levantador do ânus (S3–S4)
- Nervo para o M. obturador interno (L5, S1–S2)
- Nervo isquiático:
  - Nervo fibular comum (cortado) (L4–L5, S1–S2)
  - Nervo tibial (cortado) (L4–L5, S1–S3)
- Nervo pudendo (S2–S4)
- Nervo cutâneo femoral posterior (S1–S3)

B. Vista posterior

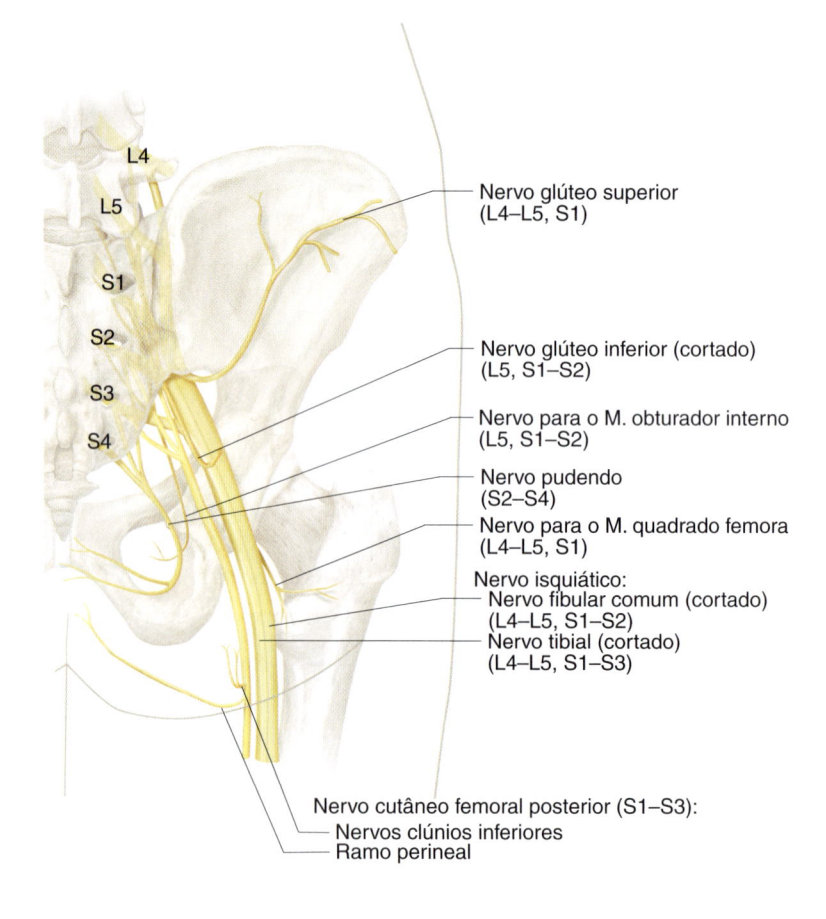

- L4, L5, S1, S2, S3, S4
- Nervo glúteo superior (L4–L5, S1)
- Nervo glúteo inferior (cortado) (L5, S1–S2)
- Nervo para o M. obturador interno (L5, S1–S2)
- Nervo pudendo (S2–S4)
- Nervo para o M. quadrado femoral (L4–L5, S1)
- Nervo isquiático:
  - Nervo fibular comum (cortado) (L4–L5, S1–S2)
  - Nervo tibial (cortado) (L4–L5, S1–S3)
- Nervo cutâneo femoral posterior (S1–S3):
  - Nervos clúnios inferiores
  - Ramo perineal

Músculos da Região Glútea — LÂMINA 3-26

A. Dissecação superficial

- Crista ilíaca
- Aponeurose glútea (recobrindo o músculo glúteo médio)
- Sacro
- Músculo tensor da fáscia lata
- Músculo glúteo máximo
- Trato iliotibial

B. Dissecação profunda

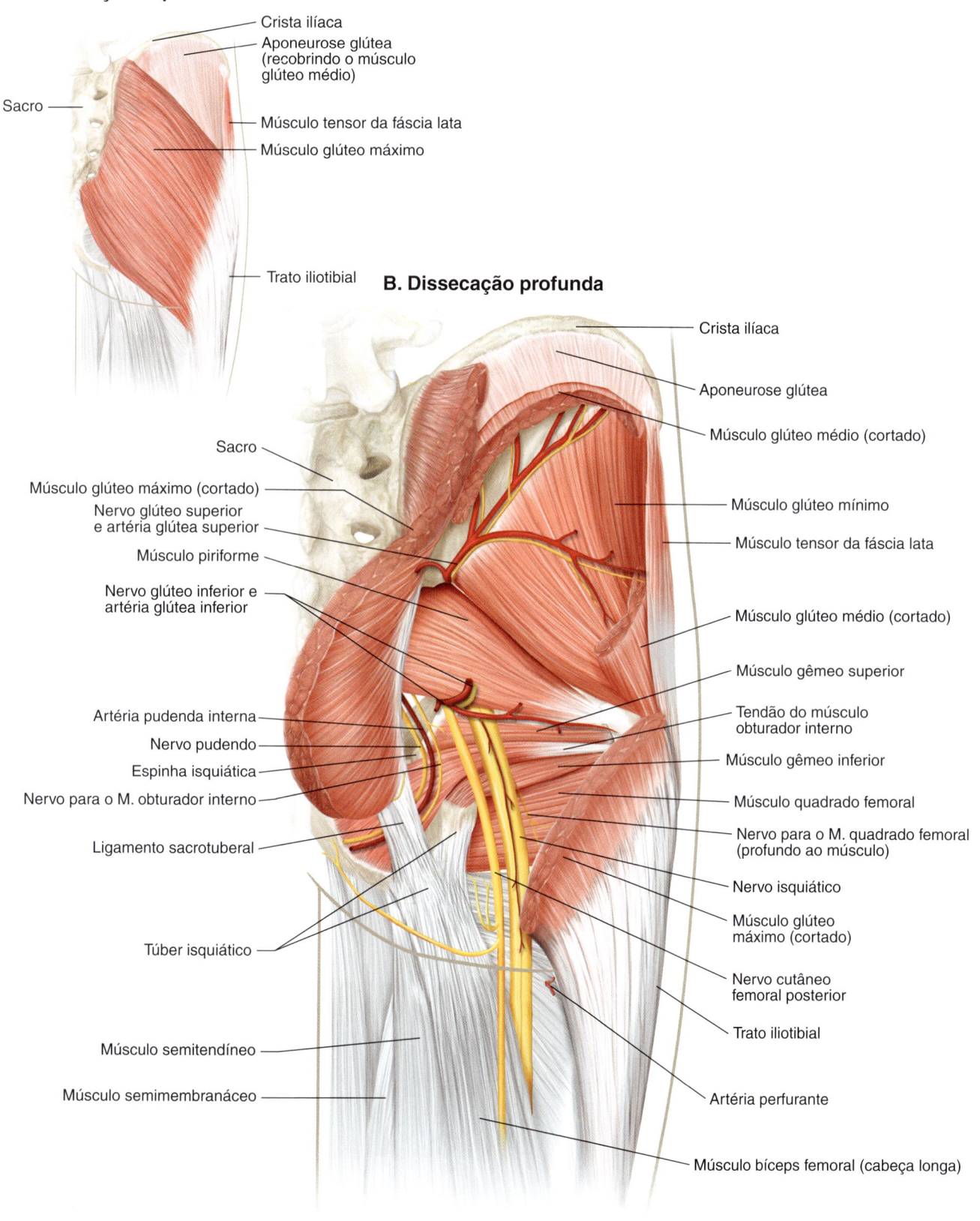

- Crista ilíaca
- Aponeurose glútea
- Músculo glúteo médio (cortado)
- Músculo glúteo mínimo
- Músculo tensor da fáscia lata
- Músculo glúteo médio (cortado)
- Músculo gêmeo superior
- Tendão do músculo obturador interno
- Músculo gêmeo inferior
- Músculo quadrado femoral
- Nervo para o M. quadrado femoral (profundo ao músculo)
- Nervo isquiático
- Músculo glúteo máximo (cortado)
- Nervo cutâneo femoral posterior
- Trato iliotibial
- Artéria perfurante
- Músculo bíceps femoral (cabeça longa)
- Sacro
- Músculo glúteo máximo (cortado)
- Nervo glúteo superior e artéria glútea superior
- Músculo piriforme
- Nervo glúteo inferior e artéria glútea inferior
- Artéria pudenda interna
- Nervo pudendo
- Espinha isquiática
- Nervo para o M. obturador interno
- Ligamento sacrotuberal
- Túber isquiático
- Músculo semitendíneo
- Músculo semimembranáceo

Capítulo 3
Atlas de Anatomia Humana

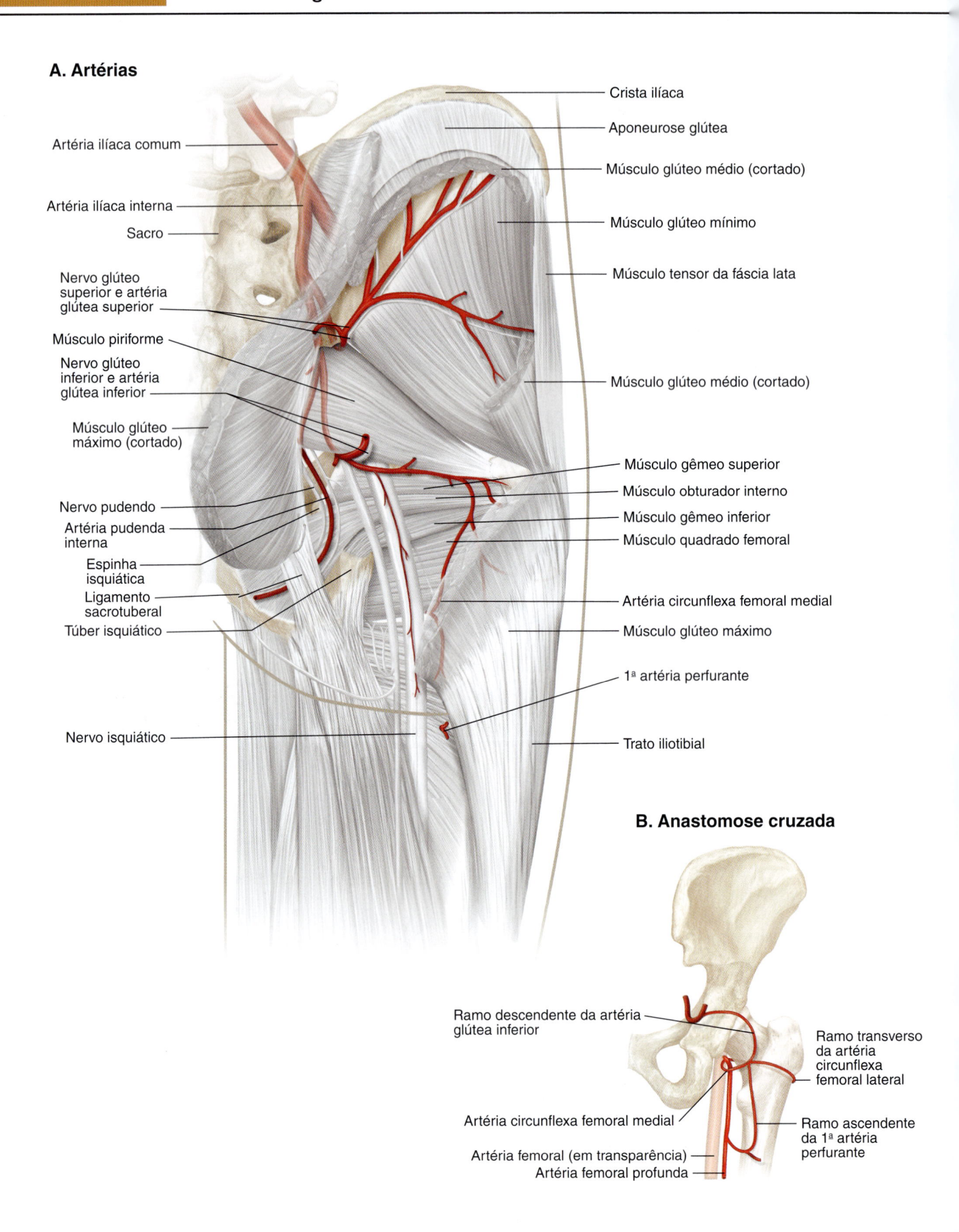

LÂMINA 3-27 — Artérias da Região Glútea

A. Artérias

- Artéria ilíaca comum
- Artéria ilíaca interna
- Sacro
- Nervo glúteo superior e artéria glútea superior
- Músculo piriforme
- Nervo glúteo inferior e artéria glútea inferior
- Músculo glúteo máximo (cortado)
- Nervo pudendo
- Artéria pudenda interna
- Espinha isquiática
- Ligamento sacrotuberal
- Túber isquiático
- Nervo isquiático
- Crista ilíaca
- Aponeurose glútea
- Músculo glúteo médio (cortado)
- Músculo glúteo mínimo
- Músculo tensor da fáscia lata
- Músculo glúteo médio (cortado)
- Músculo gêmeo superior
- Músculo obturador interno
- Músculo gêmeo inferior
- Músculo quadrado femoral
- Artéria circunflexa femoral medial
- Músculo glúteo máximo
- 1ª artéria perfurante
- Trato iliotibial

B. Anastomose cruzada

- Ramo descendente da artéria glútea inferior
- Ramo transverso da artéria circunflexa femoral lateral
- Artéria circunflexa femoral medial
- Ramo ascendente da 1ª artéria perfurante
- Artéria femoral (em transparência)
- Artéria femoral profunda

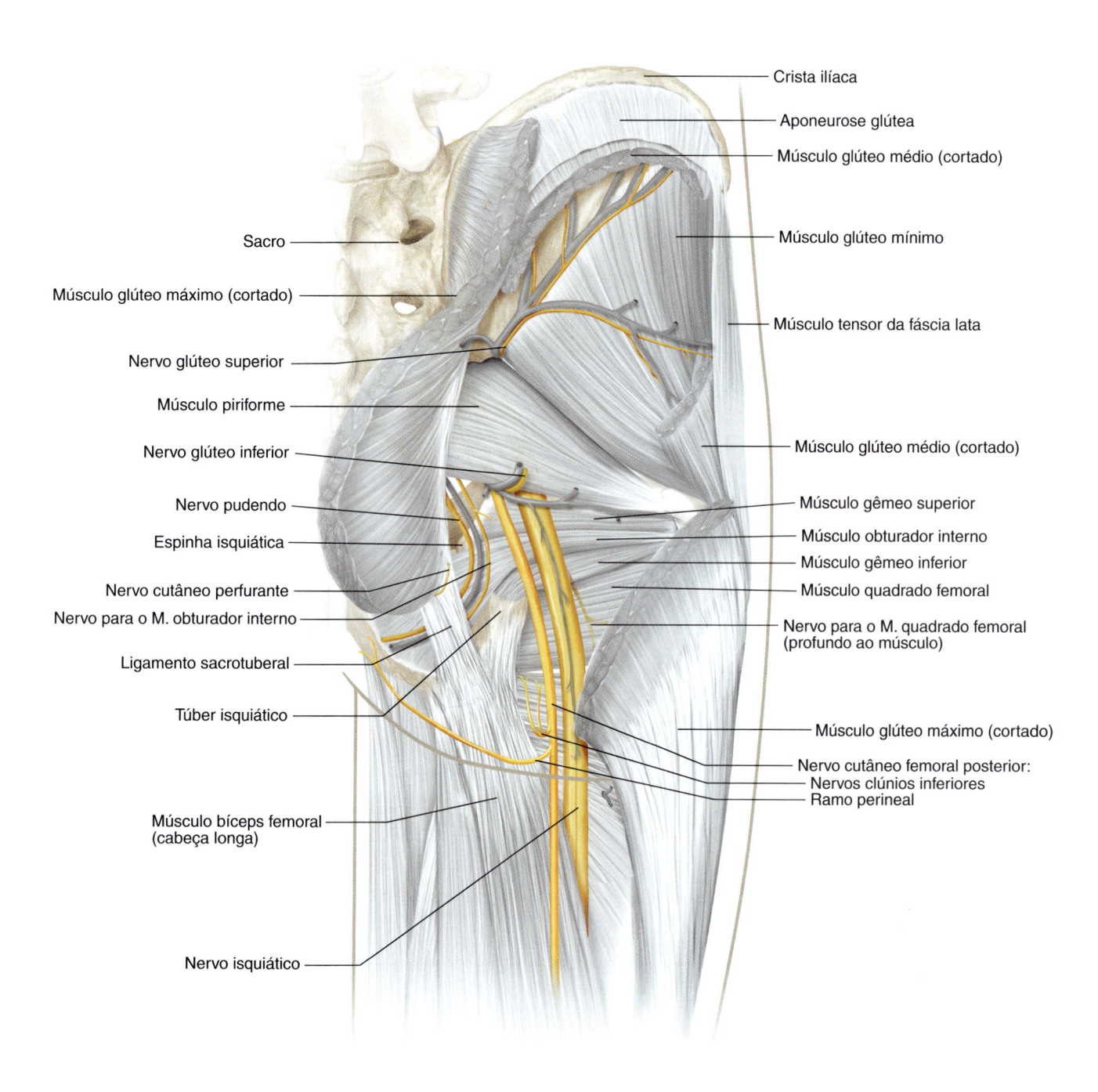

Nervos da Região Glútea — LÂMINA 3-28

- Crista ilíaca
- Aponeurose glútea
- Músculo glúteo médio (cortado)
- Músculo glúteo mínimo
- Músculo tensor da fáscia lata
- Músculo glúteo médio (cortado)
- Músculo gêmeo superior
- Músculo obturador interno
- Músculo gêmeo inferior
- Músculo quadrado femoral
- Nervo para o M. quadrado femoral (profundo ao músculo)
- Músculo glúteo máximo (cortado)
- Nervo cutâneo femoral posterior:
  - Nervos clúnios inferiores
  - Ramo perineal

- Sacro
- Músculo glúteo máximo (cortado)
- Nervo glúteo superior
- Músculo piriforme
- Nervo glúteo inferior
- Nervo pudendo
- Espinha isquiática
- Nervo cutâneo perfurante
- Nervo para o M. obturador interno
- Ligamento sacrotuberal
- Túber isquiático
- Músculo bíceps femoral (cabeça longa)
- Nervo isquiático

LÂMINA 3-29 — Músculos da Parte Posterior da Coxa

A. Dissecação superficial

B. Dissecação profunda

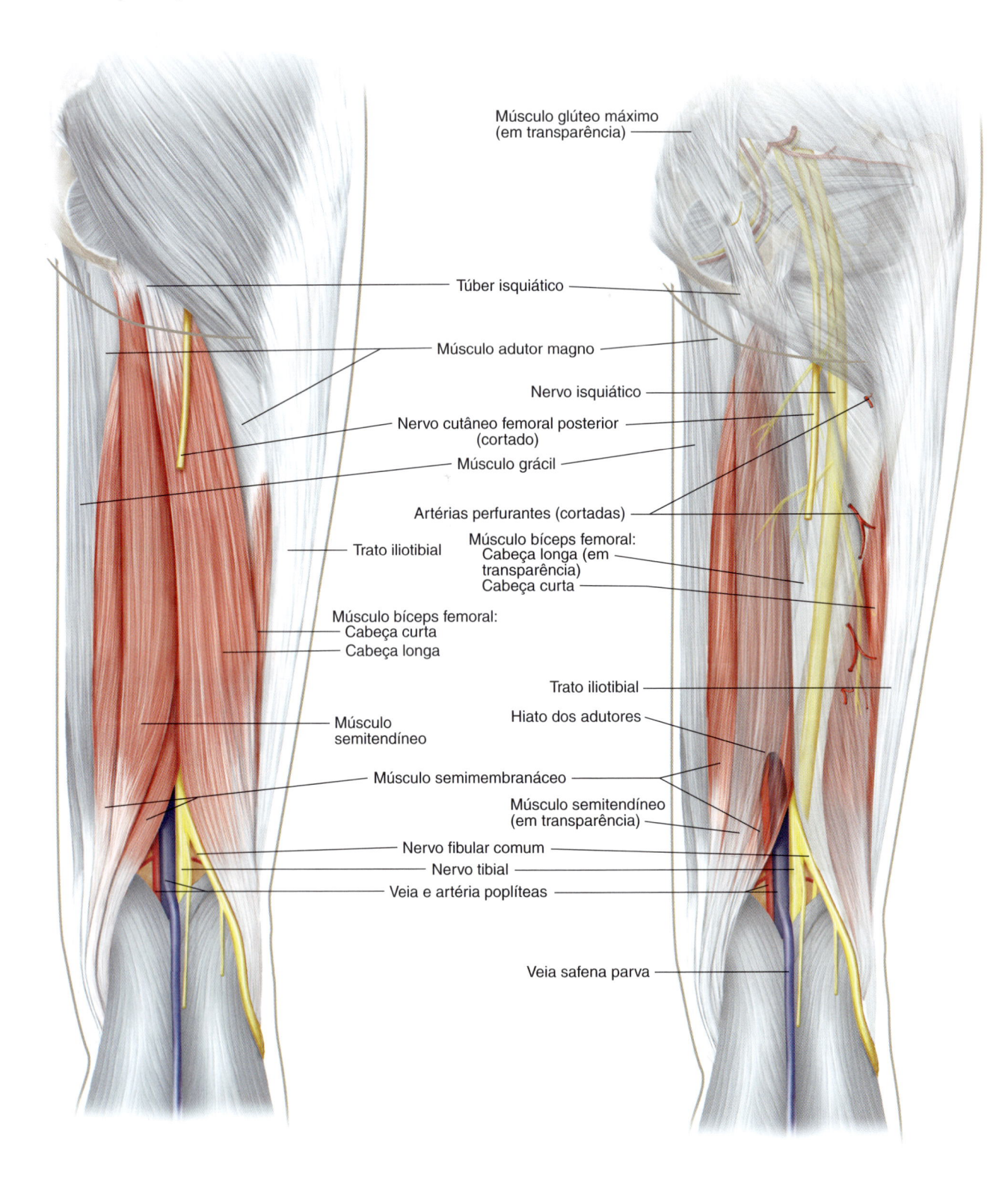

- Músculo glúteo máximo (em transparência)
- Túber isquiático
- Músculo adutor magno
- Nervo isquiático
- Nervo cutâneo femoral posterior (cortado)
- Músculo grácil
- Artérias perfurantes (cortadas)
- Trato iliotibial
- Músculo bíceps femoral: Cabeça longa (em transparência); Cabeça curta
- Músculo bíceps femoral: Cabeça curta; Cabeça longa
- Trato iliotibial
- Hiato dos adutores
- Músculo semitendíneo
- Músculo semimembranáceo
- Músculo semitendíneo (em transparência)
- Nervo fibular comum
- Nervo tibial
- Veia e artéria poplíteas
- Veia safena parva

Fixações Musculares na Parte Distal do Membro Inferior

LÂMINA 3-30

Fixações musculares
- Origens (verde)
- Inserções (azul)

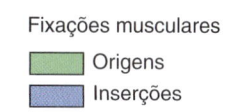

A. Vista anterior

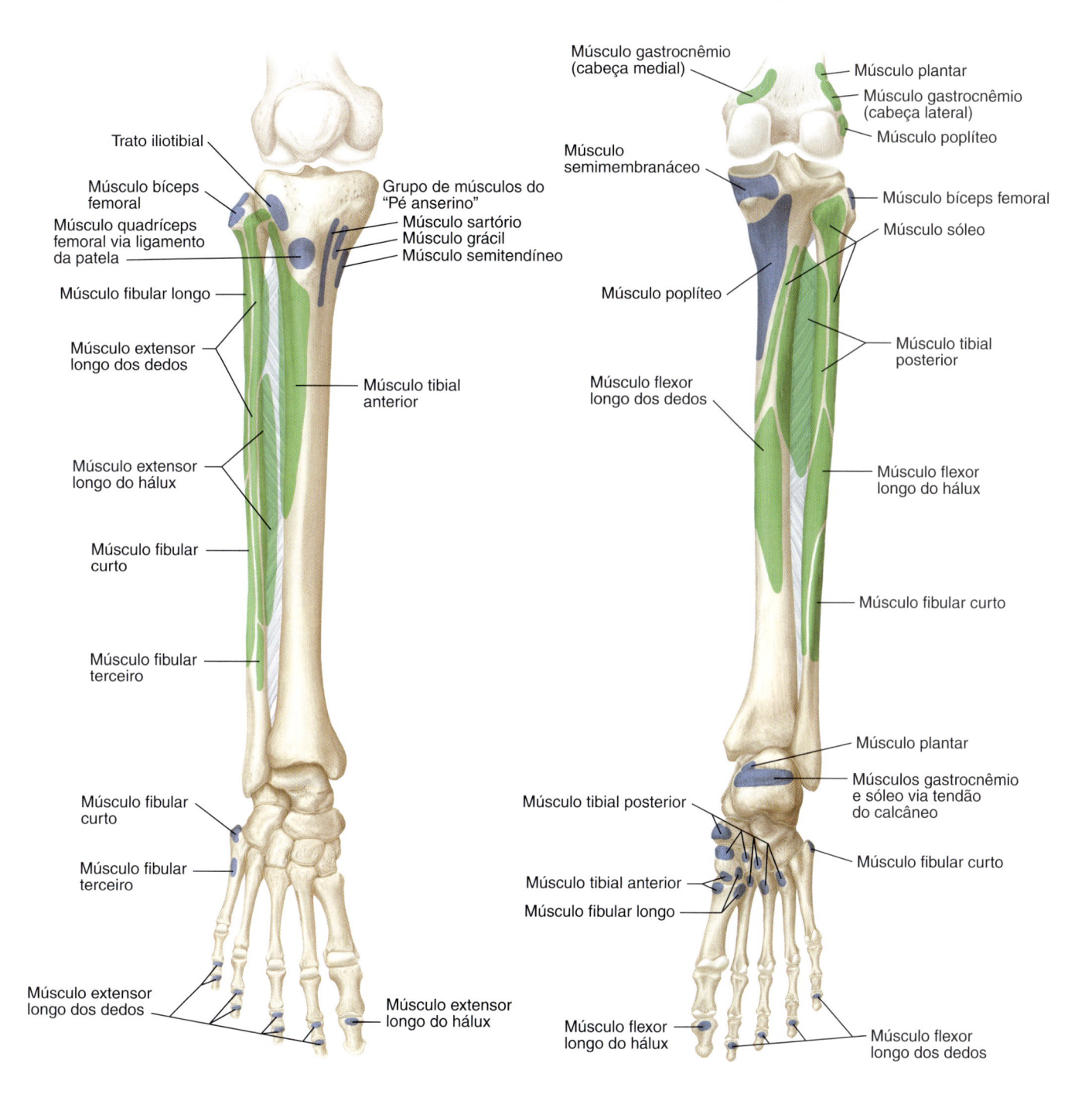

- Trato iliotibial
- Músculo bíceps femoral
- Músculo quadríceps femoral via ligamento da patela
- Músculo fibular longo
- Músculo extensor longo dos dedos
- Músculo extensor longo do hálux
- Músculo fibular curto
- Músculo fibular terceiro
- Grupo de músculos do "Pé anserino"
  - Músculo sartório
  - Músculo grácil
  - Músculo semitendíneo
- Músculo tibial anterior
- Músculo fibular curto
- Músculo fibular terceiro
- Músculo extensor longo dos dedos
- Músculo extensor longo do hálux

B. Vista posterior

- Músculo gastrocnêmio (cabeça medial)
- Músculo plantar
- Músculo gastrocnêmio (cabeça lateral)
- Músculo poplíteo
- Músculo semimembranáceo
- Músculo bíceps femoral
- Músculo sóleo
- Músculo poplíteo
- Músculo tibial posterior
- Músculo flexor longo dos dedos
- Músculo flexor longo do hálux
- Músculo fibular curto
- Músculo plantar
- Músculos gastrocnêmio e sóleo via tendão do calcâneo
- Músculo tibial posterior
- Músculo fibular curto
- Músculo tibial anterior
- Músculo fibular longo
- Músculo flexor longo do hálux
- Músculo flexor longo dos dedos

Nota: As fixações dos músculos intrínsecos do pé não estão mostradas

LÂMINA 3-31 Fossa Poplítea

A. Dissecação superficial

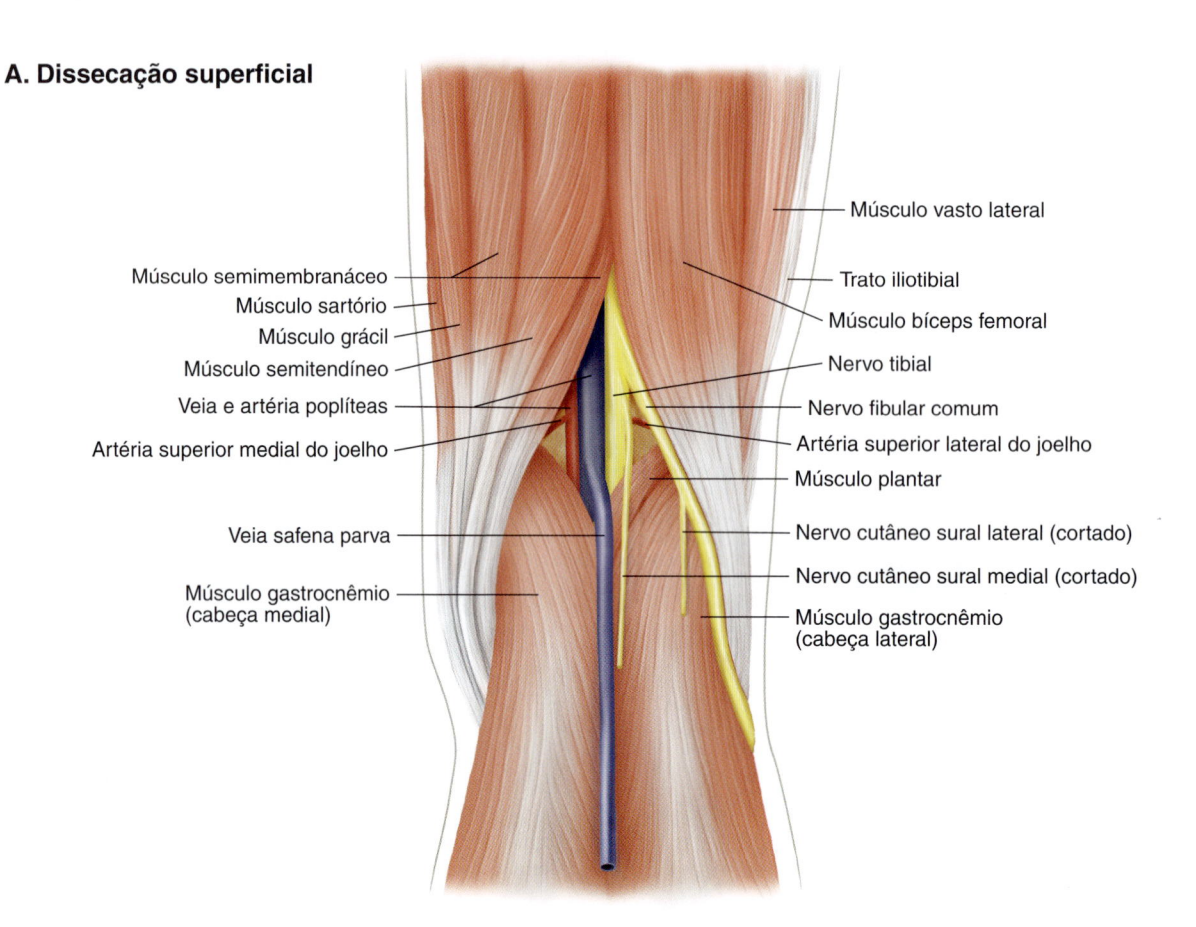

- Músculo semimembranáceo
- Músculo sartório
- Músculo grácil
- Músculo semitendíneo
- Veia e artéria poplíteas
- Artéria superior medial do joelho
- Veia safena parva
- Músculo gastrocnêmio (cabeça medial)
- Músculo vasto lateral
- Trato iliotibial
- Músculo bíceps femoral
- Nervo tibial
- Nervo fibular comum
- Artéria superior lateral do joelho
- Músculo plantar
- Nervo cutâneo sural lateral (cortado)
- Nervo cutâneo sural medial (cortado)
- Músculo gastrocnêmio (cabeça lateral)

B. Dissecação profunda

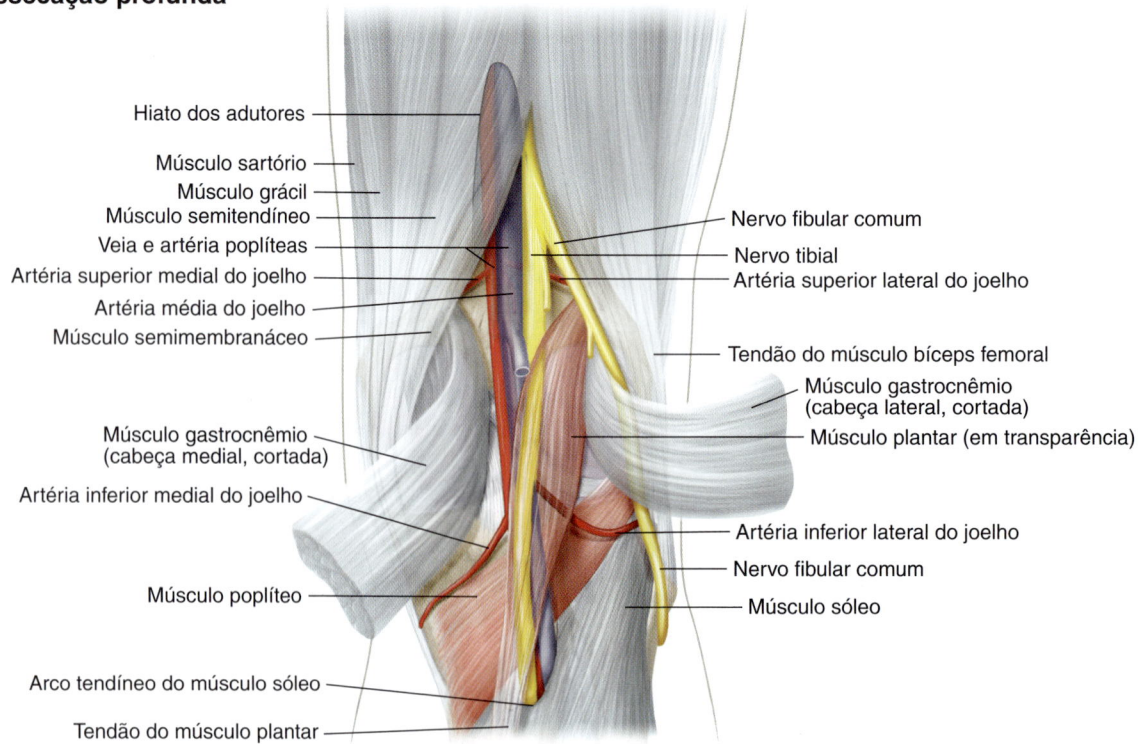

- Hiato dos adutores
- Músculo sartório
- Músculo grácil
- Músculo semitendíneo
- Veia e artéria poplíteas
- Artéria superior medial do joelho
- Artéria média do joelho
- Músculo semimembranáceo
- Músculo gastrocnêmio (cabeça medial, cortada)
- Artéria inferior medial do joelho
- Músculo poplíteo
- Arco tendíneo do músculo sóleo
- Tendão do músculo plantar
- Nervo fibular comum
- Nervo tibial
- Artéria superior lateral do joelho
- Tendão do músculo bíceps femoral
- Músculo gastrocnêmio (cabeça lateral, cortada)
- Músculo plantar (em transparência)
- Artéria inferior lateral do joelho
- Nervo fibular comum
- Músculo sóleo

Organização Compartimental da Perna — LÂMINA 3-32

A. Orientação

Plano dos cortes

B. Compartimentos da perna

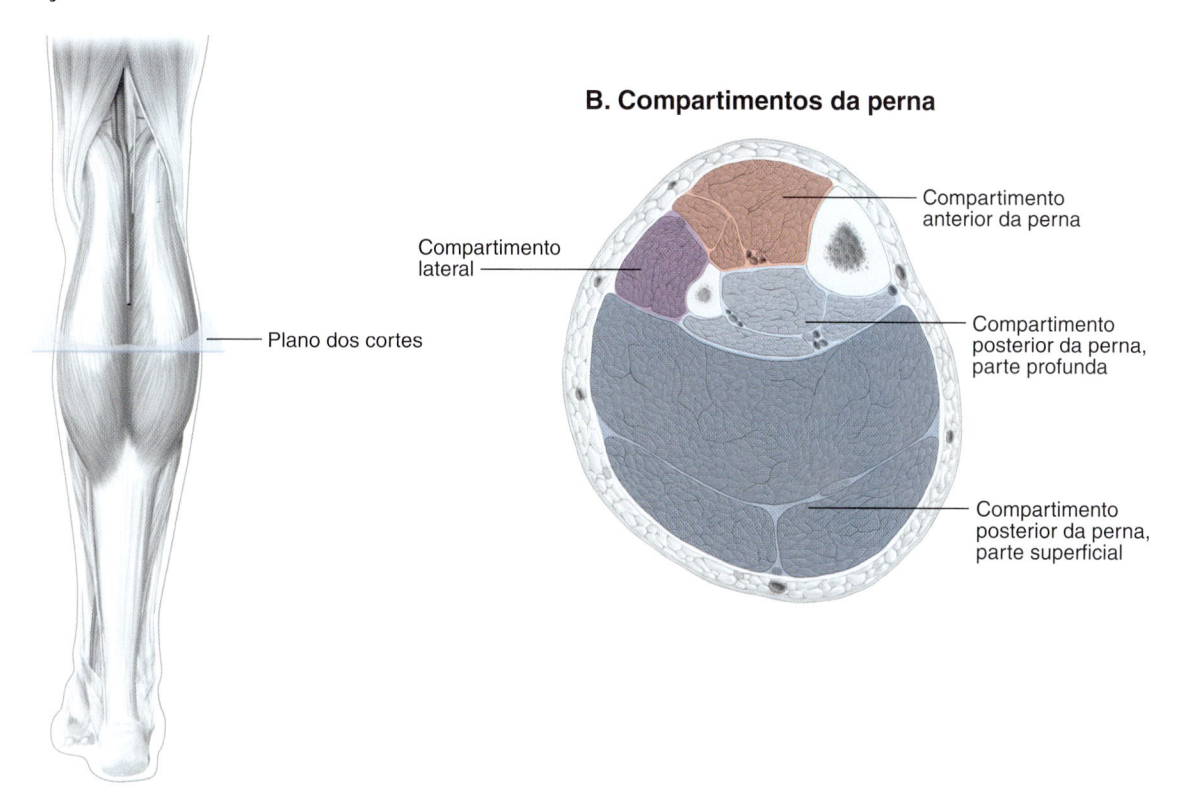

- Compartimento anterior da perna
- Compartimento lateral
- Compartimento posterior da perna, parte profunda
- Compartimento posterior da perna, parte superficial

C. Corte transversal

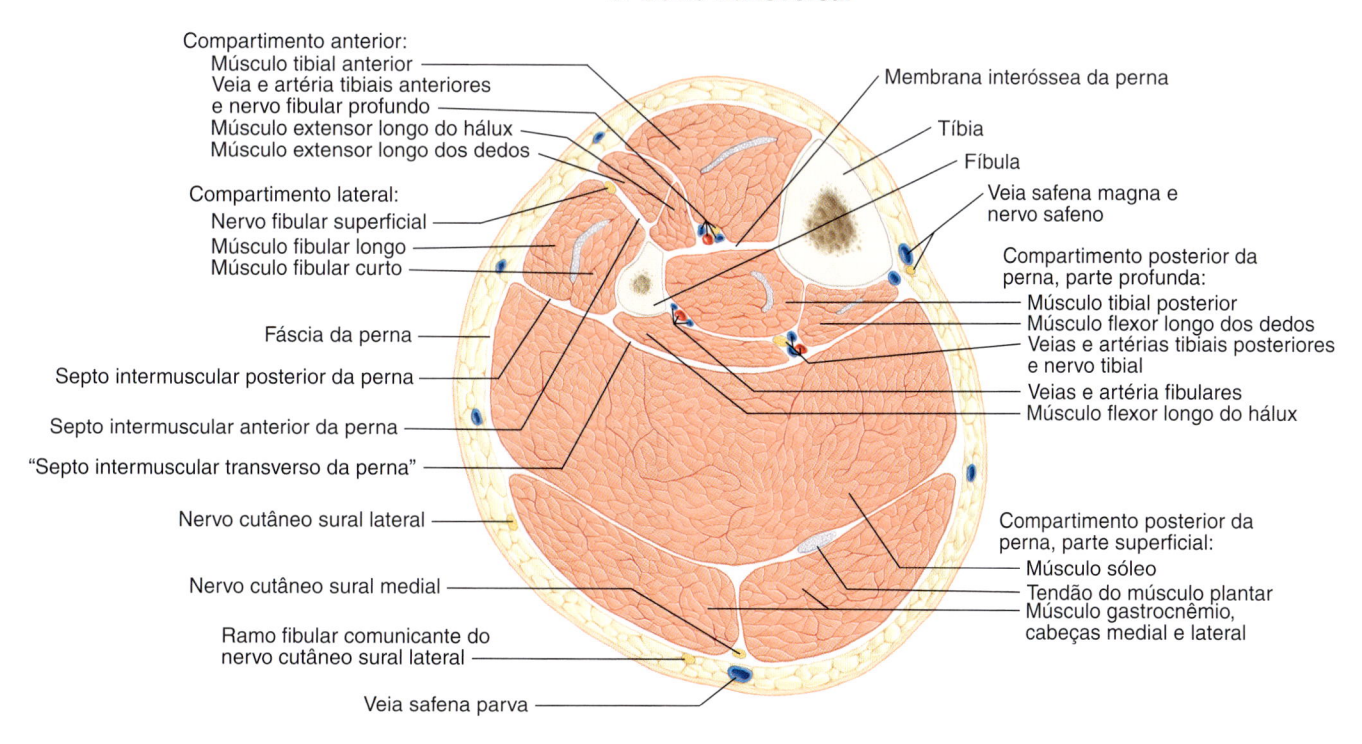

- Compartimento anterior:
  - Músculo tibial anterior
  - Veia e artéria tibiais anteriores e nervo fibular profundo
  - Músculo extensor longo do hálux
  - Músculo extensor longo dos dedos
- Compartimento lateral:
  - Nervo fibular superficial
  - Músculo fibular longo
  - Músculo fibular curto
- Fáscia da perna
- Septo intermuscular posterior da perna
- Septo intermuscular anterior da perna
- "Septo intermuscular transverso da perna"
- Nervo cutâneo sural lateral
- Nervo cutâneo sural medial
- Ramo fibular comunicante do nervo cutâneo sural lateral
- Veia safena parva
- Membrana interóssea da perna
- Tíbia
- Fíbula
- Veia safena magna e nervo safeno
- Compartimento posterior da perna, parte profunda:
  - Músculo tibial posterior
  - Músculo flexor longo dos dedos
  - Veias e artérias tibiais posteriores e nervo tibial
  - Veias e artéria fibulares
  - Músculo flexor longo do hálux
- Compartimento posterior da perna, parte superficial:
  - Músculo sóleo
  - Tendão do músculo plantar
  - Músculo gastrocnêmio, cabeças medial e lateral

Capítulo 3
Atlas de Anatomia Humana — PÁGINA 117

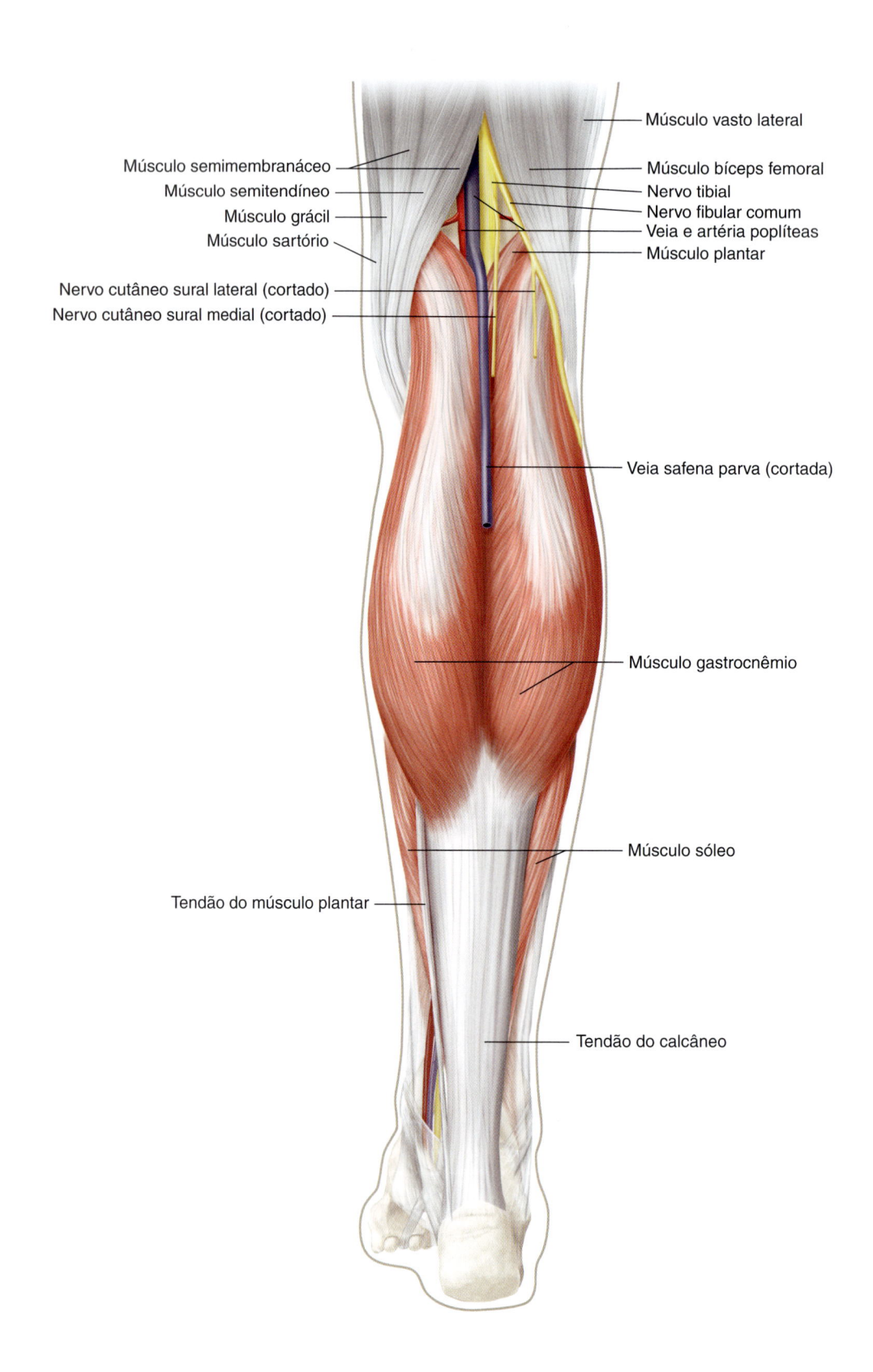

LÂMINA 3-33 — Músculos da Parte Posterior da Perna, Dissecação Superficial

Legendas:
- Músculo semimembranáceo
- Músculo semitendíneo
- Músculo grácil
- Músculo sartório
- Nervo cutâneo sural lateral (cortado)
- Nervo cutâneo sural medial (cortado)
- Músculo vasto lateral
- Músculo bíceps femoral
- Nervo tibial
- Nervo fibular comum
- Veia e artéria poplíteas
- Músculo plantar
- Veia safena parva (cortada)
- Músculo gastrocnêmio
- Músculo sóleo
- Tendão do músculo plantar
- Tendão do calcâneo

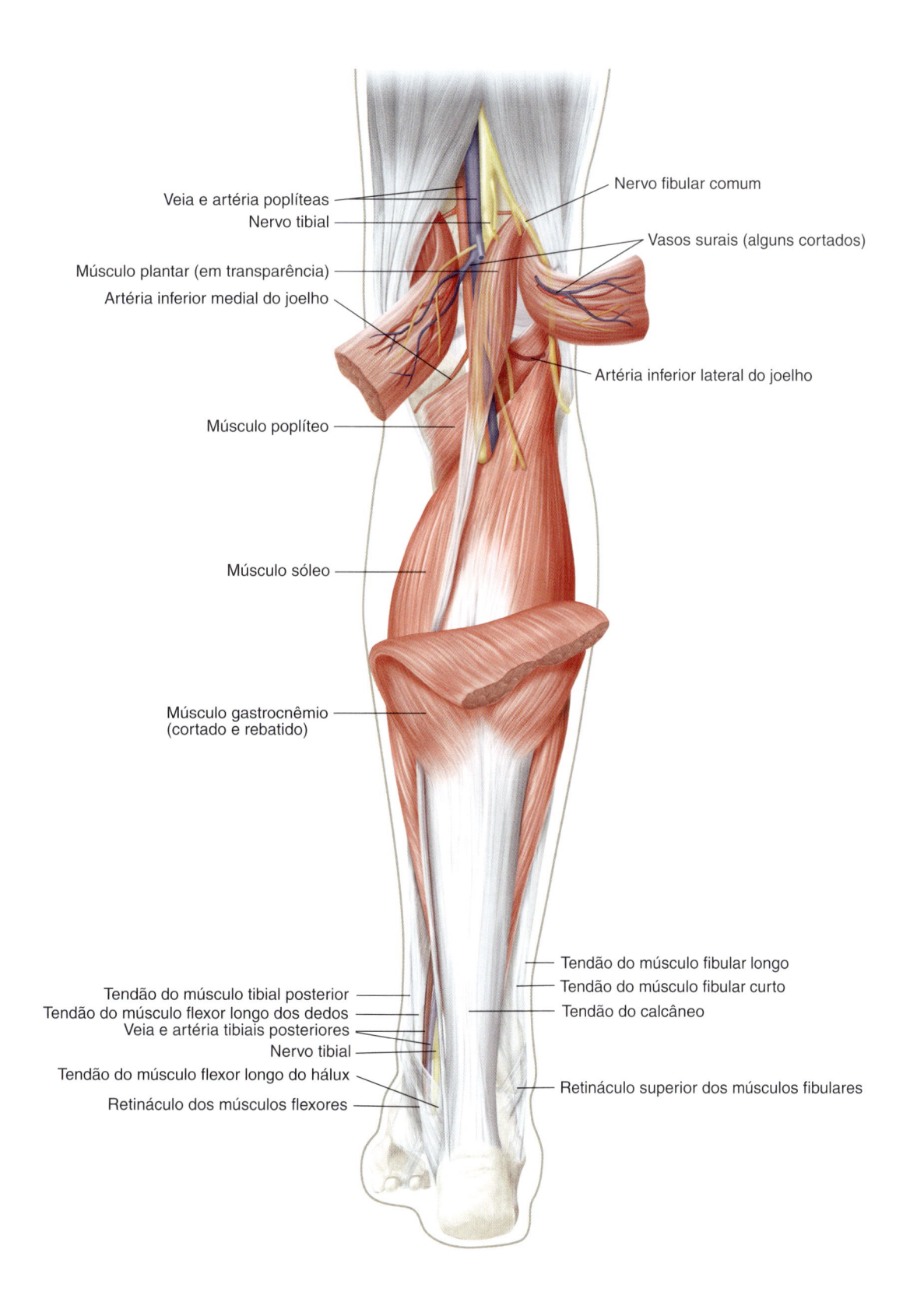

Músculos da Parte Posterior da Perna, Dissecação Intermediária

LÂMINA 3-34

- Veia e artéria poplíteas
- Nervo tibial
- Nervo fibular comum
- Vasos surais (alguns cortados)
- Músculo plantar (em transparência)
- Artéria inferior medial do joelho
- Artéria inferior lateral do joelho
- Músculo poplíteo
- Músculo sóleo
- Músculo gastrocnêmio (cortado e rebatido)
- Tendão do músculo tibial posterior
- Tendão do músculo flexor longo dos dedos
- Veia e artéria tibiais posteriores
- Nervo tibial
- Tendão do músculo flexor longo do hálux
- Retináculo dos músculos flexores
- Tendão do músculo fibular longo
- Tendão do músculo fibular curto
- Tendão do calcâneo
- Retináculo superior dos músculos fibulares

Capítulo 3
Atlas de Anatomia Humana | PÁGINA 119

LÂMINA 3-35 — Músculos da Parte Posterior da Perna, Dissecação Profunda

- Músculo gastrocnêmio, cabeça medial (cortada)
- Nervo tibial e artéria poplítea
- Tendão do músculo semimembranáceo (em transparência)
- Músculo poplíteo
- Arco tendíneo do músculo sóleo
- Artéria tibial posterior
- Músculo tibial posterior
- Músculo flexor longo dos dedos
- Nervo tibial
- Tendão do calcâneo (cortado)
- Tendão do músculo tibial posterior
- Tendão do músculo flexor longo dos dedos
- Artéria tibial posterior
- Nervo tibial
- Tendão do músculo flexor longo do hálux
- Maléolo medial
- Retináculo dos músculos flexores
- Tendão do músculo tibial posterior
- Tendão do músculo flexor longo do hálux
- 1º metatarsal

- Músculo plantar (cortado)
- Músculo gastrocnêmio, cabeça lateral (cortada)
- Tendão do músculo bíceps femoral
- Cabeça da fíbula
- Nervo fibular comum
- Músculo sóleo (cortado e levantado)
- Artéria tibial anterior
- Artéria fibular
- Músculo flexor longo do hálux
- Músculo fibular longo
- Músculo fibular curto
- Membrana interóssea da perna
- Retináculo superior dos músculos fibulares
- Maléolo lateral
- Retináculo inferior dos músculos fibulares
- Tendão do músculo fibular longo
- Tendão do músculo fibular curto
- Músculo quadrado plantar
- Tendão do músculo flexor longo dos dedos
- 5º metatarsal

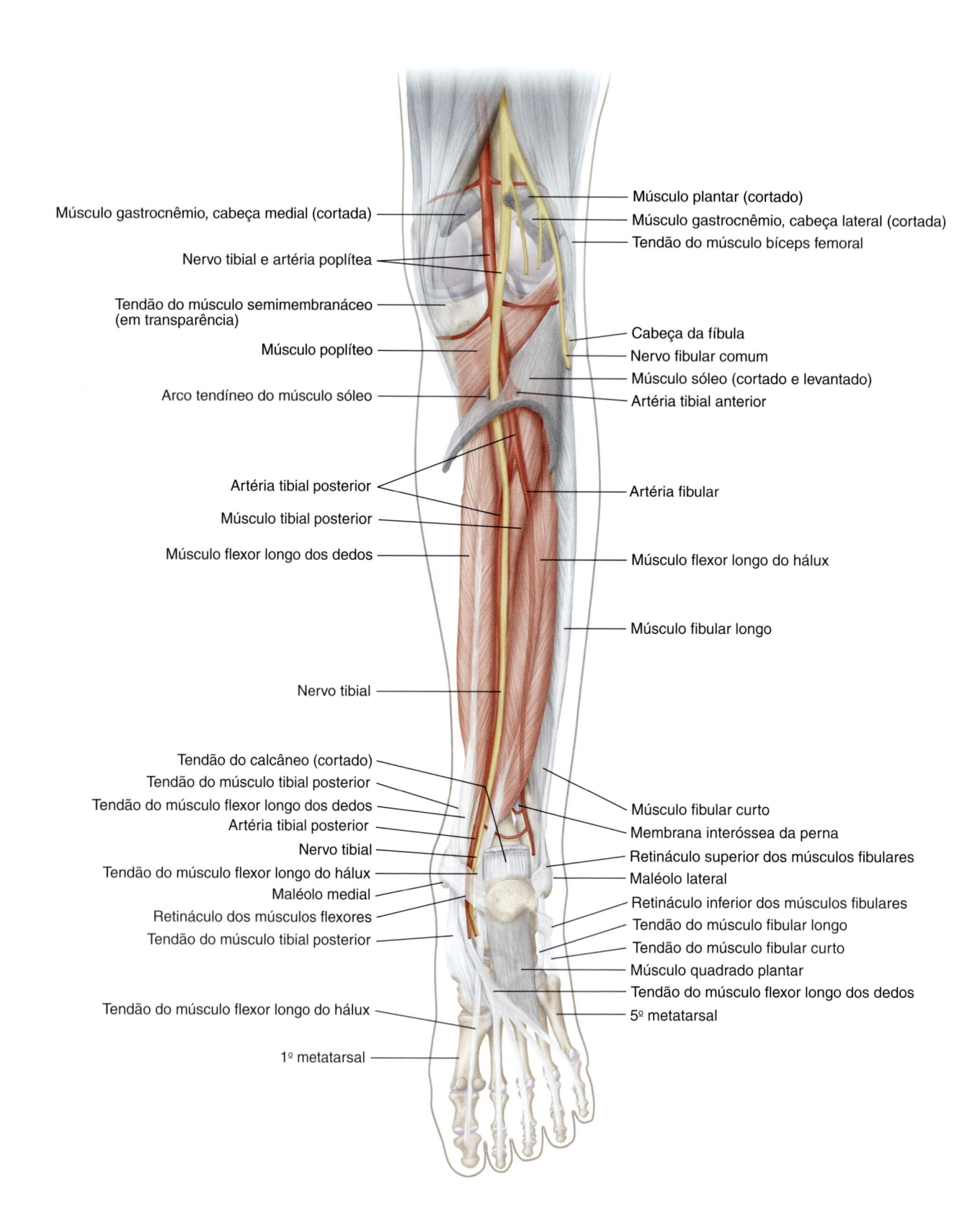

PÁGINA 120 — Capítulo 3 — Atlas de Anatomia Humana

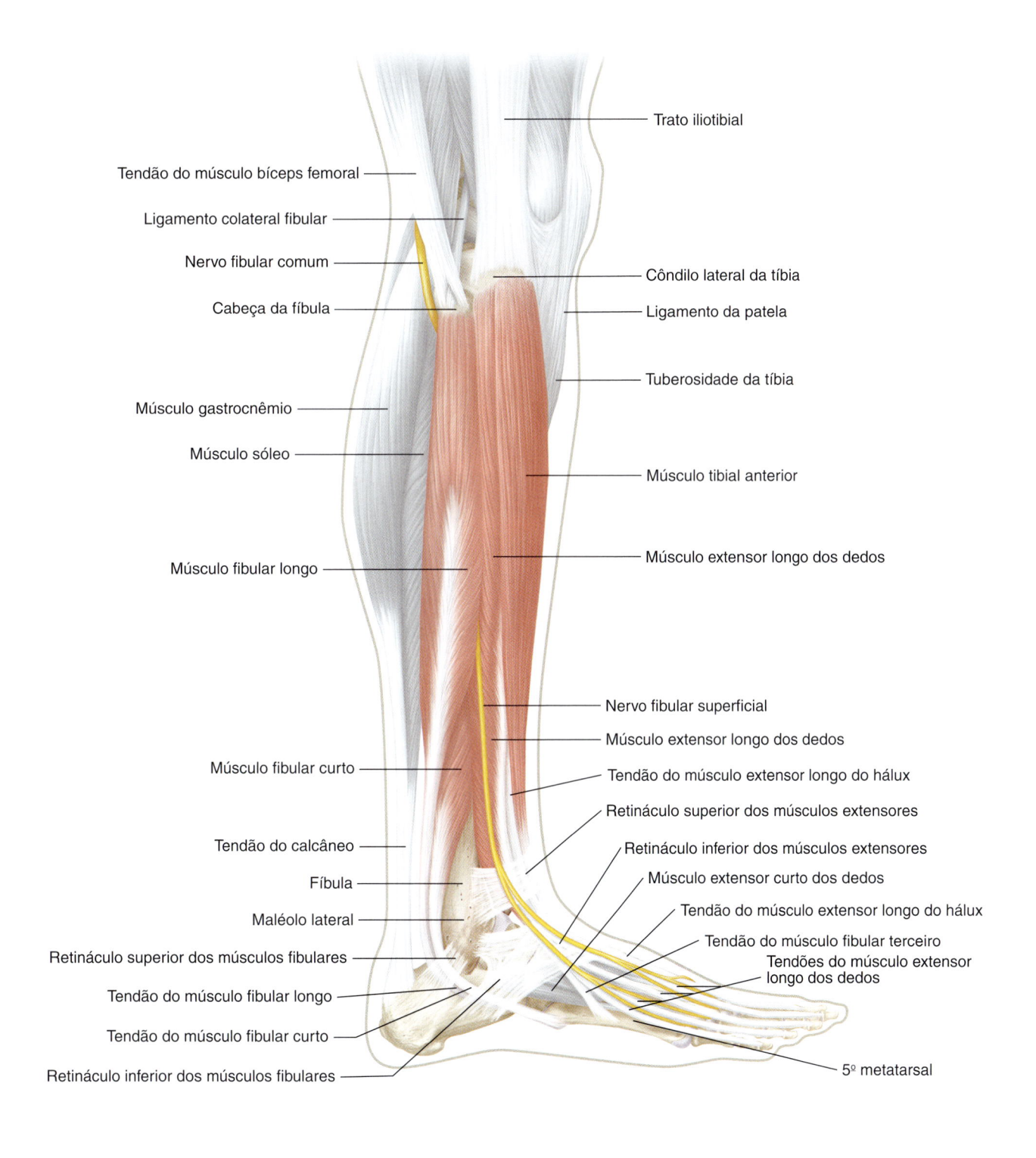

Músculos das Partes Lateral e Anterior da Perna, Vista Lateral

LÂMINA 3-36

- Tendão do músculo bíceps femoral
- Ligamento colateral fibular
- Nervo fibular comum
- Cabeça da fíbula
- Músculo gastrocnêmio
- Músculo sóleo
- Músculo fibular longo
- Músculo fibular curto
- Tendão do calcâneo
- Fíbula
- Maléolo lateral
- Retináculo superior dos músculos fibulares
- Tendão do músculo fibular longo
- Tendão do músculo fibular curto
- Retináculo inferior dos músculos fibulares

- Trato iliotibial
- Côndilo lateral da tíbia
- Ligamento da patela
- Tuberosidade da tíbia
- Músculo tibial anterior
- Músculo extensor longo dos dedos
- Nervo fibular superficial
- Músculo extensor longo dos dedos
- Tendão do músculo extensor longo do hálux
- Retináculo superior dos músculos extensores
- Retináculo inferior dos músculos extensores
- Músculo extensor curto dos dedos
- Tendão do músculo extensor longo do hálux
- Tendão do músculo fibular terceiro
- Tendões do músculo extensor longo dos dedos
- 5º metatarsal

Capítulo 3
Atlas de Anatomia Humana | PÁGINA 121

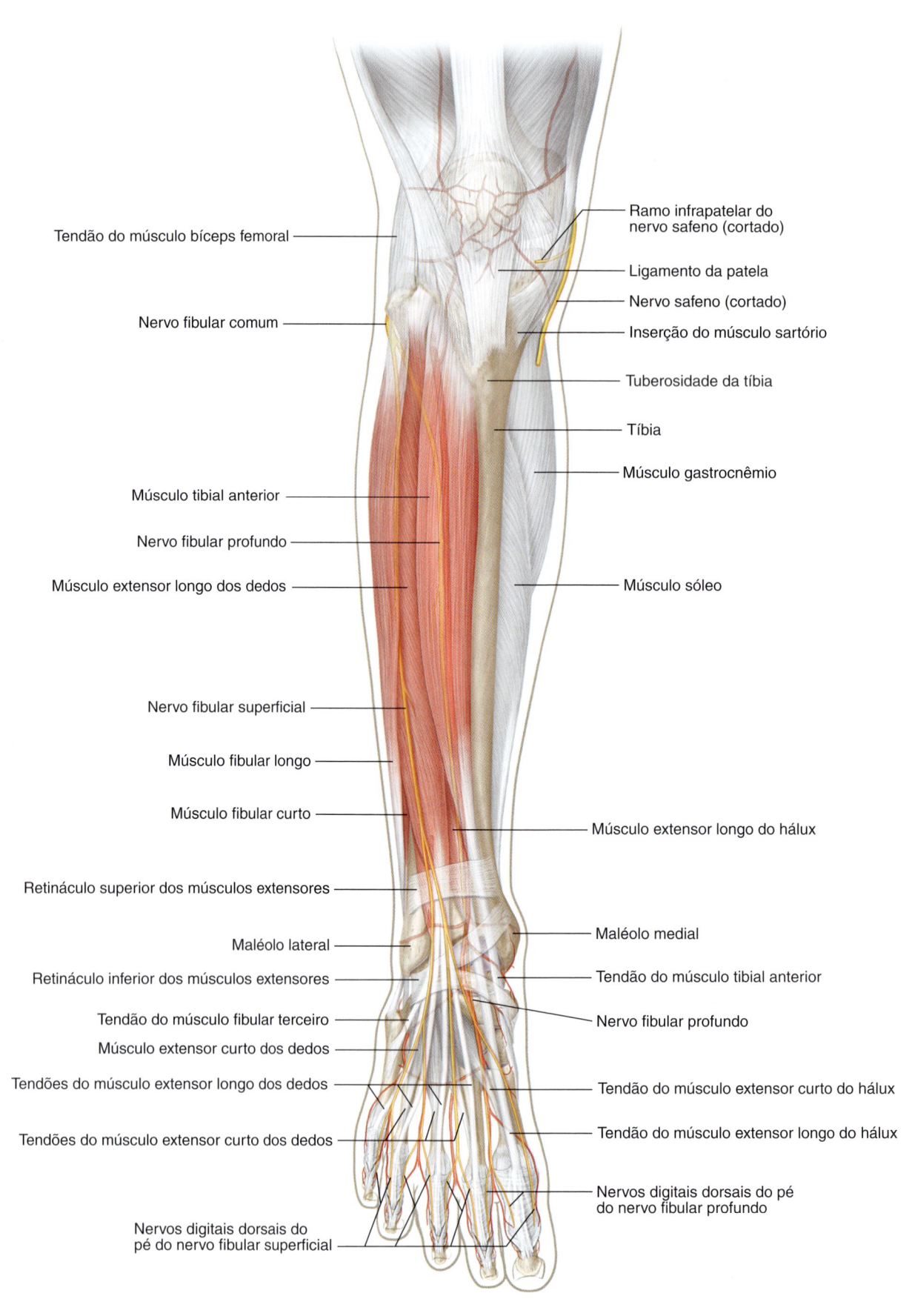

LÂMINA 3-37 — Músculos das Partes Lateral e Anterior da Perna, Vista Anterior

- Tendão do músculo bíceps femoral
- Nervo fibular comum
- Músculo tibial anterior
- Nervo fibular profundo
- Músculo extensor longo dos dedos
- Nervo fibular superficial
- Músculo fibular longo
- Músculo fibular curto
- Retináculo superior dos músculos extensores
- Maléolo lateral
- Retináculo inferior dos músculos extensores
- Tendão do músculo fibular terceiro
- Músculo extensor curto dos dedos
- Tendões do músculo extensor longo dos dedos
- Tendões do músculo extensor curto dos dedos
- Nervos digitais dorsais do pé do nervo fibular superficial

- Ramo infrapatelar do nervo safeno (cortado)
- Ligamento da patela
- Nervo safeno (cortado)
- Inserção do músculo sartório
- Tuberosidade da tíbia
- Tíbia
- Músculo gastrocnêmio
- Músculo sóleo
- Músculo extensor longo do hálux
- Maléolo medial
- Tendão do músculo tibial anterior
- Nervo fibular profundo
- Tendão do músculo extensor curto do hálux
- Tendão do músculo extensor longo do hálux
- Nervos digitais dorsais do pé do nervo fibular profundo

Artérias da Perna — LÂMINA 3-38

A. Vista posterior

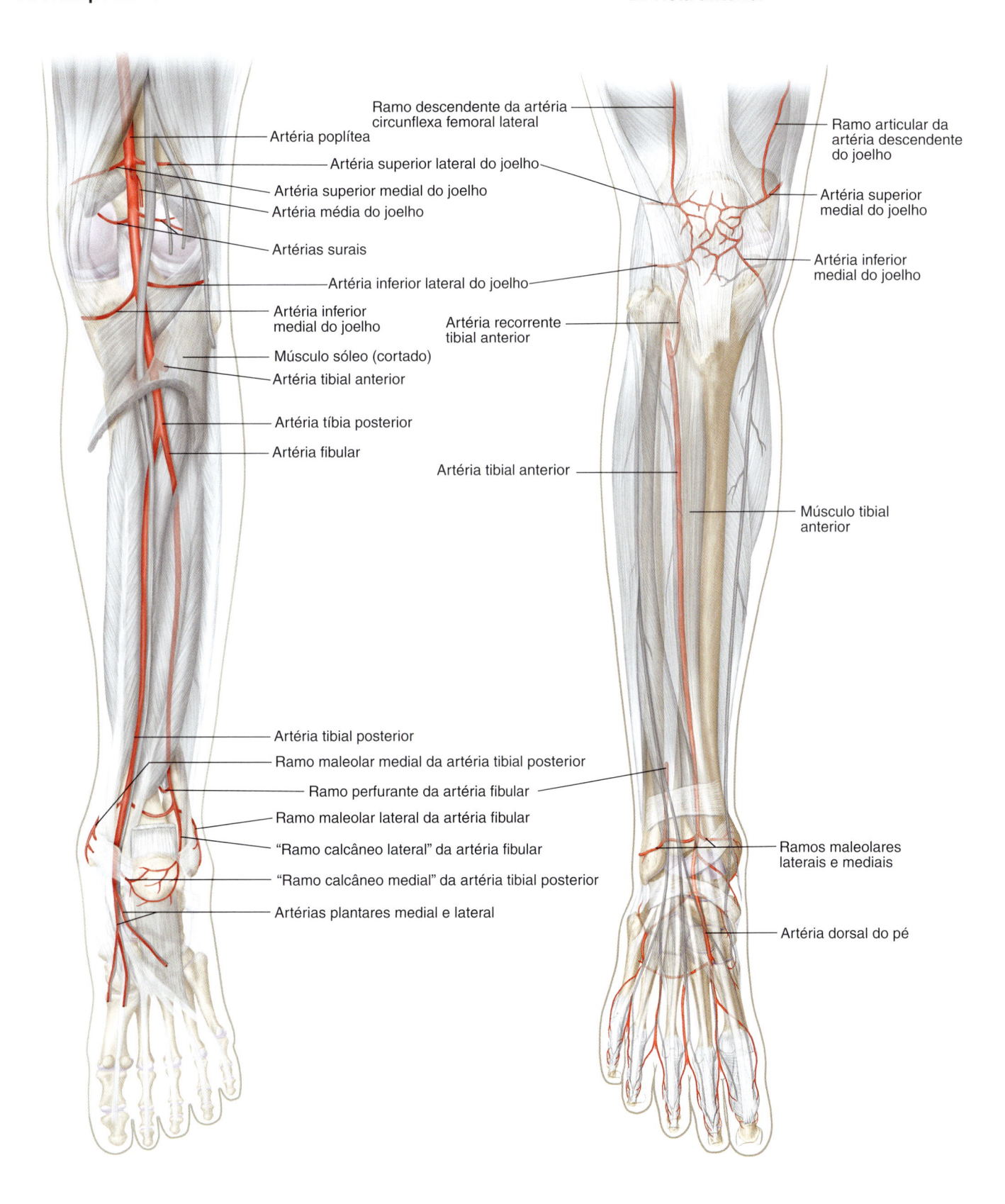

- Artéria poplítea
- Ramo descendente da artéria circunflexa femoral lateral
- Artéria superior lateral do joelho
- Artéria superior medial do joelho
- Artéria média do joelho
- Artérias surais
- Artéria inferior lateral do joelho
- Artéria inferior medial do joelho
- Músculo sóleo (cortado)
- Artéria tibial anterior
- Artéria tíbia posterior
- Artéria fibular
- Artéria tibial posterior
- Ramo maleolar medial da artéria tibial posterior
- Ramo perfurante da artéria fibular
- Ramo maleolar lateral da artéria fibular
- "Ramo calcâneo lateral" da artéria fibular
- "Ramo calcâneo medial" da artéria tibial posterior
- Artérias plantares medial e lateral

B. Vista anterior

- Ramo articular da artéria descendente do joelho
- Artéria superior medial do joelho
- Artéria inferior medial do joelho
- Artéria recorrente tibial anterior
- Artéria tibial anterior
- Músculo tibial anterior
- Ramos maleolares laterais e mediais
- Artéria dorsal do pé

Capítulo 3
Atlas de Anatomia Humana — PÁGINA 123

LÂMINA 3-39 — Nervos da Perna

A. Vista posterior

- Nervo tibial
- Nervo fibular comum
- Nervo cutâneo sural medial
- Nervo cutâneo sural lateral
- Ramo fibular comunicante
- Músculo tibial posterior
- Nervo sural
- Músculo flexor longo dos dedos
- Músculo flexor longo do hálux
- Nervo tibial
- Nervos plantares medial e lateral

B. Vista anterior

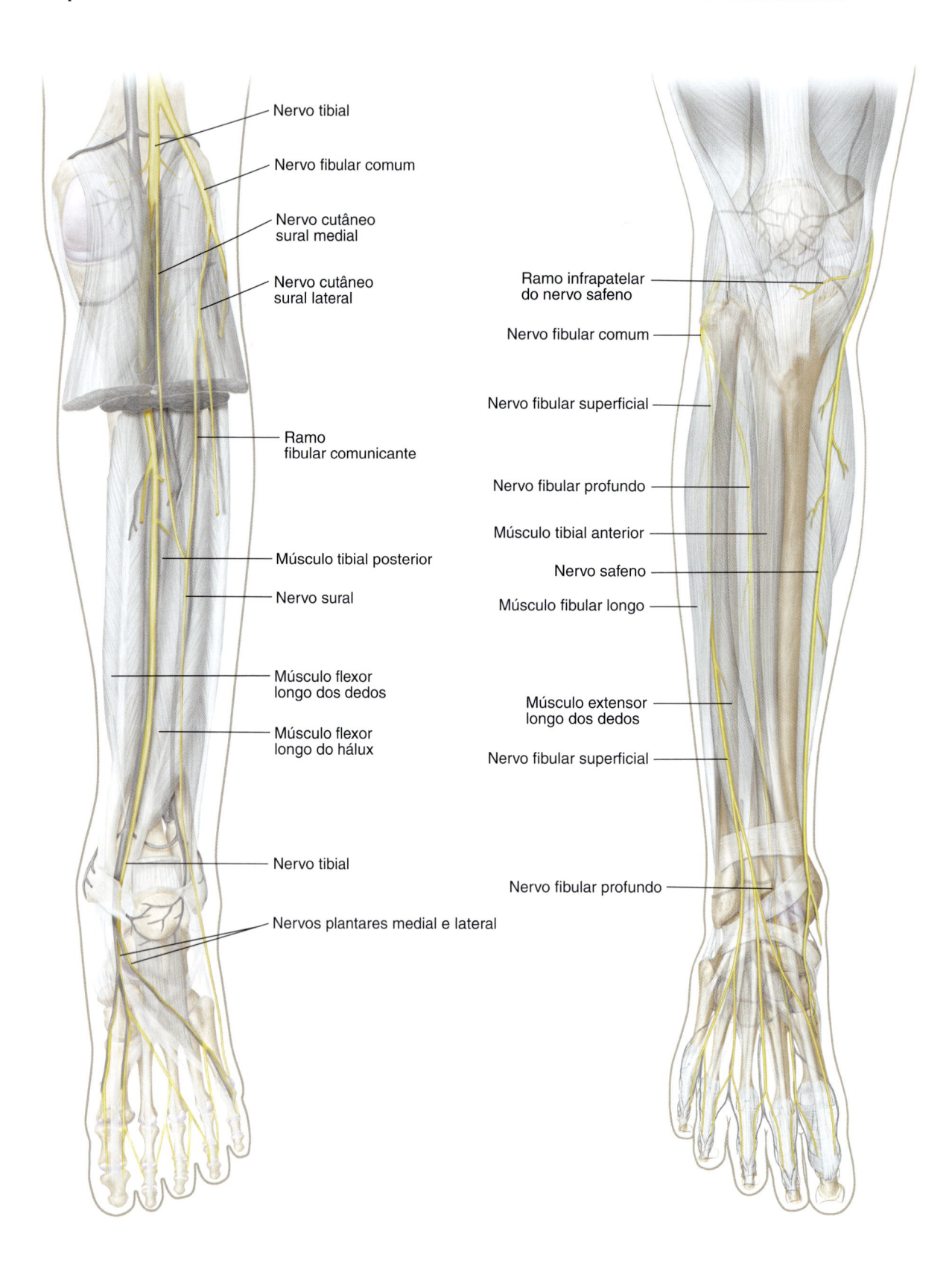

- Ramo infrapatelar do nervo safeno
- Nervo fibular comum
- Nervo fibular superficial
- Nervo fibular profundo
- Músculo tibial anterior
- Nervo safeno
- Músculo fibular longo
- Músculo extensor longo dos dedos
- Nervo fibular superficial
- Nervo fibular profundo

Esqueleto do Pé — LÂMINA 3-40

A. Vista dorsal

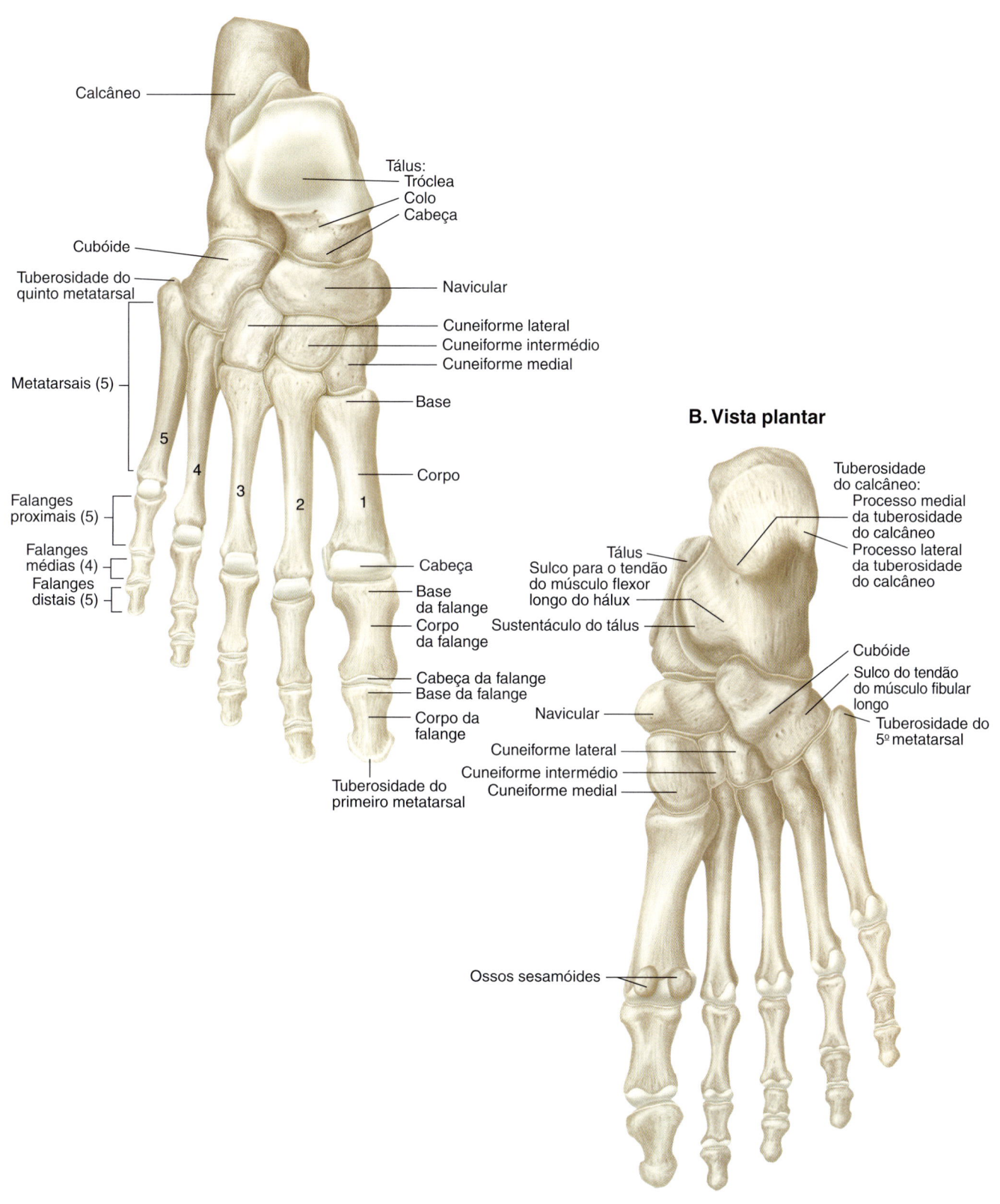

- Calcâneo
- Tálus:
  - Tróclea
  - Colo
  - Cabeça
- Cubóide
- Tuberosidade do quinto metatarsal
- Navicular
- Cuneiforme lateral
- Cuneiforme intermédio
- Cuneiforme medial
- Base
- Metatarsais (5)
- Corpo
- Falanges proximais (5)
- Falanges médias (4)
- Falanges distais (5)
- Cabeça
- Base da falange
- Corpo da falange
- Cabeça da falange
- Base da falange
- Corpo da falange
- Tuberosidade do primeiro metatarsal

B. Vista plantar

- Tuberosidade do calcâneo:
  - Processo medial da tuberosidade do calcâneo
  - Processo lateral da tuberosidade do calcâneo
- Tálus
- Sulco para o tendão do músculo flexor longo do hálux
- Sustentáculo do tálus
- Cubóide
- Sulco do tendão do músculo fibular longo
- Tuberosidade do 5º metatarsal
- Navicular
- Cuneiforme lateral
- Cuneiforme intermédio
- Cuneiforme medial
- Ossos sesamóides

Capítulo 3 | Atlas de Anatomia Humana

LÂMINA 3-41 — Arcos do Pé

A. Vista medial

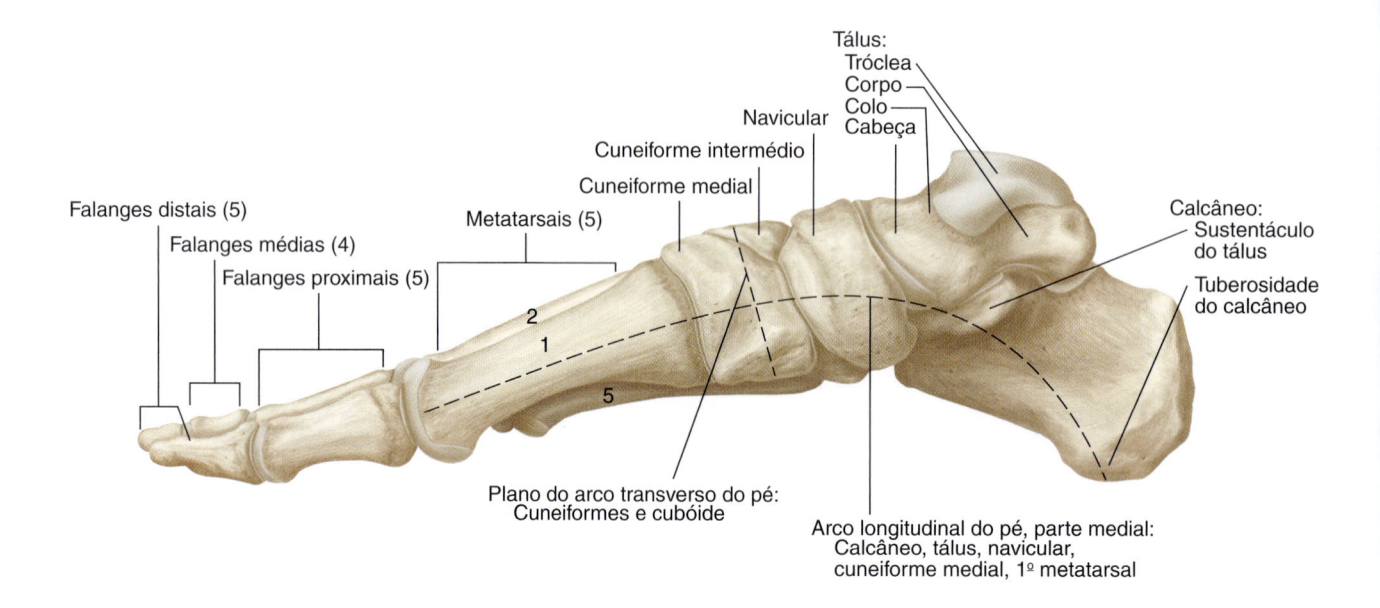

- Falanges distais (5)
- Falanges médias (4)
- Falanges proximais (5)
- Metatarsais (5)
- Cuneiforme intermédio
- Cuneiforme medial
- Navicular
- Tálus:
  - Tróclea
  - Corpo
  - Colo
  - Cabeça
- Calcâneo:
  - Sustentáculo do tálus
  - Tuberosidade do calcâneo
- Plano do arco transverso do pé: Cuneiformes e cubóide
- Arco longitudinal do pé, parte medial: Calcâneo, tálus, navicular, cuneiforme medial, 1º metatarsal

B. Vista lateral

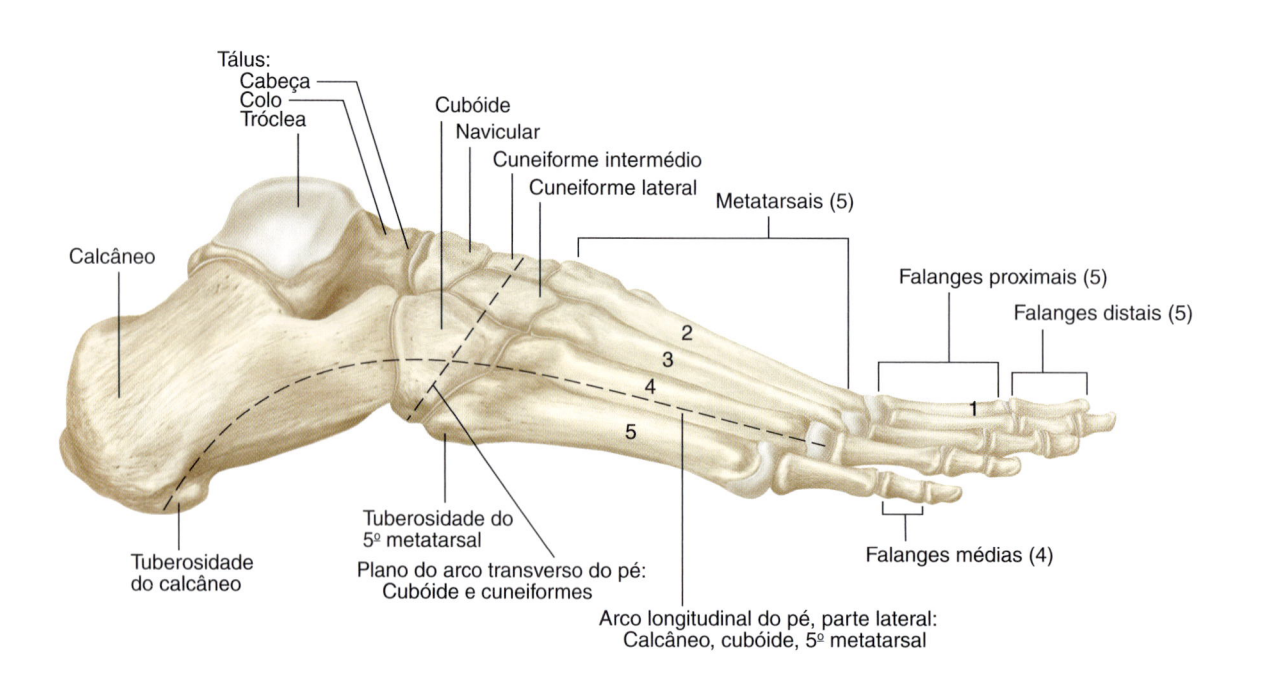

- Tálus:
  - Cabeça
  - Colo
  - Tróclea
- Cubóide
- Navicular
- Cuneiforme intermédio
- Cuneiforme lateral
- Metatarsais (5)
- Falanges proximais (5)
- Falanges distais (5)
- Falanges médias (4)
- Calcâneo
- Tuberosidade do calcâneo
- Tuberosidade do 5º metatarsal
- Plano do arco transverso do pé: Cubóide e cuneiformes
- Arco longitudinal do pé, parte lateral: Calcâneo, cubóide, 5º metatarsal

Fixações Musculares no Pé, Face Dorsal

LÂMINA 3-42

Fixações musculares
- Origens
- Inserções

- Tendão do calcâneo
- Músculo quadrado plantar
- Músculos extensores curtos dos dedos e do hálux
- Músculo fibular curto
- Músculo fibular terceiro
- Músculos interósseos dorsais
- Músculo abdutor do dedo mínimo
- Músculos interósseos plantares
- Músculos extensores curto e longo dos dedos
- Músculo abdutor do hálux
- Músculo extensor curto do hálux
- Músculos interósseos dorsais
- Músculo extensor longo do hálux

LÂMINA 3-43 — Fixações Musculares no Pé, Face Plantar

Fixações musculares
- Origens (verde)
- Inserções (azul)

- Músculo abdutor do hálux
- Músculo flexor curto dos dedos
- Músculo tibial posterior
- Músculo fibular longo
- Músculo tibial anterior
- Músculo flexor curto do hálux
- Músculo adutor do hálux e cabeça lateral do músculo flexor curto do hálux
- Músculo abdutor do hálux e cabeça medial do músculo flexor curto do hálux
- Músculo flexor longo do hálux
- Músculo abdutor do dedo mínimo
- Músculo quadrado plantar
- Músculo flexor curto do dedo mínimo
- Músculo flexor curto do hálux
- Músculo adutor do hálux (cabeça oblíqua)
- Músculos interósseos plantares
- Músculos abdutor e flexor curto do dedo mínimo
- Músculos interósseos plantares
- Músculo flexor curto dos dedos
- Músculo flexor longo dos dedos

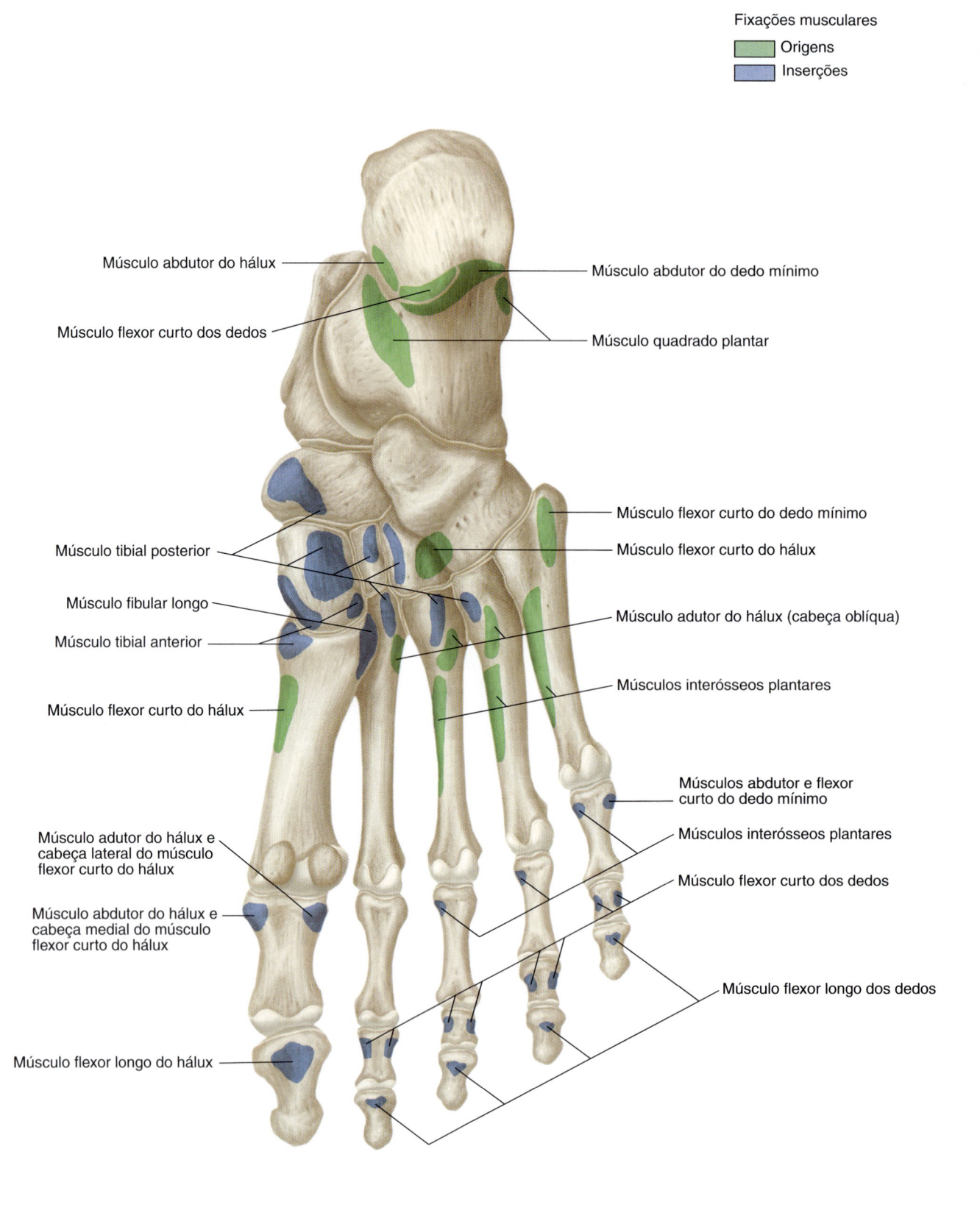

Nervos Cutâneos e Veias Superficiais do Dorso do Pé

LÂMINA 3-44

A. Dissecação

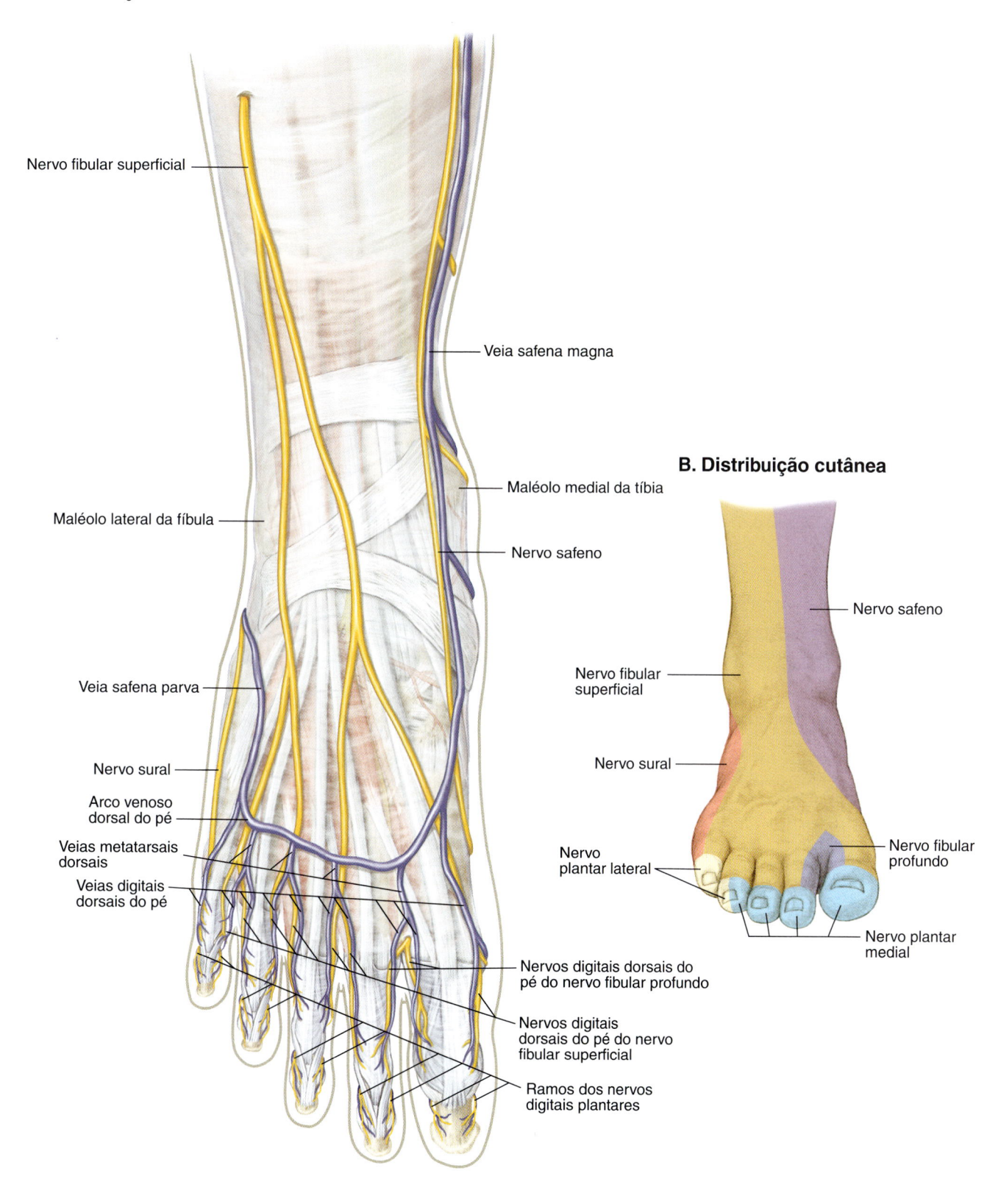

- Nervo fibular superficial
- Veia safena magna
- Maléolo medial da tíbia
- Maléolo lateral da fíbula
- Nervo safeno
- Veia safena parva
- Nervo sural
- Arco venoso dorsal do pé
- Veias metatarsais dorsais
- Veias digitais dorsais do pé
- Nervos digitais dorsais do pé do nervo fibular profundo
- Nervos digitais dorsais do pé do nervo fibular superficial
- Ramos dos nervos digitais plantares

B. Distribuição cutânea

- Nervo safeno
- Nervo fibular superficial
- Nervo sural
- Nervo plantar lateral
- Nervo fibular profundo
- Nervo plantar medial

Capítulo 3
Atlas de Anatomia Humana | PÁGINA 129

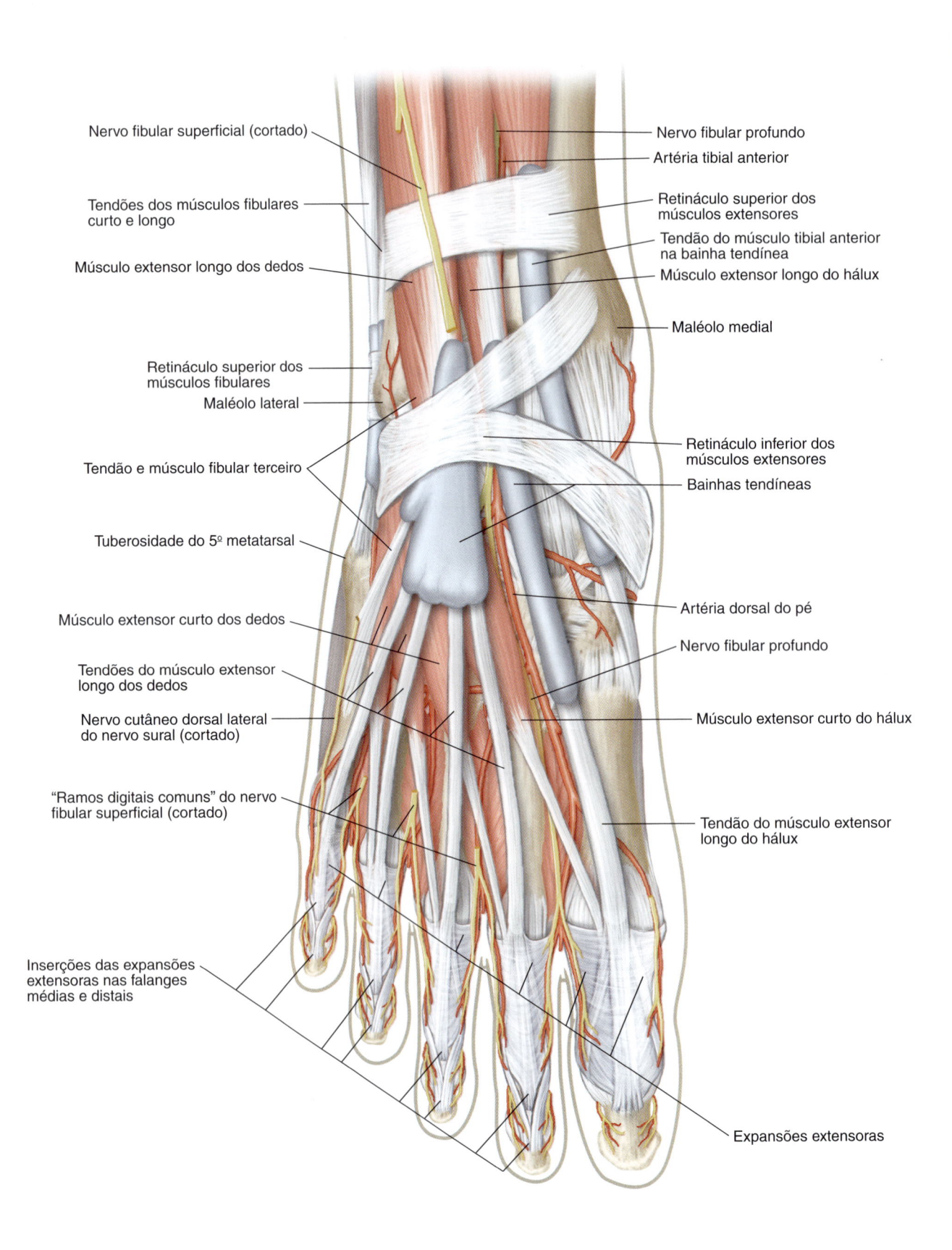

LÂMINA 3-45 — Dorso do Pé, Dissecação Superficial

- Nervo fibular superficial (cortado)
- Tendões dos músculos fibulares curto e longo
- Músculo extensor longo dos dedos
- Retináculo superior dos músculos fibulares
- Maléolo lateral
- Tendão e músculo fibular terceiro
- Tuberosidade do 5º metatarsal
- Músculo extensor curto dos dedos
- Tendões do músculo extensor longo dos dedos
- Nervo cutâneo dorsal lateral do nervo sural (cortado)
- "Ramos digitais comuns" do nervo fibular superficial (cortado)
- Inserções das expansões extensoras nas falanges médias e distais
- Nervo fibular profundo
- Artéria tibial anterior
- Retináculo superior dos músculos extensores
- Tendão do músculo tibial anterior na bainha tendínea
- Músculo extensor longo do hálux
- Maléolo medial
- Retináculo inferior dos músculos extensores
- Bainhas tendíneas
- Artéria dorsal do pé
- Nervo fibular profundo
- Músculo extensor curto do hálux
- Tendão do músculo extensor longo do hálux
- Expansões extensoras

PÁGINA 130 | Atlas de Anatomia Humana — Capítulo 3

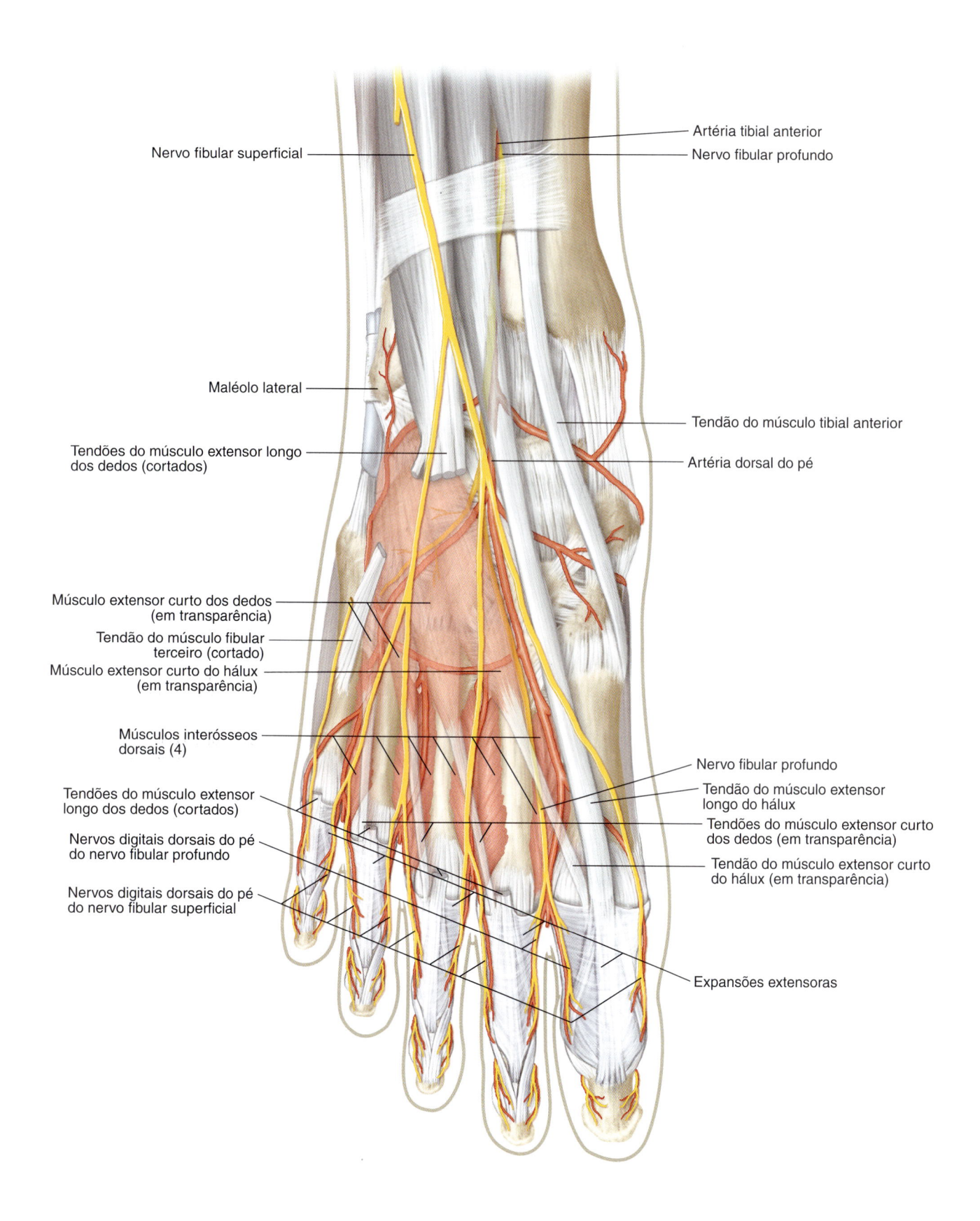

Dorso do Pé, Dissecação Profunda — LÂMINA 3-46

- Artéria tibial anterior
- Nervo fibular profundo
- Nervo fibular superficial
- Maléolo lateral
- Tendão do músculo tibial anterior
- Tendões do músculo extensor longo dos dedos (cortados)
- Artéria dorsal do pé
- Músculo extensor curto dos dedos (em transparência)
- Tendão do músculo fibular terceiro (cortado)
- Músculo extensor curto do hálux (em transparência)
- Músculos interósseos dorsais (4)
- Nervo fibular profundo
- Tendão do músculo extensor longo do hálux
- Tendões do músculo extensor longo dos dedos (cortados)
- Tendões do músculo extensor curto dos dedos (em transparência)
- Nervos digitais dorsais do pé do nervo fibular profundo
- Tendão do músculo extensor curto do hálux (em transparência)
- Nervos digitais dorsais do pé do nervo fibular superficial
- Expansões extensoras

Capítulo 3
Atlas de Anatomia Humana — PÁGINA 131

LÂMINA 3-47 — Artérias e Nervos do Dorso do Pé

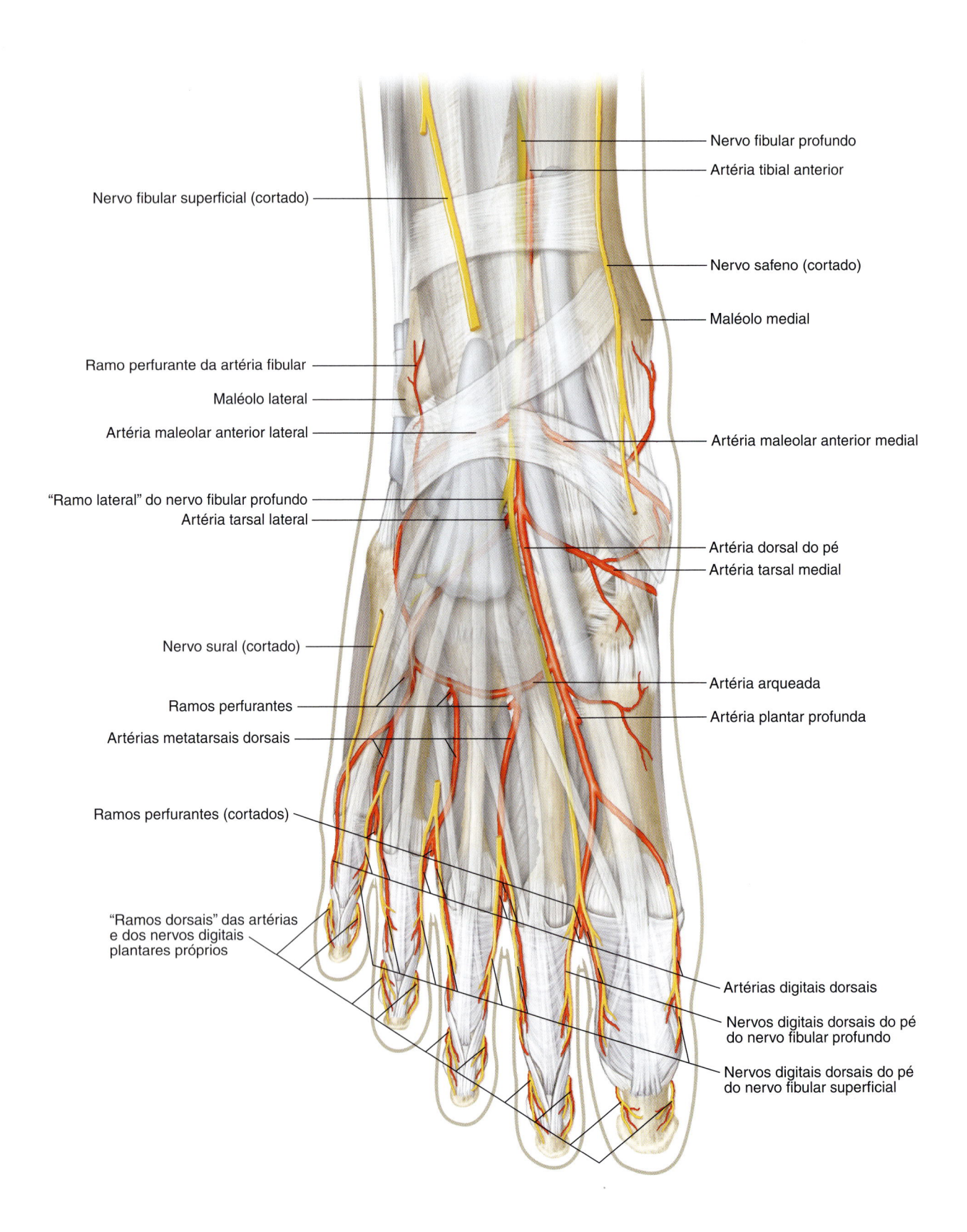

- Nervo fibular profundo
- Artéria tibial anterior
- Nervo fibular superficial (cortado)
- Nervo safeno (cortado)
- Maléolo medial
- Ramo perfurante da artéria fibular
- Maléolo lateral
- Artéria maleolar anterior lateral
- Artéria maleolar anterior medial
- "Ramo lateral" do nervo fibular profundo
- Artéria tarsal lateral
- Artéria dorsal do pé
- Artéria tarsal medial
- Nervo sural (cortado)
- Artéria arqueada
- Ramos perfurantes
- Artéria plantar profunda
- Artérias metatarsais dorsais
- Ramos perfurantes (cortados)
- "Ramos dorsais" das artérias e dos nervos digitais plantares próprios
- Artérias digitais dorsais
- Nervos digitais dorsais do pé do nervo fibular profundo
- Nervos digitais dorsais do pé do nervo fibular superficial

Capítulo 3 — Atlas de Anatomia Humana

Nervos Cutâneos da Planta do Pé — LÂMINA 3-48

A. Dissecação

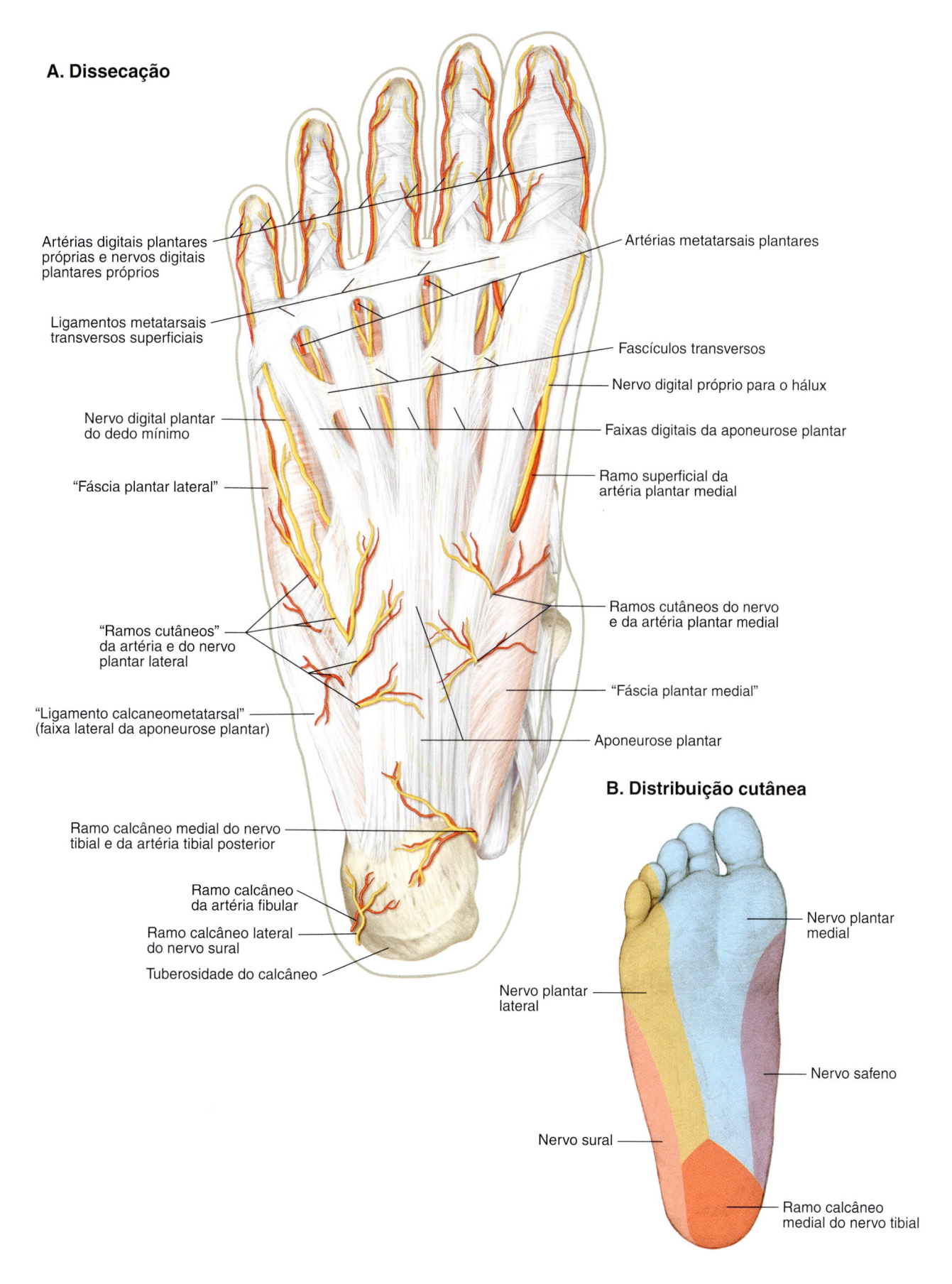

- Artérias digitais plantares próprias e nervos digitais plantares próprios
- Ligamentos metatarsais transversos superficiais
- Nervo digital plantar do dedo mínimo
- "Fáscia plantar lateral"
- "Ramos cutâneos" da artéria e do nervo plantar lateral
- "Ligamento calcaneometatarsal" (faixa lateral da aponeurose plantar)
- Ramo calcâneo medial do nervo tibial e da artéria tibial posterior
- Ramo calcâneo da artéria fibular
- Ramo calcâneo lateral do nervo sural
- Tuberosidade do calcâneo
- Artérias metatarsais plantares
- Fascículos transversos
- Nervo digital próprio para o hálux
- Faixas digitais da aponeurose plantar
- Ramo superficial da artéria plantar medial
- Ramos cutâneos do nervo e da artéria plantar medial
- "Fáscia plantar medial"
- Aponeurose plantar

B. Distribuição cutânea

- Nervo plantar medial
- Nervo plantar lateral
- Nervo safeno
- Nervo sural
- Ramo calcâneo medial do nervo tibial

Capítulo 3
Atlas de Anatomia Humana

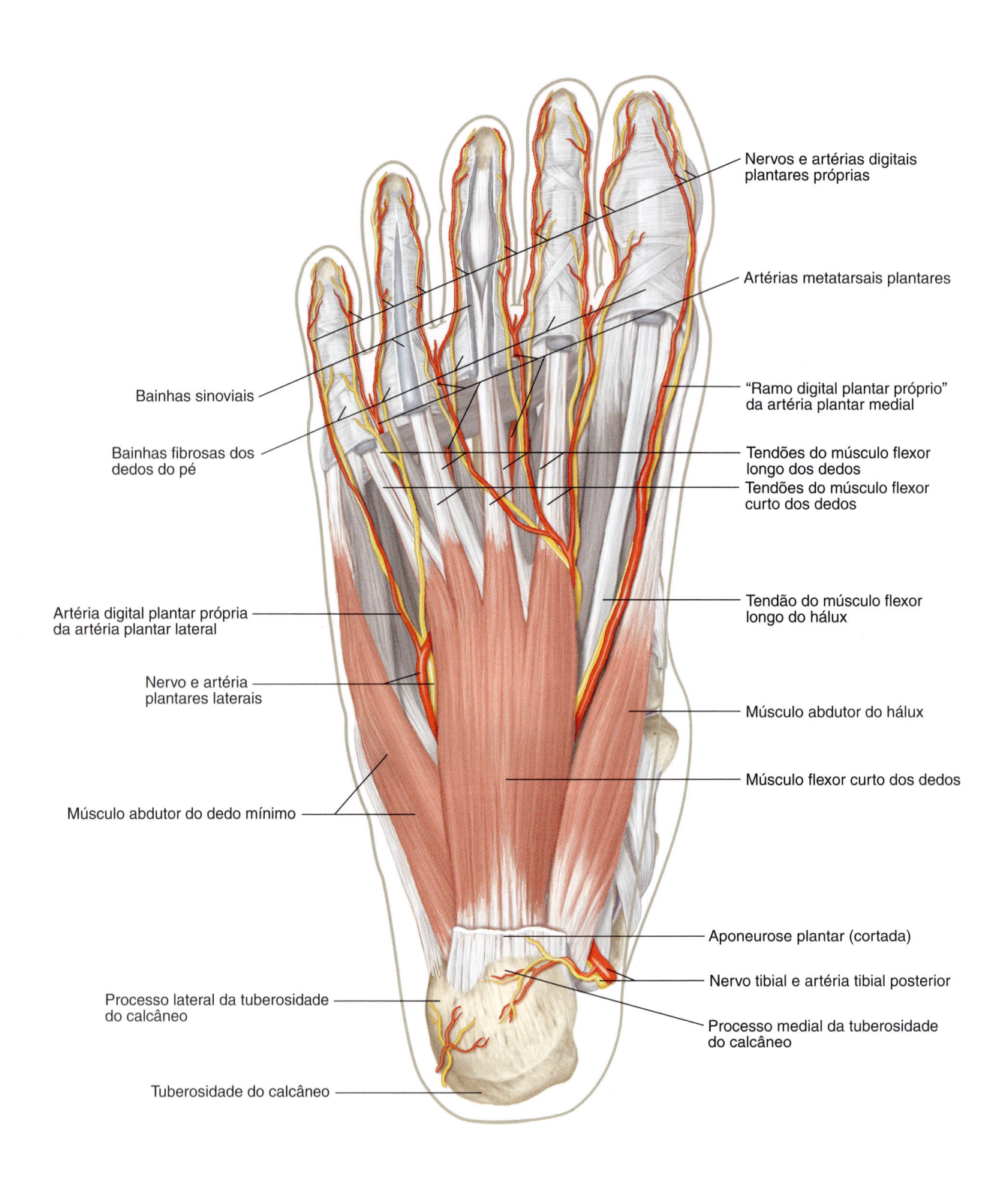

LÂMINA 3-49 — Músculos da Planta do Pé, Primeira Camada

- Nervos e artérias digitais plantares próprias
- Artérias metatarsais plantares
- Bainhas sinoviais
- "Ramo digital plantar próprio" da artéria plantar medial
- Bainhas fibrosas dos dedos do pé
- Tendões do músculo flexor longo dos dedos
- Tendões do músculo flexor curto dos dedos
- Artéria digital plantar própria da artéria plantar lateral
- Tendão do músculo flexor longo do hálux
- Nervo e artéria plantares laterais
- Músculo abdutor do hálux
- Músculo flexor curto dos dedos
- Músculo abdutor do dedo mínimo
- Aponeurose plantar (cortada)
- Processo lateral da tuberosidade do calcâneo
- Nervo tibial e artéria tibial posterior
- Processo medial da tuberosidade do calcâneo
- Tuberosidade do calcâneo

PÁGINA 134 | Capítulo 3 | Atlas de Anatomia Humana

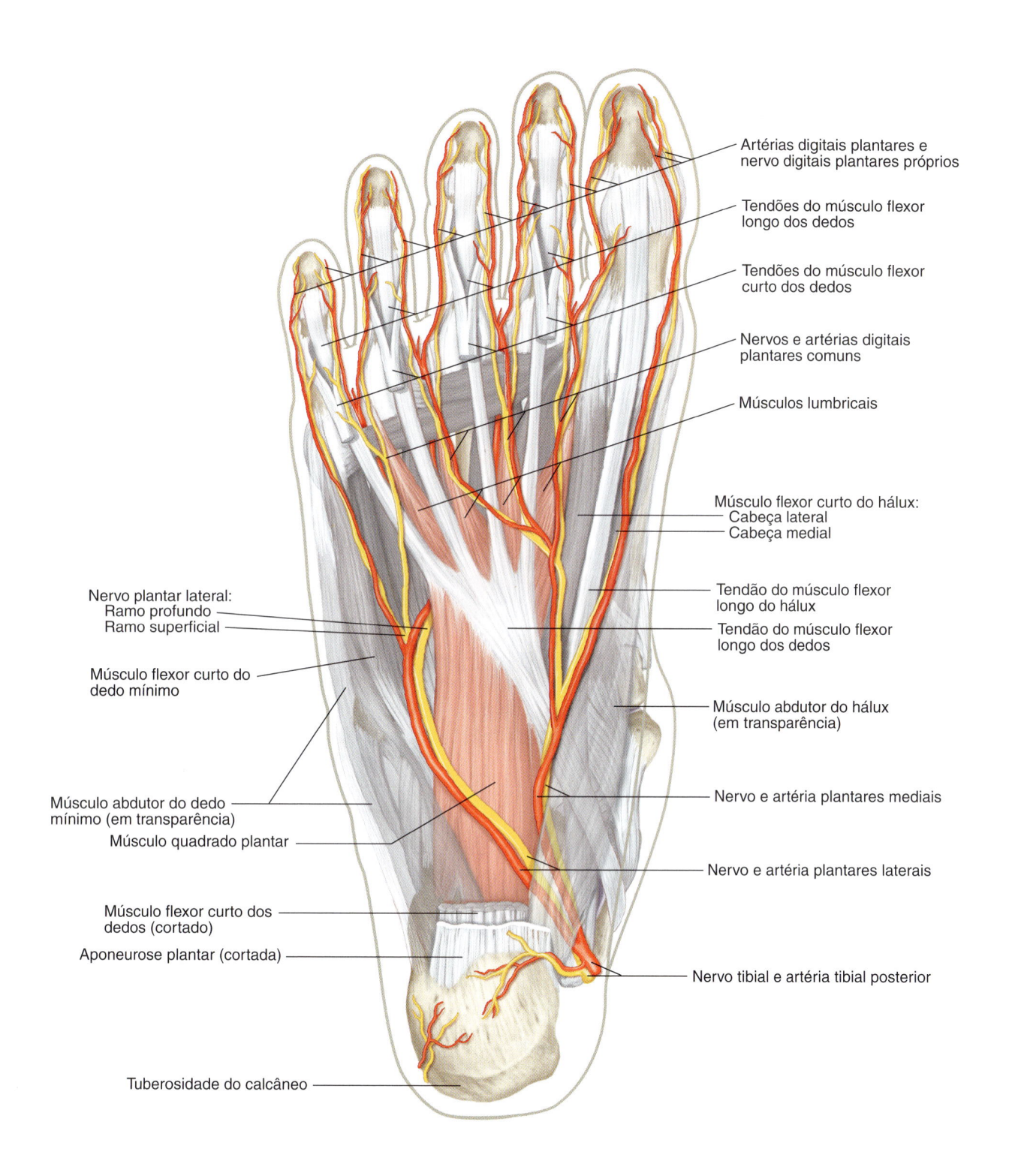

Músculos da Planta do Pé, Segunda Camada

LÂMINA 3-50

- Artérias digitais plantares e nervo digitais plantares próprios
- Tendões do músculo flexor longo dos dedos
- Tendões do músculo flexor curto dos dedos
- Nervos e artérias digitais plantares comuns
- Músculos lumbricais
- Músculo flexor curto do hálux:
  - Cabeça lateral
  - Cabeça medial
- Tendão do músculo flexor longo do hálux
- Tendão do músculo flexor longo dos dedos
- Músculo abdutor do hálux (em transparência)
- Nervo e artéria plantares mediais
- Nervo e artéria plantares laterais
- Nervo tibial e artéria tibial posterior

- Nervo plantar lateral:
  - Ramo profundo
  - Ramo superficial
- Músculo flexor curto do dedo mínimo
- Músculo abdutor do dedo mínimo (em transparência)
- Músculo quadrado plantar
- Músculo flexor curto dos dedos (cortado)
- Aponeurose plantar (cortada)
- Tuberosidade do calcâneo

Capítulo 3 | Atlas de Anatomia Humana | PÁGINA 135

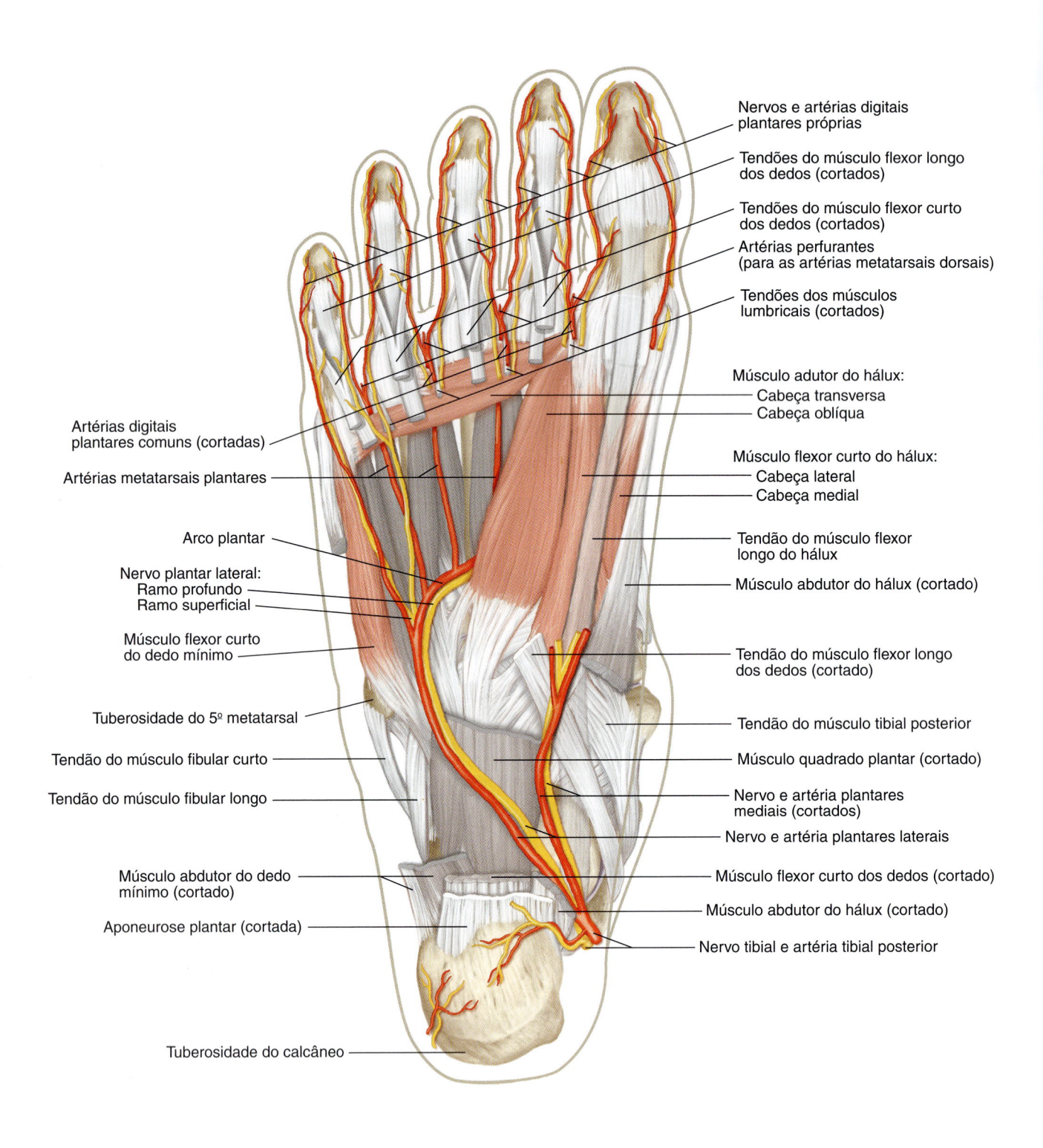

LÂMINA 3-51 — Músculos da Planta do Pé, Terceira Camada

- Nervos e artérias digitais plantares próprias
- Tendões do músculo flexor longo dos dedos (cortados)
- Tendões do músculo flexor curto dos dedos (cortados)
- Artérias perfurantes (para as artérias metatarsais dorsais)
- Tendões dos músculos lumbricais (cortados)
- Músculo adutor do hálux:
  - Cabeça transversa
  - Cabeça oblíqua
- Músculo flexor curto do hálux:
  - Cabeça lateral
  - Cabeça medial
- Tendão do músculo flexor longo do hálux
- Músculo abdutor do hálux (cortado)
- Tendão do músculo flexor longo dos dedos (cortado)
- Tendão do músculo tibial posterior
- Músculo quadrado plantar (cortado)
- Nervo e artéria plantares mediais (cortados)
- Nervo e artéria plantares laterais
- Músculo flexor curto dos dedos (cortado)
- Músculo abdutor do hálux (cortado)
- Nervo tibial e artéria tibial posterior

- Artérias digitais plantares comuns (cortadas)
- Artérias metatarsais plantares
- Arco plantar
- Nervo plantar lateral:
  - Ramo profundo
  - Ramo superficial
- Músculo flexor curto do dedo mínimo
- Tuberosidade do 5º metatarsal
- Tendão do músculo fibular curto
- Tendão do músculo fibular longo
- Músculo abdutor do dedo mínimo (cortado)
- Aponeurose plantar (cortada)
- Tuberosidade do calcâneo

Capítulo 3 | Atlas de Anatomia Humana

Músculos da Planta do Pé, Quarta Camada

LÂMINA 3-52

A. Vista plantar

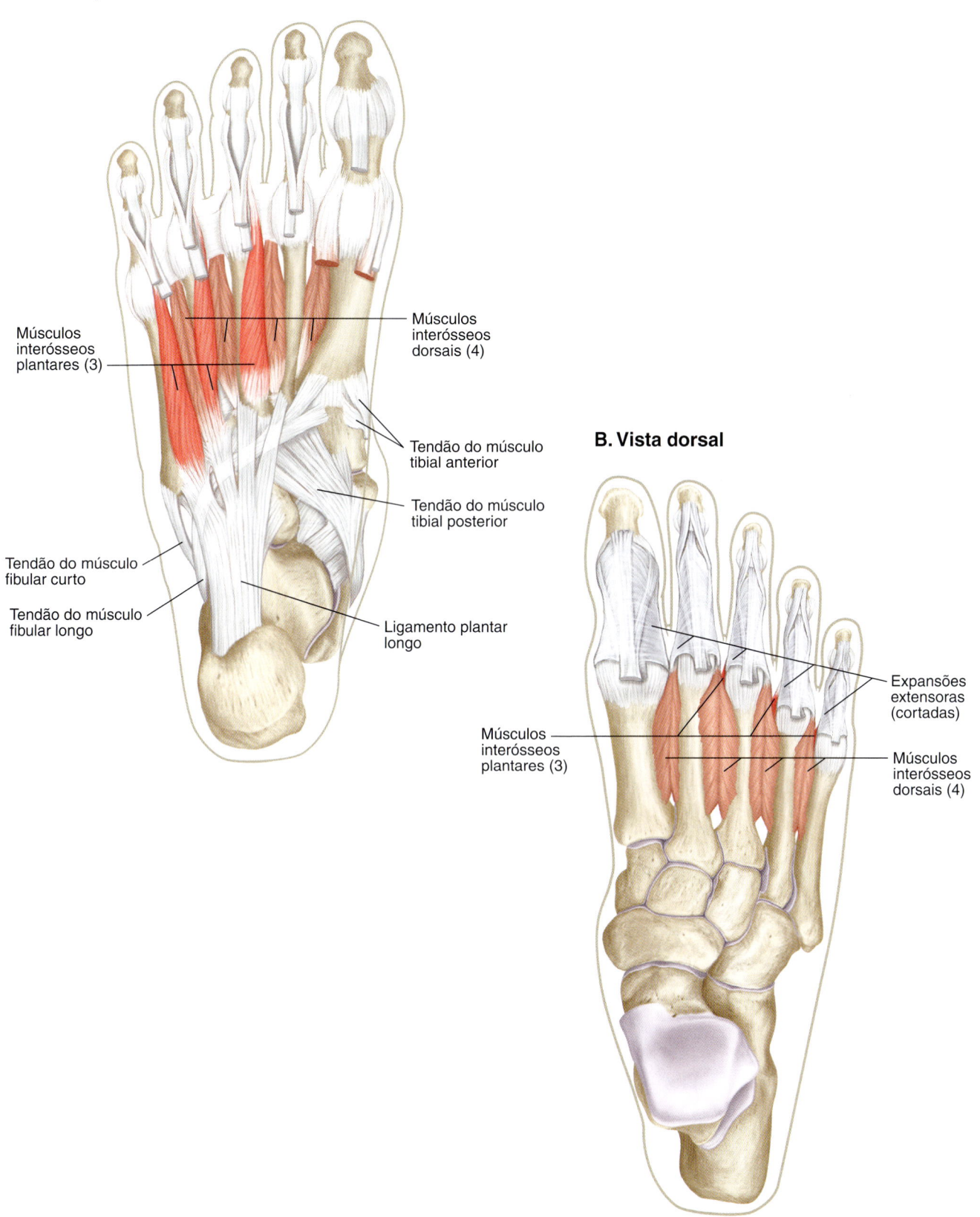

- Músculos interósseos plantares (3)
- Músculos interósseos dorsais (4)
- Tendão do músculo tibial anterior
- Tendão do músculo tibial posterior
- Tendão do músculo fibular curto
- Tendão do músculo fibular longo
- Ligamento plantar longo

B. Vista dorsal

- Músculos interósseos plantares (3)
- Expansões extensoras (cortadas)
- Músculos interósseos dorsais (4)

Capítulo 3
Atlas de Anatomia Humana

LÂMINA 3-53   Artérias e Nervos da Planta do Pé

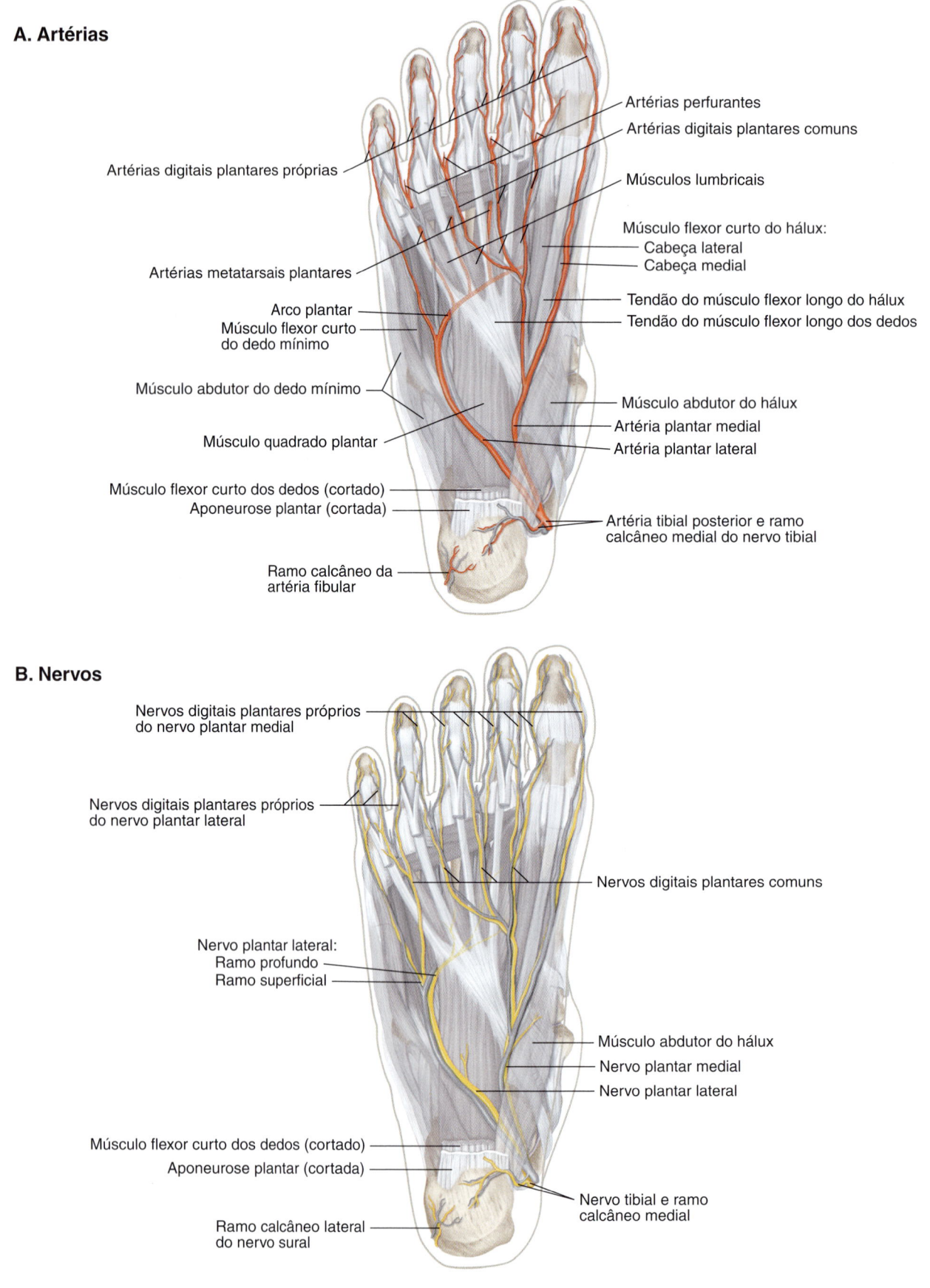

A. Artérias

- Artérias perfurantes
- Artérias digitais plantares comuns
- Artérias digitais plantares próprias
- Músculos lumbricais
- Músculo flexor curto do hálux:
  - Cabeça lateral
  - Cabeça medial
- Artérias metatarsais plantares
- Tendão do músculo flexor longo do hálux
- Tendão do músculo flexor longo dos dedos
- Arco plantar
- Músculo flexor curto do dedo mínimo
- Músculo abdutor do dedo mínimo
- Músculo abdutor do hálux
- Artéria plantar medial
- Artéria plantar lateral
- Músculo quadrado plantar
- Músculo flexor curto dos dedos (cortado)
- Aponeurose plantar (cortada)
- Artéria tibial posterior e ramo calcâneo medial do nervo tibial
- Ramo calcâneo da artéria fibular

B. Nervos

- Nervos digitais plantares próprios do nervo plantar medial
- Nervos digitais plantares próprios do nervo plantar lateral
- Nervos digitais plantares comuns
- Nervo plantar lateral:
  - Ramo profundo
  - Ramo superficial
- Músculo abdutor do hálux
- Nervo plantar medial
- Nervo plantar lateral
- Músculo flexor curto dos dedos (cortado)
- Aponeurose plantar (cortada)
- Nervo tibial e ramo calcâneo medial
- Ramo calcâneo lateral do nervo sural

Capítulo 3 — Atlas de Anatomia Humana

Articulação do Quadril, Características Externas

LÂMINA 3-54

A. Vista anterior

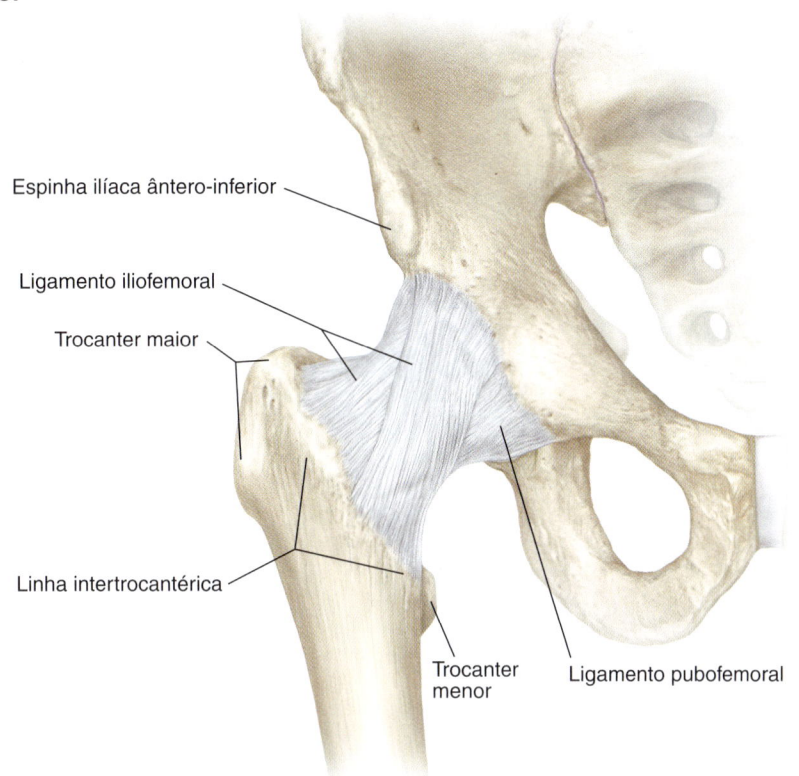

- Espinha ilíaca ântero-inferior
- Ligamento iliofemoral
- Trocanter maior
- Linha intertrocantérica
- Trocanter menor
- Ligamento pubofemoral

B. Vista posterior

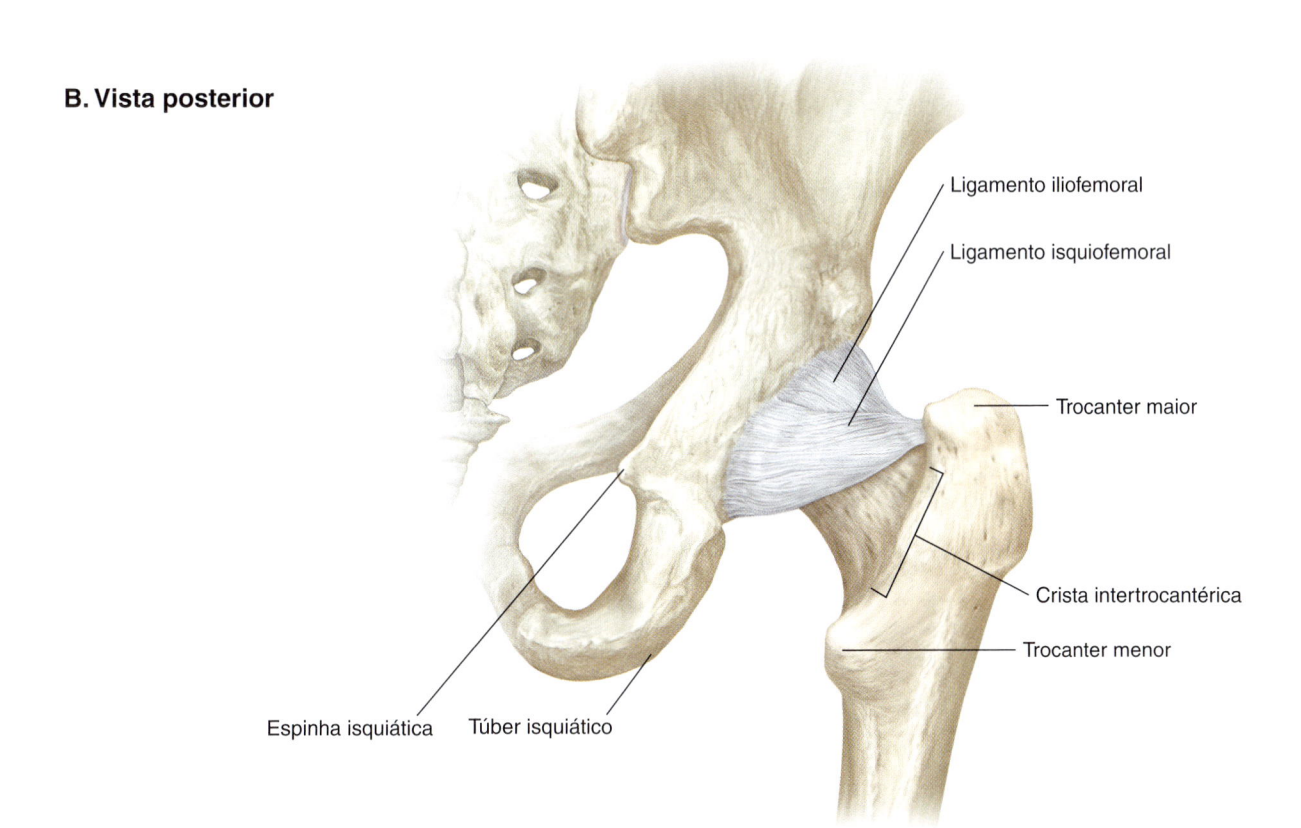

- Ligamento iliofemoral
- Ligamento isquiofemoral
- Trocanter maior
- Crista intertrocantérica
- Trocanter menor
- Espinha isquiática
- Túber isquiático

Capítulo 3
Atlas de Anatomia Humana | PÁGINA 139

LÂMINA 3-55 — Articulação do Quadril, Características Internas

A. Vista lateral, articulação aberta

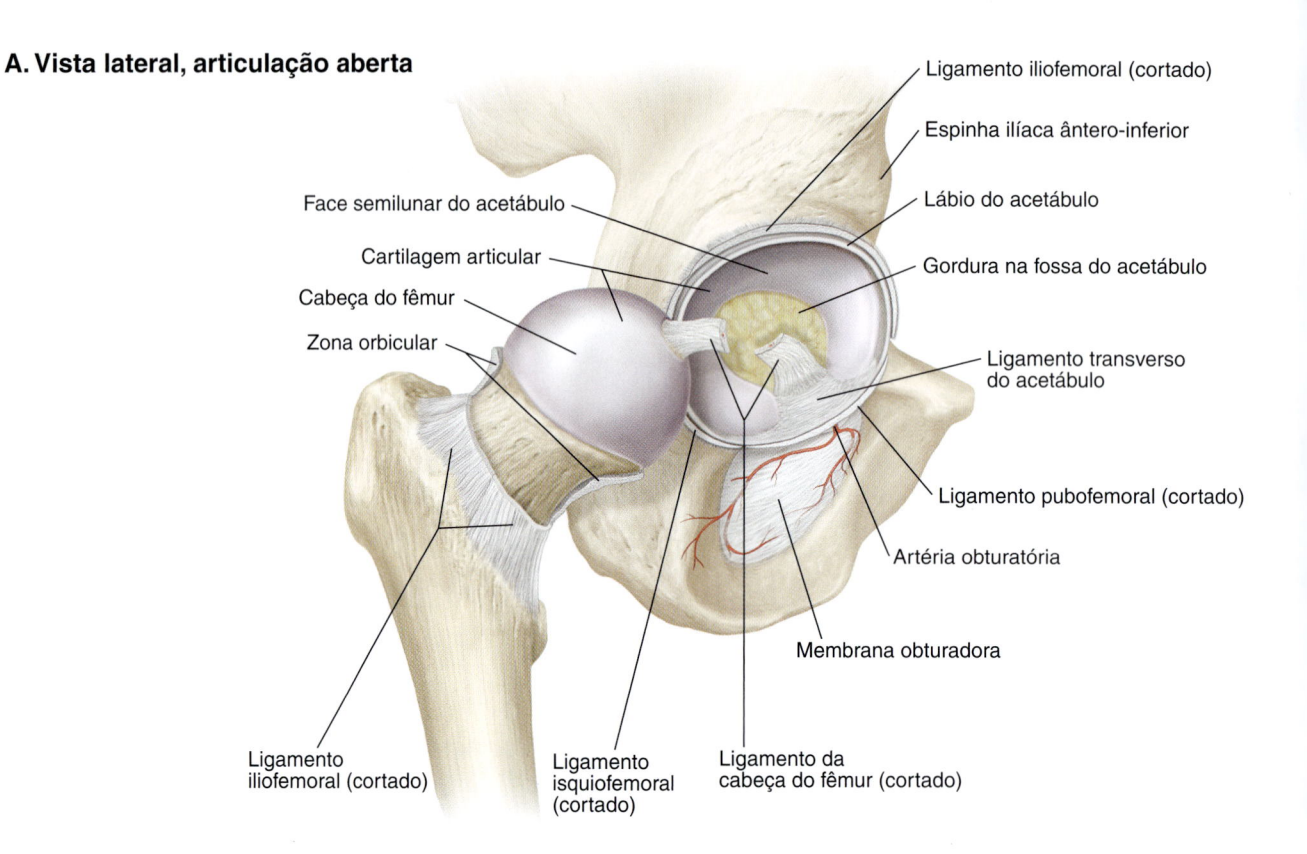

- Ligamento iliofemoral (cortado)
- Espinha ilíaca ântero-inferior
- Face semilunar do acetábulo
- Lábio do acetábulo
- Cartilagem articular
- Gordura na fossa do acetábulo
- Cabeça do fêmur
- Zona orbicular
- Ligamento transverso do acetábulo
- Ligamento pubofemoral (cortado)
- Artéria obturatória
- Membrana obturadora
- Ligamento iliofemoral (cortado)
- Ligamento isquiofemoral (cortado)
- Ligamento da cabeça do fêmur (cortado)

B. Suprimento sanguíneo

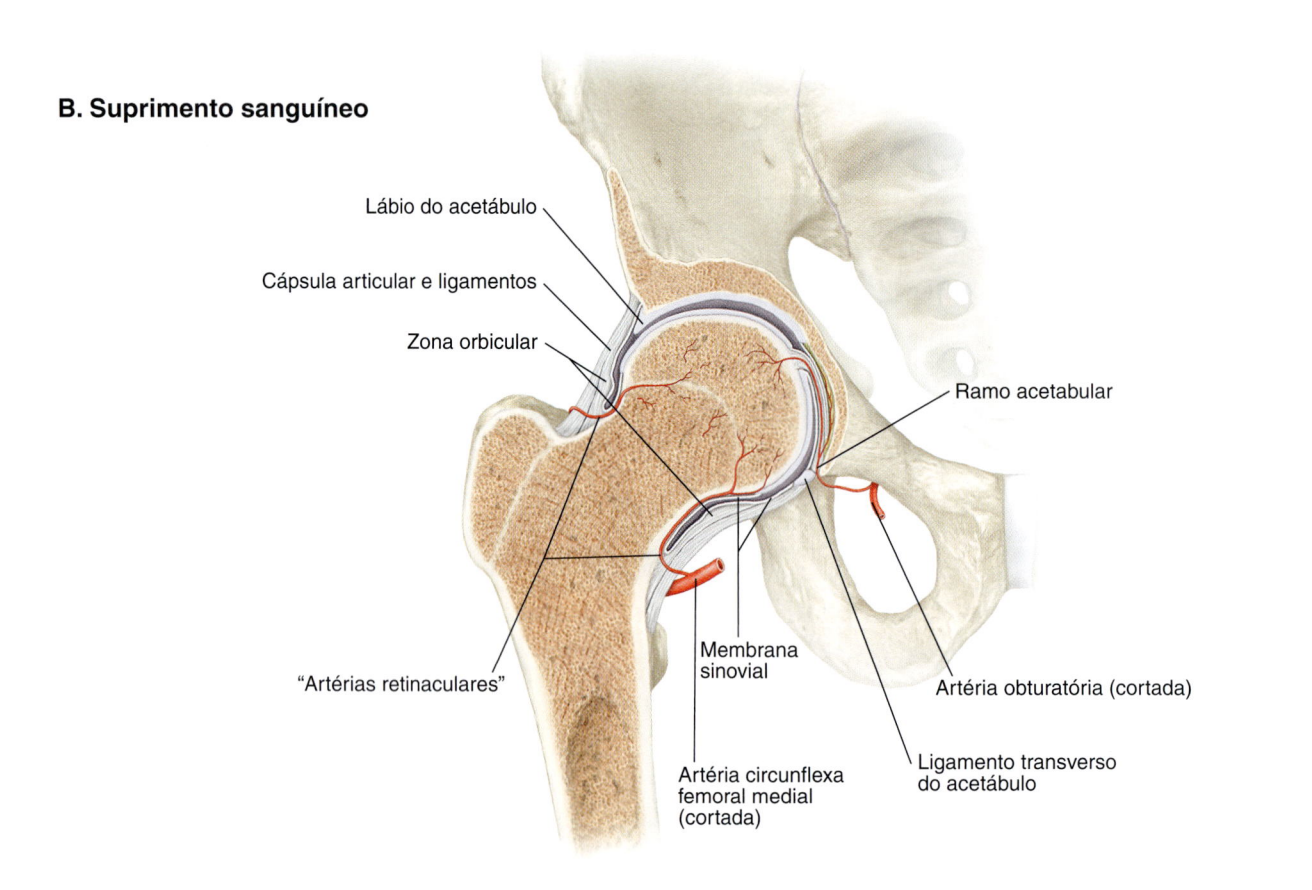

- Lábio do acetábulo
- Cápsula articular e ligamentos
- Zona orbicular
- Ramo acetabular
- "Artérias retinaculares"
- Membrana sinovial
- Artéria obturatória (cortada)
- Artéria circunflexa femoral medial (cortada)
- Ligamento transverso do acetábulo

Articulação do Joelho, Vistas Anterior e Posterior LÂMINA 3-56

A. Joelho direito, vista anterior

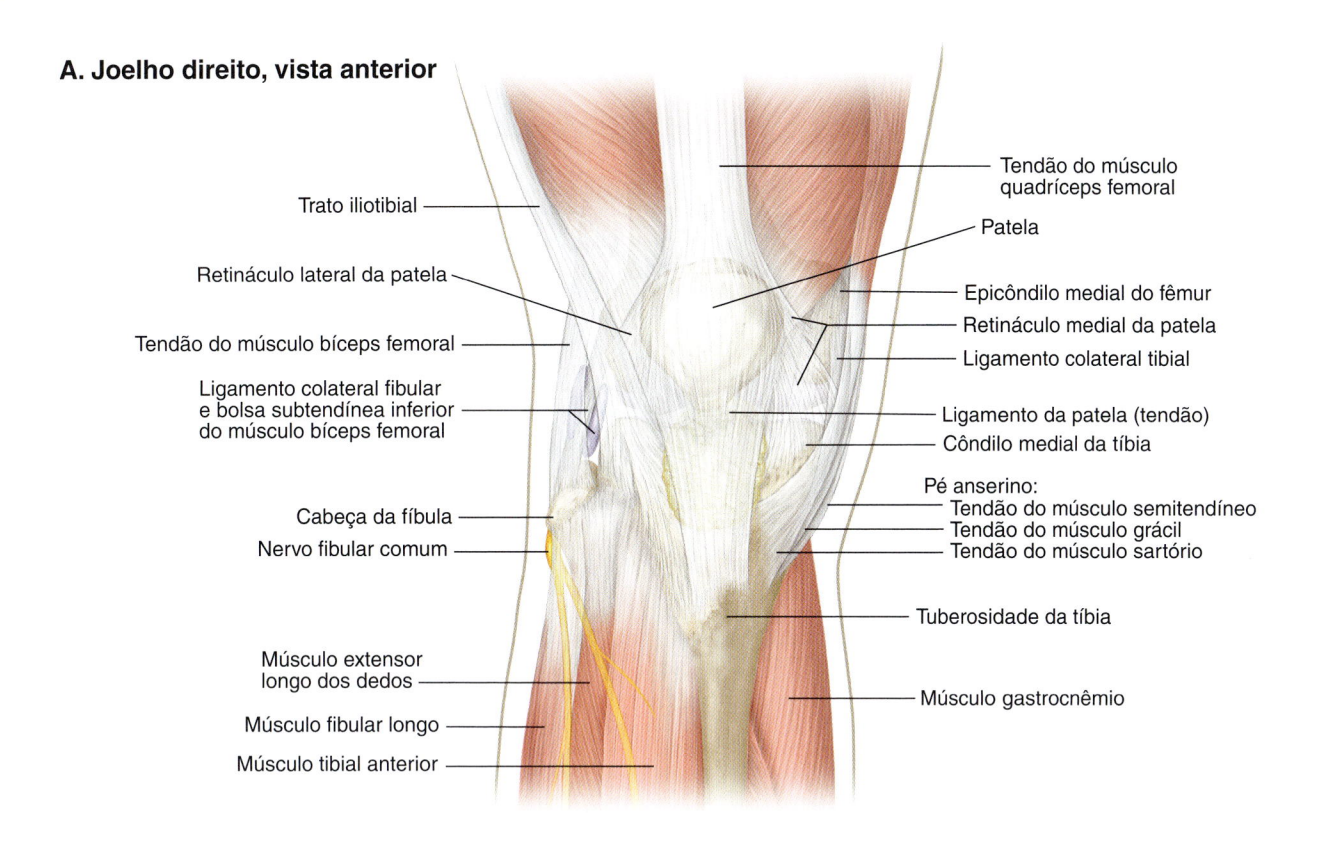

- Trato iliotibial
- Retináculo lateral da patela
- Tendão do músculo bíceps femoral
- Ligamento colateral fibular e bolsa subtendínea inferior do músculo bíceps femoral
- Cabeça da fíbula
- Nervo fibular comum
- Músculo extensor longo dos dedos
- Músculo fibular longo
- Músculo tibial anterior
- Tendão do músculo quadríceps femoral
- Patela
- Epicôndilo medial do fêmur
- Retináculo medial da patela
- Ligamento colateral tibial
- Ligamento da patela (tendão)
- Côndilo medial da tíbia
- Pé anserino:
  - Tendão do músculo semitendíneo
  - Tendão do músculo grácil
  - Tendão do músculo sartório
- Tuberosidade da tíbia
- Músculo gastrocnêmio

B. Joelho direito, vista posterior

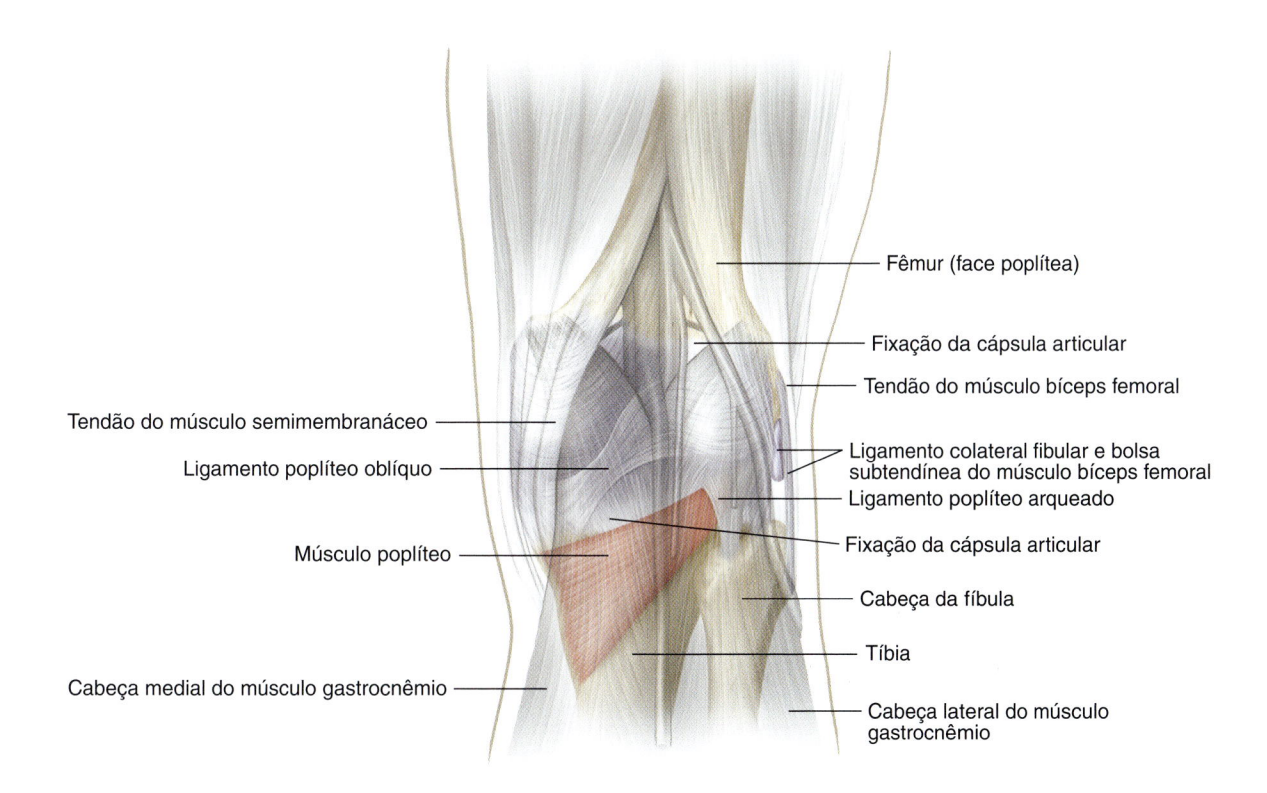

- Tendão do músculo semimembranáceo
- Ligamento poplíteo oblíquo
- Músculo poplíteo
- Cabeça medial do músculo gastrocnêmio
- Fêmur (face poplítea)
- Fixação da cápsula articular
- Tendão do músculo bíceps femoral
- Ligamento colateral fibular e bolsa subtendínea do músculo bíceps femoral
- Ligamento poplíteo arqueado
- Fixação da cápsula articular
- Cabeça da fíbula
- Tíbia
- Cabeça lateral do músculo gastrocnêmio

Capítulo 3
Atlas de Anatomia Humana

LÂMINA 3-57 Articulação do Joelho, Vistas Medial e Lateral

A. Joelho direito, vista medial

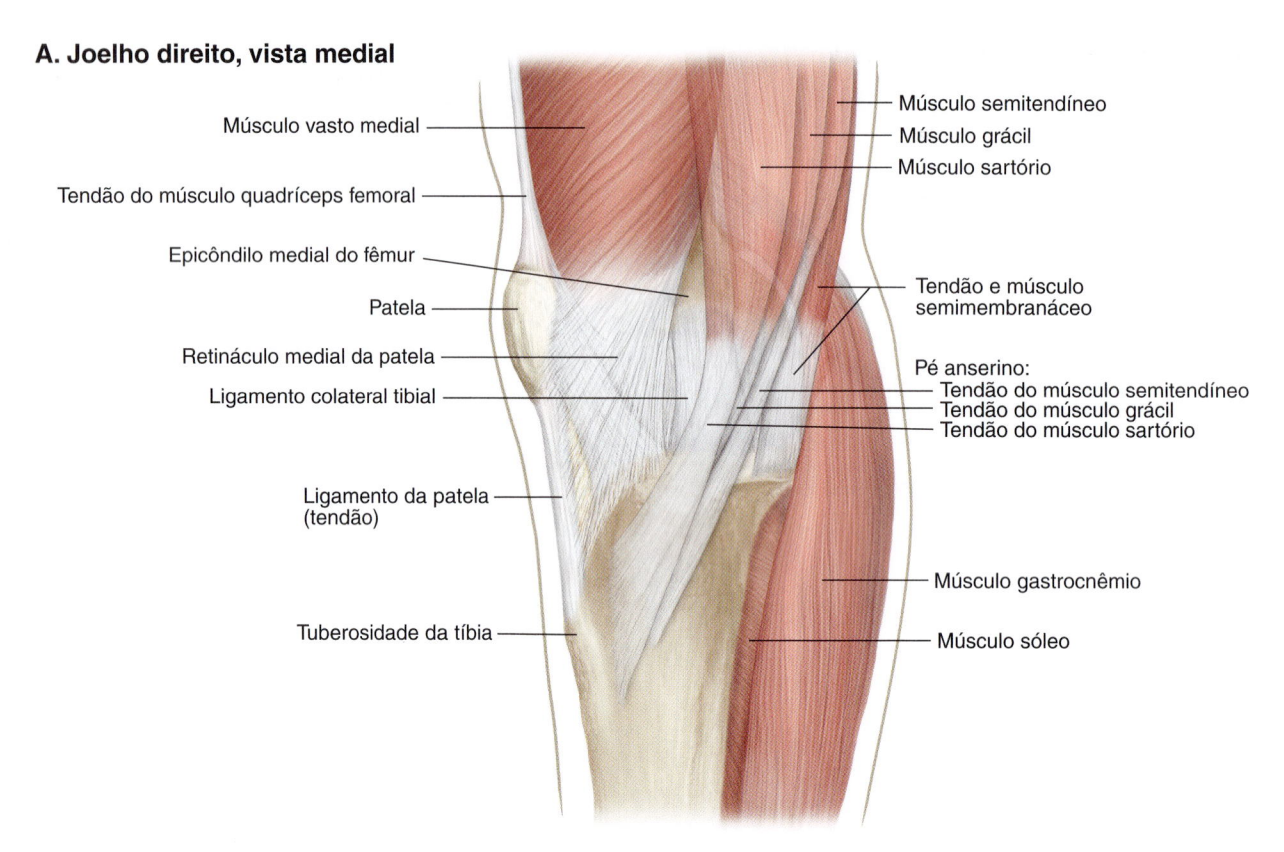

- Músculo vasto medial
- Tendão do músculo quadríceps femoral
- Epicôndilo medial do fêmur
- Patela
- Retináculo medial da patela
- Ligamento colateral tibial
- Ligamento da patela (tendão)
- Tuberosidade da tíbia
- Músculo semitendíneo
- Músculo grácil
- Músculo sartório
- Tendão e músculo semimembranáceo
- Pé anserino:
  - Tendão do músculo semitendíneo
  - Tendão do músculo grácil
  - Tendão do músculo sartório
- Músculo gastrocnêmio
- Músculo sóleo

B. Joelho direito, vista lateral

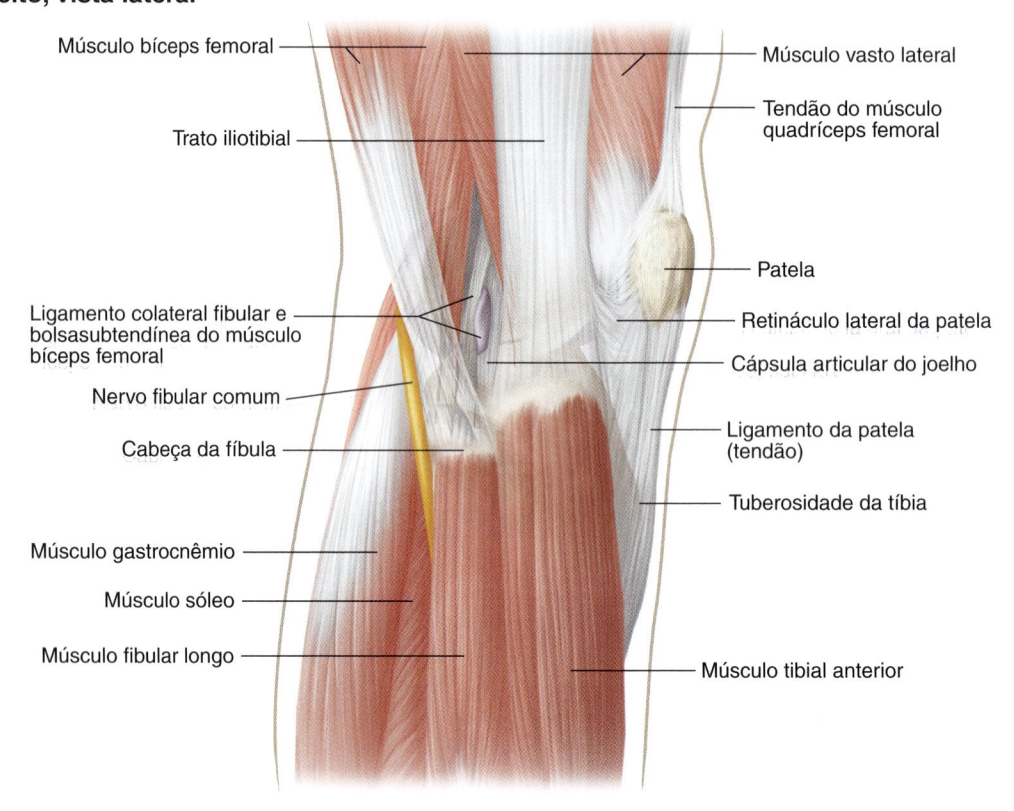

- Músculo bíceps femoral
- Trato iliotibial
- Ligamento colateral fibular e bolsa subtendínea do músculo bíceps femoral
- Nervo fibular comum
- Cabeça da fíbula
- Músculo gastrocnêmio
- Músculo sóleo
- Músculo fibular longo
- Músculo vasto lateral
- Tendão do músculo quadríceps femoral
- Patela
- Retináculo lateral da patela
- Cápsula articular do joelho
- Ligamento da patela (tendão)
- Tuberosidade da tíbia
- Músculo tibial anterior

Articulação do Joelho, Vista Interna — LÂMINA 3-58

A. Vista anterior, articulação aberta

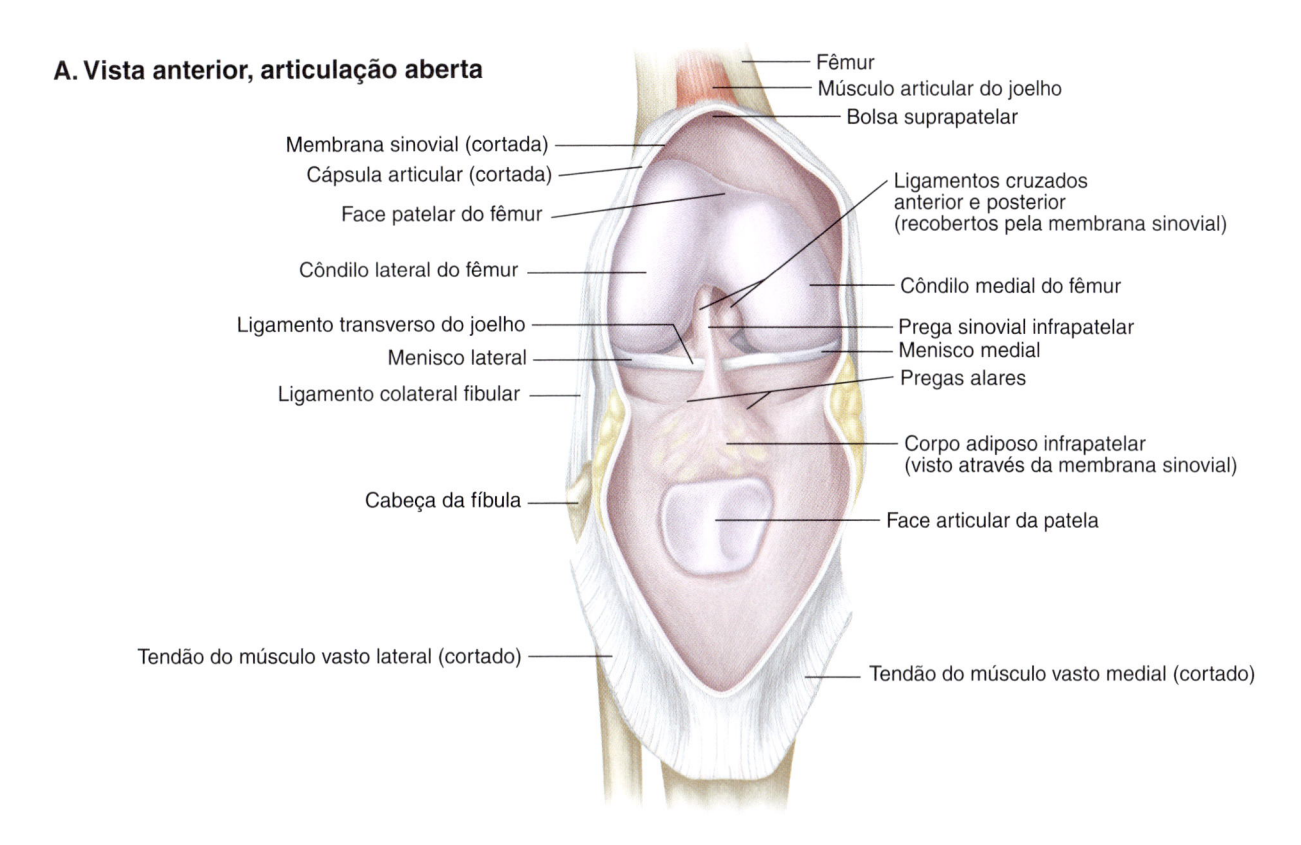

- Fêmur
- Músculo articular do joelho
- Bolsa suprapatelar
- Membrana sinovial (cortada)
- Cápsula articular (cortada)
- Face patelar do fêmur
- Ligamentos cruzados anterior e posterior (recobertos pela membrana sinovial)
- Côndilo lateral do fêmur
- Côndilo medial do fêmur
- Ligamento transverso do joelho
- Prega sinovial infrapatelar
- Menisco lateral
- Menisco medial
- Ligamento colateral fibular
- Pregas alares
- Corpo adiposo infrapatelar (visto através da membrana sinovial)
- Cabeça da fíbula
- Face articular da patela
- Tendão do músculo vasto lateral (cortado)
- Tendão do músculo vasto medial (cortado)

B. Parte distal do fêmur, vista inferior

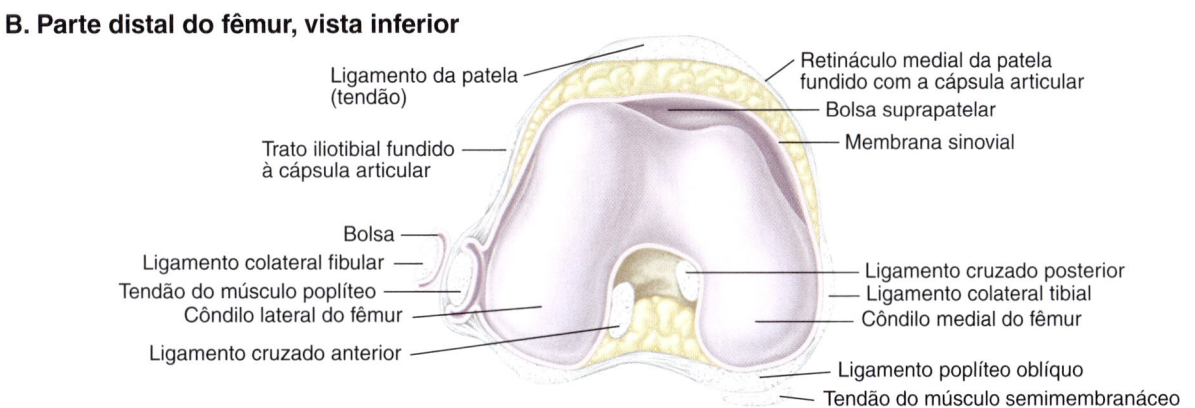

- Ligamento da patela (tendão)
- Retináculo medial da patela fundido com a cápsula articular
- Bolsa suprapatelar
- Trato iliotibial fundido à cápsula articular
- Membrana sinovial
- Bolsa
- Ligamento colateral fibular
- Tendão do músculo poplíteo
- Côndilo lateral do fêmur
- Ligamento cruzado anterior
- Ligamento cruzado posterior
- Ligamento colateral tibial
- Côndilo medial do fêmur
- Ligamento poplíteo oblíquo
- Tendão do músculo semimembranáceo

C. Parte proximal da tíbia, vista superior

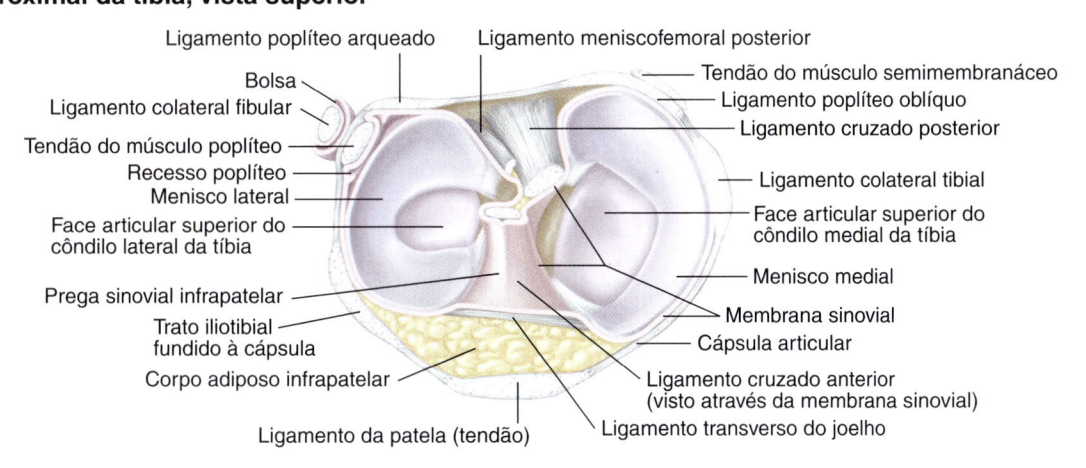

- Ligamento poplíteo arqueado
- Ligamento meniscofemoral posterior
- Bolsa
- Tendão do músculo semimembranáceo
- Ligamento colateral fibular
- Ligamento poplíteo oblíquo
- Tendão do músculo poplíteo
- Ligamento cruzado posterior
- Recesso poplíteo
- Menisco lateral
- Ligamento colateral tibial
- Face articular superior do côndilo lateral da tíbia
- Face articular superior do côndilo medial da tíbia
- Prega sinovial infrapatelar
- Menisco medial
- Trato iliotibial fundido à cápsula
- Membrana sinovial
- Cápsula articular
- Corpo adiposo infrapatelar
- Ligamento cruzado anterior (visto através da membrana sinovial)
- Ligamento da patela (tendão)
- Ligamento transverso do joelho

LÂMINA 3-59 — Ligamentos da Articulação do Joelho, Vista Interna

A. Ligamentos, vista anterior

- Côndilo lateral do fêmur (face articular)
- Ligamento colateral fibular
- Tendão do músculo poplíteo
- Menisco lateral
- Ligamento transverso do joelho
- Côndilo lateral da tíbia
- Cabeça da fíbula
- Membrana interóssea da perna
- Côndilo medial do fêmur (face articular)
- Ligamento cruzado posterior
- Ligamento cruzado anterior
- Menisco medial
- Côndilo medial da tíbia
- Ligamento colateral tibial
- Tuberosidade da tíbia

B. Ligamentos, vista posterior

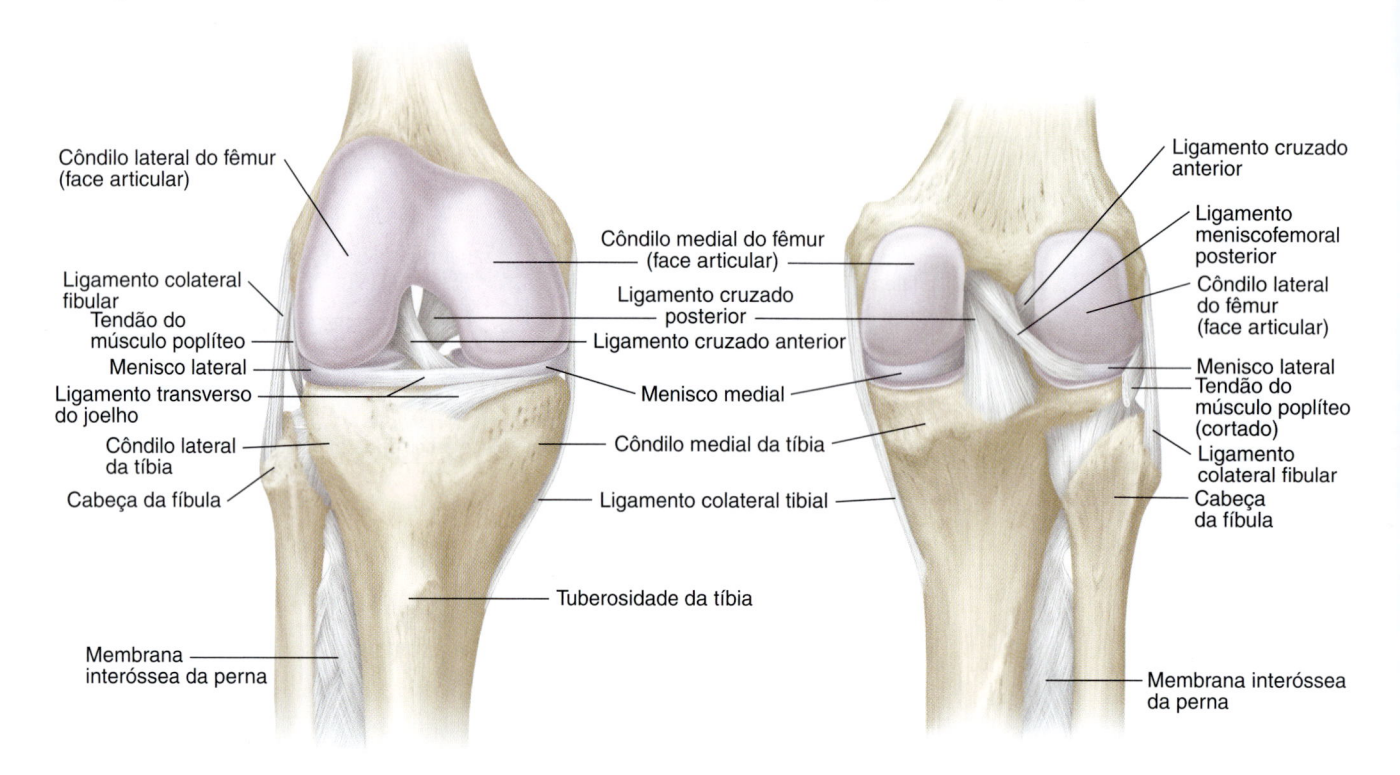

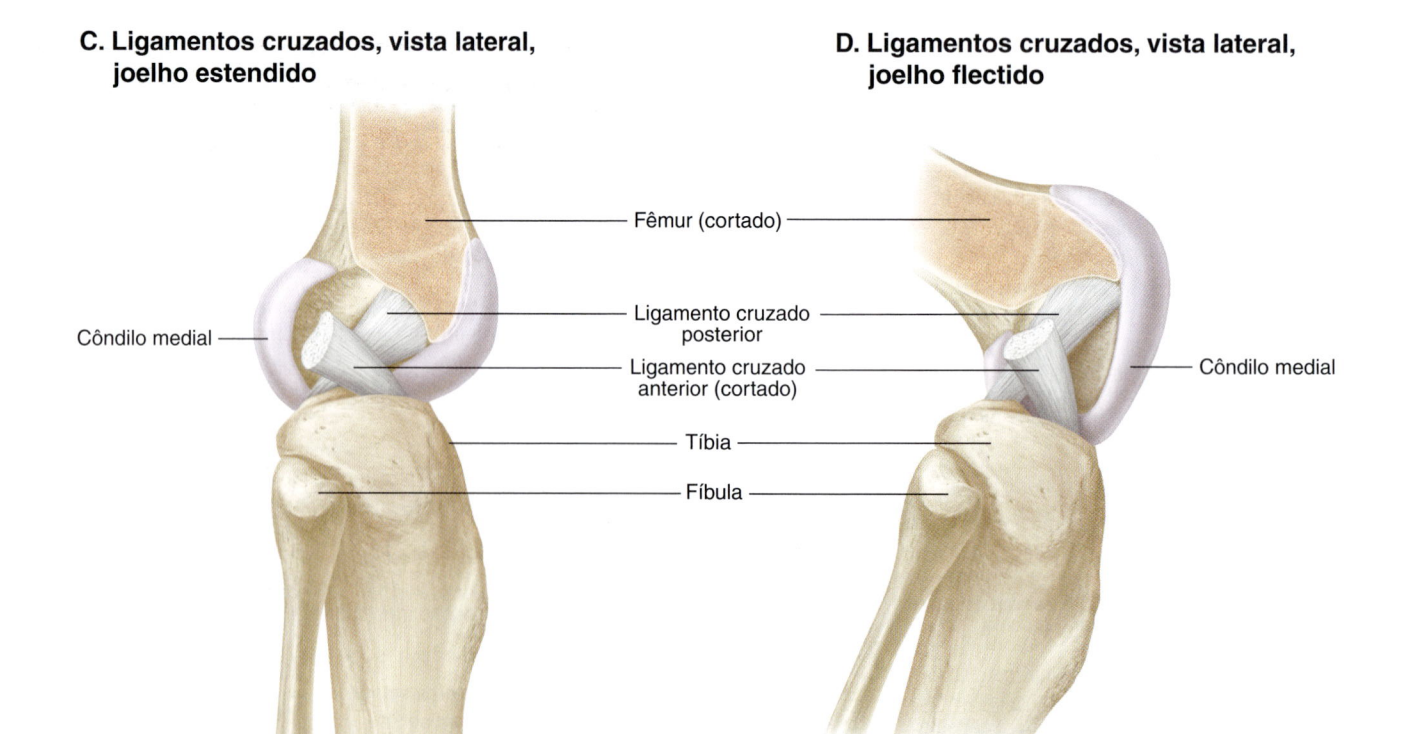

- Ligamento cruzado anterior
- Ligamento meniscofemoral posterior
- Côndilo lateral do fêmur (face articular)
- Menisco lateral
- Tendão do músculo poplíteo (cortado)
- Ligamento colateral fibular
- Cabeça da fíbula
- Membrana interóssea da perna

C. Ligamentos cruzados, vista lateral, joelho estendido

- Côndilo medial
- Fêmur (cortado)
- Ligamento cruzado posterior
- Ligamento cruzado anterior (cortado)
- Tíbia
- Fíbula

D. Ligamentos cruzados, vista lateral, joelho flectido

- Côndilo medial

Articulação Talocrural e Articulações do Pé — LÂMINA 3-60

A. Vista medial

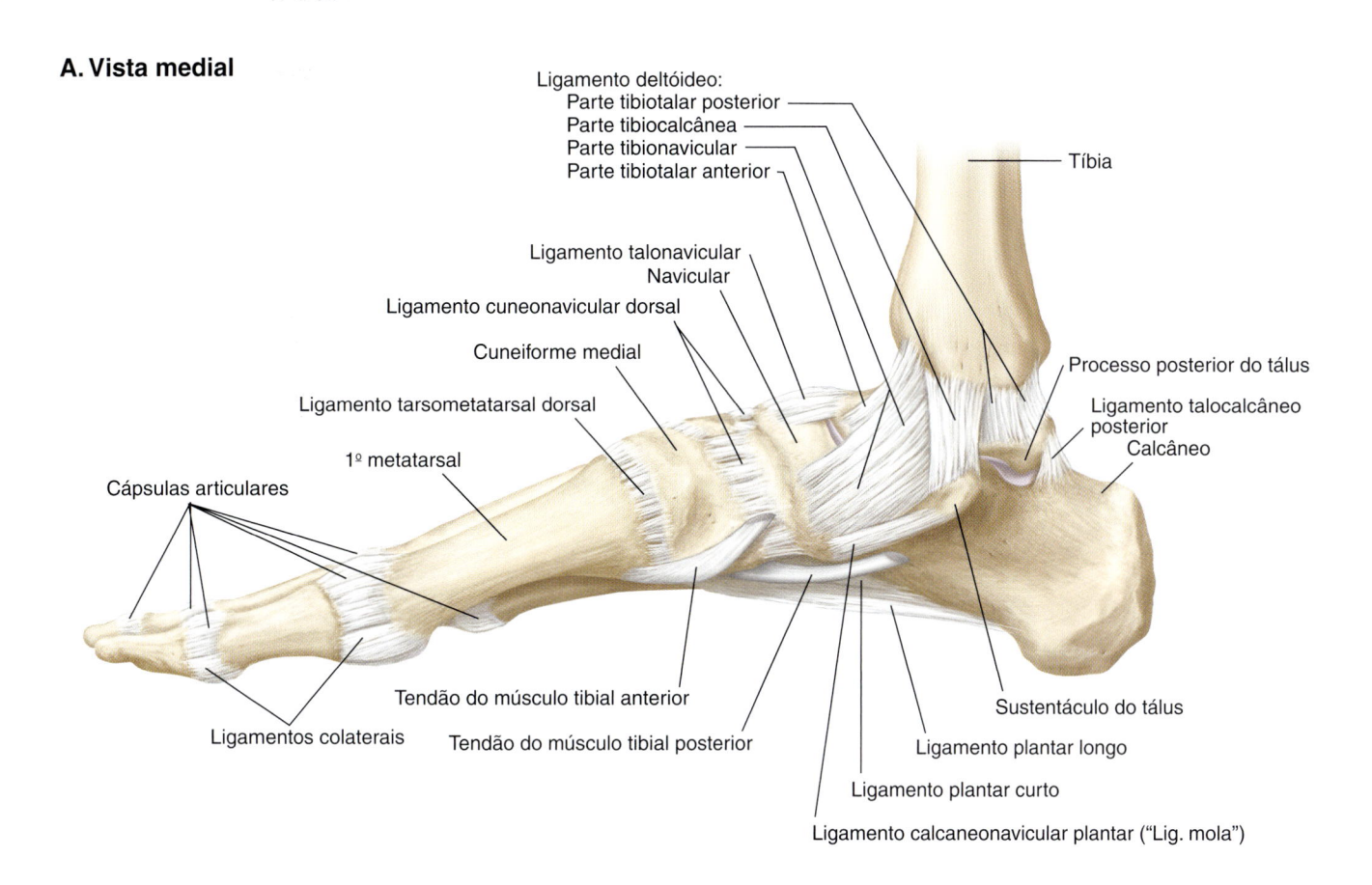

- Ligamento deltóideo:
  - Parte tibiotalar posterior
  - Parte tibiocalcânea
  - Parte tibionavicular
  - Parte tibiotalar anterior
- Tíbia
- Ligamento talonavicular
- Navicular
- Ligamento cuneonavicular dorsal
- Cuneiforme medial
- Processo posterior do tálus
- Ligamento talocalcâneo posterior
- Calcâneo
- Ligamento tarsometatarsal dorsal
- 1º metatarsal
- Cápsulas articulares
- Tendão do músculo tibial anterior
- Sustentáculo do tálus
- Ligamentos colaterais
- Tendão do músculo tibial posterior
- Ligamento plantar longo
- Ligamento plantar curto
- Ligamento calcaneonavicular plantar ("Lig. mola")

B. Vista lateral

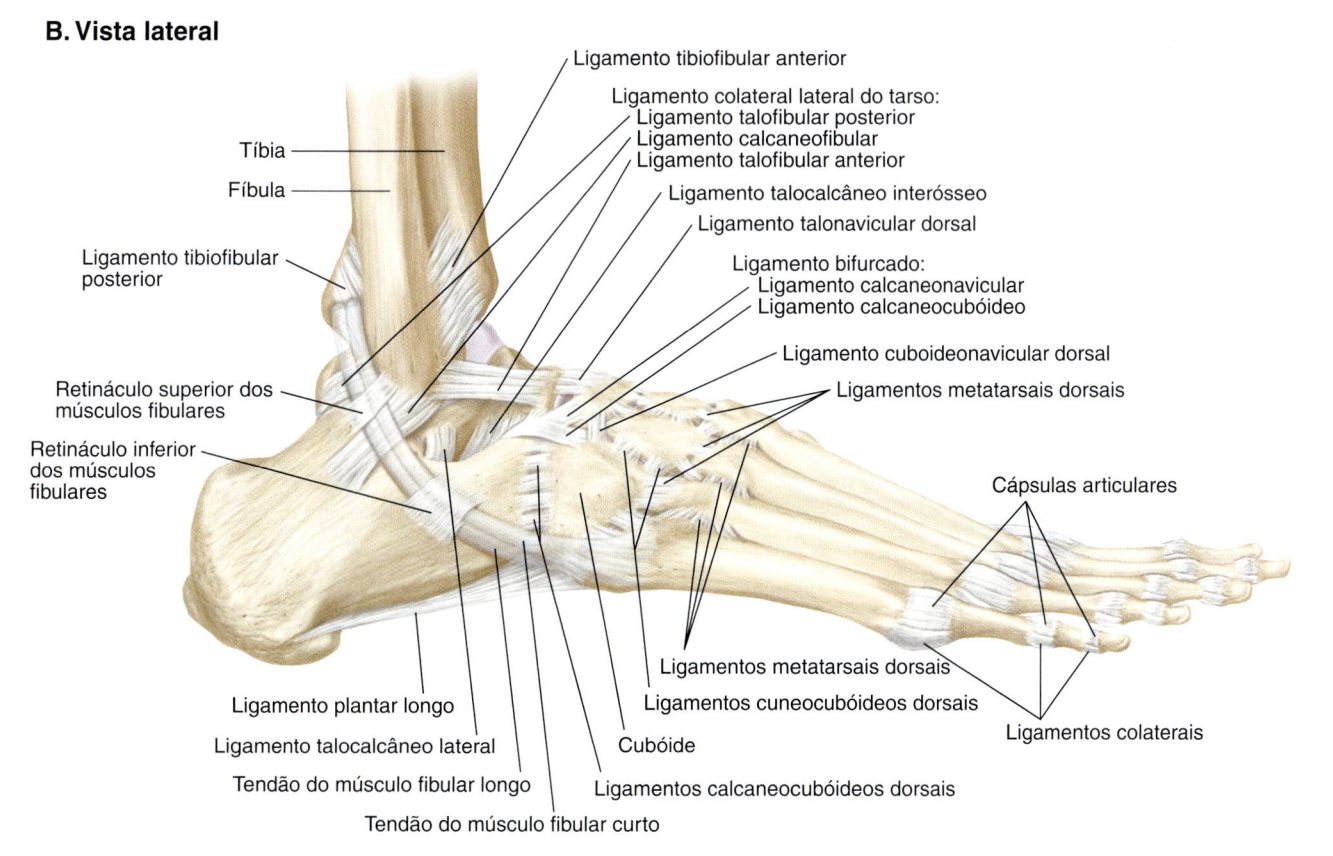

- Ligamento tibiofibular anterior
- Ligamento colateral lateral do tarso:
  - Ligamento talofibular posterior
  - Ligamento calcaneofibular
  - Ligamento talofibular anterior
- Tíbia
- Fíbula
- Ligamento talocalcâneo interósseo
- Ligamento talonavicular dorsal
- Ligamento tibiofibular posterior
- Ligamento bifurcado:
  - Ligamento calcaneonavicular
  - Ligamento calcaneocubóideo
- Ligamento cuboideonavicular dorsal
- Ligamentos metatarsais dorsais
- Retináculo superior dos músculos fibulares
- Retináculo inferior dos músculos fibulares
- Cápsulas articulares
- Ligamento plantar longo
- Ligamento talocalcâneo lateral
- Tendão do músculo fibular longo
- Tendão do músculo fibular curto
- Ligamentos metatarsais dorsais
- Ligamentos cuneocubóideos dorsais
- Cubóide
- Ligamentos calcaneocubóideos dorsais
- Ligamentos colaterais

Capítulo 3 — Atlas de Anatomia Humana

LÂMINA 3-61 — Articulações do Pé

A. Vista plantar

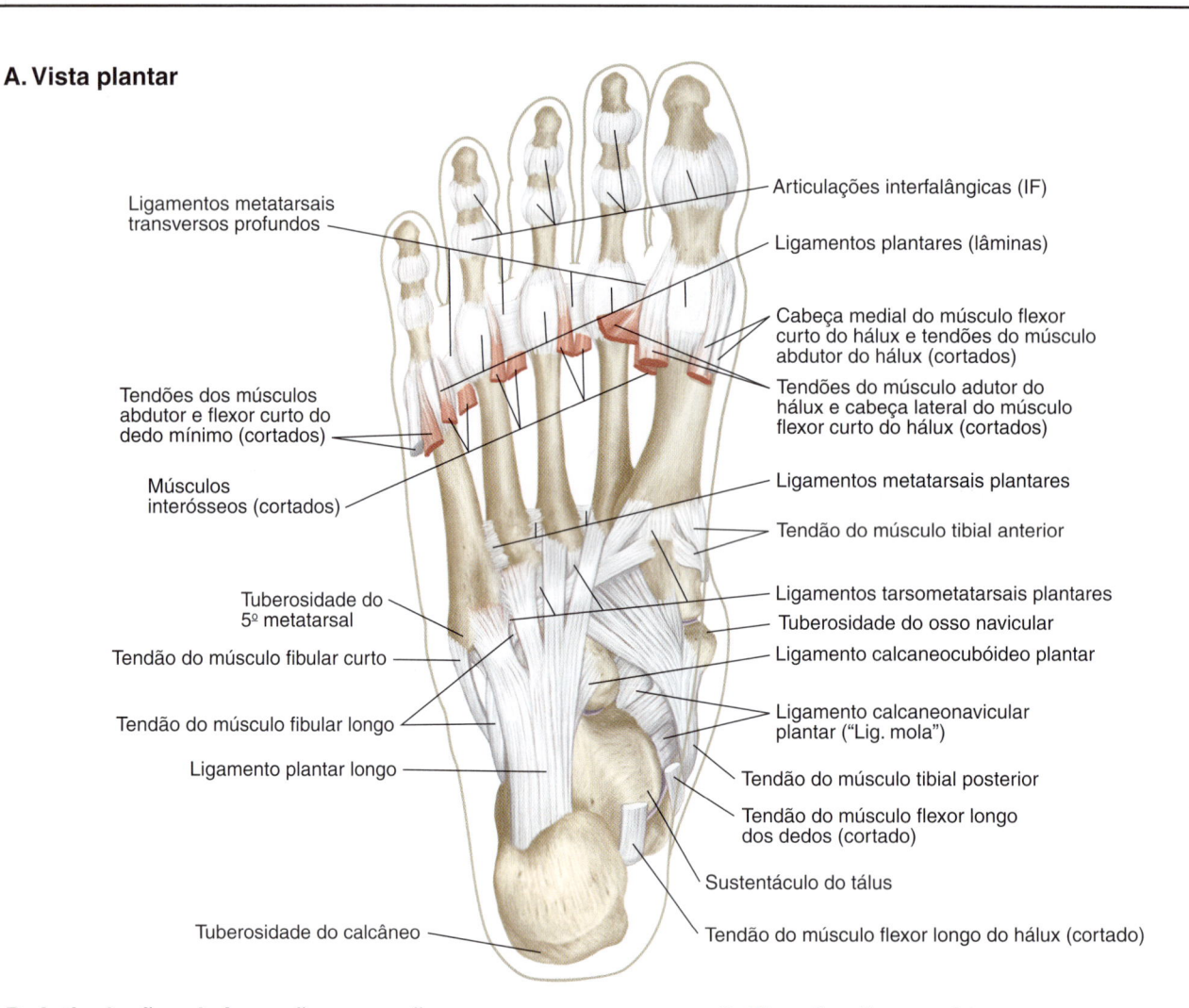

- Ligamentos metatarsais transversos profundos
- Articulações interfalângicas (IF)
- Ligamentos plantares (lâminas)
- Cabeça medial do músculo flexor curto do hálux e tendões do músculo abdutor do hálux (cortados)
- Tendões dos músculos abdutor e flexor curto do dedo mínimo (cortados)
- Tendões do músculo adutor do hálux e cabeça lateral do músculo flexor curto do hálux (cortados)
- Músculos interósseos (cortados)
- Ligamentos metatarsais plantares
- Tendão do músculo tibial anterior
- Tuberosidade do 5º metatarsal
- Ligamentos tarsometatarsais plantares
- Tuberosidade do osso navicular
- Tendão do músculo fibular curto
- Ligamento calcaneocubóideo plantar
- Tendão do músculo fibular longo
- Ligamento calcaneonavicular plantar ("Lig. mola")
- Ligamento plantar longo
- Tendão do músculo tibial posterior
- Tendão do músculo flexor longo dos dedos (cortado)
- Sustentáculo do tálus
- Tuberosidade do calcâneo
- Tendão do músculo flexor longo do hálux (cortado)

B. Articulações de inversão e eversão

- Articulação tarsometatarsal
- Articulação transversa do tarso

C. Fixações ligamentares

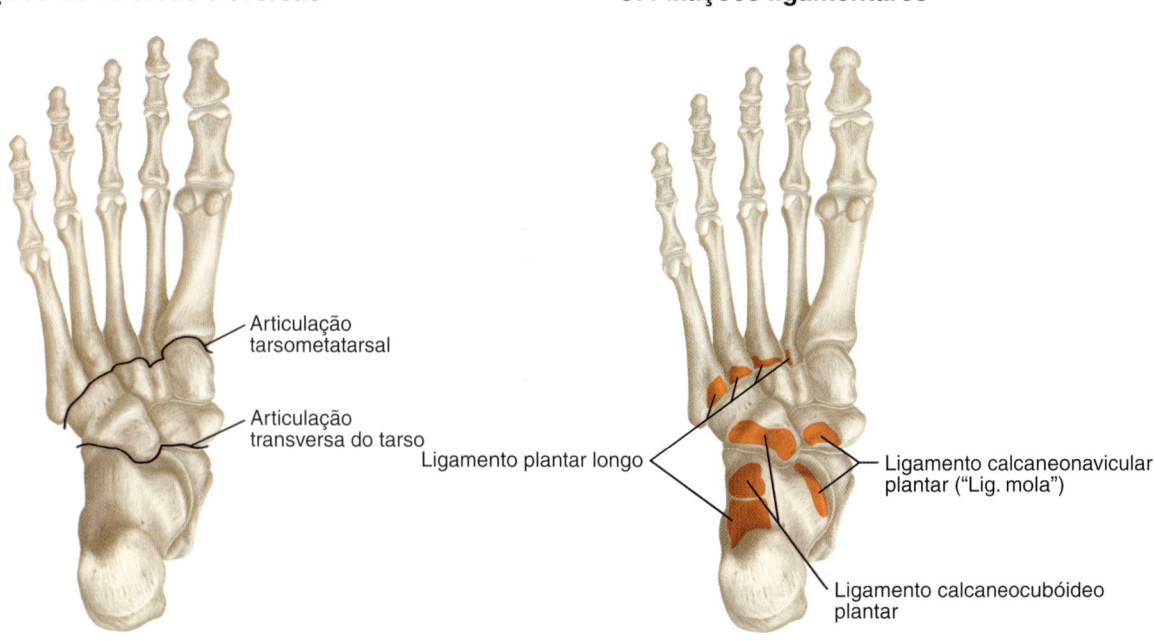

- Ligamento plantar longo
- Ligamento calcaneonavicular plantar ("Lig. mola")
- Ligamento calcaneocubóideo plantar

Artérias do Membro Inferior

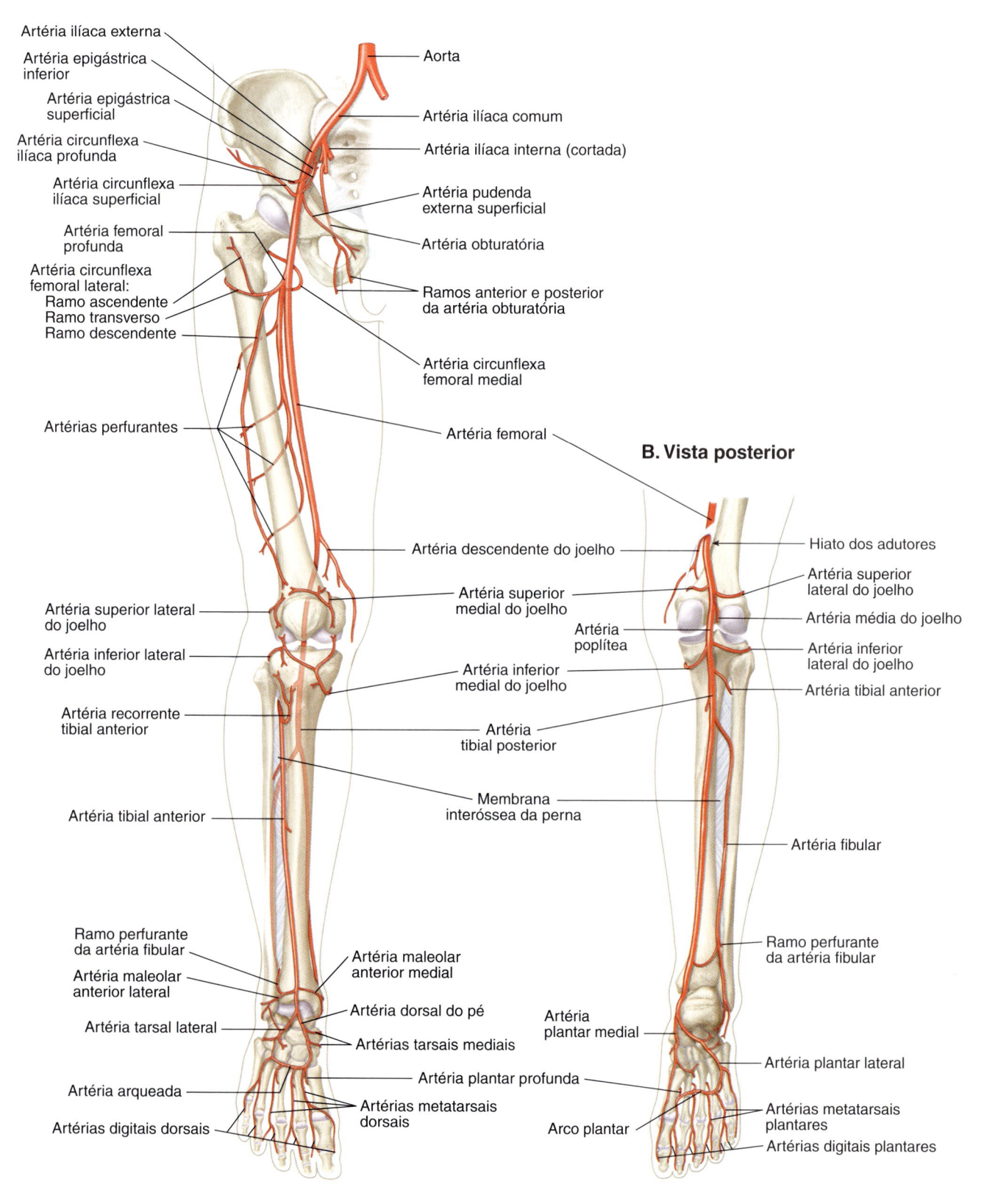

LÂMINA 3-62

A. Vista anterior

- Artéria ilíaca externa
- Artéria epigástrica inferior
- Artéria epigástrica superficial
- Artéria circunflexa ilíaca profunda
- Artéria circunflexa ilíaca superficial
- Artéria femoral profunda
- Artéria circunflexa femoral lateral:
  - Ramo ascendente
  - Ramo transverso
  - Ramo descendente
- Artérias perfurantes
- Artéria superior lateral do joelho
- Artéria inferior lateral do joelho
- Artéria recorrente tibial anterior
- Artéria tibial anterior
- Ramo perfurante da artéria fibular
- Artéria maleolar anterior lateral
- Artéria tarsal lateral
- Artéria arqueada
- Artérias digitais dorsais

- Aorta
- Artéria ilíaca comum
- Artéria ilíaca interna (cortada)
- Artéria pudenda externa superficial
- Artéria obturatória
- Ramos anterior e posterior da artéria obturatória
- Artéria circunflexa femoral medial
- Artéria femoral
- Artéria descendente do joelho
- Artéria superior medial do joelho
- Artéria inferior medial do joelho
- Artéria tibial posterior
- Membrana interóssea da perna
- Artéria maleolar anterior medial
- Artéria dorsal do pé
- Artérias tarsais mediais
- Artéria plantar profunda
- Artérias metatarsais dorsais

B. Vista posterior

- Hiato dos adutores
- Artéria superior lateral do joelho
- Artéria média do joelho
- Artéria poplítea
- Artéria inferior lateral do joelho
- Artéria tibial anterior
- Artéria fibular
- Ramo perfurante da artéria fibular
- Artéria plantar medial
- Artéria plantar lateral
- Arco plantar
- Artérias metatarsais plantares
- Artérias digitais plantares

Capítulo 3
Atlas de Anatomia Humana — PÁGINA 147

LÂMINA 3-63 — Nervo Femoral

A. Vista anterior

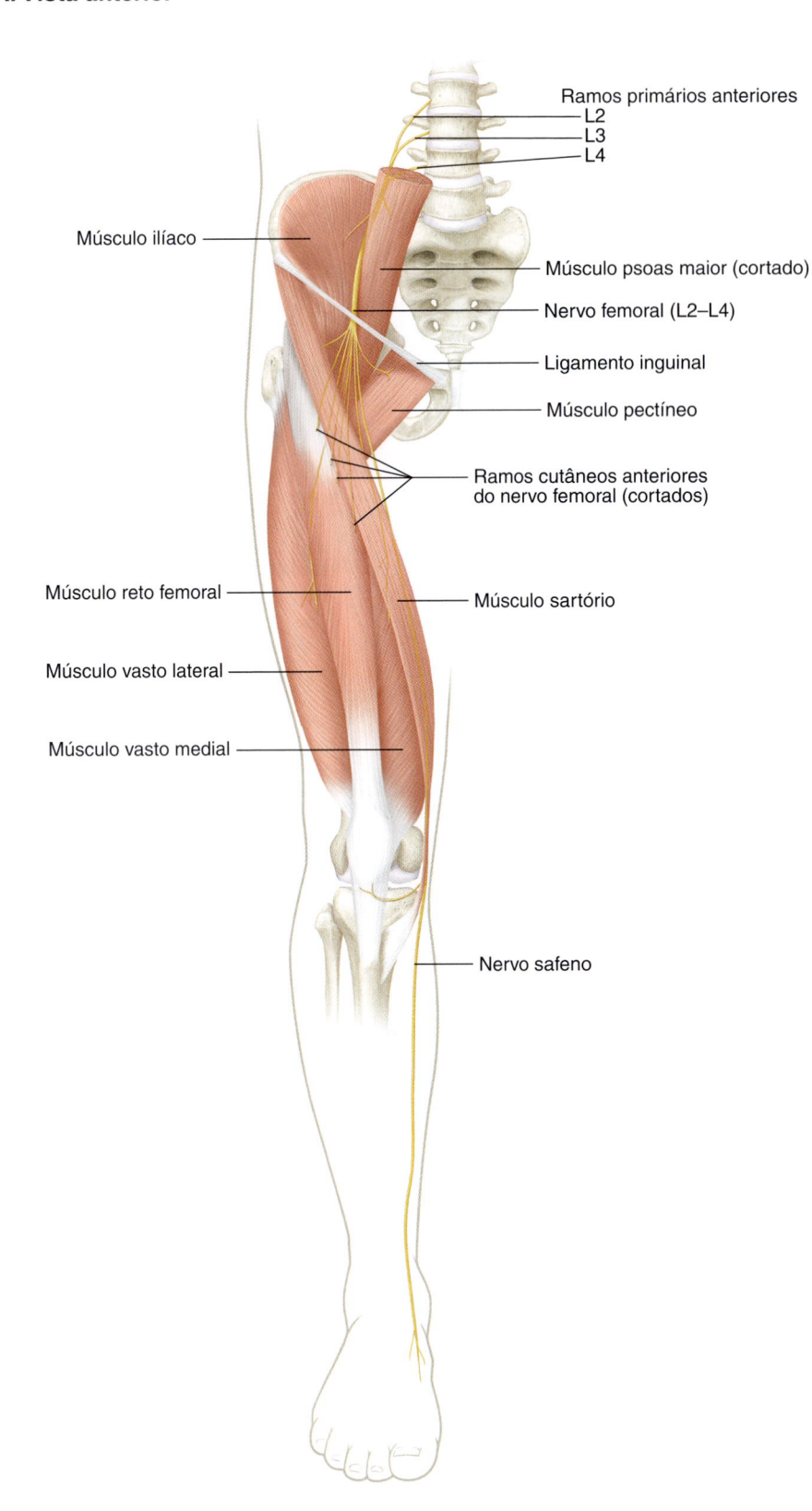

- Ramos primários anteriores
  - L2
  - L3
  - L4
- Músculo ilíaco
- Músculo psoas maior (cortado)
- Nervo femoral (L2–L4)
- Ligamento inguinal
- Músculo pectíneo
- Ramos cutâneos anteriores do nervo femoral (cortados)
- Músculo reto femoral
- Músculo sartório
- Músculo vasto lateral
- Músculo vasto medial
- Nervo safeno

B. Distribuição cutânea, vista anterior

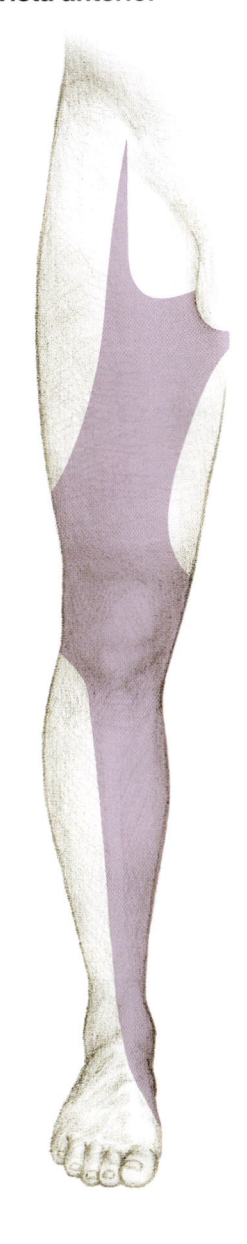

Nervo Obturatório

LÂMINA 3-64

A. Vista anterior

Ramos anteriores:
- L2
- L3
- L4

Músculo obturador externo

Músculo adutor curto

Músculo adutor longo

Músculo adutor magno

Músculo grácil

Nervo obturatório (L2–L4):
- Ramo anterior
- Ramo posterior
- Ramo cutâneo

"Parte isquiocondilar" do músculo adutor magno (inervado pelo nervo tibial)

B. Distribuição cutânea, vista anterior

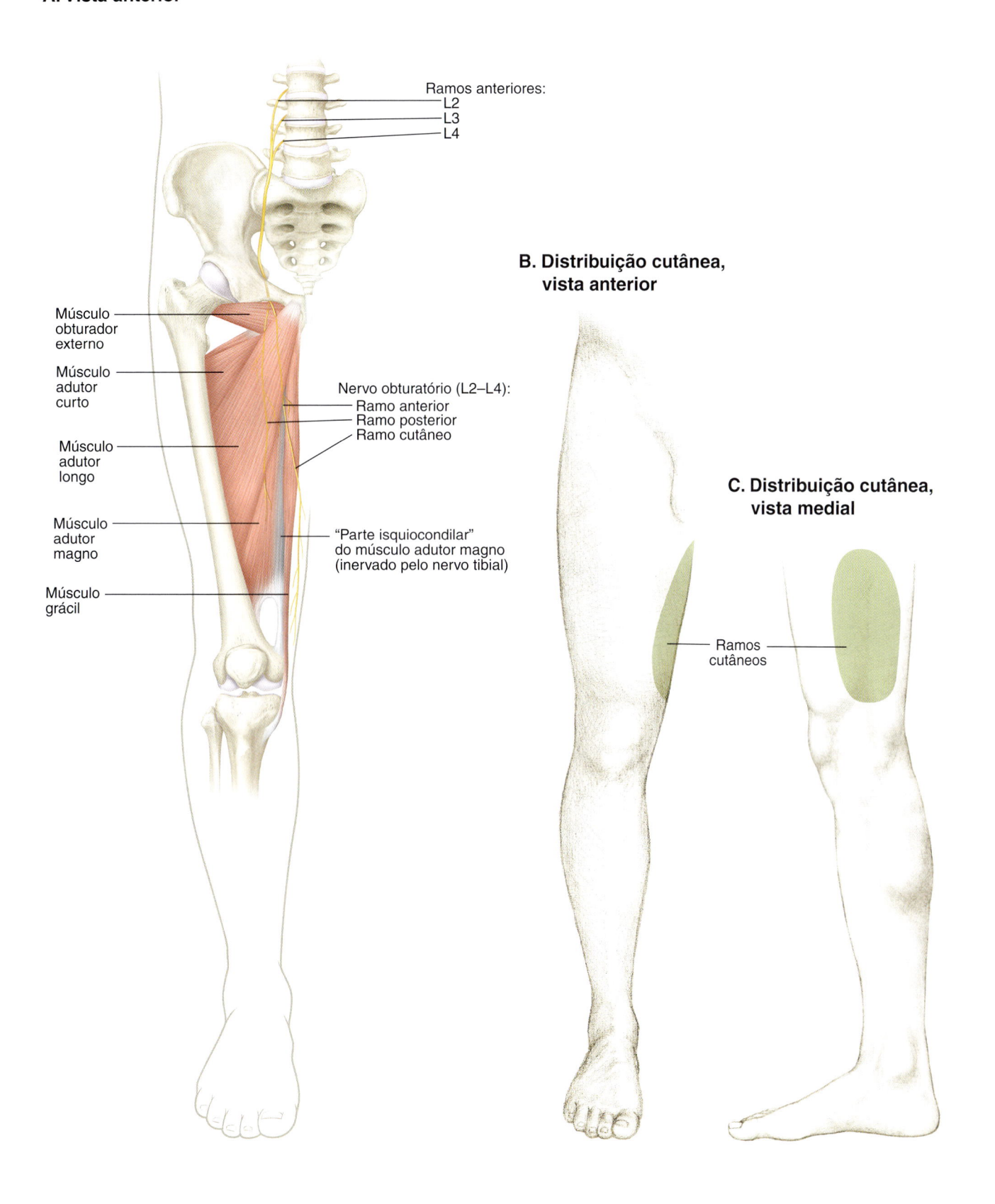

C. Distribuição cutânea, vista medial

Ramos cutâneos

LÂMINA 3-65 — Nervo Fibular Comum

A. Vista posterior

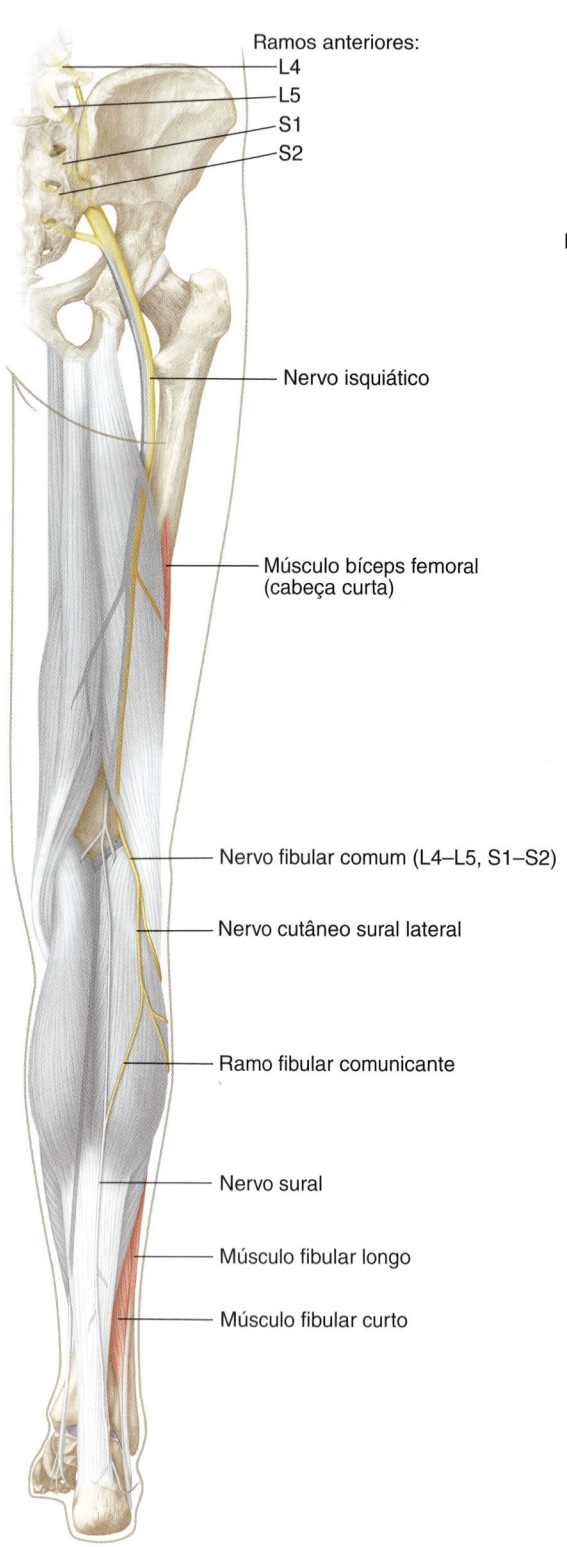

- Ramos anteriores:
  - L4
  - L5
  - S1
  - S2
- Nervo isquiático
- Músculo bíceps femoral (cabeça curta)
- Nervo fibular comum (L4–L5, S1–S2)
- Nervo cutâneo sural lateral
- Ramo fibular comunicante
- Nervo sural
- Músculo fibular longo
- Músculo fibular curto

B. Vista anterior

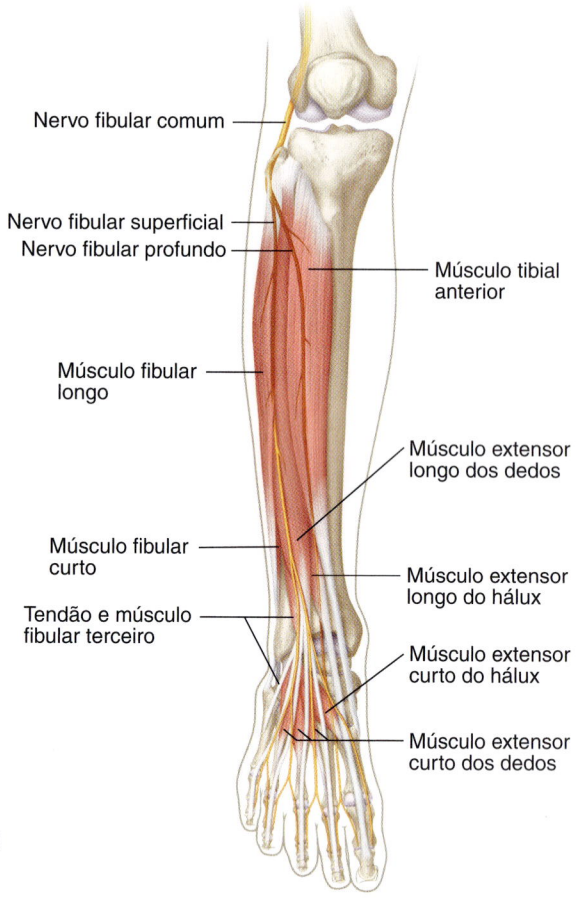

- Nervo fibular comum
- Nervo fibular superficial
- Nervo fibular profundo
- Músculo tibial anterior
- Músculo fibular longo
- Músculo extensor longo dos dedos
- Músculo fibular curto
- Músculo extensor longo do hálux
- Tendão e músculo fibular terceiro
- Músculo extensor curto do hálux
- Músculo extensor curto dos dedos

C. Distribuição cutânea, vista anterior

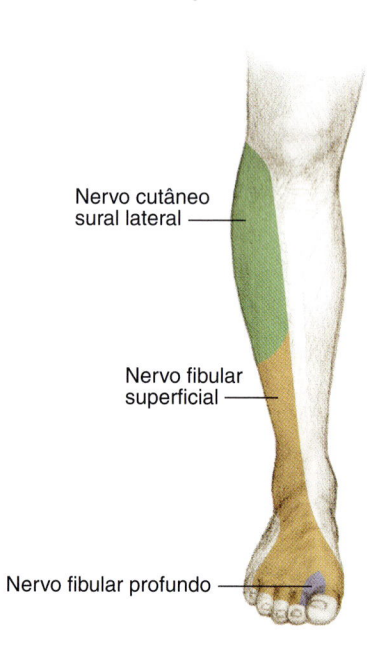

- Nervo cutâneo sural lateral
- Nervo fibular superficial
- Nervo fibular profundo

Capítulo 3 — Atlas de Anatomia Humana

Nervo Tibial do Nervo Isquiático, Vistas Superficial e Profunda

LÂMINA 3-66

A. Vista superficial

Ramos anteriores:
- L4
- L5
- S1
- S2
- S3

Nervo isquiático

Porção do jarrete do músculo adutor magno

Músculo bíceps femoral (cabeça longa)

Músculo semitendíneo

Músculo semimembranáceo

Músculo plantar

Nervo fibular comum

Nervo cutâneo sural lateral

Nervo cutâneo sural medial

Ramo fibular comunicante

Músculo gastrocnêmio

Nervo sural

Músculo sóleo

B. Vista profunda

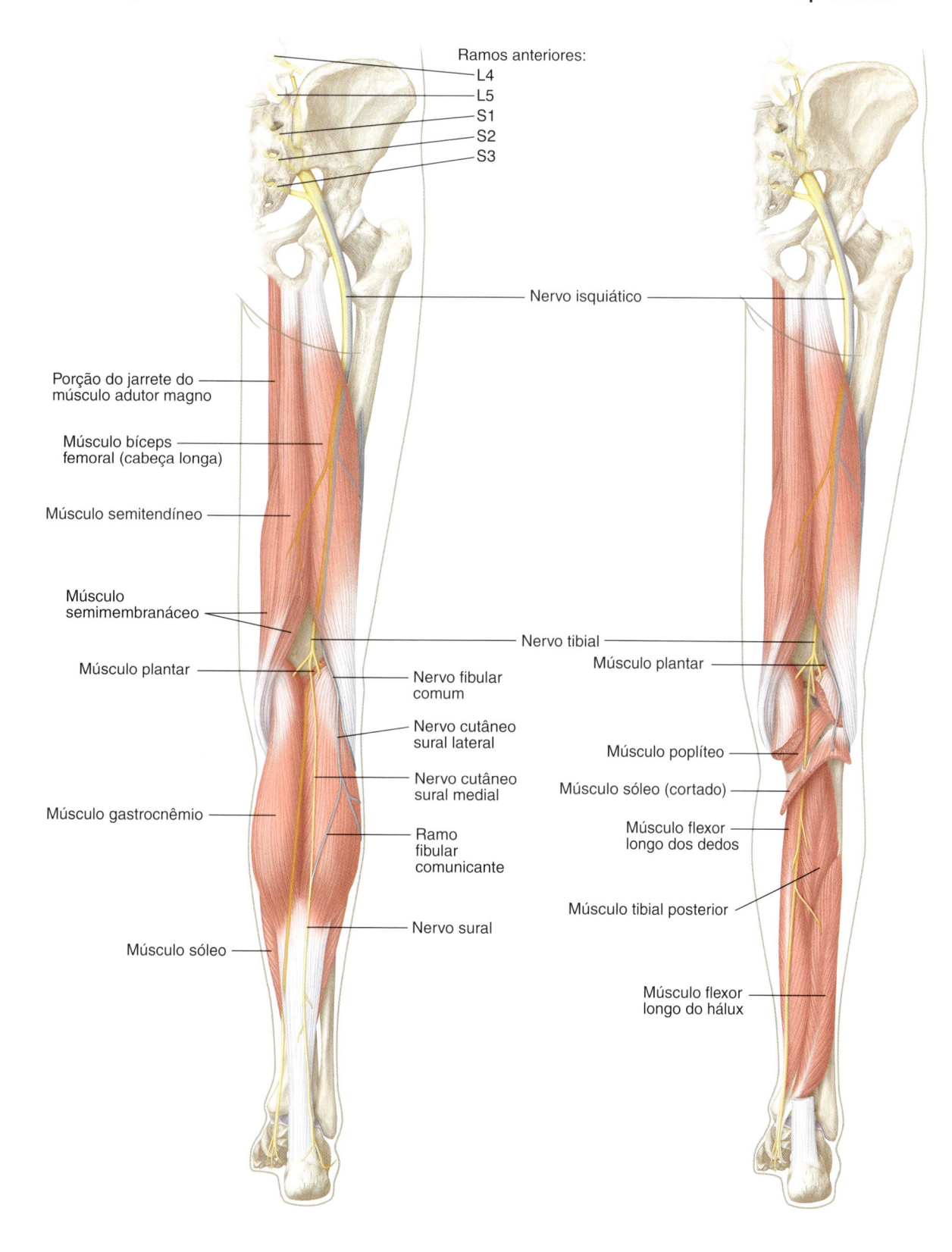

Nervo tibial

Músculo plantar

Músculo poplíteo

Músculo sóleo (cortado)

Músculo flexor longo dos dedos

Músculo tibial posterior

Músculo flexor longo do hálux

LÂMINA 3-67 Nervo Tibial do Nervo Isquiático, Vista Plantar e Distribuição Cutânea

A. Vista plantar

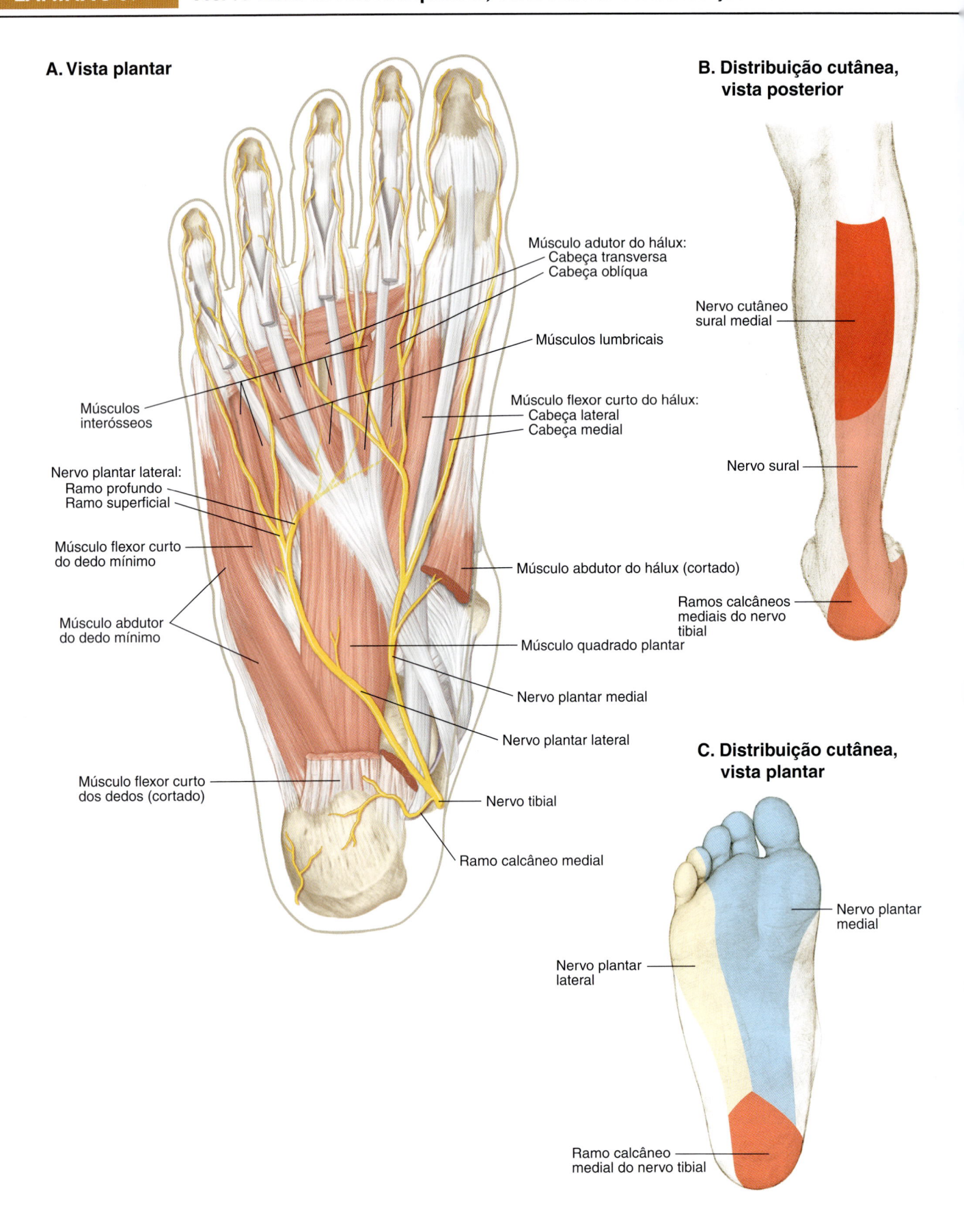

- Músculo adutor do hálux:
  - Cabeça transversa
  - Cabeça oblíqua
- Músculos lumbricais
- Músculo flexor curto do hálux:
  - Cabeça lateral
  - Cabeça medial
- Músculos interósseos
- Nervo plantar lateral:
  - Ramo profundo
  - Ramo superficial
- Músculo flexor curto do dedo mínimo
- Músculo abdutor do hálux (cortado)
- Músculo abdutor do dedo mínimo
- Músculo quadrado plantar
- Nervo plantar medial
- Nervo plantar lateral
- Músculo flexor curto dos dedos (cortado)
- Nervo tibial
- Ramo calcâneo medial

B. Distribuição cutânea, vista posterior

- Nervo cutâneo sural medial
- Nervo sural
- Ramos calcâneos mediais do nervo tibial

C. Distribuição cutânea, vista plantar

- Nervo plantar medial
- Nervo plantar lateral
- Ramo calcâneo medial do nervo tibial

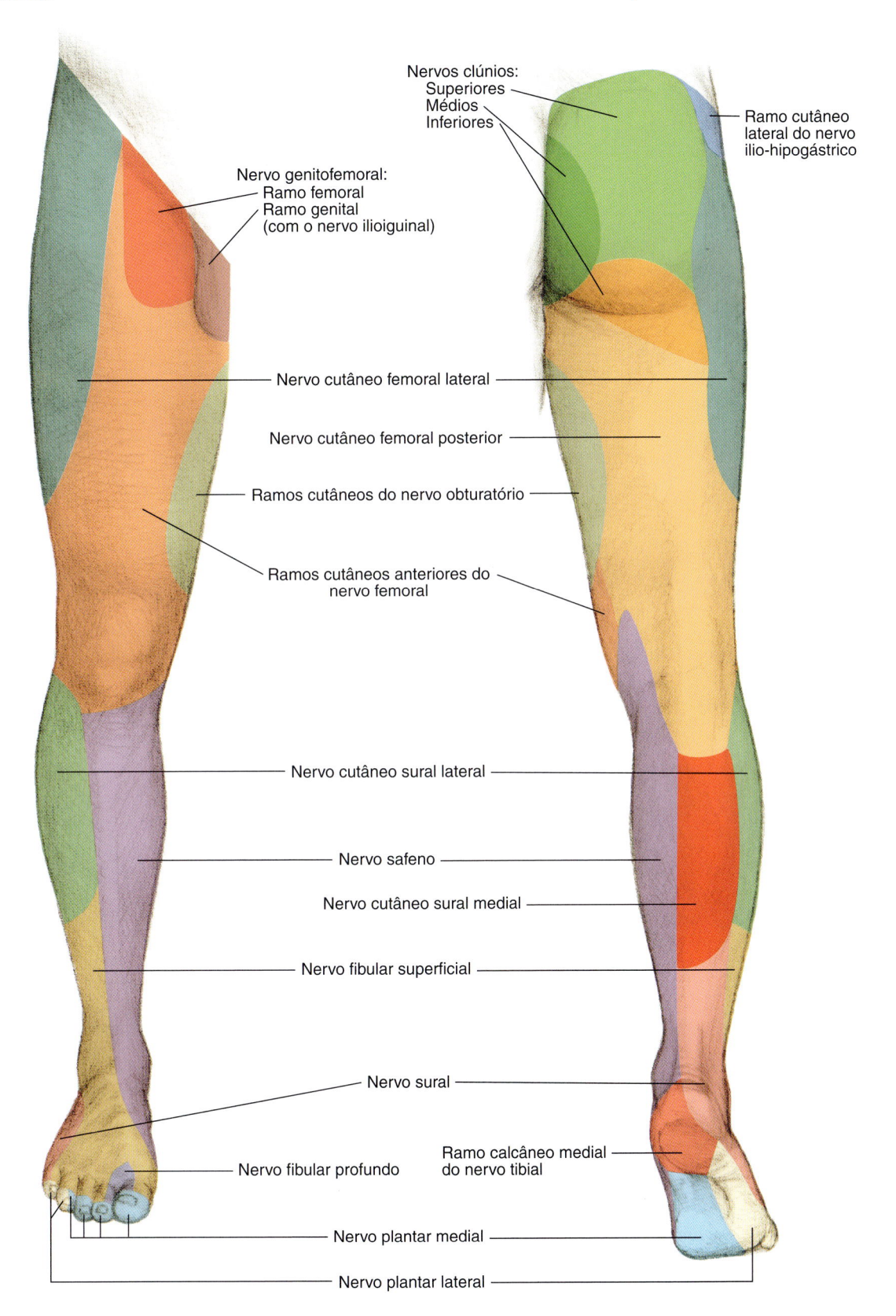

Inervação Cutânea do Membro Inferior

LÂMINA 3-68

A. Vista anterior

B. Vista posterior

- Nervos clúnios:
  - Superiores
  - Médios
  - Inferiores
- Ramo cutâneo lateral do nervo ilio-hipogástrico
- Nervo genitofemoral:
  - Ramo femoral
  - Ramo genital (com o nervo ilioinguinal)
- Nervo cutâneo femoral lateral
- Nervo cutâneo femoral posterior
- Ramos cutâneos do nervo obturatório
- Ramos cutâneos anteriores do nervo femoral
- Nervo cutâneo sural lateral
- Nervo safeno
- Nervo cutâneo sural medial
- Nervo fibular superficial
- Nervo sural
- Ramo calcâneo medial do nervo tibial
- Nervo fibular profundo
- Nervo plantar medial
- Nervo plantar lateral

LÂMINA 3-69 Dermátomos do Membro Inferior

A. Vista anterior

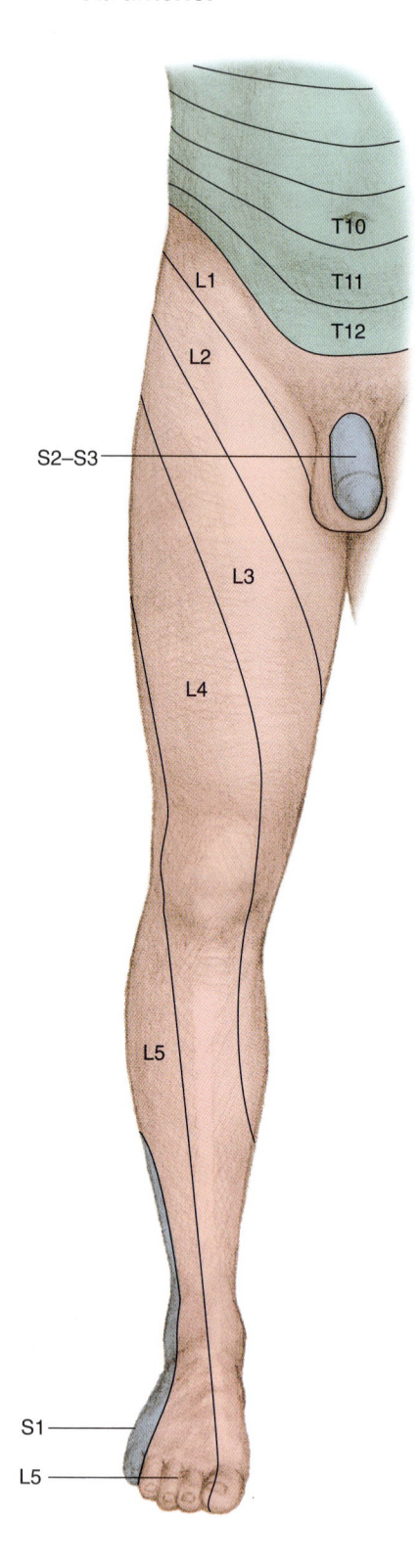

B. Vista posterior

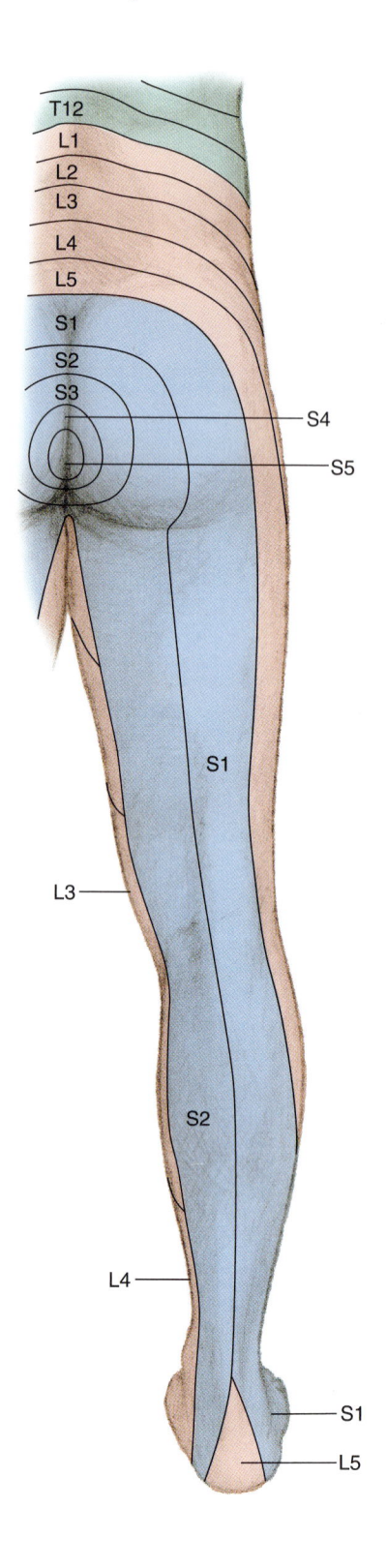

Linfáticos do Membro Inferior

LÂMINA 3-70

A. Vista anterior

- Linfonodos ilíacos externos
- Linfonodos inguinais profundos (com o canal femoral)
- Linfonodos inguinais superficiais:
  - "Grupo horizontal"
  - "Grupo vertical"
- Veia safena magna
- Fáscia lata
- Vasos linfáticos superficiais
- Veia safena magna
- Fáscia da perna

B. Vista posterior

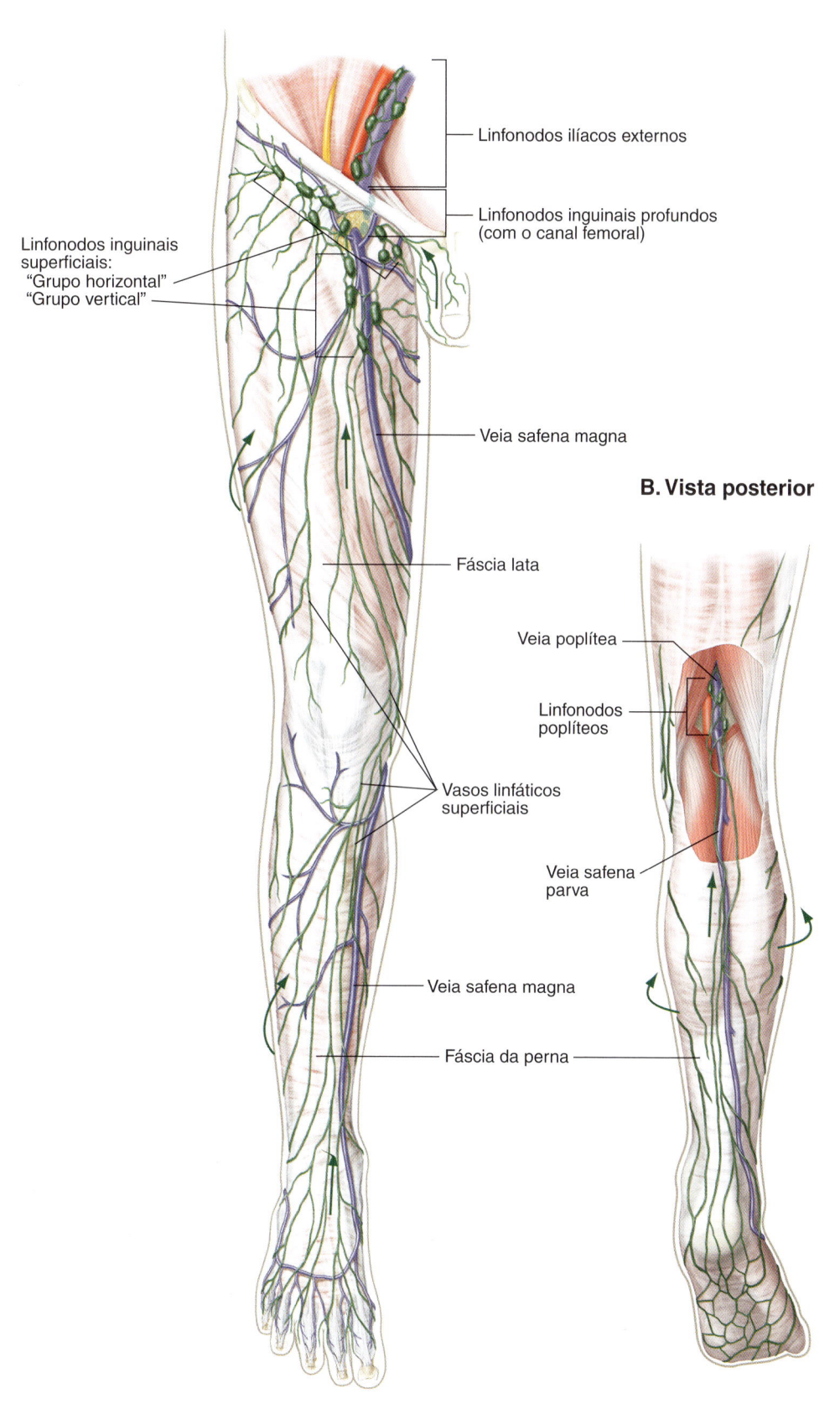

- Veia poplítea
- Linfonodos poplíteos
- Veia safena parva

TÓRAX

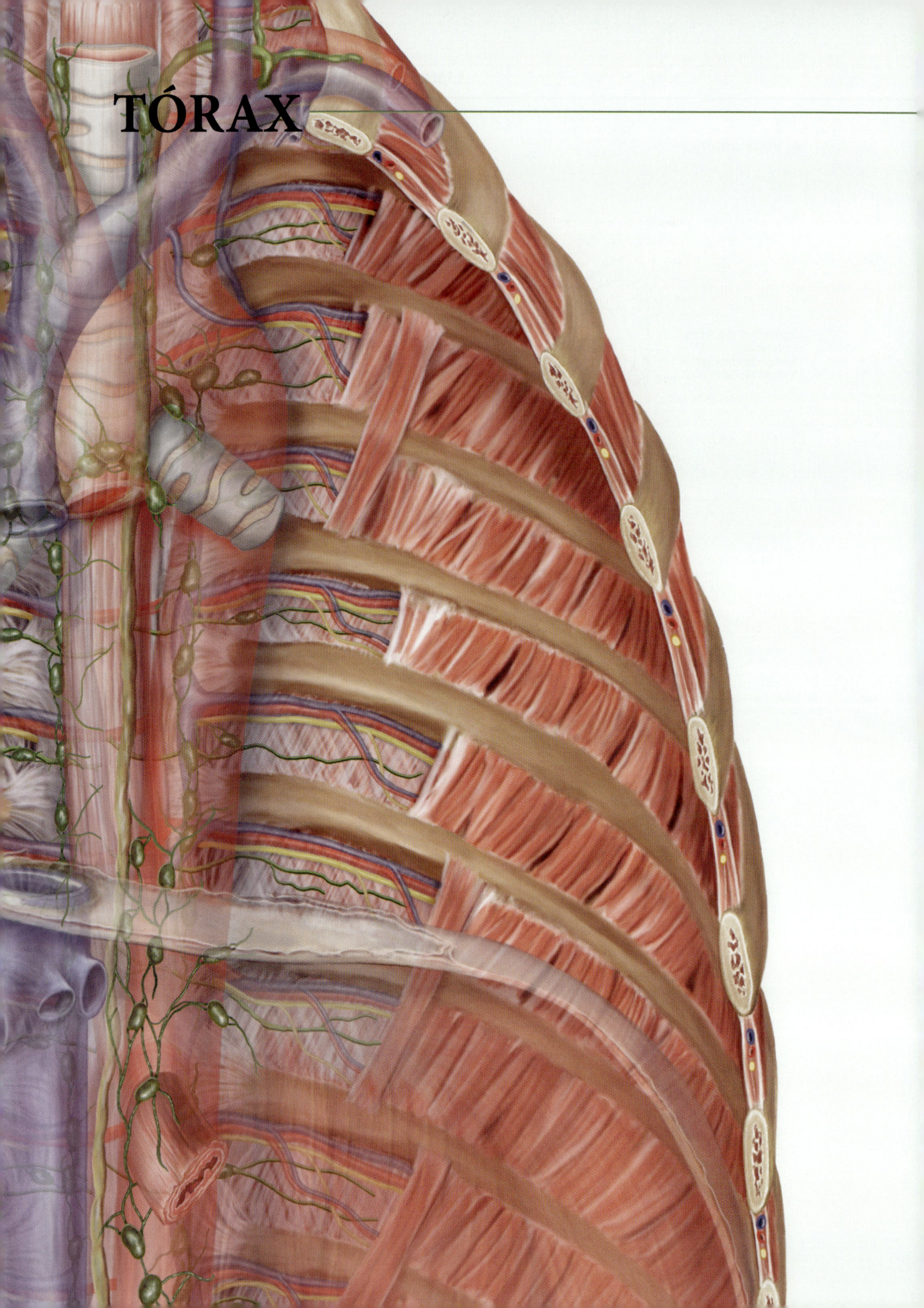

atlas de ANATOMIA humana
CAPÍTULO 4

Lâmina 4-01	Características Palpáveis e Pontos de Reparo do Tórax. 159		Lâmina 4-24	Veias do Coração 182
Lâmina 4-02	Nervos Cutâneos e Vasos Superficiais do Tórax. 160		Lâmina 4-25	Coração, Características Internas, Câmaras Direitas. 183
Lâmina 4-03	Dermátomos do Tórax 161		Lâmina 4-26	Coração, Características Internas, Câmaras Esquerdas 184
Lâmina 4-04	Esqueleto da Parede Torácica 162		Lâmina 4-27	Vista Seccional do Coração 185
Lâmina 4-05	Costelas. 163		Lâmina 4-28	Complexo Estimulante do Coração 186
Lâmina 4-06	Articulações Costovertebrais. 164		Lâmina 4-29	Vísceras Torácicas, Pulmões 187
Lâmina 4-07	Músculos da Parede Torácica Anterior, Dissecação Superficial. 165		Lâmina 4-30	Pulmões, Vistas Lateral e Radiográfica 188
Lâmina 4-08	Músculos da Parede Torácica Anterior, Dissecação Profunda. 166		Lâmina 4-31	Pulmões, Vista Medial 189
Lâmina 4-09	Músculos da Parede Torácica Anterior, Vista Interna com Pleura Removida 167		Lâmina 4-32	Pulmões, Segmentos Broncopulmonares 190
			Lâmina 4-33	Traquéia e Árvore Bronquial. 191
Lâmina 4-10	Músculos da Parede Torácica Posterior, Vista Interna com Pleura Removida 168		Lâmina 4-34	Suprimento Sanguíneo para os Pulmões. 192
Lâmina 4-11	Padrão do 4° Nervo Intercostal 169		Lâmina 4-35	Mediastino, Vista Lateral Direita. 193
Lâmina 4-12	Padrão do 10° Nervo Intercostal 170		Lâmina 4-36	Mediastino, Vista Lateral Esquerda. 194
Lâmina 4-13	Projeção dos Pulmões e Pleuras na Superfície . . 171		Lâmina 4-37	Mediastino, Vista Anterior 195
Lâmina 4-14	Projeção do Coração e Mediastino na Superfície 172		Lâmina 4-38	Mediastino, Dissecação Profunda 196
Lâmina 4-15	Projeção das Vísceras Torácicas, Vista Anterior . 173		Lâmina 4-39	Artérias da Parede Torácica Posterior 197
Lâmina 4-16	Projeção das Vísceras Torácicas, Vista Posterior. 174		Lâmina 4-40	Veias da Parede Torácica Posterior 198
			Lâmina 4-41	Músculos e Ligamentos da Parede Torácica Posterior. 199
Lâmina 4-17	Vísceras Torácicas, Cavidades Pleurais 175		Lâmina 4-42	Linfáticos dos Pulmões 200
Lâmina 4-18	Vísceras Torácicas, Cavidade do Pericárdio . . . 176		Lâmina 4-43	Linfáticos da Parede Torácica Anterior 201
Lâmina 4-19	Vísceras Torácicas, Coração na Cavidade do Pericárdio 177		Lâmina 4-44	Linfáticos da Parede Torácica Posterior 202
Lâmina 4-20	Vísceras Torácicas com Coração Removido. . . . 178		Lâmina 4-45	Inervação Autônoma das Vísceras Torácicas, Vista Anterior 203
Lâmina 4-21	Coração, Características Externas 179		Lâmina 4-46	Inervação Autônoma das Vísceras Torácicas, Vista Lateral. 204
Lâmina 4-22	Artérias Coronárias 180		Lâmina 4-47	Corte Transversal do Tórax no Nível de T II . . . 205
Lâmina 4-23	Artérias Coronárias, Padrões Normais e Variações. 181		Lâmina 4-48	Corte Transversal do Tórax no Nível de T V . . . 206
			Lâmina 4-49	Corte Transversal do Tórax no Nível de T VII . . . 207

Características Palpáveis e Pontos de Reparo do Tórax

LÂMINA 4-01

A. Vista anterior

Estruturas ósseas palpáveis

- Clavícula
- Esterno:
  - Incisura jugular
  - Manúbrio
  - Ângulo do esterno
  - Corpo
  - Sínfise xifosternal
  - Processo xifóide
- Prega axilar anterior
- Cartilagens costais
- Margem costal

B. Pontos de reparo, vista anterior

- Linha médio-clavicular
- Papila mamária no 4º espaço intercostal

C. Pontos de reparo, vista lateral

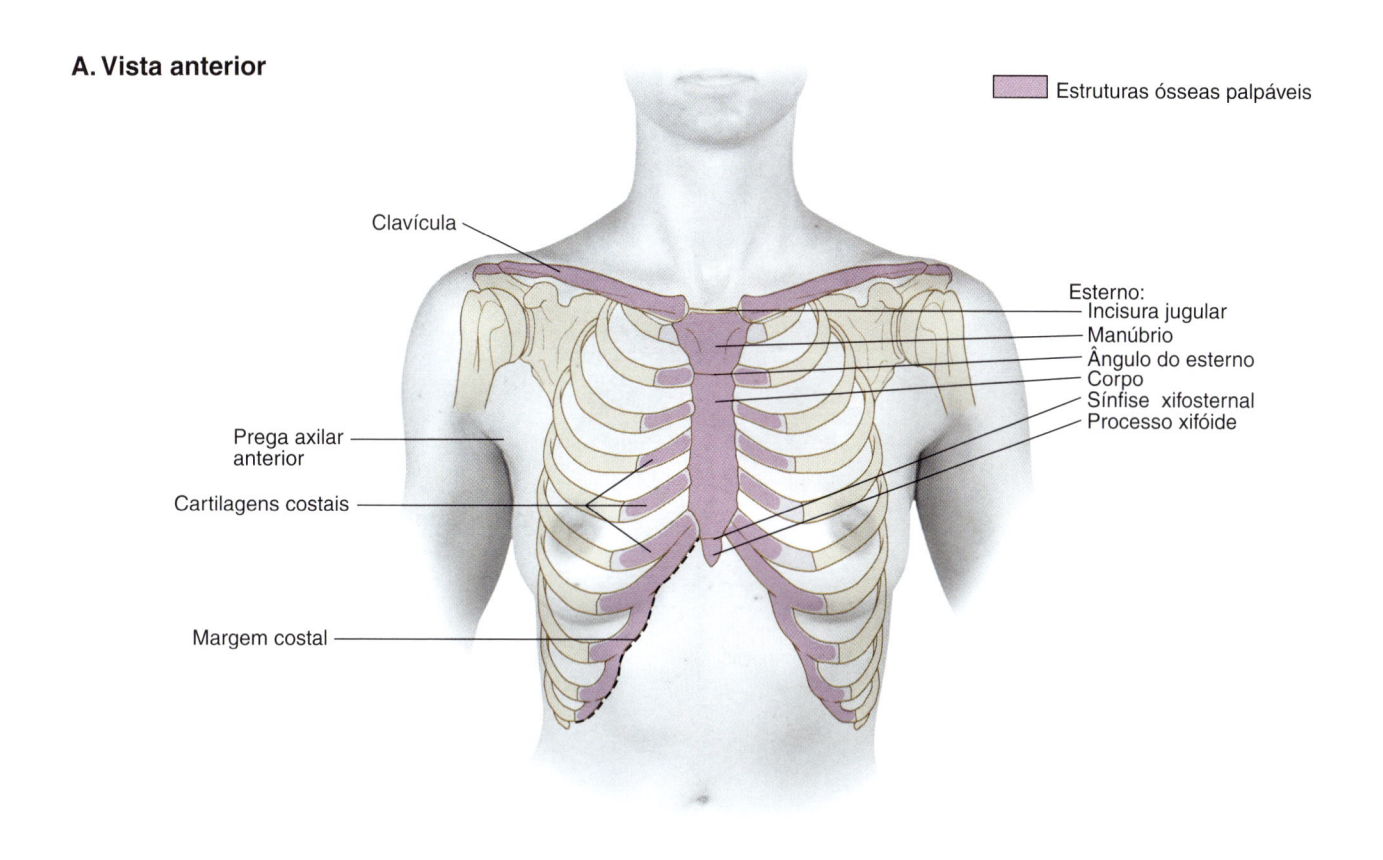

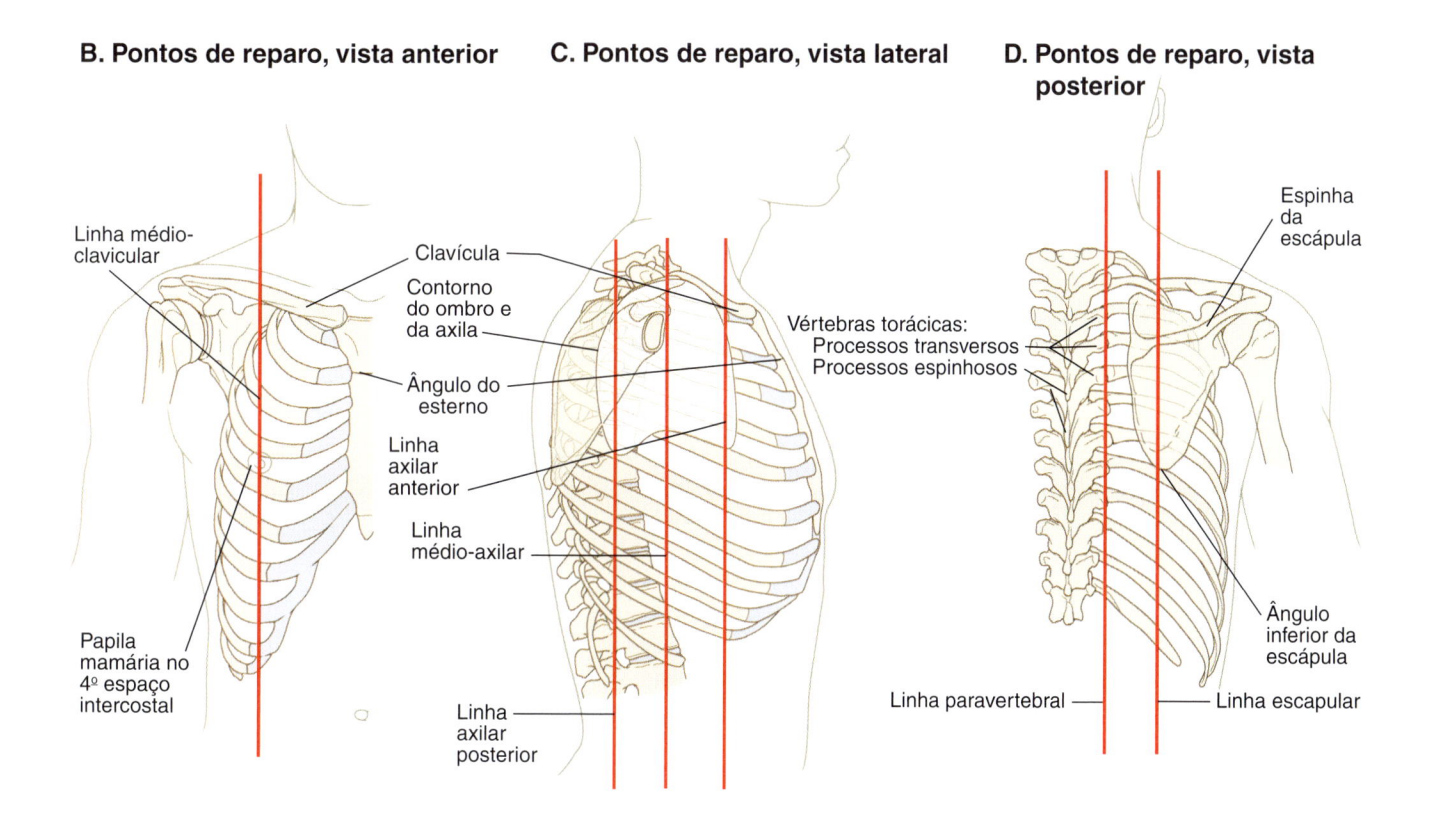

- Clavícula
- Contorno do ombro e da axila
- Ângulo do esterno
- Linha axilar anterior
- Linha médio-axilar
- Linha axilar posterior

D. Pontos de reparo, vista posterior

- Espinha da escápula
- Vértebras torácicas:
  - Processos transversos
  - Processos espinhosos
- Ângulo inferior da escápula
- Linha paravertebral
- Linha escapular

Capítulo 4
Atlas de Anatomia Humana

LÂMINA 4-02 — Nervos Cutâneos e Vasos Superficiais do Tórax

A. Vista anterior, feminino

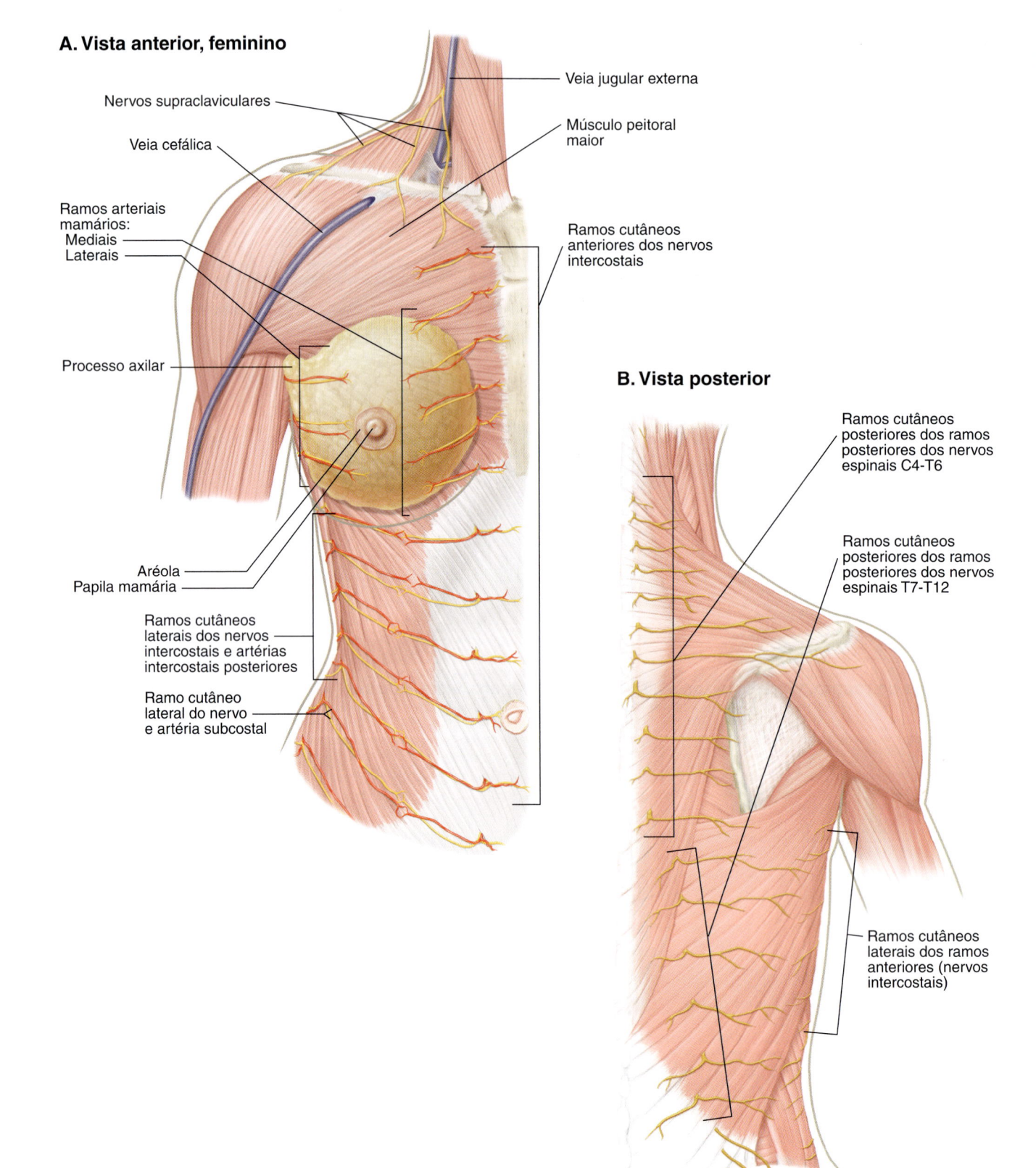

- Nervos supraclaviculares
- Veia cefálica
- Ramos arteriais mamários:
  - Mediais
  - Laterais
- Processo axilar
- Aréola
- Papila mamária
- Ramos cutâneos laterais dos nervos intercostais e artérias intercostais posteriores
- Ramo cutâneo lateral do nervo e artéria subcostal
- Veia jugular externa
- Músculo peitoral maior
- Ramos cutâneos anteriores dos nervos intercostais

B. Vista posterior

- Ramos cutâneos posteriores dos ramos posteriores dos nervos espinais C4-T6
- Ramos cutâneos posteriores dos ramos posteriores dos nervos espinais T7-T12
- Ramos cutâneos laterais dos ramos anteriores (nervos intercostais)

Capítulo 4
Atlas de Anatomia Humana

Dermátomos do Tórax — LÂMINA 4-03

A. Vista anterior

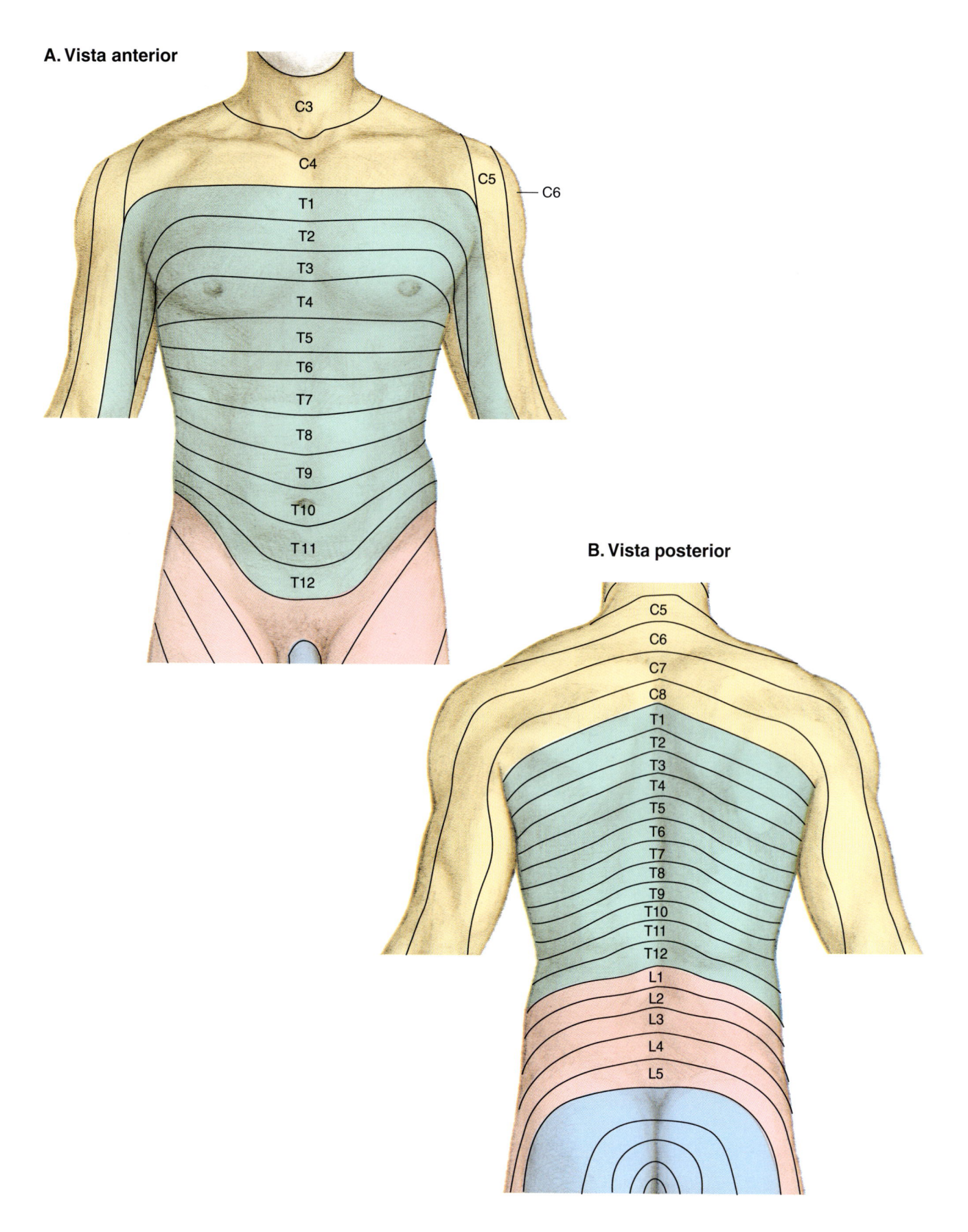

C3, C4, C5, C6, T1, T2, T3, T4, T5, T6, T7, T8, T9, T10, T11, T12

B. Vista posterior

C5, C6, C7, C8, T1, T2, T3, T4, T5, T6, T7, T8, T9, T10, T11, T12, L1, L2, L3, L4, L5

LÂMINA 4-04 Esqueleto da Parede Torácica

A. Vista anterior

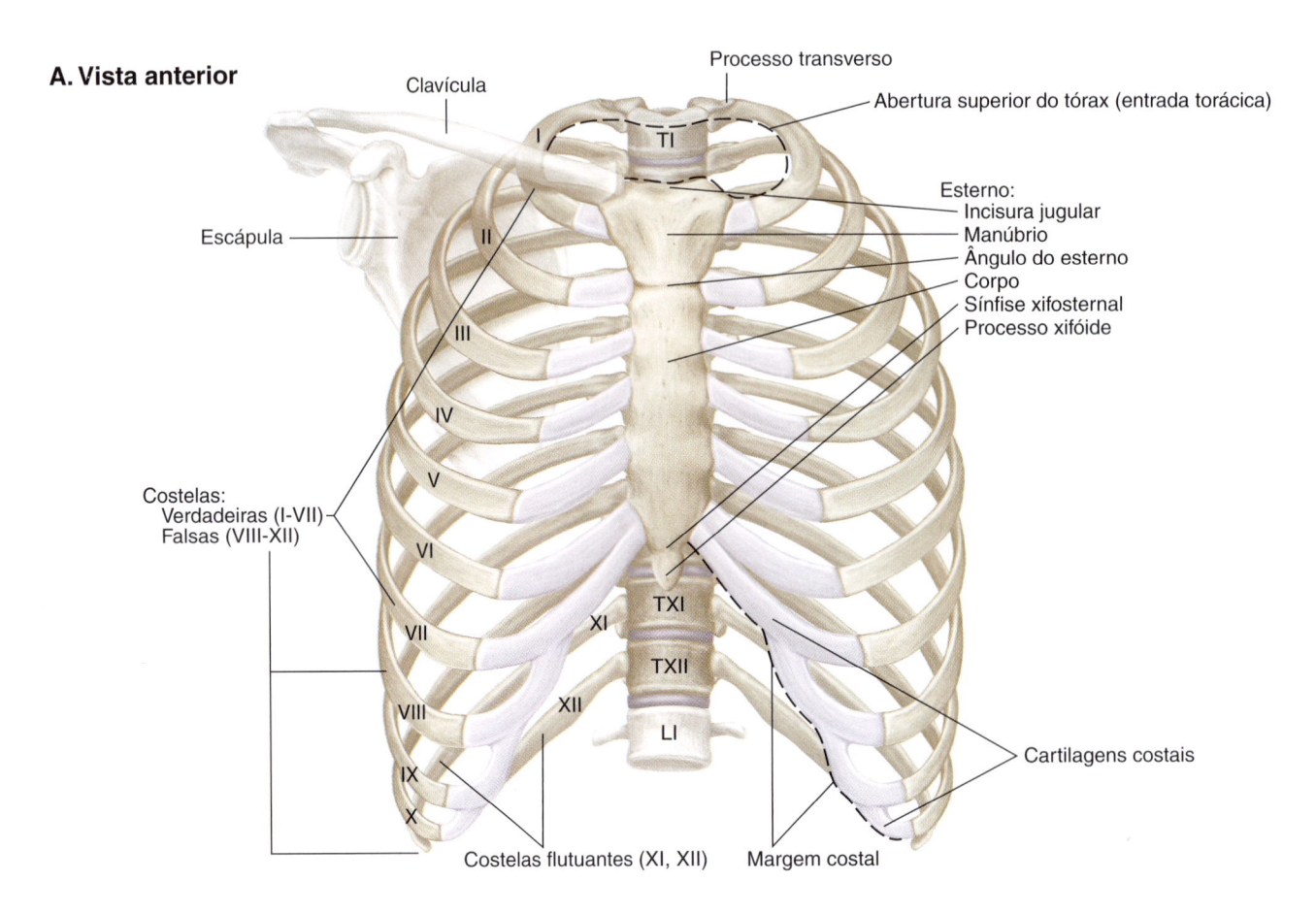

- Clavícula
- Processo transverso
- Abertura superior do tórax (entrada torácica)
- Escápula
- Esterno:
  - Incisura jugular
  - Manúbrio
  - Ângulo do esterno
  - Corpo
  - Sínfise xifosternal
  - Processo xifóide
- Costelas:
  - Verdadeiras (I-VII)
  - Falsas (VIII-XII)
- Cartilagens costais
- Costelas flutuantes (XI, XII)
- Margem costal

B. Vista posterior

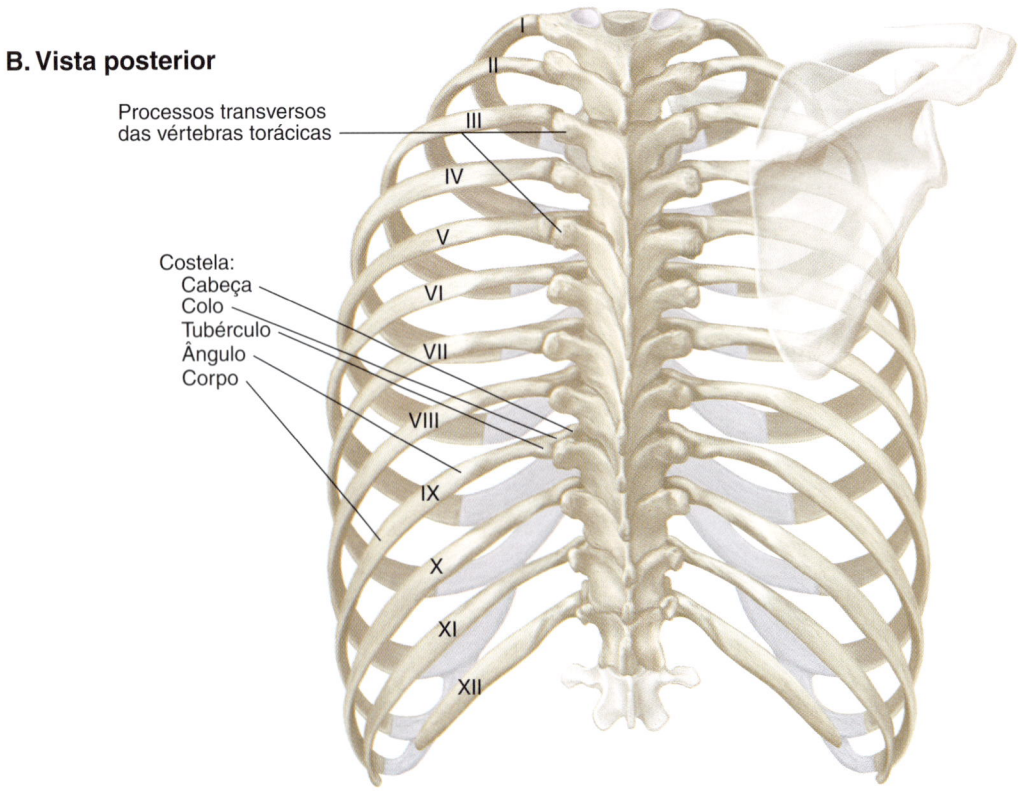

- Processos transversos das vértebras torácicas
- Costela:
  - Cabeça
  - Colo
  - Tubérculo
  - Ângulo
  - Corpo

PÁGINA 162 — Capítulo 4 — Atlas de Anatomia Humana

Costelas — LÂMINA 4-05

A. Primeira costela, vista posterior

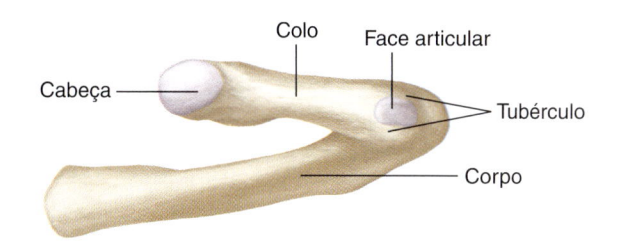

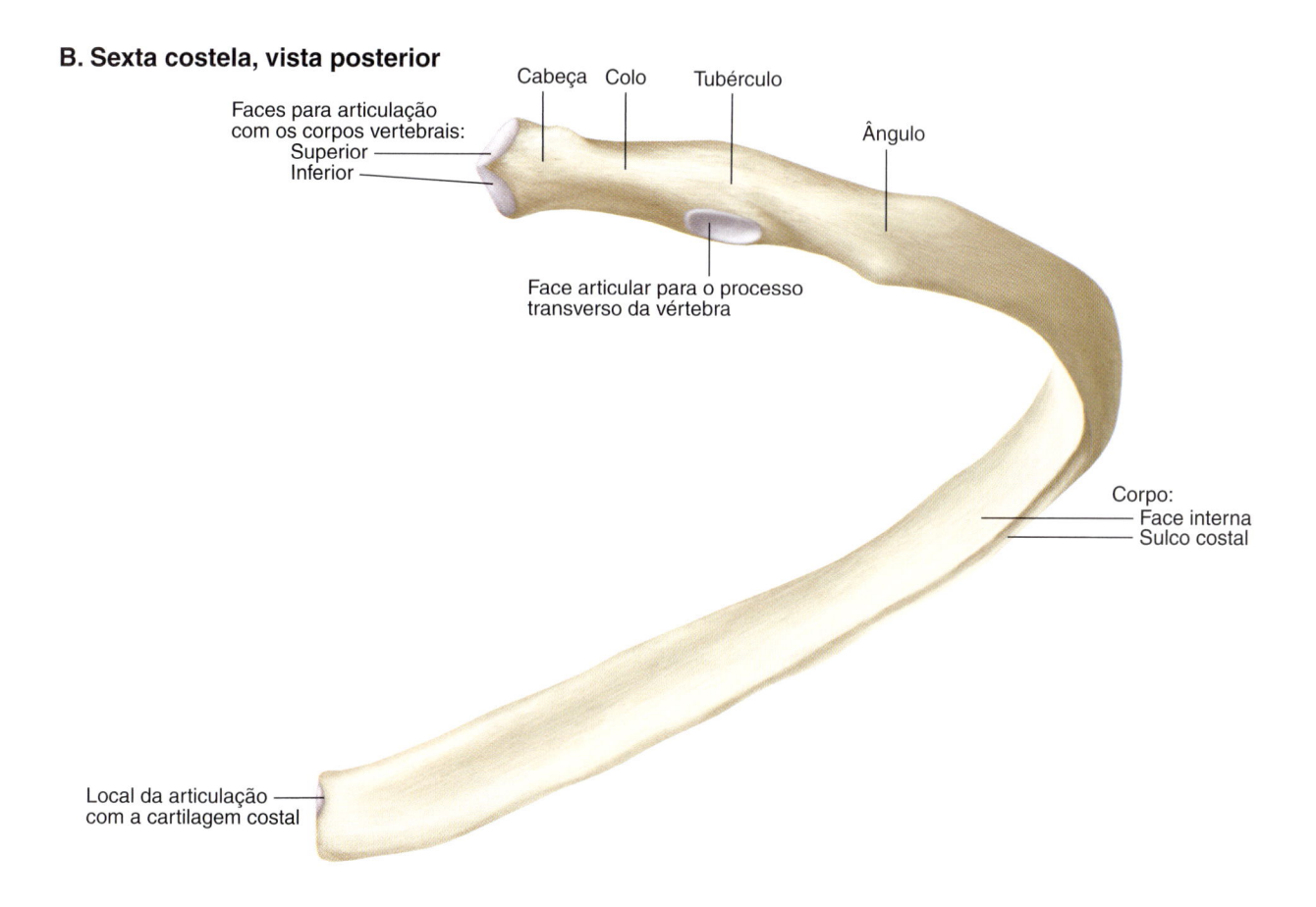

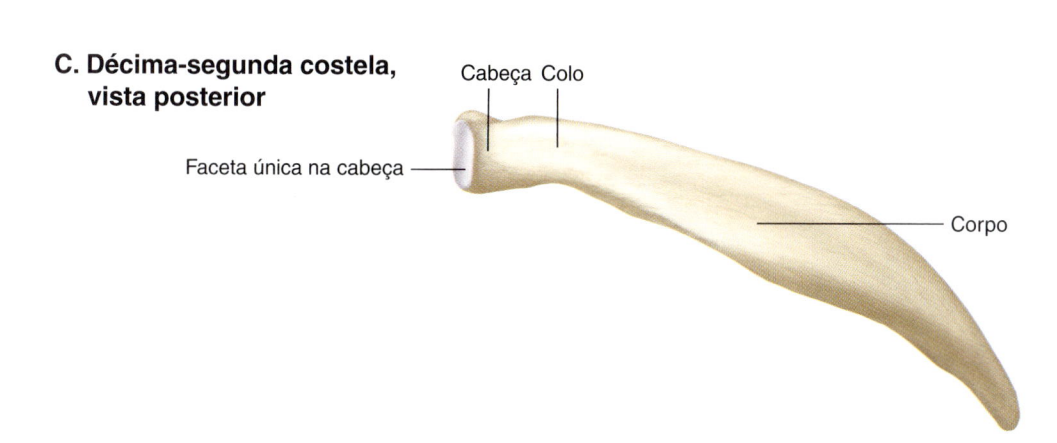

- Cabeça
- Colo
- Face articular
- Tubérculo
- Corpo

B. Sexta costela, vista posterior

- Cabeça
- Colo
- Tubérculo
- Faces para articulação com os corpos vertebrais:
  - Superior
  - Inferior
- Ângulo
- Face articular para o processo transverso da vértebra
- Corpo:
  - Face interna
  - Sulco costal
- Local da articulação com a cartilagem costal

C. Décima-segunda costela, vista posterior

- Cabeça
- Colo
- Faceta única na cabeça
- Corpo

LÂMINA 4-06 — Articulações Costovertebrais

A. Vista posterior

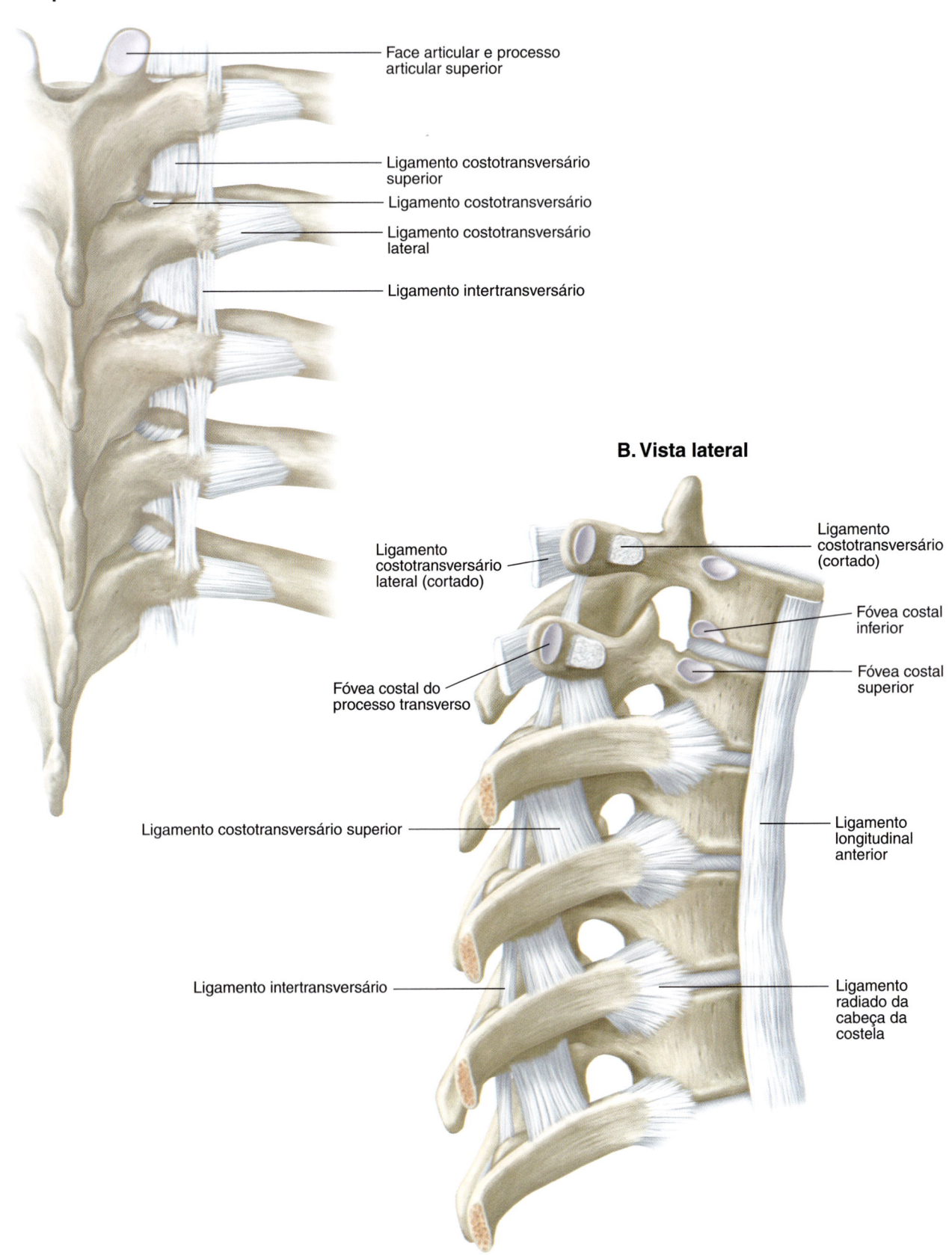

- Face articular e processo articular superior
- Ligamento costotransversário superior
- Ligamento costotransversário
- Ligamento costotransversário lateral
- Ligamento intertransversário

B. Vista lateral

- Ligamento costotransversário lateral (cortado)
- Fóvea costal do processo transverso
- Ligamento costotransversário superior
- Ligamento intertransversário
- Ligamento costotransversário (cortado)
- Fóvea costal inferior
- Fóvea costal superior
- Ligamento longitudinal anterior
- Ligamento radiado da cabeça da costela

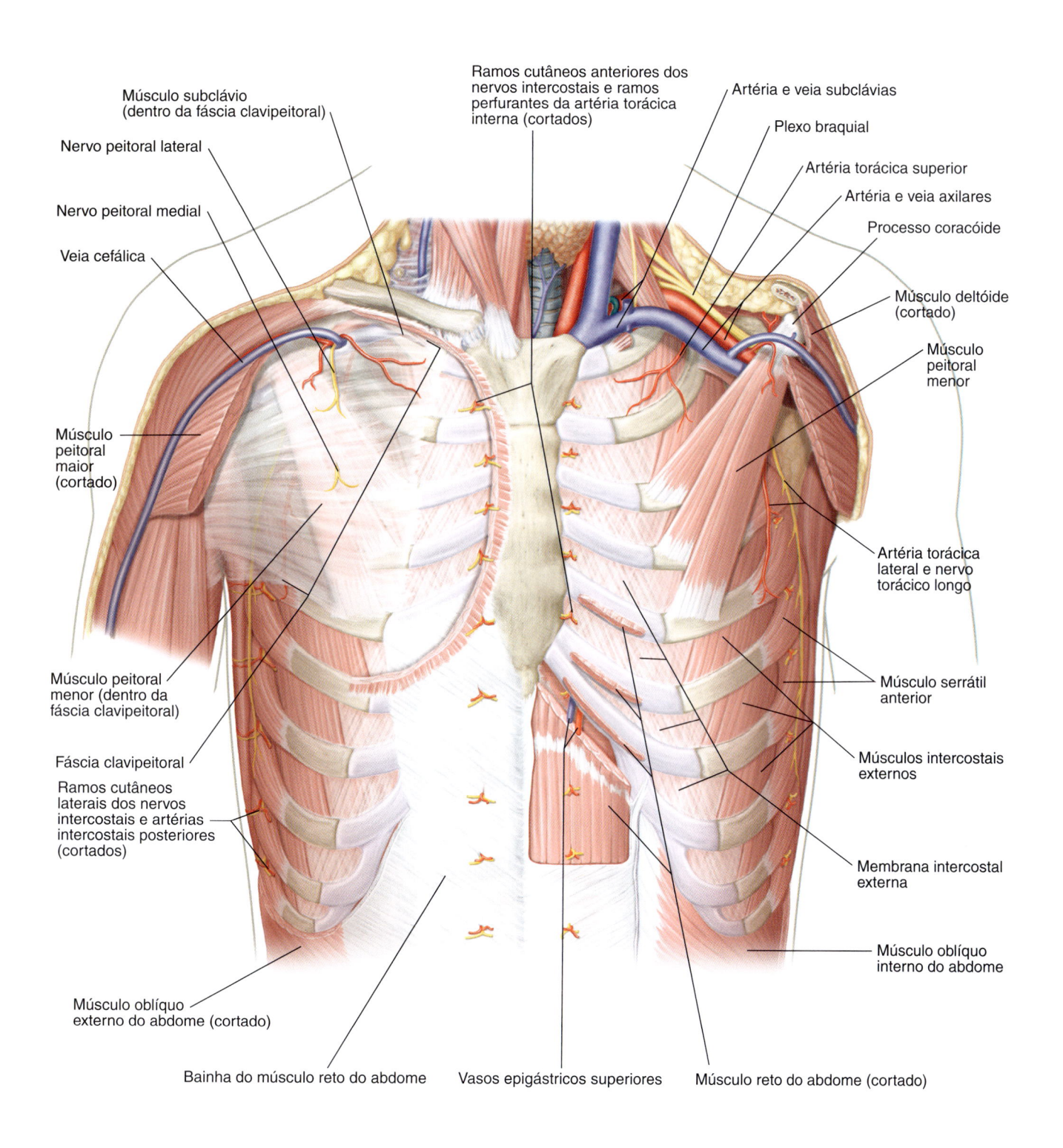

Músculos da Parede Torácica Anterior, Dissecação Superficial

LÂMINA 4-07

- Músculo subclávio (dentro da fáscia clavipeitoral)
- Nervo peitoral lateral
- Nervo peitoral medial
- Veia cefálica
- Músculo peitoral maior (cortado)
- Músculo peitoral menor (dentro da fáscia clavipeitoral)
- Fáscia clavipeitoral
- Ramos cutâneos laterais dos nervos intercostais e artérias intercostais posteriores (cortados)
- Músculo oblíquo externo do abdome (cortado)
- Ramos cutâneos anteriores dos nervos intercostais e ramos perfurantes da artéria torácica interna (cortados)
- Artéria e veia subclávias
- Plexo braquial
- Artéria torácica superior
- Artéria e veia axilares
- Processo coracóide
- Músculo deltóide (cortado)
- Músculo peitoral menor
- Artéria torácica lateral e nervo torácico longo
- Músculo serrátil anterior
- Músculos intercostais externos
- Membrana intercostal externa
- Músculo oblíquo interno do abdome
- Bainha do músculo reto do abdome
- Vasos epigástricos superiores
- Músculo reto do abdome (cortado)

Capítulo 4
Atlas de Anatomia Humana | PÁGINA 165

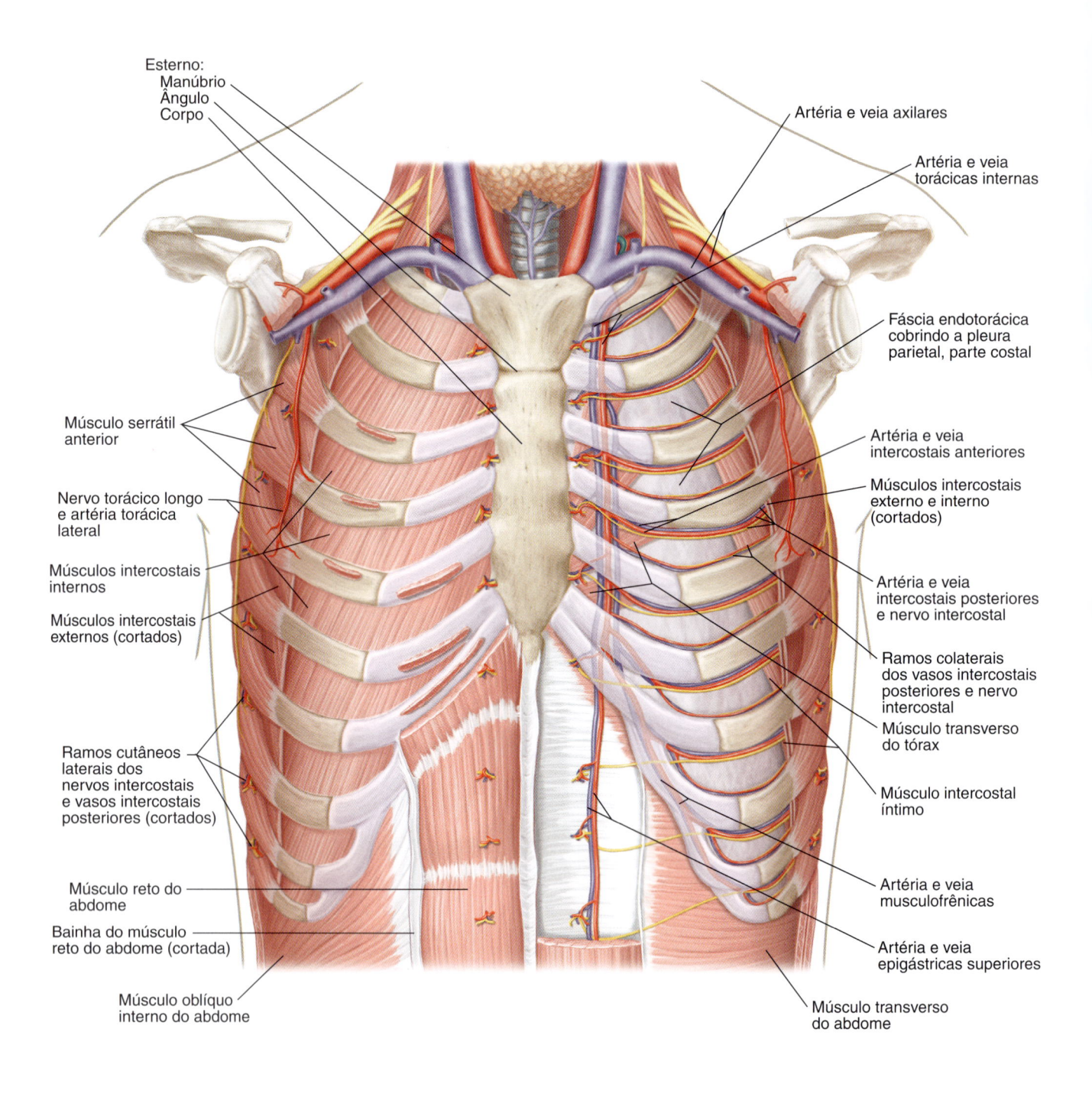

LÂMINA 4-08 — Músculos da Parede Torácica Anterior, Dissecação Profunda

- Esterno:
  - Manúbrio
  - Ângulo
  - Corpo
- Artéria e veia axilares
- Artéria e veia torácicas internas
- Fáscia endotorácica cobrindo a pleura parietal, parte costal
- Músculo serrátil anterior
- Artéria e veia intercostais anteriores
- Músculos intercostais externo e interno (cortados)
- Nervo torácico longo e artéria torácica lateral
- Músculos intercostais internos
- Artéria e veia intercostais posteriores e nervo intercostal
- Músculos intercostais externos (cortados)
- Ramos colaterais dos vasos intercostais posteriores e nervo intercostal
- Músculo transverso do tórax
- Ramos cutâneos laterais dos nervos intercostais e vasos intercostais posteriores (cortados)
- Músculo intercostal íntimo
- Músculo reto do abdome
- Artéria e veia musculofrênicas
- Bainha do músculo reto do abdome (cortada)
- Artéria e veia epigástricas superiores
- Músculo oblíquo interno do abdome
- Músculo transverso do abdome

Capítulo 4
Atlas de Anatomia Humana

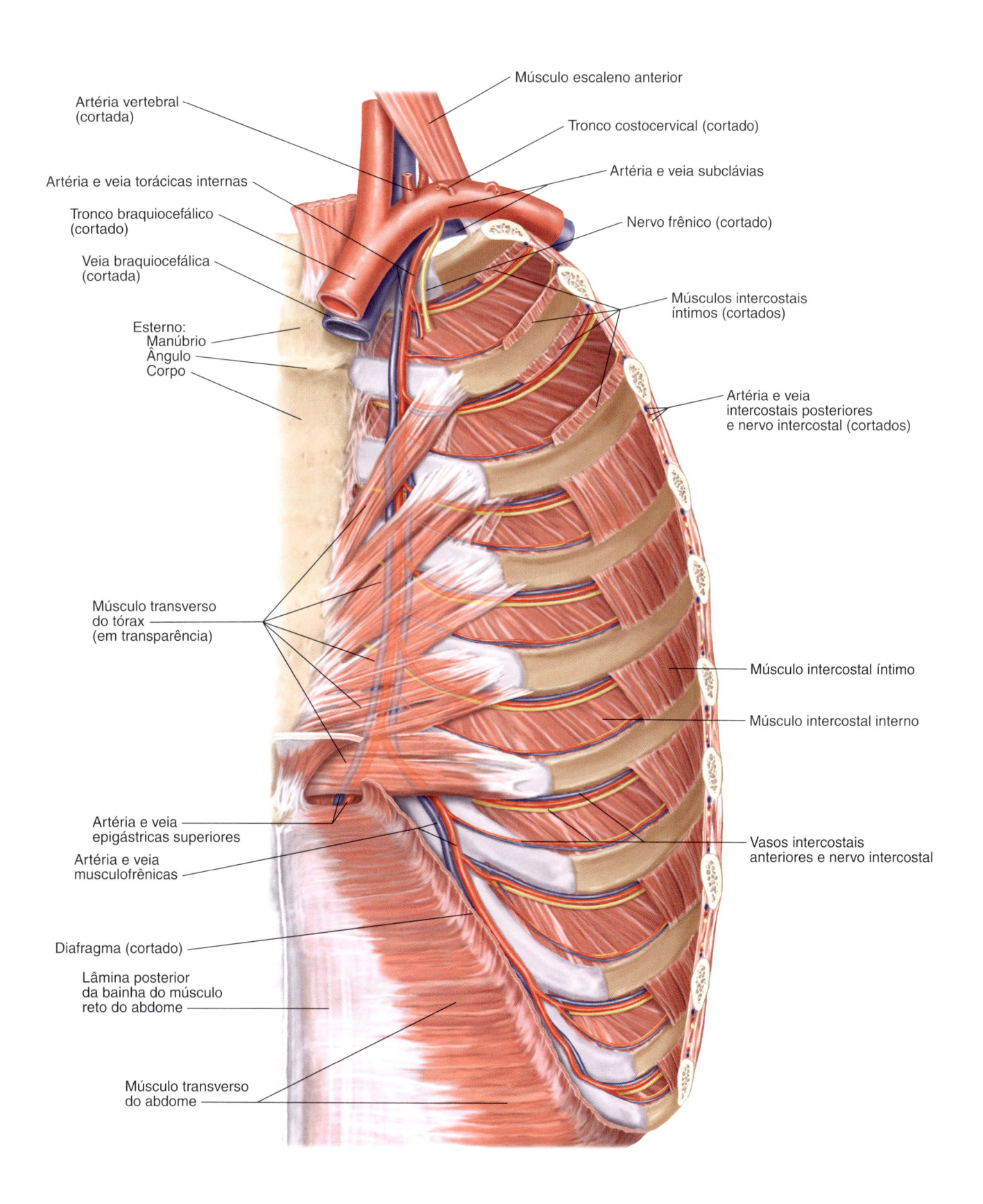

Músculos da Parede Torácica Anterior, Vista Interna com Pleura Removida

LÂMINA 4-09

- Artéria vertebral (cortada)
- Músculo escaleno anterior
- Tronco costocervical (cortado)
- Artéria e veia torácicas internas
- Artéria e veia subclávias
- Tronco braquiocefálico (cortado)
- Nervo frênico (cortado)
- Veia braquiocefálica (cortada)
- Músculos intercostais íntimos (cortados)
- Esterno:
  - Manúbrio
  - Ângulo
  - Corpo
- Artéria e veia intercostais posteriores e nervo intercostal (cortados)
- Músculo transverso do tórax (em transparência)
- Músculo intercostal íntimo
- Músculo intercostal interno
- Artéria e veia epigástricas superiores
- Vasos intercostais anteriores e nervo intercostal
- Artéria e veia musculofrênicas
- Diafragma (cortado)
- Lâmina posterior da bainha do músculo reto do abdome
- Músculo transverso do abdome

Capítulo 4
Atlas de Anatomia Humana | PÁGINA 167

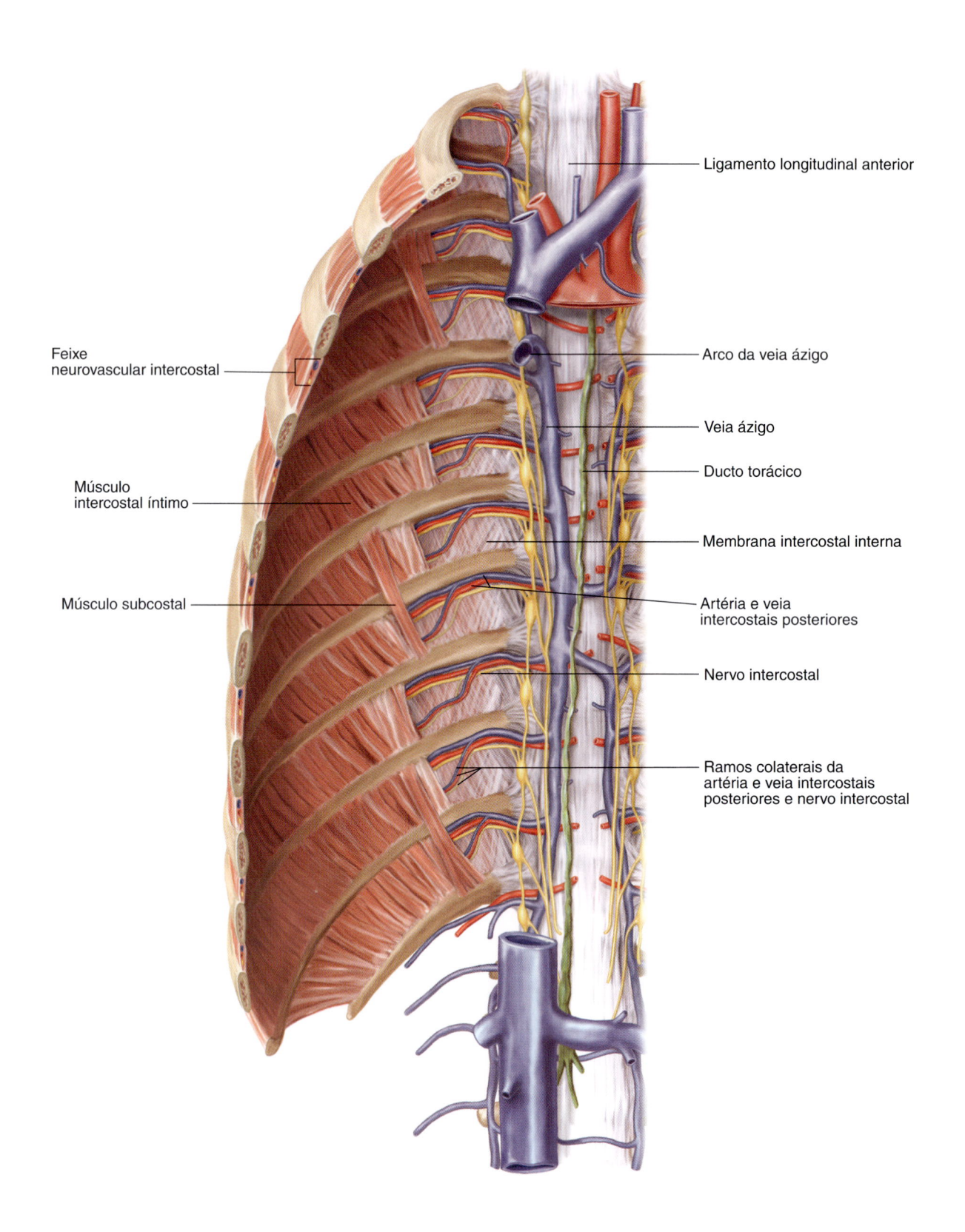

LÂMINA 4-10 — Músculos da Parede Torácica Posterior, Vista Interna com Pleura Removida

- Ligamento longitudinal anterior
- Arco da veia ázigo
- Veia ázigo
- Ducto torácico
- Membrana intercostal interna
- Artéria e veia intercostais posteriores
- Nervo intercostal
- Ramos colaterais da artéria e veia intercostais posteriores e nervo intercostal

- Feixe neurovascular intercostal
- Músculo intercostal íntimo
- Músculo subcostal

Padrão do 4º Nervo Intercostal — LÂMINA 4-11

A. Orientação

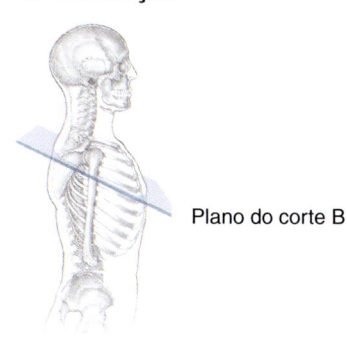

Plano do corte B

B. Corte oblíquo através do 4º espaço intercostal

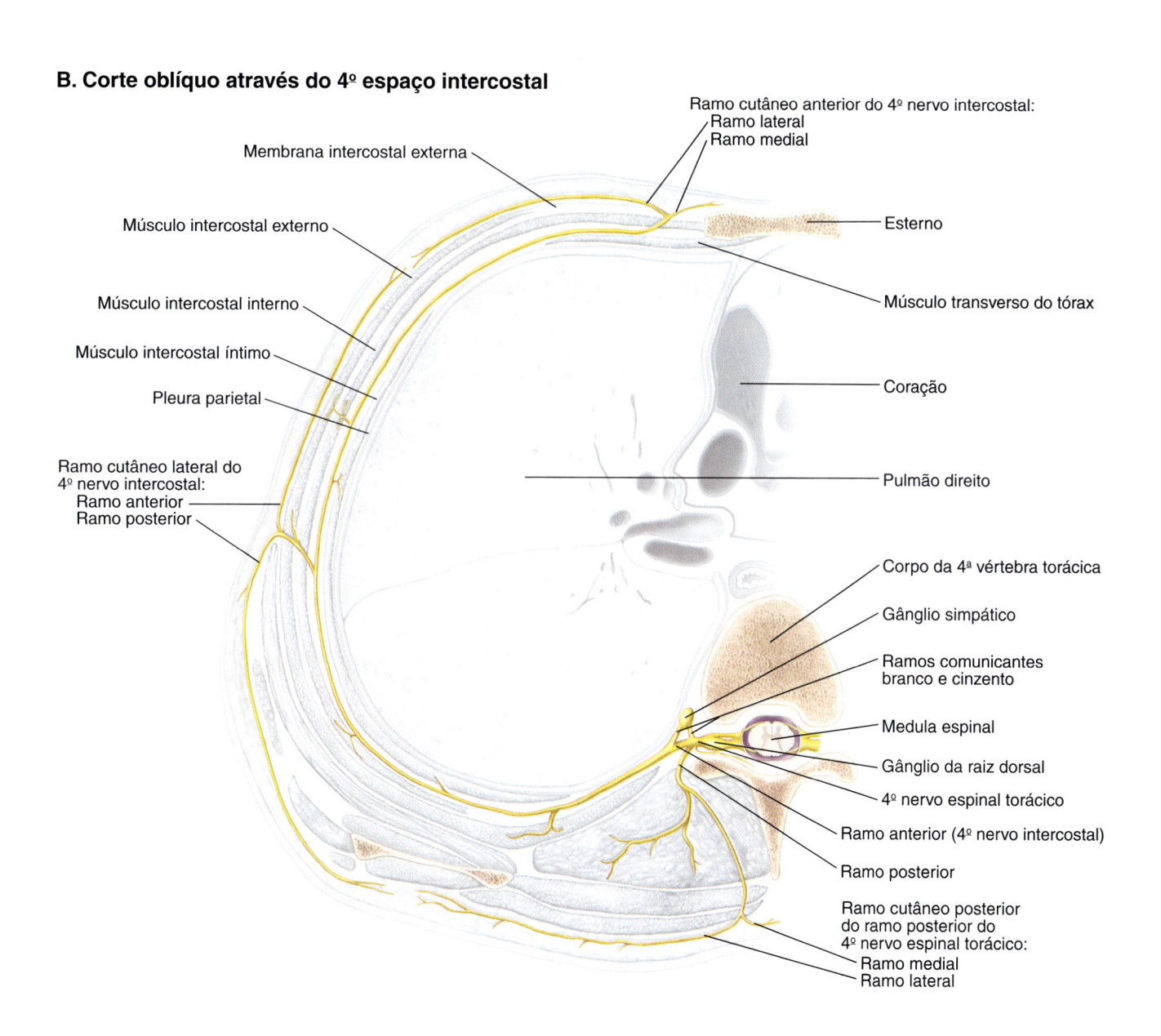

- Membrana intercostal externa
- Músculo intercostal externo
- Músculo intercostal interno
- Músculo intercostal íntimo
- Pleura parietal
- Ramo cutâneo lateral do 4º nervo intercostal:
  - Ramo anterior
  - Ramo posterior
- Ramo cutâneo anterior do 4º nervo intercostal:
  - Ramo lateral
  - Ramo medial
- Esterno
- Músculo transverso do tórax
- Coração
- Pulmão direito
- Corpo da 4ª vértebra torácica
- Gânglio simpático
- Ramos comunicantes branco e cinzento
- Medula espinal
- Gânglio da raiz dorsal
- 4º nervo espinal torácico
- Ramo anterior (4º nervo intercostal)
- Ramo posterior
- Ramo cutâneo posterior do ramo posterior do 4º nervo espinal torácico:
  - Ramo medial
  - Ramo lateral

Capítulo 4
Atlas de Anatomia Humana

LÂMINA 4-12 — Padrão do 10º Nervo Intercostal

A. Orientação

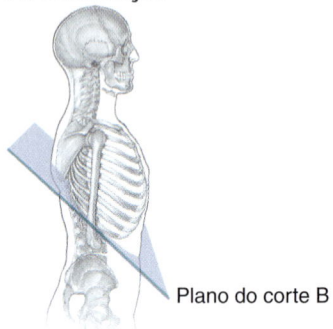

Plano do corte B

B. Corte oblíquo através do 10º espaço intercostal

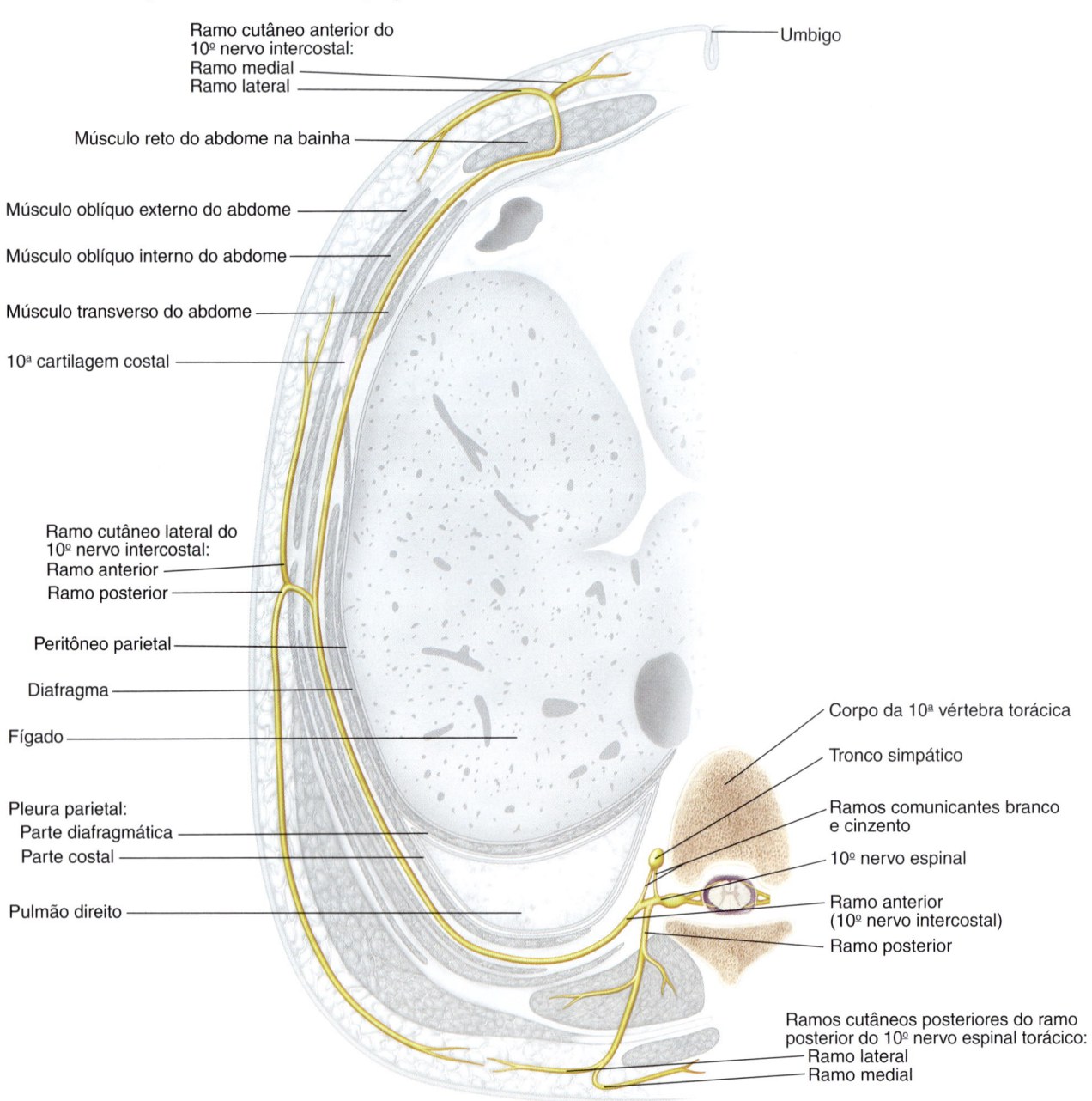

- Ramo cutâneo anterior do 10º nervo intercostal:
  - Ramo medial
  - Ramo lateral
- Músculo reto do abdome na bainha
- Músculo oblíquo externo do abdome
- Músculo oblíquo interno do abdome
- Músculo transverso do abdome
- 10ª cartilagem costal
- Ramo cutâneo lateral do 10º nervo intercostal:
  - Ramo anterior
  - Ramo posterior
- Peritônio parietal
- Diafragma
- Fígado
- Pleura parietal:
  - Parte diafragmática
  - Parte costal
- Pulmão direito
- Umbigo
- Corpo da 10ª vértebra torácica
- Tronco simpático
- Ramos comunicantes branco e cinzento
- 10º nervo espinal
- Ramo anterior (10º nervo intercostal)
- Ramo posterior
- Ramos cutâneos posteriores do ramo posterior do 10º nervo espinal torácico:
  - Ramo lateral
  - Ramo medial

Projeção dos Pulmões e Pleuras na Superfície

LÂMINA 4-13

A. Vista anterior

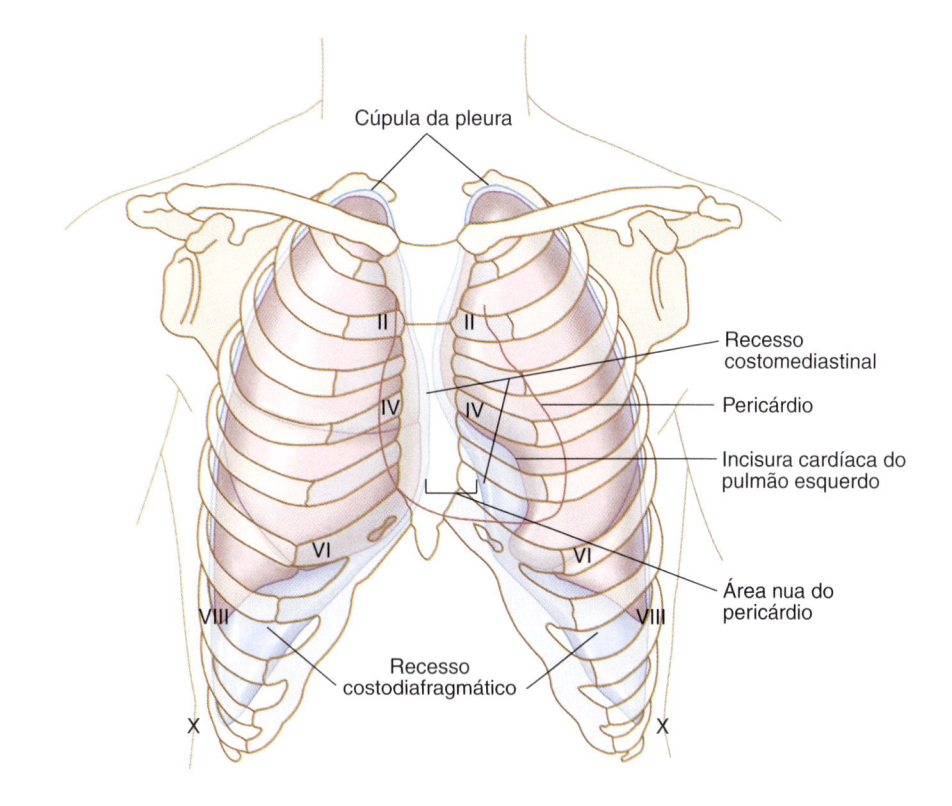

- Cúpula da pleura
- Recesso costomediastinal
- Pericárdio
- Incisura cardíaca do pulmão esquerdo
- Área nua do pericárdio
- Recesso costodiafragmático

B. Vista posterior

- Recesso costodiafragmático

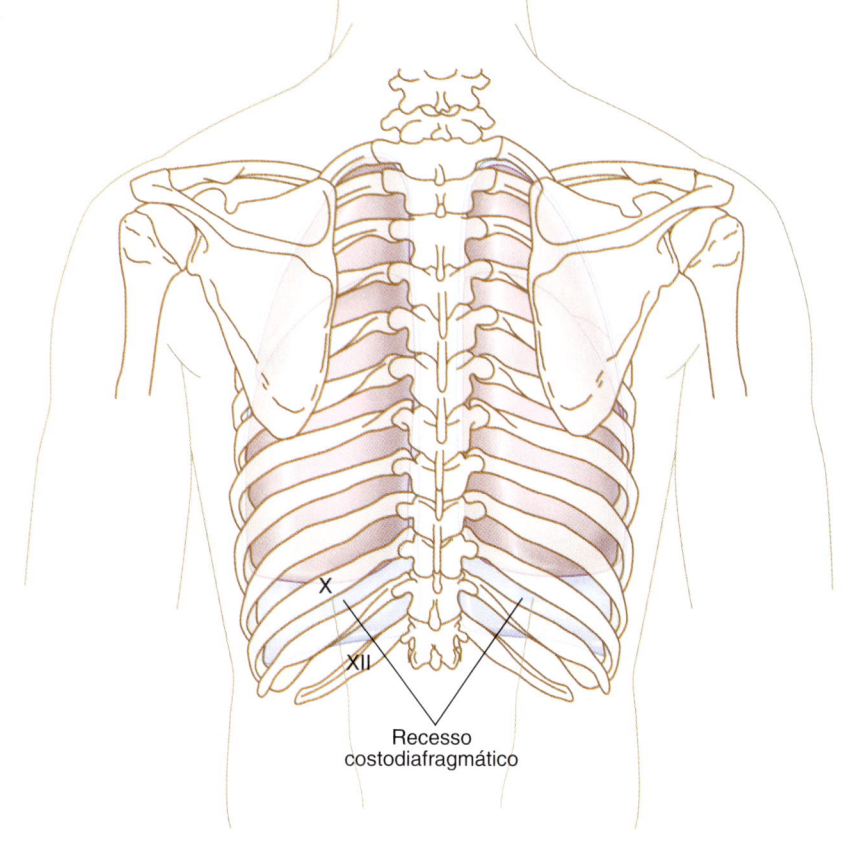

LÂMINA 4-14 — Projeção do Coração e Mediastino na Superfície

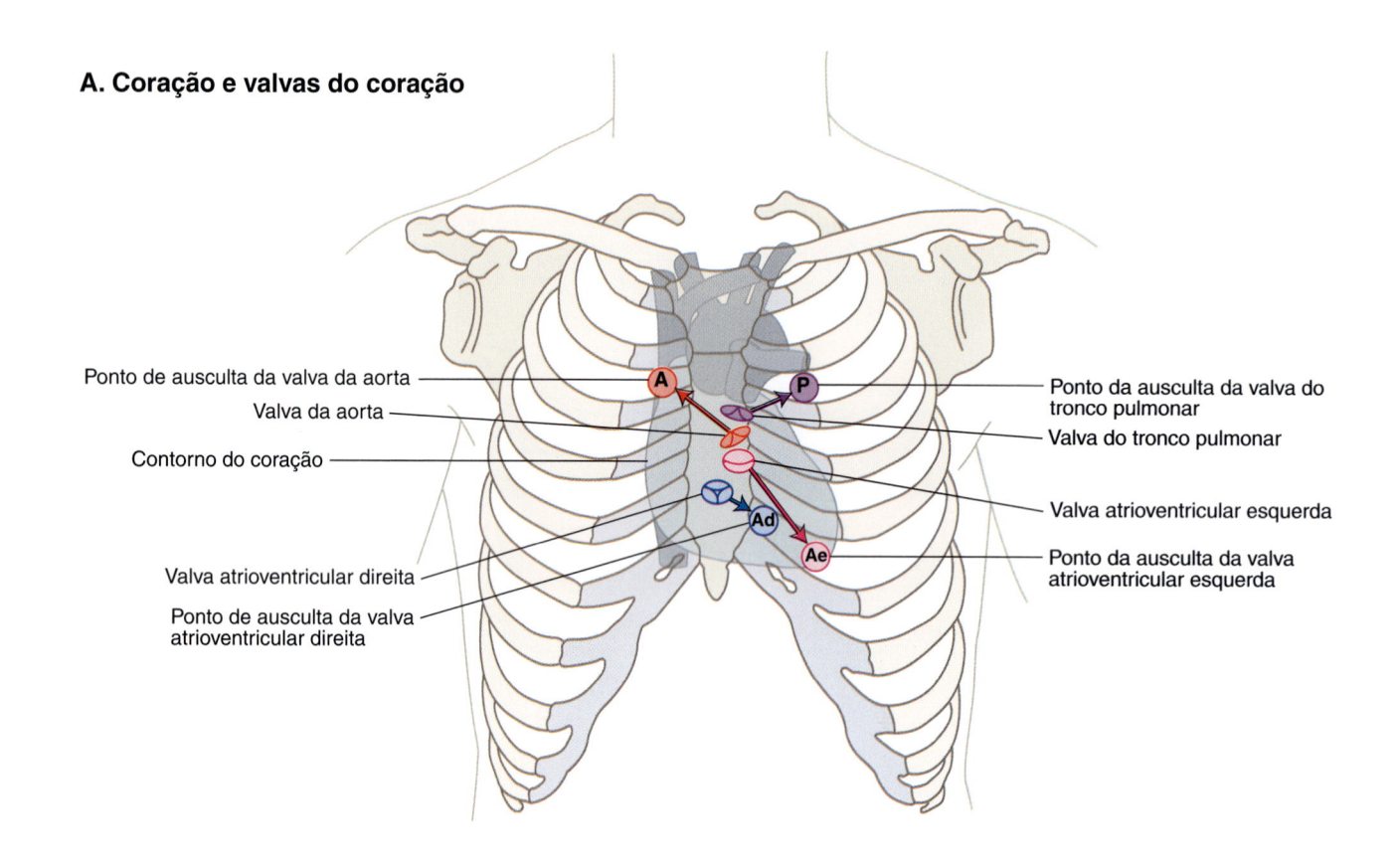

A. Coração e valvas do coração

- Ponto de ausculta da valva da aorta
- Valva da aorta
- Contorno do coração
- Valva atrioventricular direita
- Ponto de ausculta da valva atrioventricular direita
- Ponto da ausculta da valva do tronco pulmonar
- Valva do tronco pulmonar
- Valva atrioventricular esquerda
- Ponto da ausculta da valva atrioventricular esquerda

B. Mediastino, vista anterior

- Contorno do mediastino
- Mediastino superior
- Mediastino médio
- Mediastino posterior

C. Mediastino, vista lateral direita

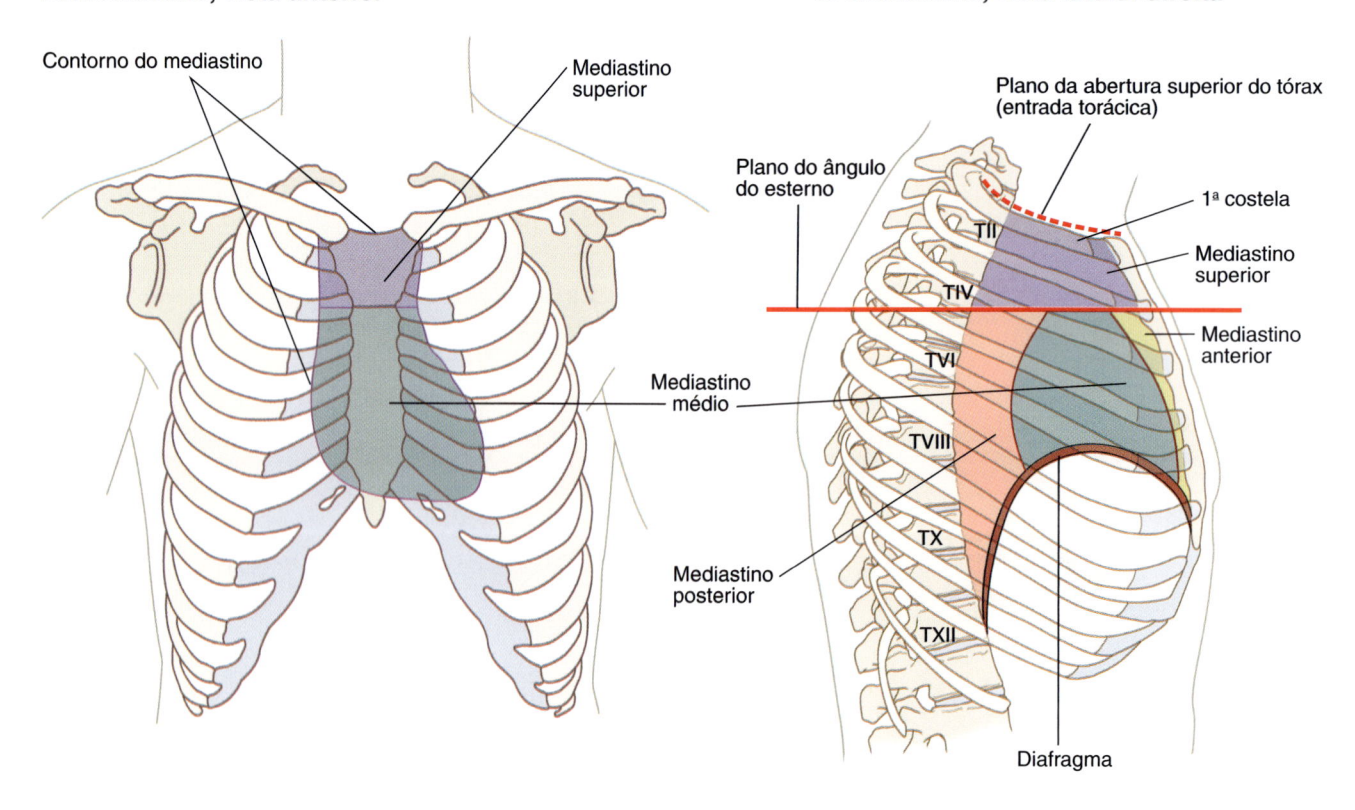

- Plano da abertura superior do tórax (entrada torácica)
- Plano do ângulo do esterno
- 1ª costela
- Mediastino superior
- Mediastino anterior
- Diafragma

TII, TIV, TVI, TVIII, TX, TXII

Capítulo 4 | Atlas de Anatomia Humana

Projeção das Vísceras Torácicas, Vista Anterior

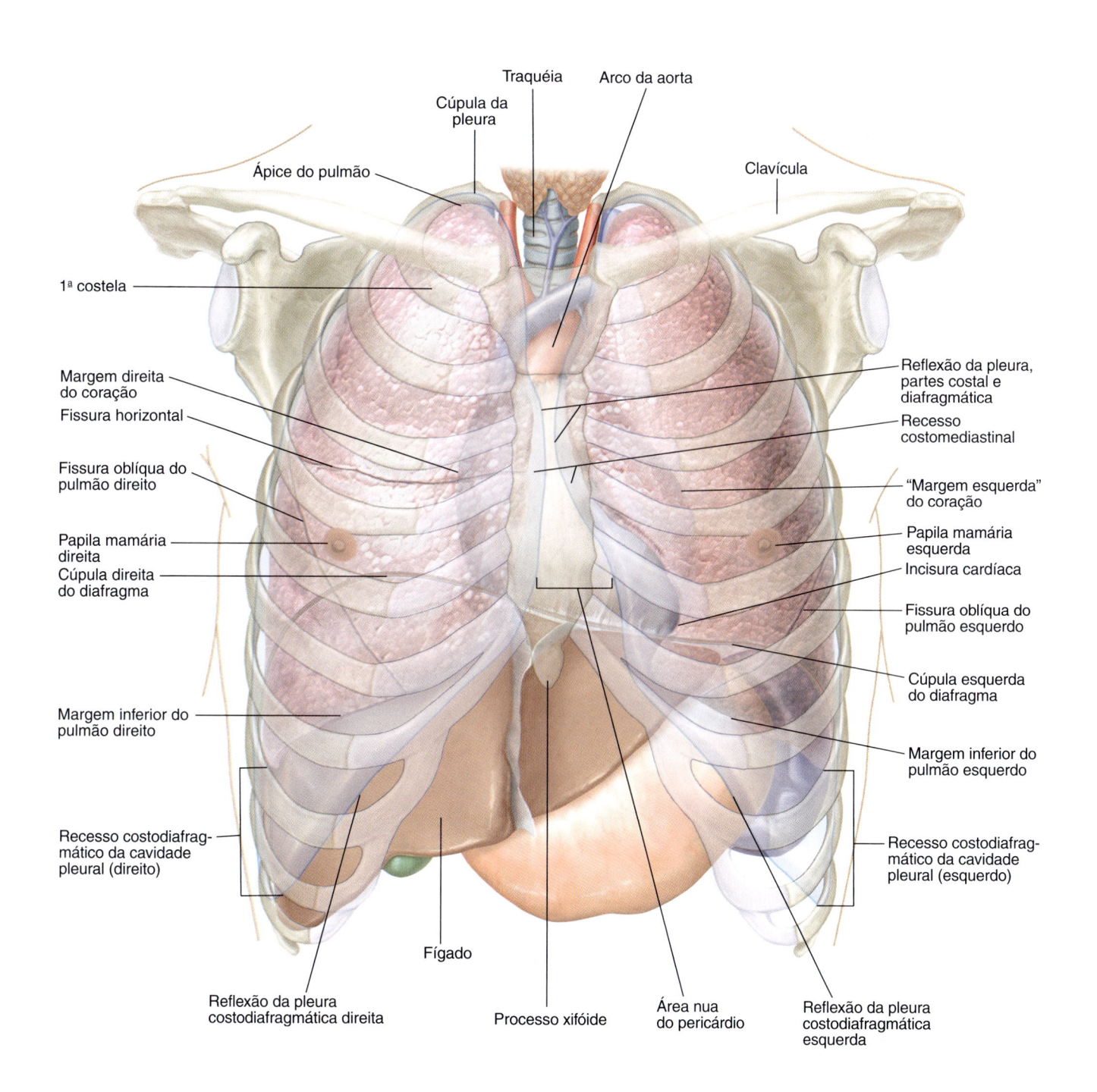

LÂMINA 4-15

Traquéia
Arco da aorta
Cúpula da pleura
Ápice do pulmão
Clavícula
1ª costela
Margem direita do coração
Fissura horizontal
Fissura oblíqua do pulmão direito
Papila mamária direita
Cúpula direita do diafragma
Margem inferior do pulmão direito
Recesso costodiafragmático da cavidade pleural (direito)
Reflexão da pleura costodiafragmática direita
Fígado
Processo xifóide
Área nua do pericárdio
Reflexão da pleura, partes costal e diafragmática
Recesso costomediastinal
"Margem esquerda" do coração
Papila mamária esquerda
Incisura cardíaca
Fissura oblíqua do pulmão esquerdo
Cúpula esquerda do diafragma
Margem inferior do pulmão esquerdo
Recesso costodiafragmático da cavidade pleural (esquerdo)
Reflexão da pleura costodiafragmática esquerda

Capítulo 4
Atlas de Anatomia Humana PÁGINA 173

LÂMINA 4-16 — Projeção das Vísceras Torácicas, Vista Posterior

- Cúpula da pleura
- 1ª costela
- Clavícula
- Fissura oblíqua do pulmão esquerdo
- Fissura oblíqua do pulmão direito
- Fissura horizontal
- Pleura parietal, parte costal
- Cúpula direita do diafragma
- Cúpula esquerda do diafragma
- Margem inferior do pulmão esquerdo
- Margem inferior do pulmão direito
- Recesso costodiafragmático da cavidade pleural (esquerdo)
- Recesso costodiafragmático da cavidade pleural (direito)
- Fígado
- Baço
- Reflexão da pleura, partes costal e diafragmática direitas
- Reflexão da pleura costodiafragmática esquerda
- Rim esquerdo
- Glândula supra-renal esquerda
- Glândula supra-renal direita
- Rim direito

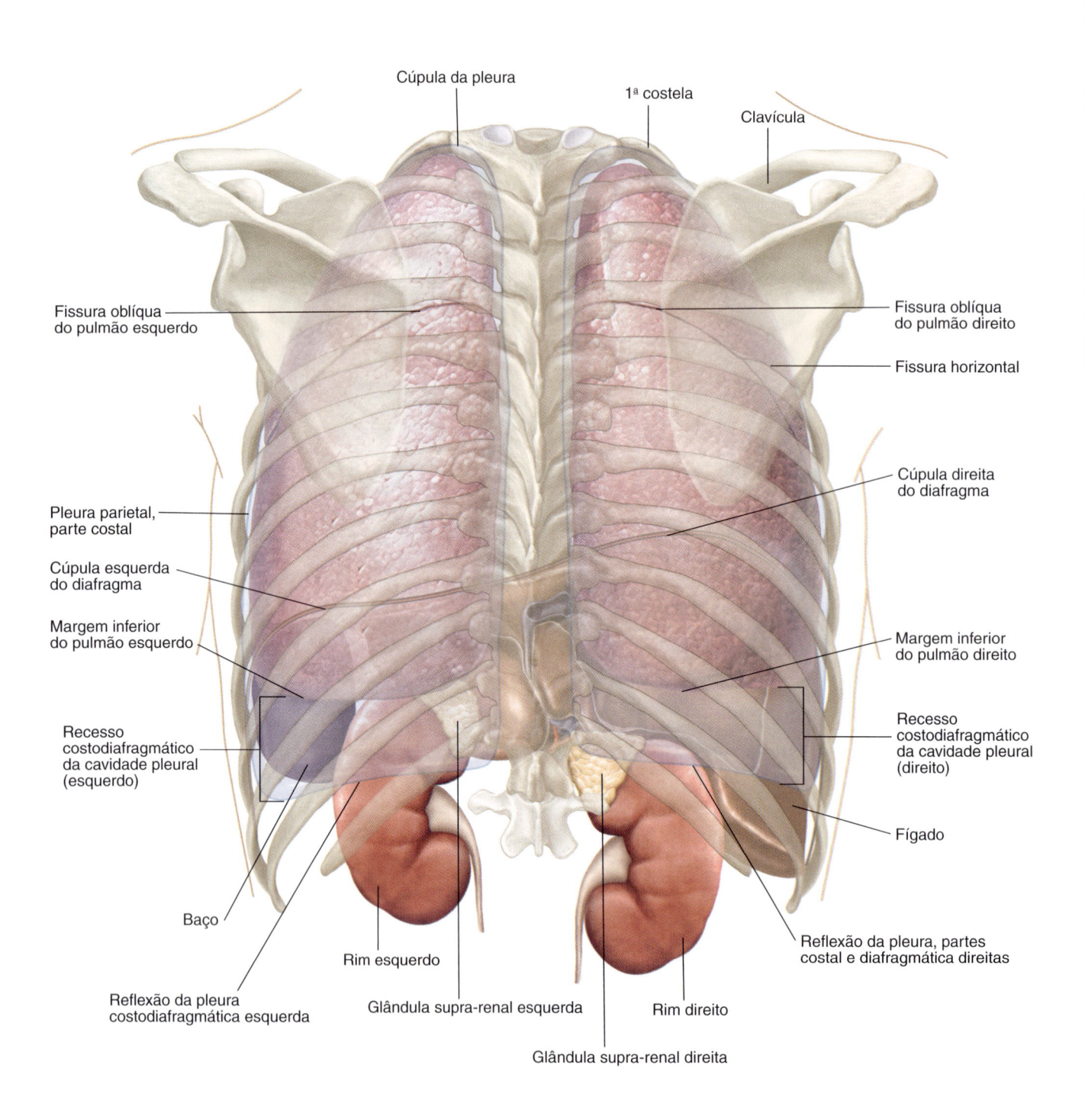

PÁGINA 174 — Capítulo 4 — Atlas de Anatomia Humana

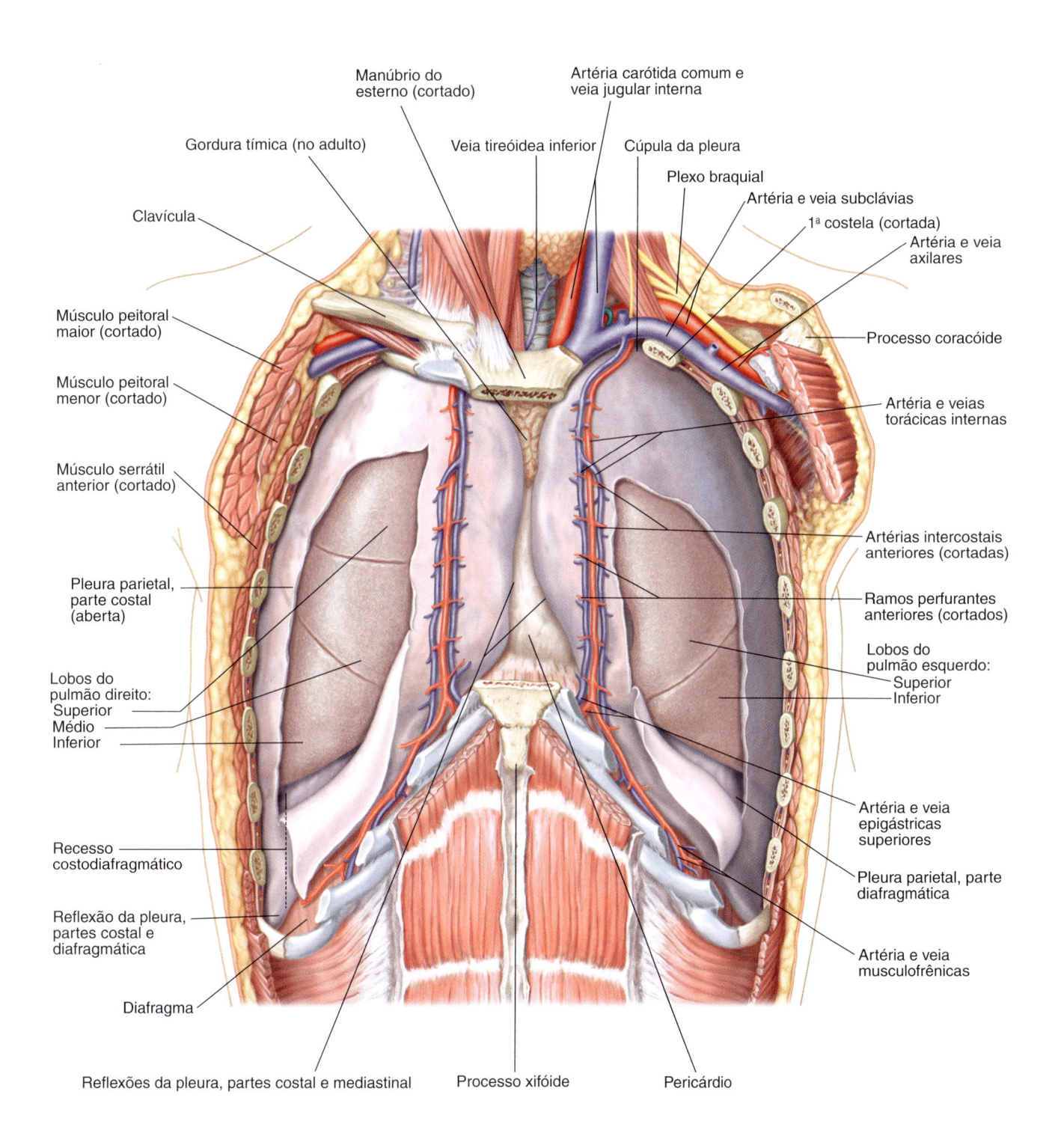

Vísceras Torácicas, Cavidades Pleurais — LÂMINA 4-17

Labels (clockwise / as shown):

- Manúbrio do esterno (cortado)
- Artéria carótida comum e veia jugular interna
- Gordura tímica (no adulto)
- Veia tireóidea inferior
- Cúpula da pleura
- Plexo braquial
- Artéria e veia subclávias
- 1ª costela (cortada)
- Artéria e veia axilares
- Clavícula
- Processo coracóide
- Músculo peitoral maior (cortado)
- Músculo peitoral menor (cortado)
- Artéria e veias torácicas internas
- Músculo serrátil anterior (cortado)
- Artérias intercostais anteriores (cortadas)
- Pleura parietal, parte costal (aberta)
- Ramos perfurantes anteriores (cortados)
- Lobos do pulmão esquerdo: Superior, Inferior
- Lobos do pulmão direito: Superior, Médio, Inferior
- Artéria e veia epigástricas superiores
- Recesso costodiafragmático
- Pleura parietal, parte diafragmática
- Reflexão da pleura, partes costal e diafragmática
- Artéria e veia musculofrênicas
- Diafragma
- Reflexões da pleura, partes costal e mediastinal
- Processo xifóide
- Pericárdio

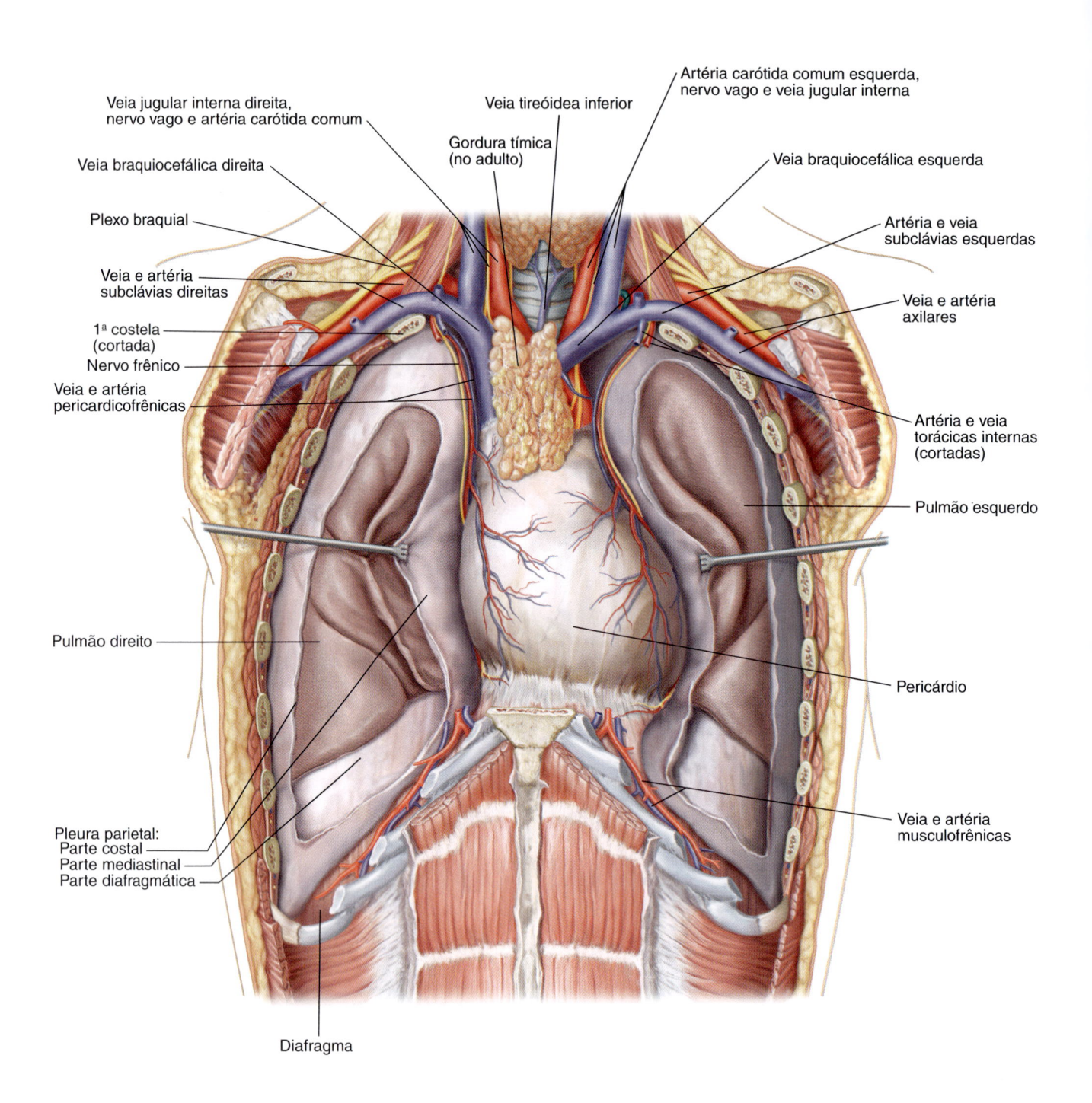

LÂMINA 4-18 — Vísceras Torácicas, Cavidade do Pericárdio

- Veia jugular interna direita, nervo vago e artéria carótida comum
- Veia braquiocefálica direita
- Plexo braquial
- Veia e artéria subclávias direitas
- 1ª costela (cortada)
- Nervo frênico
- Veia e artéria pericardicofrênicas
- Veia tireóidea inferior
- Gordura tímica (no adulto)
- Artéria carótida comum esquerda, nervo vago e veia jugular interna
- Veia braquiocefálica esquerda
- Artéria e veia subclávias esquerdas
- Veia e artéria axilares
- Artéria e veia torácicas internas (cortadas)
- Pulmão esquerdo
- Pulmão direito
- Pericárdio
- Veia e artéria musculofrênicas
- Pleura parietal:
  - Parte costal
  - Parte mediastinal
  - Parte diafragmática
- Diafragma

Capítulo 4 — Atlas de Anatomia Humana

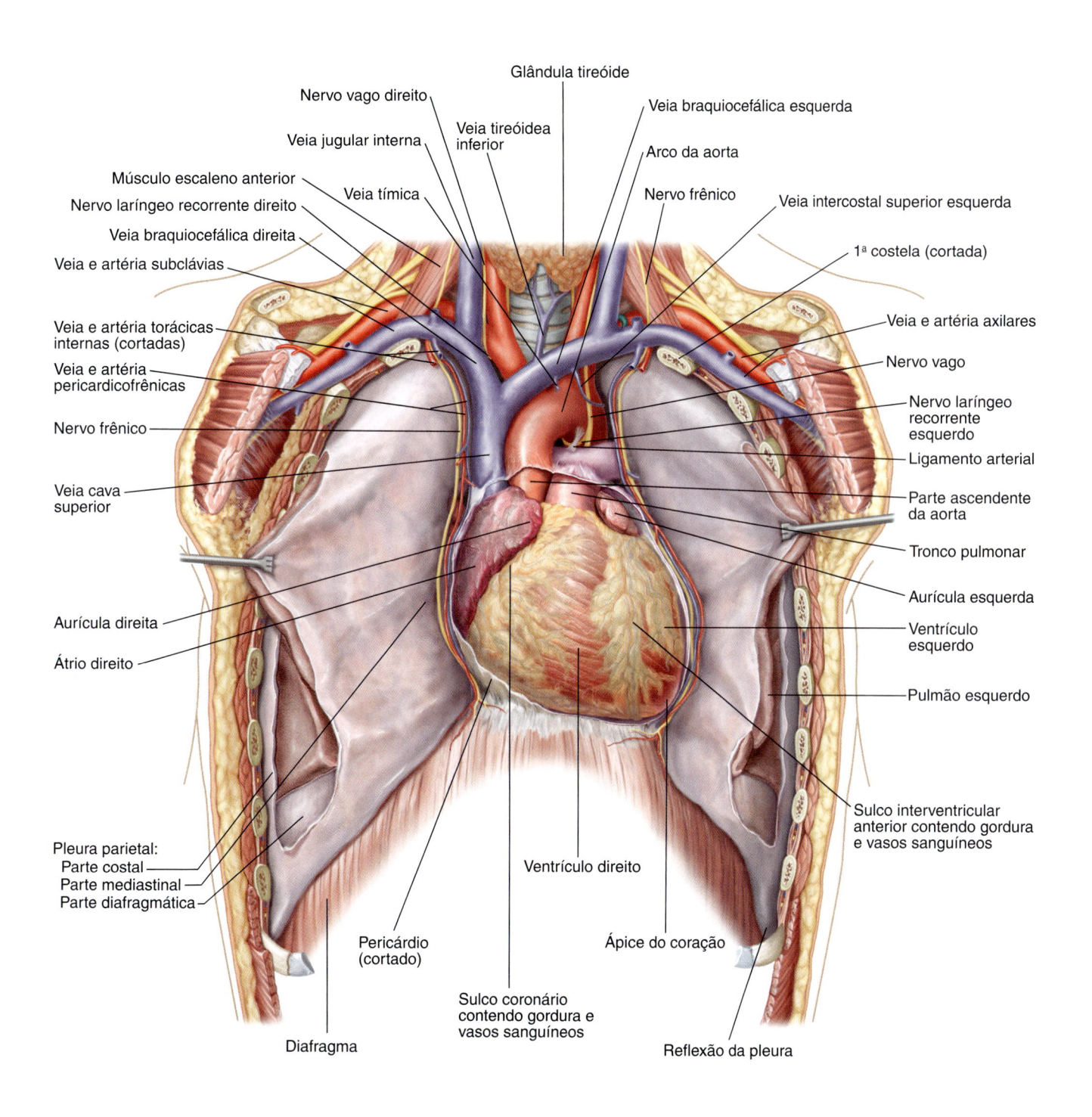

Vísceras Torácicas, Coração na Cavidade do Pericárdio — LÂMINA 4-19

- Glândula tireóide
- Nervo vago direito
- Veia tireóidea inferior
- Veia braquiocefálica esquerda
- Veia jugular interna
- Arco da aorta
- Músculo escaleno anterior
- Veia tímica
- Nervo frênico
- Veia intercostal superior esquerda
- Nervo laríngeo recorrente direito
- Veia braquiocefálica direita
- 1ª costela (cortada)
- Veia e artéria subclávias
- Veia e artéria axilares
- Veia e artéria torácicas internas (cortadas)
- Nervo vago
- Veia e artéria pericardicofrênicas
- Nervo laríngeo recorrente esquerdo
- Nervo frênico
- Ligamento arterial
- Veia cava superior
- Parte ascendente da aorta
- Tronco pulmonar
- Aurícula esquerda
- Aurícula direita
- Ventrículo esquerdo
- Átrio direito
- Pulmão esquerdo
- Sulco interventricular anterior contendo gordura e vasos sanguíneos
- Pleura parietal:
  - Parte costal
  - Parte mediastinal
  - Parte diafragmática
- Ventrículo direito
- Pericárdio (cortado)
- Ápice do coração
- Diafragma
- Sulco coronário contendo gordura e vasos sanguíneos
- Reflexão da pleura

Capítulo 4 — Atlas de Anatomia Humana — PÁGINA 177

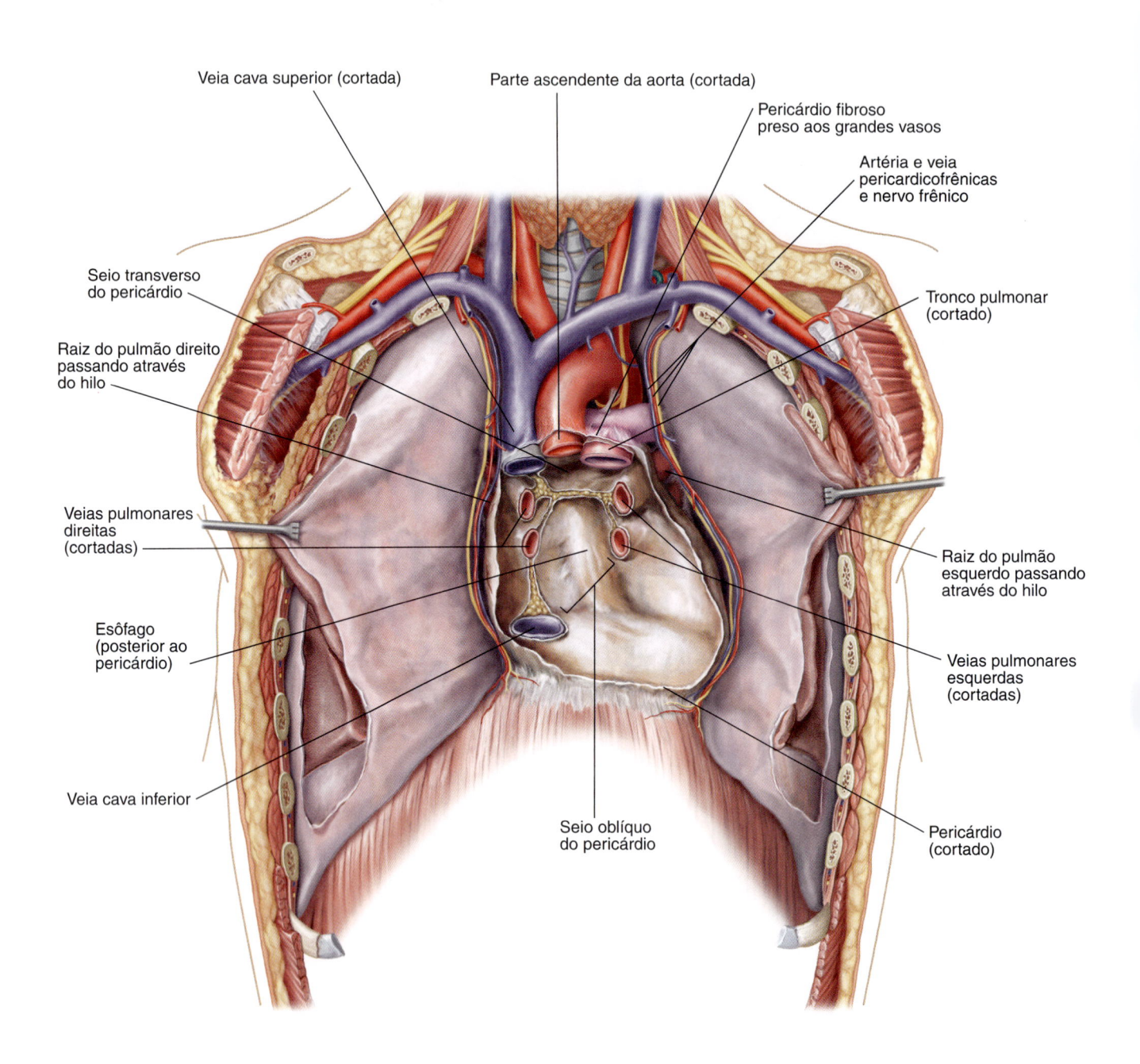

LÂMINA 4-20 — Vísceras Torácicas com Coração Removido

- Veia cava superior (cortada)
- Parte ascendente da aorta (cortada)
- Pericárdio fibroso preso aos grandes vasos
- Artéria e veia pericardicofrênicas e nervo frênico
- Seio transverso do pericárdio
- Tronco pulmonar (cortado)
- Raiz do pulmão direito passando através do hilo
- Raiz do pulmão esquerdo passando através do hilo
- Veias pulmonares direitas (cortadas)
- Veias pulmonares esquerdas (cortadas)
- Esôfago (posterior ao pericárdio)
- Veia cava inferior
- Seio oblíquo do pericárdio
- Pericárdio (cortado)

Coração, Características Externas — LÂMINA 4-21

A. Vista anterior

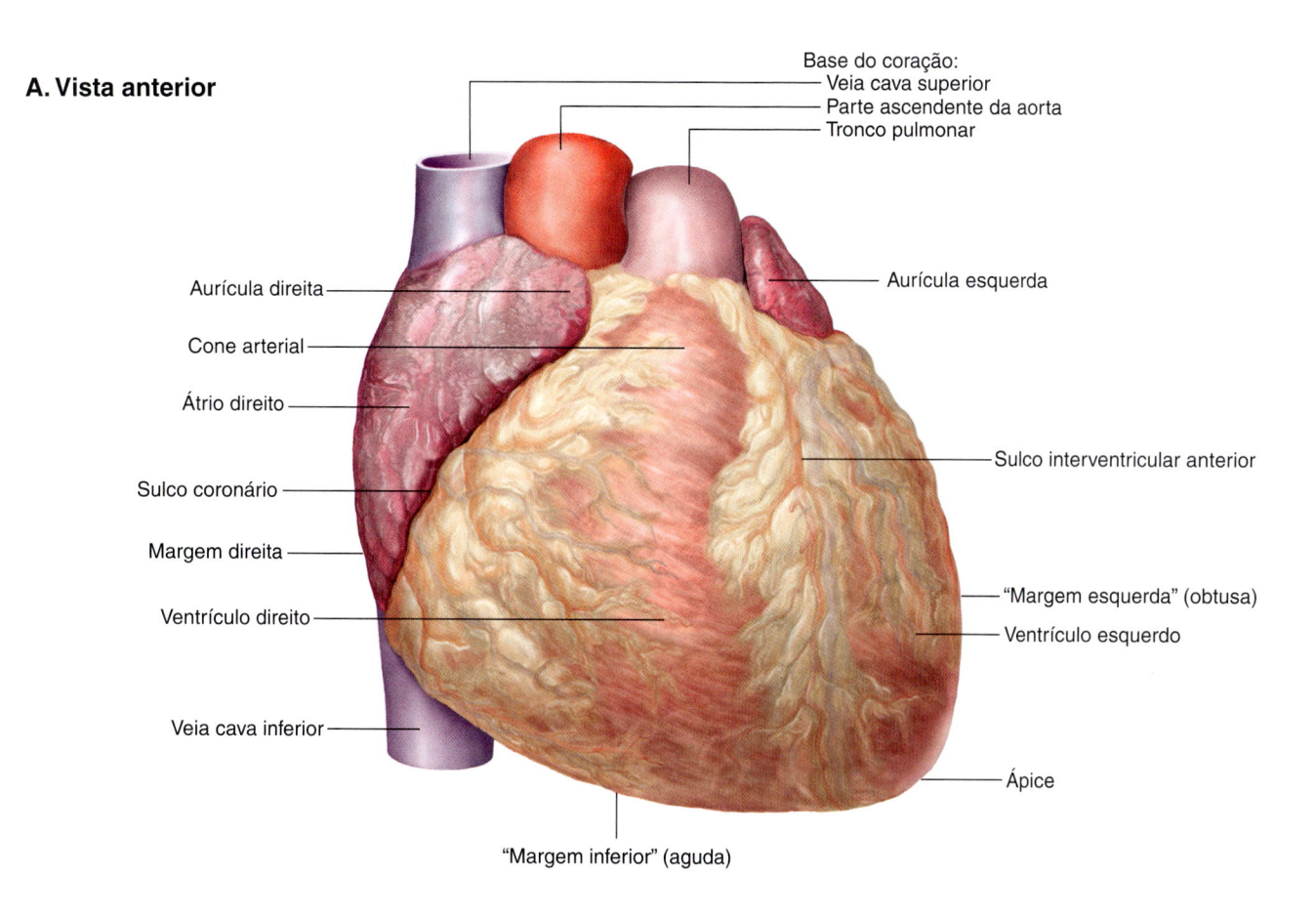

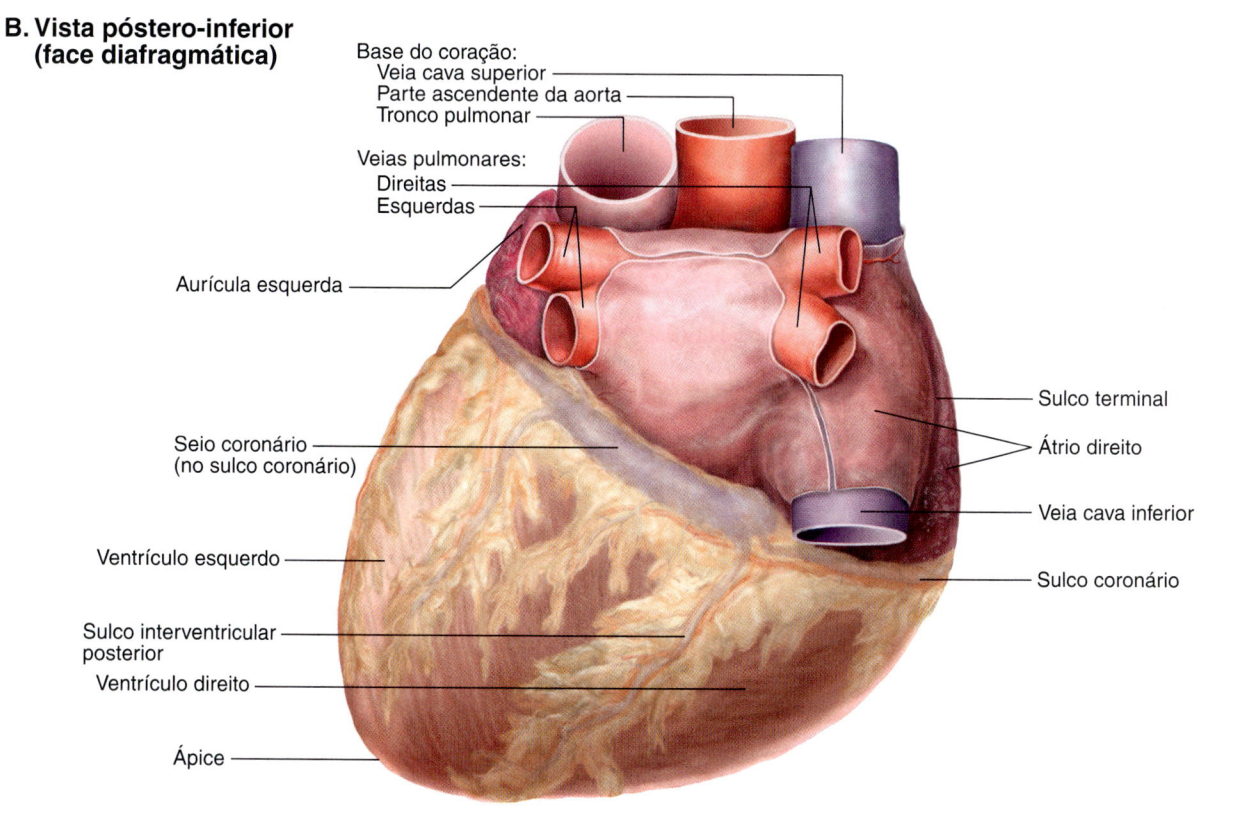

- Base do coração:
  - Veia cava superior
  - Parte ascendente da aorta
  - Tronco pulmonar
- Aurícula direita
- Aurícula esquerda
- Cone arterial
- Átrio direito
- Sulco interventricular anterior
- Sulco coronário
- Margem direita
- "Margem esquerda" (obtusa)
- Ventrículo direito
- Ventrículo esquerdo
- Veia cava inferior
- Ápice
- "Margem inferior" (aguda)

B. Vista póstero-inferior (face diafragmática)

- Base do coração:
  - Veia cava superior
  - Parte ascendente da aorta
  - Tronco pulmonar
- Veias pulmonares:
  - Direitas
  - Esquerdas
- Aurícula esquerda
- Sulco terminal
- Átrio direito
- Seio coronário (no sulco coronário)
- Veia cava inferior
- Ventrículo esquerdo
- Sulco coronário
- Sulco interventricular posterior
- Ventrículo direito
- Ápice

LÂMINA 4-22   Artérias Coronárias

A. Vista anterior

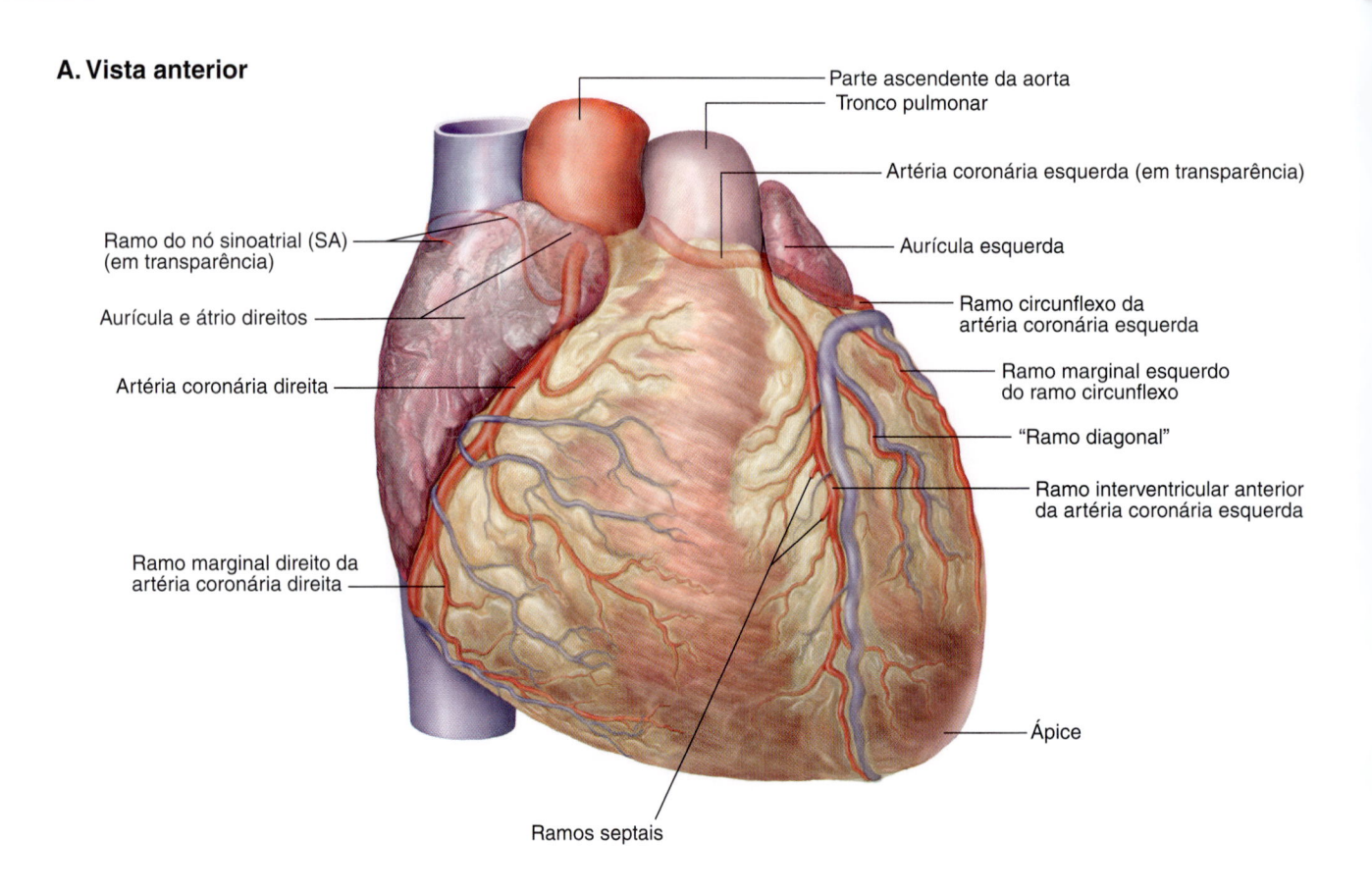

- Parte ascendente da aorta
- Tronco pulmonar
- Artéria coronária esquerda (em transparência)
- Aurícula esquerda
- Ramo circunflexo da artéria coronária esquerda
- Ramo marginal esquerdo do ramo circunflexo
- "Ramo diagonal"
- Ramo interventricular anterior da artéria coronária esquerda
- Ramo do nó sinoatrial (SA) (em transparência)
- Aurícula e átrio direitos
- Artéria coronária direita
- Ramo marginal direito da artéria coronária direita
- Ápice
- Ramos septais

B. Vista póstero-inferior

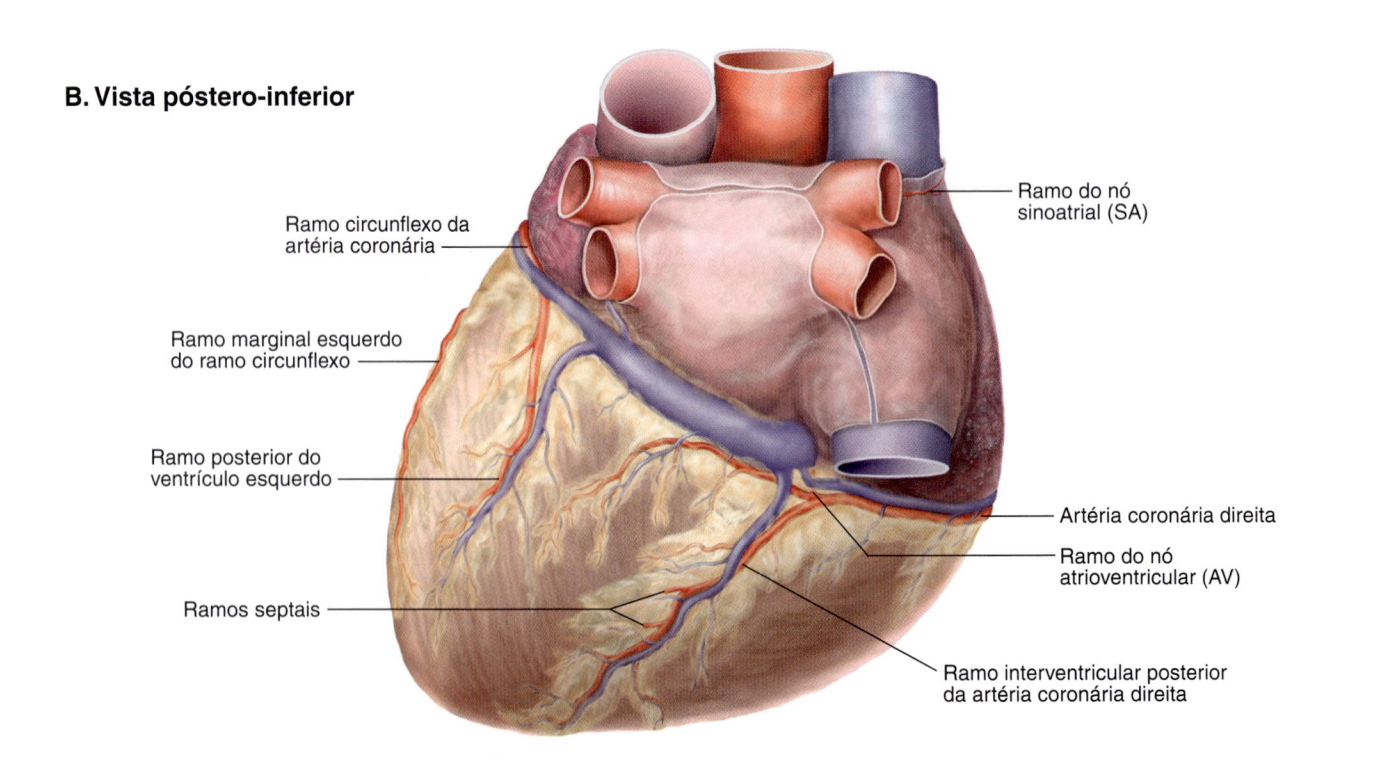

- Ramo do nó sinoatrial (SA)
- Ramo circunflexo da artéria coronária
- Ramo marginal esquerdo do ramo circunflexo
- Ramo posterior do ventrículo esquerdo
- Artéria coronária direita
- Ramo do nó atrioventricular (AV)
- Ramos septais
- Ramo interventricular posterior da artéria coronária direita

Artérias Coronárias, Padrões Normais e Variações
LÂMINA 4-23

A. Padrão arterial normal, vista anterior

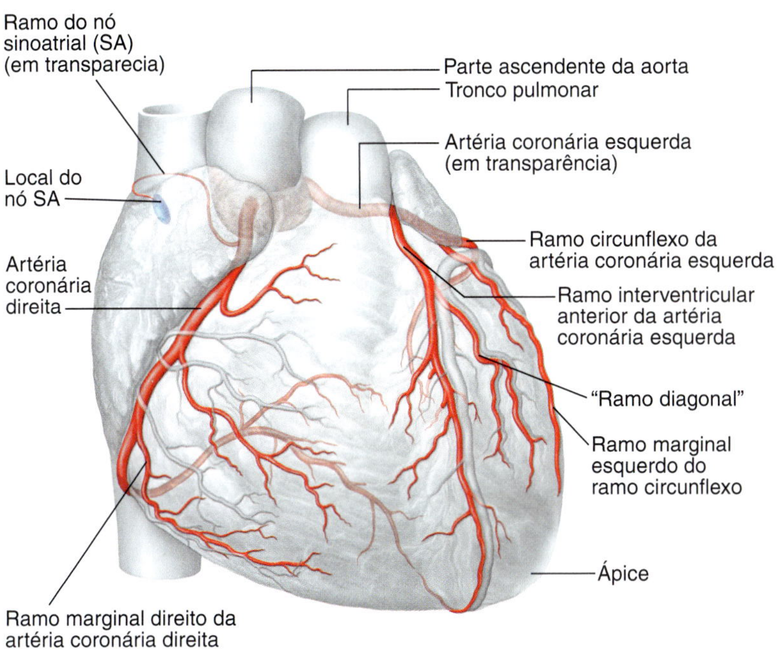

- Ramo do nó sinoatrial (SA) (em transparência)
- Parte ascendente da aorta
- Tronco pulmonar
- Artéria coronária esquerda (em transparência)
- Local do nó SA
- Ramo circunflexo da artéria coronária esquerda
- Artéria coronária direita
- Ramo interventricular anterior da artéria coronária esquerda
- "Ramo diagonal"
- Ramo marginal esquerdo do ramo circunflexo
- Ápice
- Ramo marginal direito da artéria coronária direita

B. Variação, vista anterior

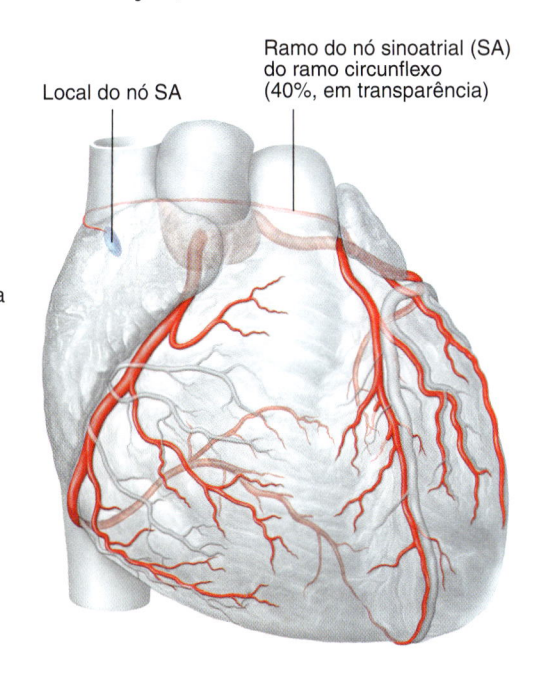

- Local do nó SA
- Ramo do nó sinoatrial (SA) do ramo circunflexo (40%, em transparência)

C. Padrão arterial normal, vista póstero-inferior

- Artéria coronária esquerda (em transparência)
- Ramo circunflexo da artéria coronária esquerda
- Ramo posterior do ventrículo esquerdo
- Ramo do nó sinoatrial (SA)
- Veias pulmonares direitas
- Artéria coronária direita (em transparência)
- Local do nó AV
- Ramo do nó atrioventricular (AV) (em transparência)
- Cruz do coração
- Ramo interventricular posterior da artéria coronária direita

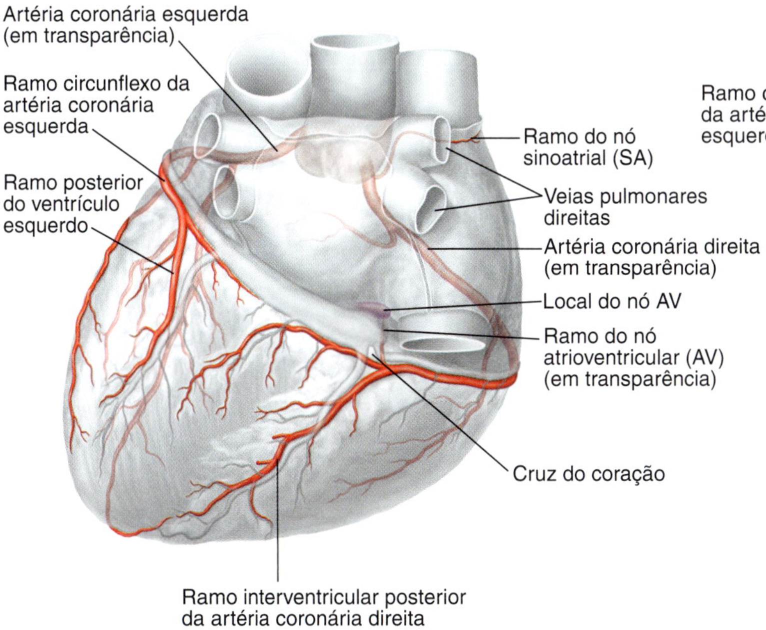

D. Variação, vista póstero-inferior

- Ramo circunflexo da artéria coronária esquerda
- Artéria coronária direita
- Ramo do nó atrioventricular (AV) (em transparência)
- Ramo interventricular posterior do ramo circunflexo (dominância esquerda, 15%)

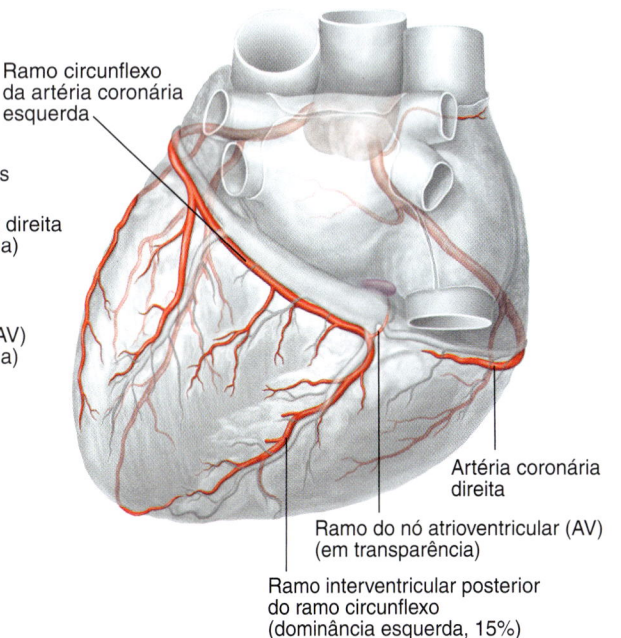

LÂMINA 4-24   Veias do Coração

A. Vista anterior

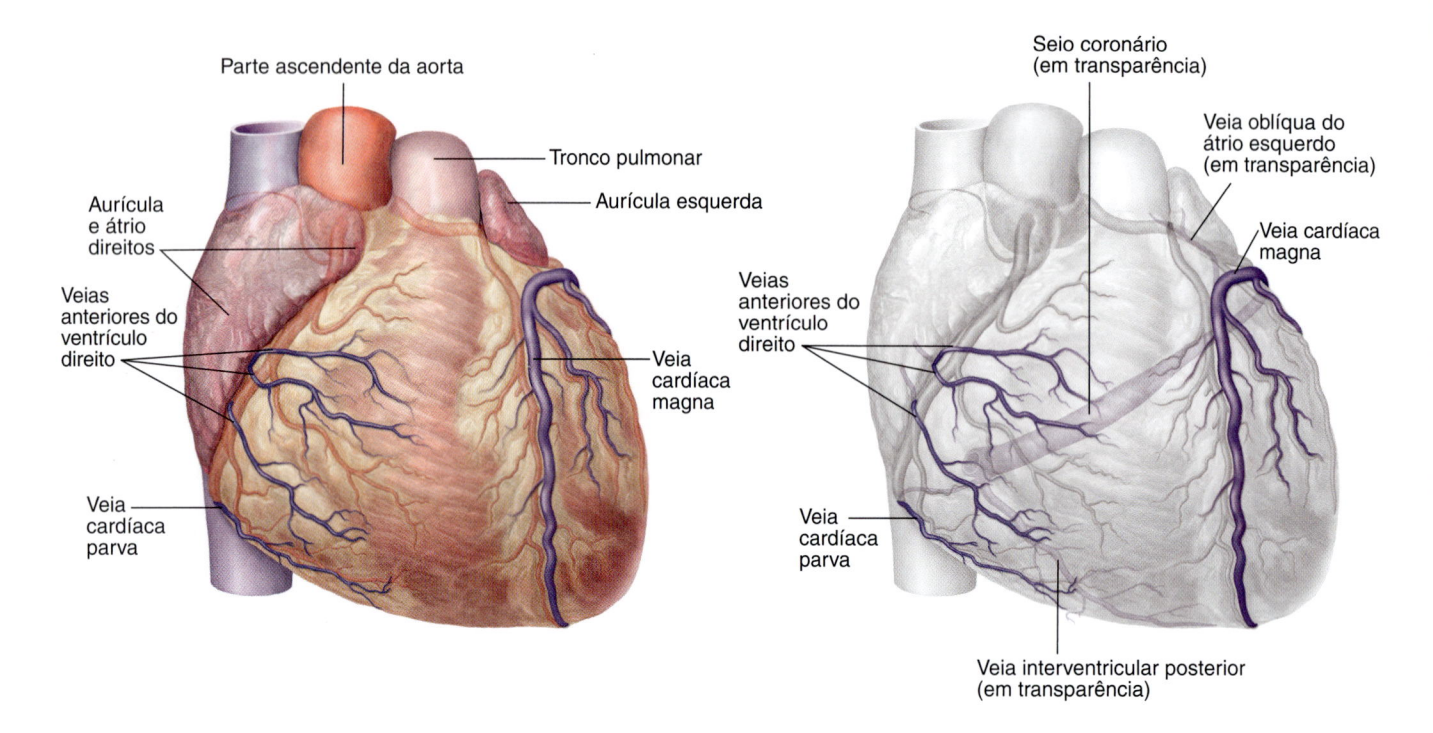

- Parte ascendente da aorta
- Tronco pulmonar
- Aurícula esquerda
- Aurícula e átrio direitos
- Veias anteriores do ventrículo direito
- Veia cardíaca magna
- Veia cardíaca parva

B. Padrão venoso normal, vista anterior

- Seio coronário (em transparência)
- Veia oblíqua do átrio esquerdo (em transparência)
- Veia cardíaca magna
- Veias anteriores do ventrículo direito
- Veia cardíaca parva
- Veia interventricular posterior (em transparência)

C. Vista póstero-inferior

- Átrio esquerdo
- Veia cava superior
- Veia cardíaca magna
- Veia oblíqua do átrio esquerdo
- Seio coronário
- Átrio direito
- Veia cava inferior
- Veia cardíaca parva
- Veia interventricular posterior
- Ápice
- Veia posterior do ventrículo esquerdo

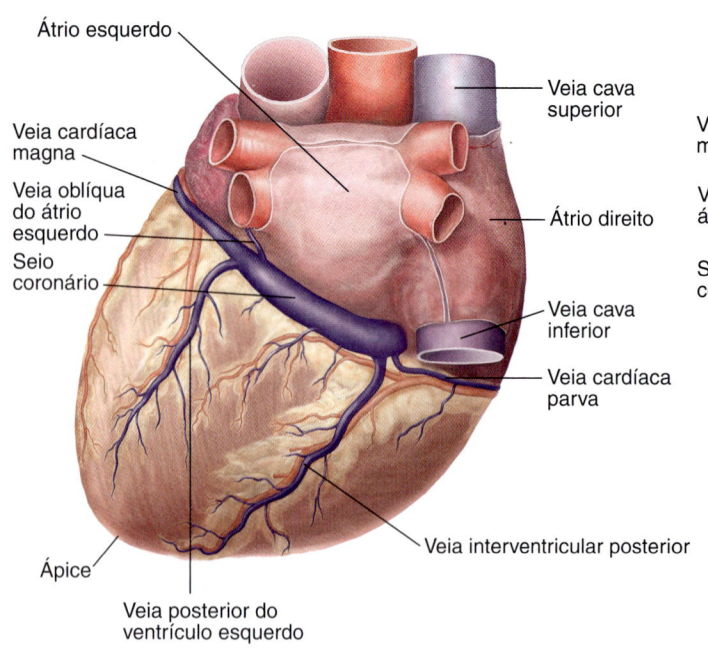

D. Padrão venoso normal, vista póstero-inferior

- Veia cardíaca magna
- Veia oblíqua do átrio esquerdo
- Seio coronário
- Veia cardíaca parva
- Veia interventricular posterior
- Veia posterior do ventrículo esquerdo

Capítulo 4
Atlas de Anatomia Humana

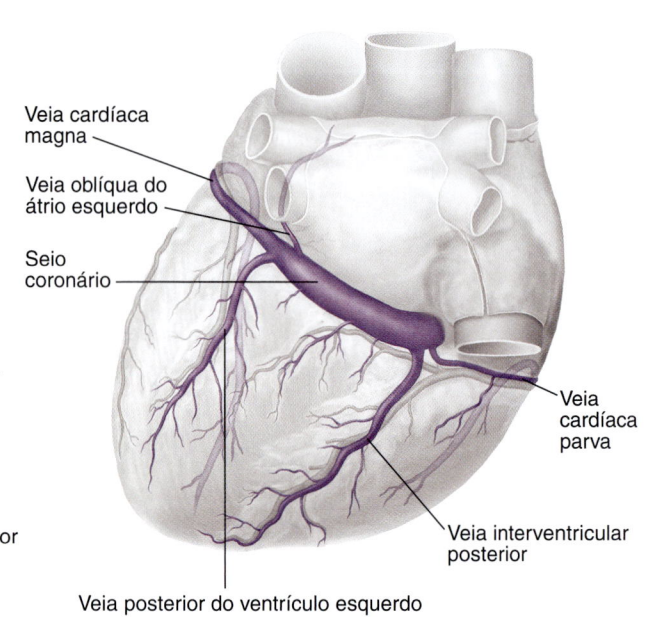

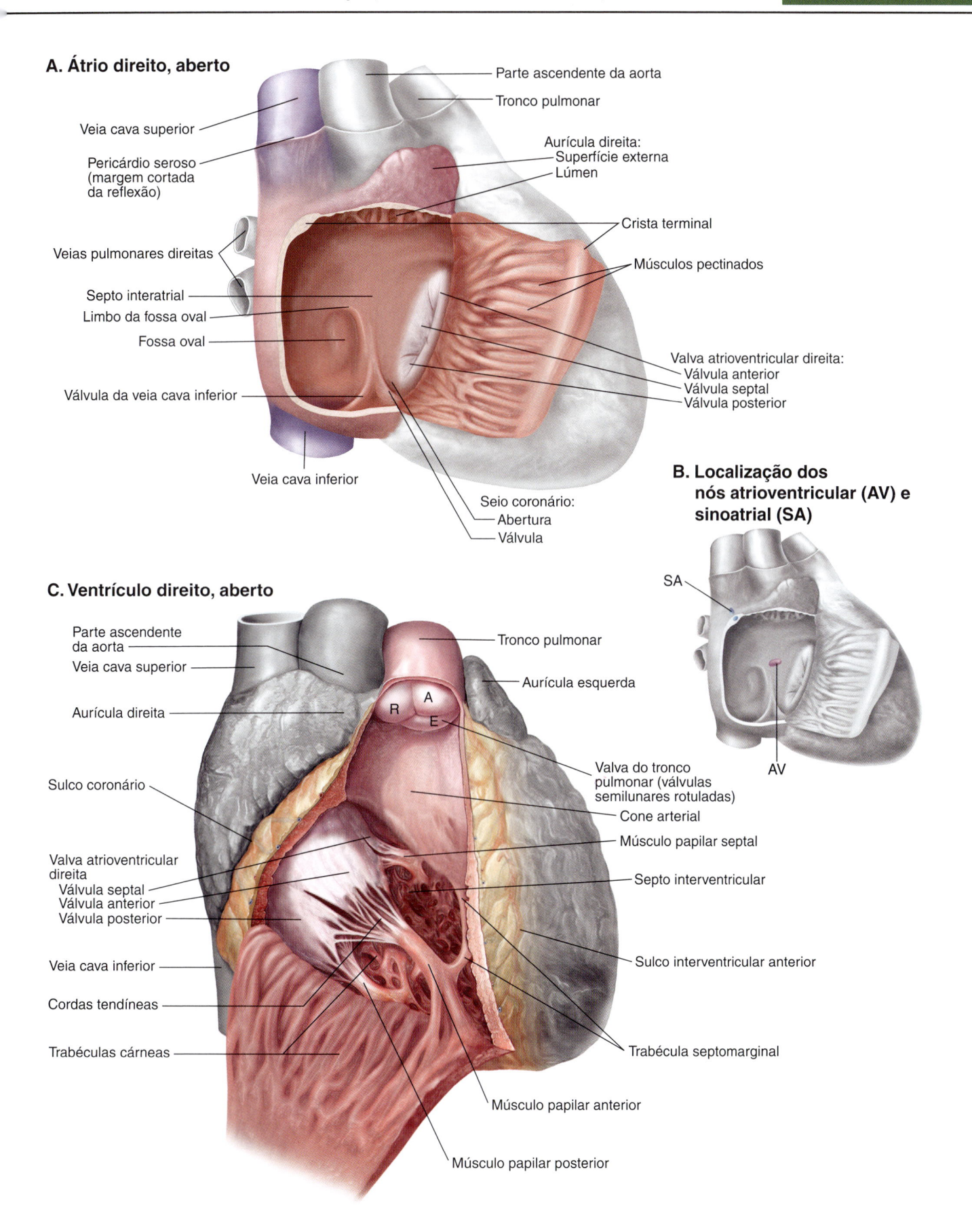

Coração, Características Internas, Câmaras Direitas

LÂMINA 4-25

A. Átrio direito, aberto

- Veia cava superior
- Pericárdio seroso (margem cortada da reflexão)
- Veias pulmonares direitas
- Septo interatrial
- Limbo da fossa oval
- Fossa oval
- Válvula da veia cava inferior
- Veia cava inferior
- Parte ascendente da aorta
- Tronco pulmonar
- Aurícula direita:
  - Superfície externa
  - Lúmen
- Crista terminal
- Músculos pectinados
- Valva atrioventricular direita:
  - Válvula anterior
  - Válvula septal
  - Válvula posterior
- Seio coronário:
  - Abertura
  - Válvula

B. Localização dos nós atrioventricular (AV) e sinoatrial (SA)

- SA
- AV

C. Ventrículo direito, aberto

- Parte ascendente da aorta
- Veia cava superior
- Aurícula direita
- Sulco coronário
- Valva atrioventricular direita
  - Válvula septal
  - Válvula anterior
  - Válvula posterior
- Veia cava inferior
- Cordas tendíneas
- Trabéculas cárneas
- Tronco pulmonar
- Aurícula esquerda
- Valva do tronco pulmonar (válvulas semilunares rotuladas)
- Cone arterial
- Músculo papilar septal
- Septo interventricular
- Sulco interventricular anterior
- Trabécula septomarginal
- Músculo papilar anterior
- Músculo papilar posterior

LÂMINA 4-26 — Coração, Características Internas, Câmaras Esquerdas

A. Átrio esquerdo, aberto

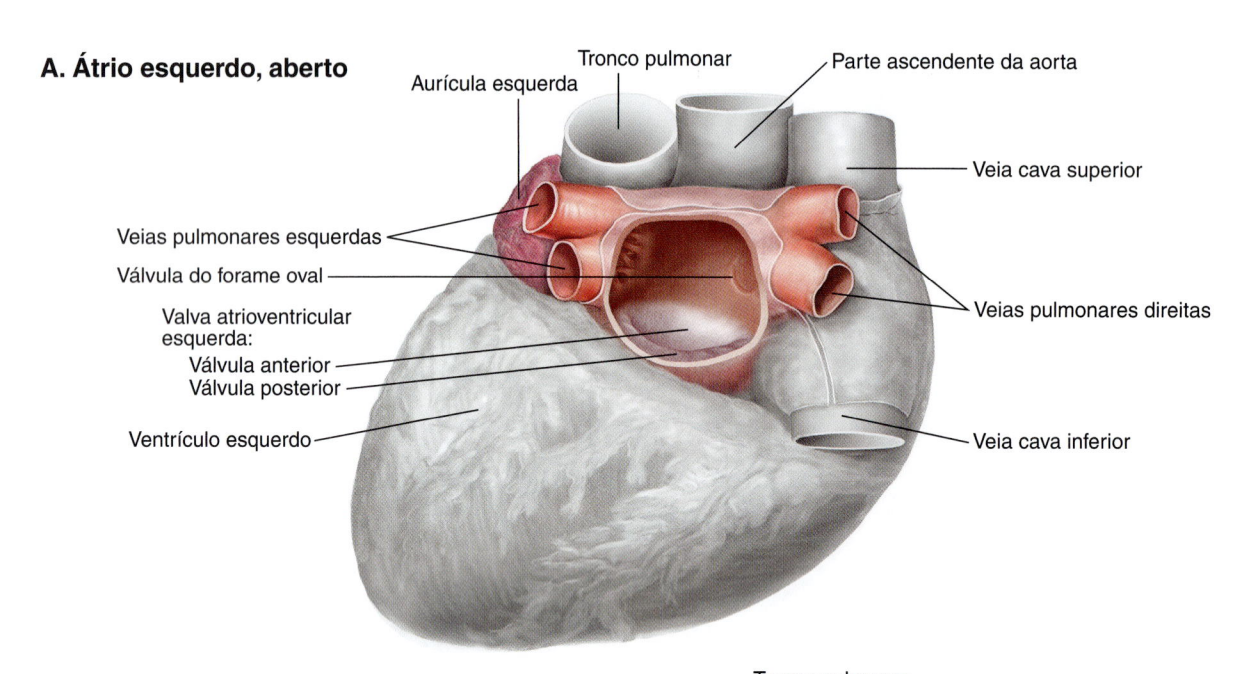

- Aurícula esquerda
- Tronco pulmonar
- Parte ascendente da aorta
- Veia cava superior
- Veias pulmonares esquerdas
- Válvula do forame oval
- Veias pulmonares direitas
- Valva atrioventricular esquerda:
  - Válvula anterior
  - Válvula posterior
- Ventrículo esquerdo
- Veia cava inferior

B. Ventrículo esquerdo, aberto

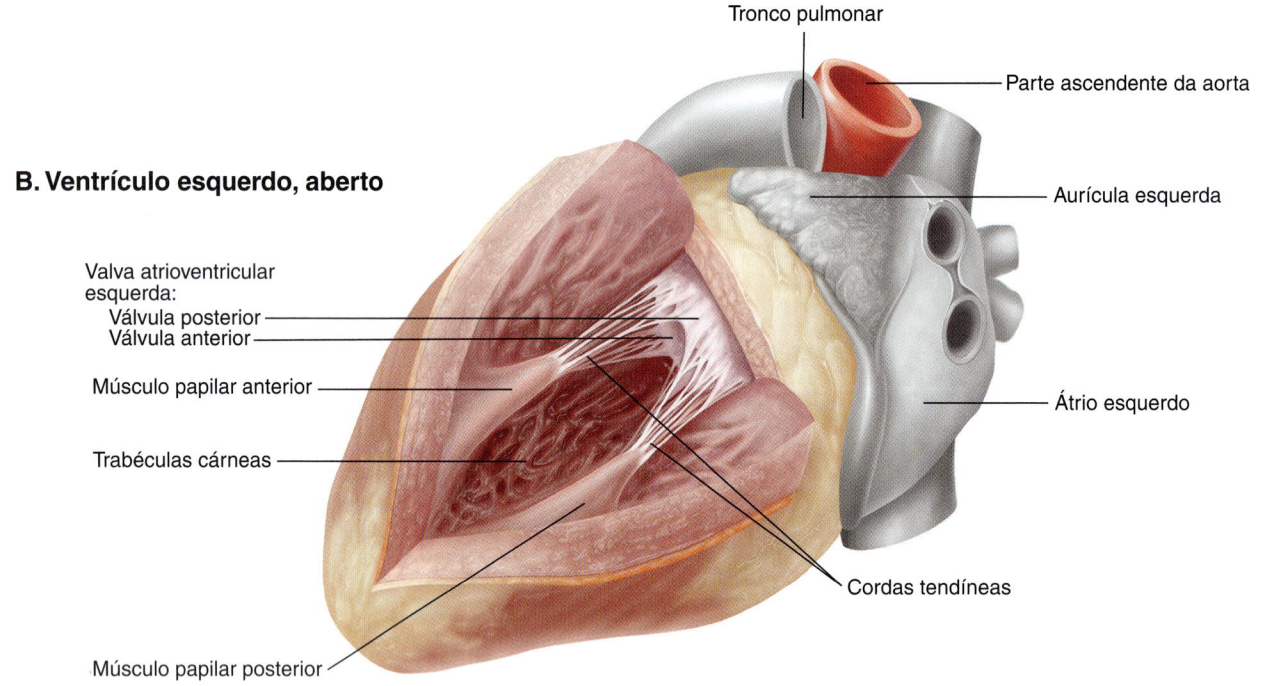

- Tronco pulmonar
- Parte ascendente da aorta
- Aurícula esquerda
- Valva atrioventricular esquerda:
  - Válvula posterior
  - Válvula anterior
- Músculo papilar anterior
- Átrio esquerdo
- Trabéculas cárneas
- Cordas tendíneas
- Músculo papilar posterior

C. Valva da aorta vista através da valva atrioventricular esquerda

- Valva da aorta:
  - Válvula semilunar direita
  - Válvula semilunar esquerda
  - Válvula semilunar posterior

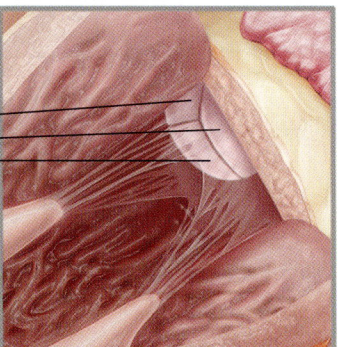

Vista Seccional do Coração — LÂMINA 4-27

A. Plano do corte

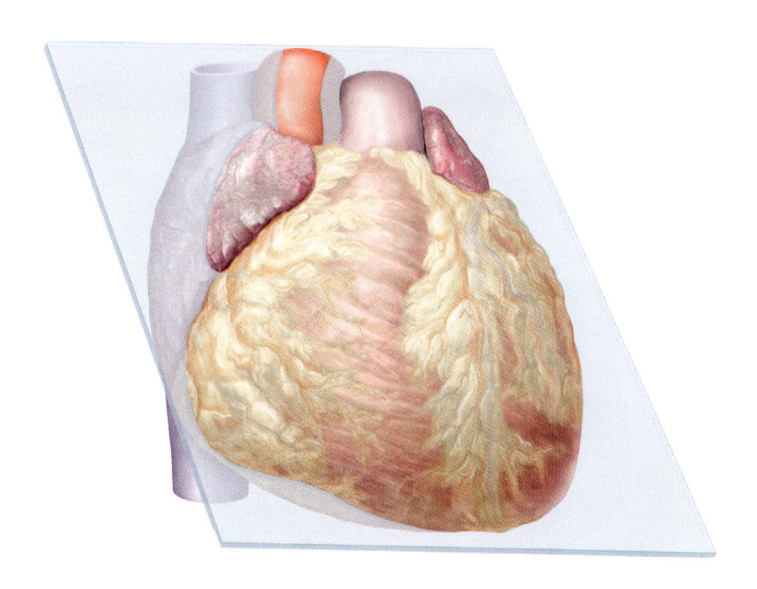

B. Corte através do coração mostrando a porção póstero-inferior

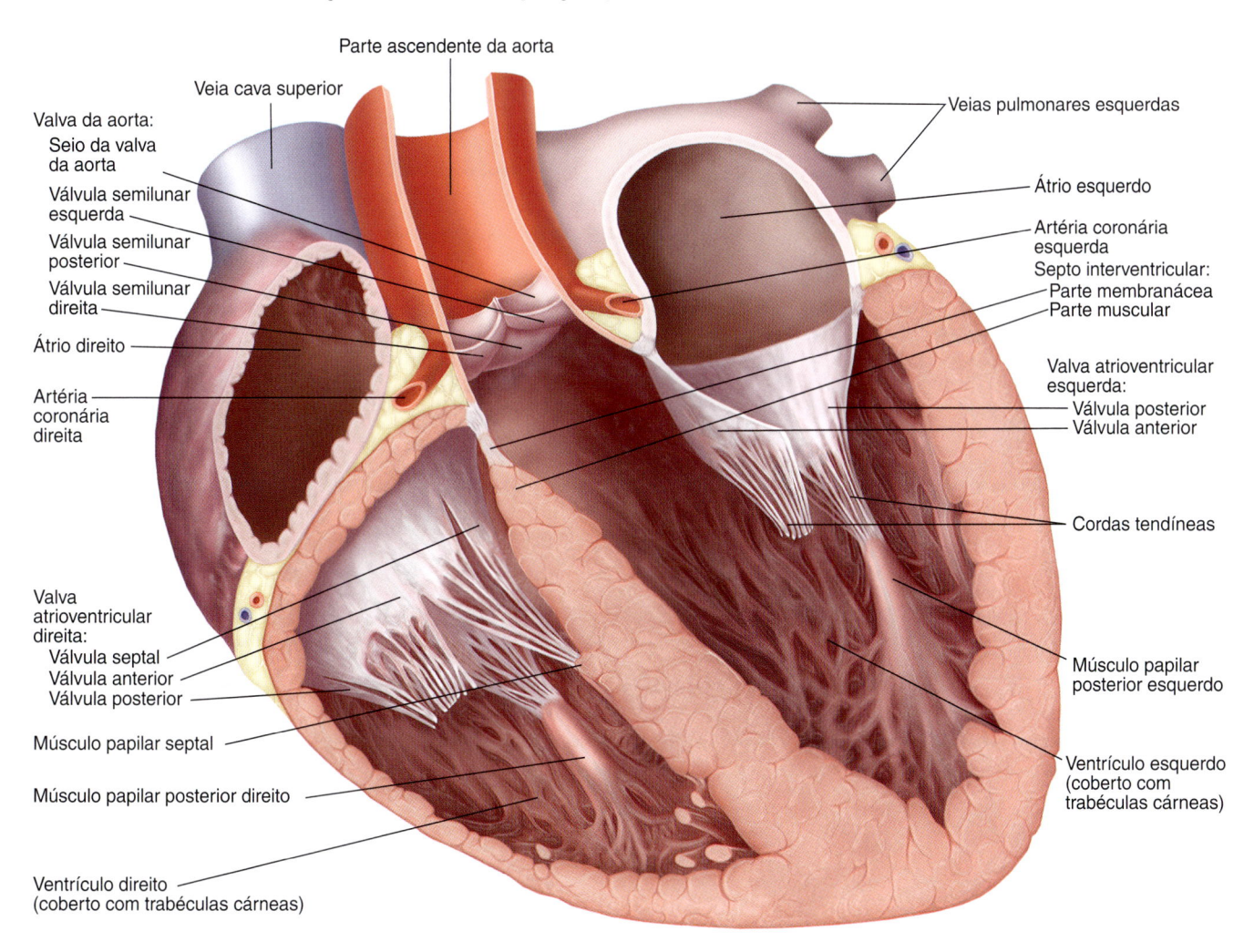

- Parte ascendente da aorta
- Veia cava superior
- Valva da aorta:
  - Seio da valva da aorta
  - Válvula semilunar esquerda
  - Válvula semilunar posterior
  - Válvula semilunar direita
- Átrio direito
- Artéria coronária direita
- Valva atrioventricular direita:
  - Válvula septal
  - Válvula anterior
  - Válvula posterior
- Músculo papilar septal
- Músculo papilar posterior direito
- Ventrículo direito (coberto com trabéculas cárneas)
- Veias pulmonares esquerdas
- Átrio esquerdo
- Artéria coronária esquerda
- Septo interventricular:
  - Parte membranácea
  - Parte muscular
- Valva atrioventricular esquerda:
  - Válvula posterior
  - Válvula anterior
- Cordas tendíneas
- Músculo papilar posterior esquerdo
- Ventrículo esquerdo (coberto com trabéculas cárneas)

Capítulo 4
Atlas de Anatomia Humana — PÁGINA 185

LÂMINA 4-28 — Complexo Estimulante do Coração

A. Vista anterior

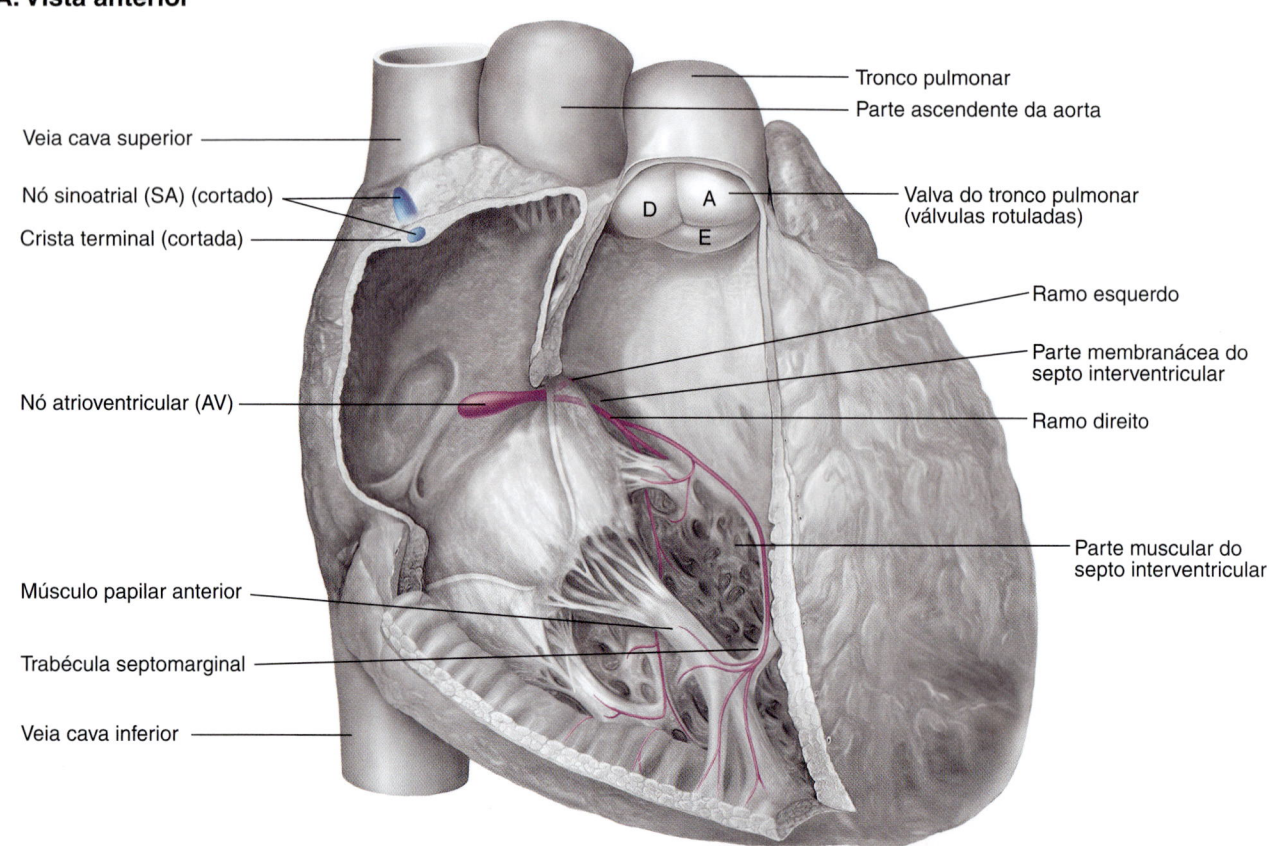

- Veia cava superior
- Nó sinoatrial (SA) (cortado)
- Crista terminal (cortada)
- Nó atrioventricular (AV)
- Músculo papilar anterior
- Trabécula septomarginal
- Veia cava inferior
- Tronco pulmonar
- Parte ascendente da aorta
- Valva do tronco pulmonar (válvulas rotuladas)
- Ramo esquerdo
- Parte membranácea do septo interventricular
- Ramo direito
- Parte muscular do septo interventricular

B. Vista lateral esquerda

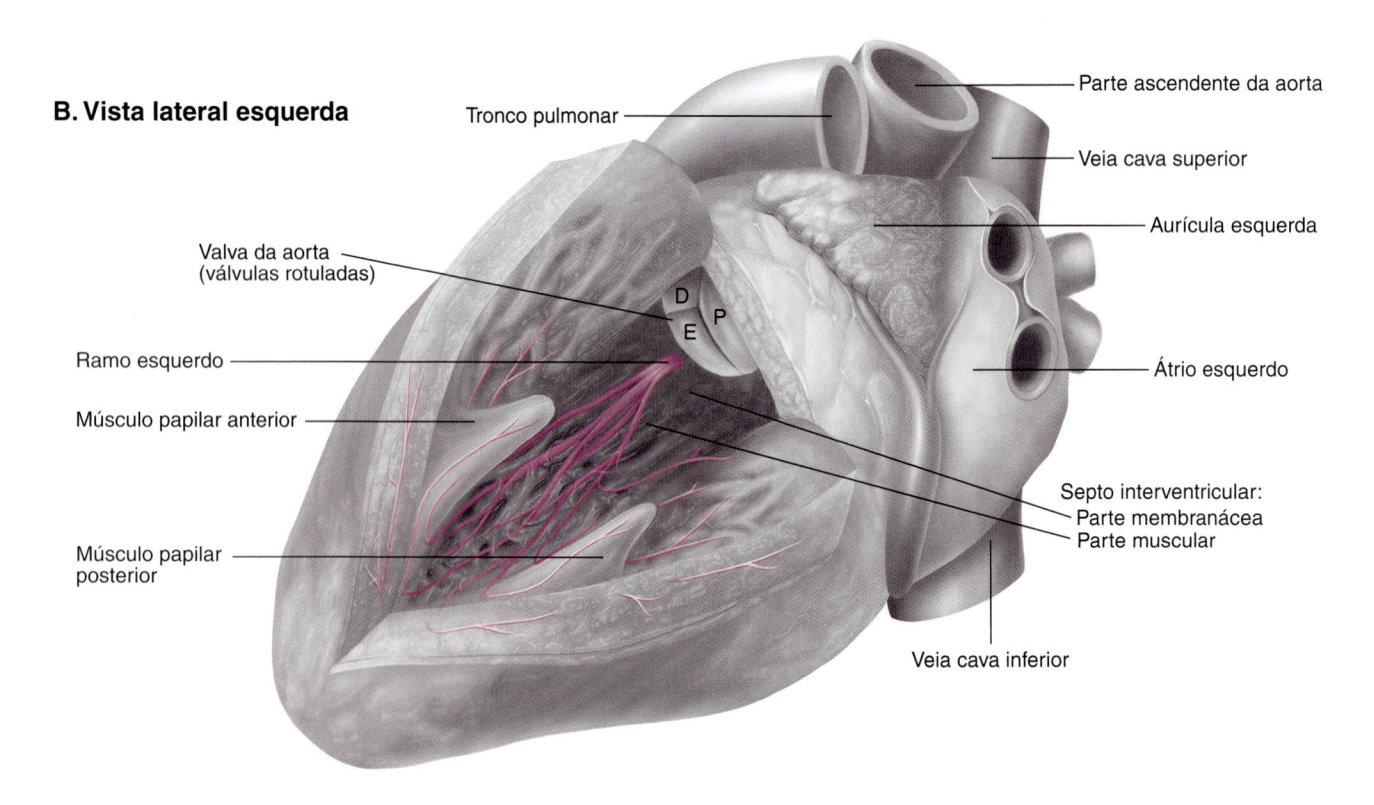

- Valva da aorta (válvulas rotuladas)
- Ramo esquerdo
- Músculo papilar anterior
- Músculo papilar posterior
- Tronco pulmonar
- Parte ascendente da aorta
- Veia cava superior
- Aurícula esquerda
- Átrio esquerdo
- Septo interventricular:
  - Parte membranácea
  - Parte muscular
- Veia cava inferior

Vísceras Torácicas, Pulmões — LÂMINA 4-29

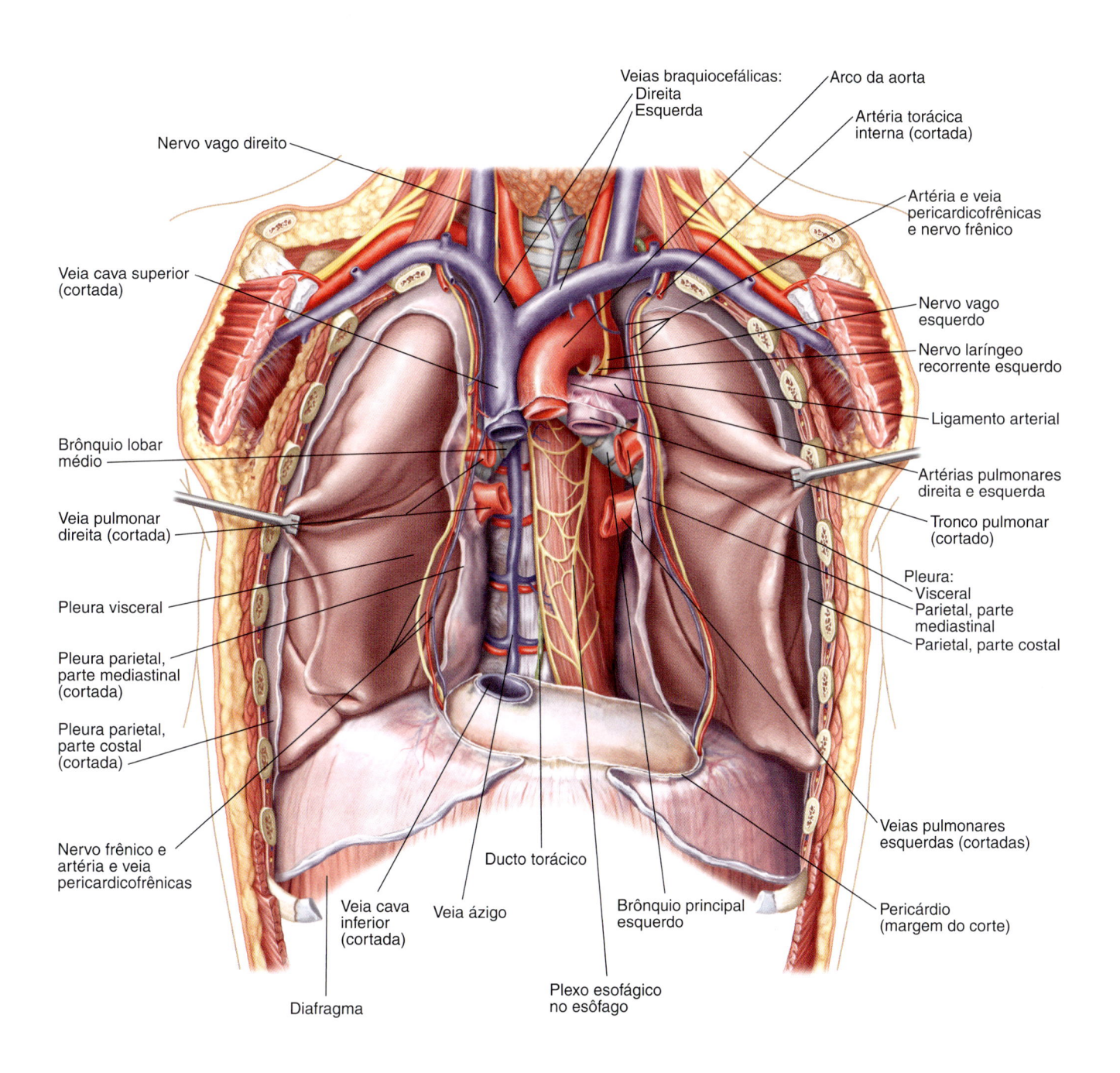

- Nervo vago direito
- Veias braquiocefálicas:
  - Direita
  - Esquerda
- Arco da aorta
- Artéria torácica interna (cortada)
- Artéria e veia pericardicofrênicas e nervo frênico
- Veia cava superior (cortada)
- Nervo vago esquerdo
- Nervo laríngeo recorrente esquerdo
- Ligamento arterial
- Brônquio lobar médio
- Artérias pulmonares direita e esquerda
- Veia pulmonar direita (cortada)
- Tronco pulmonar (cortado)
- Pleura:
  - Visceral
  - Parietal, parte mediastinal
  - Parietal, parte costal
- Pleura visceral
- Pleura parietal, parte mediastinal (cortada)
- Pleura parietal, parte costal (cortada)
- Veias pulmonares esquerdas (cortadas)
- Pericárdio (margem do corte)
- Nervo frênico e artéria e veia pericardicofrênicas
- Veia cava inferior (cortada)
- Veia ázigo
- Ducto torácico
- Brônquio principal esquerdo
- Diafragma
- Plexo esofágico no esôfago

Capítulo 4
Atlas de Anatomia Humana — PÁGINA 187

LÂMINA 4-30 — Pulmões, Vistas Lateral e Radiográfica

A. Pulmão direito

- Ápice
- Lobo superior
- Margem anterior
- "Margem posterior"
- Fissura horizontal
- Lobo médio
- Lobo inferior
- Fissura oblíqua
- Margem inferior

B. Pulmão esquerdo

- Lobo superior
- "Margem posterior"
- Fissura oblíqua
- Lobo inferior
- Incisura cardíaca do pulmão esquerdo
- Língula

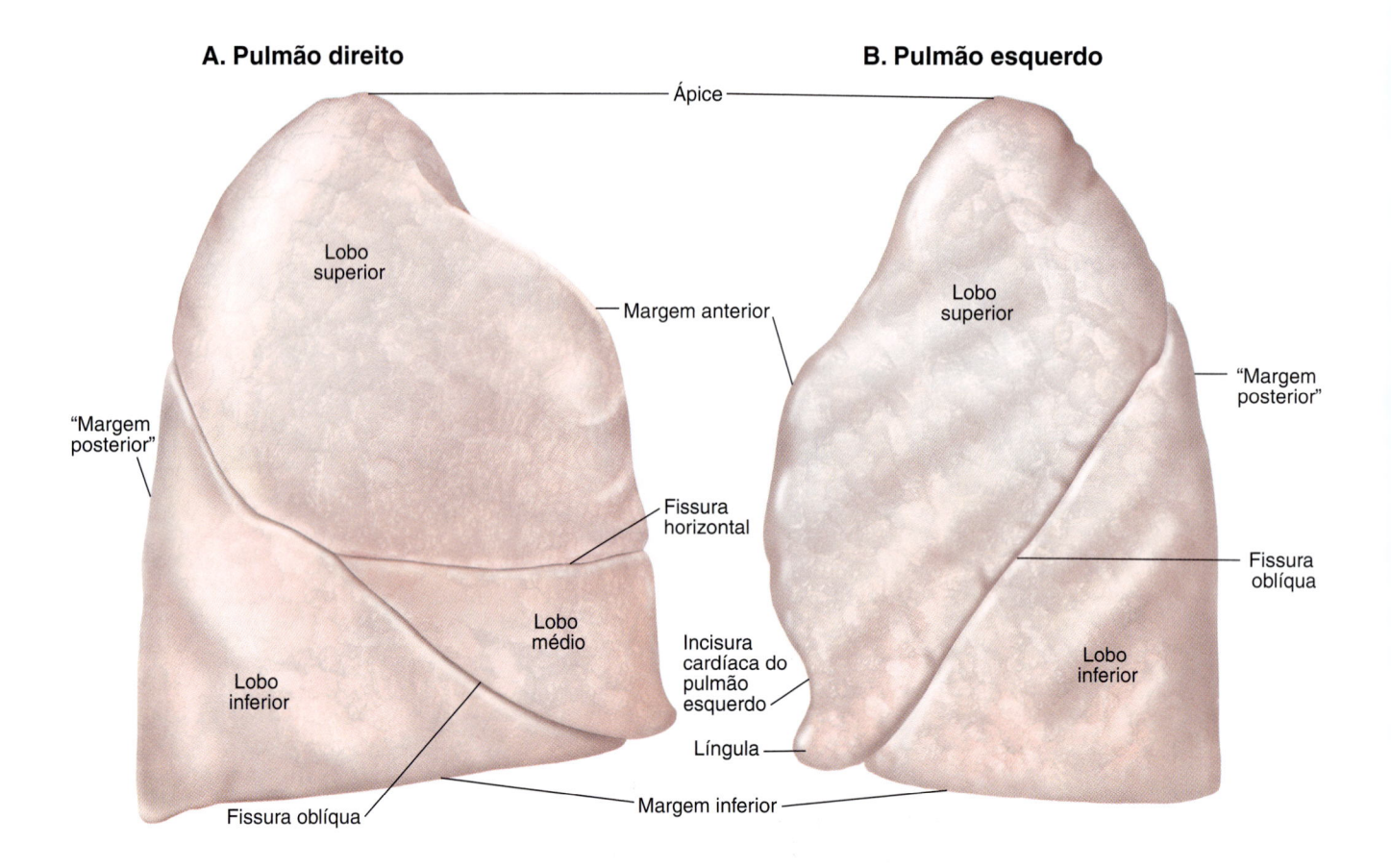

C. Radiografia, vista anterior

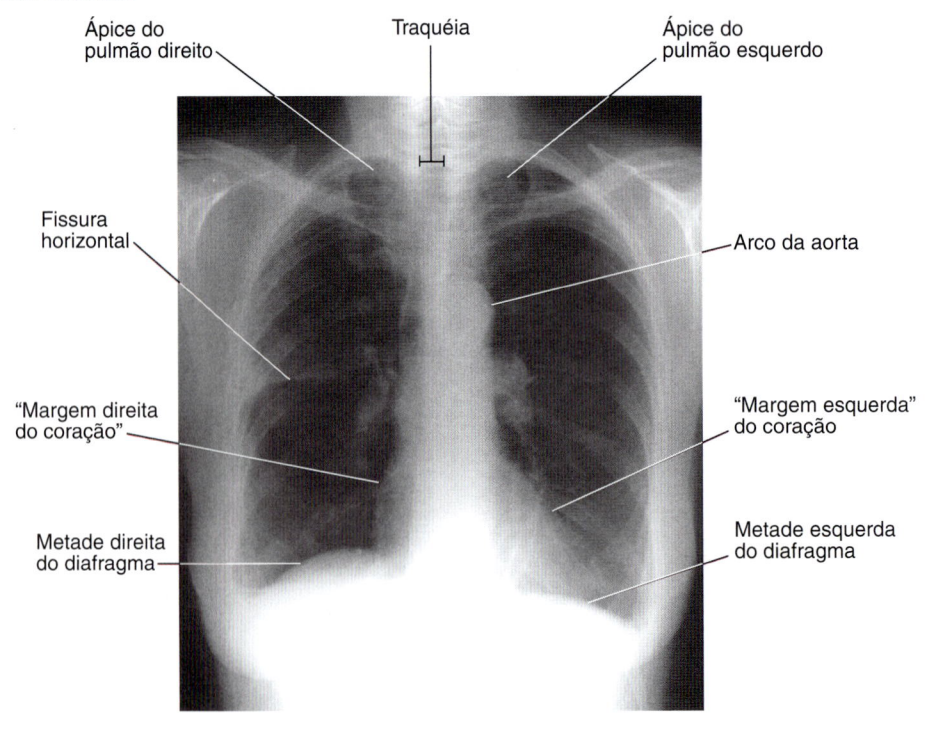

- Ápice do pulmão direito
- Traquéia
- Ápice do pulmão esquerdo
- Fissura horizontal
- Arco da aorta
- "Margem direita do coração"
- "Margem esquerda do coração"
- Metade direita do diafragma
- Metade esquerda do diafragma

Pulmões, Vista Medial — LÂMINA 4-31

A. Pulmão direito

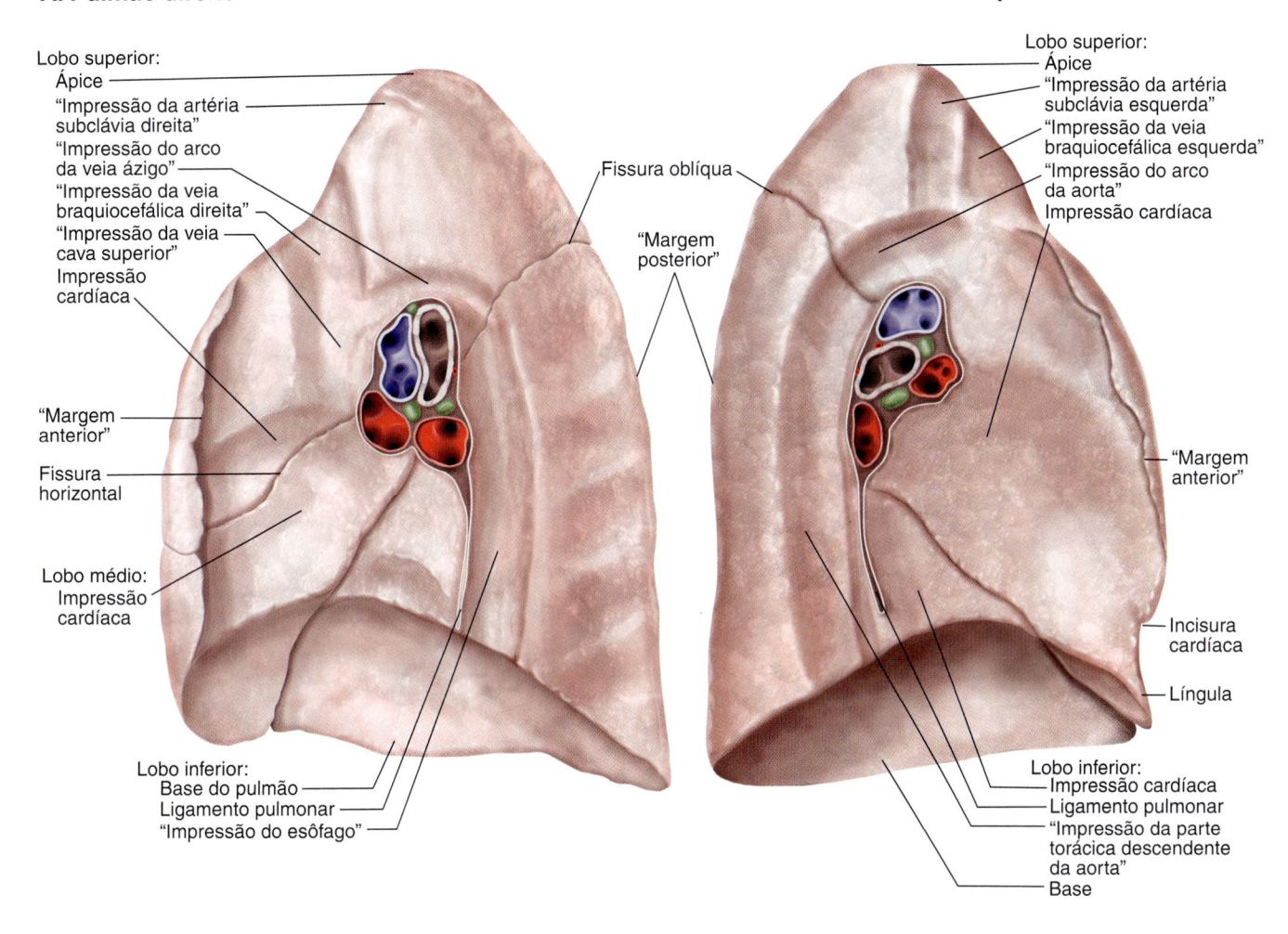

Lobo superior:
- Ápice
- "Impressão da artéria subclávia direita"
- "Impressão do arco da veia ázigo"
- "Impressão da veia braquiocefálica direita"
- "Impressão da veia cava superior"
- Impressão cardíaca

"Margem anterior"

Fissura horizontal

Lobo médio:
- Impressão cardíaca

Fissura oblíqua

"Margem posterior"

Lobo inferior:
- Base do pulmão
- Ligamento pulmonar
- "Impressão do esôfago"

B. Pulmão esquerdo

Lobo superior:
- Ápice
- "Impressão da artéria subclávia esquerda"
- "Impressão da veia braquiocefálica esquerda"
- "Impressão do arco da aorta"
- Impressão cardíaca

"Margem anterior"

Incisura cardíaca

Língula

Lobo inferior:
- Impressão cardíaca
- Ligamento pulmonar
- "Impressão da parte torácica descendente da aorta"
- Base

C. Estruturas no hilo direito

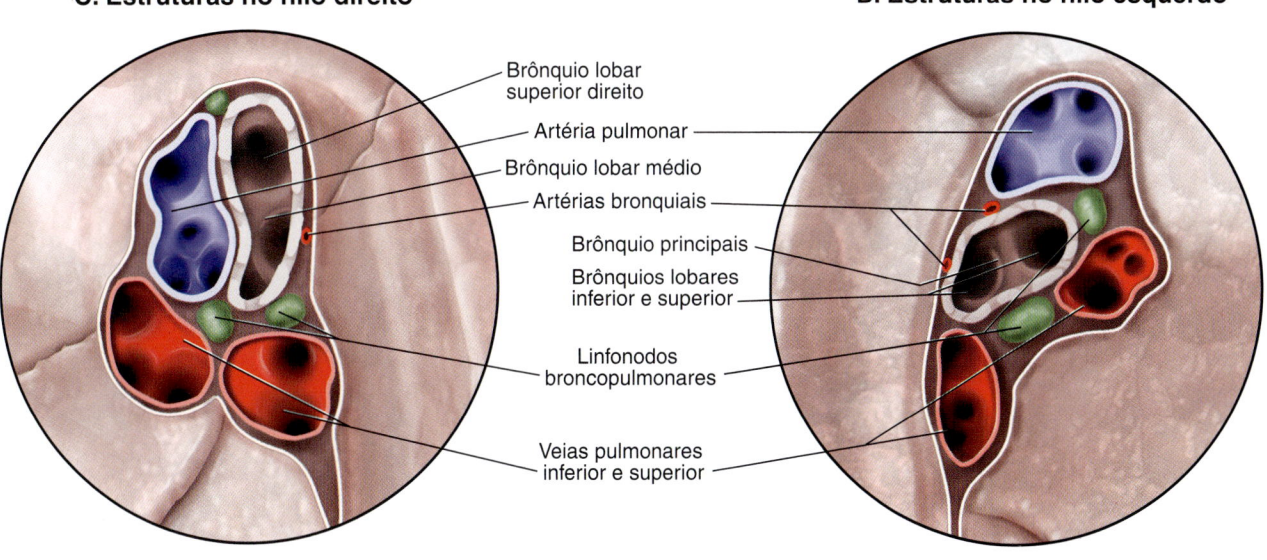

- Brônquio lobar superior direito
- Artéria pulmonar
- Brônquio lobar médio
- Artérias bronquiais
- Linfonodos broncopulmonares
- Veias pulmonares inferior e superior

D. Estruturas no hilo esquerdo

- Artérias bronquiais
- Brônquio principais
- Brônquios lobares inferior e superior

LÂMINA 4-32 — Pulmões, Segmentos Broncopulmonares

A. Pulmão direito, vista medial

B. Pulmão esquerdo, vista medial

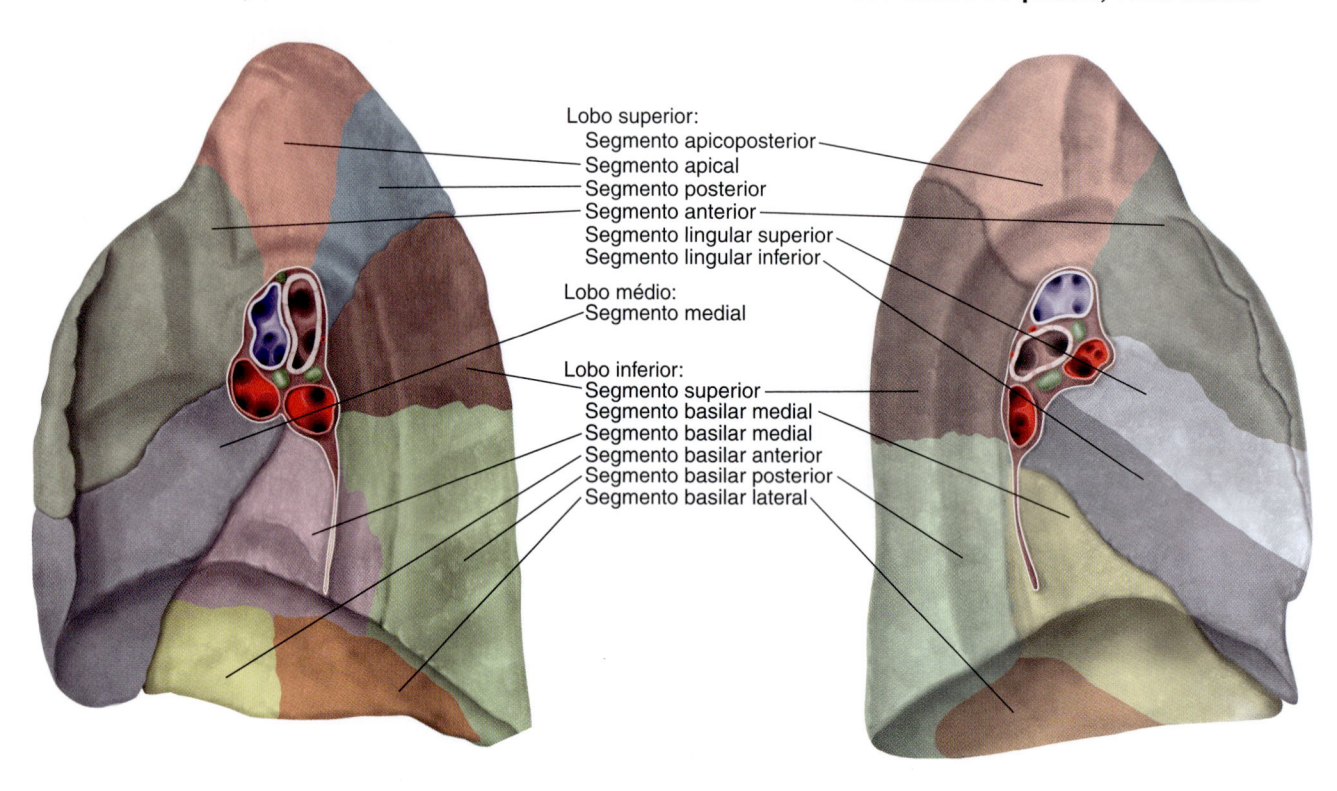

Lobo superior:
- Segmento apicoposterior
- Segmento apical
- Segmento posterior
- Segmento anterior
- Segmento lingular superior
- Segmento lingular inferior

Lobo médio:
- Segmento medial

Lobo inferior:
- Segmento superior
- Segmento basilar medial
- Segmento basilar medial
- Segmento basilar anterior
- Segmento basilar posterior
- Segmento basilar lateral

C. Pulmão direito, vista lateral

D. Pulmão esquerdo, vista lateral

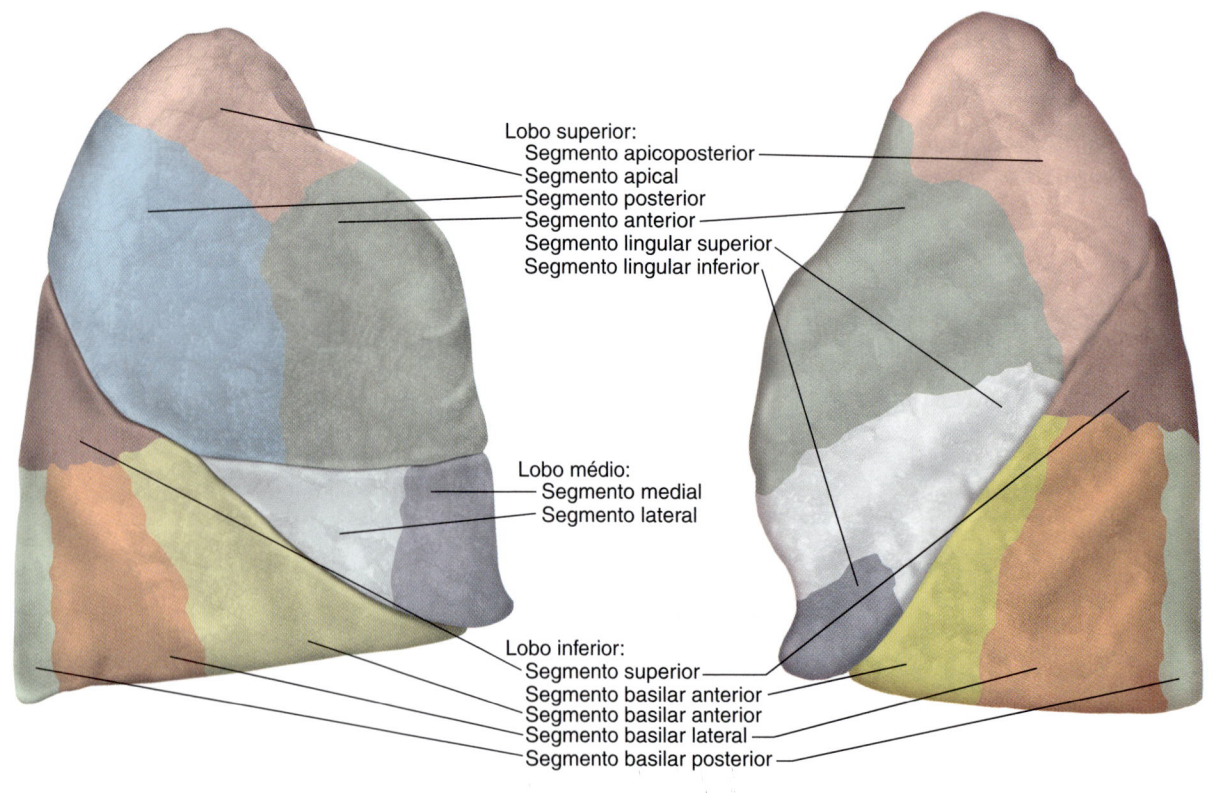

Lobo superior:
- Segmento apicoposterior
- Segmento apical
- Segmento posterior
- Segmento anterior
- Segmento lingular superior
- Segmento lingular inferior

Lobo médio:
- Segmento medial
- Segmento lateral

Lobo inferior:
- Segmento superior
- Segmento basilar anterior
- Segmento basilar anterior
- Segmento basilar lateral
- Segmento basilar posterior

Traquéia e Árvore Bronquial — LÂMINA 4-33

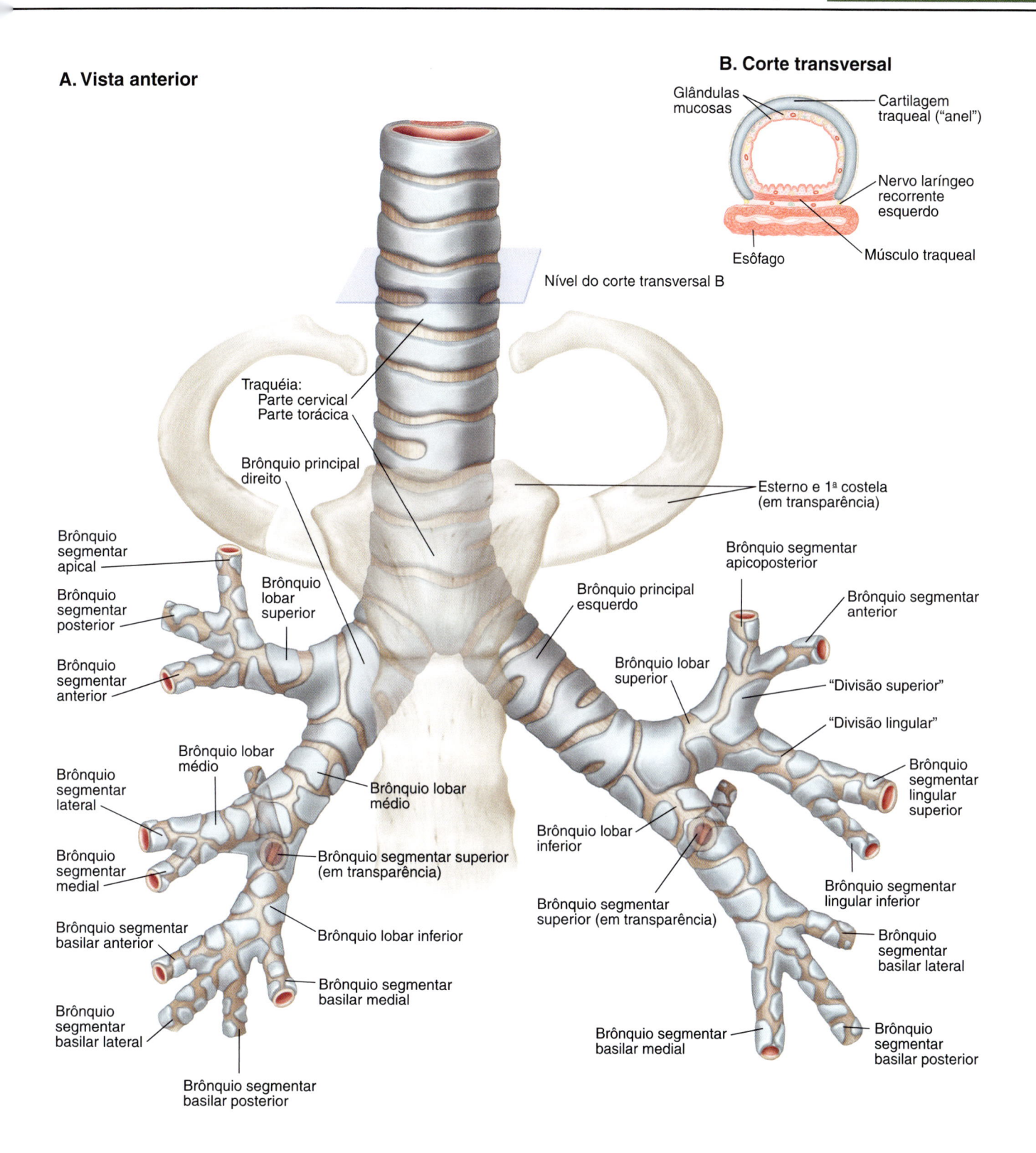

A. Vista anterior

B. Corte transversal

- Glândulas mucosas
- Cartilagem traqueal ("anel")
- Nervo laríngeo recorrente esquerdo
- Esôfago
- Músculo traqueal

- Nível do corte transversal B
- Traquéia: Parte cervical / Parte torácica
- Brônquio principal direito
- Esterno e 1ª costela (em transparência)
- Brônquio segmentar apical
- Brônquio lobar superior
- Brônquio segmentar apicoposterior
- Brônquio principal esquerdo
- Brônquio segmentar anterior
- Brônquio segmentar posterior
- Brônquio lobar superior
- "Divisão superior"
- Brônquio segmentar anterior
- "Divisão lingular"
- Brônquio lobar médio
- Brônquio segmentar lingular superior
- Brônquio segmentar lateral
- Brônquio lobar médio
- Brônquio segmentar superior (em transparência)
- Brônquio lobar inferior
- Brônquio segmentar medial
- Brônquio segmentar lingular inferior
- Brônquio segmentar superior (em transparência)
- Brônquio segmentar basilar anterior
- Brônquio lobar inferior
- Brônquio segmentar basilar lateral
- Brônquio segmentar basilar medial
- Brônquio segmentar basilar lateral
- Brônquio segmentar basilar medial
- Brônquio segmentar basilar posterior
- Brônquio segmentar basilar posterior

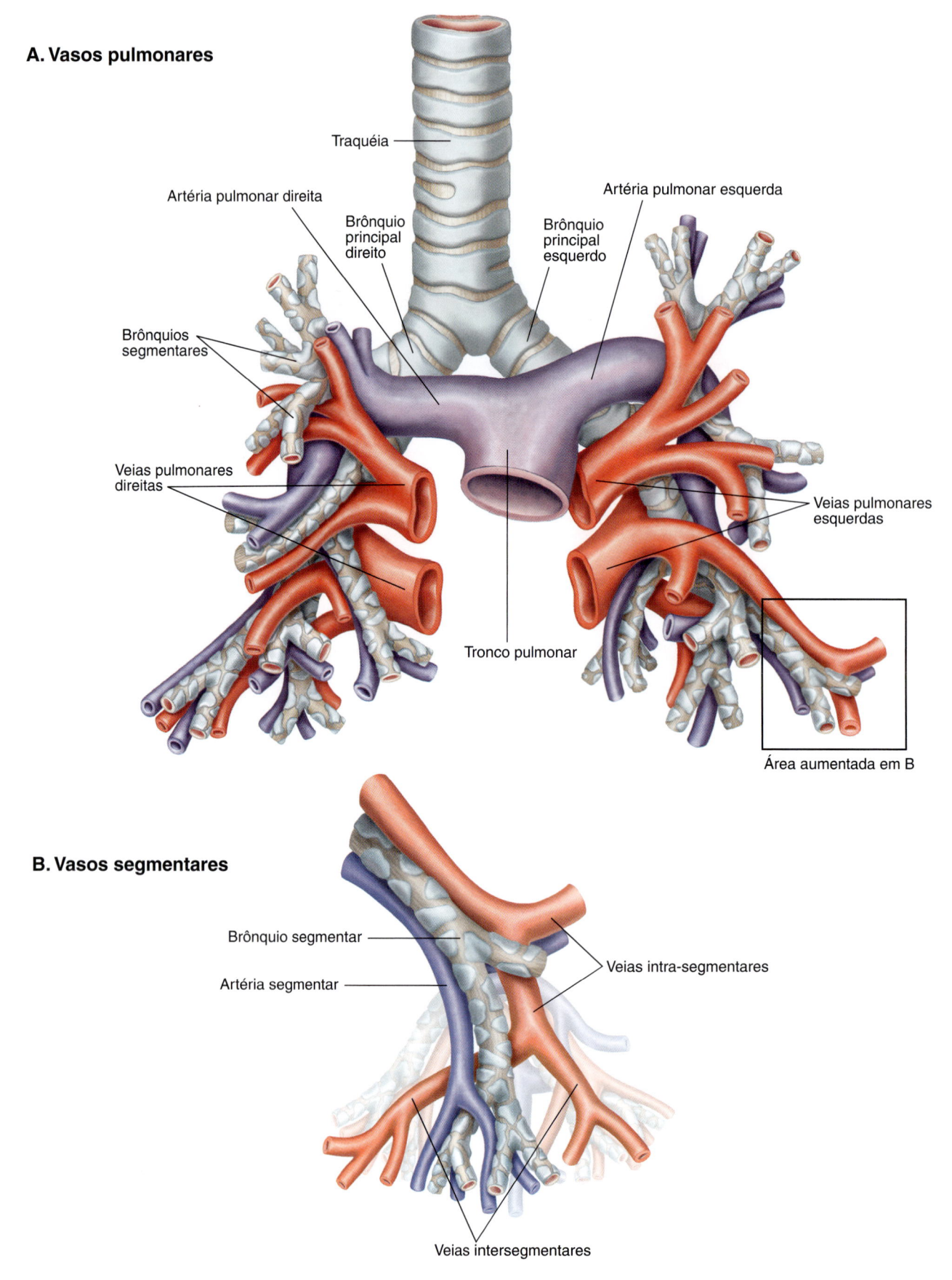

LÂMINA 4-34 — Suprimento Sanguíneo para os Pulmões

A. Vasos pulmonares

- Traquéia
- Artéria pulmonar direita
- Artéria pulmonar esquerda
- Brônquio principal direito
- Brônquio principal esquerdo
- Brônquios segmentares
- Veias pulmonares direitas
- Veias pulmonares esquerdas
- Tronco pulmonar
- Área aumentada em B

B. Vasos segmentares

- Brônquio segmentar
- Artéria segmentar
- Veias intra-segmentares
- Veias intersegmentares

Capítulo 4 — Atlas de Anatomia Humana

Mediastino, Vista Lateral Direita — LÂMINA 4-35

A. Partes do mediastino

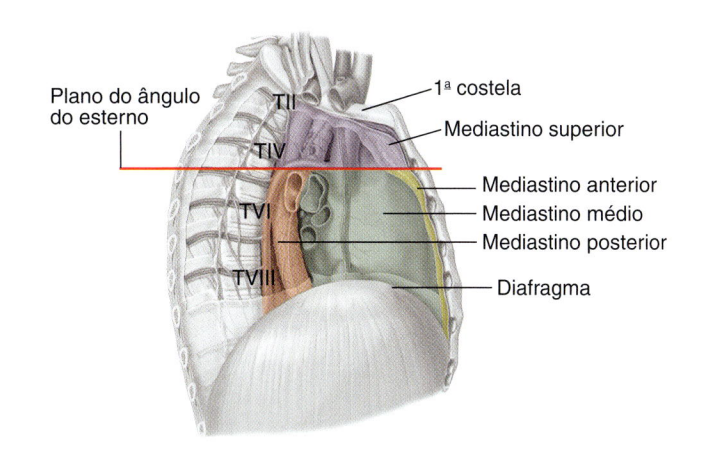

- Plano do ângulo do esterno
- TII, TIV, TVI, TVIII
- 1ª costela
- Mediastino superior
- Mediastino anterior
- Mediastino médio
- Mediastino posterior
- Diafragma

B. Dissecação

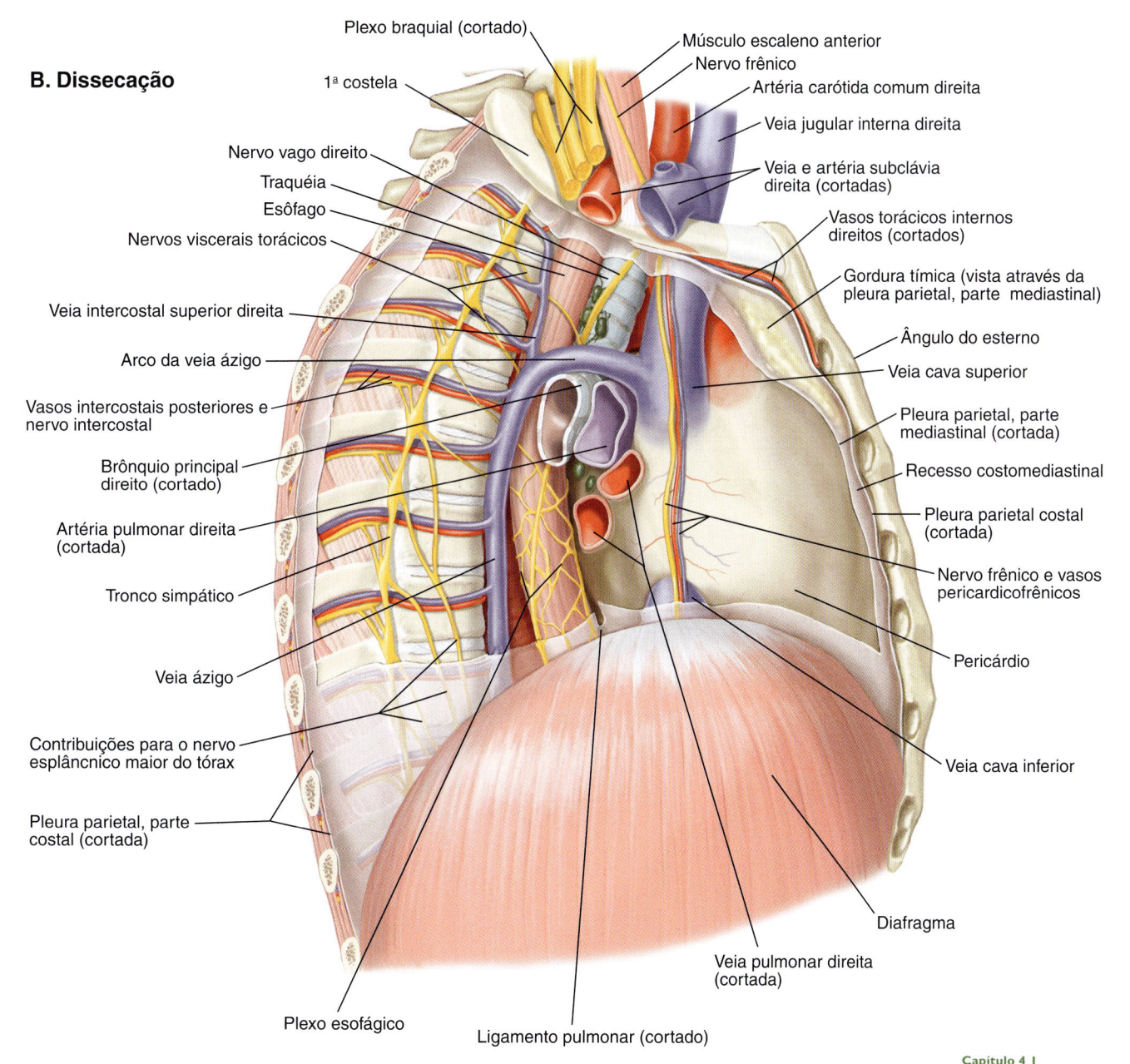

- Plexo braquial (cortado)
- Músculo escaleno anterior
- Nervo frênico
- 1ª costela
- Artéria carótida comum direita
- Veia jugular interna direita
- Nervo vago direito
- Traquéia
- Esôfago
- Veia e artéria subclávia direita (cortadas)
- Nervos viscerais torácicos
- Vasos torácicos internos direitos (cortados)
- Gordura tímica (vista através da pleura parietal, parte mediastinal)
- Veia intercostal superior direita
- Ângulo do esterno
- Arco da veia ázigo
- Veia cava superior
- Vasos intercostais posteriores e nervo intercostal
- Pleura parietal, parte mediastinal (cortada)
- Brônquio principal direito (cortado)
- Recesso costomediastinal
- Artéria pulmonar direita (cortada)
- Pleura parietal costal (cortada)
- Tronco simpático
- Nervo frênico e vasos pericardicofrênicos
- Veia ázigo
- Pericárdio
- Contribuições para o nervo esplâncnico maior do tórax
- Veia cava inferior
- Pleura parietal, parte costal (cortada)
- Diafragma
- Veia pulmonar direita (cortada)
- Plexo esofágico
- Ligamento pulmonar (cortado)

Capítulo 4 | Atlas de Anatomia Humana | PÁGINA 193

LÂMINA 4-36 Mediastino, Vista Lateral Esquerda

A. Partes do mediastino

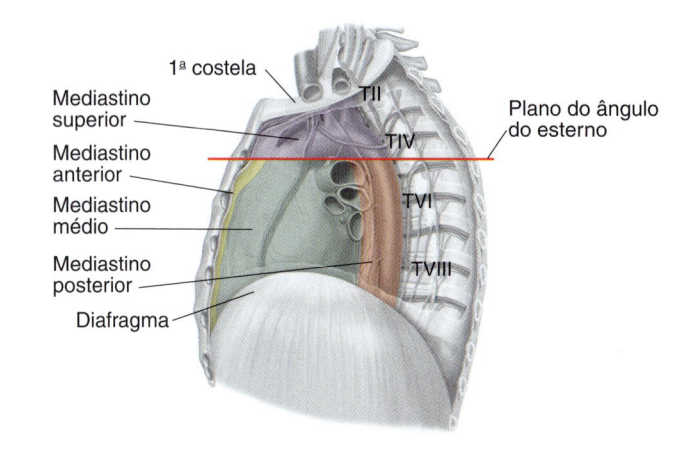

- 1ª costela
- Mediastino superior
- Mediastino anterior
- Mediastino médio
- Mediastino posterior
- Diafragma
- TII
- TIV
- TVI
- TVIII
- Plano do ângulo do esterno

B. Dissecação

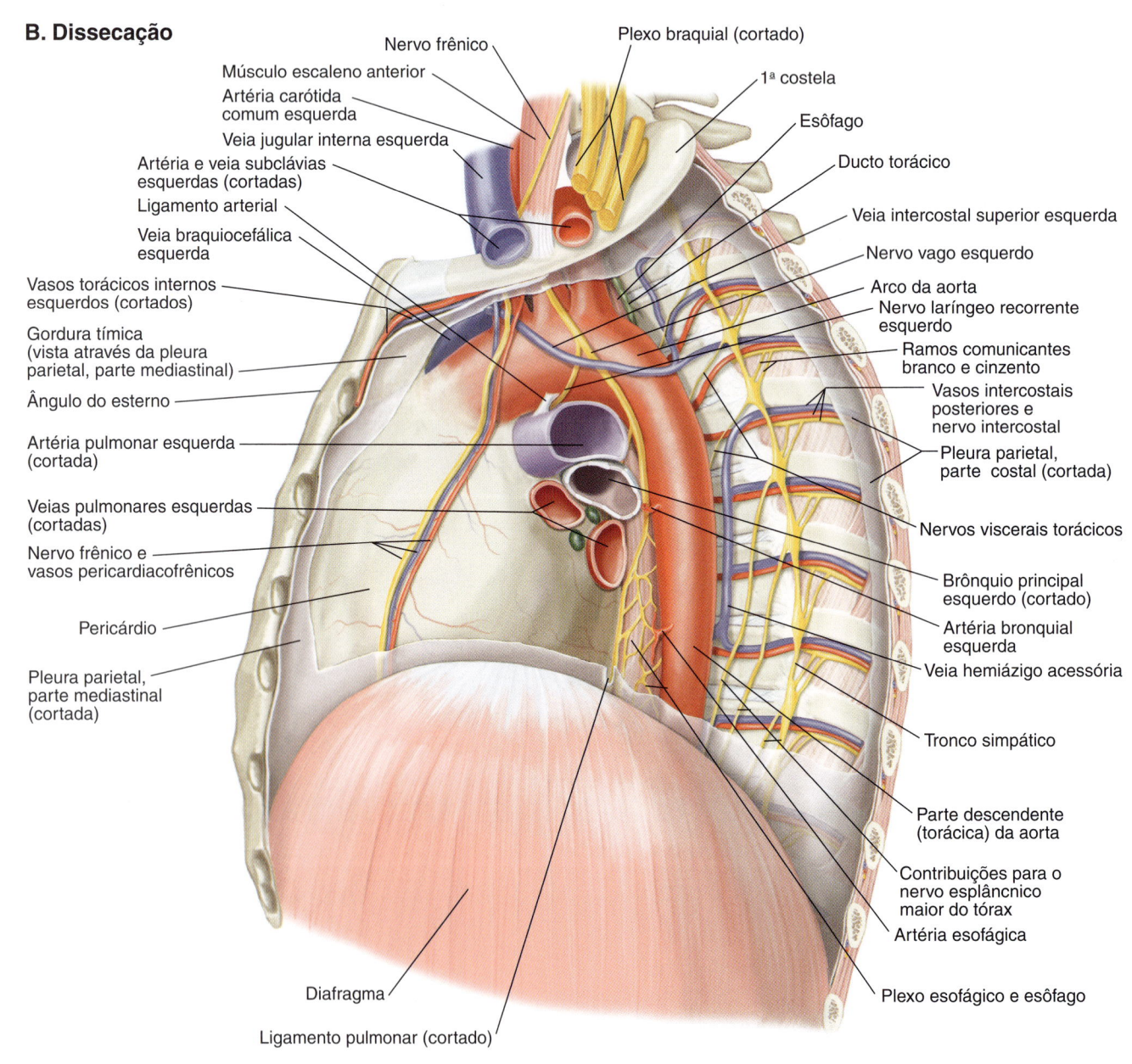

- Nervo frênico
- Músculo escaleno anterior
- Artéria carótida comum esquerda
- Veia jugular interna esquerda
- Artéria e veia subclávias esquerdas (cortadas)
- Ligamento arterial
- Veia braquiocefálica esquerda
- Vasos torácicos internos esquerdos (cortados)
- Gordura tímica (vista através da pleura parietal, parte mediastinal)
- Ângulo do esterno
- Artéria pulmonar esquerda (cortada)
- Veias pulmonares esquerdas (cortadas)
- Nervo frênico e vasos pericardiacofrênicos
- Pericárdio
- Pleura parietal, parte mediastinal (cortada)
- Diafragma
- Ligamento pulmonar (cortado)
- Plexo braquial (cortado)
- 1ª costela
- Esôfago
- Ducto torácico
- Veia intercostal superior esquerda
- Nervo vago esquerdo
- Arco da aorta
- Nervo laríngeo recorrente esquerdo
- Ramos comunicantes branco e cinzento
- Vasos intercostais posteriores e nervo intercostal
- Pleura parietal, parte costal (cortada)
- Nervos viscerais torácicos
- Brônquio principal esquerdo (cortado)
- Artéria bronquial esquerda
- Veia hemiázigo acessória
- Tronco simpático
- Parte descendente (torácica) da aorta
- Contribuições para o nervo esplâncnico maior do tórax
- Artéria esofágica
- Plexo esofágico e esôfago

Mediastino, Vista Anterior — LÂMINA 4-37

A. Partes do mediastino

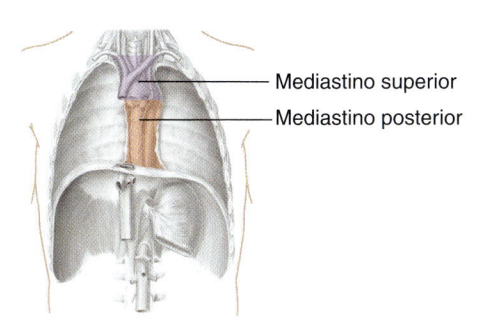

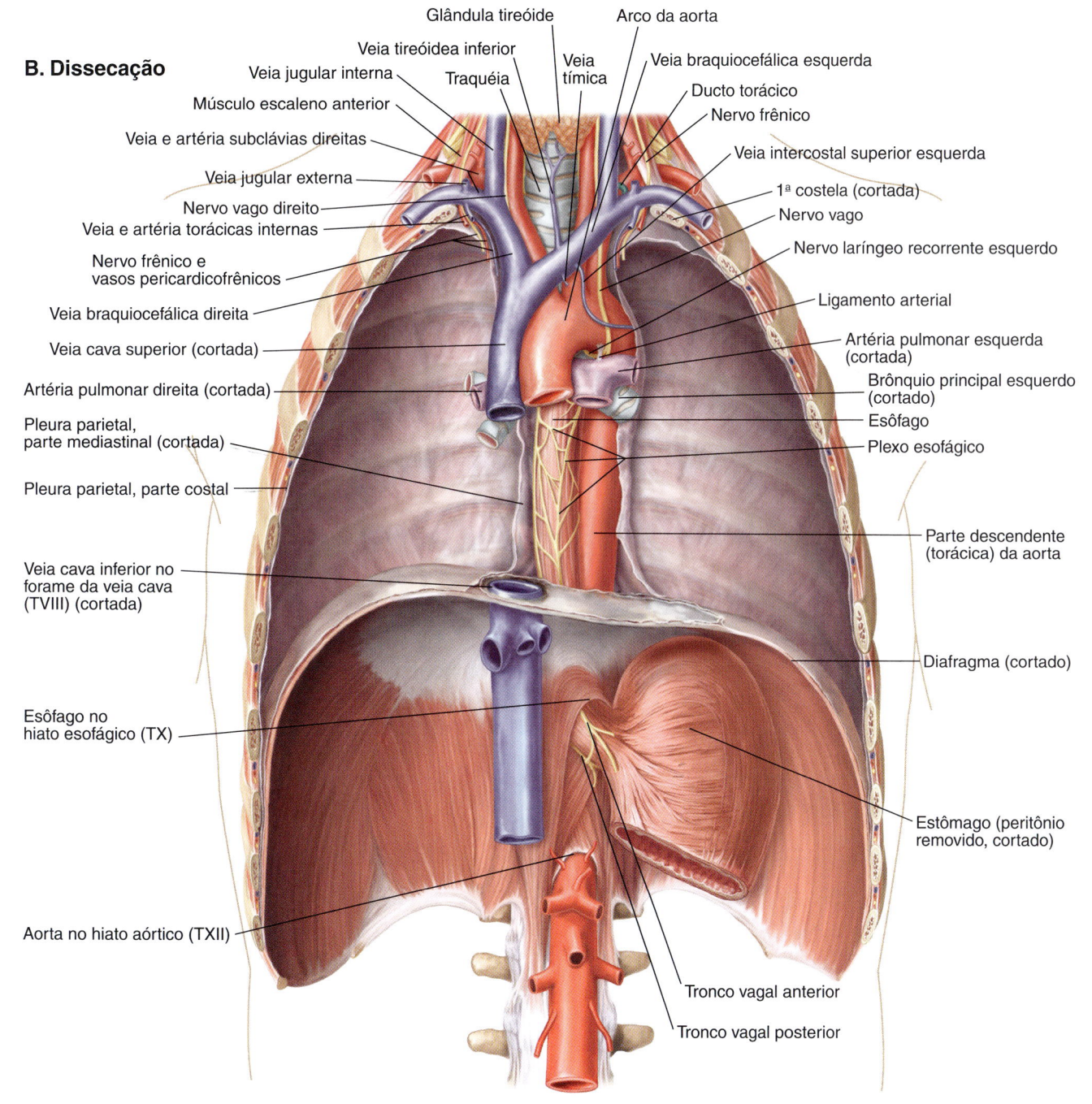

- Mediastino superior
- Mediastino posterior

B. Dissecação

- Glândula tireóide
- Veia tireóidea inferior
- Veia jugular interna
- Traquéia
- Veia tímica
- Arco da aorta
- Veia braquiocefálica esquerda
- Ducto torácico
- Nervo frênico
- Músculo escaleno anterior
- Veia e artéria subclávias direitas
- Veia intercostal superior esquerda
- Veia jugular externa
- 1ª costela (cortada)
- Nervo vago direito
- Nervo vago
- Veia e artéria torácicas internas
- Nervo laríngeo recorrente esquerdo
- Nervo frênico e vasos pericardicofrênicos
- Ligamento arterial
- Veia braquiocefálica direita
- Artéria pulmonar esquerda (cortada)
- Veia cava superior (cortada)
- Brônquio principal esquerdo (cortado)
- Artéria pulmonar direita (cortada)
- Esôfago
- Pleura parietal, parte mediastinal (cortada)
- Plexo esofágico
- Pleura parietal, parte costal
- Parte descendente (torácica) da aorta
- Veia cava inferior no forame da veia cava (TVIII) (cortada)
- Diafragma (cortado)
- Esôfago no hiato esofágico (TX)
- Estômago (peritônio removido, cortado)
- Aorta no hiato aórtico (TXII)
- Tronco vagal anterior
- Tronco vagal posterior

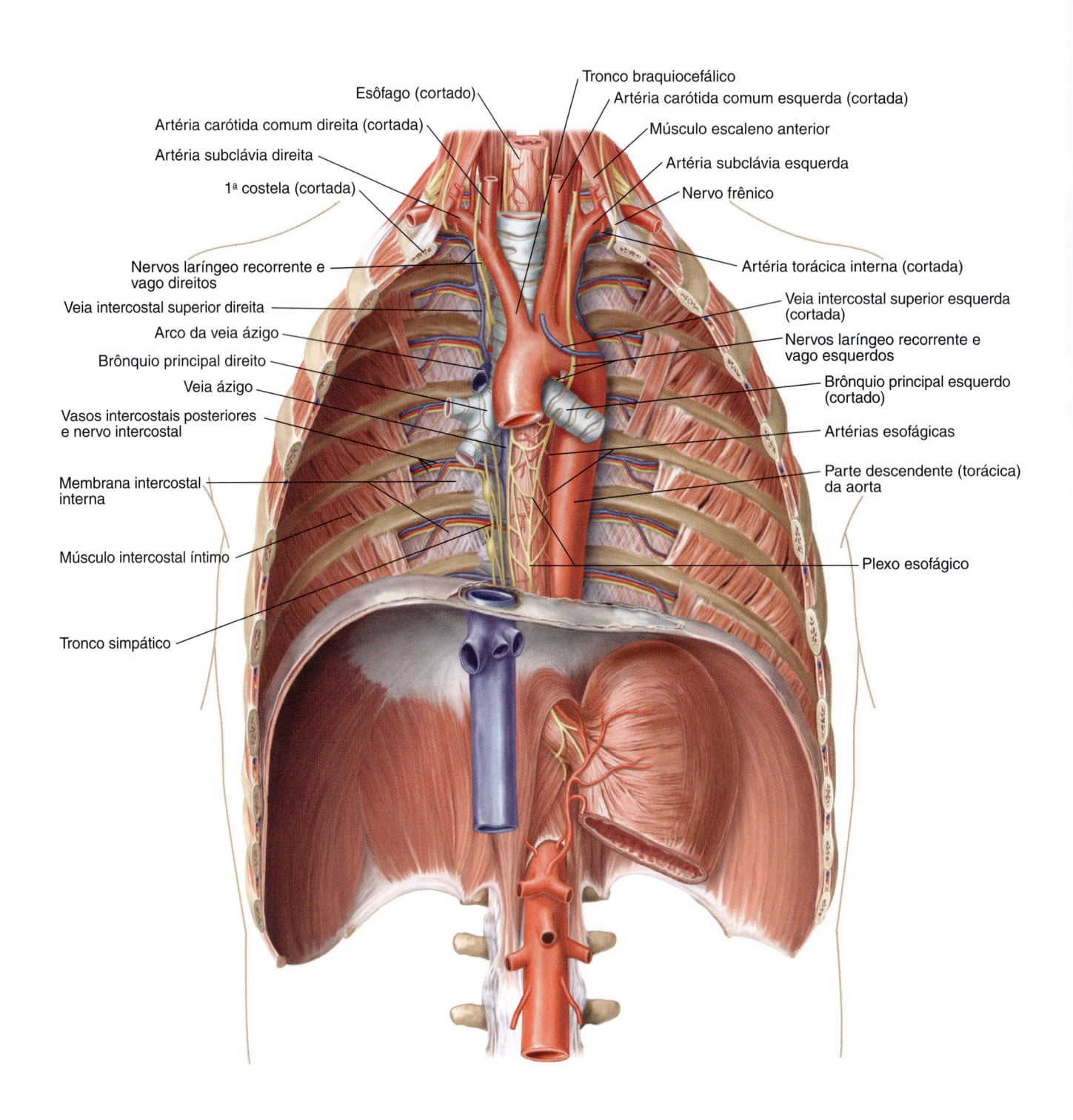

LÂMINA 4-38 — Mediastino, Dissecção Profunda

- Esôfago (cortado)
- Tronco braquiocefálico
- Artéria carótida comum direita (cortada)
- Artéria carótida comum esquerda (cortada)
- Artéria subclávia direita
- Músculo escaleno anterior
- 1ª costela (cortada)
- Artéria subclávia esquerda
- Nervo frênico
- Nervos laríngeo recorrente e vago direitos
- Artéria torácica interna (cortada)
- Veia intercostal superior direita
- Veia intercostal superior esquerda (cortada)
- Arco da veia ázigo
- Nervos laríngeo recorrente e vago esquerdos
- Brônquio principal direito
- Brônquio principal esquerdo (cortado)
- Veia ázigo
- Vasos intercostais posteriores e nervo intercostal
- Artérias esofágicas
- Membrana intercostal interna
- Parte descendente (torácica) da aorta
- Músculo intercostal íntimo
- Plexo esofágico
- Tronco simpático

Artérias da Parede Torácica Posterior

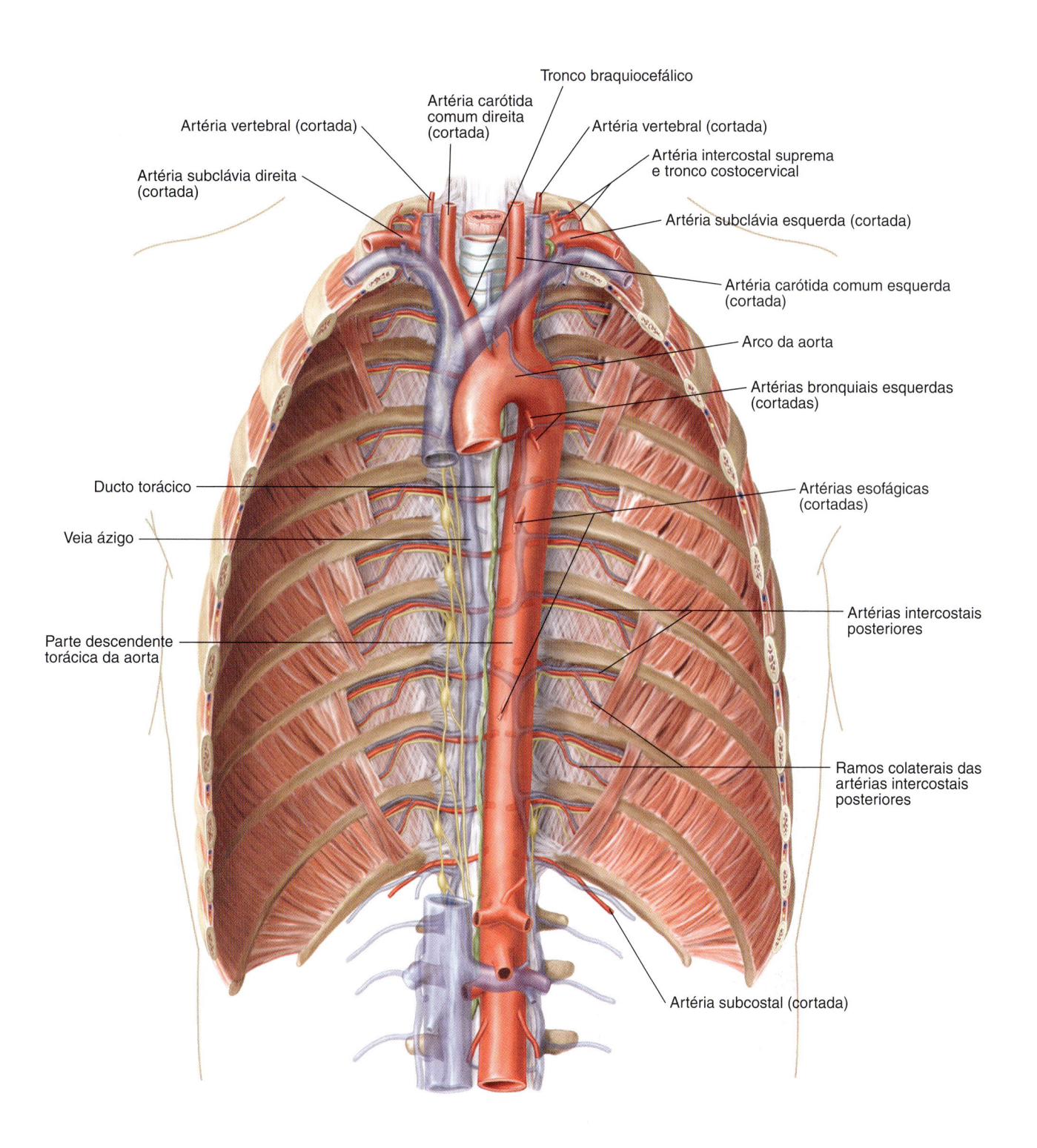

LÂMINA 4-39

- Artéria vertebral (cortada)
- Artéria subclávia direita (cortada)
- Artéria carótida comum direita (cortada)
- Tronco braquiocefálico
- Artéria vertebral (cortada)
- Artéria intercostal suprema e tronco costocervical
- Artéria subclávia esquerda (cortada)
- Artéria carótida comum esquerda (cortada)
- Arco da aorta
- Artérias bronquiais esquerdas (cortadas)
- Ducto torácico
- Veia ázigo
- Artérias esofágicas (cortadas)
- Parte descendente torácica da aorta
- Artérias intercostais posteriores
- Ramos colaterais das artérias intercostais posteriores
- Artéria subcostal (cortada)

Capítulo 4
Atlas de Anatomia Humana | PÁGINA 197

LÂMINA 4-40 — Veias da Parede Torácica Posterior

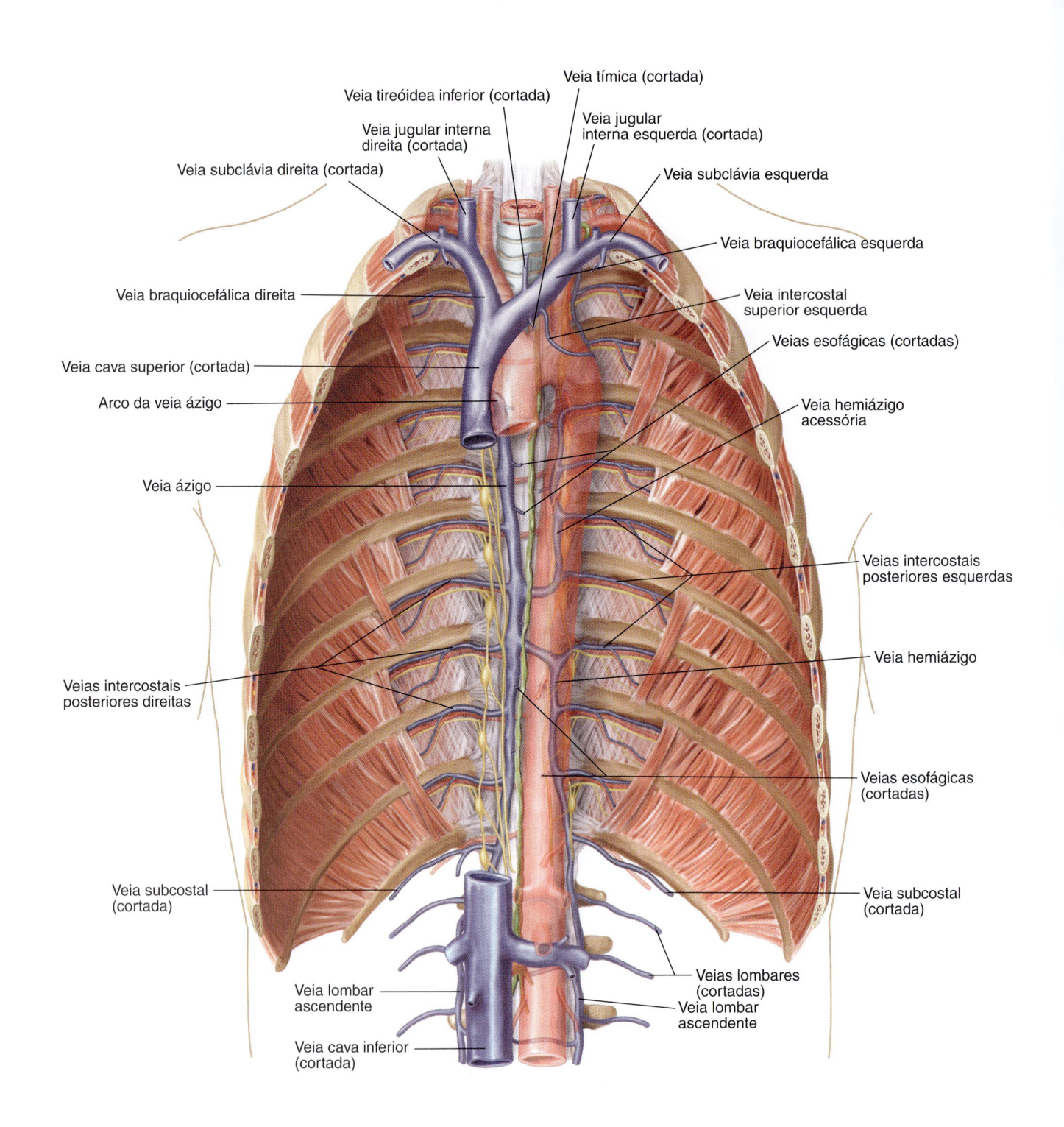

- Veia tireóidea inferior (cortada)
- Veia tímica (cortada)
- Veia jugular interna direita (cortada)
- Veia jugular interna esquerda (cortada)
- Veia subclávia direita (cortada)
- Veia subclávia esquerda
- Veia braquiocefálica esquerda
- Veia braquiocefálica direita
- Veia intercostal superior esquerda
- Veias esofágicas (cortadas)
- Veia cava superior (cortada)
- Arco da veia ázigo
- Veia hemiázigo acessória
- Veia ázigo
- Veias intercostais posteriores esquerdas
- Veia hemiázigo
- Veias intercostais posteriores direitas
- Veias esofágicas (cortadas)
- Veia subcostal (cortada)
- Veia subcostal (cortada)
- Veia lombar ascendente
- Veias lombares (cortadas)
- Veia lombar ascendente
- Veia cava inferior (cortada)

Capítulo 4 — Atlas de Anatomia Humana

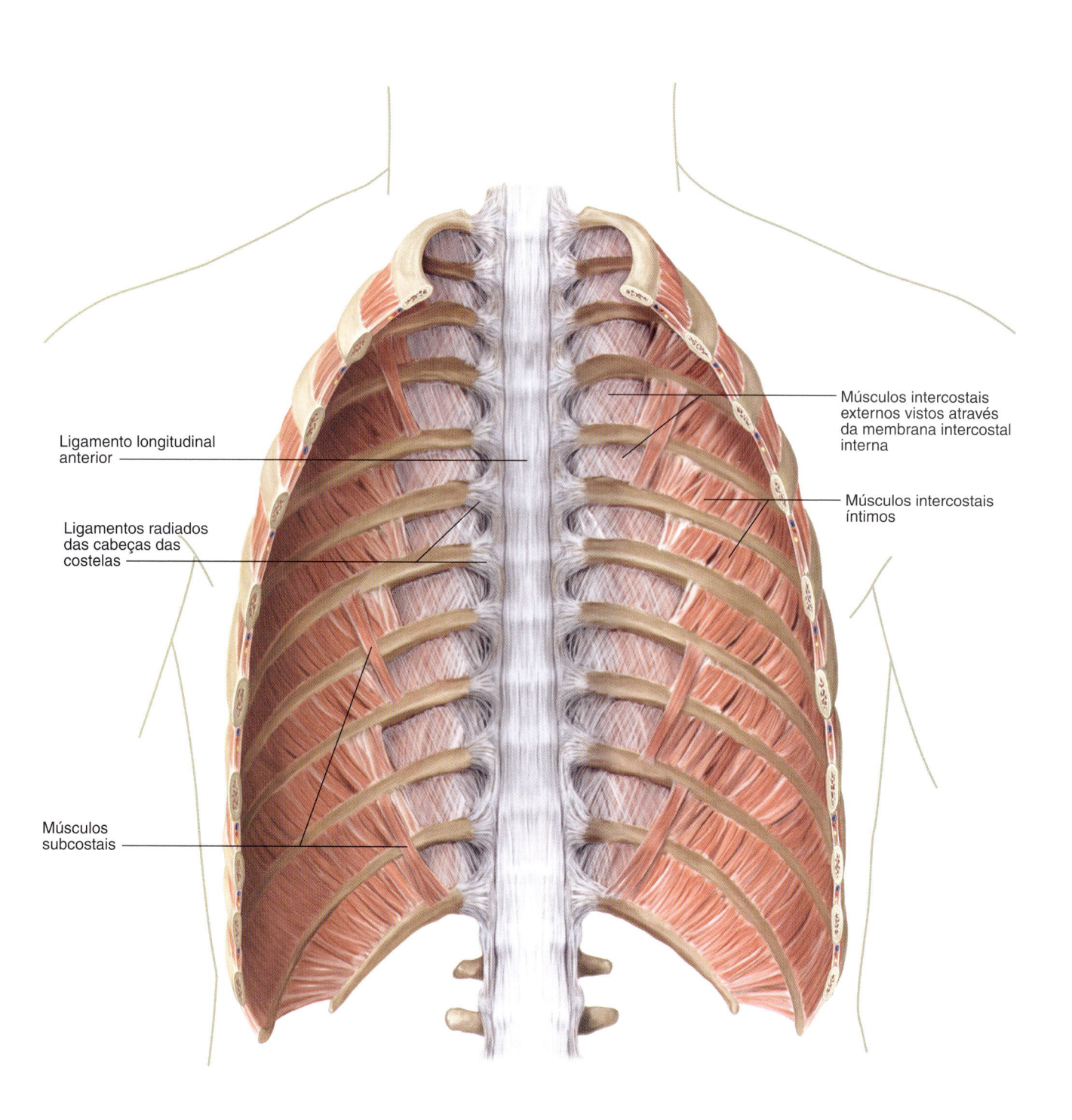

Músculos e Ligamentos da Parede Torácica Posterior

LÂMINA 4-41

- Ligamento longitudinal anterior
- Ligamentos radiados das cabeças das costelas
- Músculos subcostais
- Músculos intercostais externos vistos através da membrana intercostal interna
- Músculos intercostais íntimos

LÂMINA 4-42 — Linfáticos dos Pulmões

- Tronco linfático broncomediastinal direito drena no ducto linfático direito
- Tronco linfático broncomediastinal esquerdo drena no ducto torácico
- Linfonodos traqueobronquiais superiores
- Linfonodos paratraqueais
- Linfonodos broncopulmonares
- Linfonodos traqueobronquiais inferiores
- Linfonodos intrapulmonares
- "Plexo linfático subpleural"
- Vasos linfáticos "interlobares"
- Drenagem linfática profunda segue a árvore bronquial
- Drenagem para o mediastino através dos ligamentos pulmonares

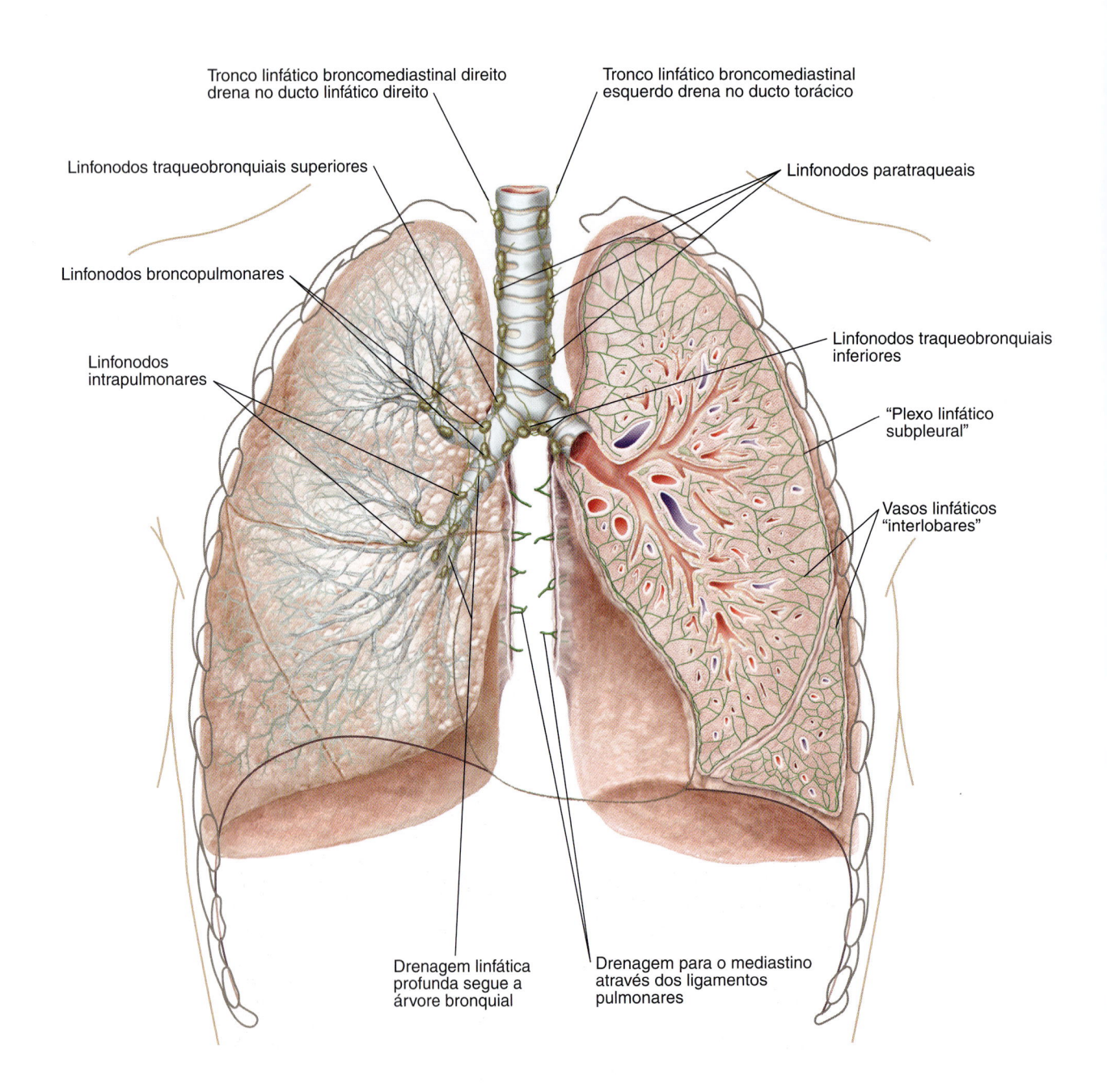

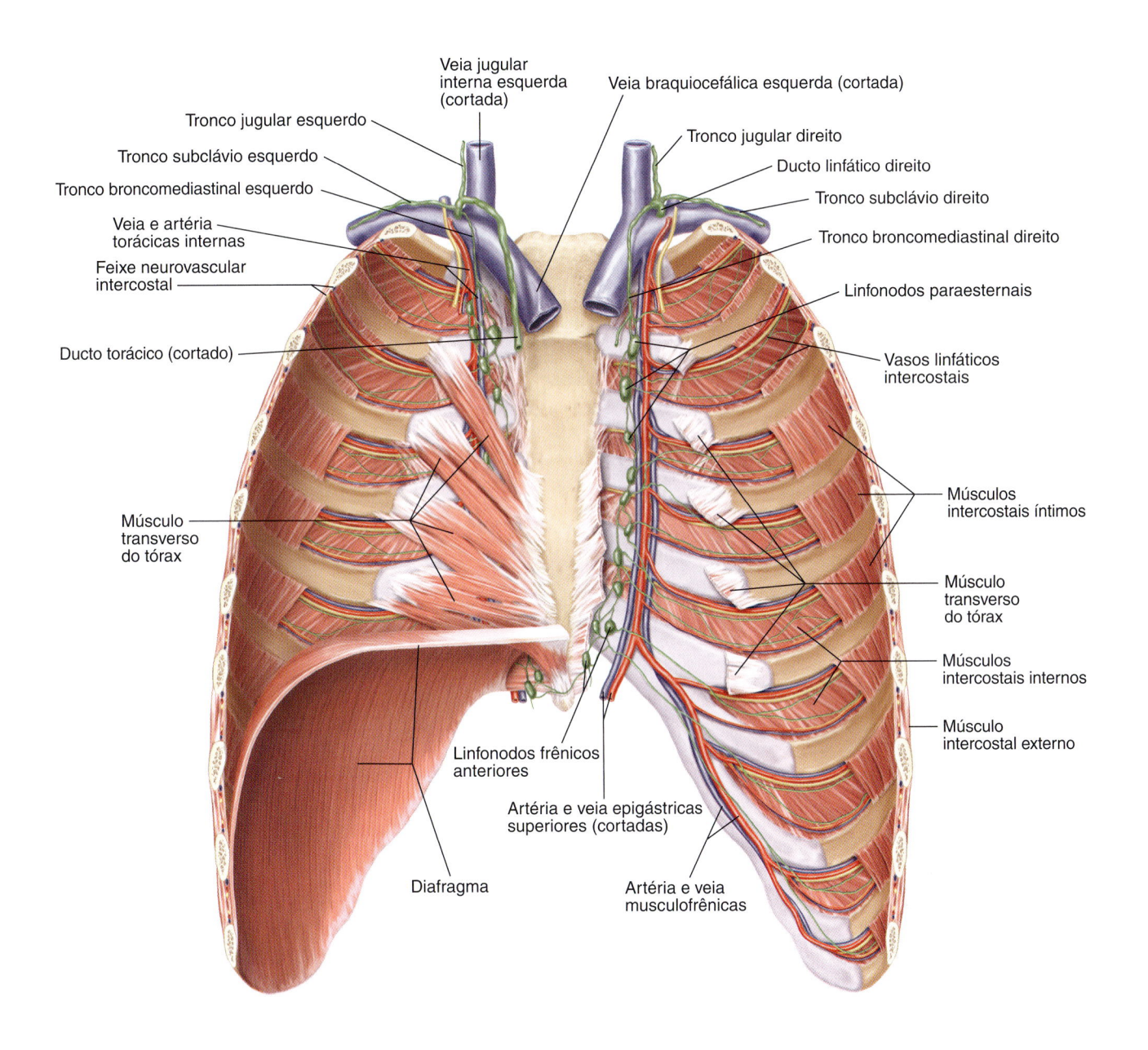

Linfáticos da Parede Torácica Anterior — LÂMINA 4-43

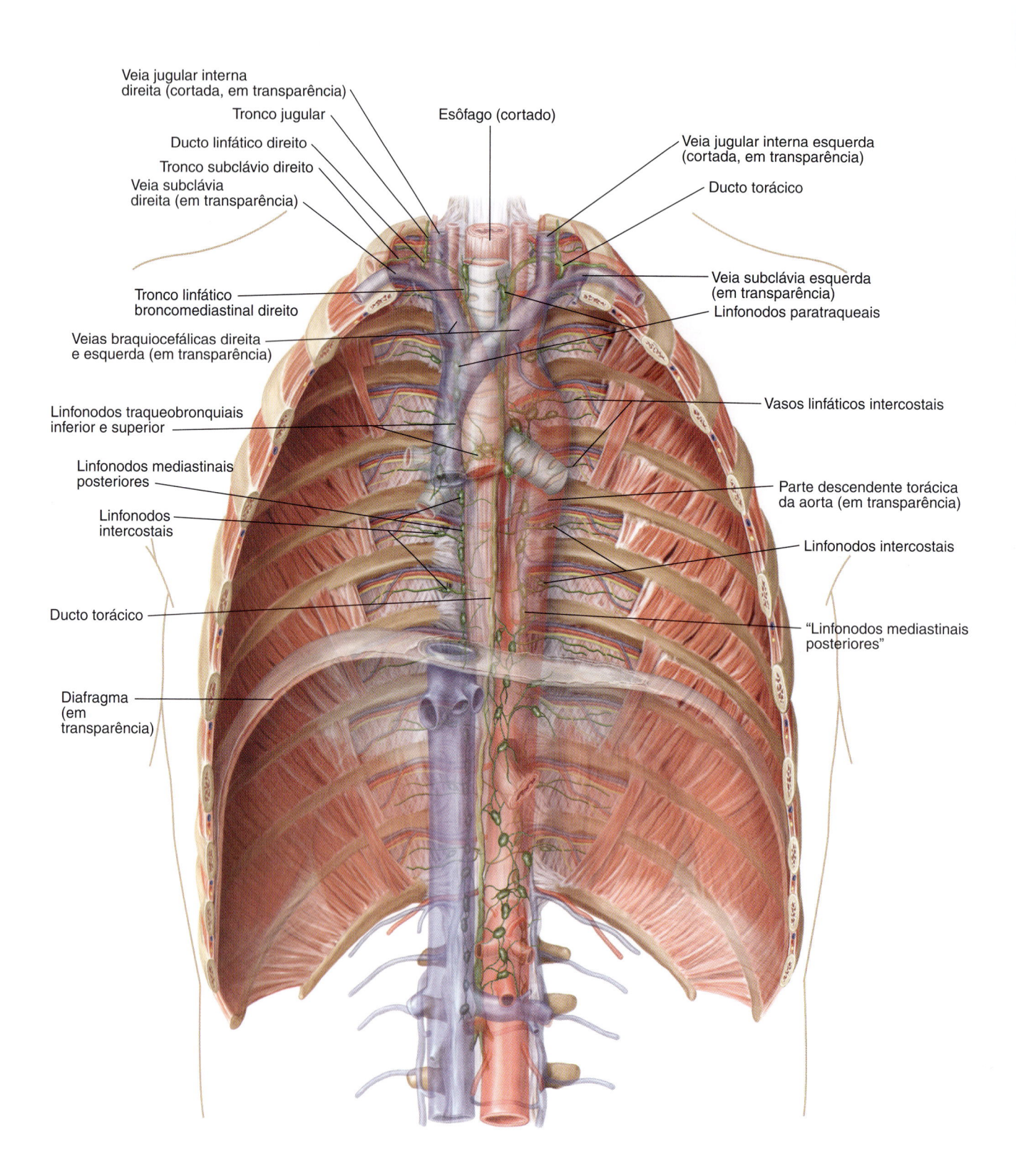

LÂMINA 4-44 — Linfáticos da Parede Torácica Posterior

Rótulos (da esquerda para a direita, de cima para baixo):

- Veia jugular interna direita (cortada, em transparência)
- Tronco jugular
- Ducto linfático direito
- Tronco subclávio direito
- Veia subclávia direita (em transparência)
- Esôfago (cortado)
- Veia jugular interna esquerda (cortada, em transparência)
- Ducto torácico
- Tronco linfático broncomediastinal direito
- Veia subclávia esquerda (em transparência)
- Linfonodos paratraqueais
- Veias braquiocefálicas direita e esquerda (em transparência)
- Linfonodos traqueobronquiais inferior e superior
- Vasos linfáticos intercostais
- Linfonodos mediastinais posteriores
- Linfonodos intercostais
- Parte descendente torácica da aorta (em transparência)
- Linfonodos intercostais
- Ducto torácico
- "Linfonodos mediastinais posteriores"
- Diafragma (em transparência)

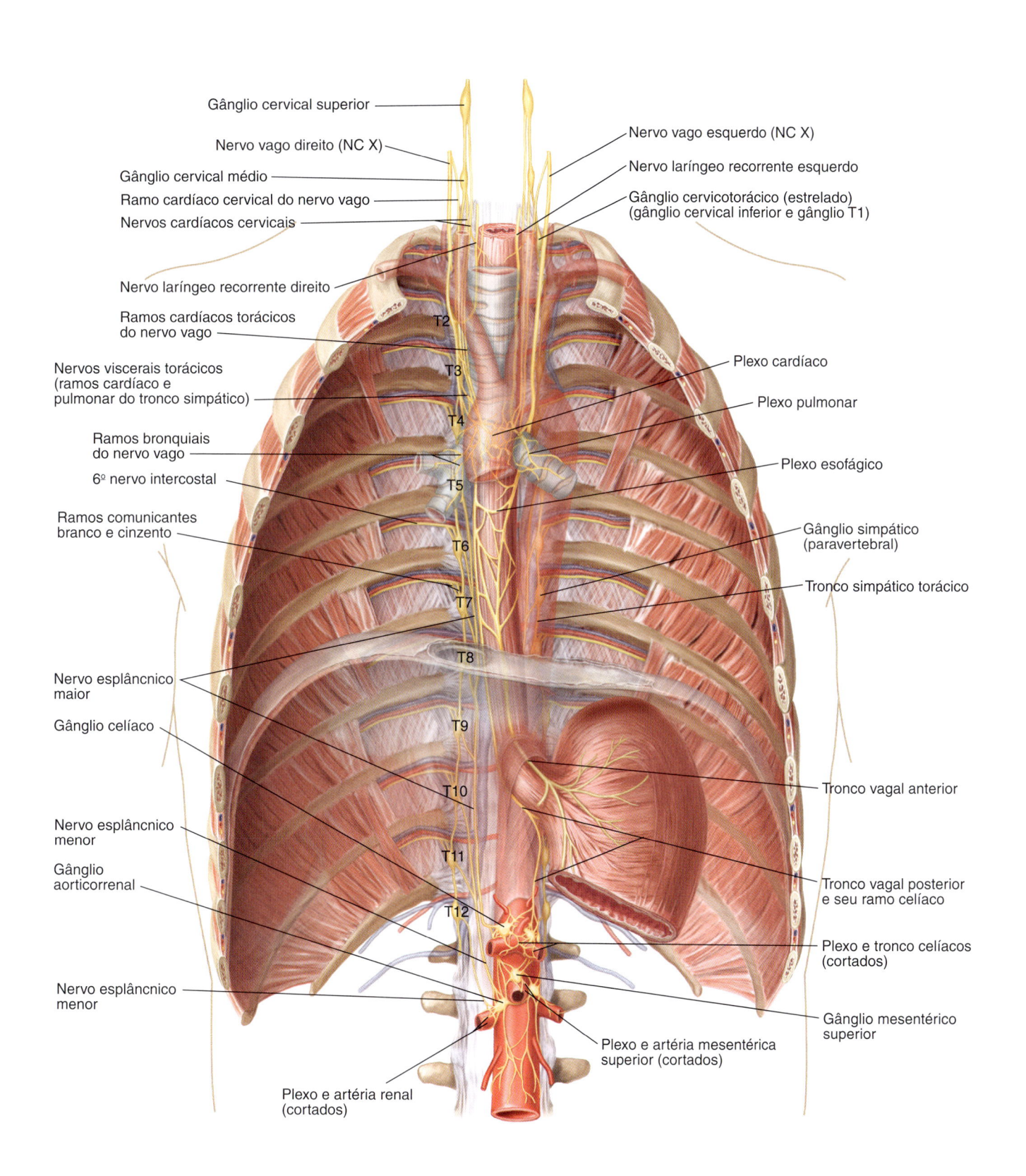

Inervação Autônoma das Vísceras Torácicas, Vista Anterior

LÂMINA 4-45

Rótulos (da esquerda superior, no sentido horário):

- Gânglio cervical superior
- Nervo vago direito (NC X)
- Gânglio cervical médio
- Ramo cardíaco cervical do nervo vago
- Nervos cardíacos cervicais
- Nervo laríngeo recorrente direito
- Ramos cardíacos torácicos do nervo vago
- Nervos viscerais torácicos (ramos cardíaco e pulmonar do tronco simpático)
- Ramos bronquiais do nervo vago
- 6º nervo intercostal
- Ramos comunicantes branco e cinzento
- Nervo esplâncnico maior
- Gânglio celíaco
- Nervo esplâncnico menor
- Gânglio aorticorrenal
- Nervo esplâncnico menor
- Plexo e artéria renal (cortados)
- Plexo e artéria mesentérica superior (cortados)
- Gânglio mesentérico superior
- Plexo e tronco celíacos (cortados)
- Tronco vagal posterior e seu ramo celíaco
- Tronco vagal anterior
- Tronco simpático torácico
- Gânglio simpático (paravertebral)
- Plexo esofágico
- Plexo pulmonar
- Plexo cardíaco
- Gânglio cervicotorácico (estrelado) (gânglio cervical inferior e gânglio T1)
- Nervo laríngeo recorrente esquerdo
- Nervo vago esquerdo (NC X)

Níveis vertebrais: T2, T3, T4, T5, T6, T7, T8, T9, T10, T11, T12

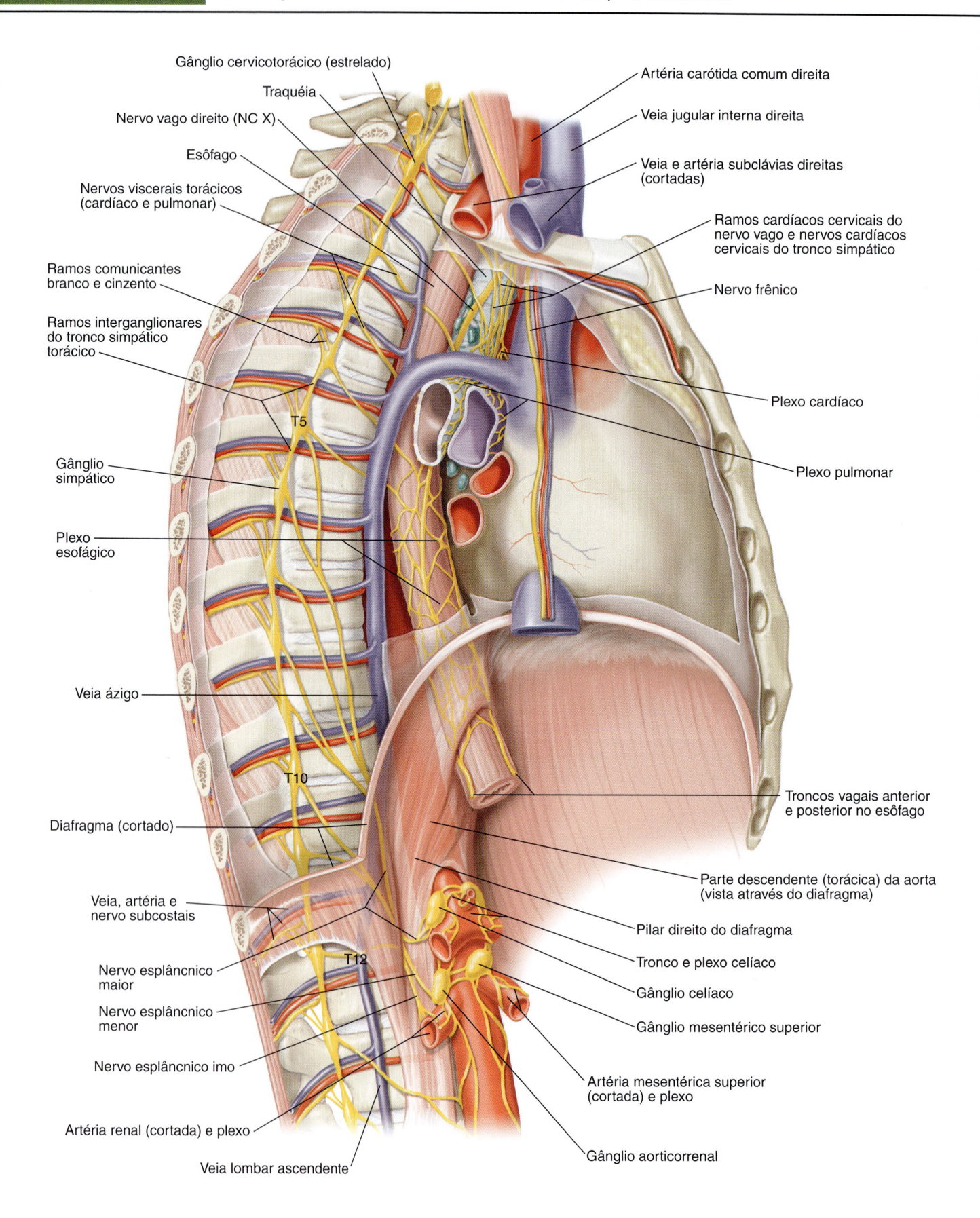

LÂMINA 4-46 — Inervação Autônoma das Vísceras Torácicas, Vista Lateral

- Gânglio cervicotorácico (estrelado)
- Traquéia
- Nervo vago direito (NC X)
- Esôfago
- Nervos viscerais torácicos (cardíaco e pulmonar)
- Ramos comunicantes branco e cinzento
- Ramos interganglionares do tronco simpático torácico
- T5
- Gânglio simpático
- Plexo esofágico
- Veia ázigo
- T10
- Diafragma (cortado)
- Veia, artéria e nervo subcostais
- T12
- Nervo esplâncnico maior
- Nervo esplâncnico menor
- Nervo esplâncnico imo
- Artéria renal (cortada) e plexo
- Veia lombar ascendente

- Artéria carótida comum direita
- Veia jugular interna direita
- Veia e artéria subclávias direitas (cortadas)
- Ramos cardíacos cervicais do nervo vago e nervos cardíacos cervicais do tronco simpático
- Nervo frênico
- Plexo cardíaco
- Plexo pulmonar
- Troncos vagais anterior e posterior no esôfago
- Parte descendente (torácica) da aorta (vista através do diafragma)
- Pilar direito do diafragma
- Tronco e plexo celíaco
- Gânglio celíaco
- Gânglio mesentérico superior
- Artéria mesentérica superior (cortada) e plexo
- Gânglio aorticorrenal

Capítulo 4
Atlas de Anatomia Humana

Corte Transversal do Tórax no Nível de TII — LÂMINA 4-47

A. Orientação

B. Corte transversal

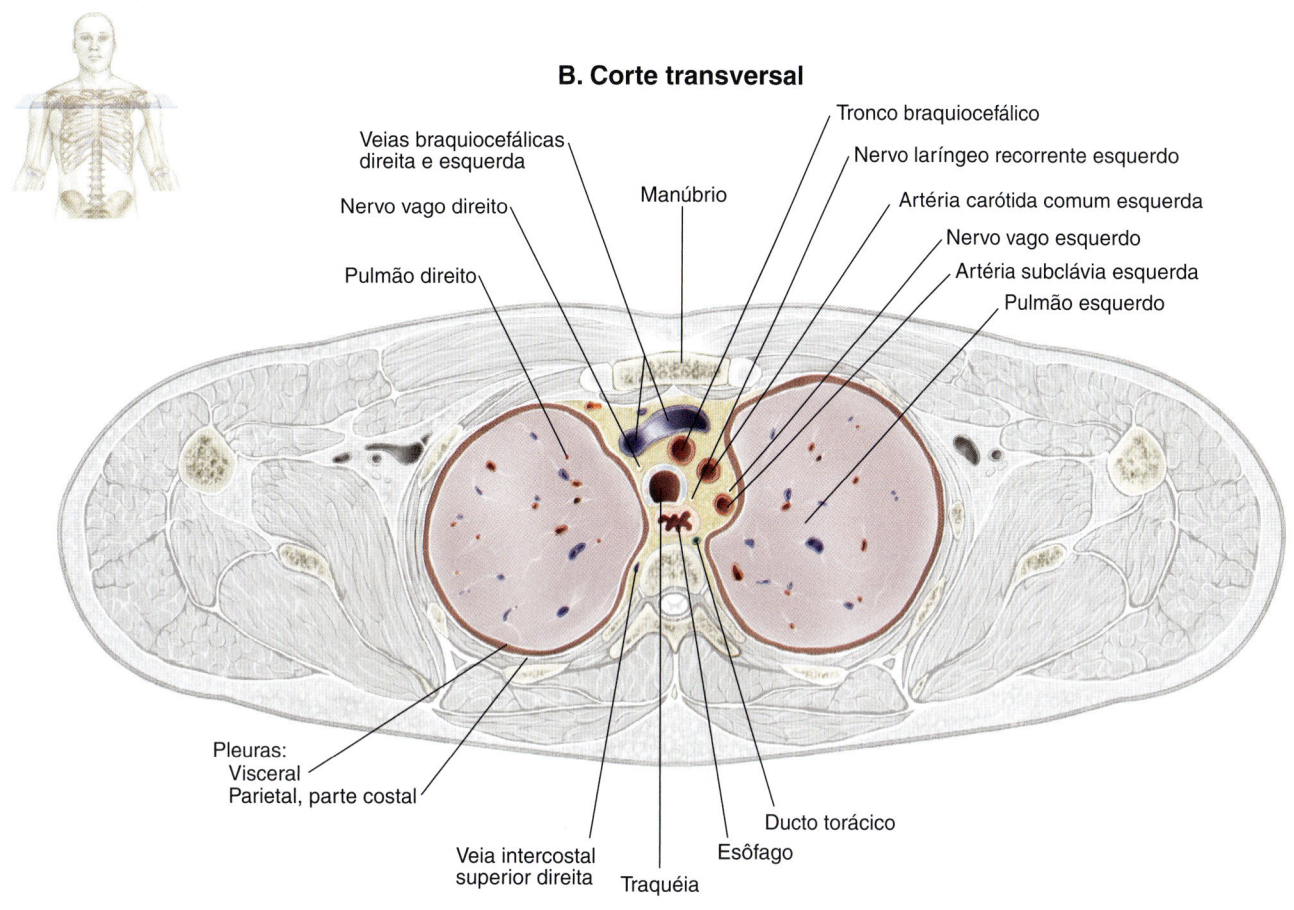

- Veias braquiocefálicas direita e esquerda
- Nervo vago direito
- Pulmão direito
- Manúbrio
- Tronco braquiocefálico
- Nervo laríngeo recorrente esquerdo
- Artéria carótida comum esquerda
- Nervo vago esquerdo
- Artéria subclávia esquerda
- Pulmão esquerdo
- Pleuras:
  - Visceral
  - Parietal, parte costal
- Veia intercostal superior direita
- Traquéia
- Esôfago
- Ducto torácico

C. Vista de TC

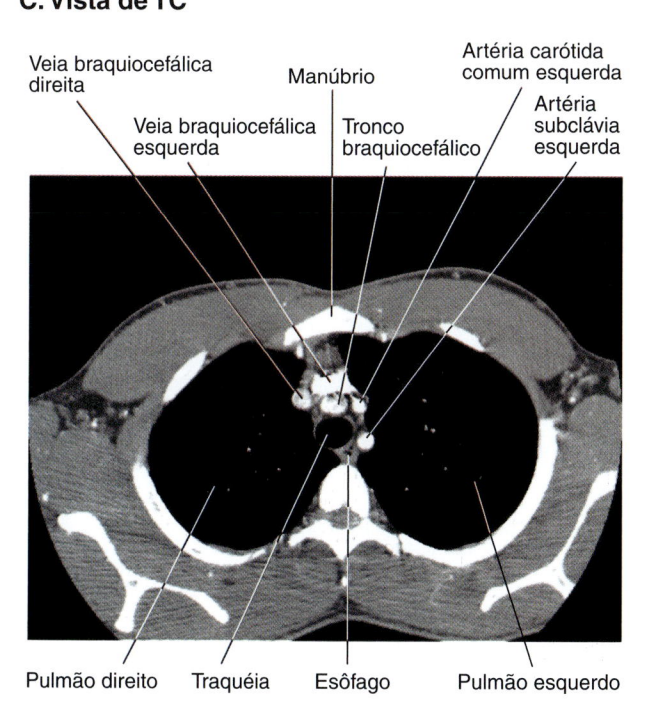

- Veia braquiocefálica direita
- Veia braquiocefálica esquerda
- Manúbrio
- Tronco braquiocefálico
- Artéria carótida comum esquerda
- Artéria subclávia esquerda
- Pulmão direito
- Traquéia
- Esôfago
- Pulmão esquerdo

D. TC com janela pulmonar

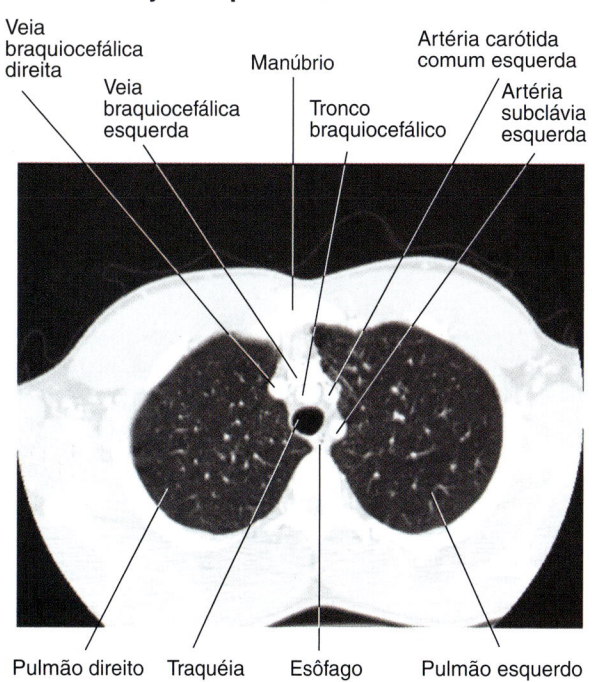

- Veia braquiocefálica direita
- Veia braquiocefálica esquerda
- Manúbrio
- Tronco braquiocefálico
- Artéria carótida comum esquerda
- Artéria subclávia esquerda
- Pulmão direito
- Traquéia
- Esôfago
- Pulmão esquerdo

Capítulo 4 | Atlas de Anatomia Humana

LÂMINA 4-48 — Corte Transversal do Tórax no Nível de TV

A. Orientação

B. Corte transversal

- Articulação esternocostal
- Veia cava superior
- Pulmão direito:
  - Lobo superior
  - Fissura oblíqua
  - Lobo inferior
- Parte ascendente da aorta
- Artéria pulmonar esquerda
- Pulmão esquerdo:
  - Lobo superior
  - Fissura oblíqua
  - Lobo inferior
- Pleuras:
  - Visceral
  - Parietal, parte costal
- Veia ázigo
- Brônquios principais
- Esôfago
- Ducto torácico
- Parte descendente torácica da aorta

C. Vista de TC

- Arco da veia ázigo
- Veia cava superior
- Corpo do esterno
- Parte ascendente da aorta
- Artéria pulmonar esquerda e tronco pulmonar
- Pulmão direito
- Bifurcação da traquéia
- Esôfago
- Parte descendente torácica da aorta
- Pulmão esquerdo

D. TC com janela pulmonar

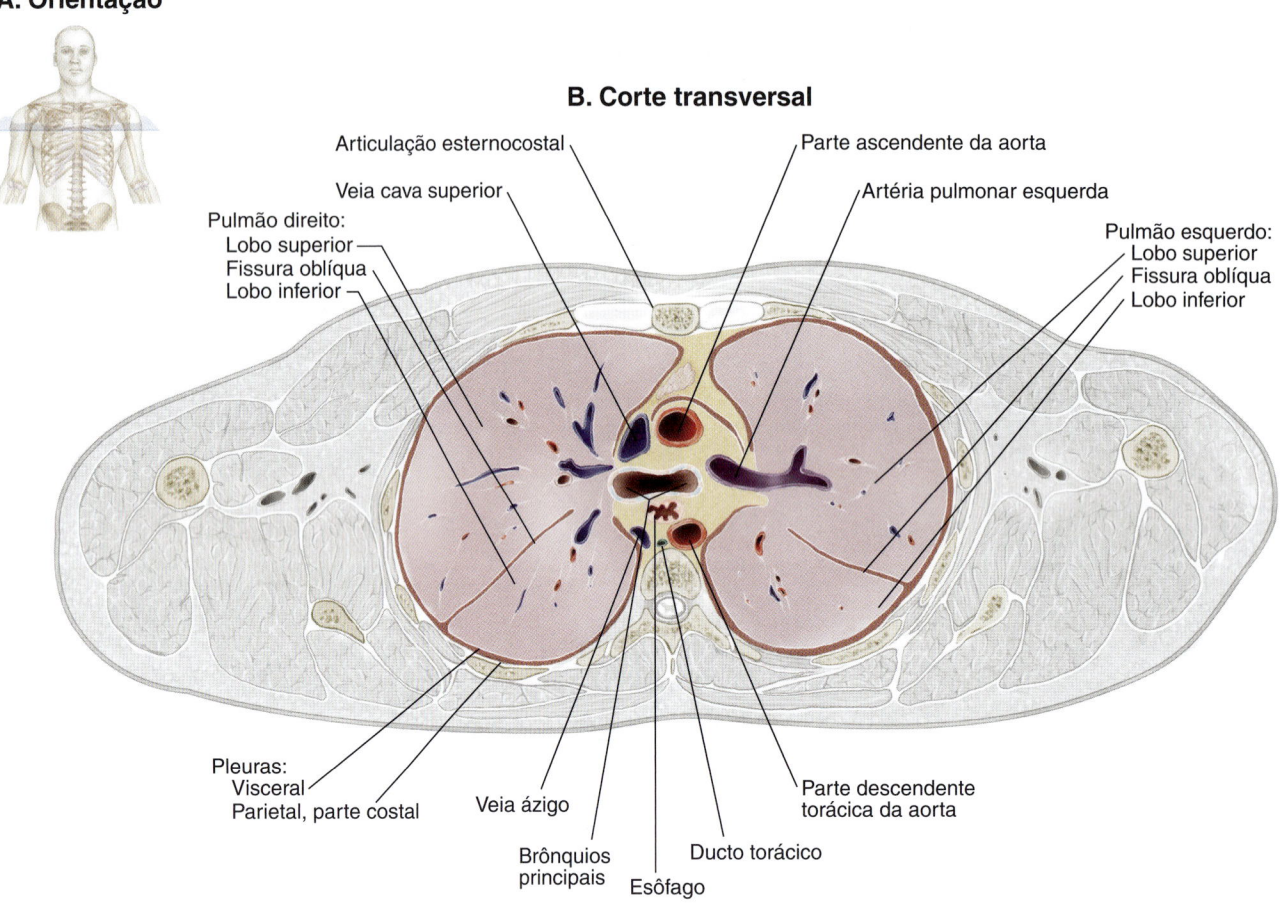

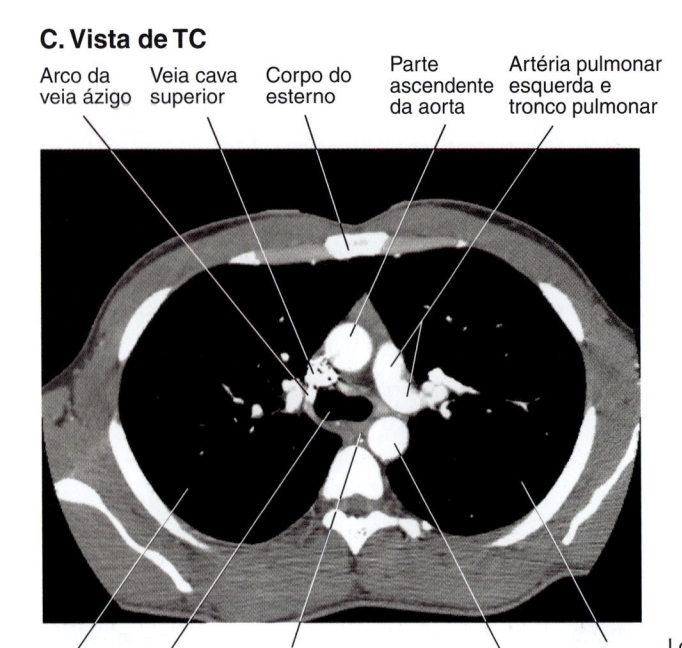

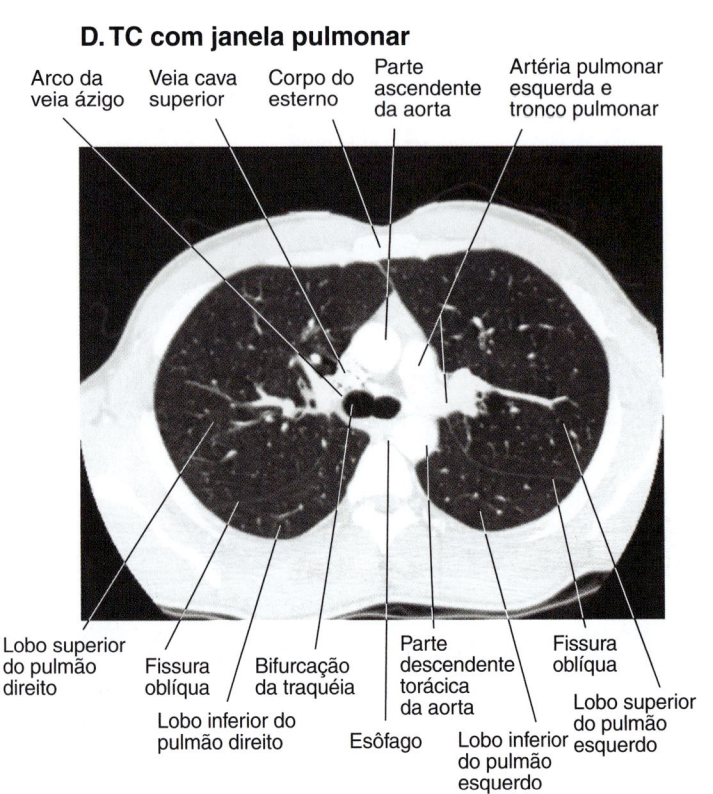

- Arco da veia ázigo
- Veia cava superior
- Corpo do esterno
- Parte ascendente da aorta
- Artéria pulmonar esquerda e tronco pulmonar
- Lobo superior do pulmão direito
- Lobo inferior do pulmão direito
- Fissura oblíqua
- Bifurcação da traquéia
- Esôfago
- Parte descendente torácica da aorta
- Lobo inferior do pulmão esquerdo
- Fissura oblíqua
- Lobo superior do pulmão esquerdo

Capítulo 4 — Atlas de Anatomia Humana

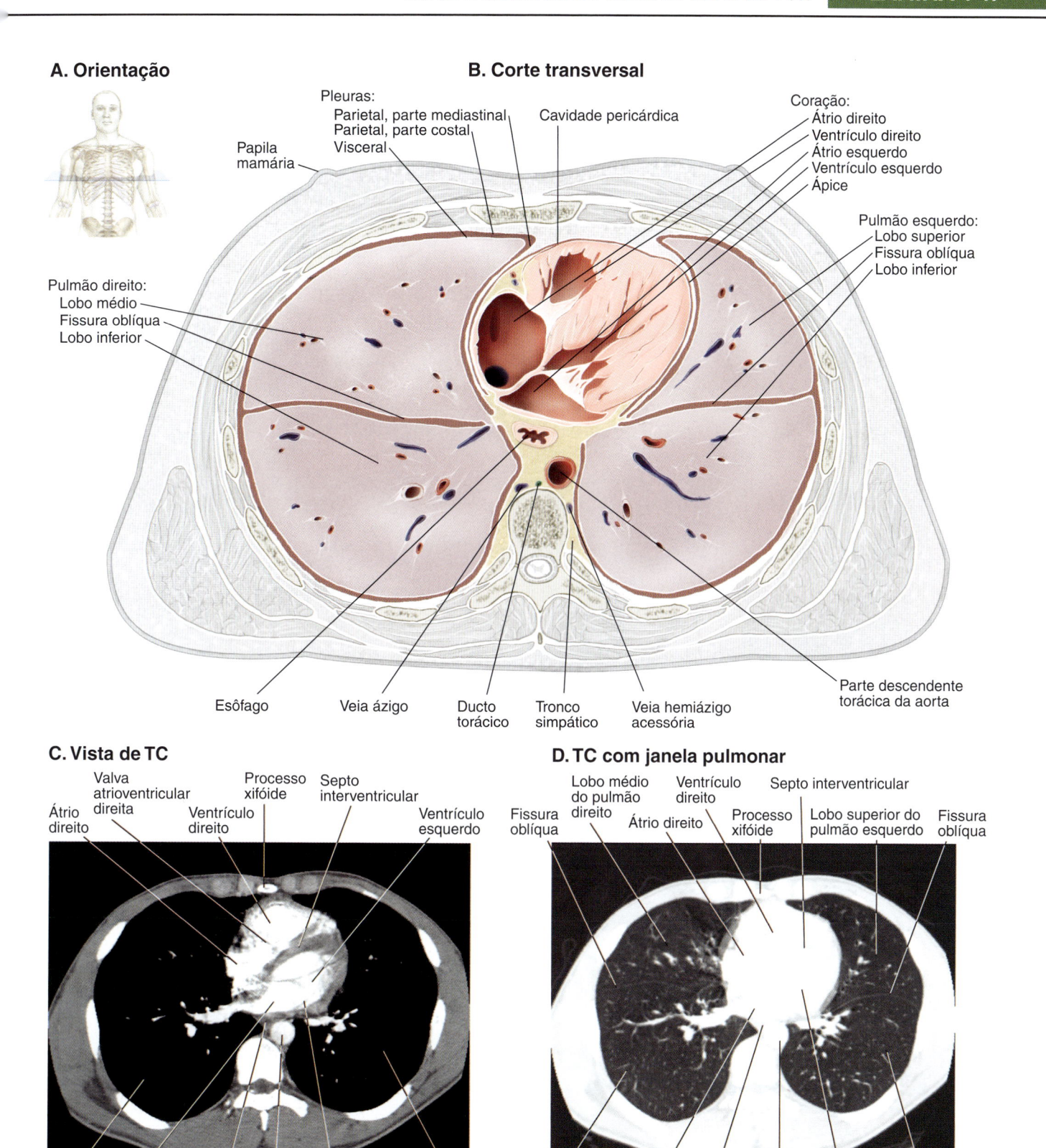

Corte Transversal do Tórax no Nível de TVII — LÂMINA 4-49

A. Orientação

B. Corte transversal

Pleuras:
- Parietal, parte mediastinal
- Parietal, parte costal
- Visceral

Papila mamária

Cavidade pericárdica

Coração:
- Átrio direito
- Ventrículo direito
- Átrio esquerdo
- Ventrículo esquerdo
- Ápice

Pulmão esquerdo:
- Lobo superior
- Fissura oblíqua
- Lobo inferior

Pulmão direito:
- Lobo médio
- Fissura oblíqua
- Lobo inferior

Esôfago — Veia ázigo — Ducto torácico — Tronco simpático — Veia hemiázigo acessória — Parte descendente torácica da aorta

C. Vista de TC

Átrio direito — Valva atrioventricular direita — Ventrículo direito — Processo xifóide — Septo interventricular — Ventrículo esquerdo

Pulmão direito — Átrio esquerdo — Esôfago — Parte descendente torácica da aorta — Valva atrioventricular esquerda — Pulmão esquerdo

D. TC com janela pulmonar

Lobo médio do pulmão direito — Ventrículo direito — Septo interventricular — Fissura oblíqua — Átrio direito — Processo xifóide — Lobo superior do pulmão esquerdo — Fissura oblíqua

Lobo inferior do pulmão direito — Átrio esquerdo — Parte descendente torácica da aorta — Esôfago — Ventrículo esquerdo — Lobo inferior do pulmão esquerdo

Capítulo 4
Atlas de Anatomia Humana

ABDOME

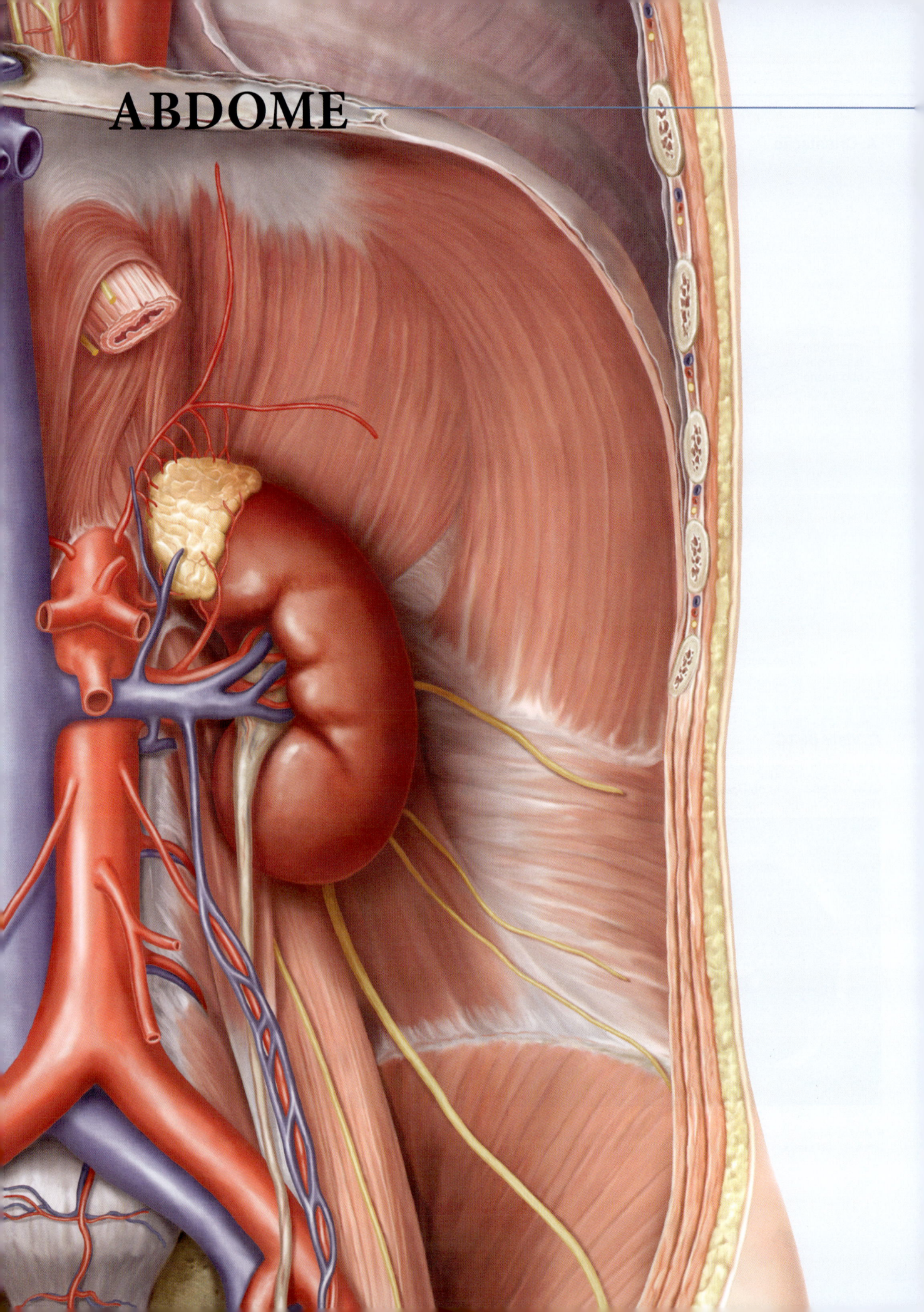

CAPÍTULO 5

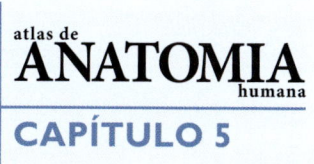

Lâmina 5-01	Características Palpáveis e Pontos de Reparo do Abdome 211	Lâmina 5-25	Variações no Suprimento Sanguíneo para o Fígado e a Vesícula Biliar..... 235
Lâmina 5-02	Veias Superficiais e Nervos Cutâneos da Parede Abdominal Anterior..... 212	Lâmina 5-26	Duodeno e Pâncreas I..... 236
Lâmina 5-03	Esqueleto da Parede Abdominal 213	Lâmina 5-27	Duodeno e Pâncreas II 237
Lâmina 5-04	Músculos da Parede Abdominal Anterior, Dissecação Superficial..... 214	Lâmina 5-28	Veia Porta do Fígado 238
Lâmina 5-05	Músculos da Parede Abdominal Anterior, Dissecação Profunda..... 215	Lâmina 5-29	Fixações Peritoneais à Parede Abdominal Posterior..... 239
Lâmina 5-06	Bainha do Músculo Reto do Abdome 216	Lâmina 5-30	Rins e Retroperitônio 240
Lâmina 5-07	Parede Abdominal Anterior, Características Internas 217	Lâmina 5-31	Rins e Glândulas Supra-renais..... 241
Lâmina 5-08	Região Inguinal Masculina I 218	Lâmina 5-32	Rim e Glândula Supra-renal, Características Internas 242
Lâmina 5-09	Região Inguinal Feminina..... 219	Lâmina 5-33	Diafragma e Músculos da Parede Abdominal Posterior..... 243
Lâmina 5-10	Região Inguinal Masculina II..... 220	Lâmina 5-34	Vasos da Parede Abdominal Posterior 244
Lâmina 5-11	Hérnias Inguinais 221	Lâmina 5-35	Drenagem Linfática do Fígado, Estômago, Baço e Pâncreas..... 245
Lâmina 5-12	Peritônio e Cavidade Peritoneal 222	Lâmina 5-36	Drenagem Linfática dos Intestinos Delgado e Grosso..... 246
Lâmina 5-13	Artéria Mesentérica Superior..... 223	Lâmina 5-37	Drenagem Linfática da Parede Abdominal Posterior e Vísceras Abdominais..... 247
Lâmina 5-14	Artéria Mesentérica Inferior..... 224	Lâmina 5-38	Nervos da Parede Abdominal Posterior..... 248
Lâmina 5-15	Ceco e Apêndice Vermiforme 225	Lâmina 5-39	Nervos Autônomos do Abdome, Vista Anterior 249
Lâmina 5-16	Jejuno e Íleo..... 226	Lâmina 5-40	Nervos Autônomos do Abdome, Vista Lateral Direita..... 250
Lâmina 5-17	Radiografias do Trato Gastrintestinal com Contraste 227	Lâmina 5-41	Nervos Autônomos do Abdome, Vista Lateral Esquerda 251
Lâmina 5-18	Estômago e Omento Menor 228	Lâmina 5-42	Cortes Transversais Através dos Níveis Vertebrais TX e LI..... 252
Lâmina 5-19	Tronco Celíaco e Estômago 229	Lâmina 5-43	Cortes Transversais Através dos Níveis Vertebrais LIII e LV/SI 253
Lâmina 5-20	Baço..... 230		
Lâmina 5-21	Fígado 231		
Lâmina 5-22	Fígado, Características Internas 232		
Lâmina 5-23	Lobos do Fígado e Segmentos 233		
Lâmina 5-24	Vesícula Biliar..... 234		

Características Palpáveis e Pontos de Reparo do Abdome
LÂMINA 5-01

A. Estruturas palpáveis

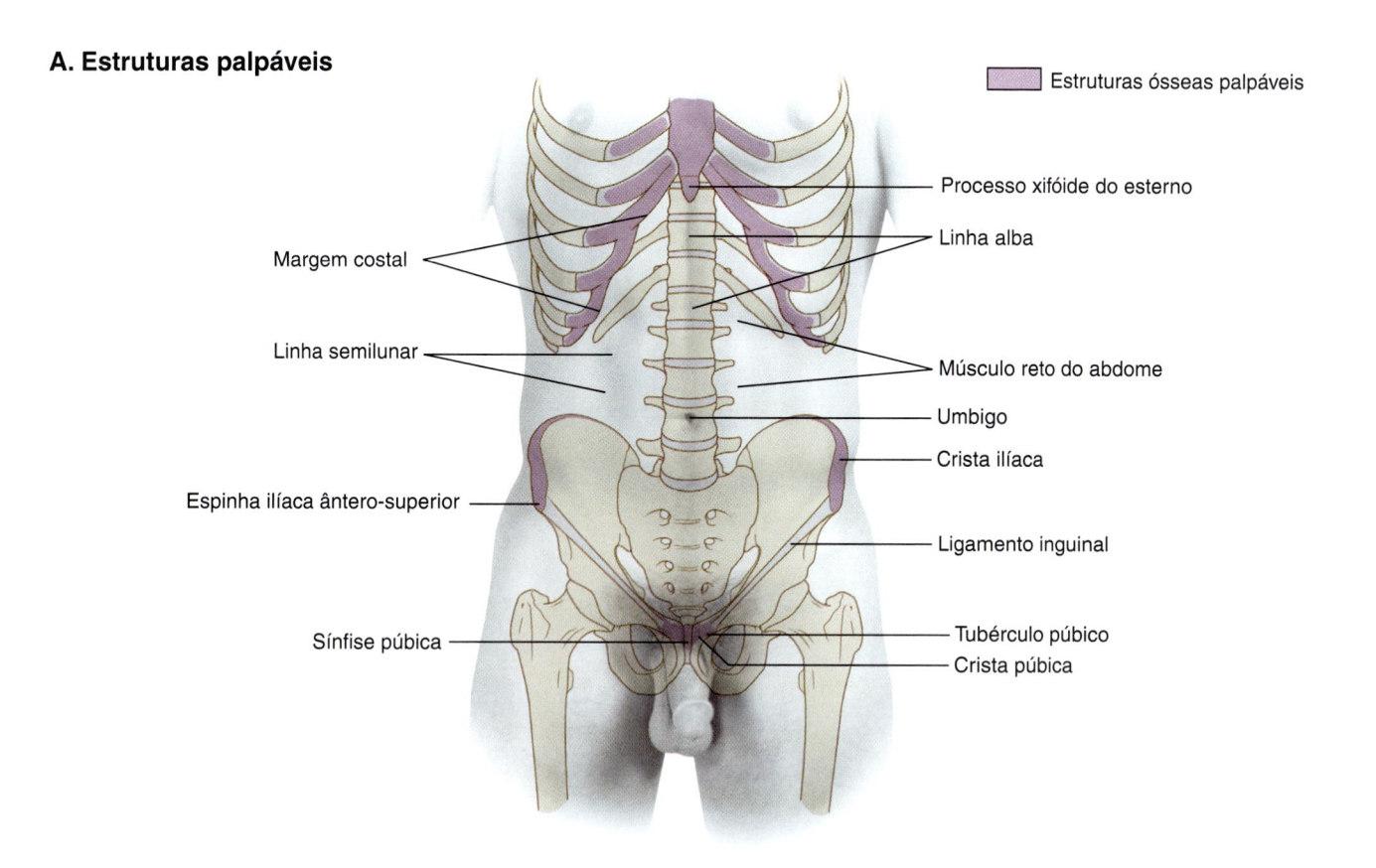

☐ Estruturas ósseas palpáveis

- Margem costal
- Linha semilunar
- Espinha ilíaca ântero-superior
- Sínfise púbica
- Processo xifóide do esterno
- Linha alba
- Músculo reto do abdome
- Umbigo
- Crista ilíaca
- Ligamento inguinal
- Tubérculo púbico
- Crista púbica

B. Quadrantes do abdome

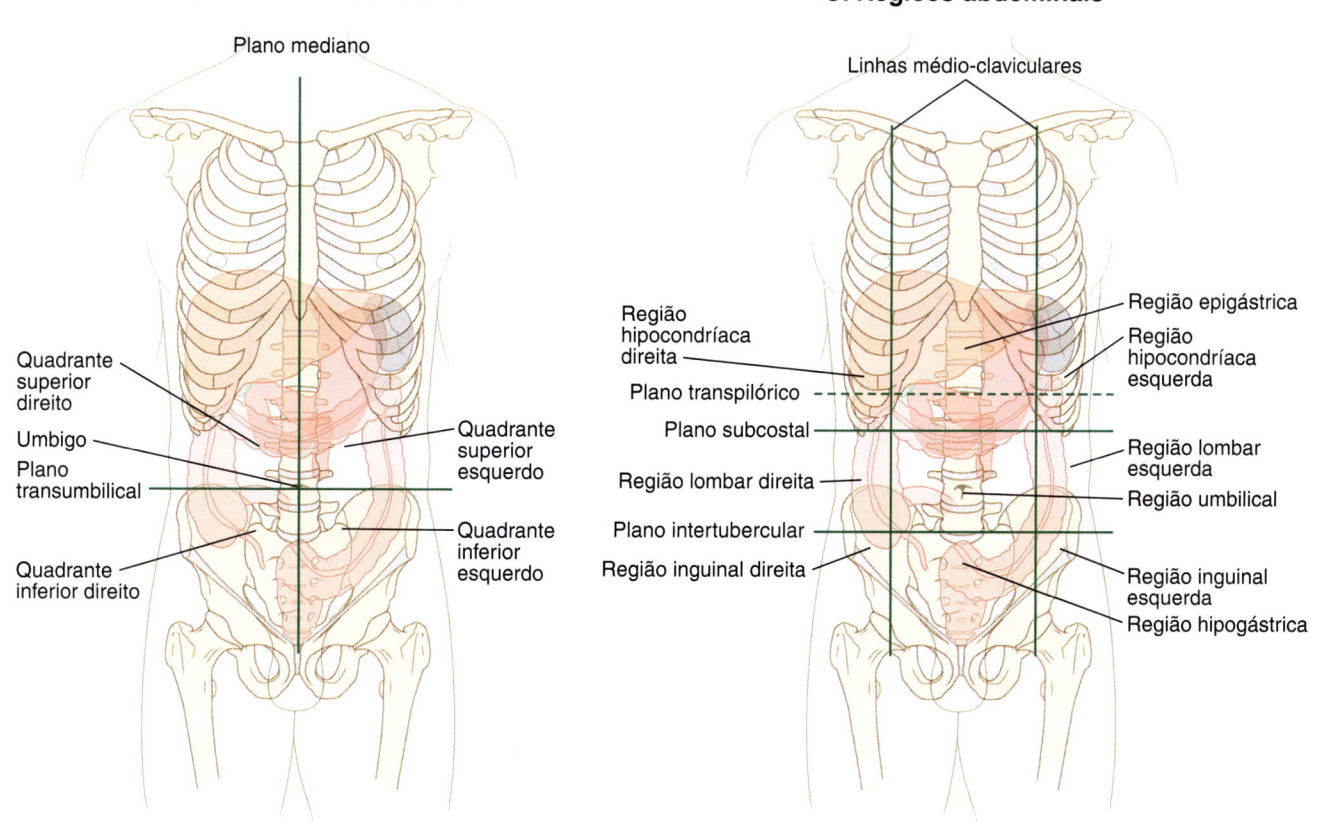

- Plano mediano
- Quadrante superior direito
- Umbigo
- Plano transumbilical
- Quadrante inferior direito
- Quadrante superior esquerdo
- Quadrante inferior esquerdo

C. Regiões abdominais

- Linhas médio-claviculares
- Região hipocondríaca direita
- Plano transpilórico
- Plano subcostal
- Região lombar direita
- Plano intertubercular
- Região inguinal direita
- Região epigástrica
- Região hipocondríaca esquerda
- Região lombar esquerda
- Região umbilical
- Região inguinal esquerda
- Região hipogástrica

LÂMINA 5-02 — Veias Superficiais e Nervos Cutâneos da Parede Abdominal Anterior

- Veia axilar
- Veia torácica lateral
- Veia toracoepigástrica
- Veias perfurantes drenando nas veias paraumbilicais
- Veia epigástrica superficial
- Veia circunflexa ilíaca superficial
- Veia pudenda externa
- Veia safena magna
- Veia dorsal superficial do pênis

- Ramos cutâneos anteriores do abdome dos nervos intercostais (T7-T11)
- Ramos cutâneos abdominais laterais dos nervos intercostais (T7-T11)
- Ramo cutâneo abdominal lateral (T12)
- Ramo cutâneo anterior do abdome (T12)
- Nervo cutâneo femoral lateral (L2-L3)
- Ramos femorais do nervo genitofemoral (L1-L2)
- Ramo cutâneo anterior do nervo ilio-hipogástrico (L1)
- Ramo escrotal anterior do nervo ilioinguinal (L1)

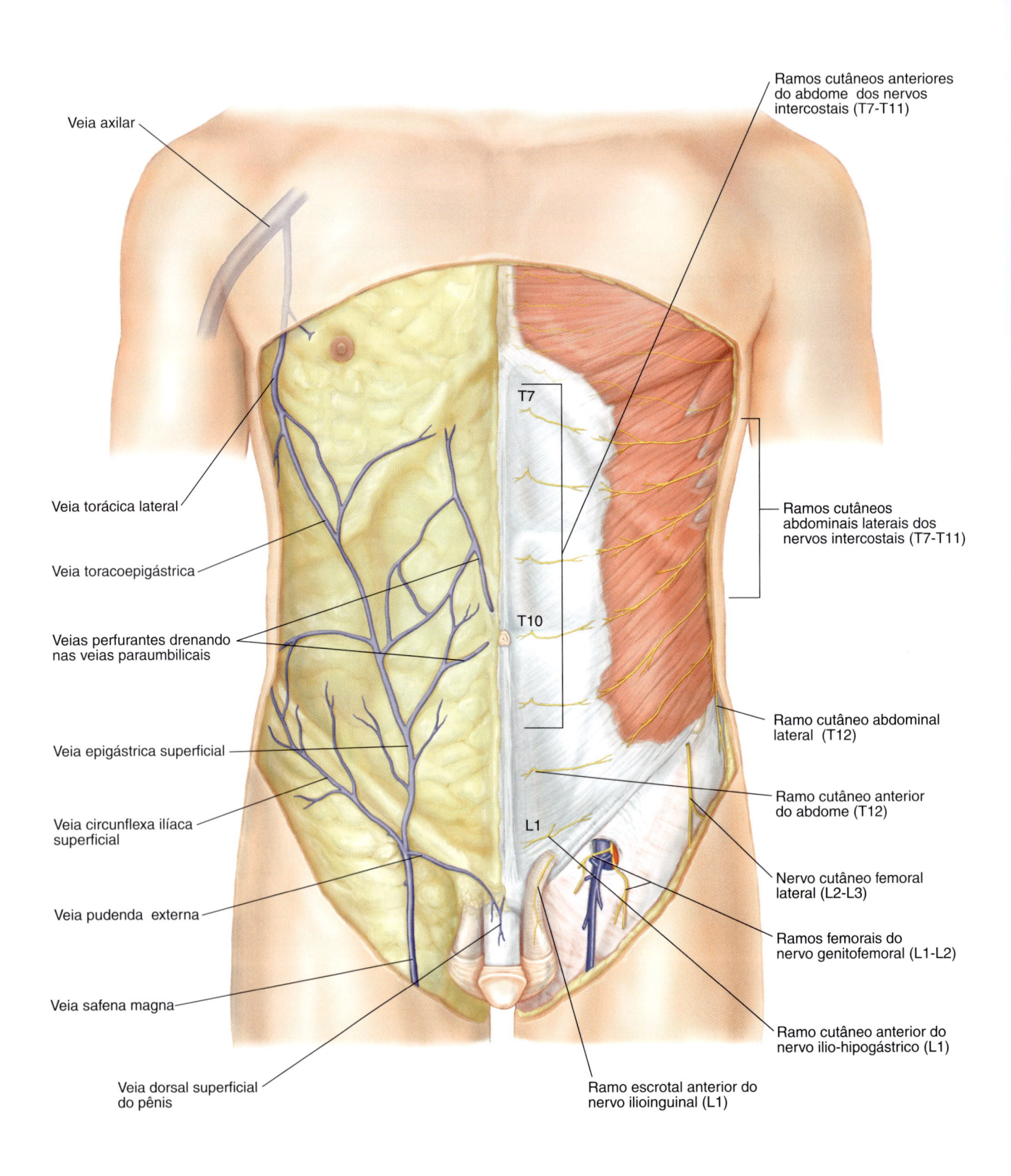

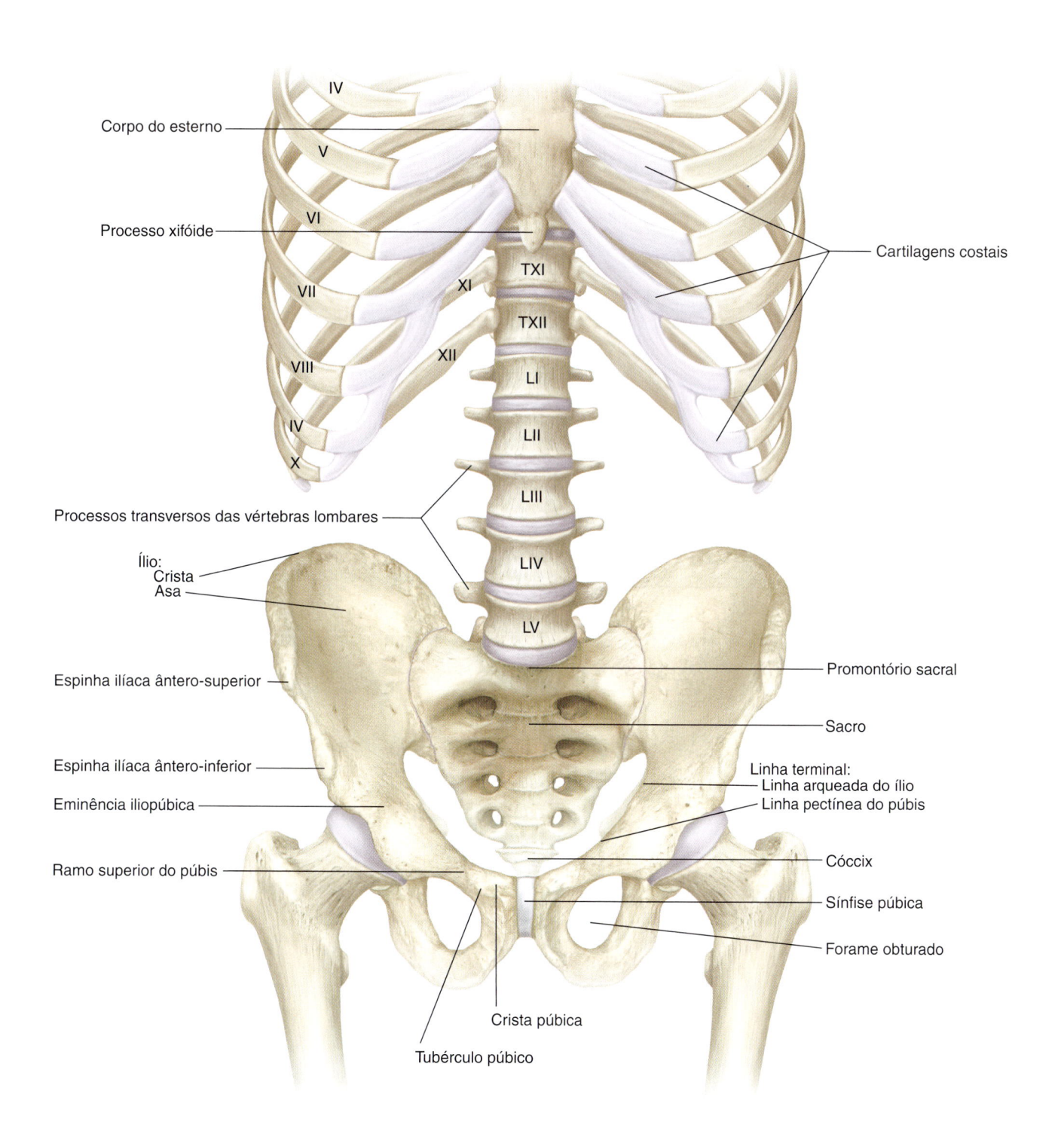

Esqueleto da Parede Abdominal — LÂMINA 5-03

- Corpo do esterno
- Processo xifóide
- Cartilagens costais
- Processos transversos das vértebras lombares
- Ílio:
  - Crista
  - Asa
- Espinha ilíaca ântero-superior
- Espinha ilíaca ântero-inferior
- Eminência iliopúbica
- Ramo superior do púbis
- Promontório sacral
- Sacro
- Linha terminal:
  - Linha arqueada do ílio
  - Linha pectínea do púbis
- Cóccix
- Sínfise púbica
- Forame obturado
- Crista púbica
- Tubérculo púbico

Capítulo 5
Atlas de Anatomia Humana

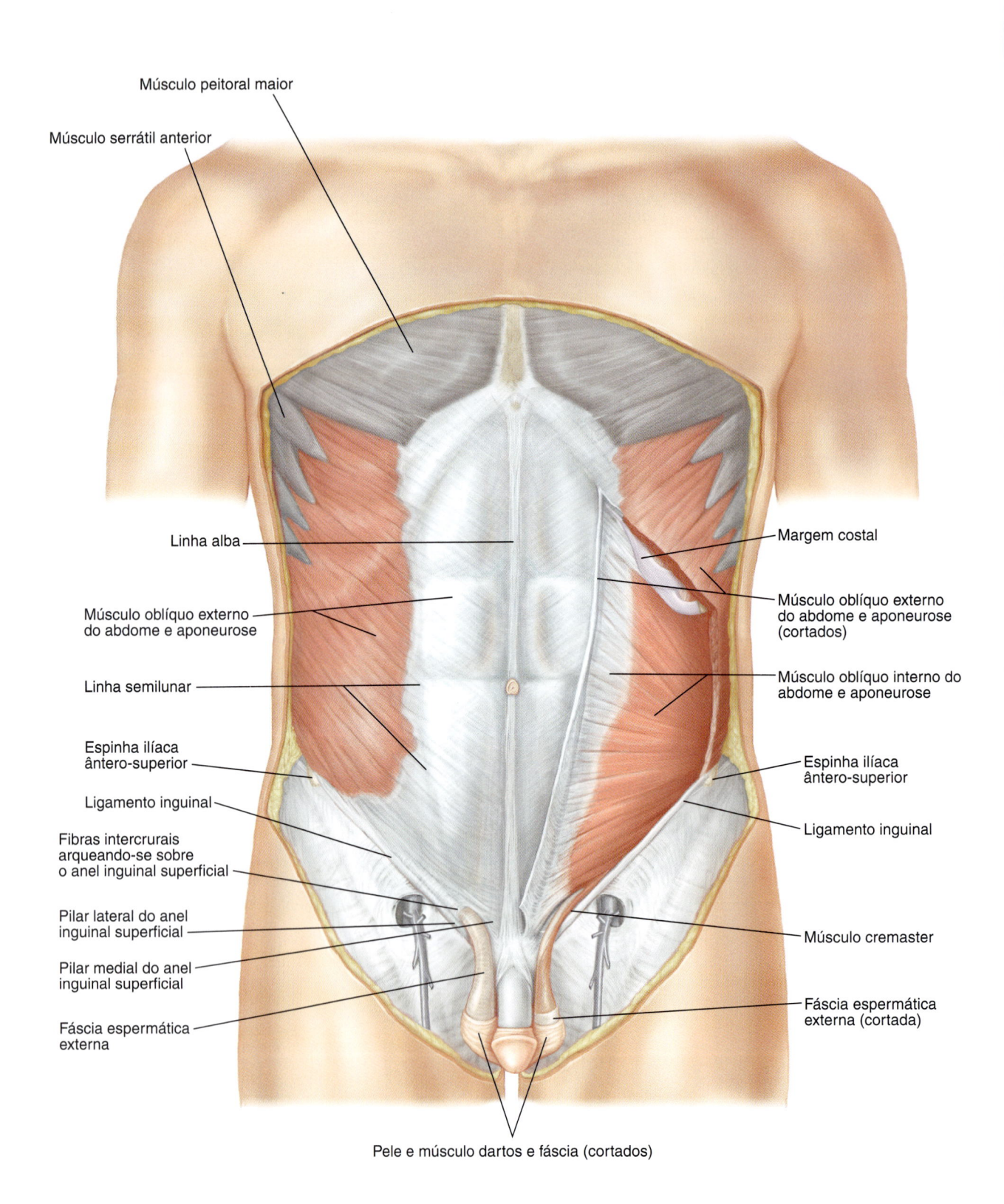

LÂMINA 5-04 — Músculos da Parede Abdominal Anterior, Dissecação Superficial

- Músculo peitoral maior
- Músculo serrátil anterior
- Linha alba
- Músculo oblíquo externo do abdome e aponeurose
- Linha semilunar
- Espinha ilíaca ântero-superior
- Ligamento inguinal
- Fibras intercrurais arqueando-se sobre o anel inguinal superficial
- Pilar lateral do anel inguinal superficial
- Pilar medial do anel inguinal superficial
- Fáscia espermática externa
- Margem costal
- Músculo oblíquo externo do abdome e aponeurose (cortados)
- Músculo oblíquo interno do abdome e aponeurose
- Espinha ilíaca ântero-superior
- Ligamento inguinal
- Músculo cremaster
- Fáscia espermática externa (cortada)
- Pele e músculo dartos e fáscia (cortados)

Capítulo 5
PÁGINA 214 — Atlas de Anatomia Humana

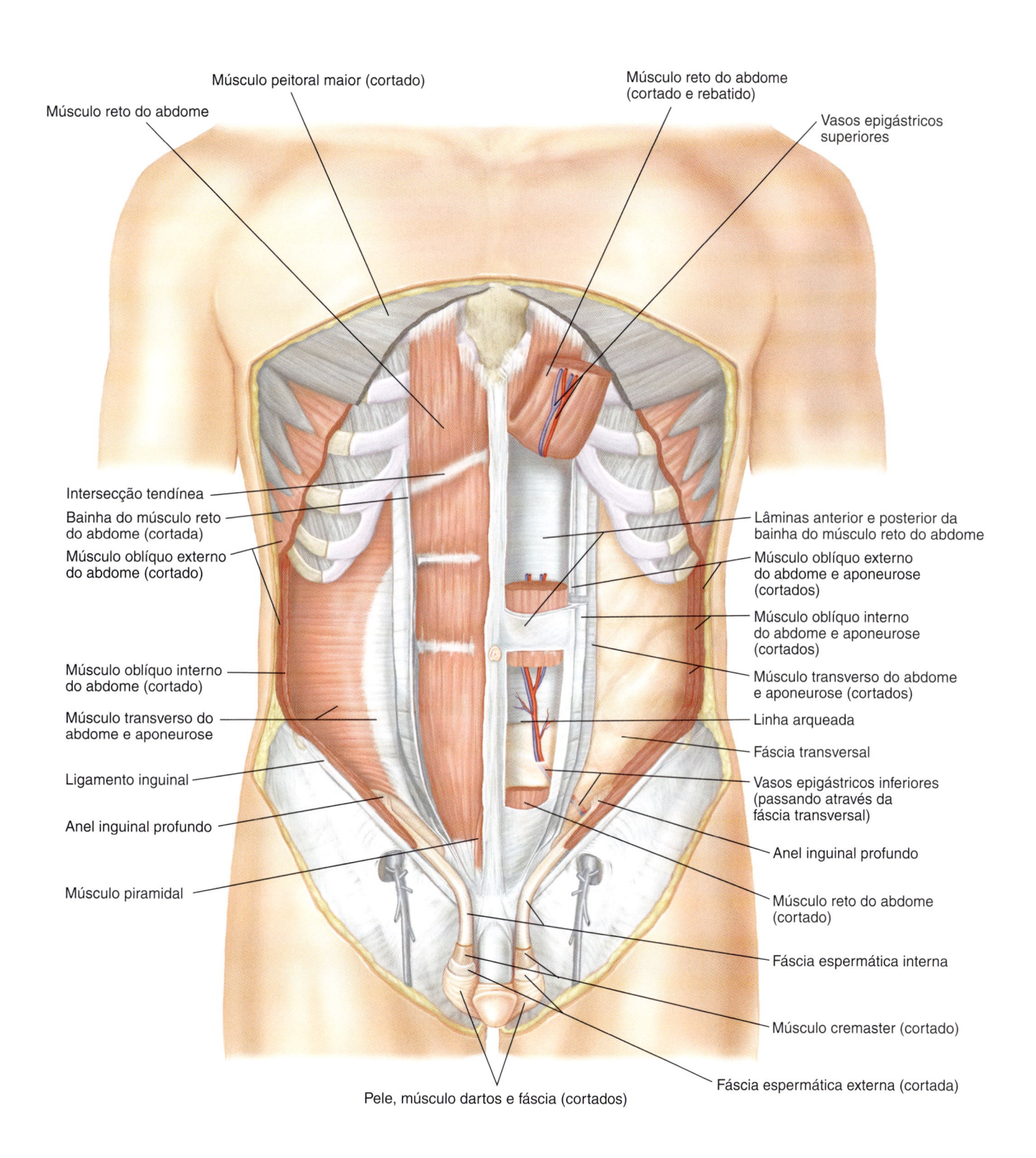

Músculos da Parede Abdominal Anterior, Dissecação Profunda

LÂMINA 5-05

- Músculo reto do abdome
- Músculo peitoral maior (cortado)
- Músculo reto do abdome (cortado e rebatido)
- Vasos epigástricos superiores
- Intersecção tendínea
- Bainha do músculo reto do abdome (cortada)
- Músculo oblíquo externo do abdome (cortado)
- Lâminas anterior e posterior da bainha do músculo reto do abdome
- Músculo oblíquo externo do abdome e aponeurose (cortados)
- Músculo oblíquo interno do abdome e aponeurose (cortados)
- Músculo oblíquo interno do abdome (cortado)
- Músculo transverso do abdome e aponeurose (cortados)
- Músculo transverso do abdome e aponeurose
- Linha arqueada
- Fáscia transversal
- Ligamento inguinal
- Vasos epigástricos inferiores (passando através da fáscia transversal)
- Anel inguinal profundo
- Anel inguinal profundo
- Músculo piramidal
- Músculo reto do abdome (cortado)
- Fáscia espermática interna
- Músculo cremaster (cortado)
- Fáscia espermática externa (cortada)
- Pele, músculo dartos e fáscia (cortados)

Capítulo 5
Atlas de Anatomia Humana

LÂMINA 5-06 — Bainha do Músculo Reto do Abdome

A. Orientação

Plano do corte B
Plano do corte C

B. Corte transversal acima da linha arqueada

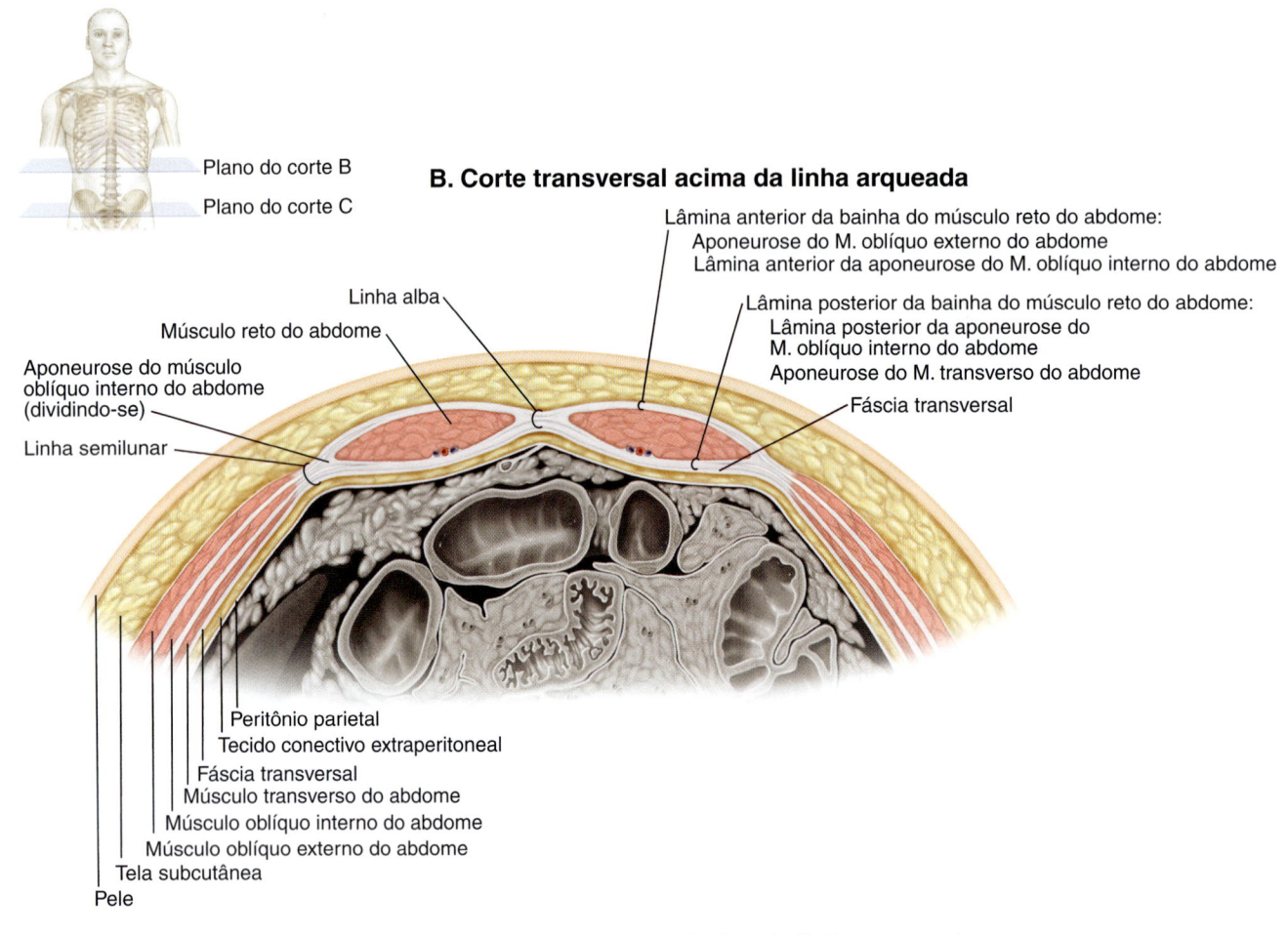

- Lâmina anterior da bainha do músculo reto do abdome:
  - Aponeurose do M. oblíquo externo do abdome
  - Lâmina anterior da aponeurose do M. oblíquo interno do abdome
- Lâmina posterior da bainha do músculo reto do abdome:
  - Lâmina posterior da aponeurose do M. oblíquo interno do abdome
  - Aponeurose do M. transverso do abdome
- Fáscia transversal
- Linha alba
- Músculo reto do abdome
- Aponeurose do músculo oblíquo interno do abdome (dividindo-se)
- Linha semilunar
- Peritônio parietal
- Tecido conectivo extraperitoneal
- Fáscia transversal
- Músculo transverso do abdome
- Músculo oblíquo interno do abdome
- Músculo oblíquo externo do abdome
- Tela subcutânea
- Pele

C. Corte transversal abaixo da linha arqueada

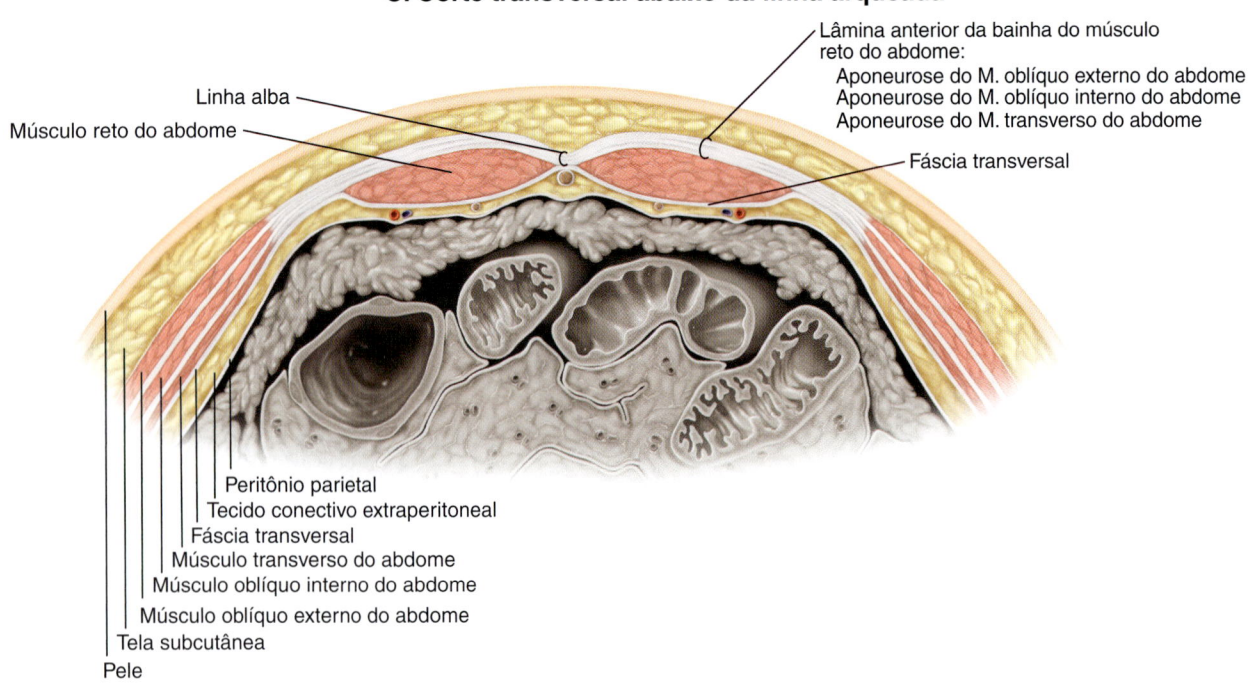

- Lâmina anterior da bainha do músculo reto do abdome:
  - Aponeurose do M. oblíquo externo do abdome
  - Aponeurose do M. oblíquo interno do abdome
  - Aponeurose do M. transverso do abdome
- Fáscia transversal
- Linha alba
- Músculo reto do abdome
- Peritônio parietal
- Tecido conectivo extraperitoneal
- Fáscia transversal
- Músculo transverso do abdome
- Músculo oblíquo interno do abdome
- Músculo oblíquo externo do abdome
- Tela subcutânea
- Pele

Parede Abdominal Anterior, Características Internas — LÂMINA 5-07

A. Homem

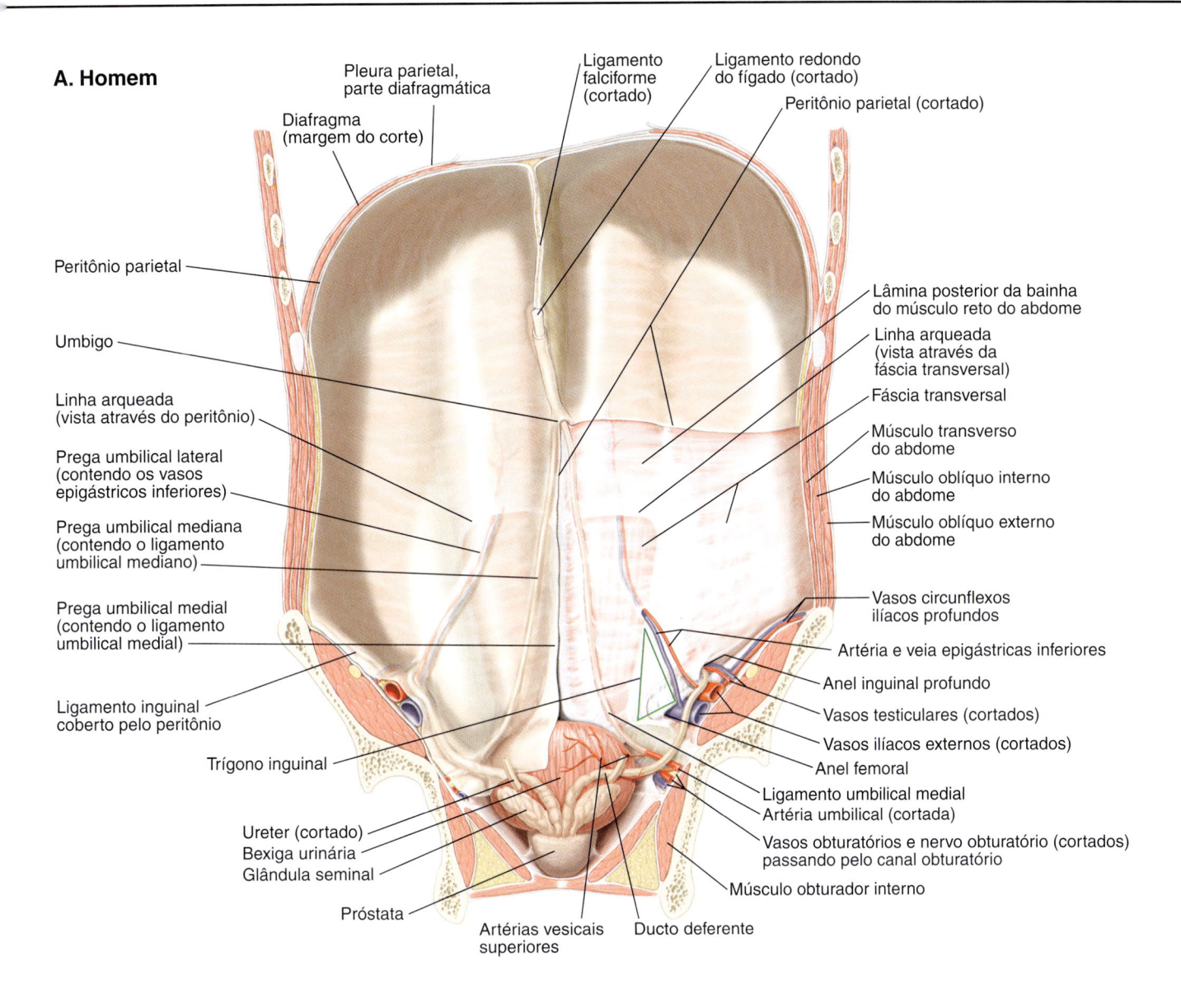

- Pleura parietal, parte diafragmática
- Diafragma (margem do corte)
- Ligamento falciforme (cortado)
- Ligamento redondo do fígado (cortado)
- Peritônio parietal (cortado)
- Peritônio parietal
- Umbigo
- Linha arqueada (vista através do peritônio)
- Prega umbilical lateral (contendo os vasos epigástricos inferiores)
- Prega umbilical mediana (contendo o ligamento umbilical mediano)
- Prega umbilical medial (contendo o ligamento umbilical medial)
- Ligamento inguinal coberto pelo peritônio
- Trígono inguinal
- Ureter (cortado)
- Bexiga urinária
- Glândula seminal
- Próstata
- Artérias vesicais superiores
- Ducto deferente
- Lâmina posterior da bainha do músculo reto do abdome
- Linha arqueada (vista através da fáscia transversal)
- Fáscia transversal
- Músculo transverso do abdome
- Músculo oblíquo interno do abdome
- Músculo oblíquo externo do abdome
- Vasos circunflexos ilíacos profundos
- Artéria e veia epigástricas inferiores
- Anel inguinal profundo
- Vasos testiculares (cortados)
- Vasos ilíacos externos (cortados)
- Anel femoral
- Ligamento umbilical medial
- Artéria umbilical (cortada)
- Vasos obturatórios e nervo obturatório (cortados) passando pelo canal obturatório
- Músculo obturador interno

B. Mulher

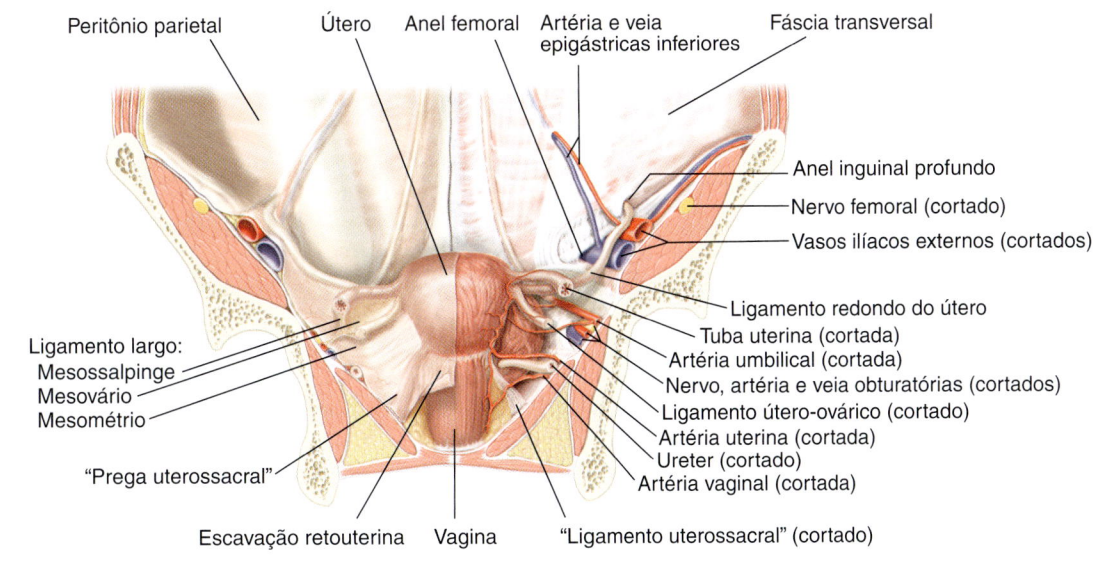

- Peritônio parietal
- Útero
- Anel femoral
- Artéria e veia epigástricas inferiores
- Fáscia transversal
- Anel inguinal profundo
- Nervo femoral (cortado)
- Vasos ilíacos externos (cortados)
- Ligamento redondo do útero
- Tuba uterina (cortada)
- Artéria umbilical (cortada)
- Nervo, artéria e veia obturatórias (cortados)
- Ligamento útero-ovárico (cortado)
- Artéria uterina (cortada)
- Ureter (cortado)
- Artéria vaginal (cortada)
- Ligamento largo: Mesossalpinge, Mesovário, Mesométrio
- "Prega uterossacral"
- Escavação retouterina
- Vagina
- "Ligamento uterossacral" (cortado)

LÂMINA 5-08 — Região Inguinal Masculina I

A. Camada superficial

- Músculo oblíquo externo do abdome e aponeurose
- Espinha ilíaca ântero-superior
- Fibras intercrurais arqueando-se sobre o anel inguinal superficial
- Ligamento inguinal e pilar lateral
- Nervo escrotal anterior
- Ramo cutâneo anterior do nervo ilio-hipogástrico
- Pilar do anel inguinal superficial
- Funículo espermático
- Fáscia espermática externa
- Pele, músculo dartos e fáscia (cortados)

B. Camada intermediária

- Músculo oblíquo interno do abdome e aponeurose
- Espinha ilíaca ântero-superior
- Ligamento inguinal
- Nervo ilioinguinal (cortado)
- Músculo cremaster e fáscia
- Nervo ilio-hipogástrico
- Foice inguinal
- Fáscia espermática externa (cortada)
- Pele, músculo dartos e fáscia (cortados)

C. Lâmina profunda

- Músculo transverso do abdome e aponeurose
- Nervo ilioinguinal (cortado)
- Espinha ilíaca ântero-superior
- Ligamento inguinal
- Anel inguinal profundo
- Funículo espermático
- Nervo ilio-hipogástrico
- Vasos epigástricos inferiores (passando através da fáscia transversal)
- Fáscia transversal
- Fáscia espermática interna
- Músculo cremaster e fáscia
- Fáscia espermática externa (cortada)
- Pele, músculo dartos e fáscia (cortados)

D. Vista interna

- Linha arqueada
- Anel inguinal profundo
- Músculo reto do abdome (visto através da fáscia transversal)
- Vasos epigástricos inferiores
- Foice inguinal
- Ligamento lacunar
- Ligamento pectíneo
- Músculo transverso do abdome (visto através da fáscia transversal)
- Ligamento inguinal
- Músculo oblíquo interno do abdome
- Vasos testiculares (cortados)
- Nervo genitofemoral:
  - Ramo genital
  - Ramo femoral
- Vasos ilíacos externos (cortados)
- Anel femoral
- Ducto deferente (cortado)
- Nervo e artéria obturatórios entrando do canal obturatório

Região Inguinal Feminina — LÂMINA 5-09

A. Camada superficial

- Músculo oblíquo externo do abdome e aponeurose
- Espinha ilíaca ântero-superior
- Fibras intercrurais arqueando-se sobre o anel inguinal superficial
- Ligamento inguinal e pilar lateral do anel inguinal superficial
- Nervo labial anterior
- Ramo cutâneo anterior do nervo ilio-hipogástrico
- Pilar medial do anel inguinal superficial
- Ligamento redondo do útero
- Pele, músculo dartos e fáscia do lábio maior

B. Camada intermediária

- Músculo oblíquo interno do abdome e aponeurose
- Espinha ilíaca ântero-superior
- Ligamento inguinal
- Nervo ilioinguinal (cortado)*
- Músculo cremaster e fáscia
- Nervo ilio-hipogástrico
- Fáscia transversal
- Foice inguinal
- Ligamento redondo do útero

* O nervo ilioinguinal une-se ao nervo genitofemoral em 35% de casos

C. Camada profunda

- Músculo transverso do abdome e aponeurose
- Nervo ilioinguinal (cortado)
- Espinha ilíaca ântero-superior
- Ligamento inguinal
- Anel inguinal profundo
- Ligamento redondo do útero
- Nervo ilio-hipogástrico (cortado)
- Vasos epigástricos inferiores (passando através da fáscia transversal)
- Fáscia transversal
- Foice inguinal

D. Vista interna

- Linha arqueada
- Anel inguinal profundo
- Músculo reto do abdome (visto através da fáscia transversal)
- Vasos epigástricos inferiores
- Foice inguinal
- Ligamento lacunar
- Ligamento pectíneo
- Músculo transverso do abdome (visto através da fáscia transversal)
- Ligamento inguinal
- Músculo oblíquo interno do abdome
- Nervo genitofemoral:
  - Ramo genital
  - Ramo femoral
- Vasos ilíacos externos (cortados)
- Anel femoral
- Ligamento redondo do útero (cortado)
- Nervo e artéria obturatórios entrando no canal obturatório

LÂMINA 5-10 — Região Inguinal Masculina II

A. Dissecação

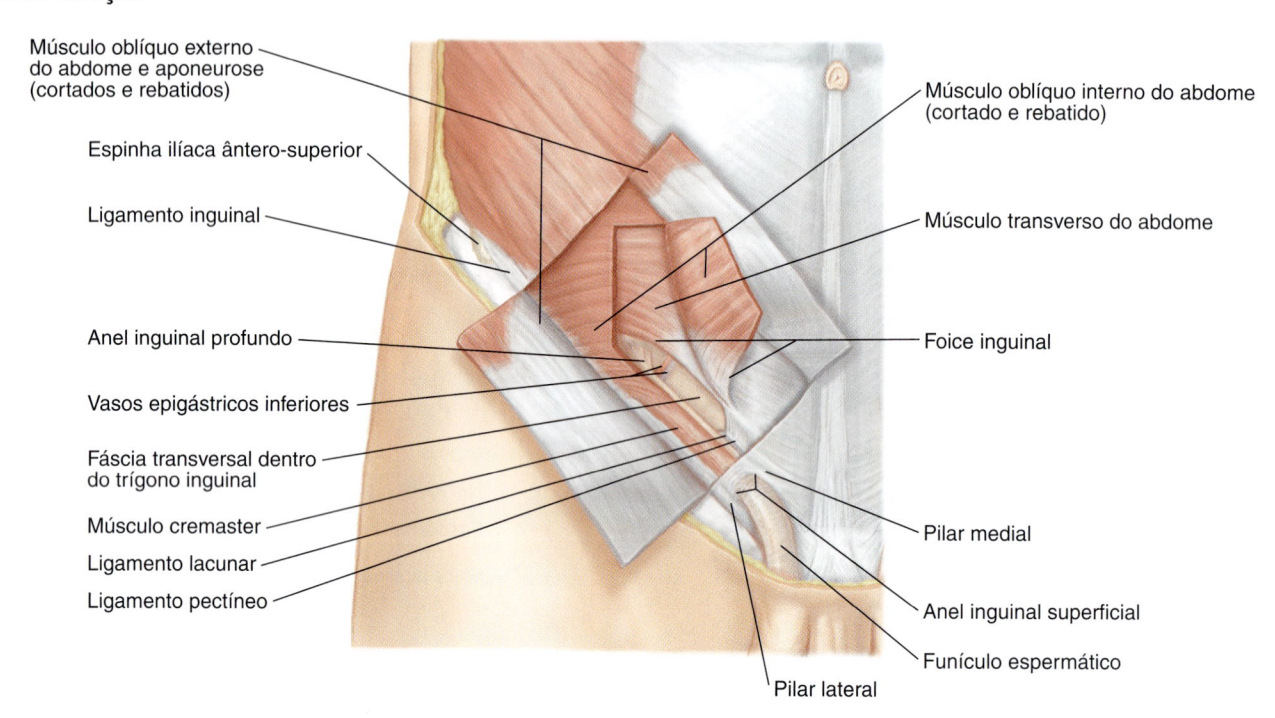

- Músculo oblíquo externo do abdome e aponeurose (cortados e rebatidos)
- Espinha ilíaca ântero-superior
- Ligamento inguinal
- Anel inguinal profundo
- Vasos epigástricos inferiores
- Fáscia transversal dentro do trígono inguinal
- Músculo cremaster
- Ligamento lacunar
- Ligamento pectíneo
- Músculo oblíquo interno do abdome (cortado e rebatido)
- Músculo transverso do abdome
- Foice inguinal
- Pilar medial
- Anel inguinal superficial
- Funículo espermático
- Pilar lateral

B. Camadas separadas para melhor visibilidade

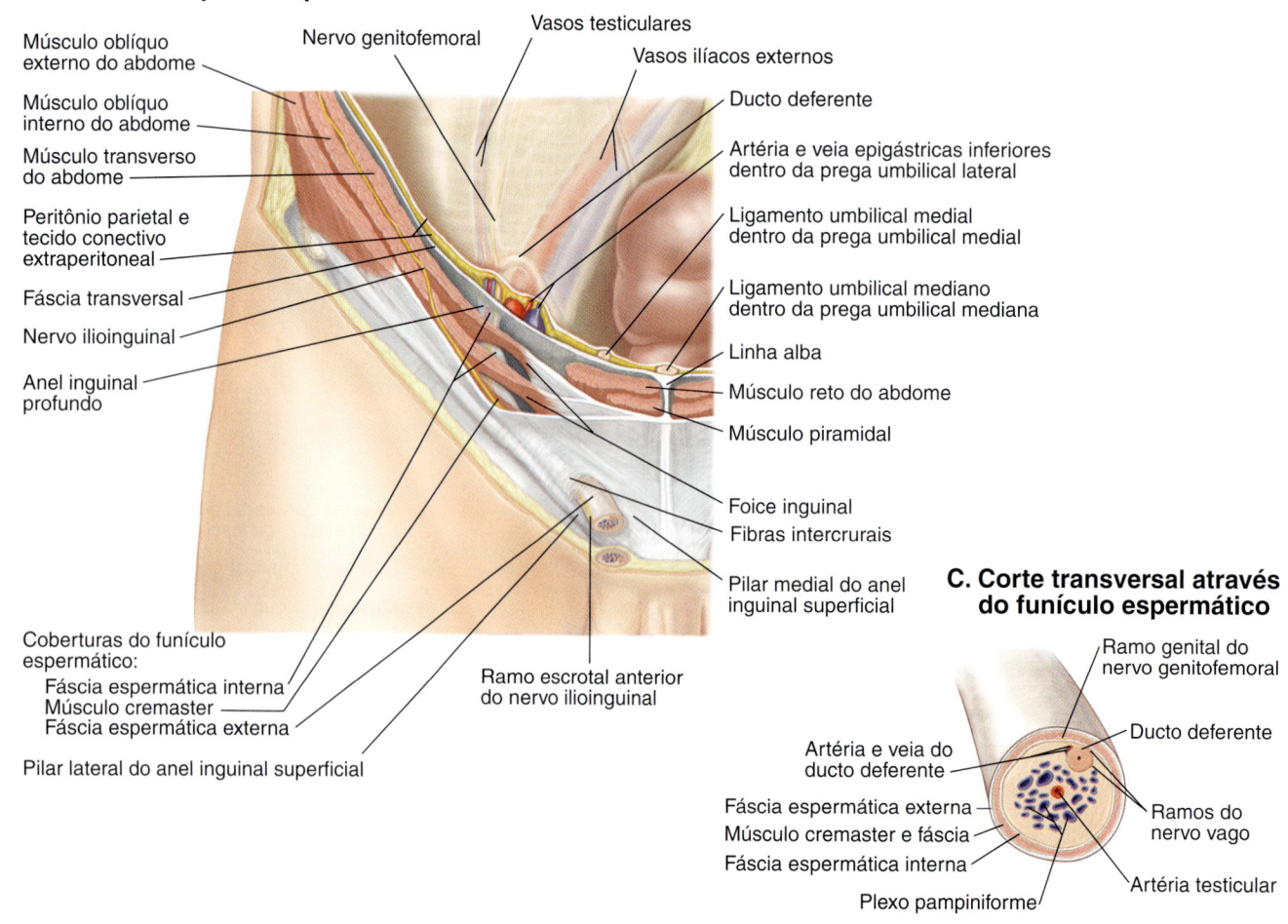

- Músculo oblíquo externo do abdome
- Músculo oblíquo interno do abdome
- Músculo transverso do abdome
- Peritônio parietal e tecido conectivo extraperitoneal
- Fáscia transversal
- Nervo ilioinguinal
- Anel inguinal profundo
- Nervo genitofemoral
- Vasos testiculares
- Vasos ilíacos externos
- Ducto deferente
- Artéria e veia epigástricas inferiores dentro da prega umbilical lateral
- Ligamento umbilical medial dentro da prega umbilical medial
- Ligamento umbilical mediano dentro da prega umbilical mediana
- Linha alba
- Músculo reto do abdome
- Músculo piramidal
- Foice inguinal
- Fibras intercrurais
- Pilar medial do anel inguinal superficial
- Ramo escrotal anterior do nervo ilioinguinal
- Coberturas do funículo espermático:
  - Fáscia espermática interna
  - Músculo cremaster
  - Fáscia espermática externa
- Pilar lateral do anel inguinal superficial

C. Corte transversal através do funículo espermático

- Ramo genital do nervo genitofemoral
- Ducto deferente
- Artéria e veia do ducto deferente
- Fáscia espermática externa
- Músculo cremaster e fáscia
- Fáscia espermática interna
- Plexo pampiniforme
- Ramos do nervo vago
- Artéria testicular

Hérnias Inguinais — LÂMINA 5-11

A. Projeção das hérnias inguinais na superfície

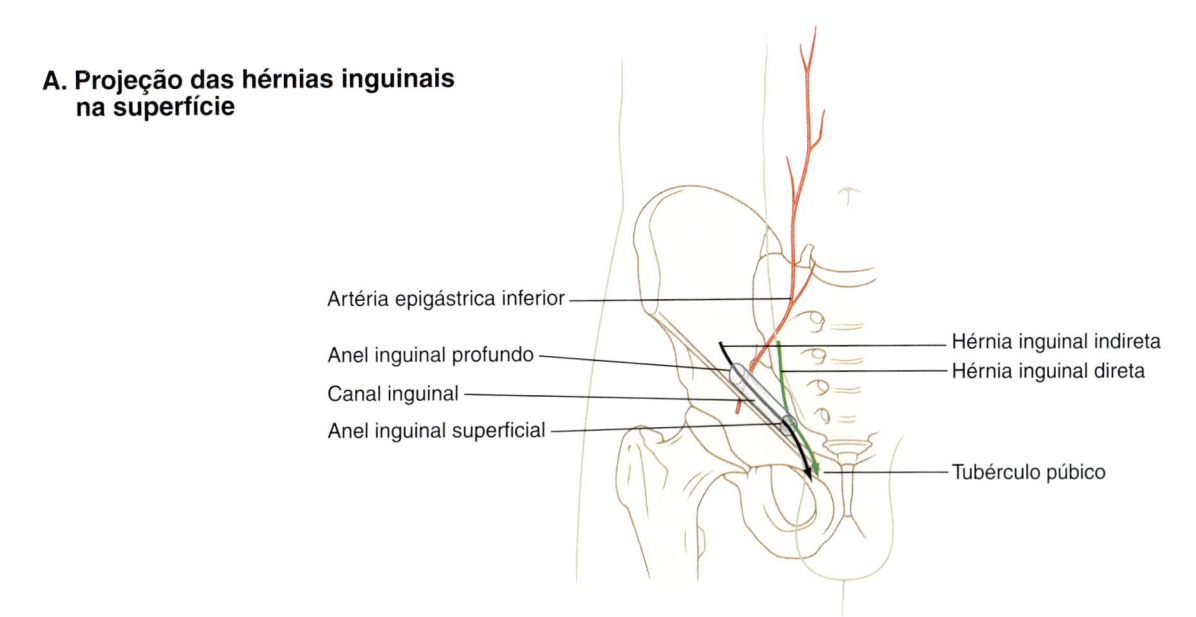

- Artéria epigástrica inferior
- Anel inguinal profundo
- Canal inguinal
- Anel inguinal superficial
- Hérnia inguinal indireta
- Hérnia inguinal direta
- Tubérculo púbico

B. Hérnia inguinal indireta

- Espinha ilíaca ântero-superior
- Pele
- Fáscia superficial
- Ligamento inguinal
- Anel inguinal profundo (visto através da parede abdominal)
- Canal inguinal
- Anel inguinal superficial
- Coberturas do funículo espermático (abertas):
  - Fáscia espermática interna
  - Músculo cremaster e fáscia
  - Fáscia espermática externa
- Vasos epigástricos inferiores na prega umbilical lateral
- Ligamento umbilical medial
- Aponeurose do músculo oblíquo externo do abdome
- Intestino delgado
- Peritônio parietal (aberto)

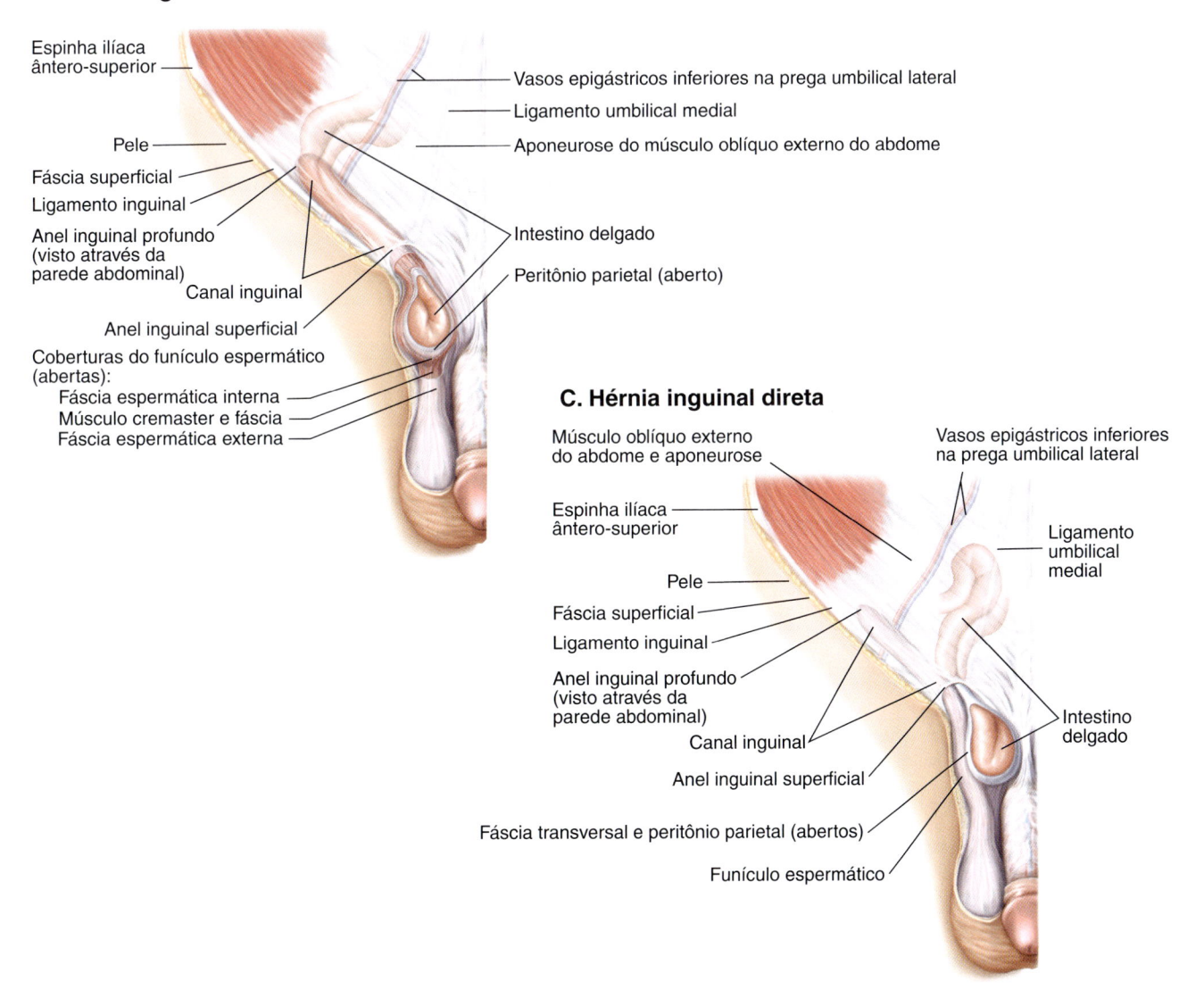

C. Hérnia inguinal direta

- Músculo oblíquo externo do abdome e aponeurose
- Espinha ilíaca ântero-superior
- Pele
- Fáscia superficial
- Ligamento inguinal
- Anel inguinal profundo (visto através da parede abdominal)
- Canal inguinal
- Anel inguinal superficial
- Fáscia transversal e peritônio parietal (abertos)
- Funículo espermático
- Vasos epigástricos inferiores na prega umbilical lateral
- Ligamento umbilical medial
- Intestino delgado

LÂMINA 5-12 — Peritônio e Cavidade Peritoneal

A. Omento maior

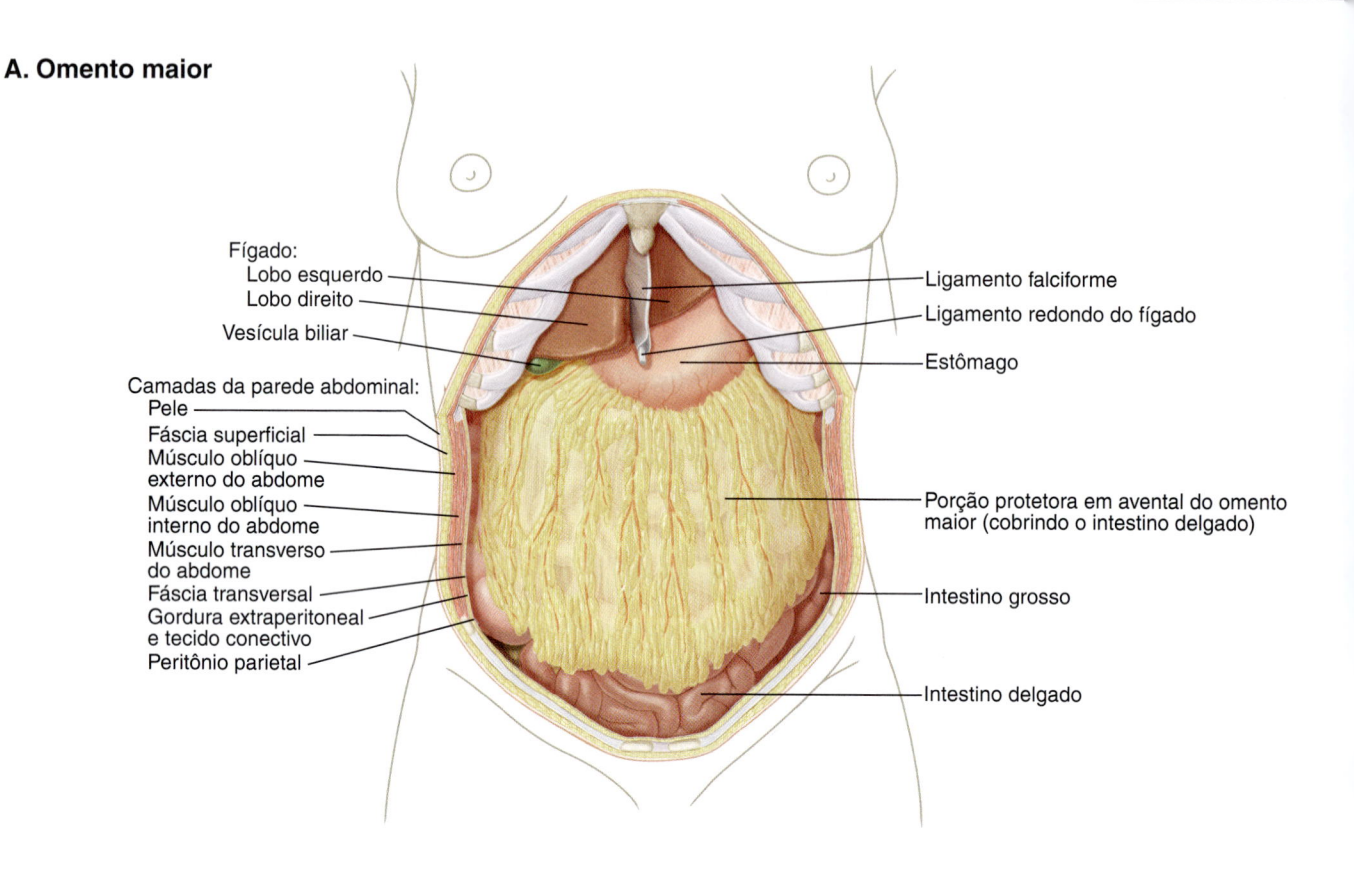

- Fígado:
  - Lobo esquerdo
  - Lobo direito
- Vesícula biliar
- Camadas da parede abdominal:
  - Pele
  - Fáscia superficial
  - Músculo oblíquo externo do abdome
  - Músculo oblíquo interno do abdome
  - Músculo transverso do abdome
  - Fáscia transversal
  - Gordura extraperitoneal e tecido conectivo
  - Peritônio parietal
- Ligamento falciforme
- Ligamento redondo do fígado
- Estômago
- Porção protetora em avental do omento maior (cobrindo o intestino delgado)
- Intestino grosso
- Intestino delgado

B. Intestinos delgado e grosso

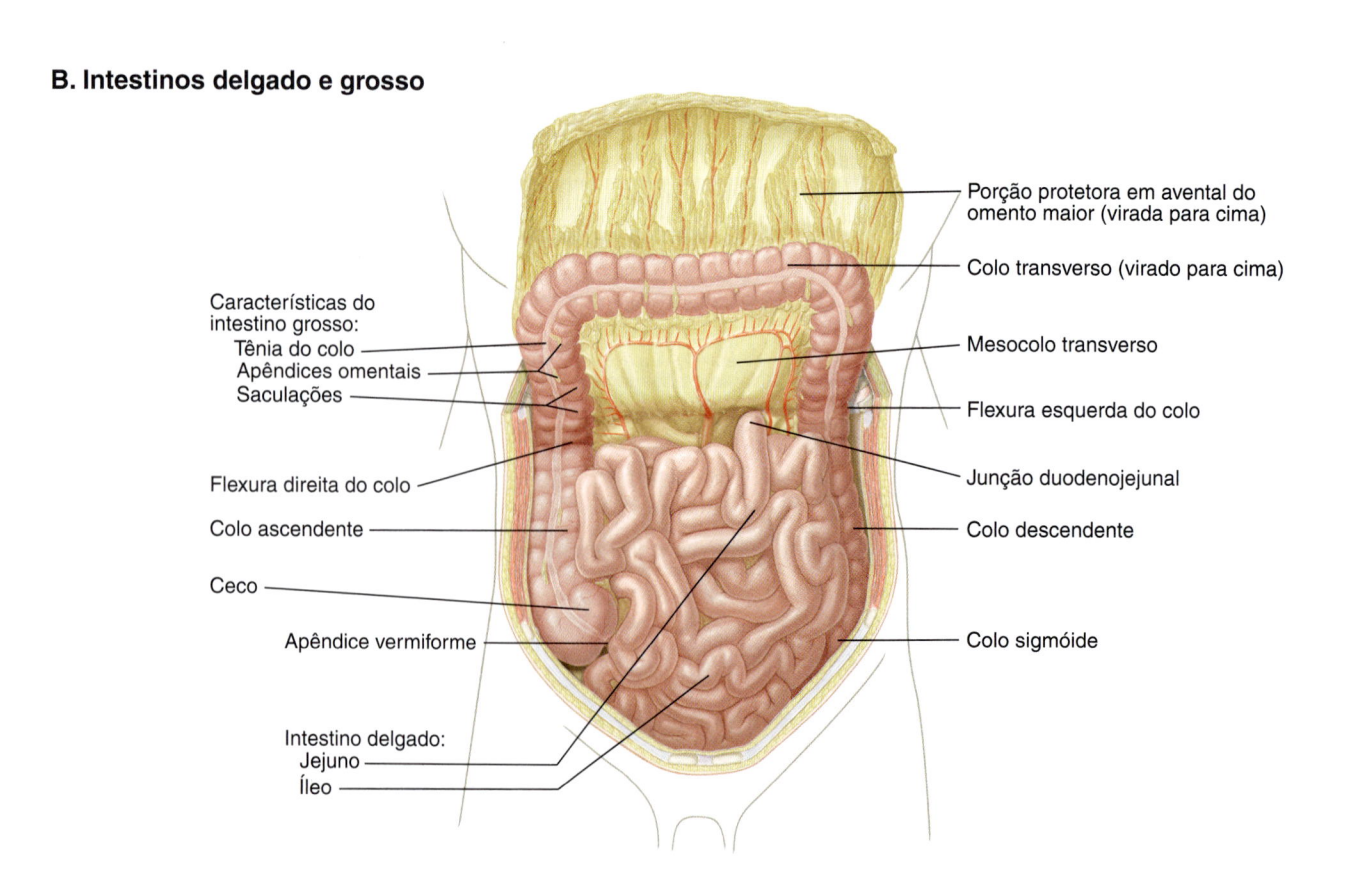

- Características do intestino grosso:
  - Tênia do colo
  - Apêndices omentais
  - Saculações
- Flexura direita do colo
- Colo ascendente
- Ceco
- Apêndice vermiforme
- Intestino delgado:
  - Jejuno
  - Íleo
- Porção protetora em avental do omento maior (virada para cima)
- Colo transverso (virado para cima)
- Mesocolo transverso
- Flexura esquerda do colo
- Junção duodenojejunal
- Colo descendente
- Colo sigmóide

Capítulo 5
Atlas de Anatomia Humana

Artéria Mesentérica Superior

LÂMINA 5-13

Porção protetora em avental do omento maior (virada para cima)

Colo transverso (virado para cima)

Artéria cólica média

Artéria e veia mesentéricas superiores

Parte horizontal (3ª) do duodeno

Jejuno

Artéria cólica direita: *
  Ramo ascendente
  Ramo descendente

Artérias jejunais e ileais

Artéria ileocólica:
  Ramo cólico
  Ramo ileal
  Artéria cecal anterior
  Artéria cecal posterior

Mesentério

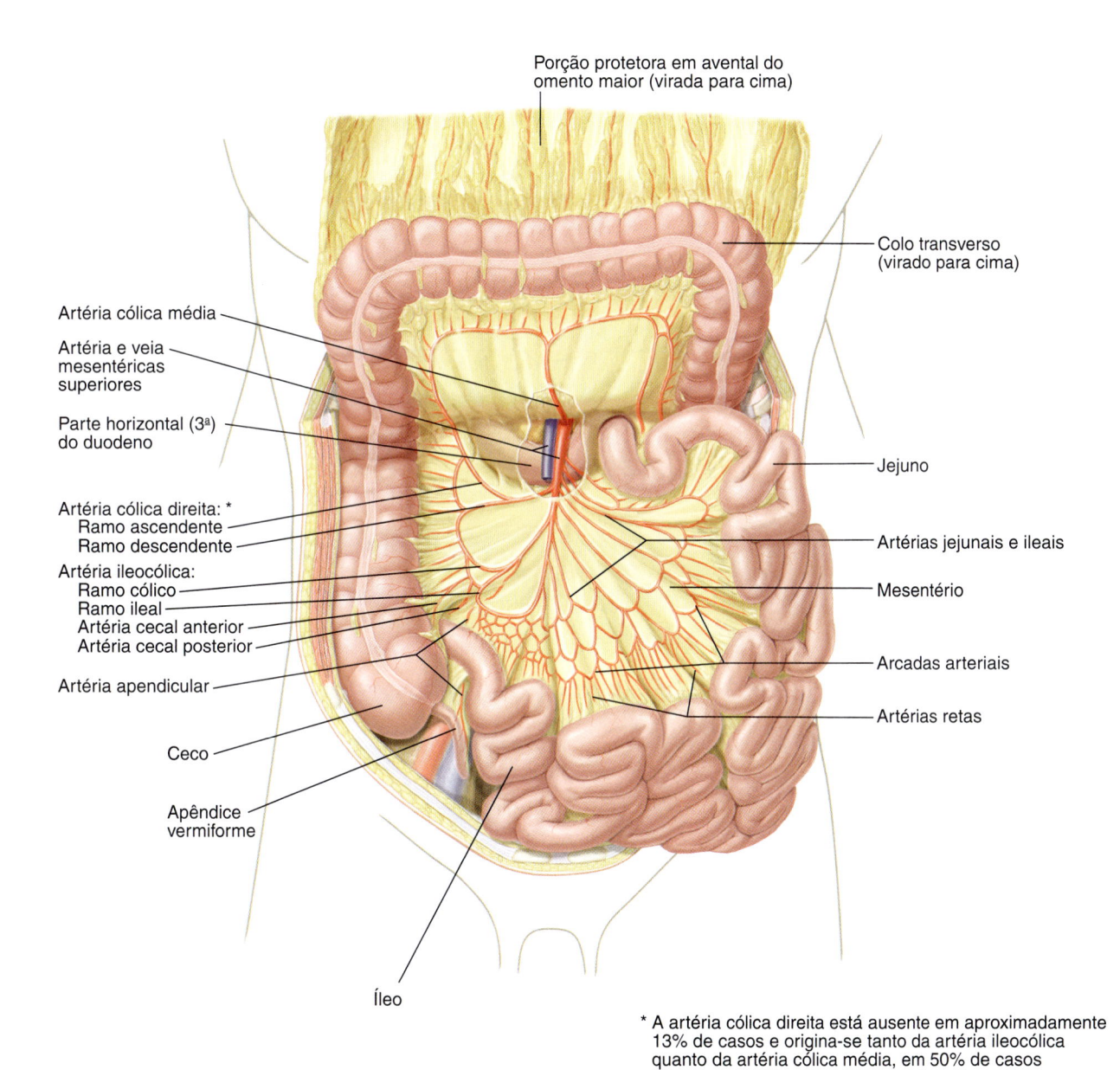

Arcadas arteriais

Artéria apendicular

Artérias retas

Ceco

Apêndice vermiforme

Íleo

* A artéria cólica direita está ausente em aproximadamente 13% de casos e origina-se tanto da artéria ileocólica quanto da artéria cólica média, em 50% de casos

Capítulo 5
Atlas de Anatomia Humana | PÁGINA 223

LÂMINA 5-14 — Artéria Mesentérica Inferior

A. Dissecação

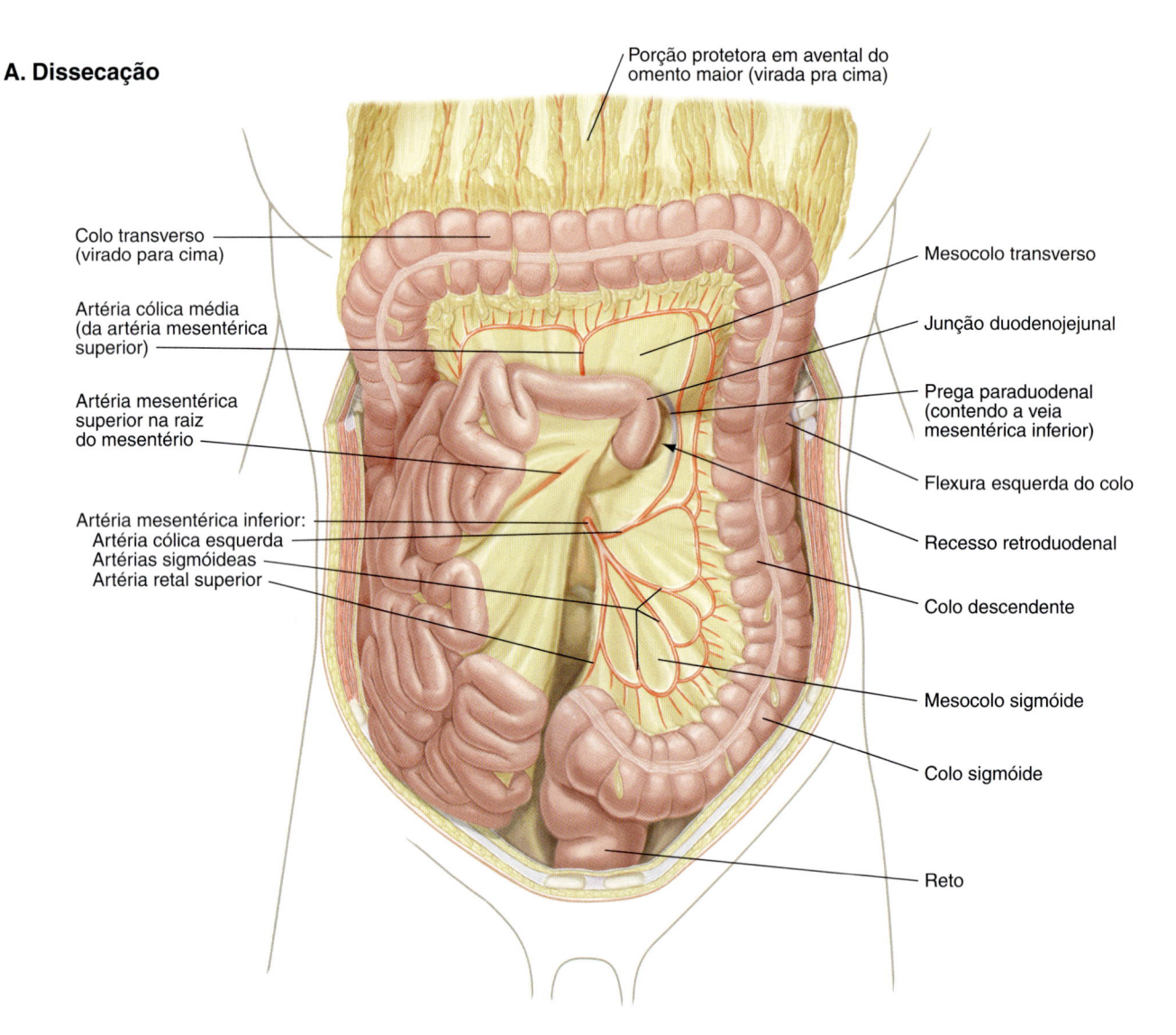

- Porção protetora em avental do omento maior (virada pra cima)
- Colo transverso (virado para cima)
- Artéria cólica média (da artéria mesentérica superior)
- Artéria mesentérica superior na raiz do mesentério
- Artéria mesentérica inferior:
  - Artéria cólica esquerda
  - Artérias sigmóideas
  - Artéria retal superior
- Mesocolo transverso
- Junção duodenojejunal
- Prega paraduodenal (contendo a veia mesentérica inferior)
- Flexura esquerda do colo
- Recesso retroduodenal
- Colo descendente
- Mesocolo sigmóide
- Colo sigmóide
- Reto

B. Arco justacólico

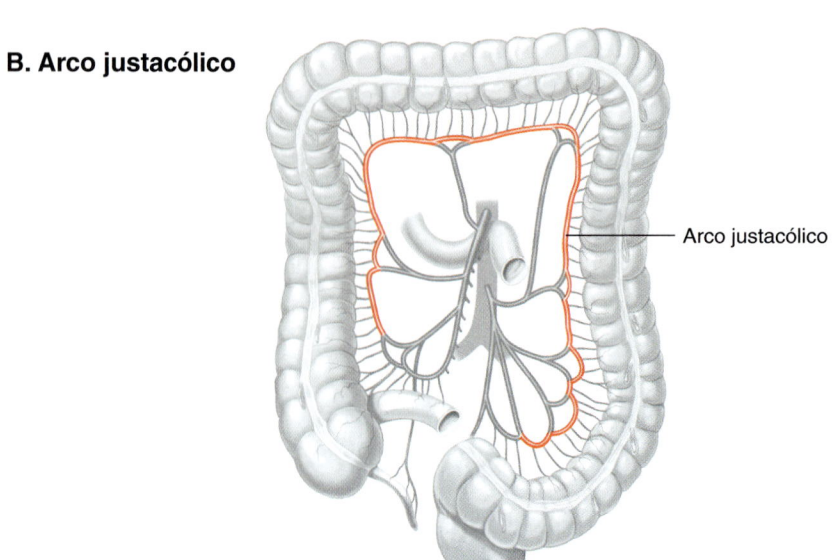

- Arco justacólico

Ceco e Apêndice Vermiforme — LÂMINA 5-15

A. Dissecação

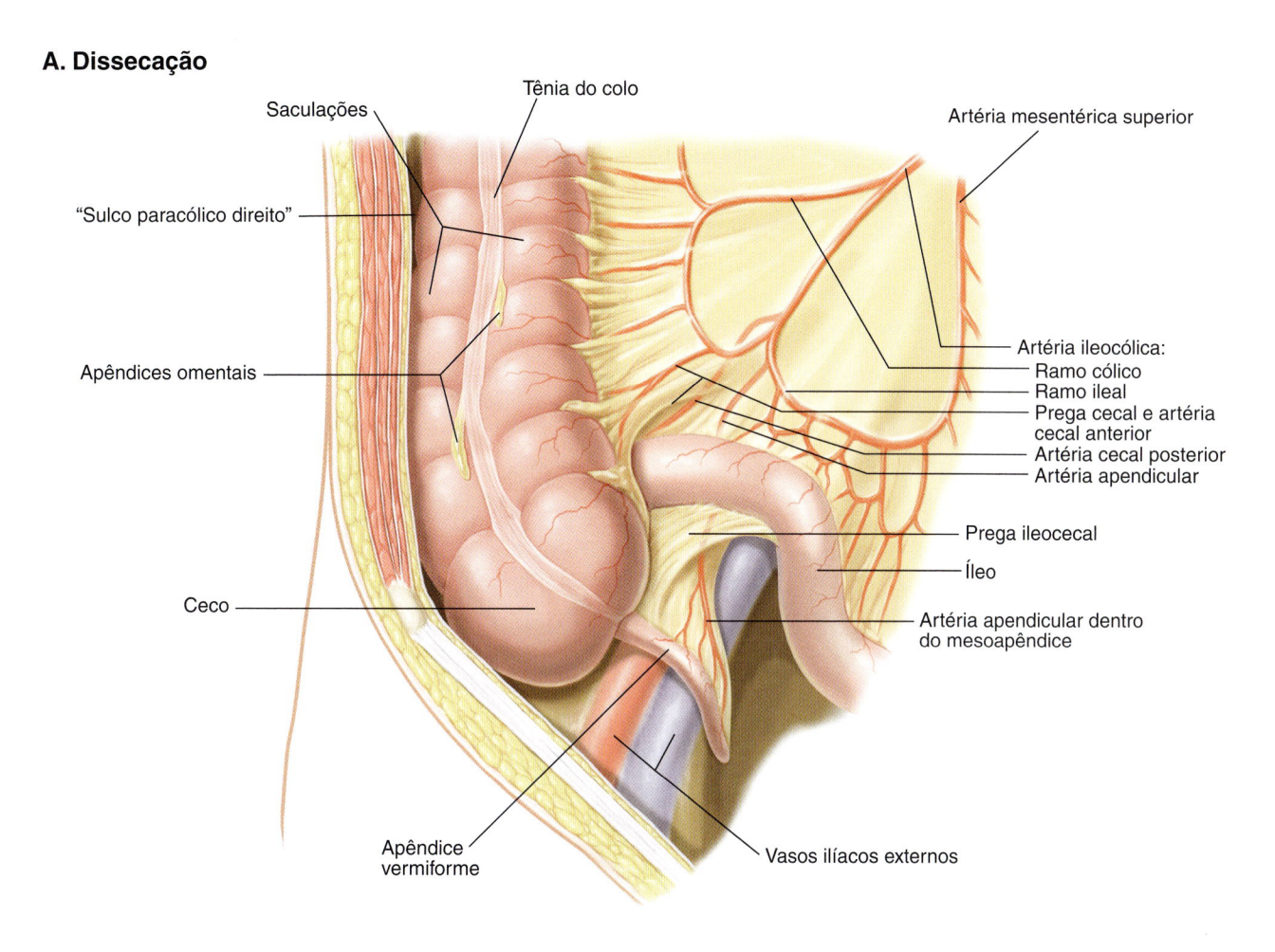

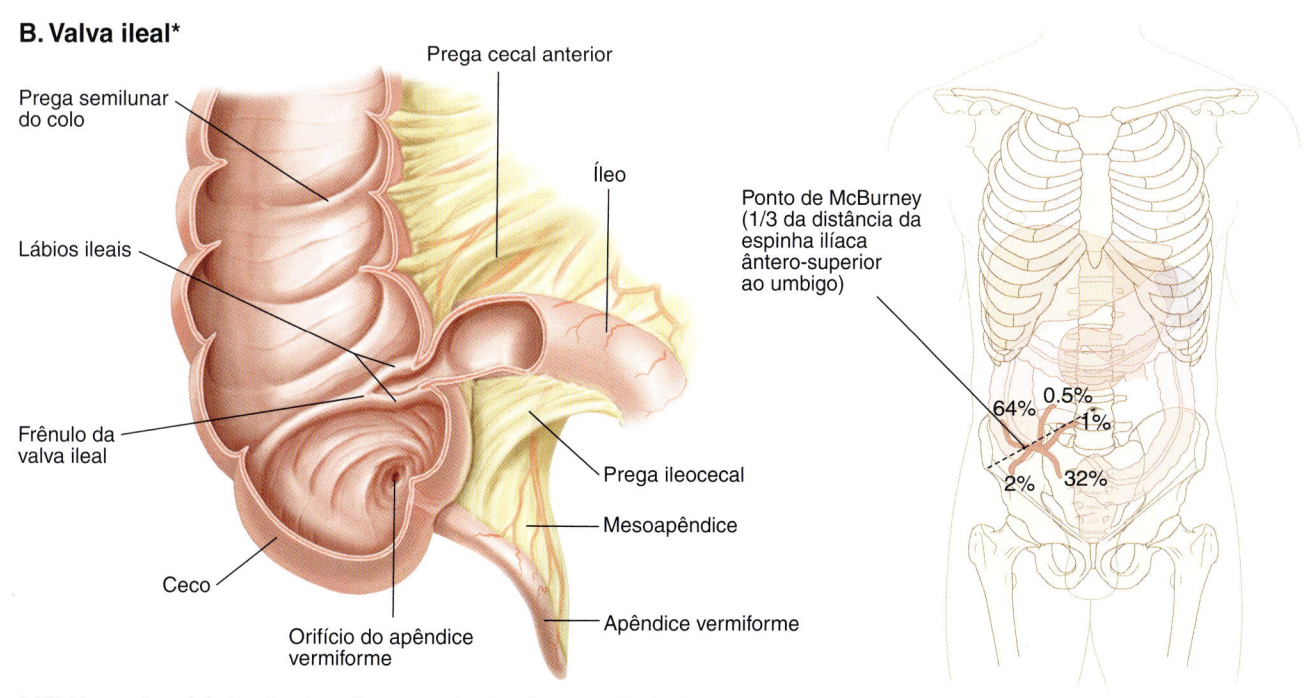

- Saculações
- Tênia do colo
- Artéria mesentérica superior
- "Sulco paracólico direito"
- Apêndices omentais
- Artéria ileocólica:
  - Ramo cólico
  - Ramo ileal
- Prega cecal e artéria cecal anterior
- Artéria cecal posterior
- Artéria apendicular
- Prega ileocecal
- Íleo
- Ceco
- Artéria apendicular dentro do mesoapêndice
- Apêndice vermiforme
- Vasos ilíacos externos

B. Valva ileal*

- Prega cecal anterior
- Prega semilunar do colo
- Íleo
- Lábios ileais
- Frênulo da valva ileal
- Prega ileocecal
- Mesoapêndice
- Ceco
- Orifício do apêndice vermiforme
- Apêndice vermiforme

* NT: Uma valva só é visualizada após a morte. In vivo é uma papila ileal

C. Localização do apêndice vermiforme

Ponto de McBurney (1/3 da distância da espinha ilíaca ântero-superior ao umbigo)

- 0,5%
- 64%
- 1%
- 2%
- 32%

LÂMINA 5-16 — Jejuno e Íleo

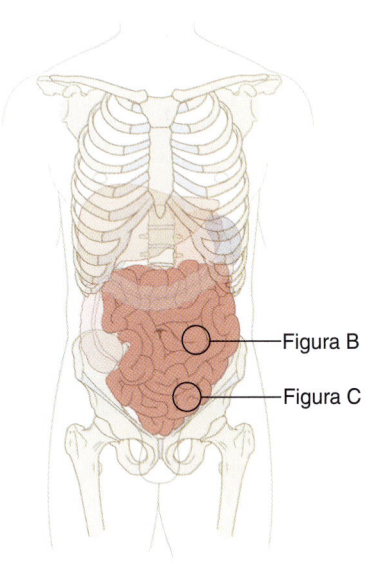

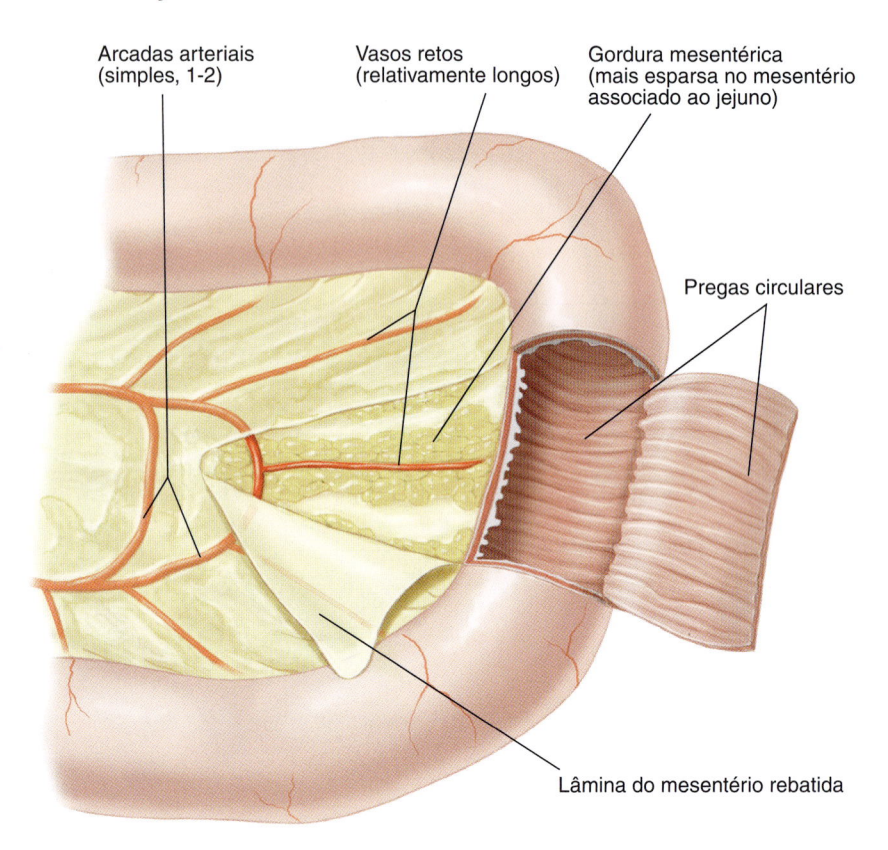

A. Orientação

Figura B
Figura C

B. Jejuno

- Arcadas arteriais (simples, 1-2)
- Vasos retos (relativamente longos)
- Gordura mesentérica (mais esparsa no mesentério associado ao jejuno)
- Pregas circulares
- Lâmina do mesentério rebatida

C. Íleo

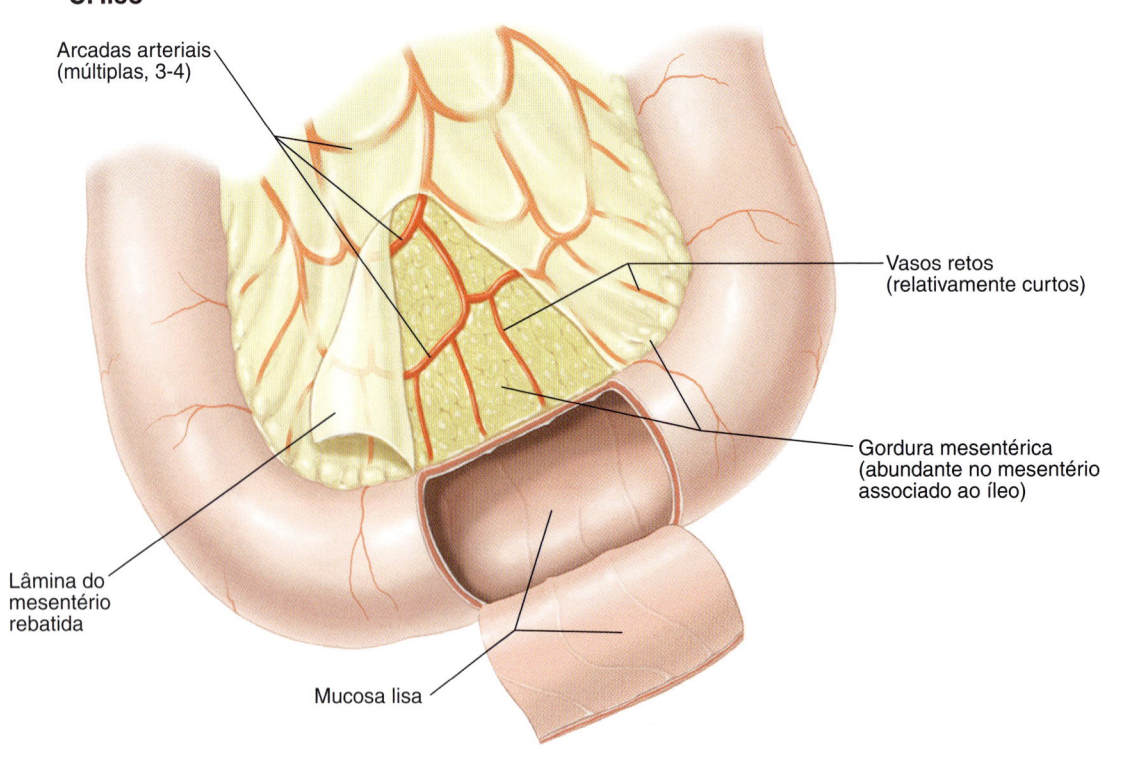

- Arcadas arteriais (múltiplas, 3-4)
- Vasos retos (relativamente curtos)
- Gordura mesentérica (abundante no mesentério associado ao íleo)
- Lâmina do mesentério rebatida
- Mucosa lisa

Capítulo 5
PÁGINA 226 | Atlas de Anatomia Humana

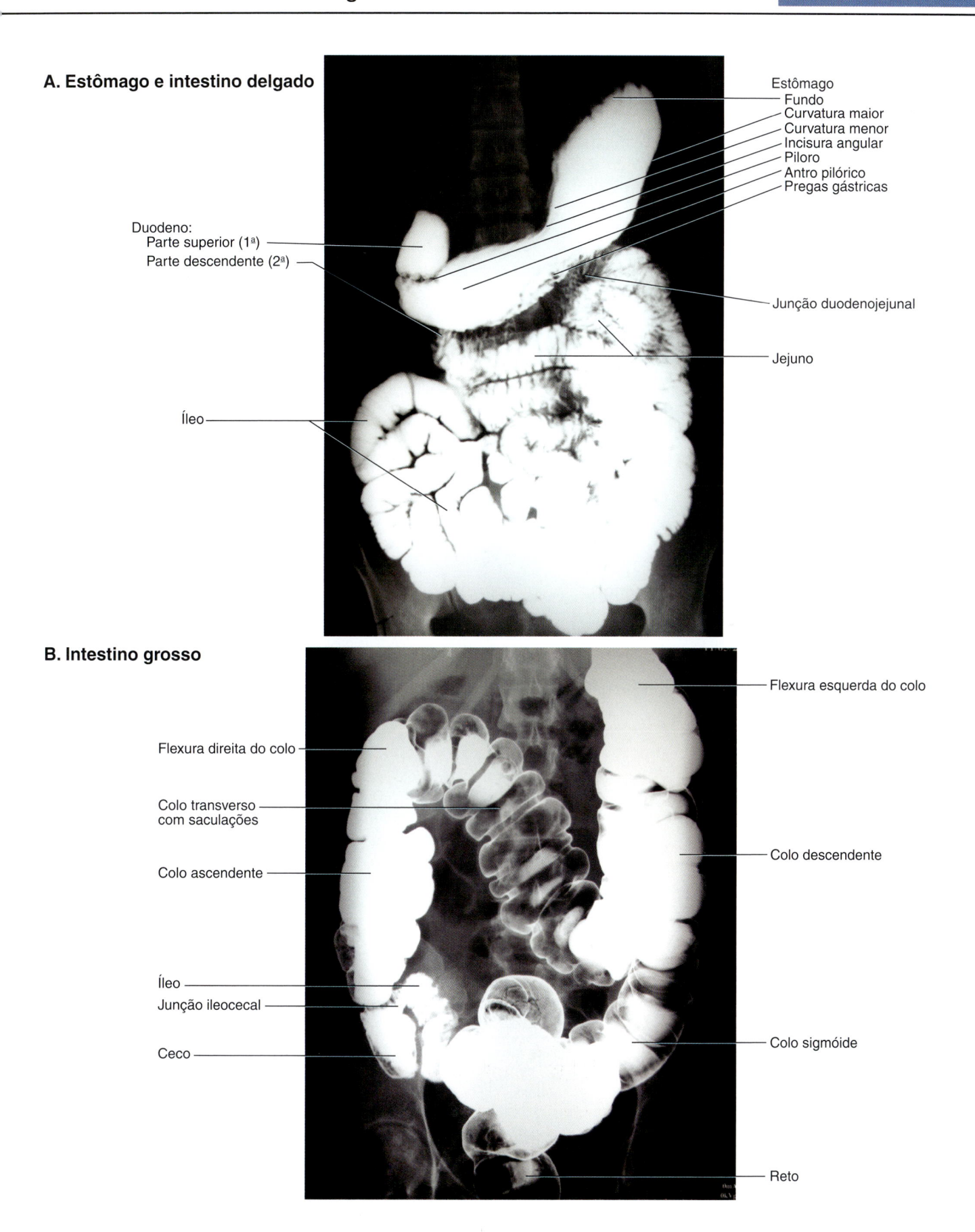

Radiografias do Trato Gastrintestinal com Contraste

LÂMINA 5-17

A. Estômago e intestino delgado

- Estômago
- Fundo
- Curvatura maior
- Curvatura menor
- Incisura angular
- Piloro
- Antro pilórico
- Pregas gástricas
- Duodeno:
  - Parte superior (1ª)
  - Parte descendente (2ª)
- Junção duodenojejunal
- Jejuno
- Íleo

B. Intestino grosso

- Flexura esquerda do colo
- Flexura direita do colo
- Colo transverso com saculações
- Colo descendente
- Colo ascendente
- Íleo
- Junção ileocecal
- Colo sigmóide
- Ceco
- Reto

Capítulo 5
Atlas de Anatomia Humana

LÂMINA 5-18 — Estômago e Omento Menor

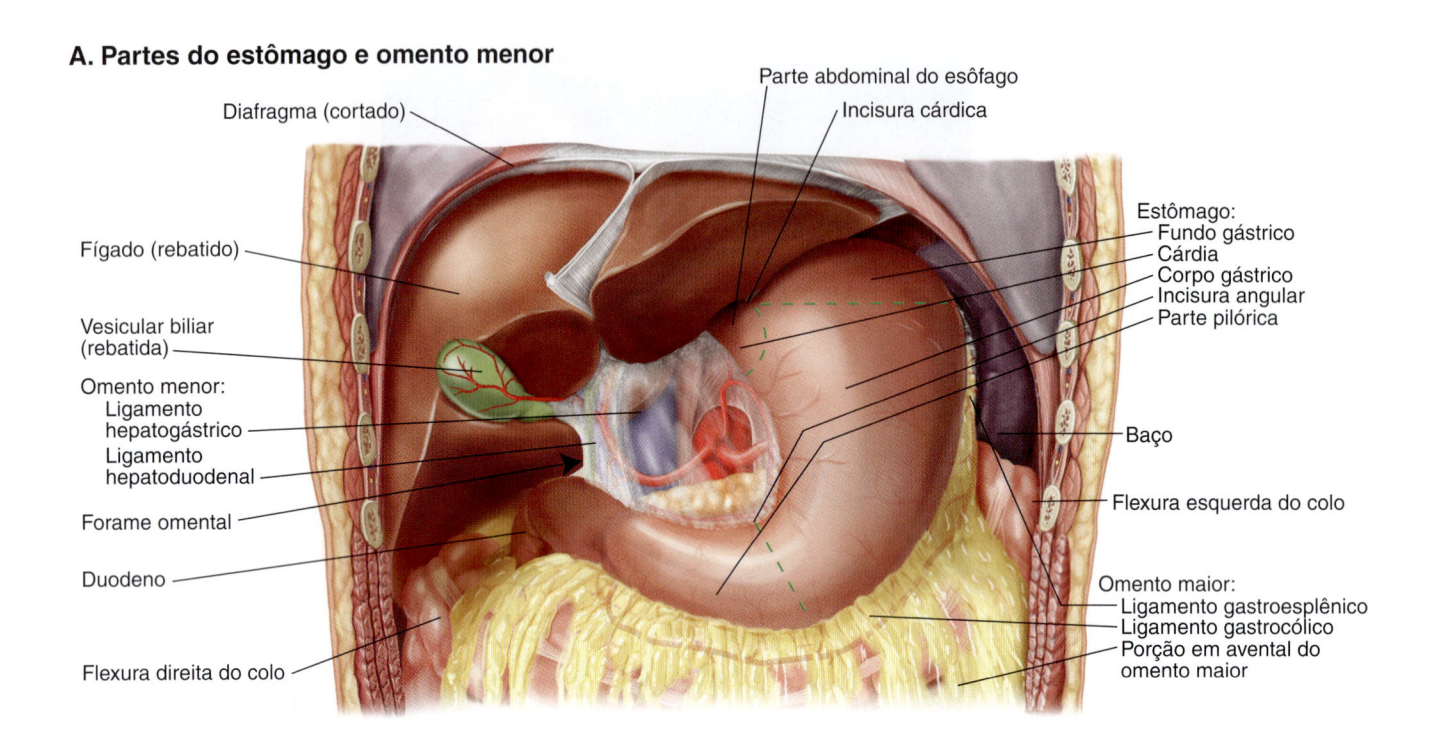

A. Partes do estômago e omento menor

- Diafragma (cortado)
- Parte abdominal do esôfago
- Incisura cárdica
- Fígado (rebatido)
- Estômago:
  - Fundo gástrico
  - Cárdia
  - Corpo gástrico
  - Incisura angular
  - Parte pilórica
- Vesicular biliar (rebatida)
- Omento menor:
  - Ligamento hepatogástrico
  - Ligamento hepatoduodenal
- Baço
- Forame omental
- Flexura esquerda do colo
- Duodeno
- Omento maior:
  - Ligamento gastroesplênico
  - Ligamento gastrocólico
  - Porção em avental do omento maior
- Flexura direita do colo

B. Bolsa omental (saco peritoneal menor)

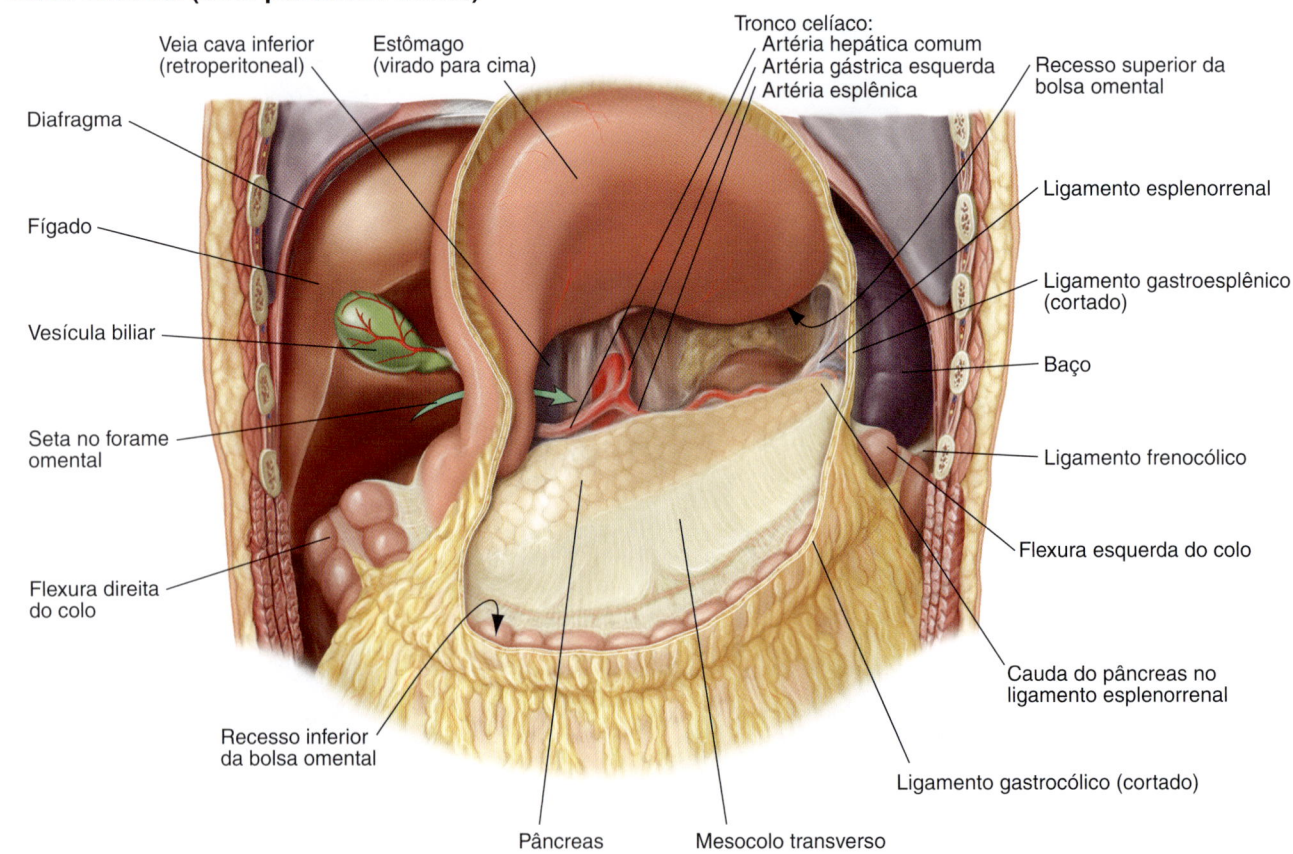

- Veia cava inferior (retroperitoneal)
- Estômago (virado para cima)
- Tronco celíaco:
  - Artéria hepática comum
  - Artéria gástrica esquerda
  - Artéria esplênica
- Recesso superior da bolsa omental
- Diafragma
- Ligamento esplenorrenal
- Fígado
- Ligamento gastroesplênico (cortado)
- Vesícula biliar
- Baço
- Seta no forame omental
- Ligamento frenocólico
- Flexura esquerda do colo
- Flexura direita do colo
- Cauda do pâncreas no ligamento esplenorrenal
- Recesso inferior da bolsa omental
- Ligamento gastrocólico (cortado)
- Pâncreas
- Mesocolo transverso

Tronco Celíaco e Estômago — LÂMINA 5-19

A. Tronco celíaco

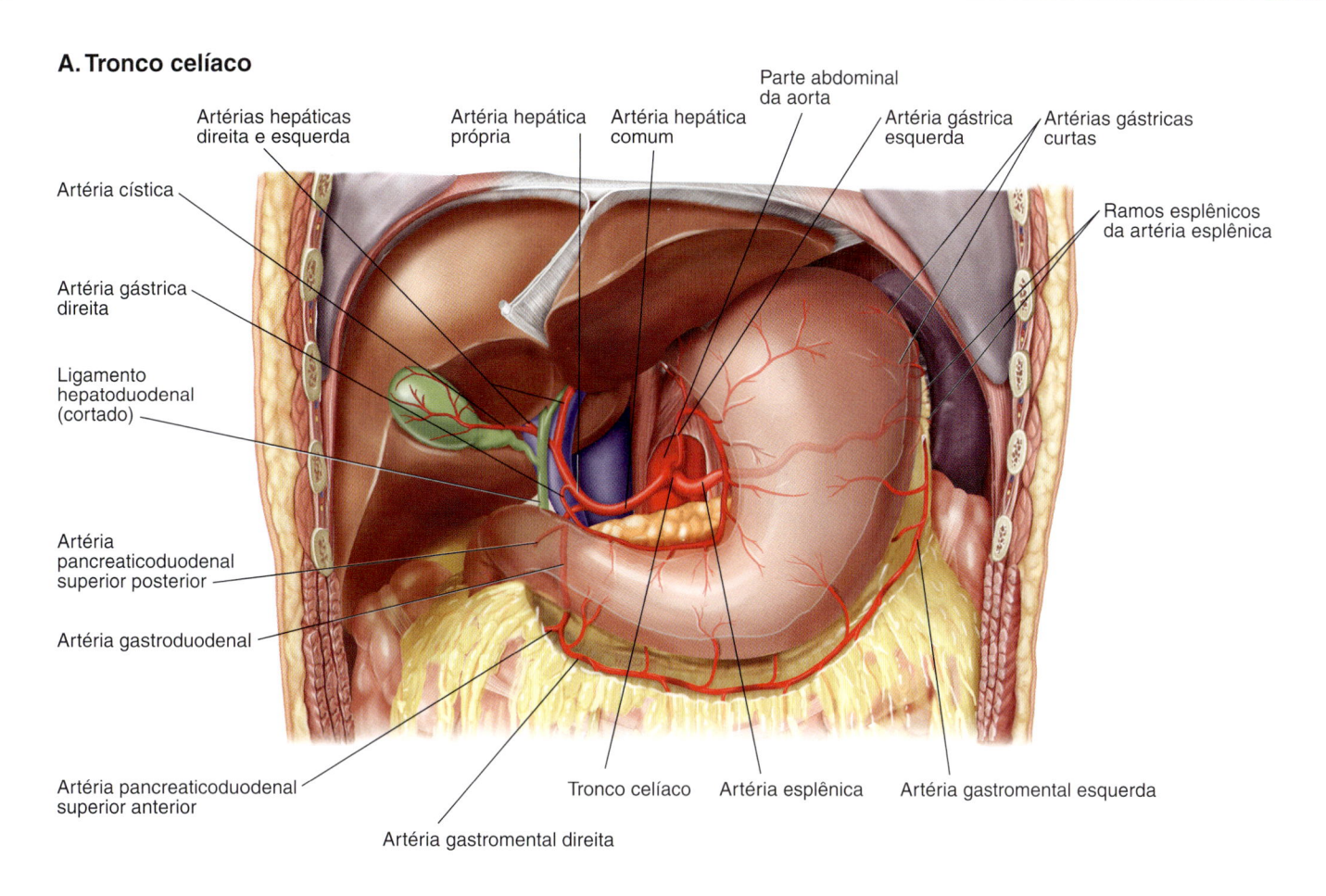

- Artéria cística
- Artérias hepáticas direita e esquerda
- Artéria hepática própria
- Artéria hepática comum
- Parte abdominal da aorta
- Artéria gástrica esquerda
- Artérias gástricas curtas
- Ramos esplênicos da artéria esplênica
- Artéria gástrica direita
- Ligamento hepatoduodenal (cortado)
- Artéria pancreaticoduodenal superior posterior
- Artéria gastroduodenal
- Artéria pancreaticoduodenal superior anterior
- Tronco celíaco
- Artéria gastromental direita
- Artéria esplênica
- Artéria gastromental esquerda

B. Estômago, vista interna

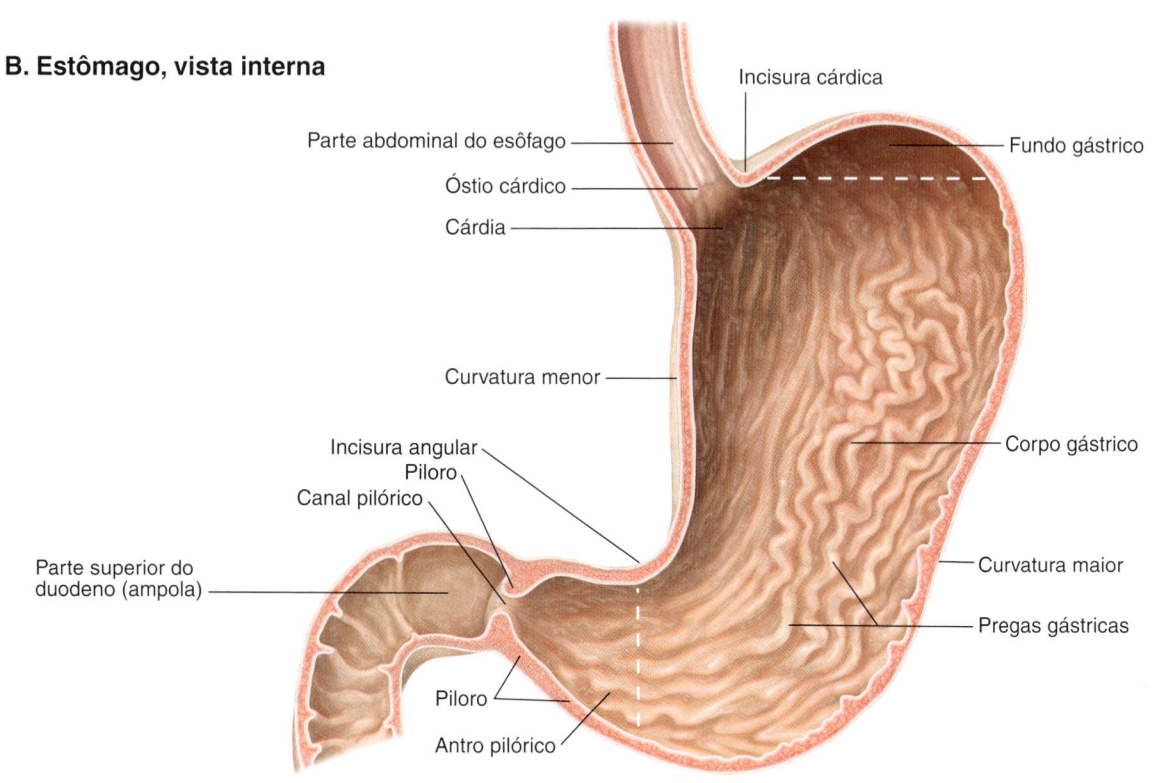

- Incisura cárdica
- Parte abdominal do esôfago
- Óstio cárdico
- Cárdia
- Fundo gástrico
- Curvatura menor
- Corpo gástrico
- Incisura angular
- Piloro
- Canal pilórico
- Parte superior do duodeno (ampola)
- Piloro
- Antro pilórico
- Curvatura maior
- Pregas gástricas

Capítulo 5 | Atlas de Anatomia Humana | PÁGINA 229

LÂMINA 5-20   Baço

A. Dissecação

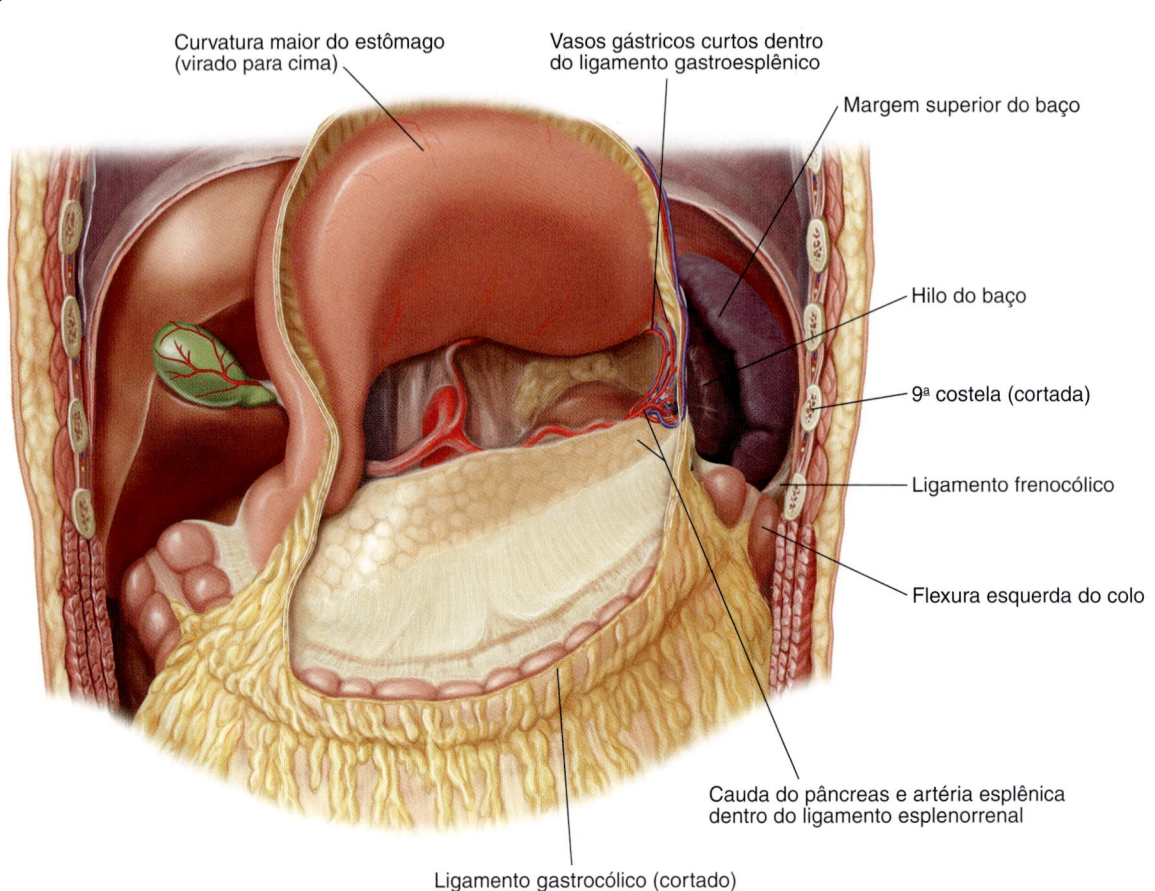

- Curvatura maior do estômago (virado para cima)
- Vasos gástricos curtos dentro do ligamento gastroesplênico
- Margem superior do baço
- Hilo do baço
- 9ª costela (cortada)
- Ligamento frenocólico
- Flexura esquerda do colo
- Cauda do pâncreas e artéria esplênica dentro do ligamento esplenorrenal
- Ligamento gastrocólico (cortado)

B. Face visceral

- Pólo posterior
- Vasos gástricos curtos (cortados)
- Margem superior
- Face gástrica
- Ligamento gastroesplênico
- Ligamento esplenorrenal
- Ramos esplênicos da artéria e veia esplênicas (cortados)
- Face renal
- Vasos gastromentais esquerdos (cortados)
- Pólo anterior
- Face cólica

C. Face diafragmática

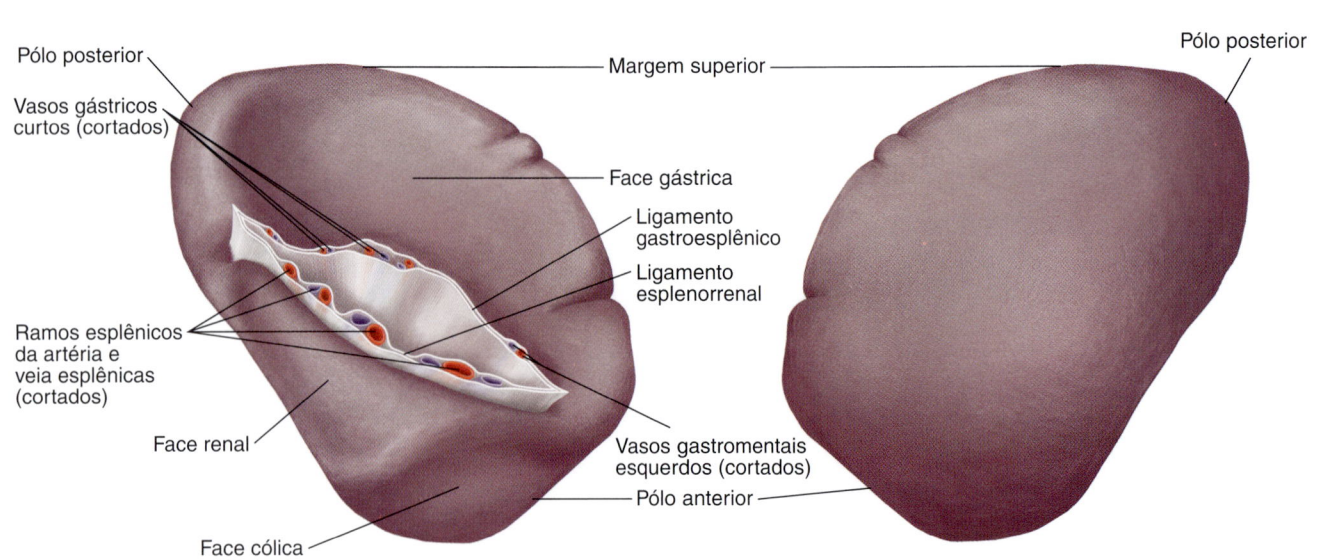

- Pólo posterior

Fígado — LÂMINA 5-21

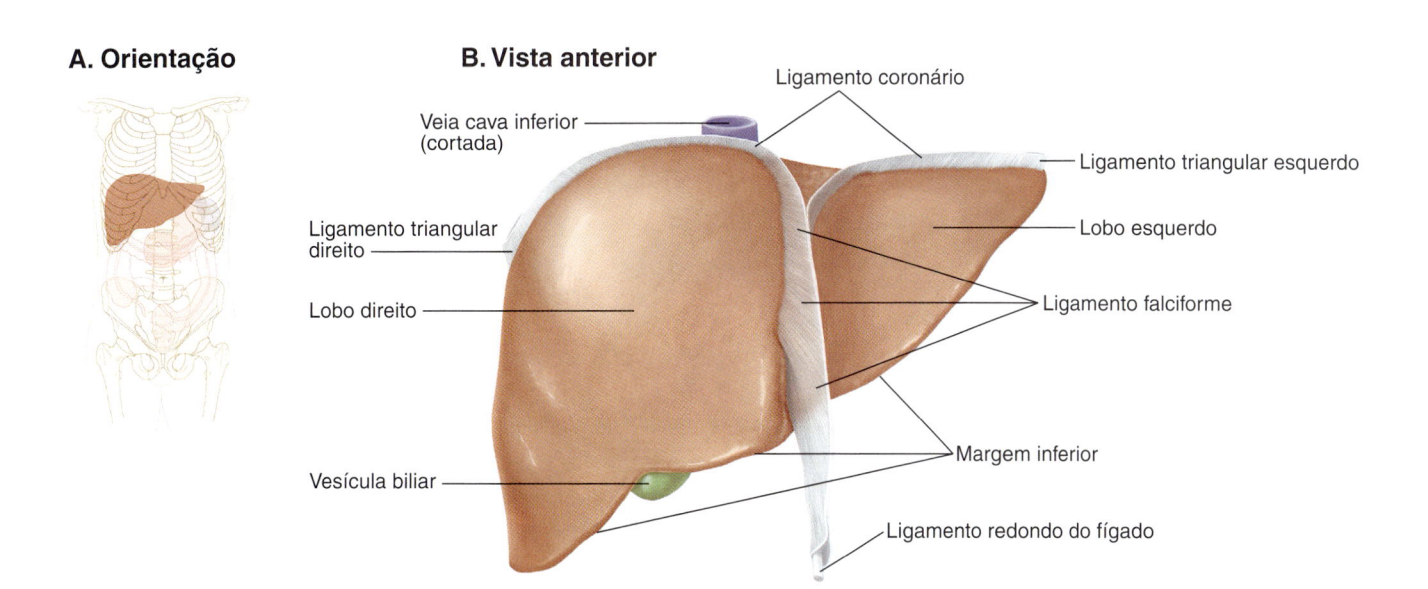

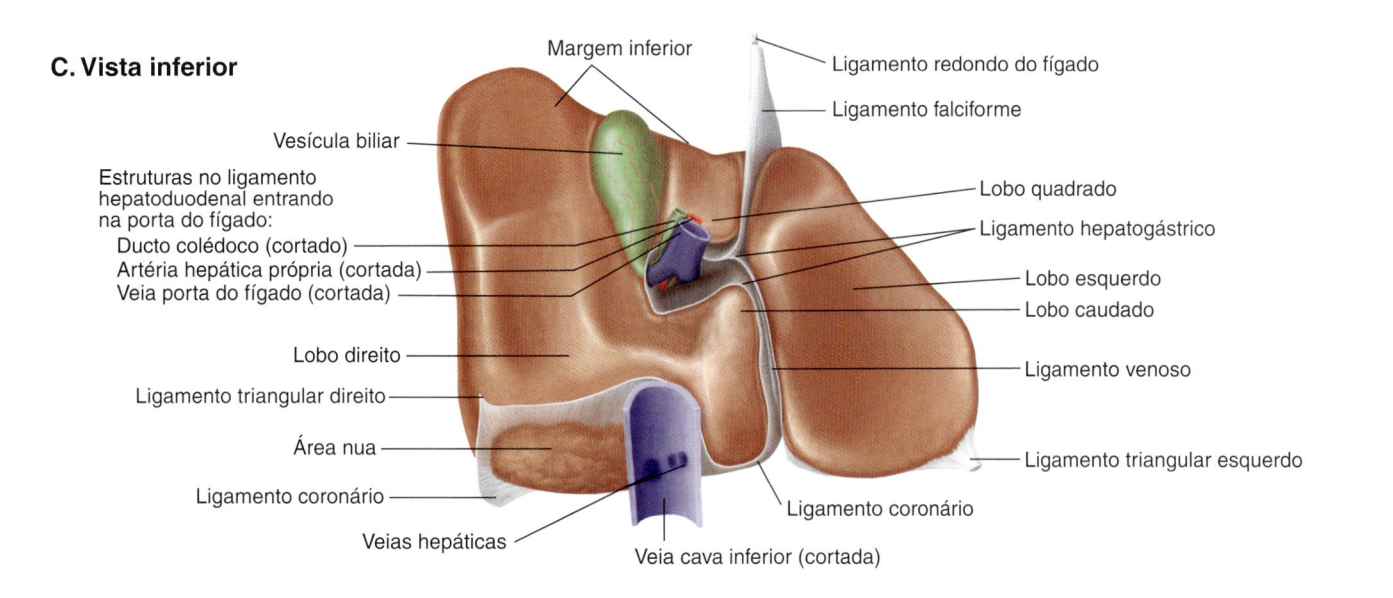

A. Orientação

B. Vista anterior

- Veia cava inferior (cortada)
- Ligamento coronário
- Ligamento triangular direito
- Ligamento triangular esquerdo
- Lobo direito
- Lobo esquerdo
- Ligamento falciforme
- Vesícula biliar
- Margem inferior
- Ligamento redondo do fígado

C. Vista inferior

- Margem inferior
- Ligamento redondo do fígado
- Ligamento falciforme
- Vesícula biliar
- Lobo quadrado
- Estruturas no ligamento hepatoduodenal entrando na porta do fígado:
  - Ducto colédoco (cortado)
  - Artéria hepática própria (cortada)
  - Veia porta do fígado (cortada)
- Ligamento hepatogástrico
- Lobo esquerdo
- Lobo caudado
- Lobo direito
- Ligamento venoso
- Ligamento triangular direito
- Área nua
- Ligamento triangular esquerdo
- Ligamento coronário
- Veias hepáticas
- Ligamento coronário
- Veia cava inferior (cortada)

D. Vista superior

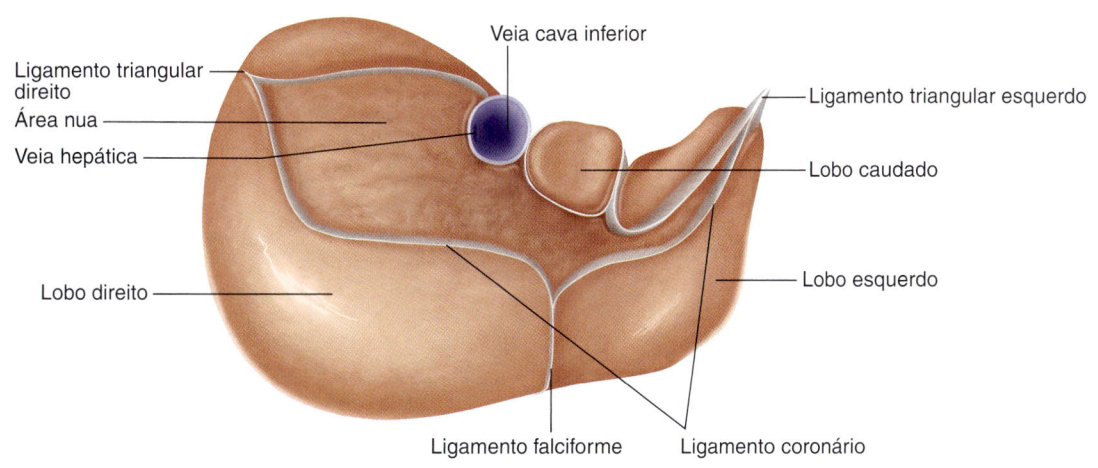

- Veia cava inferior
- Ligamento triangular direito
- Ligamento triangular esquerdo
- Área nua
- Veia hepática
- Lobo caudado
- Lobo direito
- Lobo esquerdo
- Ligamento falciforme
- Ligamento coronário

LÂMINA 5-22 — Fígado, Características Internas

A. Veia porta, artéria hepática e sistema dos ductos bilíferos

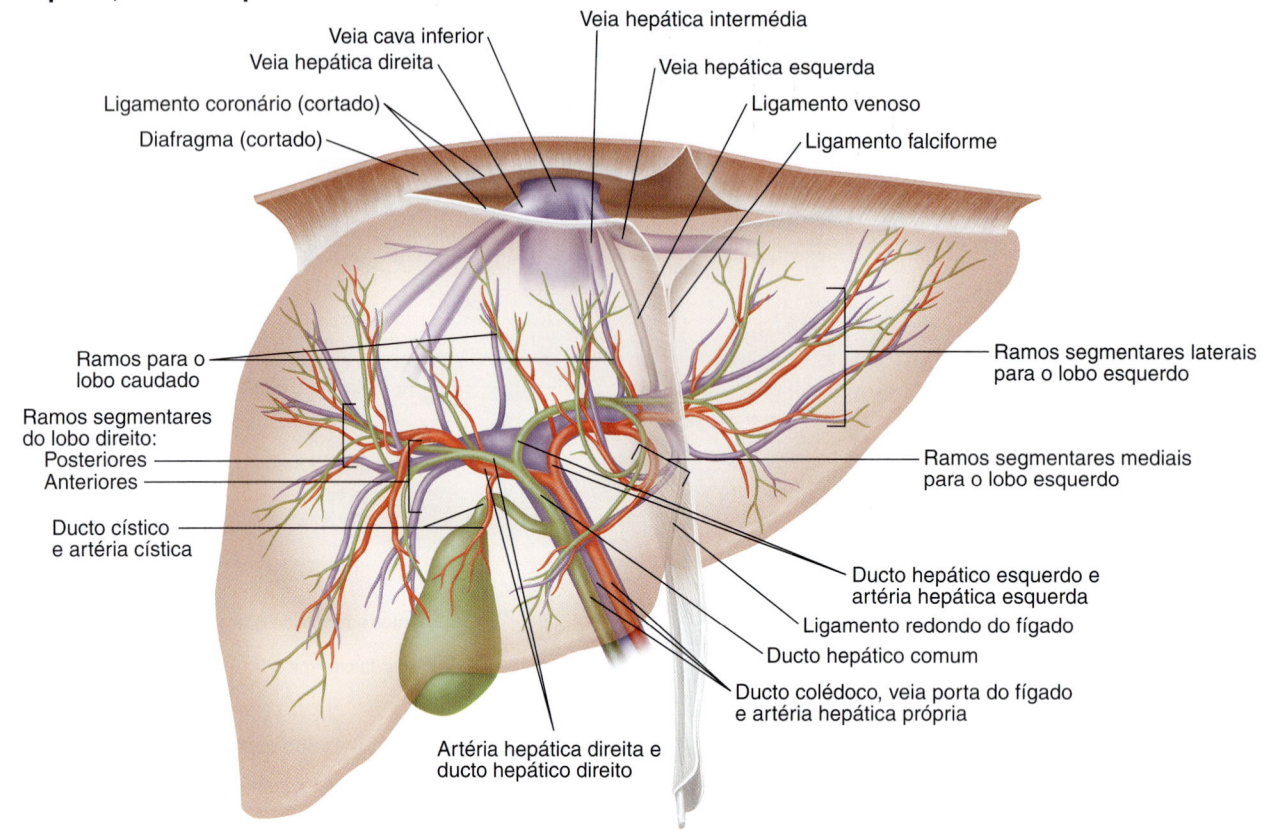

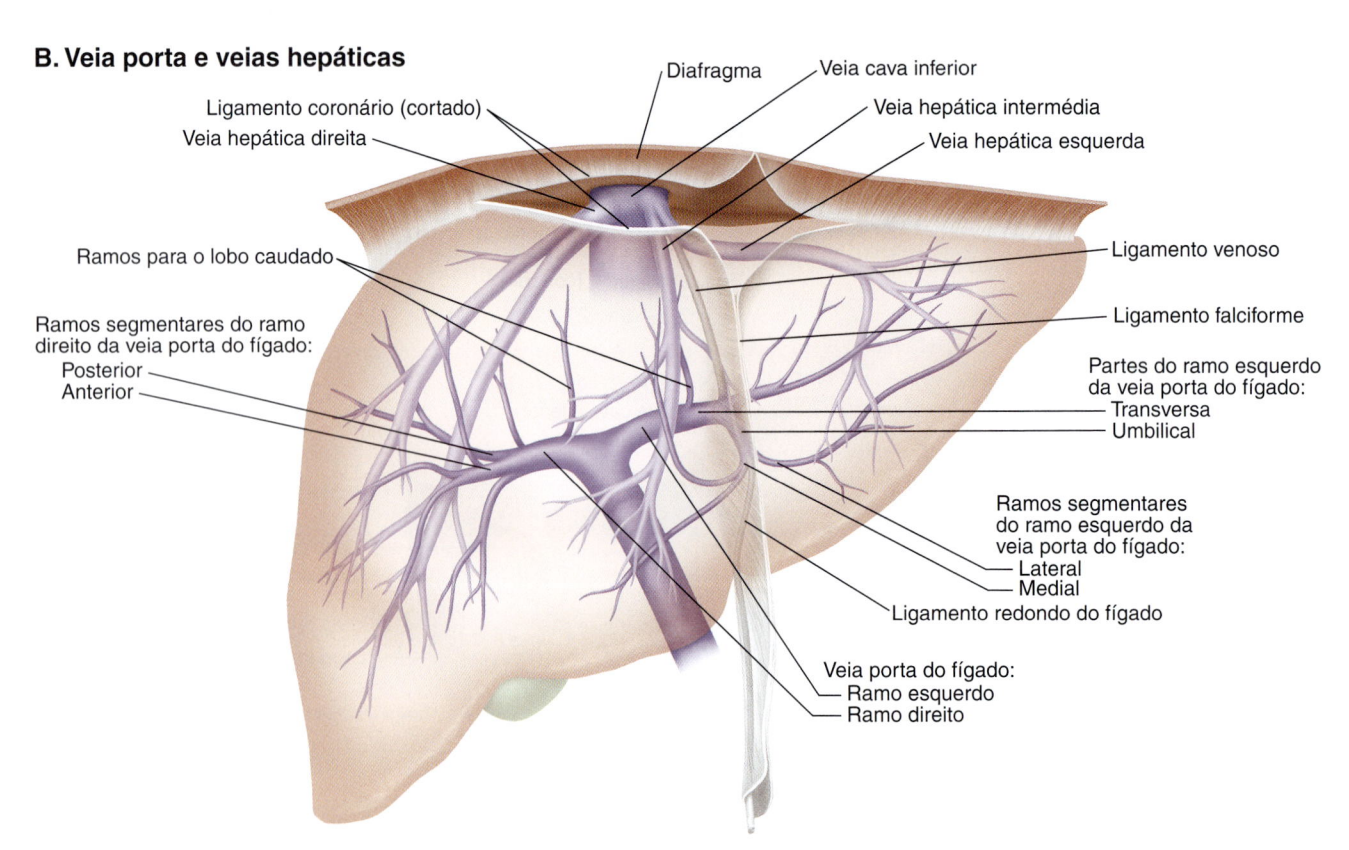

- Veia cava inferior
- Veia hepática direita
- Veia hepática intermédia
- Veia hepática esquerda
- Ligamento coronário (cortado)
- Ligamento venoso
- Diafragma (cortado)
- Ligamento falciforme
- Ramos para o lobo caudado
- Ramos segmentares laterais para o lobo esquerdo
- Ramos segmentares do lobo direito:
  - Posteriores
  - Anteriores
- Ramos segmentares mediais para o lobo esquerdo
- Ducto cístico e artéria cística
- Ducto hepático esquerdo e artéria hepática esquerda
- Ligamento redondo do fígado
- Ducto hepático comum
- Ducto colédoco, veia porta do fígado e artéria hepática própria
- Artéria hepática direita e ducto hepático direito

B. Veia porta e veias hepáticas

- Diafragma
- Veia cava inferior
- Ligamento coronário (cortado)
- Veia hepática intermédia
- Veia hepática direita
- Veia hepática esquerda
- Ramos para o lobo caudado
- Ligamento venoso
- Ramos segmentares do ramo direito da veia porta do fígado:
  - Posterior
  - Anterior
- Ligamento falciforme
- Partes do ramo esquerdo da veia porta do fígado:
  - Transversa
  - Umbilical
- Ramos segmentares do ramo esquerdo da veia porta do fígado:
  - Lateral
  - Medial
- Ligamento redondo do fígado
- Veia porta do fígado:
  - Ramo esquerdo
  - Ramo direito

Lobos do Fígado e Segmentos — LÂMINA 5-23

A. Vista anterior

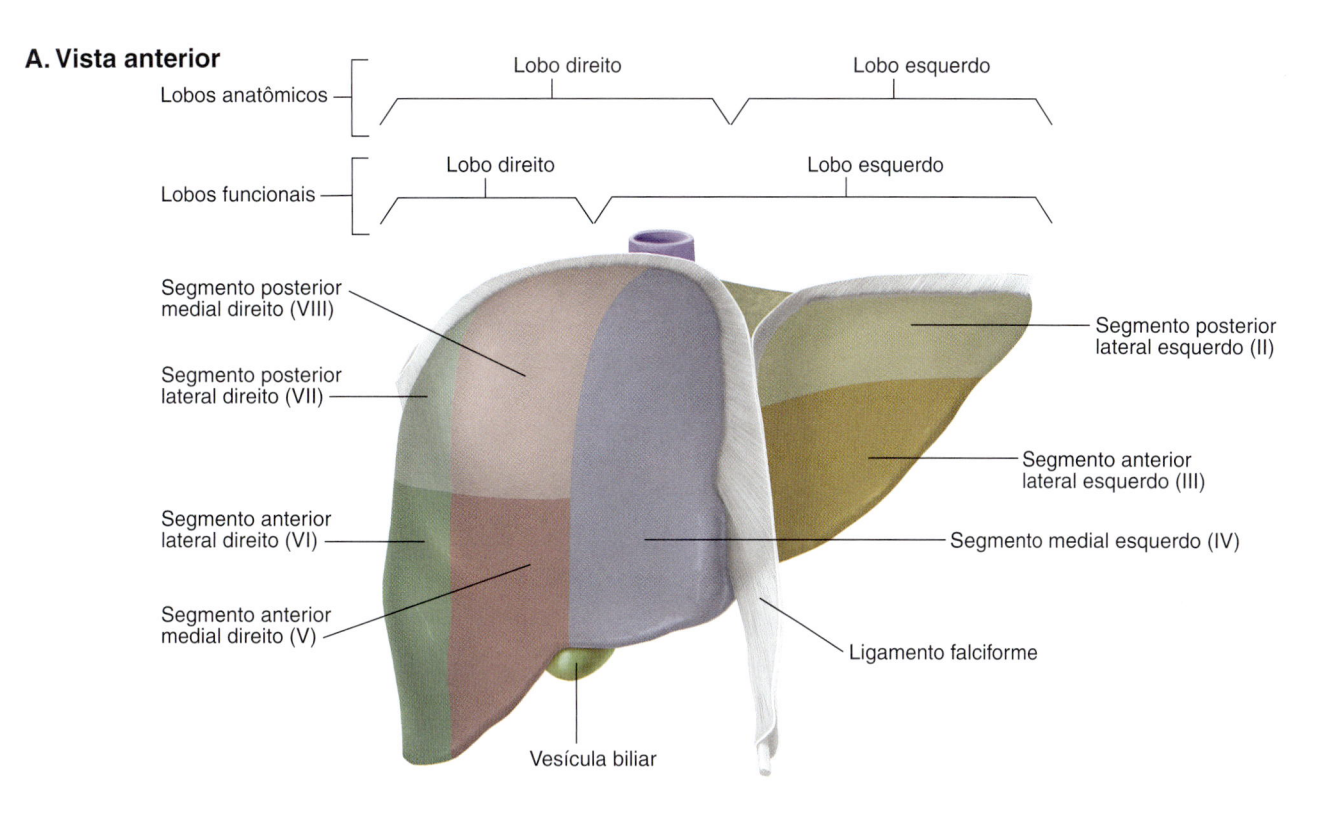

Lobos anatômicos: Lobo direito | Lobo esquerdo
Lobos funcionais: Lobo direito | Lobo esquerdo

- Segmento posterior medial direito (VIII)
- Segmento posterior lateral direito (VII)
- Segmento anterior lateral direito (VI)
- Segmento anterior medial direito (V)
- Vesícula biliar
- Segmento posterior lateral esquerdo (II)
- Segmento anterior lateral esquerdo (III)
- Segmento medial esquerdo (IV)
- Ligamento falciforme

B. Face visceral

- Lobo quadrado
- Vesícula biliar
- Segmento anterior medial direito (V)
- Segmento anterior lateral direito (VI)
- Segmento posterior lateral direito (VII)
- Ligamento falciforme
- Segmento anterior lateral esquerdo (III)
- Segmento medial esquerdo (IV)
- Segmento posterior lateral esquerdo (II)
- Segmento posterior (I)
- Lobo caudado

Lobos anatômicos: Lobo direito | Lobo esquerdo
Lobos funcionais: Lobo direito | Lobo esquerdo

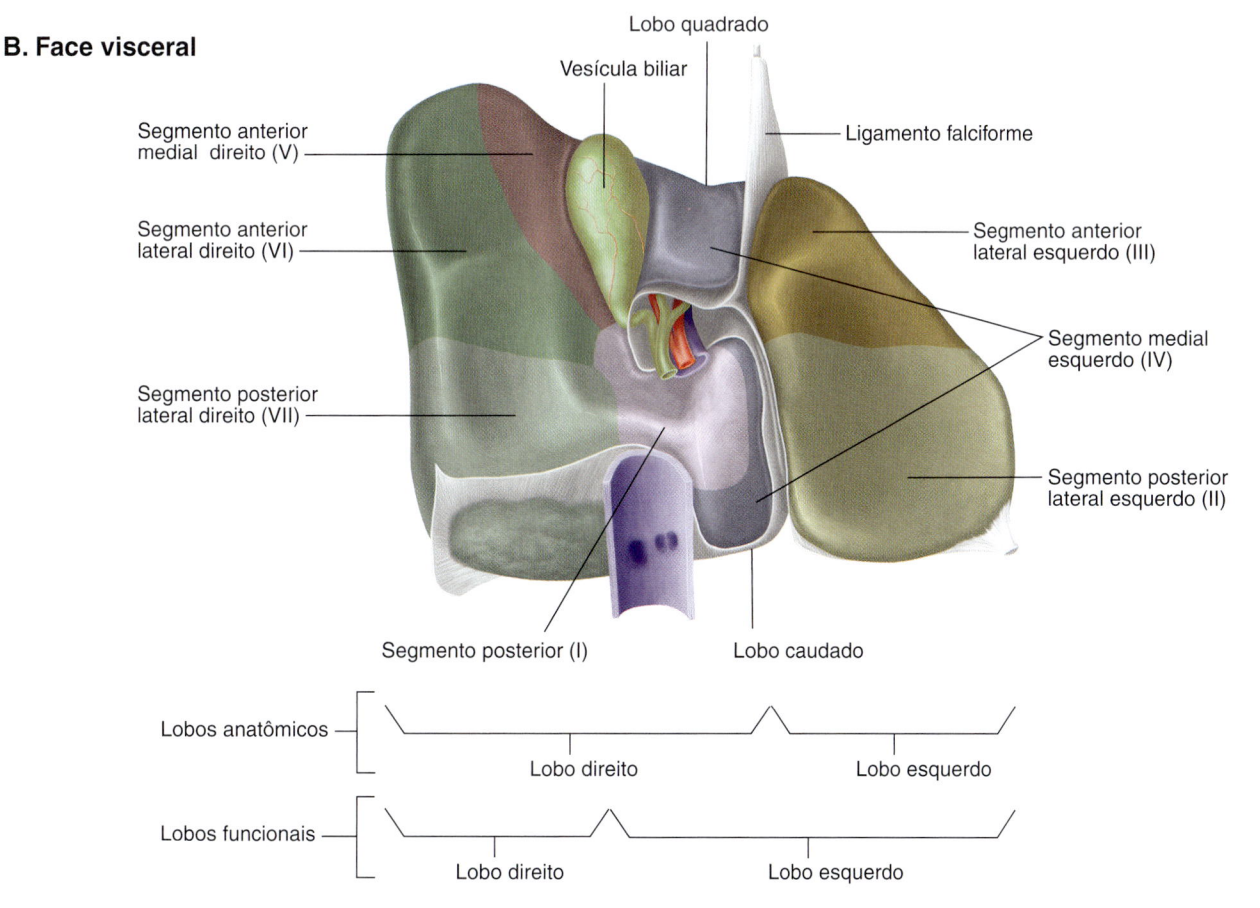

LÂMINA 5-24 — Vesícula Biliar

A. Orientação

B. Dissecação

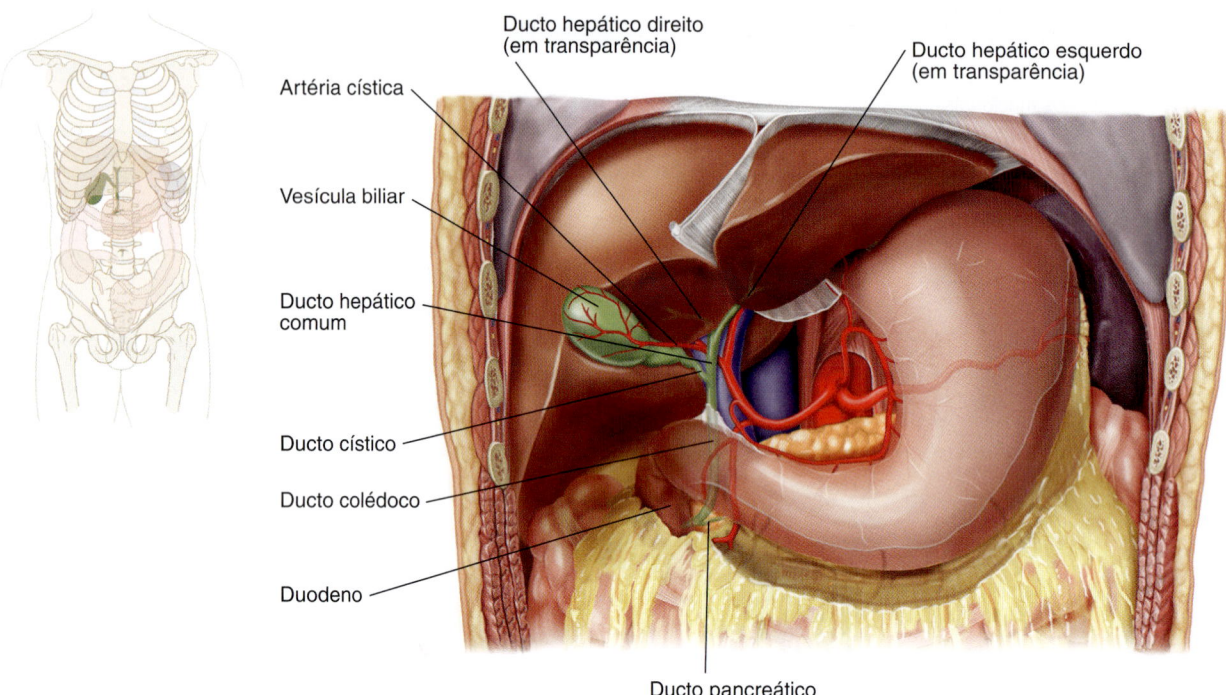

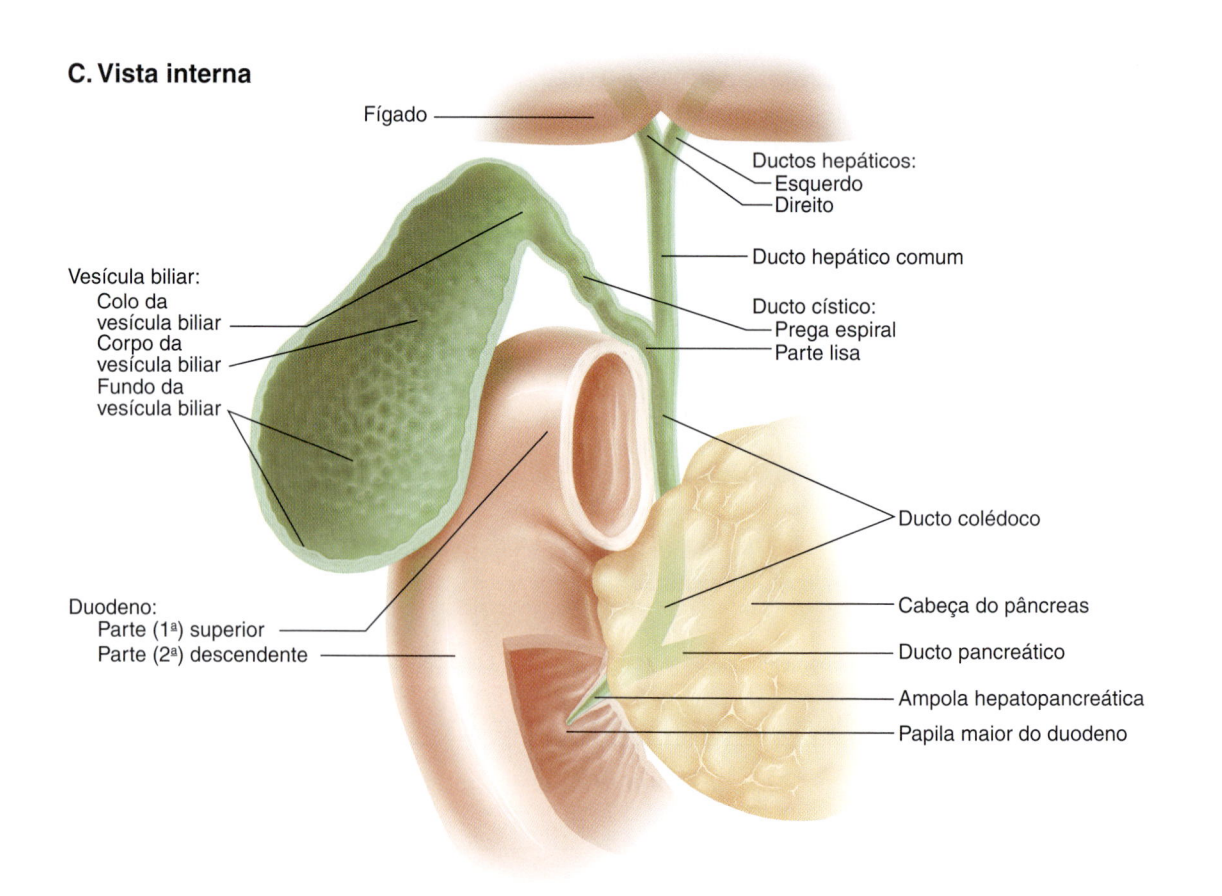

- Ducto hepático direito (em transparência)
- Ducto hepático esquerdo (em transparência)
- Artéria cística
- Vesícula biliar
- Ducto hepático comum
- Ducto cístico
- Ducto colédoco
- Duodeno
- Ducto pancreático

C. Vista interna

- Fígado
- Ductos hepáticos:
  - Esquerdo
  - Direito
- Ducto hepático comum
- Ducto cístico:
  - Prega espiral
  - Parte lisa
- Vesícula biliar:
  - Colo da vesícula biliar
  - Corpo da vesícula biliar
  - Fundo da vesícula biliar
- Ducto colédoco
- Cabeça do pâncreas
- Ducto pancreático
- Ampola hepatopancreática
- Papila maior do duodeno
- Duodeno:
  - Parte (1ª) superior
  - Parte (2ª) descendente

Variações no Suprimento Sanguíneo para o Fígado e a Vesícula Biliar LÂMINA 5-25

A. Variações nas artérias hepáticas

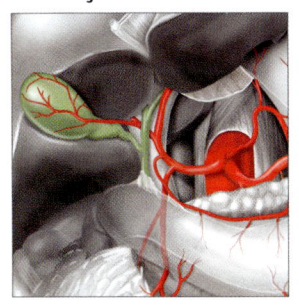

Artérias hepáticas direita e esquerda originando-se da artéria hepática própria; artéria hepática direita passando posterior ao ducto hepático comum (64%)

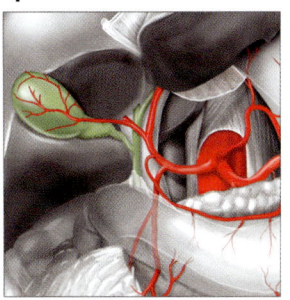

Artéria hepática direita passando anterior ao ducto hepático comum (24%)

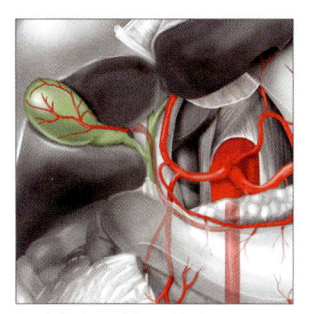

Artéria hepática direita originando-se da artéria mesentérica superior (12%)

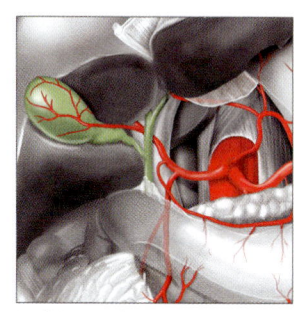

Artéria hepática esquerda originando-se da artéria gástrica (11%)

B. Variações na artéria cística

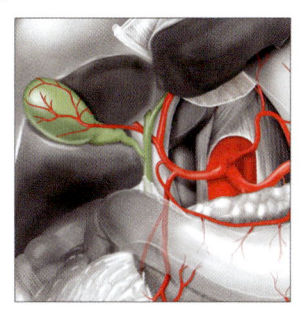

Artéria cística originando-se da artéria hepática direita e passando posterior ao ducto hepático comum (76%)

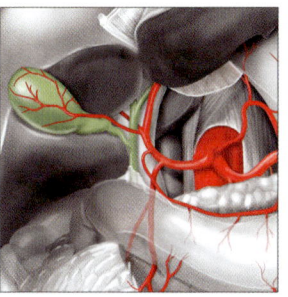

Artéria cística originando-se da artéria hepática direita e passando anterior ao ducto hepático comum (13%)

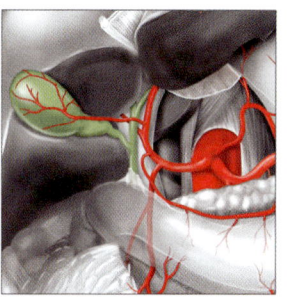

Artéria cística originando-se da artéria hepática esquerda e passando anterior ao ducto hepático comum (6%)

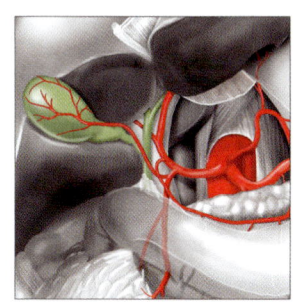

Artéria cística originando-se da artéria gastroduodenal e passando anterior ao ducto hepático comum (3%)

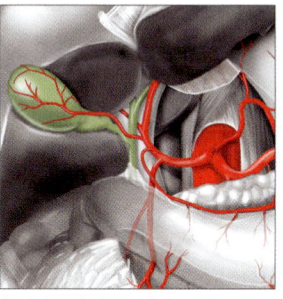

Artéria cística originando-se da artéria hepática própria e passando anterior ao ducto hepático comum (2%)

LÂMINA 5-26 — Duodeno e Pâncreas I

A. Orientação

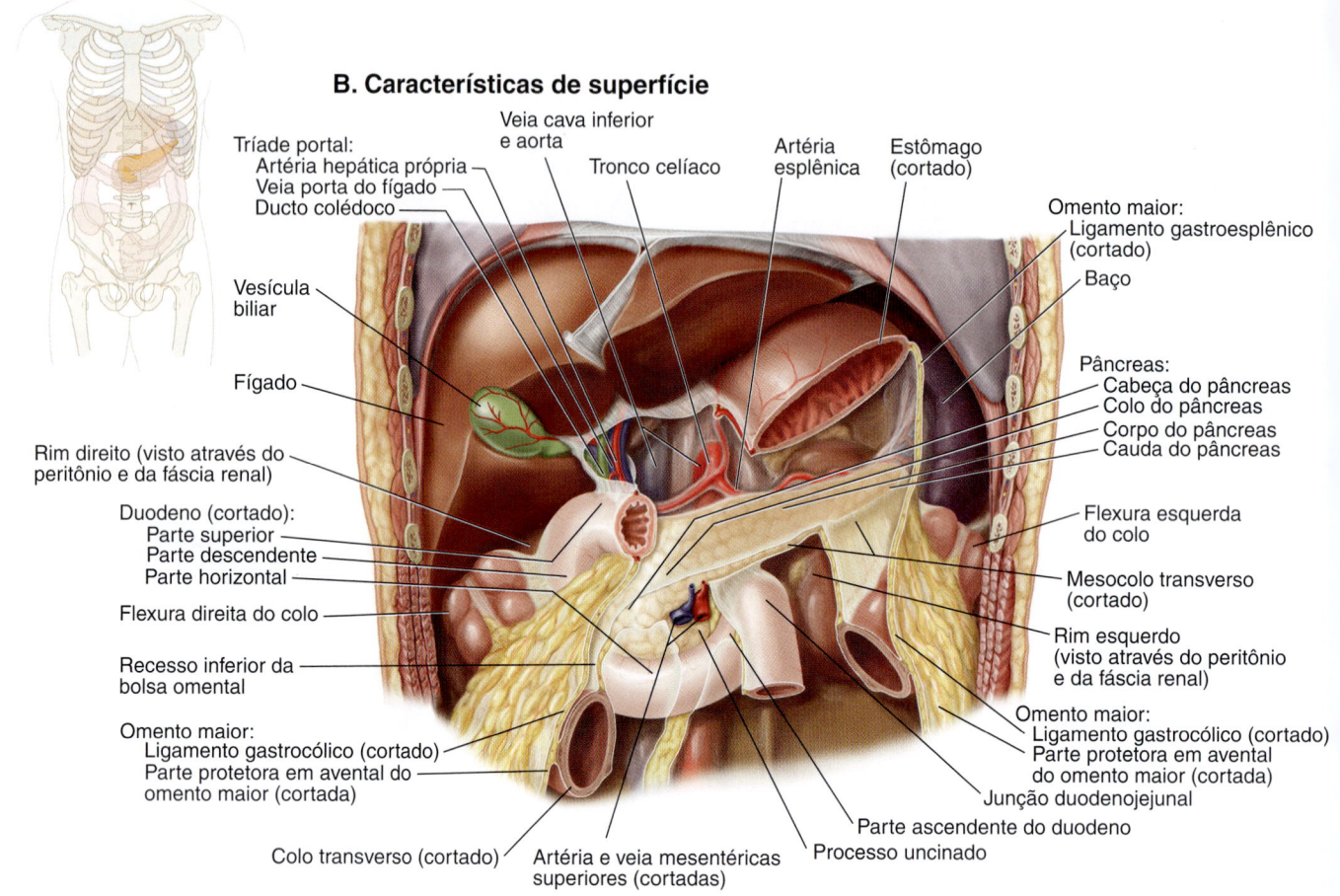

B. Características de superfície

- Tríade portal:
  - Artéria hepática própria
  - Veia porta do fígado
  - Ducto colédoco
- Veia cava inferior e aorta
- Tronco celíaco
- Artéria esplênica
- Estômago (cortado)
- Omento maior:
  - Ligamento gastroesplênico (cortado)
- Baço
- Vesícula biliar
- Pâncreas:
  - Cabeça do pâncreas
  - Colo do pâncreas
  - Corpo do pâncreas
  - Cauda do pâncreas
- Fígado
- Rim direito (visto através do peritônio e da fáscia renal)
- Flexura esquerda do colo
- Duodeno (cortado):
  - Parte superior
  - Parte descendente
  - Parte horizontal
- Mesocolo transverso (cortado)
- Flexura direita do colo
- Rim esquerdo (visto através do peritônio e da fáscia renal)
- Recesso inferior da bolsa omental
- Omento maior:
  - Ligamento gastrocólico (cortado)
  - Parte protetora em avental do omento maior (cortada)
- Omento maior:
  - Ligamento gastrocólico (cortado)
  - Parte protetora em avental do omento maior (cortada)
- Junção duodenojejunal
- Parte ascendente do duodeno
- Colo transverso (cortado)
- Artéria e veia mesentéricas superiores (cortadas)
- Processo uncinado

C. Dissecação

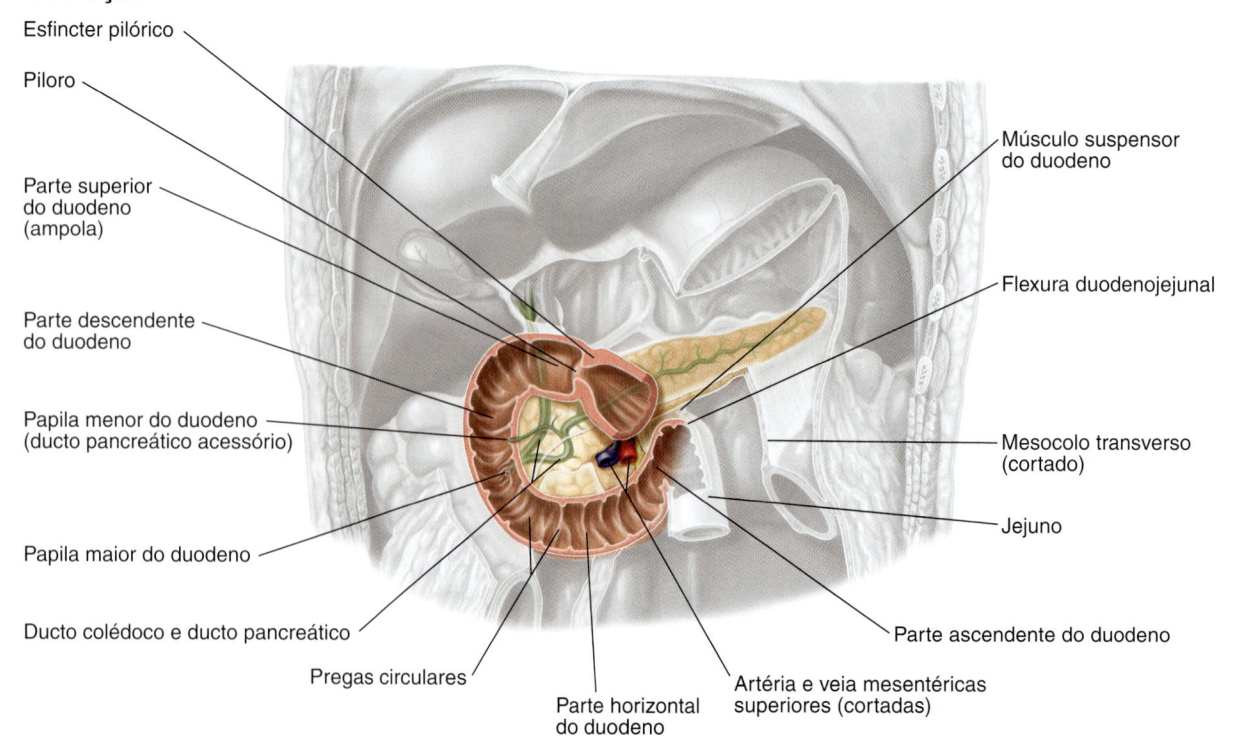

- Esfíncter pilórico
- Piloro
- Músculo suspensor do duodeno
- Parte superior do duodeno (ampola)
- Flexura duodenojejunal
- Parte descendente do duodeno
- Papila menor do duodeno (ducto pancreático acessório)
- Mesocolo transverso (cortado)
- Jejuno
- Papila maior do duodeno
- Ducto colédoco e ducto pancreático
- Parte ascendente do duodeno
- Pregas circulares
- Parte horizontal do duodeno
- Artéria e veia mesentéricas superiores (cortadas)

Duodeno e Pâncreas II — LÂMINA 5-27

A. Partes

Partes do pâncreas:
- Cabeça do pâncreas
- Colo do pâncreas
- Processo uncinado
- Cauda do pâncreas
- Corpo do pâncreas

Junção duodenojejunal

Partes do duodeno:
- Superior
- Descendente
- Horizontal
- Ascendente

B. Vista anterior

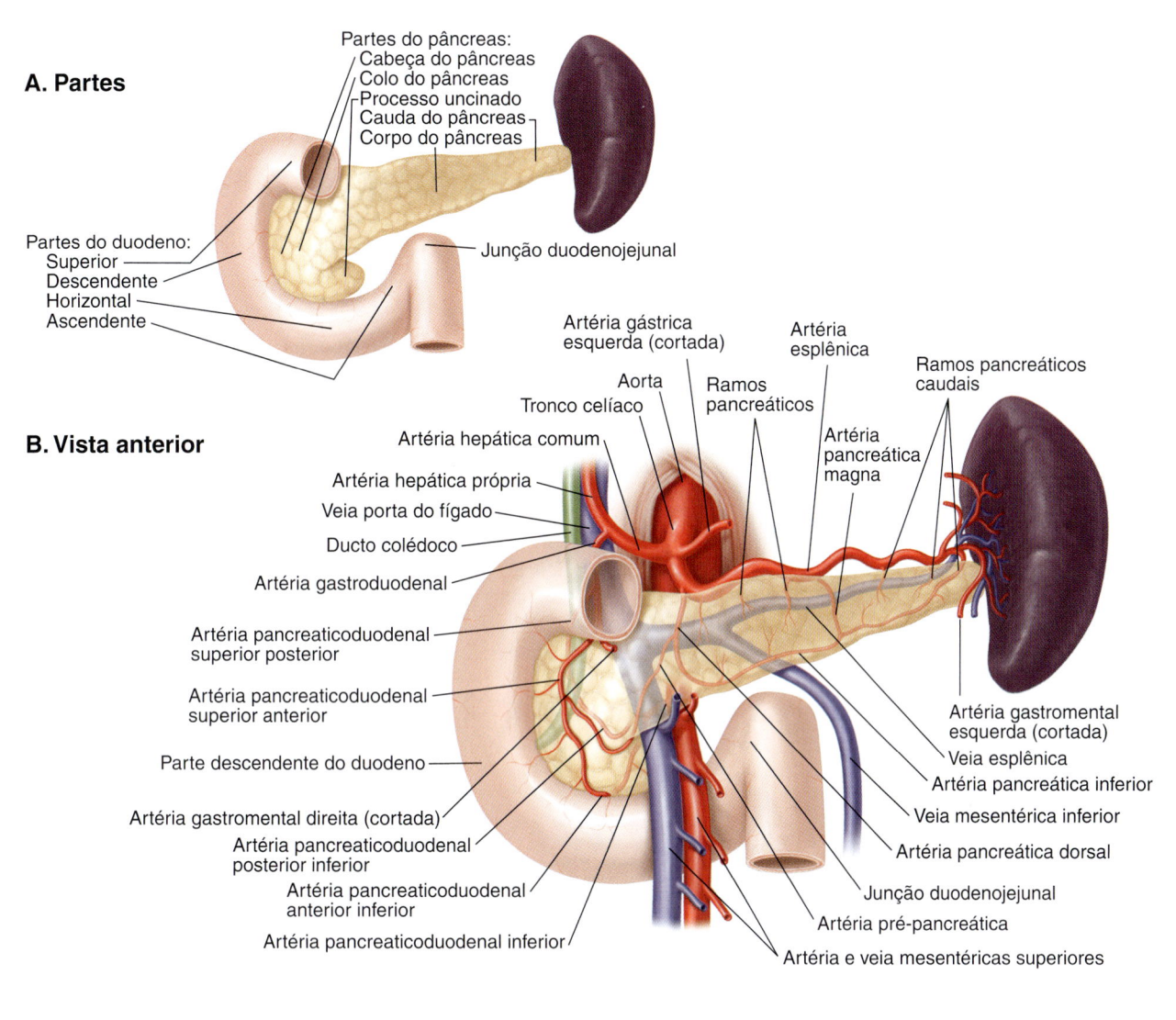

- Artéria gástrica esquerda (cortada)
- Aorta
- Tronco celíaco
- Artéria esplênica
- Ramos pancreáticos
- Ramos pancreáticos caudais
- Artéria hepática comum
- Artéria pancreática magna
- Artéria hepática própria
- Veia porta do fígado
- Ducto colédoco
- Artéria gastroduodenal
- Artéria pancreaticoduodenal superior posterior
- Artéria pancreaticoduodenal superior anterior
- Parte descendente do duodeno
- Artéria gastromental direita (cortada)
- Artéria pancreaticoduodenal posterior inferior
- Artéria pancreaticoduodenal anterior inferior
- Artéria pancreaticoduodenal inferior
- Artéria gastromental esquerda (cortada)
- Veia esplênica
- Artéria pancreática inferior
- Veia mesentérica inferior
- Artéria pancreática dorsal
- Junção duodenojejunal
- Artéria pré-pancreática
- Artéria e veia mesentéricas superiores

C. Vista posterior

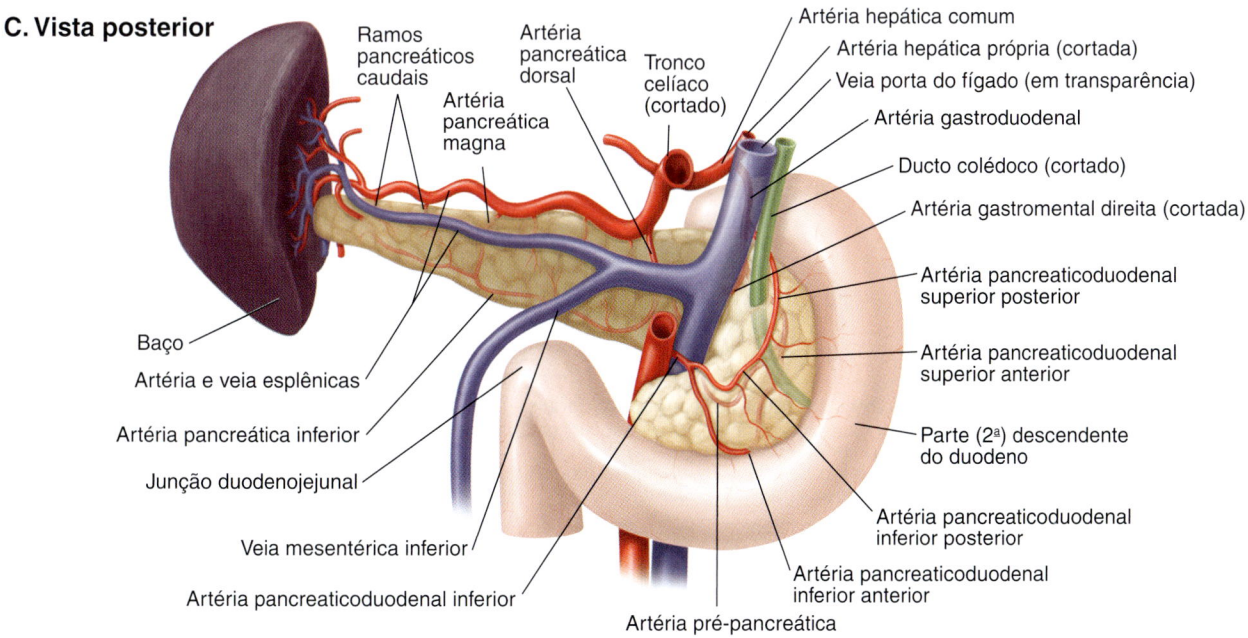

- Ramos pancreáticos caudais
- Artéria pancreática dorsal
- Artéria pancreática magna
- Tronco celíaco (cortado)
- Artéria hepática comum
- Artéria hepática própria (cortada)
- Veia porta do fígado (em transparência)
- Artéria gastroduodenal
- Ducto colédoco (cortado)
- Artéria gastromental direita (cortada)
- Artéria pancreaticoduodenal superior posterior
- Artéria pancreaticoduodenal superior anterior
- Baço
- Artéria e veia esplênicas
- Artéria pancreática inferior
- Junção duodenojejunal
- Veia mesentérica inferior
- Artéria pancreaticoduodenal inferior
- Parte (2ª) descendente do duodeno
- Artéria pancreaticoduodenal inferior posterior
- Artéria pancreaticoduodenal inferior anterior
- Artéria pré-pancreática

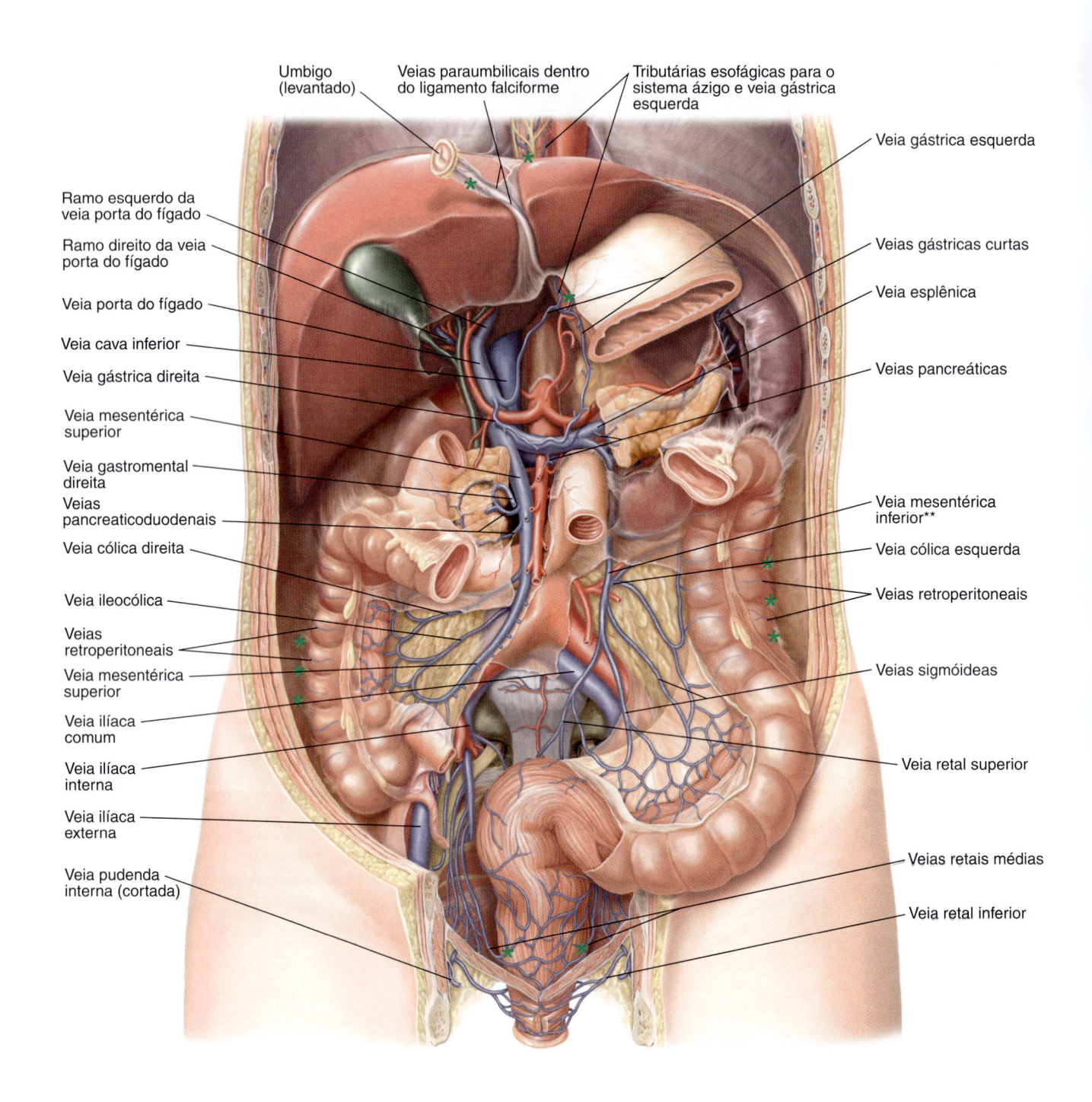

LÂMINA 5-28 — Veia Porta do Fígado

Legendas da figura:

- Umbigo (levantado)
- Veias paraumbilicais dentro do ligamento falciforme
- Tributárias esofágicas para o sistema ázigo e veia gástrica esquerda
- Veia gástrica esquerda
- Ramo esquerdo da veia porta do fígado
- Ramo direito da veia porta do fígado
- Veias gástricas curtas
- Veia esplênica
- Veia porta do fígado
- Veia cava inferior
- Veias pancreáticas
- Veia gástrica direita
- Veia mesentérica superior
- Veia gastromental direita
- Veias pancreaticoduodenais
- Veia mesentérica inferior**
- Veia cólica direita
- Veia cólica esquerda
- Veia ileocólica
- Veias retroperitoneais
- Veias retroperitoneais
- Veia mesentérica superior
- Veias sigmóideas
- Veia ilíaca comum
- Veia ilíaca interna
- Veia retal superior
- Veia ilíaca externa
- Veias retais médias
- Veia pudenda interna (cortada)
- Veia retal inferior

✱ Indica os locais das anastomoses porto-cavais em casos da hipertensão portal:
1. Tributárias esofágicas da veia gástrica esquerda para tributárias esofágicas do sistema ázigo de veias
2. Veia retal superior para as veias retais inferior e média
3. Tributárias paraumbilicais do ramo esquerdo da veia porta do fígado para as veias superficiais da parede corporal anterior
4. Veias retroperitoneais para as veias da parede corporal posterior

** A veia mesentérica inferior pode reunir-se à veia esplênica (34%), à veia mesentérica superior (33%), à junção das veias esplênica e mesentérica superior (32%)

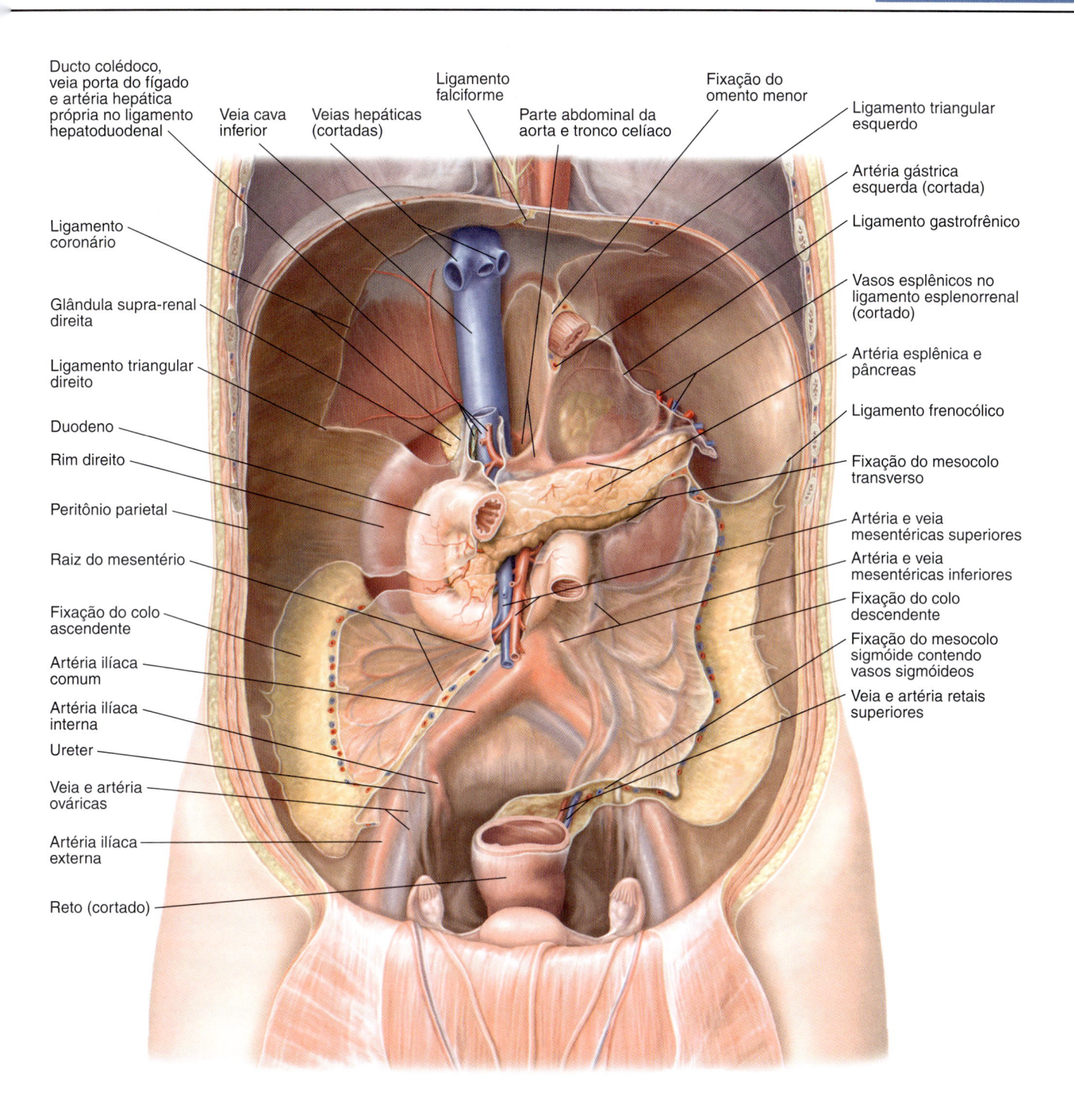

Fixações Peritoneais à Parede Abdominal Posterior — LÂMINA 5-29

Labels (esquerda, de cima para baixo):
- Ducto colédoco, veia porta do fígado e artéria hepática própria no ligamento hepatoduodenal
- Ligamento coronário
- Glândula supra-renal direita
- Ligamento triangular direito
- Duodeno
- Rim direito
- Peritônio parietal
- Raiz do mesentério
- Fixação do colo ascendente
- Artéria ilíaca comum
- Artéria ilíaca interna
- Ureter
- Veia e artéria ováricas
- Artéria ilíaca externa
- Reto (cortado)

Labels (centro/superior):
- Veia cava inferior
- Veias hepáticas (cortadas)
- Ligamento falciforme
- Parte abdominal da aorta e tronco celíaco
- Fixação do omento menor

Labels (direita, de cima para baixo):
- Ligamento triangular esquerdo
- Artéria gástrica esquerda (cortada)
- Ligamento gastrofrênico
- Vasos esplênicos no ligamento esplenorrenal (cortado)
- Artéria esplênica e pâncreas
- Ligamento frenocólico
- Fixação do mesocolo transverso
- Artéria e veia mesentéricas superiores
- Artéria e veia mesentéricas inferiores
- Fixação do colo descendente
- Fixação do mesocolo sigmóide contendo vasos sigmóideos
- Veia e artéria retais superiores

Capítulo 5 — Atlas de Anatomia Humana — PÁGINA 239

LÂMINA 5-30 — Rins e Retroperitônio

A. Orientação

B. Vista anterior

- Diafragma
- Veia cava inferior
- Glândula supra-renal direita
- Rim direito
- Veia e artéria renais direitas
- Músculo transverso do abdome
- Músculo quadrado do lombo
- Ureter direito
- Músculo psoas maior
- Artérias ilíacas:
  - Comum
  - Interna
  - Externa
- Parte abdominal do esôfago (cortado)
- Glândula supra-renal esquerda
- Rim esquerdo
- Tronco celíaco
- Artéria mesentérica superior (cortada)
- Veia e artéria renais esquerdas
- Parte abdominal da aorta
- Artéria mesentérica inferior
- Crista ilíaca
- Veia e artéria ováricas
- Ureter esquerdo
- Útero
- Bexiga urinária
- Reto

C. Vista posterior

- Glândula supra-renal esquerda
- Rim esquerdo
- Pelve renal
- Ureter
- Glândula supra-renal direita
- Rim direito
- Pelve renal
- Ureter
- Bexiga urinária

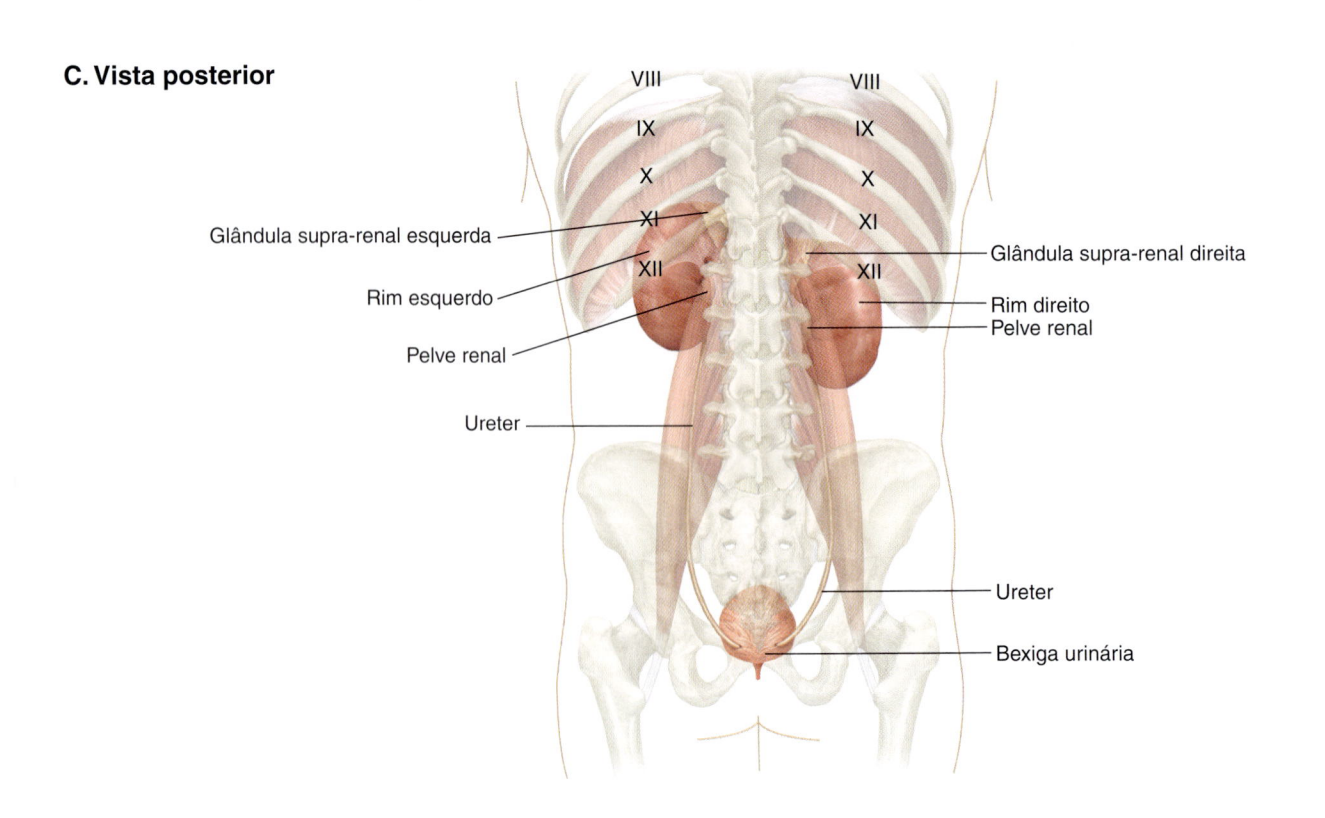

Capítulo 5 — Atlas de Anatomia Humana

Rins e Glândulas Supra-renais — LÂMINA 5-31

A. Orientação

B. Corte transversal através da vértebra LII

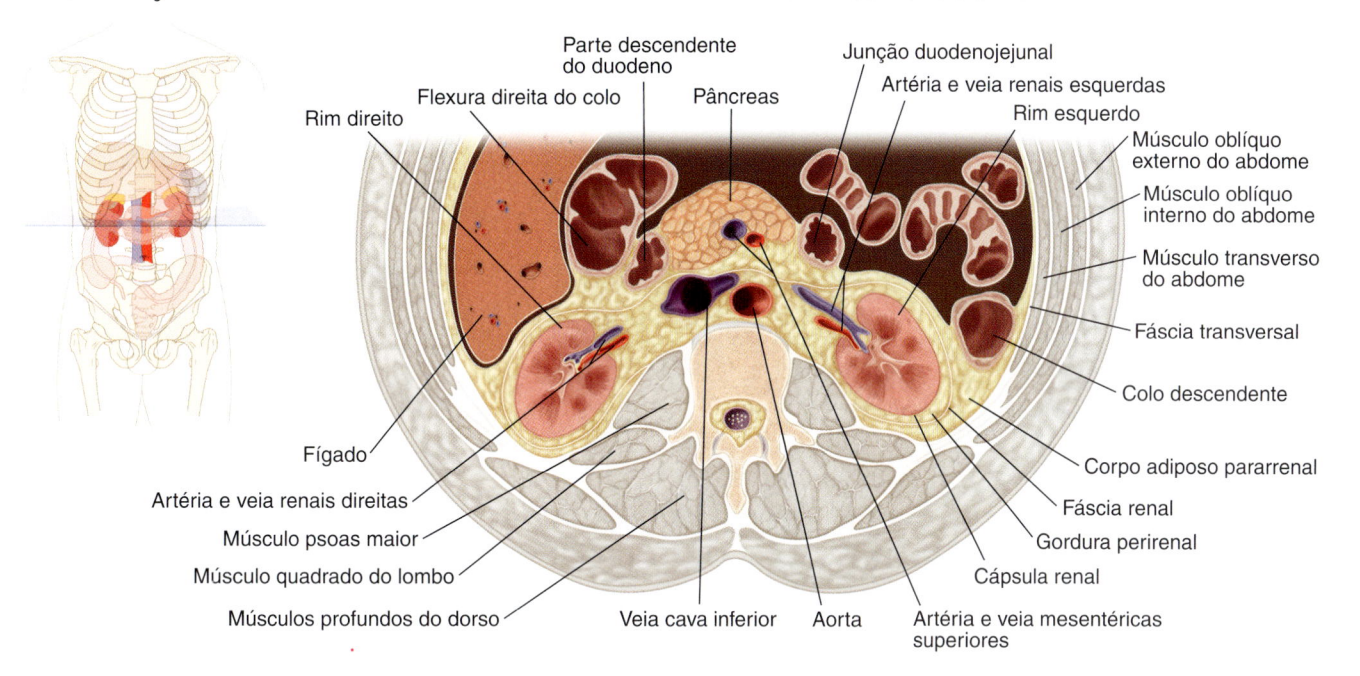

- Parte descendente do duodeno
- Junção duodenojejunal
- Flexura direita do colo
- Pâncreas
- Artéria e veia renais esquerdas
- Rim direito
- Rim esquerdo
- Músculo oblíquo externo do abdome
- Músculo oblíquo interno do abdome
- Músculo transverso do abdome
- Fáscia transversal
- Colo descendente
- Corpo adiposo pararrenal
- Fáscia renal
- Gordura perirenal
- Cápsula renal
- Fígado
- Artéria e veia renais direitas
- Músculo psoas maior
- Músculo quadrado do lombo
- Músculos profundos do dorso
- Veia cava inferior
- Aorta
- Artéria e veia mesentéricas superiores

C. Dissecação

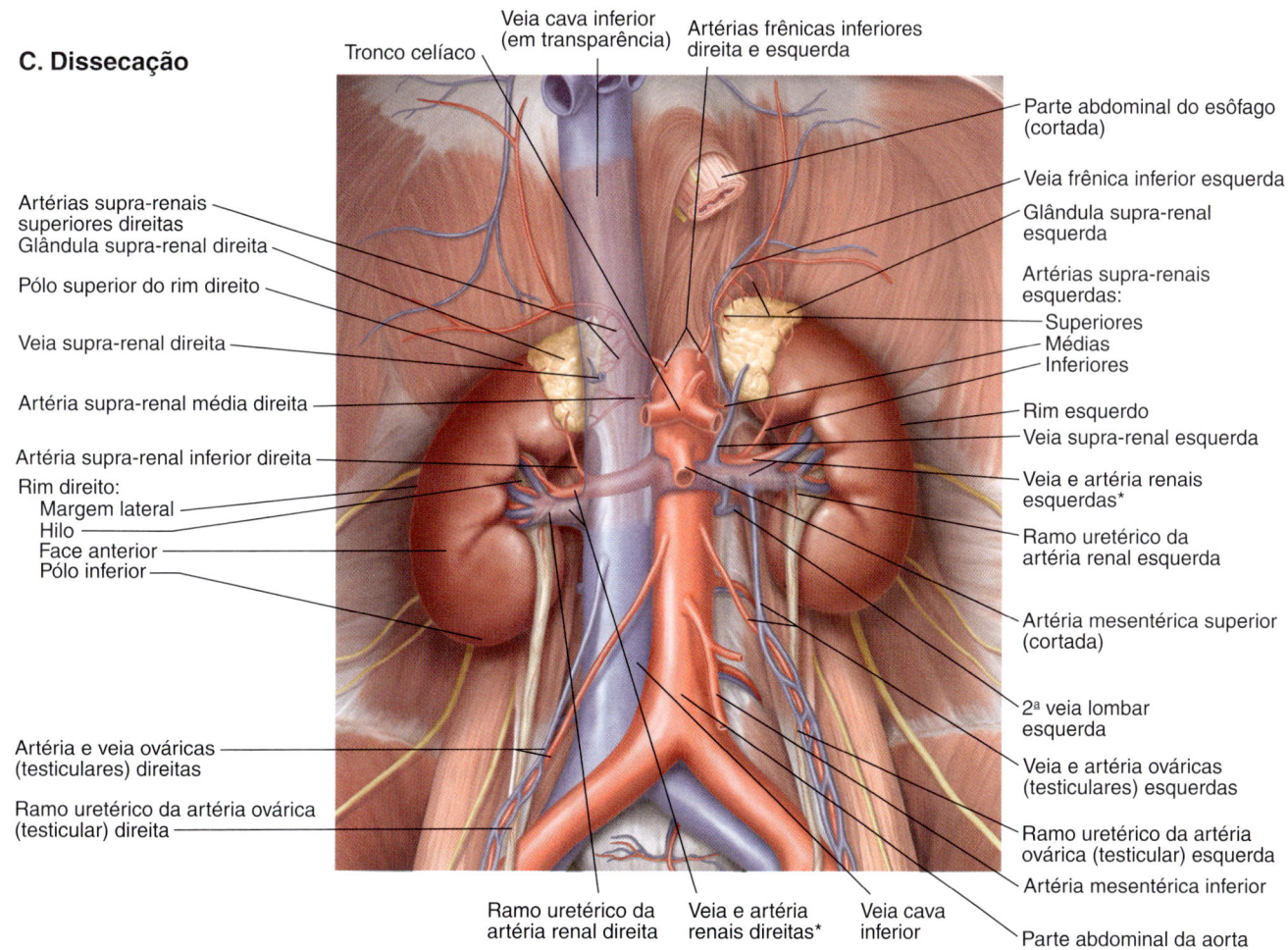

- Veia cava inferior (em transparência)
- Artérias frênicas inferiores direita e esquerda
- Tronco celíaco
- Parte abdominal do esôfago (cortada)
- Veia frênica inferior esquerda
- Artérias supra-renais superiores direitas
- Glândula supra-renal direita
- Glândula supra-renal esquerda
- Pólo superior do rim direito
- Artérias supra-renais esquerdas:
  - Superiores
  - Médias
  - Inferiores
- Veia supra-renal direita
- Artéria supra-renal média direita
- Rim esquerdo
- Veia supra-renal esquerda
- Artéria supra-renal inferior direita
- Veia e artéria renais esquerdas*
- Rim direito:
  - Margem lateral
  - Hilo
  - Face anterior
  - Pólo inferior
- Ramo uretérico da artéria renal esquerda
- Artéria mesentérica superior (cortada)
- 2ª veia lombar esquerda
- Veia e artéria ováricas (testiculares) esquerdas
- Artéria e veia ováricas (testiculares) direitas
- Ramo uretérico da artéria ovárica (testicular) direita
- Ramo uretérico da artéria ovárica (testicular) esquerda
- Artéria mesentérica inferior
- Ramo uretérico da artéria renal direita
- Veia e artéria renais direitas*
- Veia cava inferior
- Parte abdominal da aorta

* Artérias renais supranumerárias ocorrem em aproximadamente 28% de casos

LÂMINA 5-32 — Rim e Glândula Supra-renal, Características Internas

A. Artérias

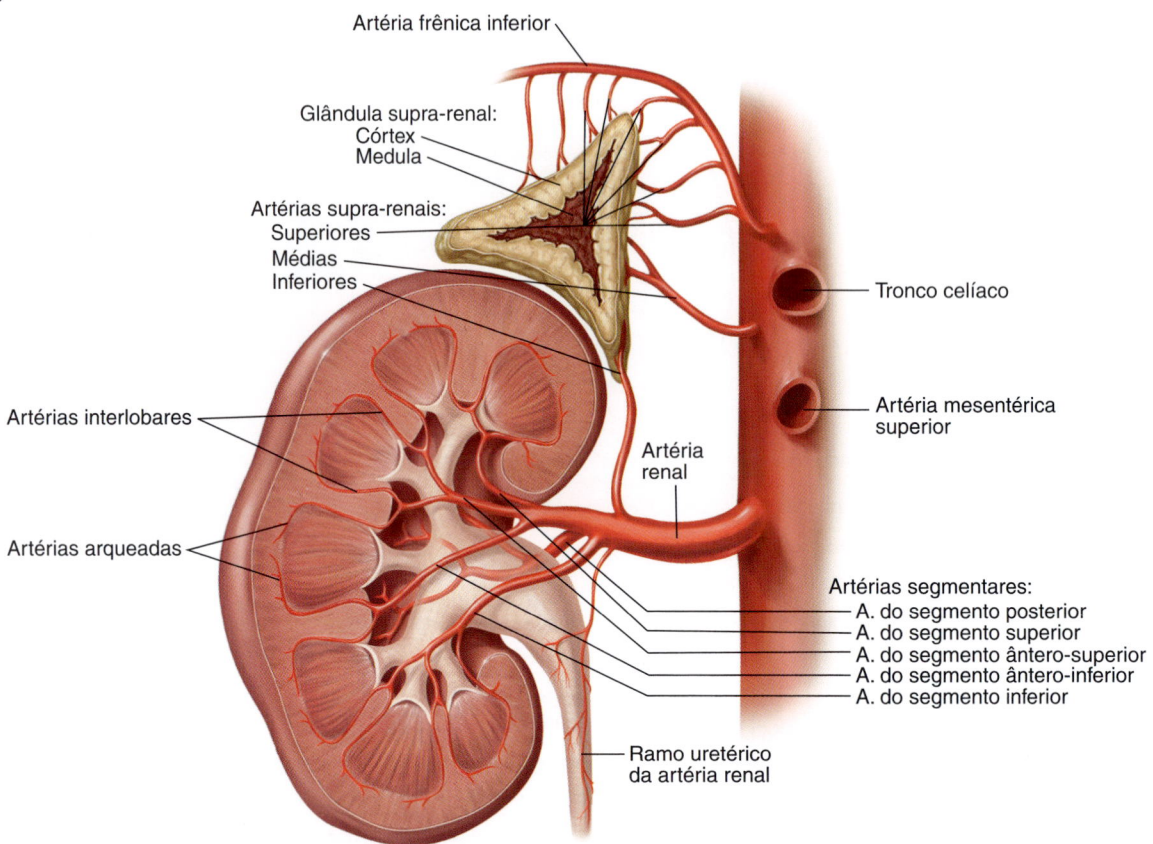

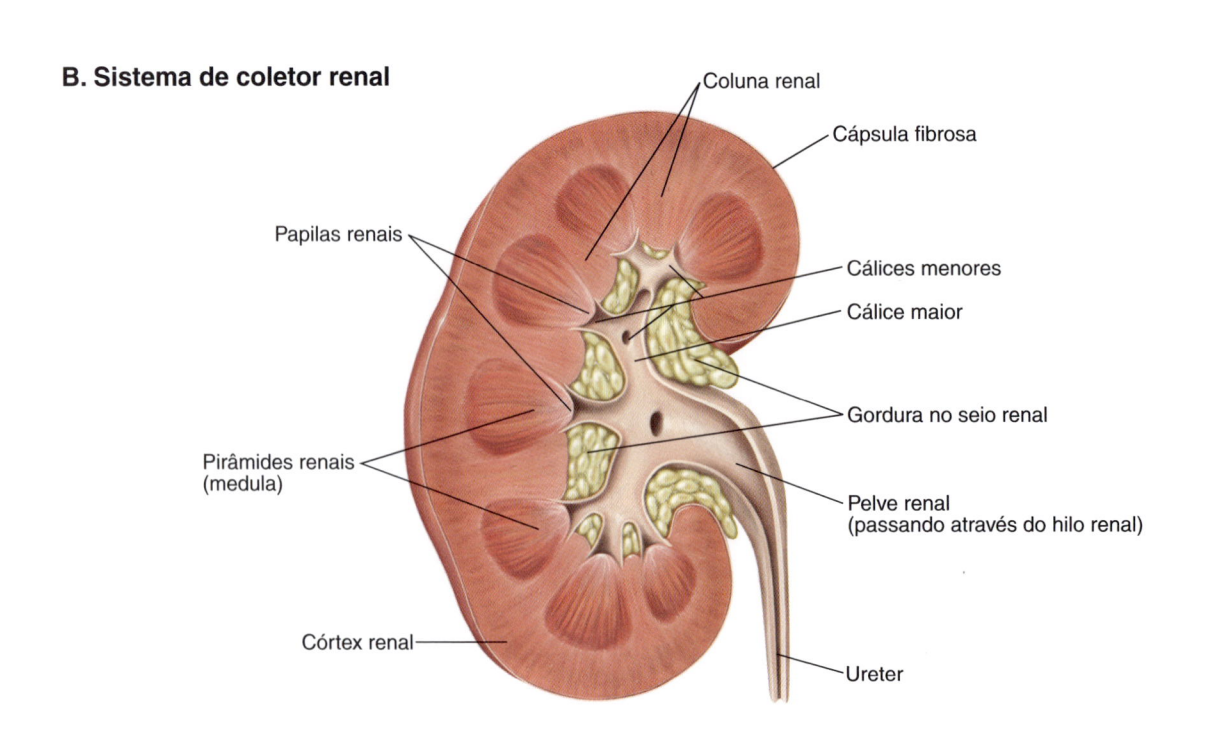

- Artéria frênica inferior
- Glândula supra-renal:
  - Córtex
  - Medula
- Artérias supra-renais:
  - Superiores
  - Médias
  - Inferiores
- Tronco celíaco
- Artéria mesentérica superior
- Artérias interlobares
- Artérias arqueadas
- Artéria renal
- Artérias segmentares:
  - A. do segmento posterior
  - A. do segmento superior
  - A. do segmento ântero-superior
  - A. do segmento ântero-inferior
  - A. do segmento inferior
- Ramo uretérico da artéria renal

B. Sistema de coletor renal

- Coluna renal
- Cápsula fibrosa
- Papilas renais
- Cálices menores
- Cálice maior
- Gordura no seio renal
- Pirâmides renais (medula)
- Pelve renal (passando através do hilo renal)
- Córtex renal
- Ureter

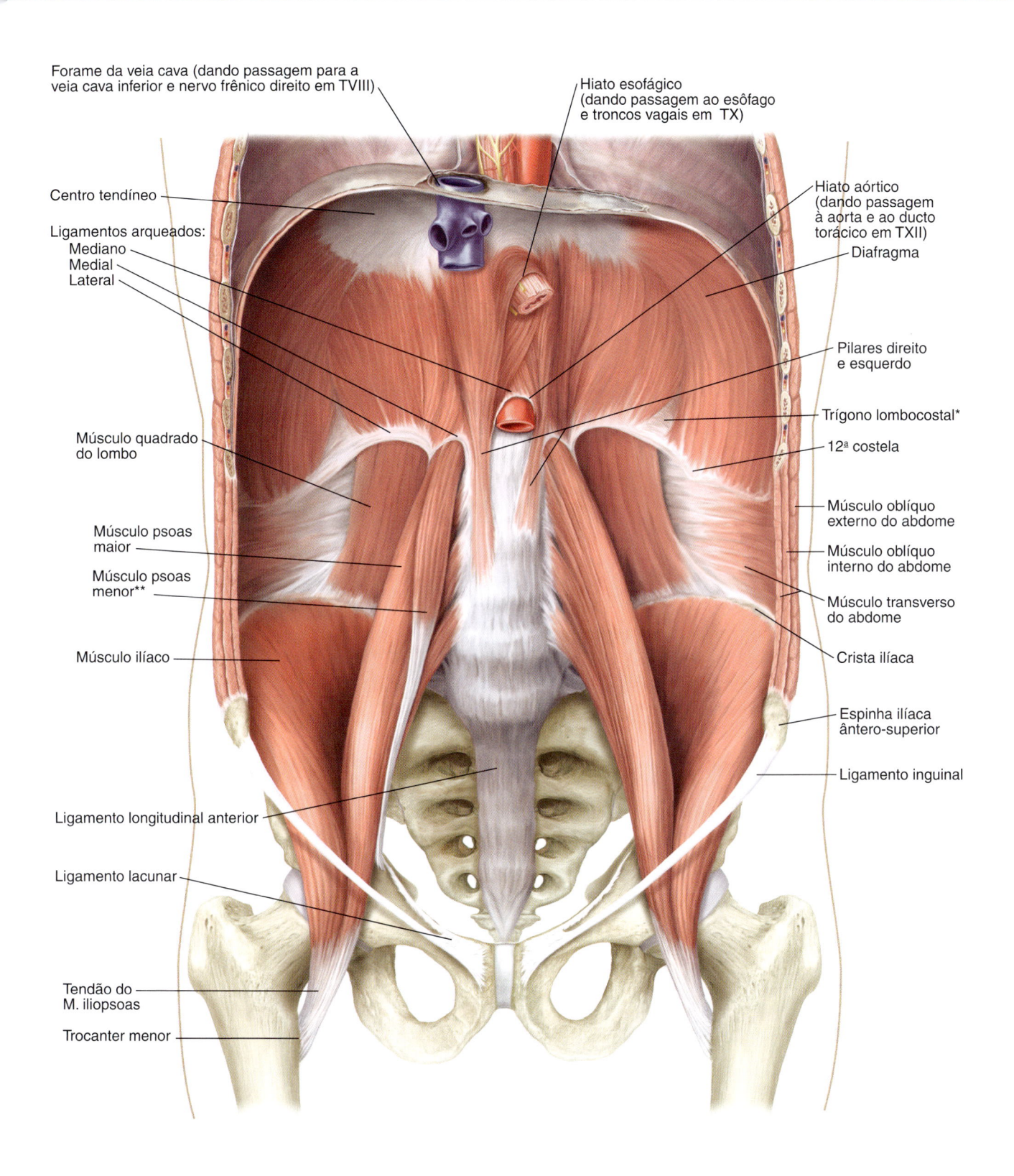

Diafragma e Músculos da Parede Abdominal Posterior

LÂMINA 5-33

- Forame da veia cava (dando passagem para a veia cava inferior e nervo frênico direito em TVIII)
- Hiato esofágico (dando passagem ao esôfago e troncos vagais em TX)
- Centro tendíneo
- Ligamentos arqueados:
  - Mediano
  - Medial
  - Lateral
- Hiato aórtico (dando passagem à aorta e ao ducto torácico em TXII)
- Diafragma
- Pilares direito e esquerdo
- Músculo quadrado do lombo
- Trígono lombocostal*
- 12ª costela
- Músculo psoas maior
- Músculo oblíquo externo do abdome
- Músculo psoas menor**
- Músculo oblíquo interno do abdome
- Músculo transverso do abdome
- Músculo ilíaco
- Crista ilíaca
- Espinha ilíaca ântero-superior
- Ligamento inguinal
- Ligamento longitudinal anterior
- Ligamento lacunar
- Tendão do M. iliopsoas
- Trocanter menor

* O trígono lombocostal está presente em 80% dos casos.
** O músculo psoas menor está presente em 50% dos casos.

Capítulo 5
Atlas de Anatomia Humana | PÁGINA 243

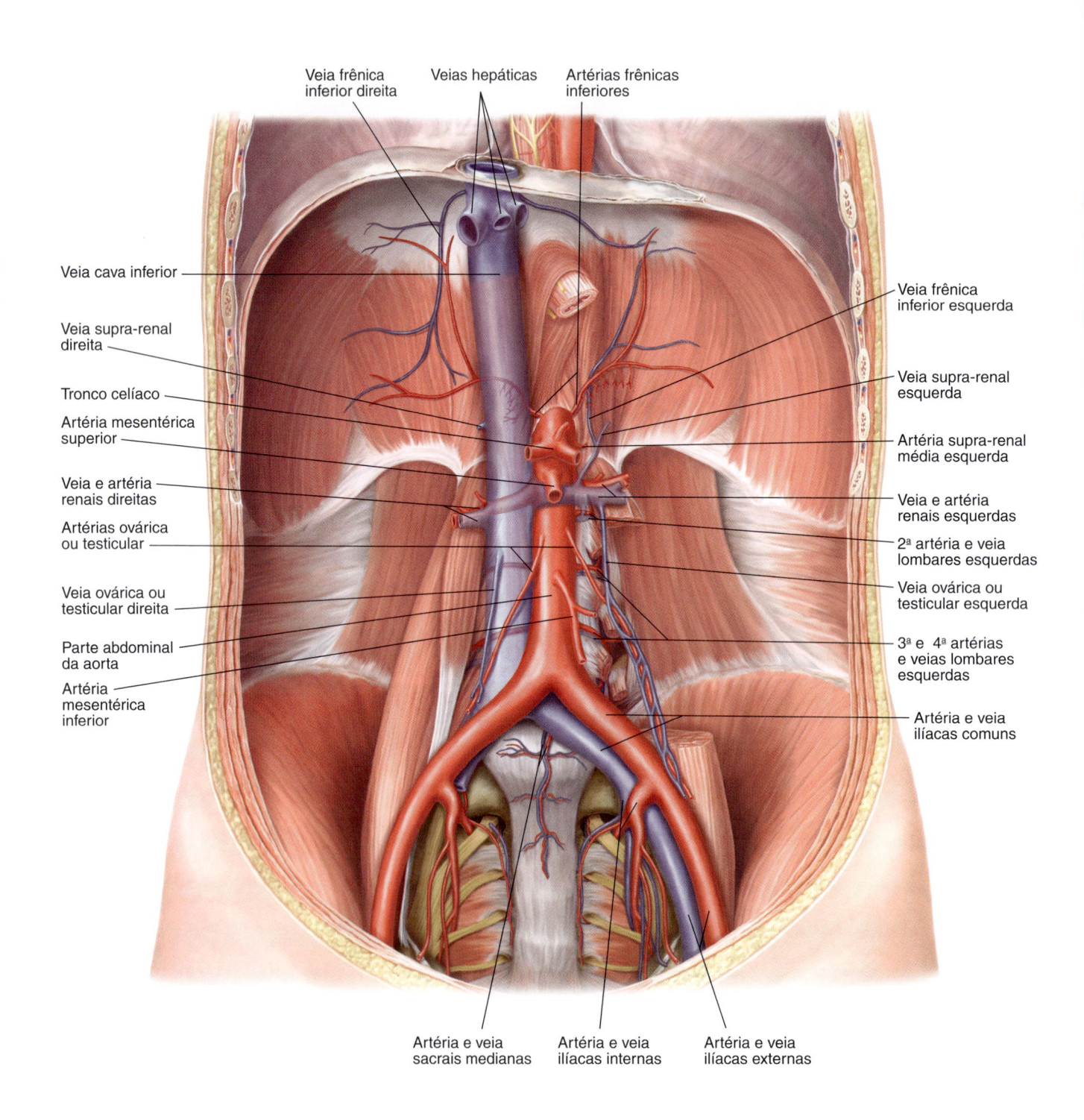

LÂMINA 5-34 — Vasos da Parede Abdominal Posterior

- Veia frênica inferior direita
- Veias hepáticas
- Artérias frênicas inferiores
- Veia cava inferior
- Veia supra-renal direita
- Tronco celíaco
- Artéria mesentérica superior
- Veia e artéria renais direitas
- Artérias ovárica ou testicular
- Veia ovárica ou testicular direita
- Parte abdominal da aorta
- Artéria mesentérica inferior
- Veia frênica inferior esquerda
- Veia supra-renal esquerda
- Artéria supra-renal média esquerda
- Veia e artéria renais esquerdas
- 2ª artéria e veia lombares esquerdas
- Veia ovárica ou testicular esquerda
- 3ª e 4ª artérias e veias lombares esquerdas
- Artéria e veia ilíacas comuns
- Artéria e veia sacrais medianas
- Artéria e veia ilíacas internas
- Artéria e veia ilíacas externas

Capítulo 5 — Atlas de Anatomia Humana

Drenagem Linfática do Fígado, Estômago, Baço e Pâncreas

LÂMINA 5-35

A. Dissecação superficial

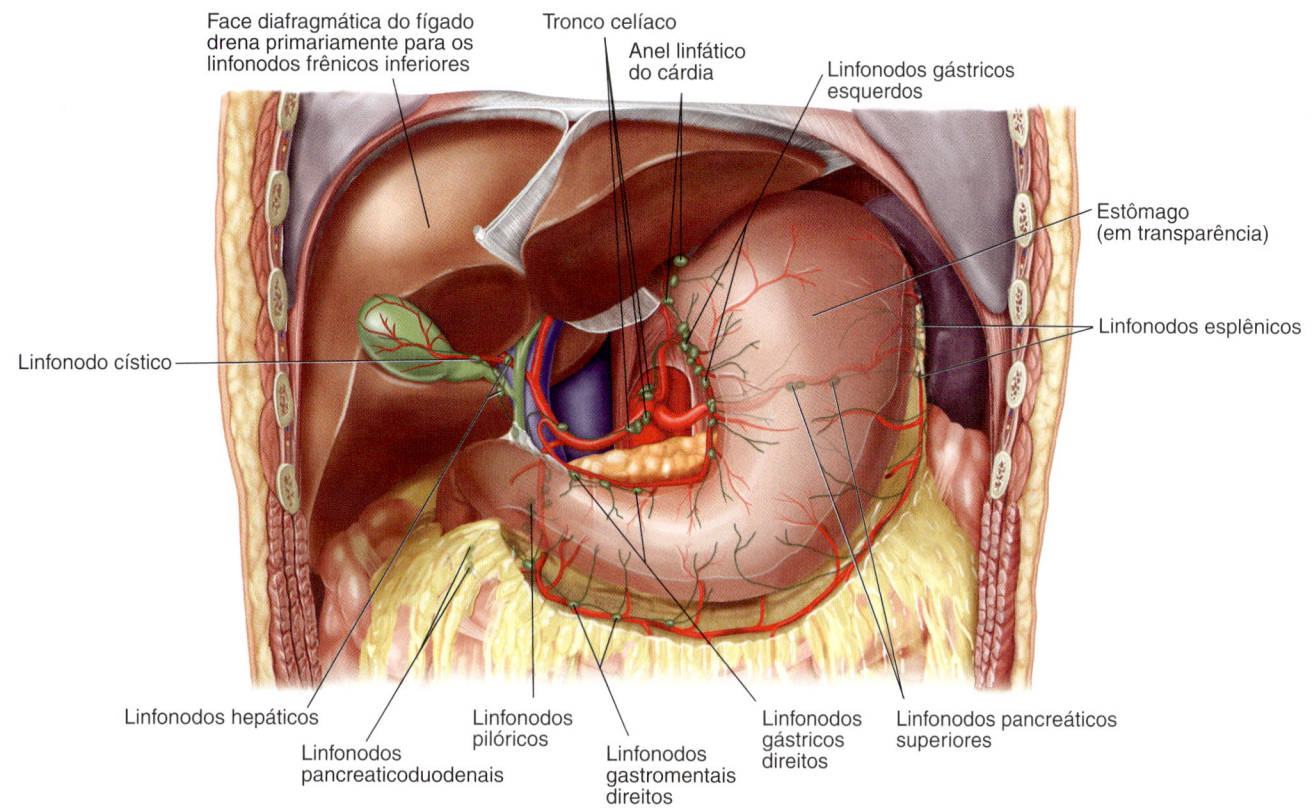

- Face diafragmática do fígado drena primariamente para os linfonodos frênicos inferiores
- Tronco celíaco
- Anel linfático do cárdia
- Linfonodos gástricos esquerdos
- Estômago (em transparência)
- Linfonodos esplênicos
- Linfonodo cístico
- Linfonodos hepáticos
- Linfonodos pancreaticoduodenais
- Linfonodos pilóricos
- Linfonodos gastromentais direitos
- Linfonodos gástricos direitos
- Linfonodos pancreáticos superiores

B. Dissecação profunda

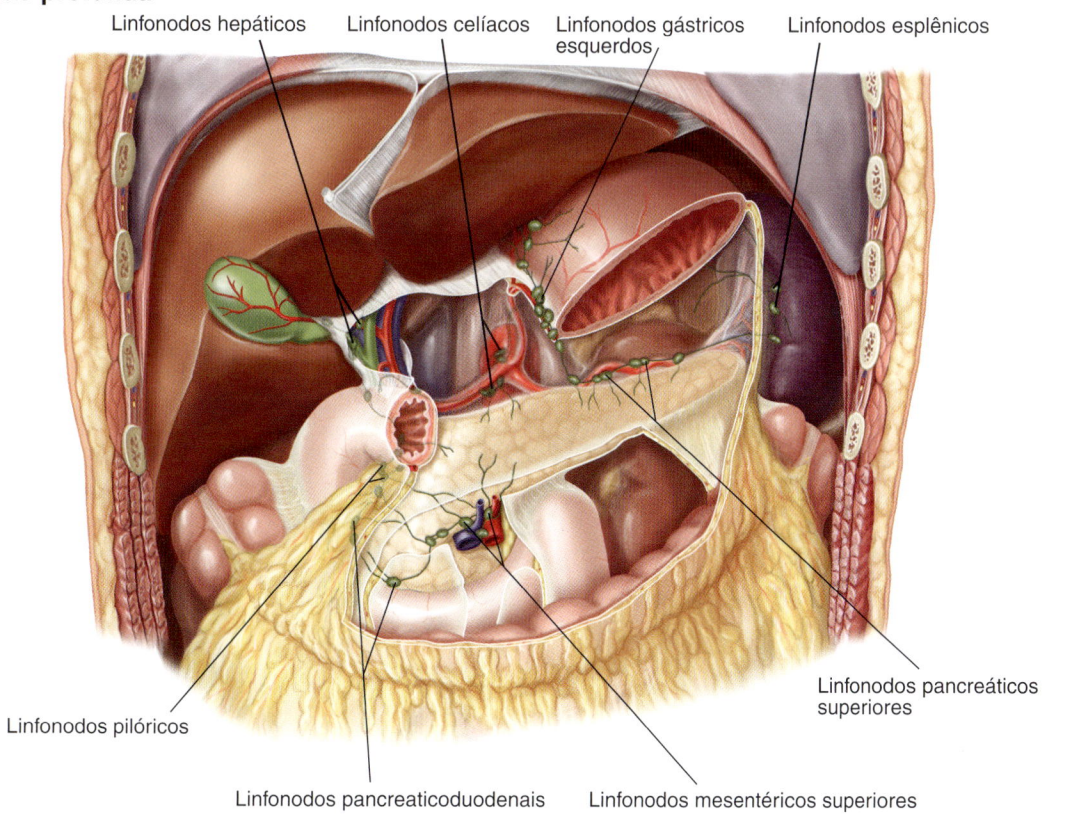

- Linfonodos hepáticos
- Linfonodos celíacos
- Linfonodos gástricos esquerdos
- Linfonodos esplênicos
- Linfonodos pancreáticos superiores
- Linfonodos pilóricos
- Linfonodos pancreaticoduodenais
- Linfonodos mesentéricos superiores

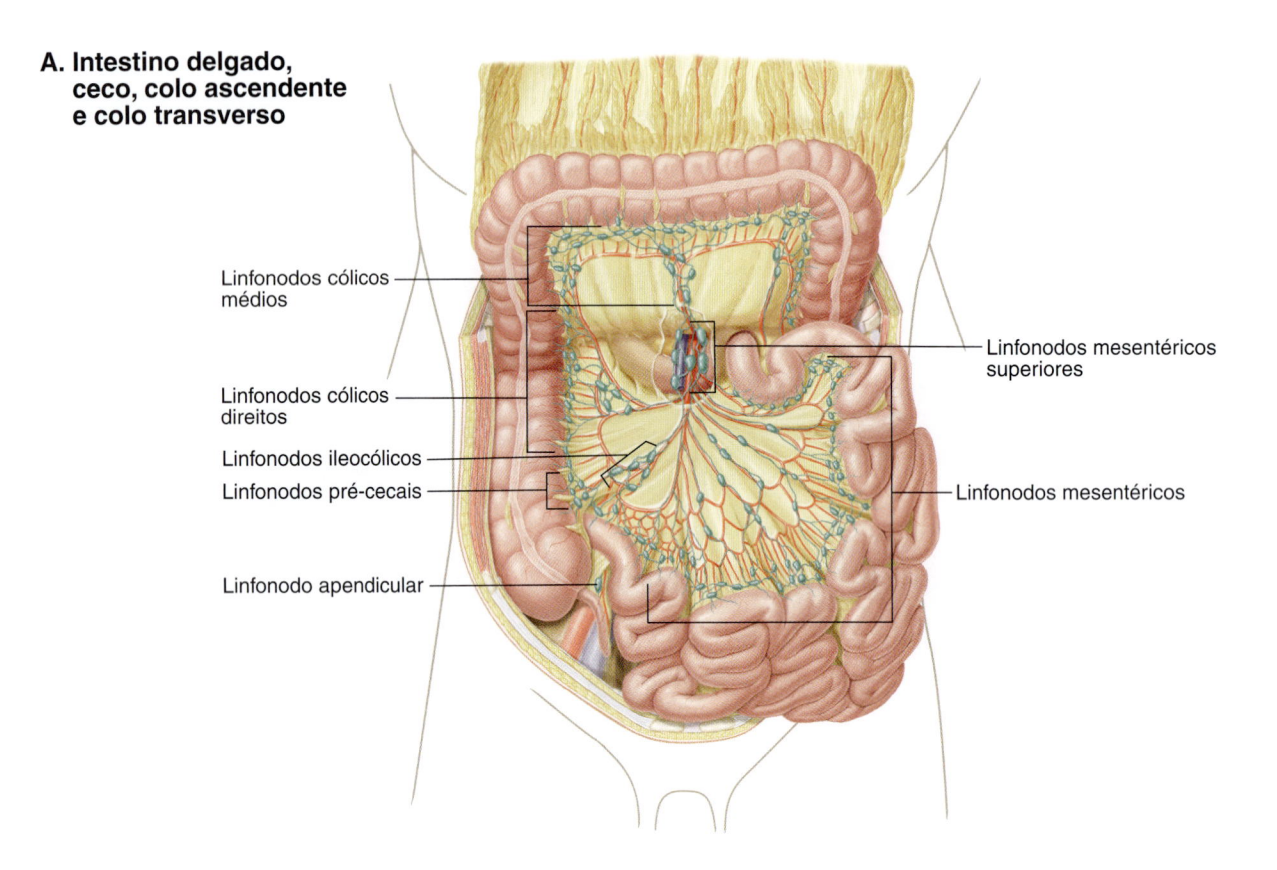

LÂMINA 5-36 — Drenagem Linfática dos Intestinos Delgado e Grosso

A. Intestino delgado, ceco, colo ascendente e colo transverso

- Linfonodos cólicos médios
- Linfonodos cólicos direitos
- Linfonodos ileocólicos
- Linfonodos pré-cecais
- Linfonodo apendicular
- Linfonodos mesentéricos superiores
- Linfonodos mesentéricos

B. Colo descendente, colo sigmóide e reto

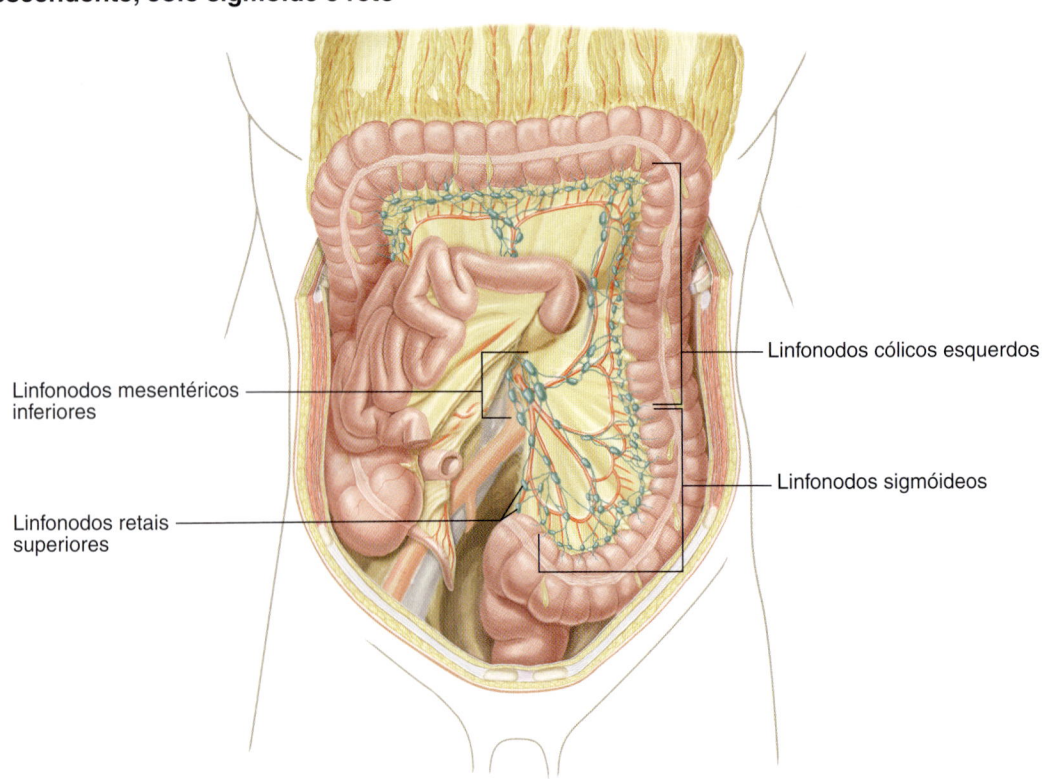

- Linfonodos mesentéricos inferiores
- Linfonodos retais superiores
- Linfonodos cólicos esquerdos
- Linfonodos sigmóideos

Drenagem Linfática da Parede Abdominal Posterior e Vísceras Abdominais

LÂMINA 5-37

Ducto torácico

Veia cava inferior

Tronco intestinal

*Cisterna do quilo

Tronco lombar direito

Linfonodos lombares direitos

Linfonodos ilíacos comuns

Linfonodos ilíacos internos

Linfonodos ilíacos externos

Linfonodos inguinais profundos

Linfonodos frênicos inferiores

Linfonodos celíacos

Linfonodos mesentéricos superiores

Tronco lombar esquerdo

Linfonodos mesentéricos inferiores

Linfonodos lombares esquerdos

Linfonodos sacrais

Linfonodos inguinais superficiais

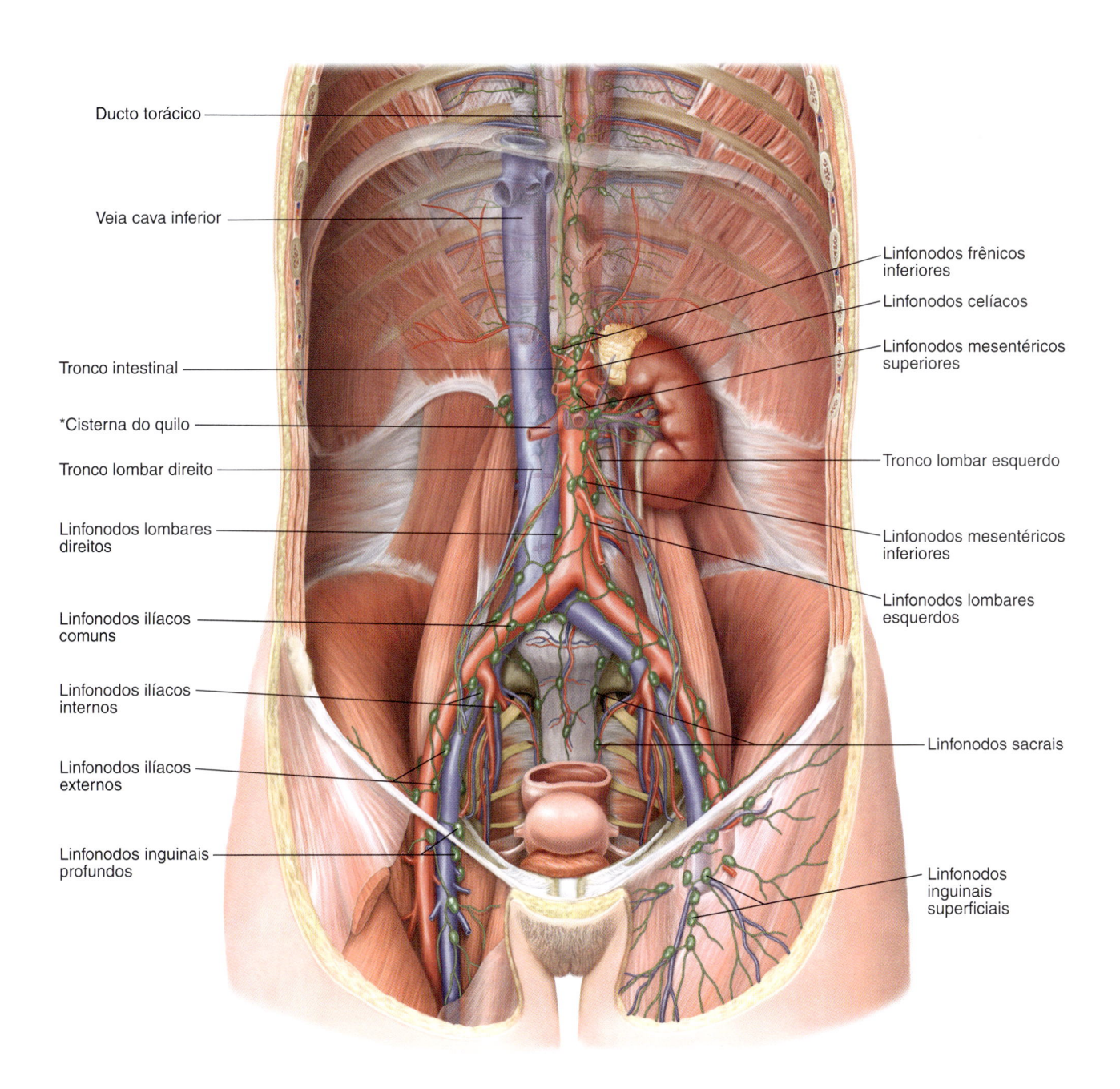

*A cisterna do quilo está presente em aproximadamente 25% dos casos.

Capítulo 5
Atlas de Anatomia Humana | PÁGINA 247

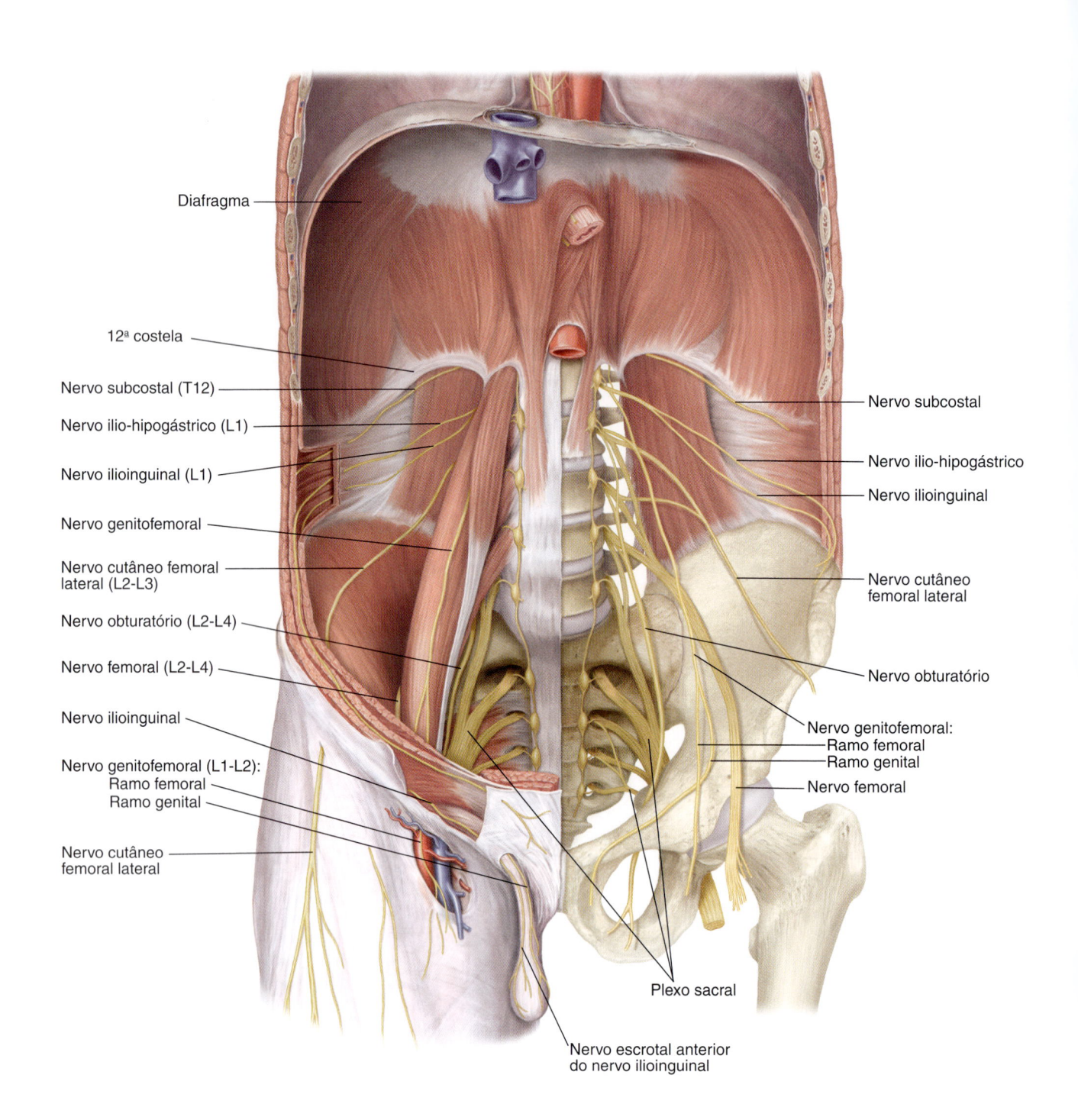

LÂMINA 5-38 — Nervos da Parede Abdominal Posterior

- Diafragma
- 12ª costela
- Nervo subcostal (T12)
- Nervo ilio-hipogástrico (L1)
- Nervo ilioinguinal (L1)
- Nervo genitofemoral
- Nervo cutâneo femoral lateral (L2-L3)
- Nervo obturatório (L2-L4)
- Nervo femoral (L2-L4)
- Nervo ilioinguinal
- Nervo genitofemoral (L1-L2):
  - Ramo femoral
  - Ramo genital
- Nervo cutâneo femoral lateral
- Nervo subcostal
- Nervo ilio-hipogástrico
- Nervo ilioinguinal
- Nervo cutâneo femoral lateral
- Nervo obturatório
- Nervo genitofemoral:
  - Ramo femoral
  - Ramo genital
- Nervo femoral
- Plexo sacral
- Nervo escrotal anterior do nervo ilioinguinal

Capítulo 5 — Atlas de Anatomia Humana

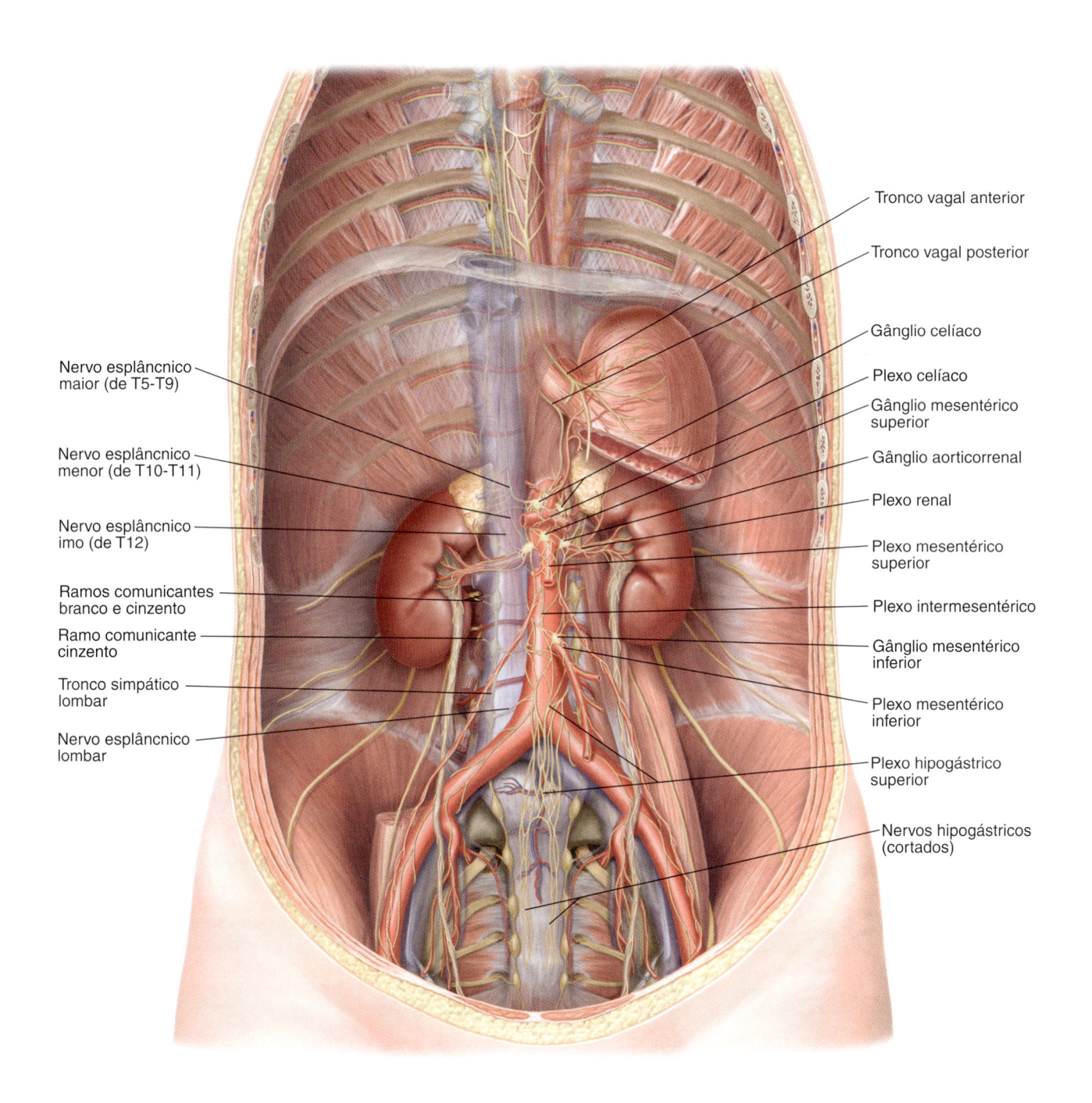

Nervos Autônomos do Abdome, Vista Anterior

LÂMINA 5-39

- Nervo esplâncnico maior (de T5-T9)
- Nervo esplâncnico menor (de T10-T11)
- Nervo esplâncnico imo (de T12)
- Ramos comunicantes branco e cinzento
- Ramo comunicante cinzento
- Tronco simpático lombar
- Nervo esplâncnico lombar

- Tronco vagal anterior
- Tronco vagal posterior
- Gânglio celíaco
- Plexo celíaco
- Gânglio mesentérico superior
- Gânglio aorticorrenal
- Plexo renal
- Plexo mesentérico superior
- Plexo intermesentérico
- Gânglio mesentérico inferior
- Plexo mesentérico inferior
- Plexo hipogástrico superior
- Nervos hipogástricos (cortados)

Capítulo 5

Atlas de Anatomia Humana

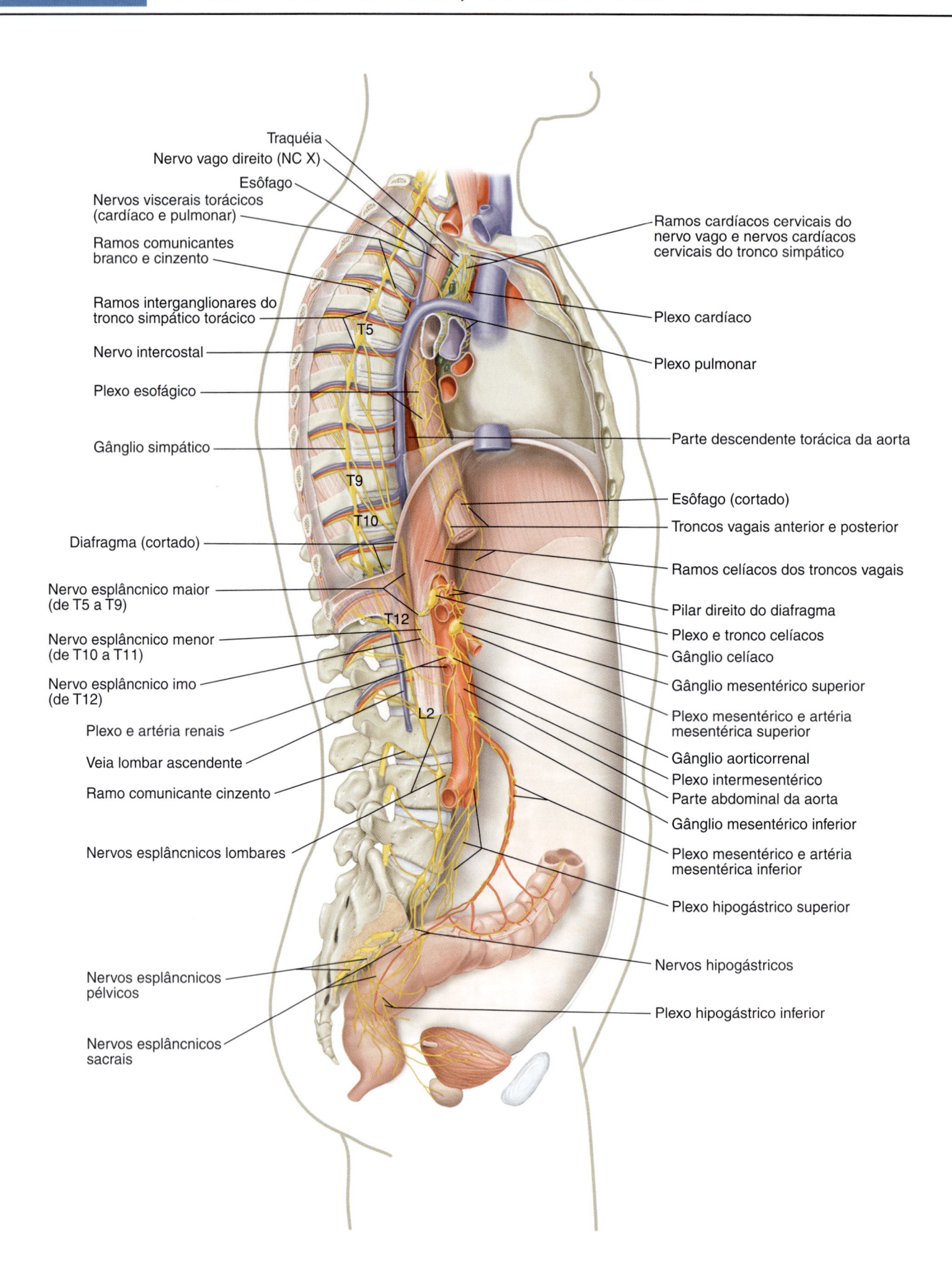

LÂMINA 5-40 — Nervos Autônomos do Abdome, Vista Lateral Direita

Labels (esquerda, de cima para baixo):
- Traquéia
- Nervo vago direito (NC X)
- Esôfago
- Nervos viscerais torácicos (cardíaco e pulmonar)
- Ramos comunicantes branco e cinzento
- Ramos interganglionares do tronco simpático torácico
- Nervo intercostal
- Plexo esofágico
- Gânglio simpático
- Diafragma (cortado)
- Nervo esplâncnico maior (de T5 a T9)
- Nervo esplâncnico menor (de T10 a T11)
- Nervo esplâncnico imo (de T12)
- Plexo e artéria renais
- Veia lombar ascendente
- Ramo comunicante cinzento
- Nervos esplâncnicos lombares
- Nervos esplâncnicos pélvicos
- Nervos esplâncnicos sacrais

Labels (direita, de cima para baixo):
- Ramos cardíacos cervicais do nervo vago e nervos cardíacos cervicais do tronco simpático
- Plexo cardíaco
- Plexo pulmonar
- Parte descendente torácica da aorta
- Esôfago (cortado)
- Troncos vagais anterior e posterior
- Ramos celíacos dos troncos vagais
- Pilar direito do diafragma
- Plexo e tronco celíacos
- Gânglio celíaco
- Gânglio mesentérico superior
- Plexo mesentérico e artéria mesentérica superior
- Gânglio aorticorrenal
- Plexo intermesentérico
- Parte abdominal da aorta
- Gânglio mesentérico inferior
- Plexo mesentérico e artéria mesentérica inferior
- Plexo hipogástrico superior
- Nervos hipogástricos
- Plexo hipogástrico inferior

Níveis vertebrais indicados: T5, T9, T10, T12, L2

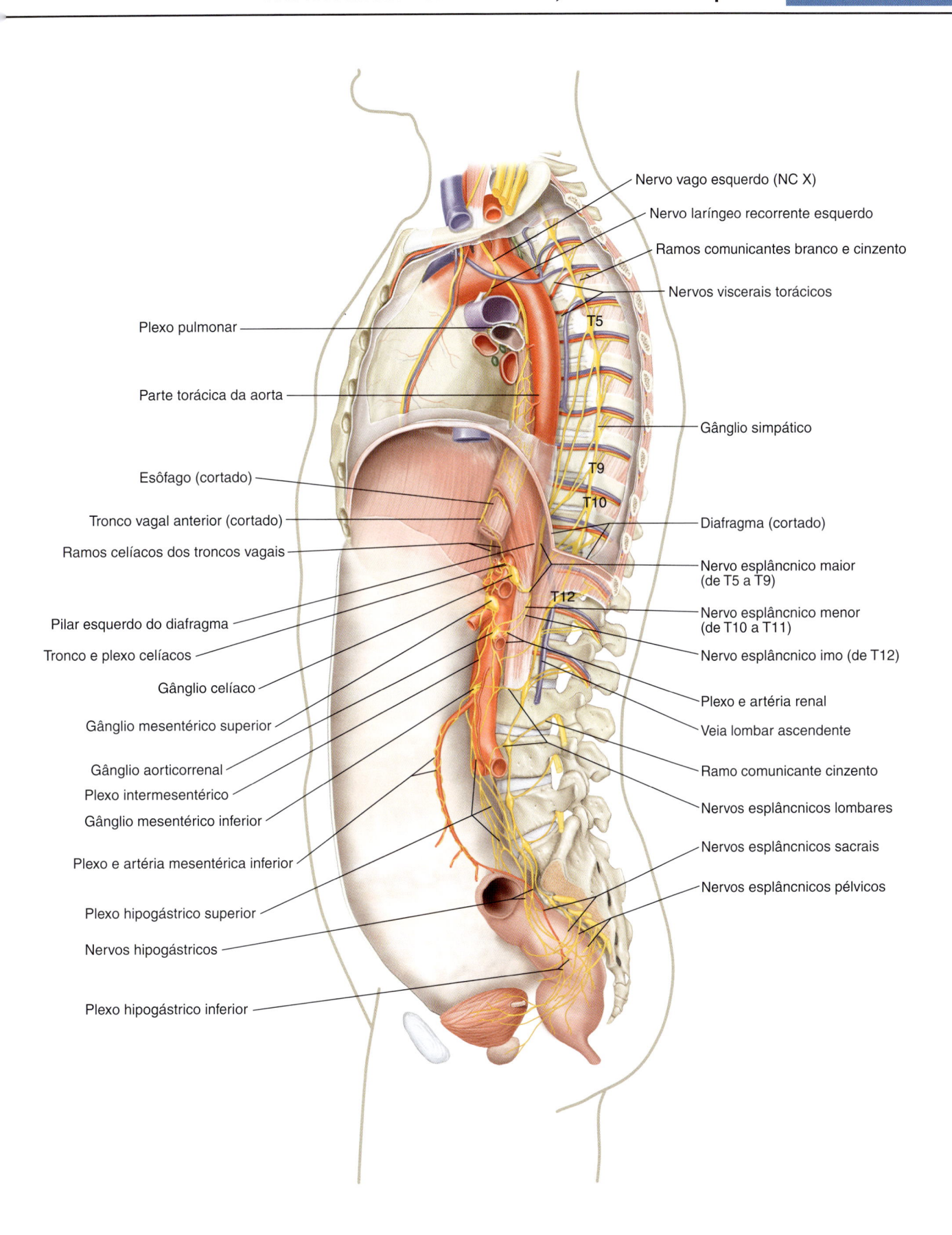

Nervos Autônomos do Abdome, Vista Lateral Esquerda

LÂMINA 5-41

- Nervo vago esquerdo (NC X)
- Nervo laríngeo recorrente esquerdo
- Ramos comunicantes branco e cinzento
- Nervos viscerais torácicos
- Plexo pulmonar
- Parte torácica da aorta
- Gânglio simpático
- Esôfago (cortado)
- Tronco vagal anterior (cortado)
- Ramos celíacos dos troncos vagais
- Diafragma (cortado)
- Nervo esplâncnico maior (de T5 a T9)
- Pilar esquerdo do diafragma
- Tronco e plexo celíacos
- Nervo esplâncnico menor (de T10 a T11)
- Nervo esplâncnico imo (de T12)
- Gânglio celíaco
- Plexo e artéria renal
- Gânglio mesentérico superior
- Veia lombar ascendente
- Gânglio aorticorrenal
- Plexo intermesentérico
- Ramo comunicante cinzento
- Nervos esplâncnicos lombares
- Gânglio mesentérico inferior
- Plexo e artéria mesentérica inferior
- Nervos esplâncnicos sacrais
- Nervos esplâncnicos pélvicos
- Plexo hipogástrico superior
- Nervos hipogástricos
- Plexo hipogástrico inferior

Capítulo 5
Atlas de Anatomia Humana

LÂMINA 5-42 — Cortes Transversais Através dos Níveis Vertebrais TX e LI

A. Nível vertebral TX

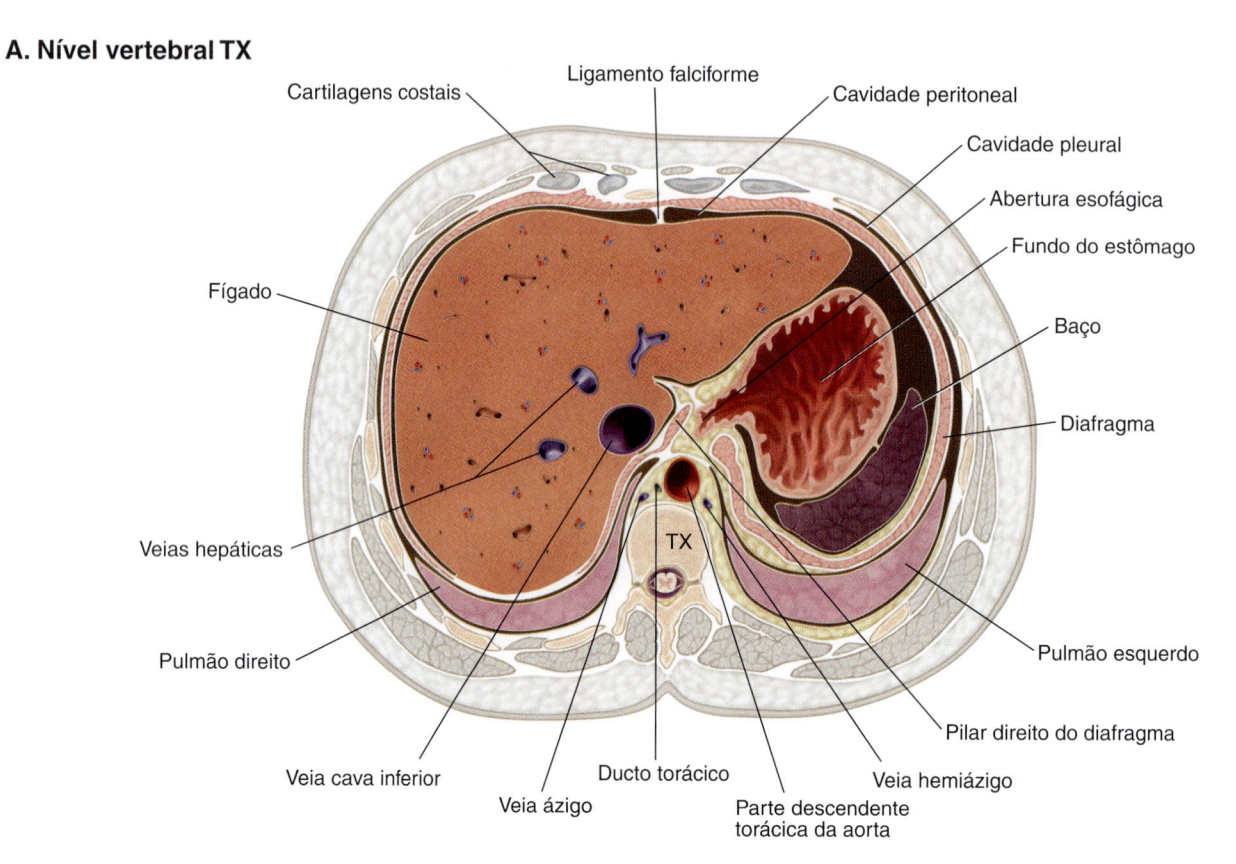

- Cartilagens costais
- Ligamento falciforme
- Cavidade peritoneal
- Cavidade pleural
- Abertura esofágica
- Fundo do estômago
- Baço
- Diafragma
- Fígado
- Veias hepáticas
- Pulmão direito
- Pulmão esquerdo
- Pilar direito do diafragma
- Veia cava inferior
- Ducto torácico
- Veia ázigo
- Veia hemiázigo
- Parte descendente torácica da aorta

B. Nível vertebral LI

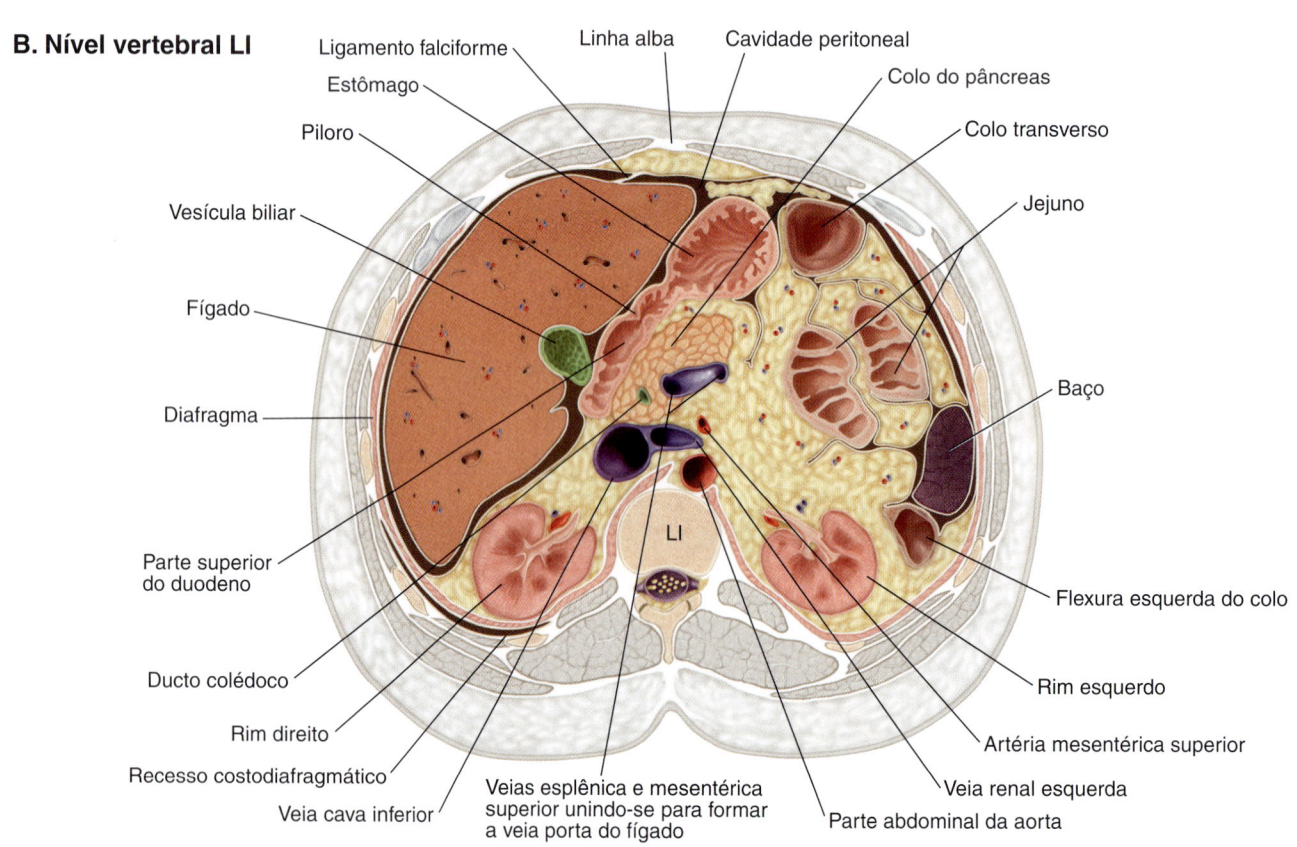

- Ligamento falciforme
- Linha alba
- Cavidade peritoneal
- Estômago
- Colo do pâncreas
- Piloro
- Colo transverso
- Vesícula biliar
- Jejuno
- Fígado
- Baço
- Diafragma
- Parte superior do duodeno
- Flexura esquerda do colo
- Ducto colédoco
- Rim esquerdo
- Rim direito
- Artéria mesentérica superior
- Recesso costodiafragmático
- Veia renal esquerda
- Veia cava inferior
- Veias esplênica e mesentérica superior unindo-se para formar a veia porta do fígado
- Parte abdominal da aorta

Cortes Transversais Através dos Níveis Vertebrais LIII e LV/SI

LÂMINA 5-43

A. Nível vertebral LIII

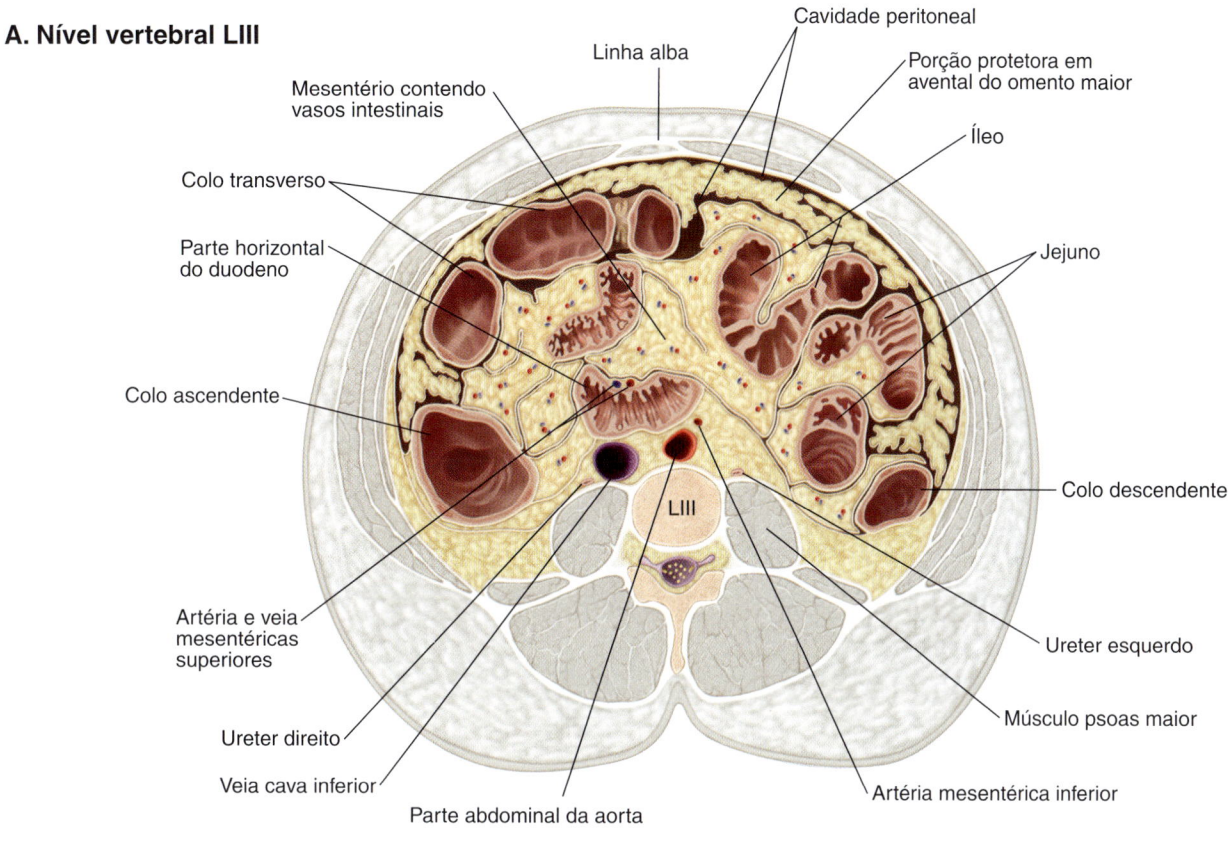

Labels:
- Linha alba
- Cavidade peritoneal
- Porção protetora em avental do omento maior
- Mesentério contendo vasos intestinais
- Íleo
- Colo transverso
- Jejuno
- Parte horizontal do duodeno
- Colo ascendente
- Colo descendente
- LIII
- Artéria e veia mesentéricas superiores
- Ureter esquerdo
- Músculo psoas maior
- Ureter direito
- Veia cava inferior
- Artéria mesentérica inferior
- Parte abdominal da aorta

B. Nível vertebral LV/SI

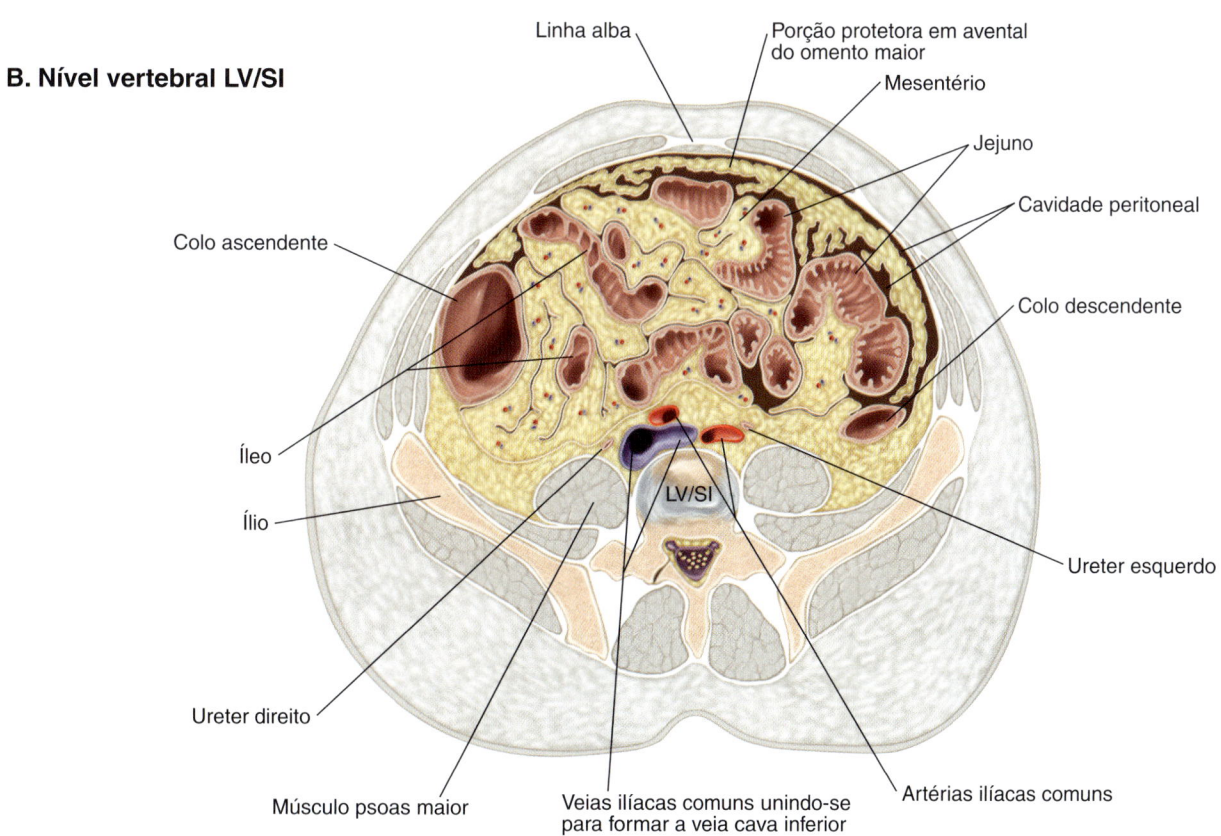

Labels:
- Linha alba
- Porção protetora em avental do omento maior
- Mesentério
- Jejuno
- Colo ascendente
- Cavidade peritoneal
- Colo descendente
- Íleo
- Ílio
- LV/SI
- Ureter esquerdo
- Ureter direito
- Músculo psoas maior
- Veias ilíacas comuns unindo-se para formar a veia cava inferior
- Artérias ilíacas comuns

Capítulo 5
Atlas de Anatomia Humana — PÁGINA 253

PELVE E PERÍNEO

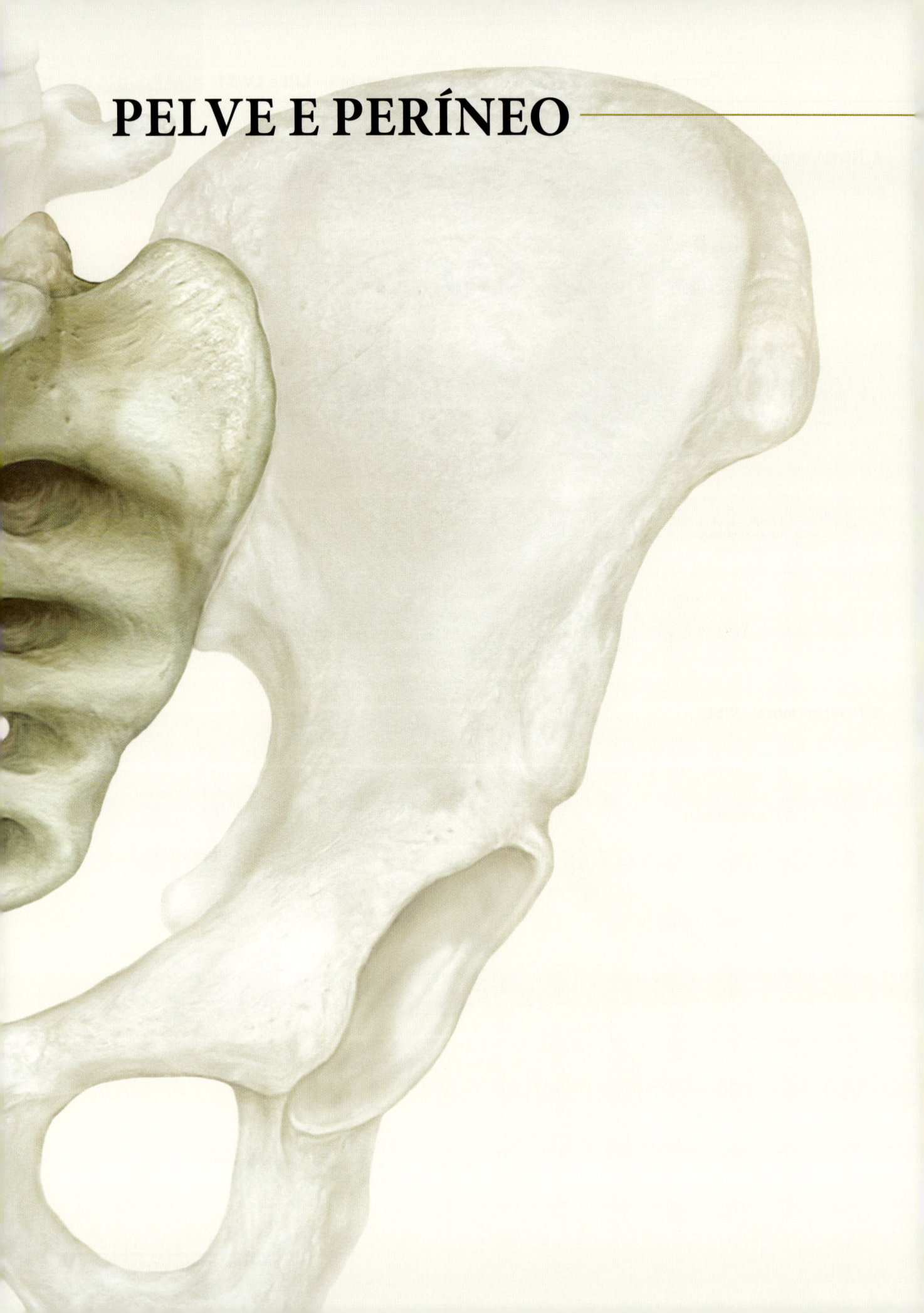

atlas de ANATOMIA humana
CAPÍTULO 6

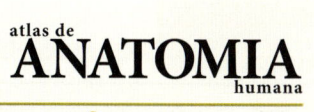

Lâmina 6-01	Características Palpáveis da Pelve e do Períneo Femininos 256		Lâmina 6-18	Plexo Sacral 273
Lâmina 6-02	Características Palpáveis da Pelve e do Períneo Masculinos 257		Lâmina 6-19	Nervos Autônomos da Pelve 274
Lâmina 6-03	Esqueleto do Quadril 258		Lâmina 6-20	Pelve, Vista Superior 275
Lâmina 6-04	Pelve Masculina Articulada 259		Lâmina 6-21	Diafragma da Pelve, Vista Superior 276
Lâmina 6-05	Comparação entre as Pelves Feminina e Masculina 260		Lâmina 6-22	Músculos da Pelve 277
Lâmina 6-06	Ligamentos da Pelve 261		Lâmina 6-23	Diafragma da Pelve, Vista Inferior 278
Lâmina 6-07	Peritônio Pélvico, Vista Superior 262		Lâmina 6-24	Esqueleto e Limites do Períneo 279
Lâmina 6-08	Peritônio Pélvico, Vista Sagital 263		Lâmina 6-25	Anatomia de Superfície do Períneo 280
Lâmina 6-09	Bexiga Urinária, Vista Lateral 264		Lâmina 6-26	Períneo, Dissecação Superficial 281
Lâmina 6-10	Bexiga Urinária, Vista Anterior 265		Lâmina 6-27	Períneo, Dissecação Intermediária 282
Lâmina 6-11	Útero e Vagina I 266		Lâmina 6-28	Períneo, Dissecação Profunda 283
Lâmina 6-12	Útero e Vagina II 267		Lâmina 6-29	Artérias do Períneo 284
Lâmina 6-13	Posições e Estruturas de Sustentação do Útero 268		Lâmina 6-30	Nervos do Períneo 285
Lâmina 6-14	Órgãos Genitais Masculinos Internos 269		Lâmina 6-31	Pênis e Testículos 286
Lâmina 6-15	Relações do Reto e do Canal Anal 270		Lâmina 6-32	Vista Seccional do Pênis e do Testículo ... 287
Lâmina 6-16	Reto e Canal Anal, Vista Anterior Interna . 271		Lâmina 6-33	Linfáticos da Pelve e do Períneo Femininos 288
Lâmina 6-17	Suprimento Sanguíneo da Pelve 272		Lâmina 6-34	Linfáticos da Pelve e do Períneo Masculinos 289
			Lâmina 6-35	Corte Transversal da Pelve Feminina 290
			Lâmina 6-36	Corte Transversal da Pelve Masculina 291

LÂMINA 6-01 — Características Palpáveis da Pelve e do Períneo Femininos

A. Vista anterior

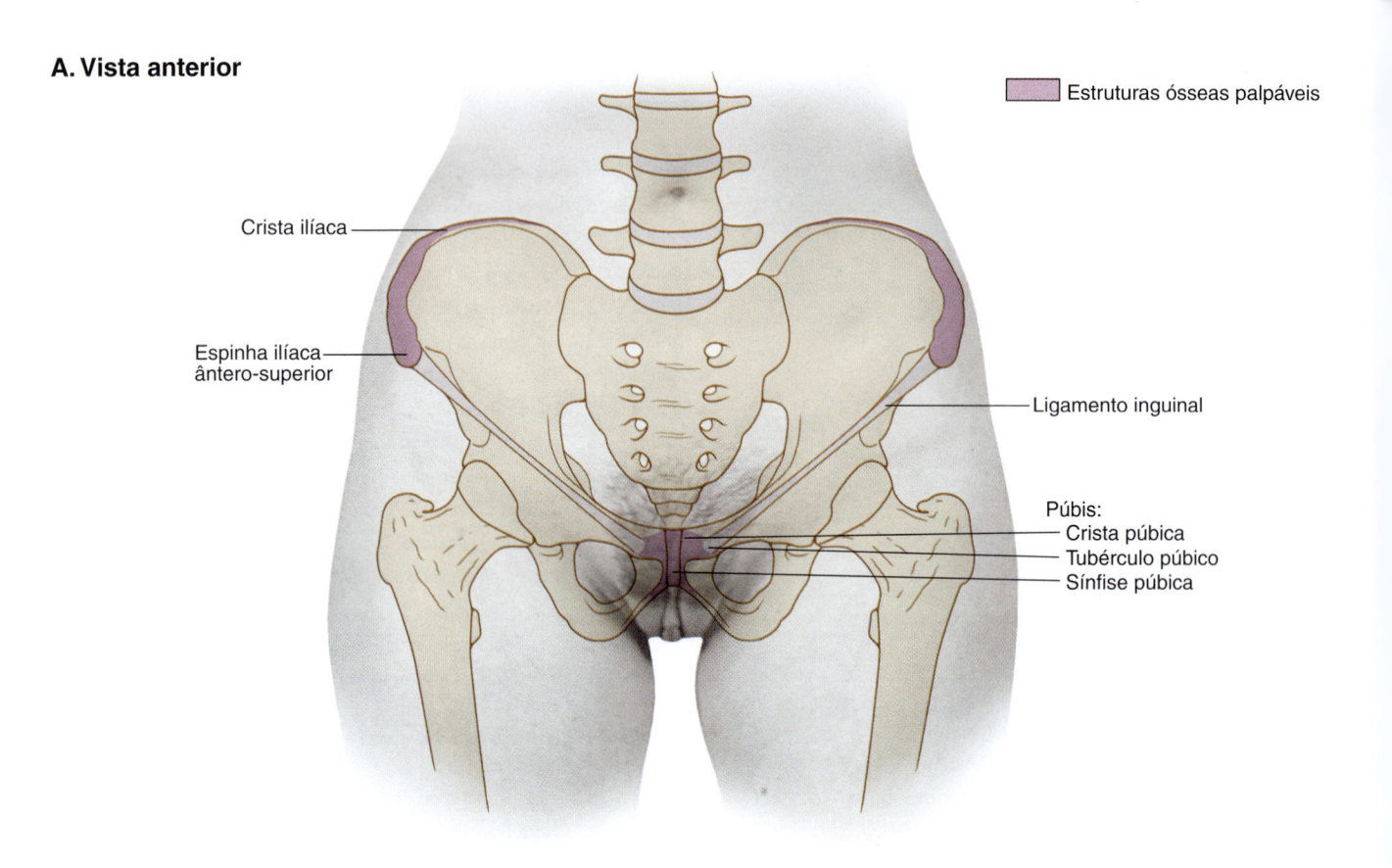

Estruturas ósseas palpáveis

- Crista ilíaca
- Espinha ilíaca ântero-superior
- Ligamento inguinal
- Púbis:
  - Crista púbica
  - Tubérculo púbico
  - Sínfise púbica

B. Vista posterior

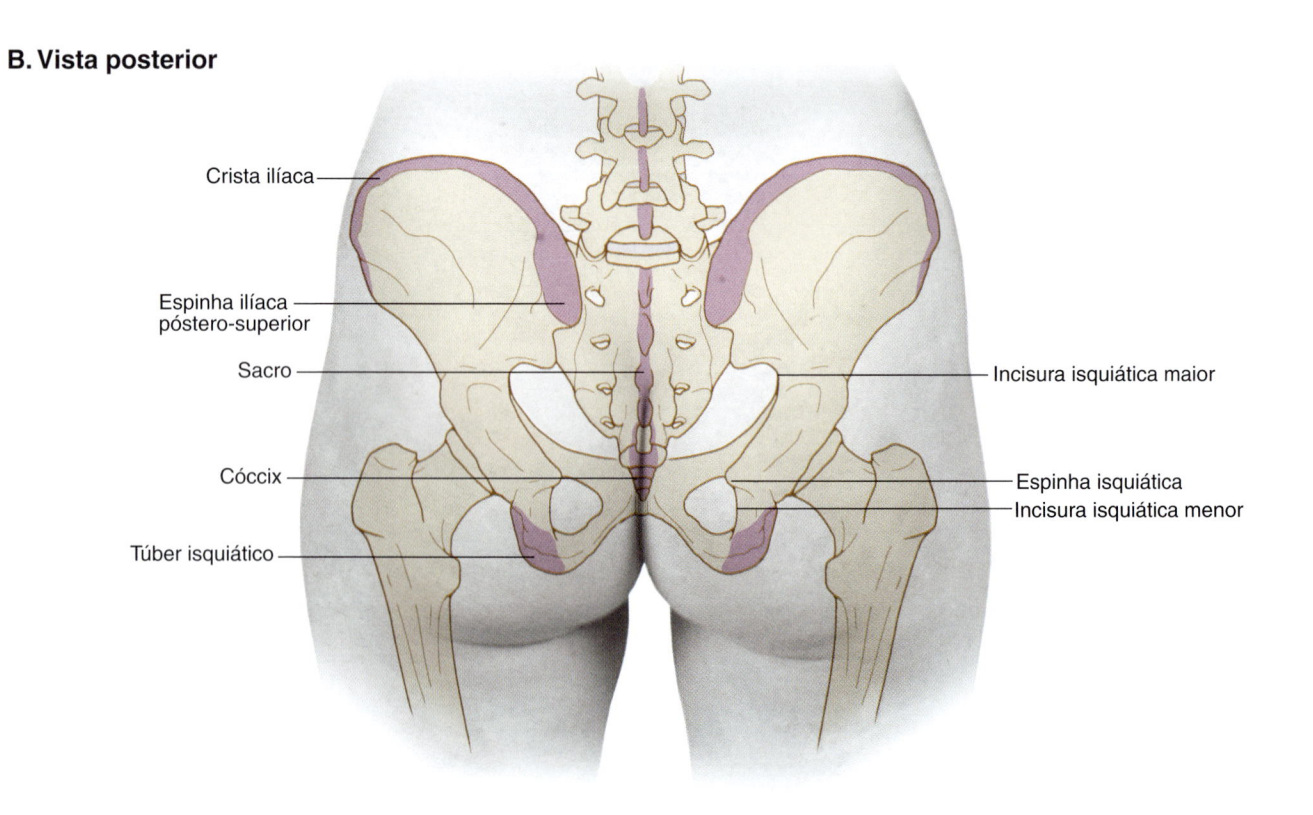

- Crista ilíaca
- Espinha ilíaca póstero-superior
- Sacro
- Cóccix
- Túber isquiático
- Incisura isquiática maior
- Espinha isquiática
- Incisura isquiática menor

Características Palpáveis da Pelve e do Períneo Masculinos

LÂMINA 6-02

A. Vista anterior

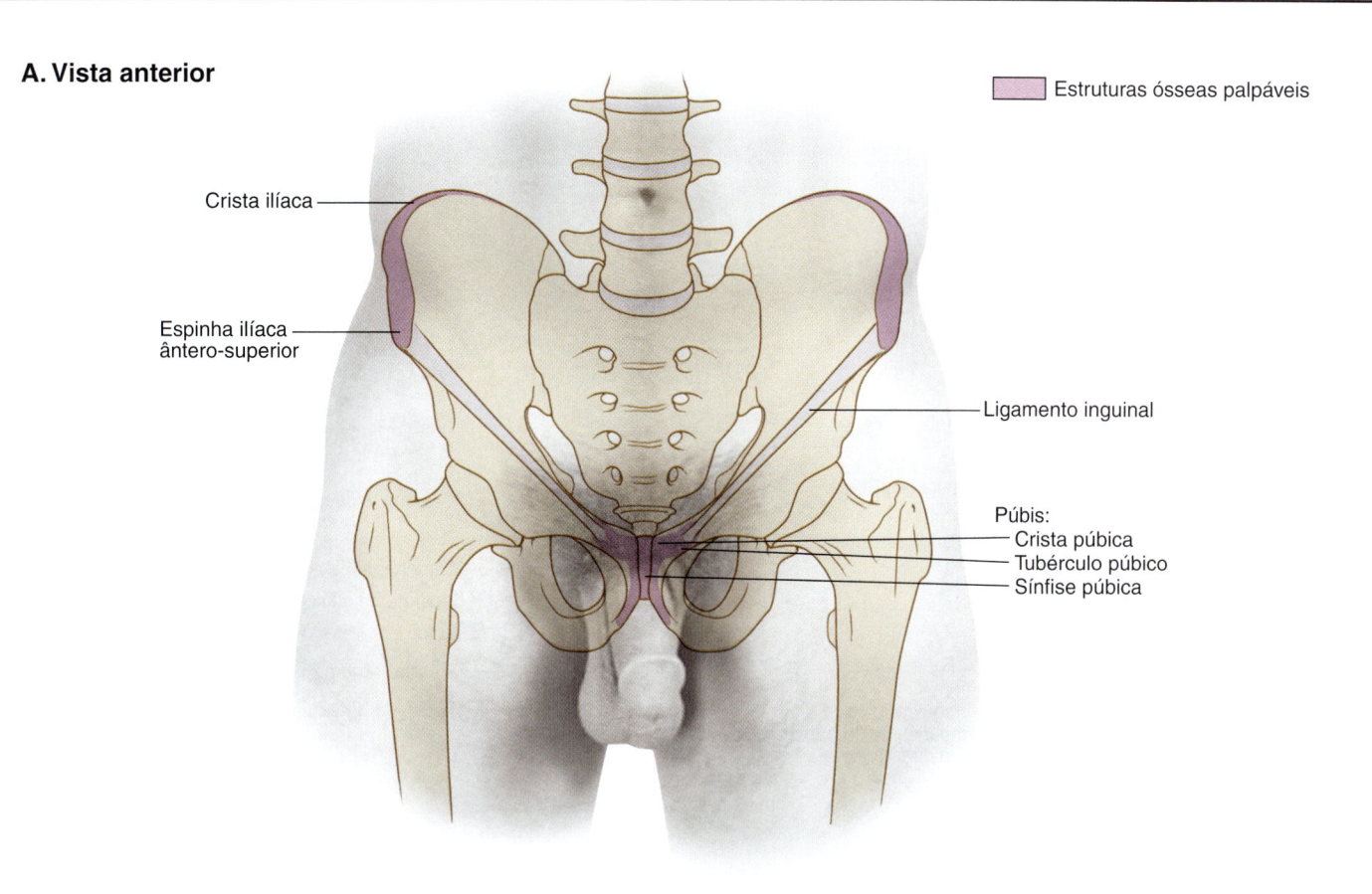

Estruturas ósseas palpáveis

- Crista ilíaca
- Espinha ilíaca ântero-superior
- Ligamento inguinal
- Púbis:
  - Crista púbica
  - Tubérculo púbico
  - Sínfise púbica

B. Vista posterior

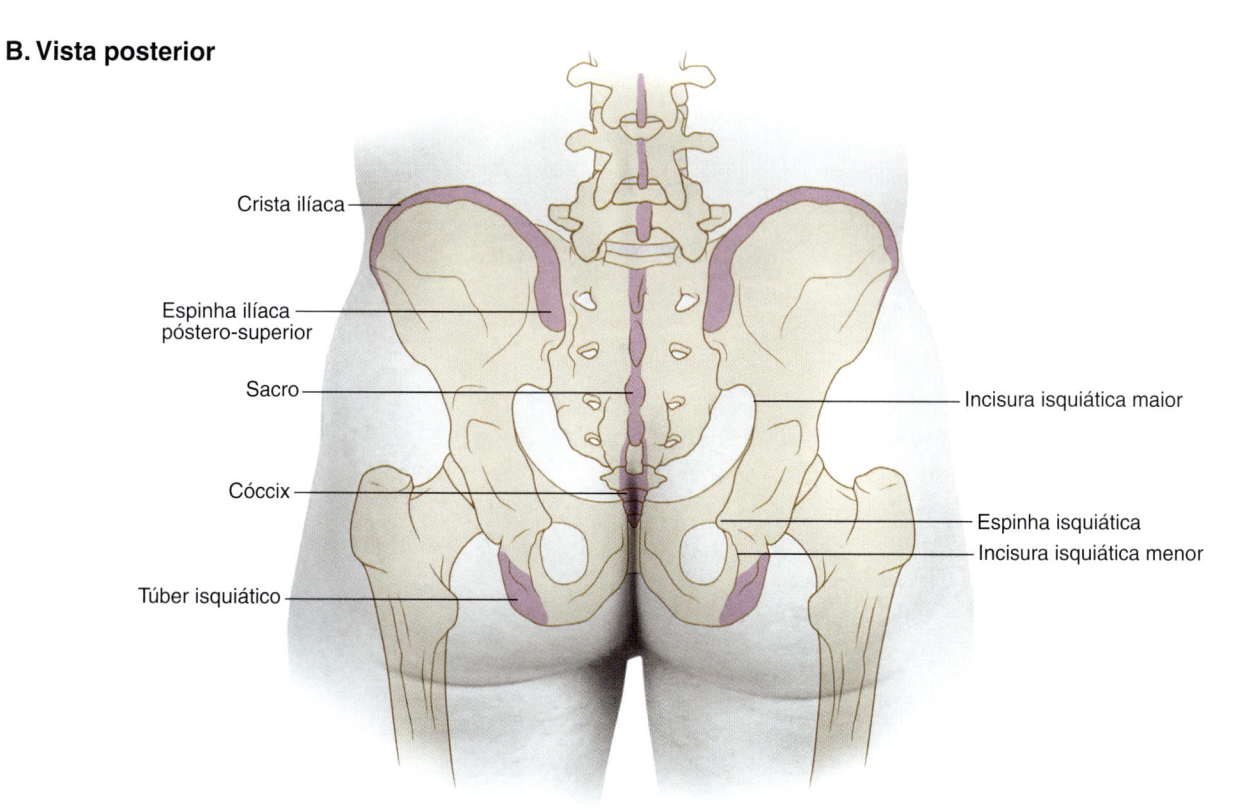

- Crista ilíaca
- Espinha ilíaca póstero-superior
- Sacro
- Cóccix
- Túber isquiático
- Incisura isquiática maior
- Espinha isquiática
- Incisura isquiática menor

LÂMINA 6-03 — Esqueleto do Quadril

A. Vista medial

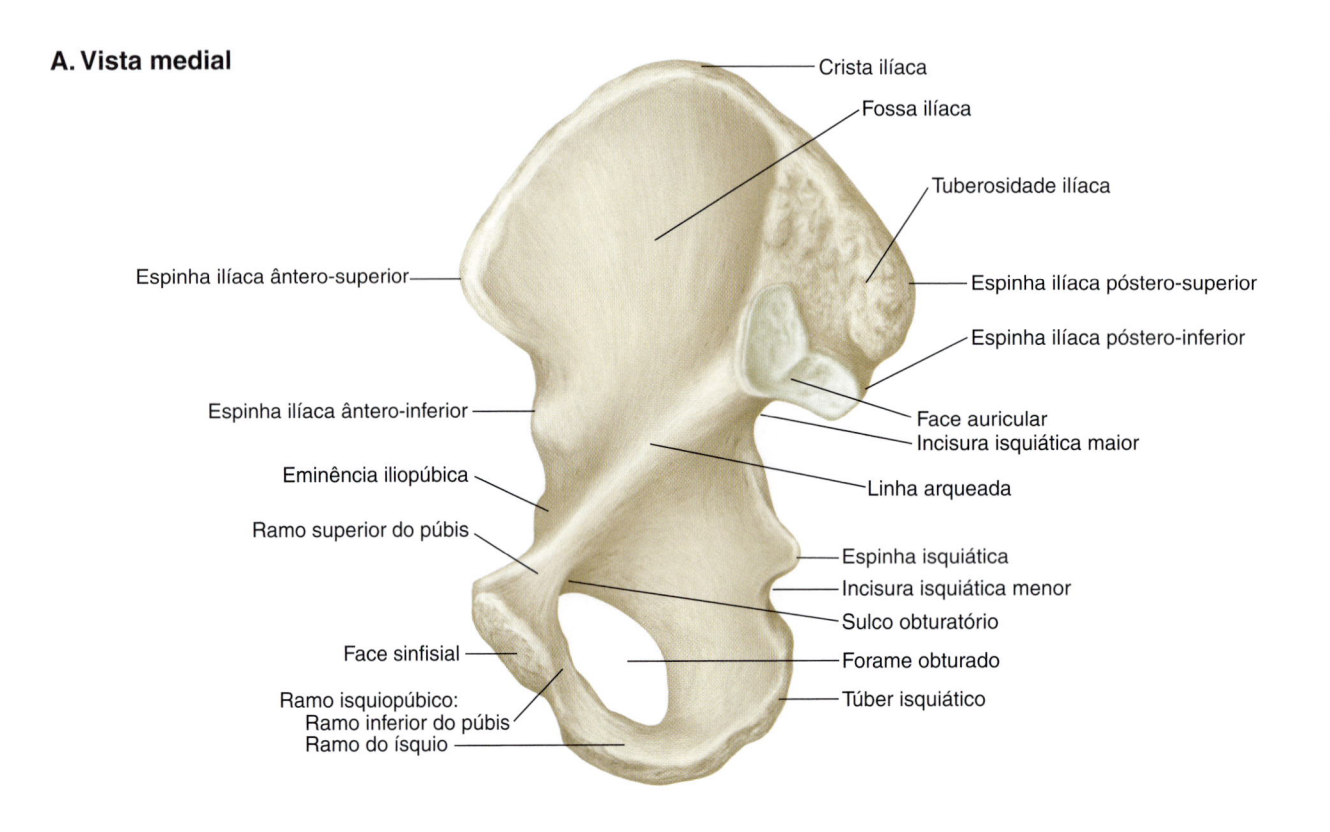

- Crista ilíaca
- Fossa ilíaca
- Tuberosidade ilíaca
- Espinha ilíaca ântero-superior
- Espinha ilíaca póstero-superior
- Espinha ilíaca póstero-inferior
- Espinha ilíaca ântero-inferior
- Face auricular
- Incisura isquiática maior
- Eminência iliopúbica
- Linha arqueada
- Ramo superior do púbis
- Espinha isquiática
- Incisura isquiática menor
- Sulco obturatório
- Face sinfisial
- Forame obturado
- Túber isquiático
- Ramo isquiopúbico:
  - Ramo inferior do púbis
  - Ramo do ísquio

B. Vista lateral

- Crista ilíaca
- Linhas glúteas:
  - Linha glútea inferior
  - Linha glútea anterior
  - Linha glútea posterior
- Tubérculo ilíaco
- Lábio externo da crista ilíaca
- Espinha ilíaca ântero-superior
- Espinha ilíaca póstero-superior
- Espinha ilíaca póstero-inferior
- Espinha ilíaca ântero-inferior
- Acetábulo
- Incisura isquiática maior
- Incisura do acetábulo
- Espinha isquiática
- Linha pectínea do púbis
- Incisura isquiática menor
- Tubérculo púbico
- Forame obturado
- Túber isquiático
- Ramo isquiopúbico:
  - Ramo inferior do púbis
  - Ramo do ísquio

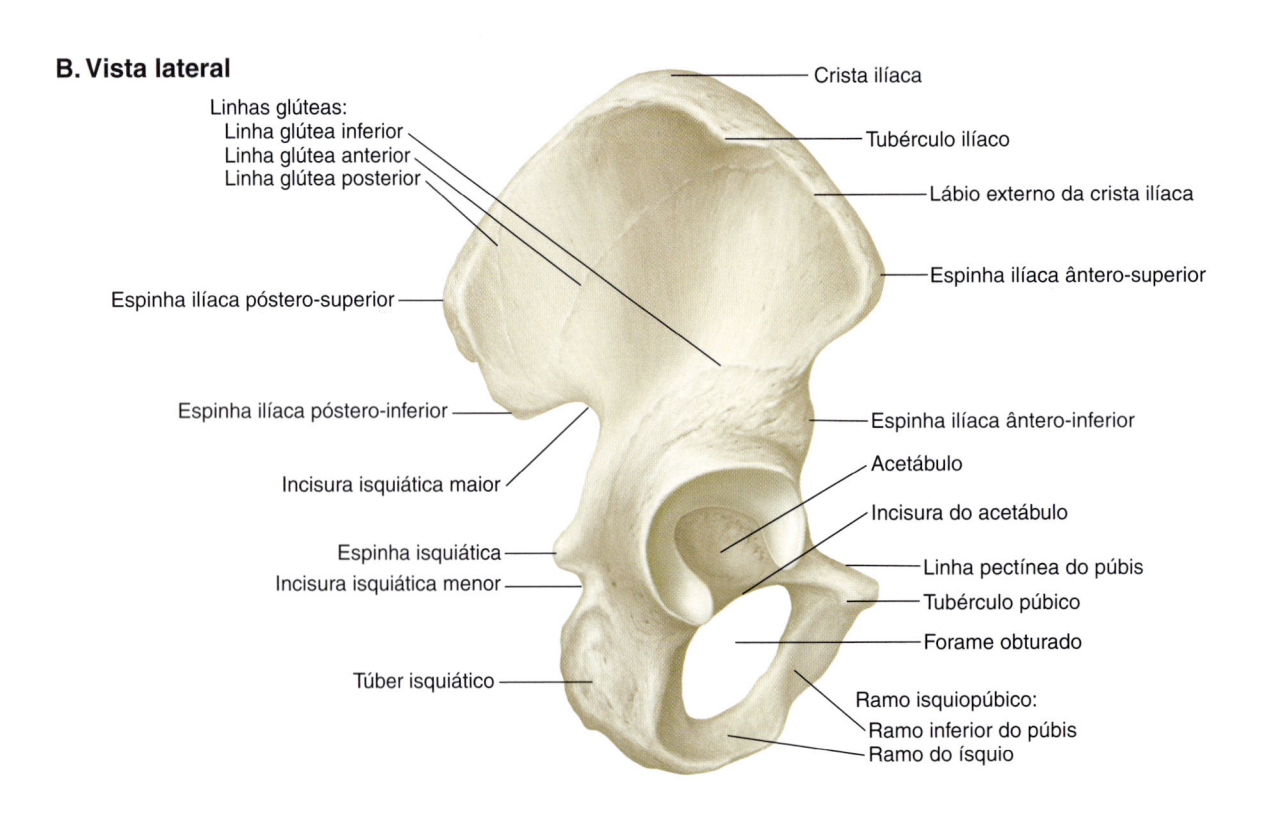

Pelve Masculina Articulada — LÂMINA 6-04

A. Vista anterior

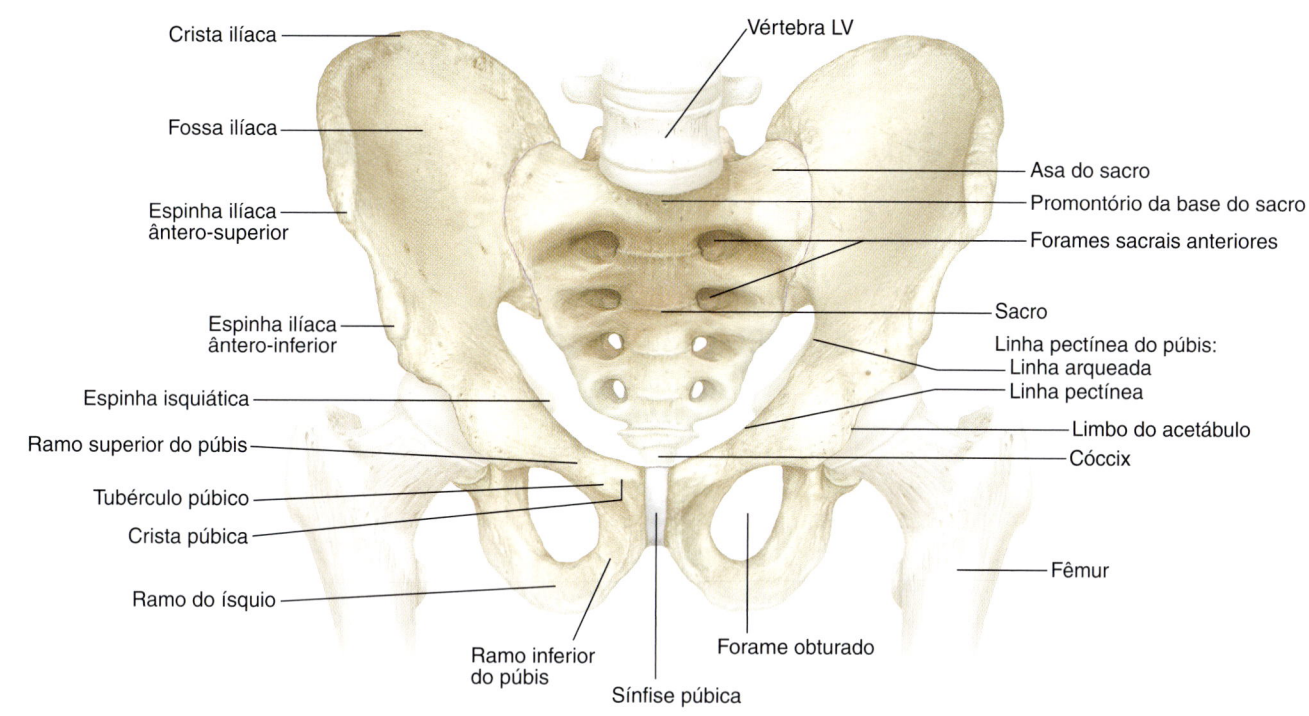

- Crista ilíaca
- Fossa ilíaca
- Espinha ilíaca ântero-superior
- Espinha ilíaca ântero-inferior
- Espinha isquiática
- Ramo superior do púbis
- Tubérculo púbico
- Crista púbica
- Ramo do ísquio
- Ramo inferior do púbis
- Sínfise púbica
- Vértebra LV
- Asa do sacro
- Promontório da base do sacro
- Forames sacrais anteriores
- Sacro
- Linha pectínea do púbis:
  - Linha arqueada
  - Linha pectínea
- Limbo do acetábulo
- Cóccix
- Fêmur
- Forame obturado

B. Vista posterior

- Crista ilíaca
- Tubérculo ilíaco
- Espinha ilíaca póstero-superior
- Espinha ilíaca póstero-inferior
- Incisura isquiática maior
- Espinha isquiática
- Incisura isquiática menor
- Túber isquiático
- Ramo do ísquio
- Vértebra LV
- Linhas glúteas:
  - Linha glútea posterior
  - Linha glútea anterior
  - Linha glútea inferior
- Forames sacrais posteriores
- Hiato sacral
- Limbo do acetábulo
- Cóccix
- Fêmur

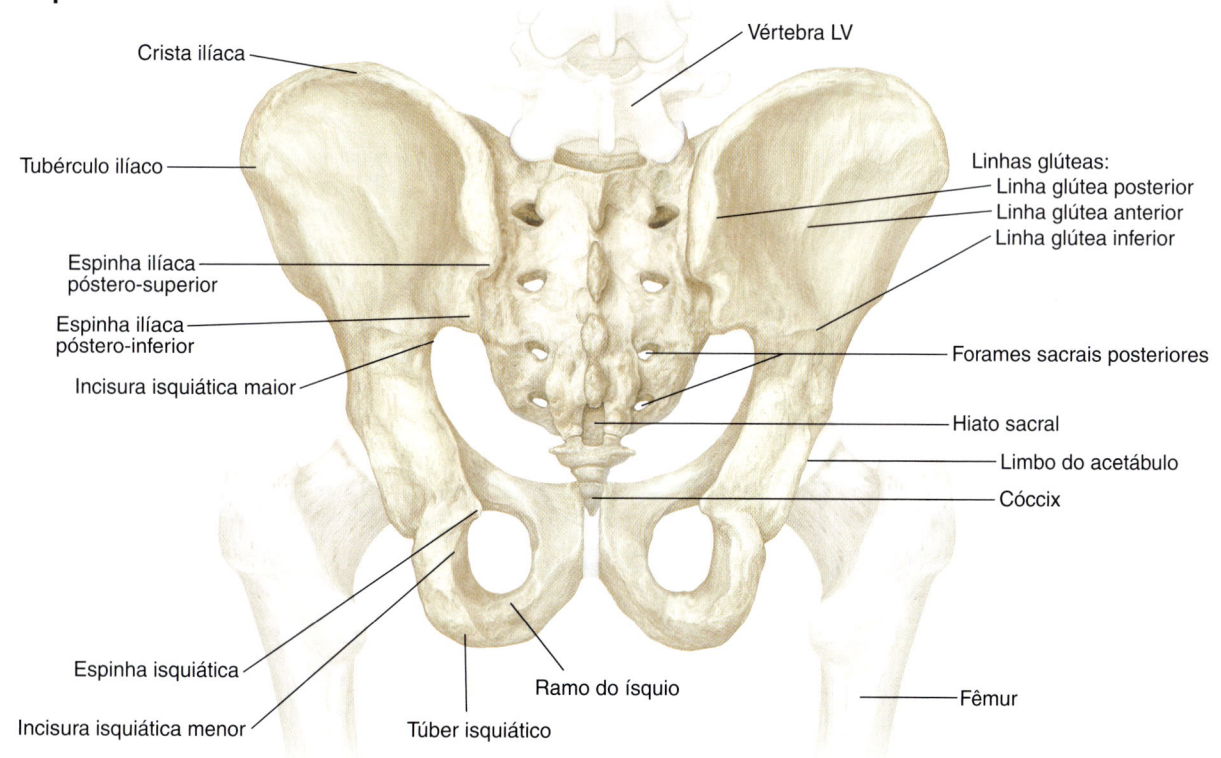

LÂMINA 6-05 — Comparação entre as Pelves Feminina e Masculina

A. Feminina, vista anterior

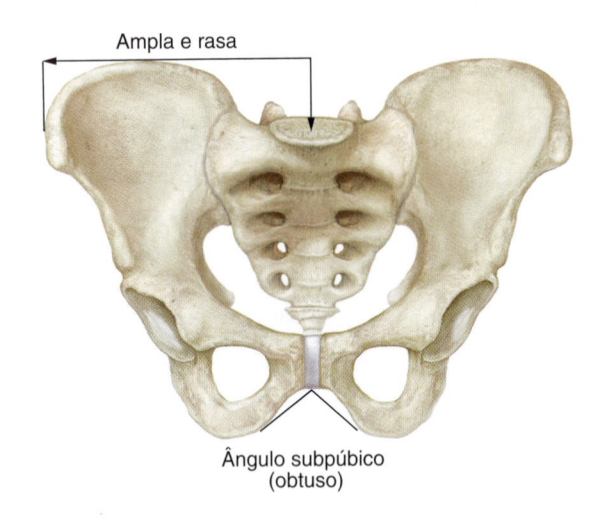

Ampla e rasa

Ângulo subpúbico (obtuso)

B. Masculina, vista anterior

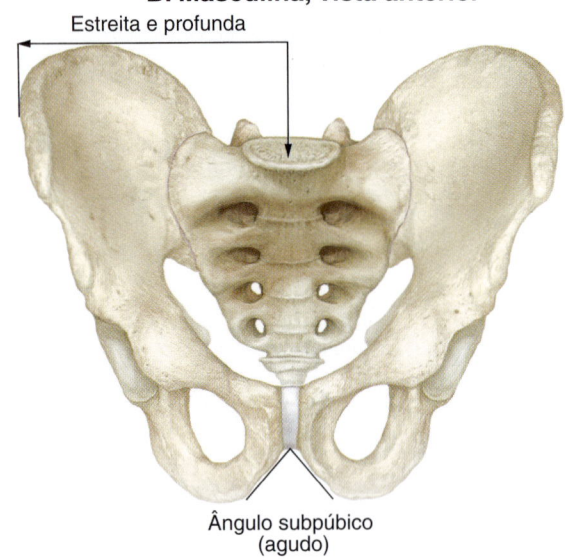

Estreita e profunda

Ângulo subpúbico (agudo)

C. Feminina, vista superior

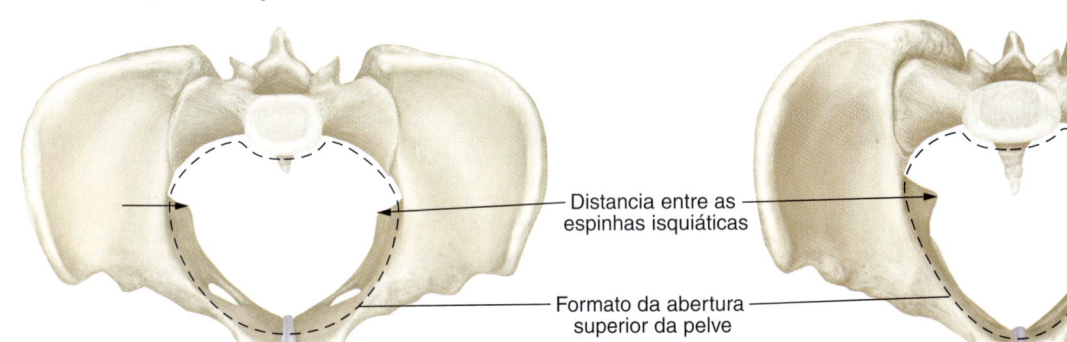

D. Masculina, vista superior

Distância entre as espinhas isquiáticas

Formato da abertura superior da pelve

E. Feminina, vista medial

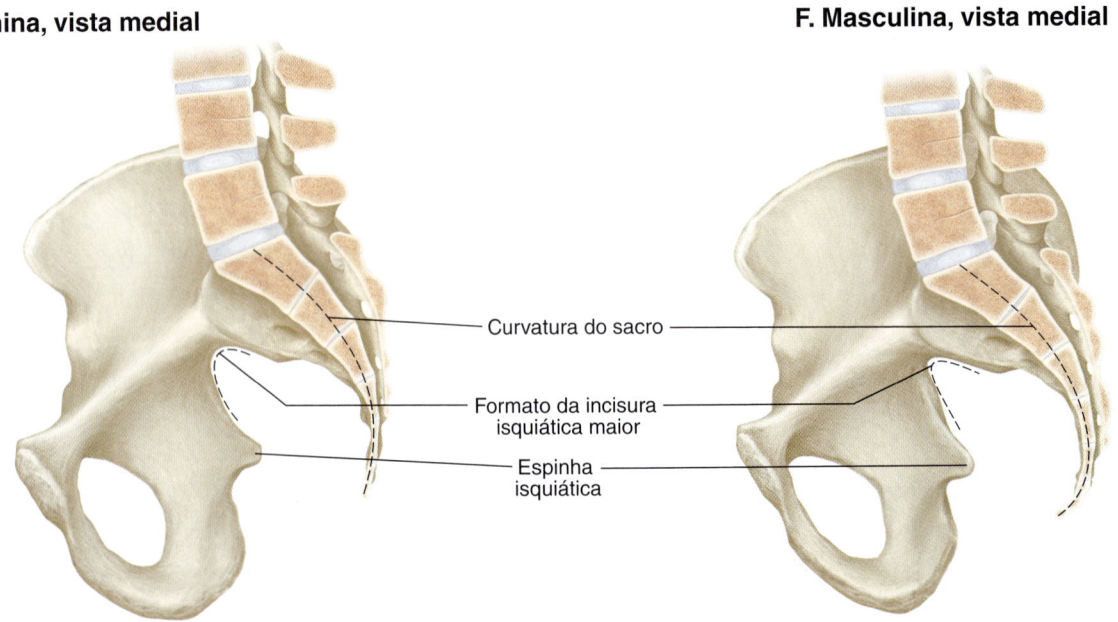

F. Masculina, vista medial

Curvatura do sacro

Formato da incisura isquiática maior

Espinha isquiática

Capítulo 6 — Atlas de Anatomia Humana

Ligamentos da Pelve — LÂMINA 6-06

A. Vista anterior

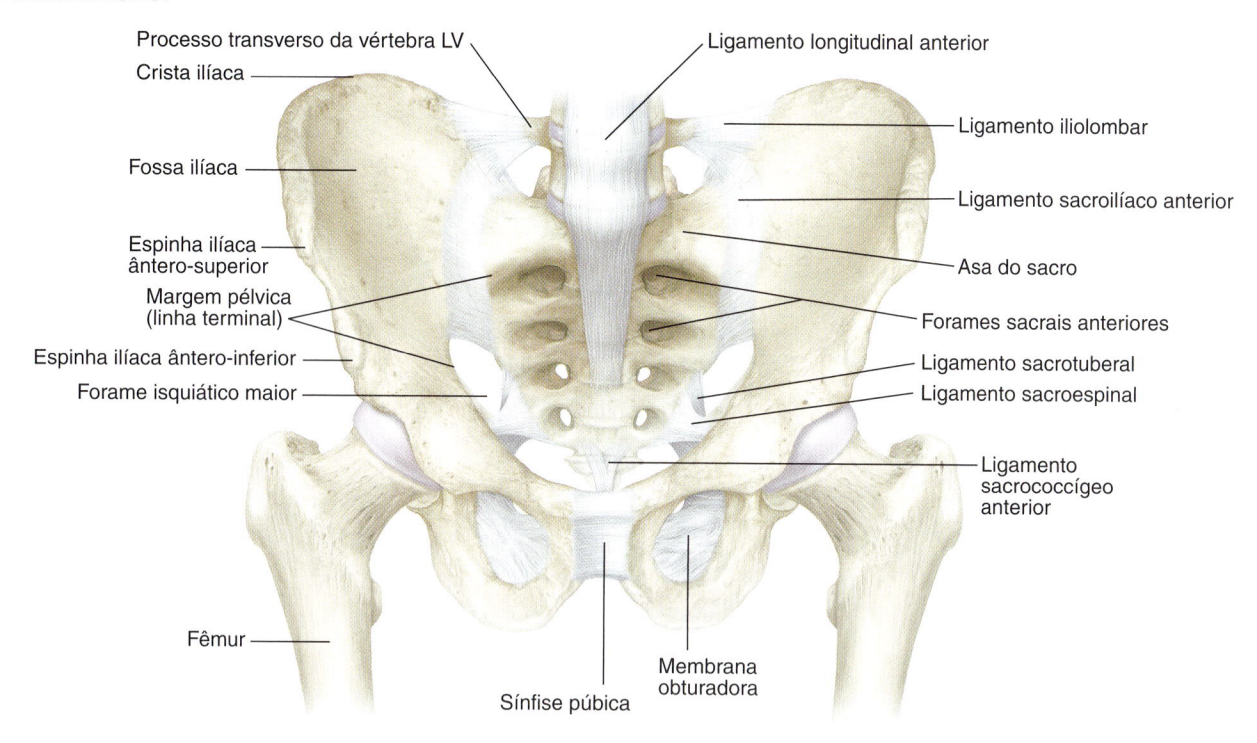

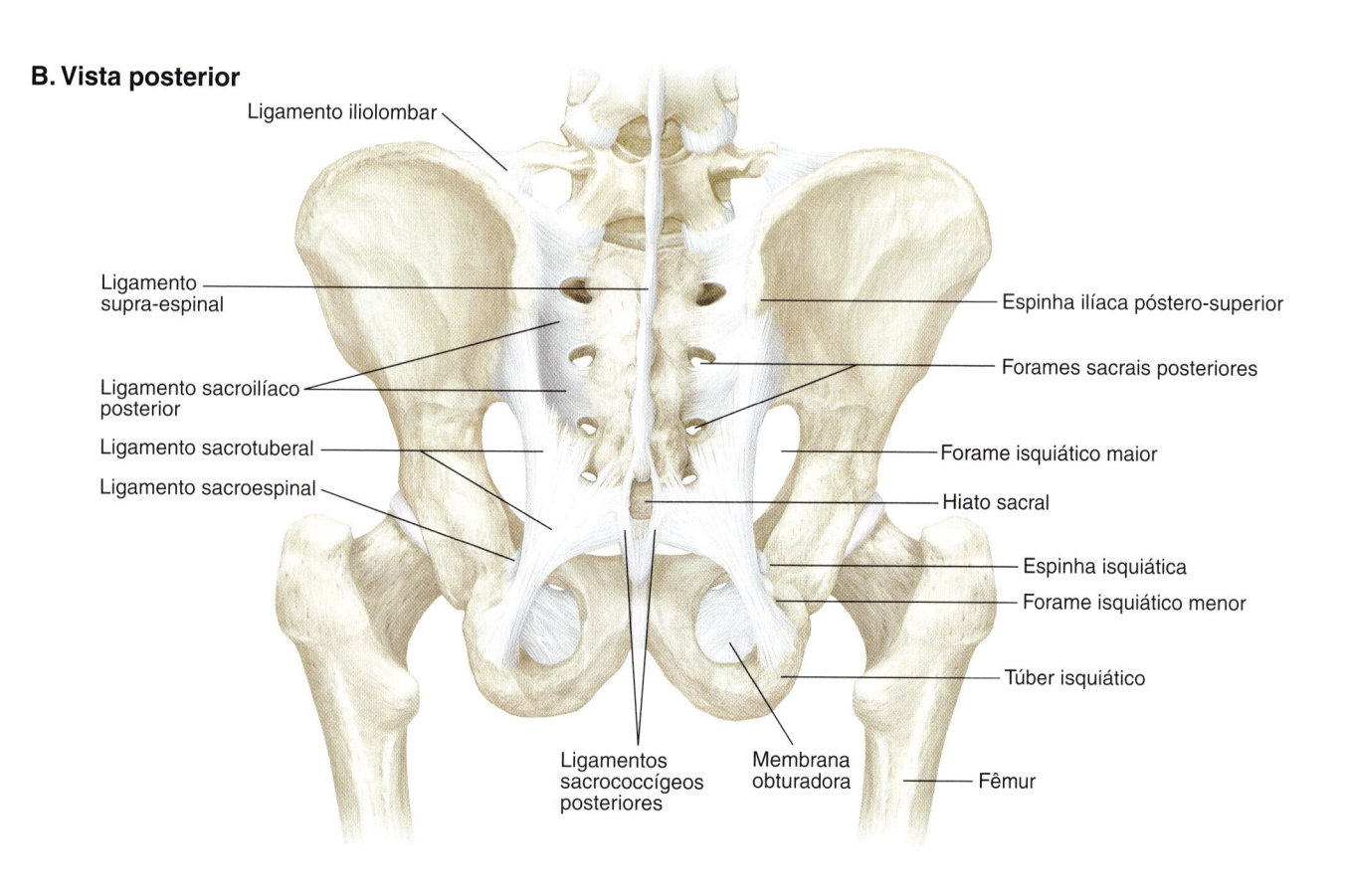

- Processo transverso da vértebra LV
- Crista ilíaca
- Fossa ilíaca
- Espinha ilíaca ântero-superior
- Margem pélvica (linha terminal)
- Espinha ilíaca ântero-inferior
- Forame isquiático maior
- Fêmur
- Sínfise púbica
- Membrana obturadora
- Ligamento longitudinal anterior
- Ligamento iliolombar
- Ligamento sacroilíaco anterior
- Asa do sacro
- Forames sacrais anteriores
- Ligamento sacrotuberal
- Ligamento sacroespinal
- Ligamento sacrococcígeo anterior

B. Vista posterior

- Ligamento iliolombar
- Ligamento supra-espinal
- Ligamento sacroilíaco posterior
- Ligamento sacrotuberal
- Ligamento sacroespinal
- Ligamentos sacrococcígeos posteriores
- Membrana obturadora
- Espinha ilíaca póstero-superior
- Forames sacrais posteriores
- Forame isquiático maior
- Hiato sacral
- Espinha isquiática
- Forame isquiático menor
- Túber isquiático
- Fêmur

LÂMINA 6-07 — Peritônio Pélvico, Vista Superior

A. Feminino

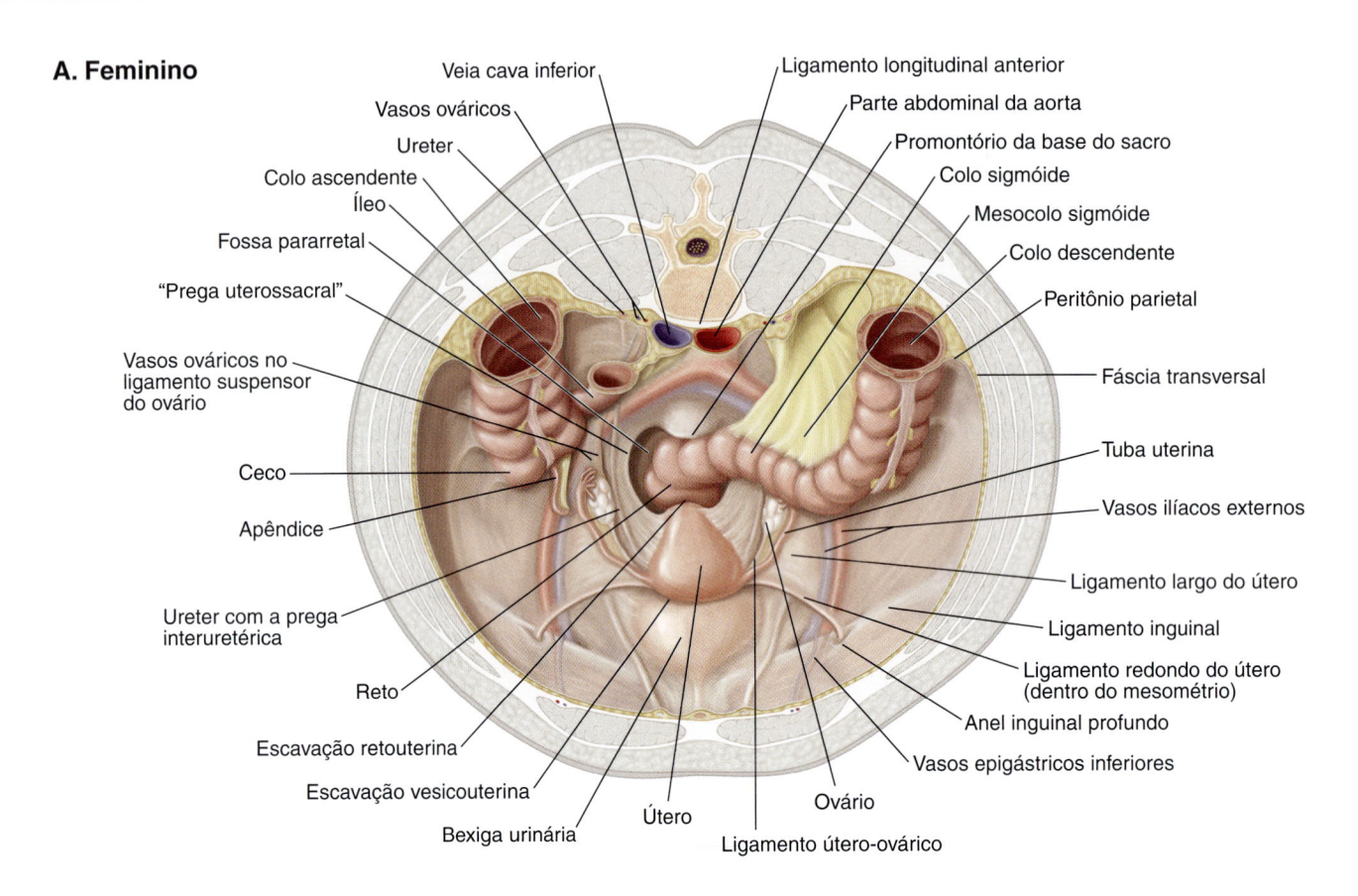

- Veia cava inferior
- Ligamento longitudinal anterior
- Vasos ováricos
- Parte abdominal da aorta
- Ureter
- Promontório da base do sacro
- Colo ascendente
- Colo sigmóide
- Íleo
- Mesocolo sigmóide
- Fossa pararretal
- Colo descendente
- "Prega uterossacral"
- Peritônio parietal
- Vasos ováricos no ligamento suspensor do ovário
- Fáscia transversal
- Ceco
- Tuba uterina
- Apêndice
- Vasos ilíacos externos
- Ureter com a prega interuretérica
- Ligamento largo do útero
- Reto
- Ligamento inguinal
- Escavação retouterina
- Ligamento redondo do útero (dentro do mesométrio)
- Escavação vesicouterina
- Anel inguinal profundo
- Bexiga urinária
- Vasos epigástricos inferiores
- Útero
- Ovário
- Ligamento útero-ovárico

B. Masculino

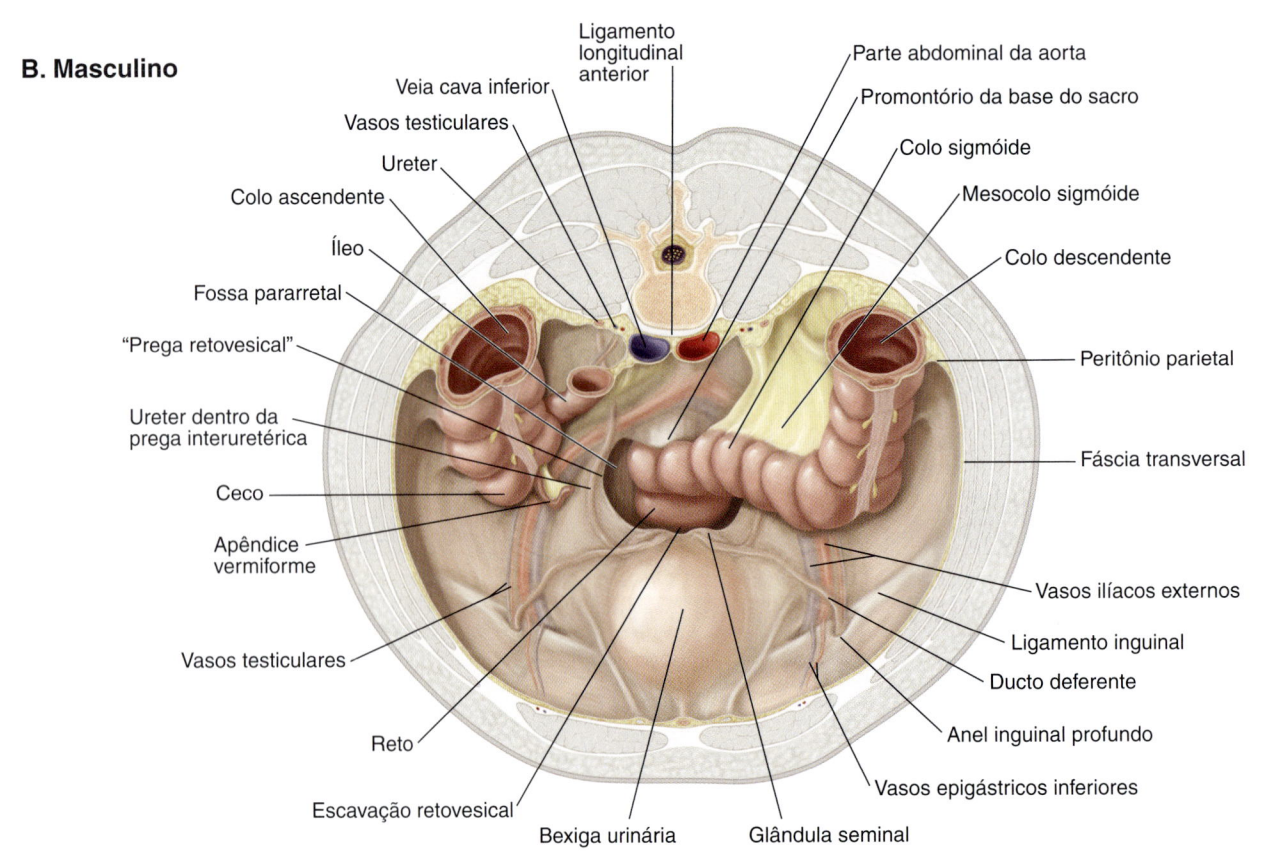

- Ligamento longitudinal anterior
- Veia cava inferior
- Parte abdominal da aorta
- Vasos testiculares
- Promontório da base do sacro
- Ureter
- Colo sigmóide
- Colo ascendente
- Mesocolo sigmóide
- Íleo
- Colo descendente
- Fossa pararretal
- "Prega retovesical"
- Peritônio parietal
- Ureter dentro da prega interuretérica
- Fáscia transversal
- Ceco
- Apêndice vermiforme
- Vasos ilíacos externos
- Vasos testiculares
- Ligamento inguinal
- Ducto deferente
- Reto
- Anel inguinal profundo
- Escavação retovesical
- Vasos epigástricos inferiores
- Bexiga urinária
- Glândula seminal

Peritônio Pélvico, Vista Sagital — LÂMINA 6-08

A. Feminino

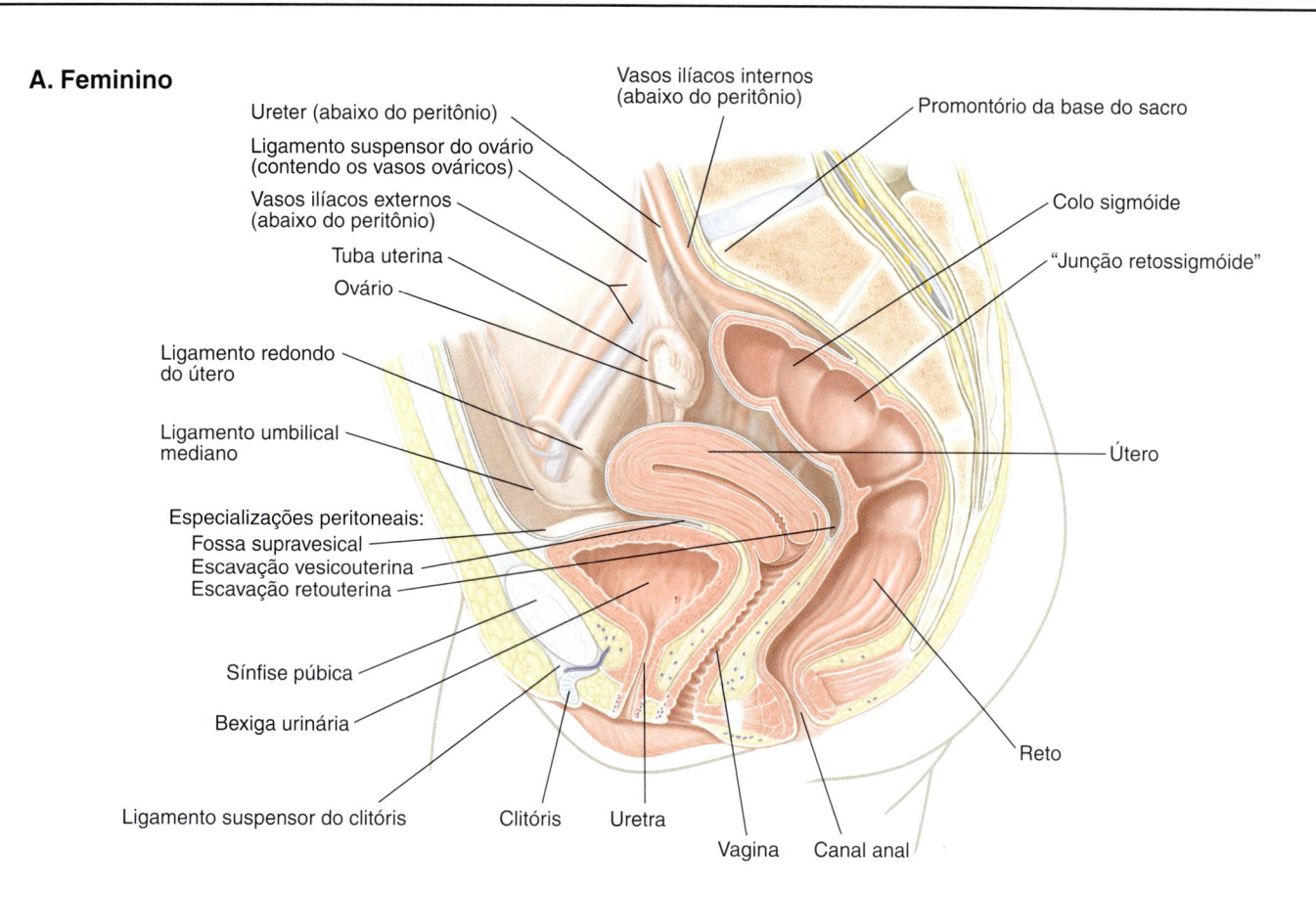

- Ureter (abaixo do peritônio)
- Ligamento suspensor do ovário (contendo os vasos ováricos)
- Vasos ilíacos externos (abaixo do peritônio)
- Tuba uterina
- Ovário
- Ligamento redondo do útero
- Ligamento umbilical mediano
- Especializações peritoneais:
  - Fossa supravesical
  - Escavação vesicouterina
  - Escavação retouterina
- Sínfise púbica
- Bexiga urinária
- Ligamento suspensor do clitóris
- Clitóris
- Uretra
- Vagina
- Canal anal
- Vasos ilíacos internos (abaixo do peritônio)
- Promontório da base do sacro
- Colo sigmóide
- "Junção retossigmóide"
- Útero
- Reto

B. Masculino

- Ureter (abaixo do peritônio)
- Vasos ilíacos externos (abaixo do peritônio)
- Ducto deferente (abaixo do peritônio)
- Ligamento umbilical medial
- Especializações peritoneais:
  - Fossa supravesical
  - Escavação retovesical
- Sínfise púbica
- Ligamento suspensor do pênis
- Bexiga urinária
- Uretra
- Testículo direito
- Próstata
- Vasos ilíacos internos (abaixo do peritônio)
- Colo sigmóide
- "Junção retossigmóide"
- Reto
- Ampola do ducto deferente
- Canal anal

Capítulo 6 | Atlas de Anatomia Humana

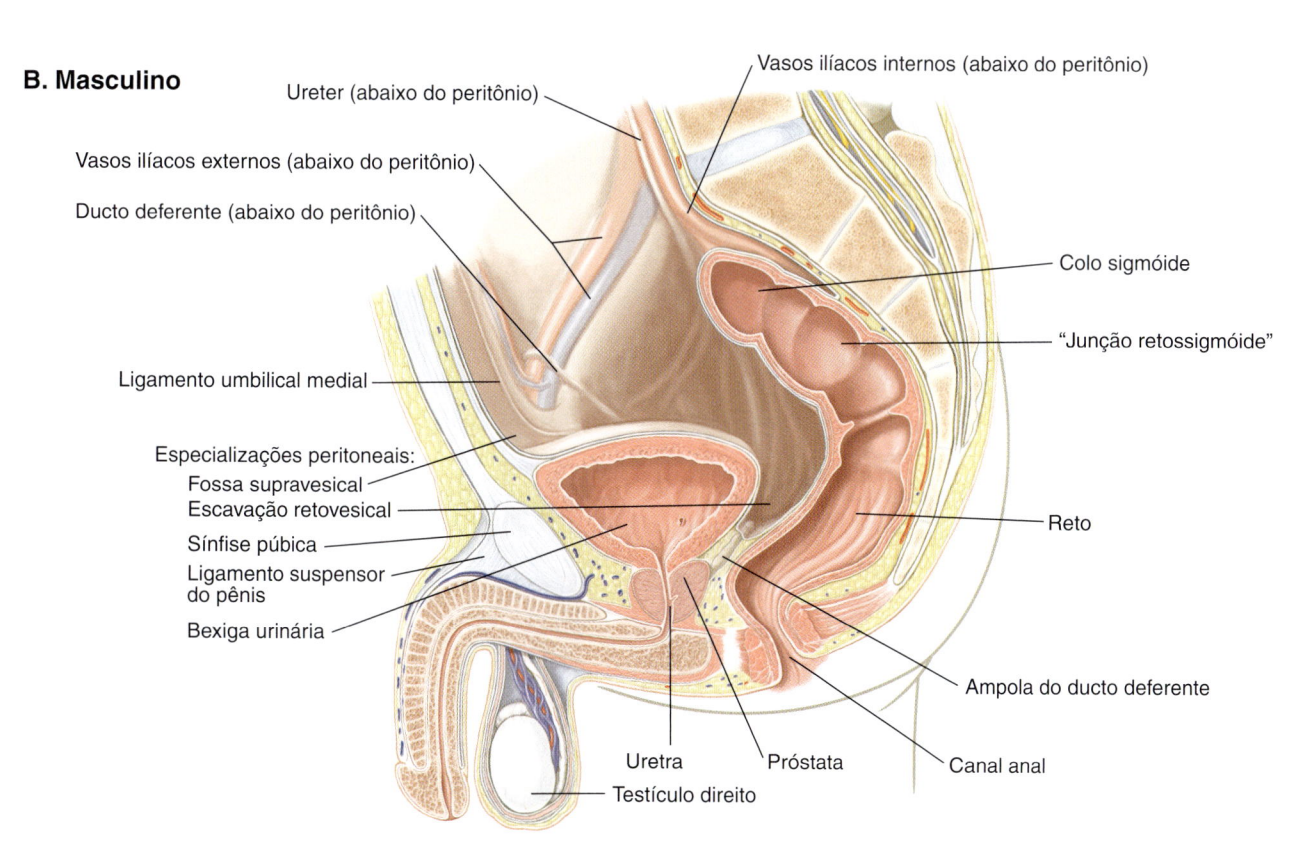

LÂMINA 6-09 — Bexiga Urinária, Vista Lateral

A. Feminina

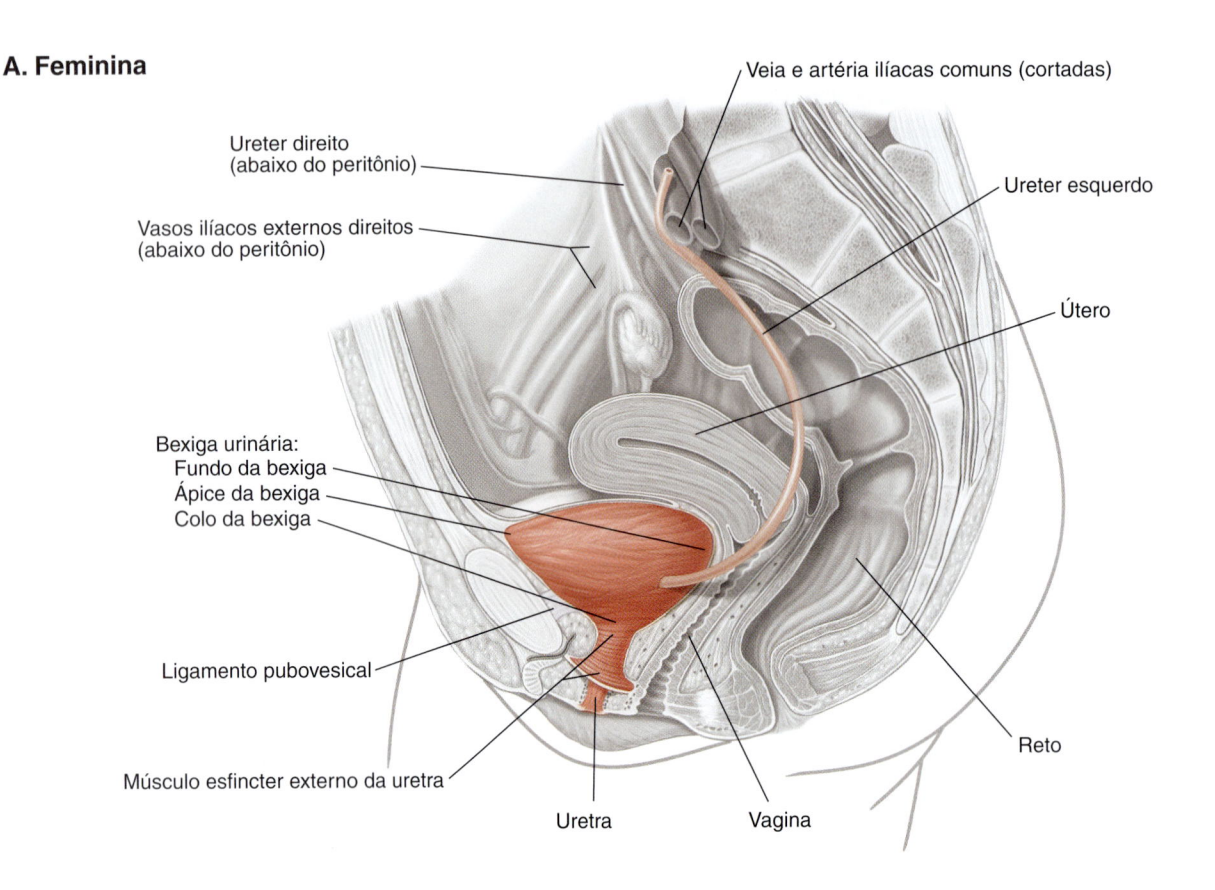

- Ureter direito (abaixo do peritônio)
- Vasos ilíacos externos direitos (abaixo do peritônio)
- Bexiga urinária:
  - Fundo da bexiga
  - Ápice da bexiga
  - Colo da bexiga
- Ligamento pubovesical
- Músculo esfincter externo da uretra
- Uretra
- Vagina
- Veia e artéria ilíacas comuns (cortadas)
- Ureter esquerdo
- Útero
- Reto

B. Masculina

- Ureter direito (abaixo do peritônio)
- Vasos ilíacos externos direitos (abaixo do peritônio)
- Ducto deferente direito (abaixo do peritônio)
- Bexiga urinária:
  - Fundo da bexiga
  - Ápice da bexiga
  - Colo da bexiga
- Ligamento lateral puboprostático
- Uretra:
  - Parte prostática
  - Parte membranácea
  - Parte esponjosa:
    - Fossa navicular da uretra
    - Óstio externo da uretra
- Músculo esfincter externo da uretra
- Veia e artéria ilíacas comuns (cortadas)
- Ureter esquerdo
- Ducto deferente esquerdo (cortado)
- Glândula seminal esquerda
- Próstata

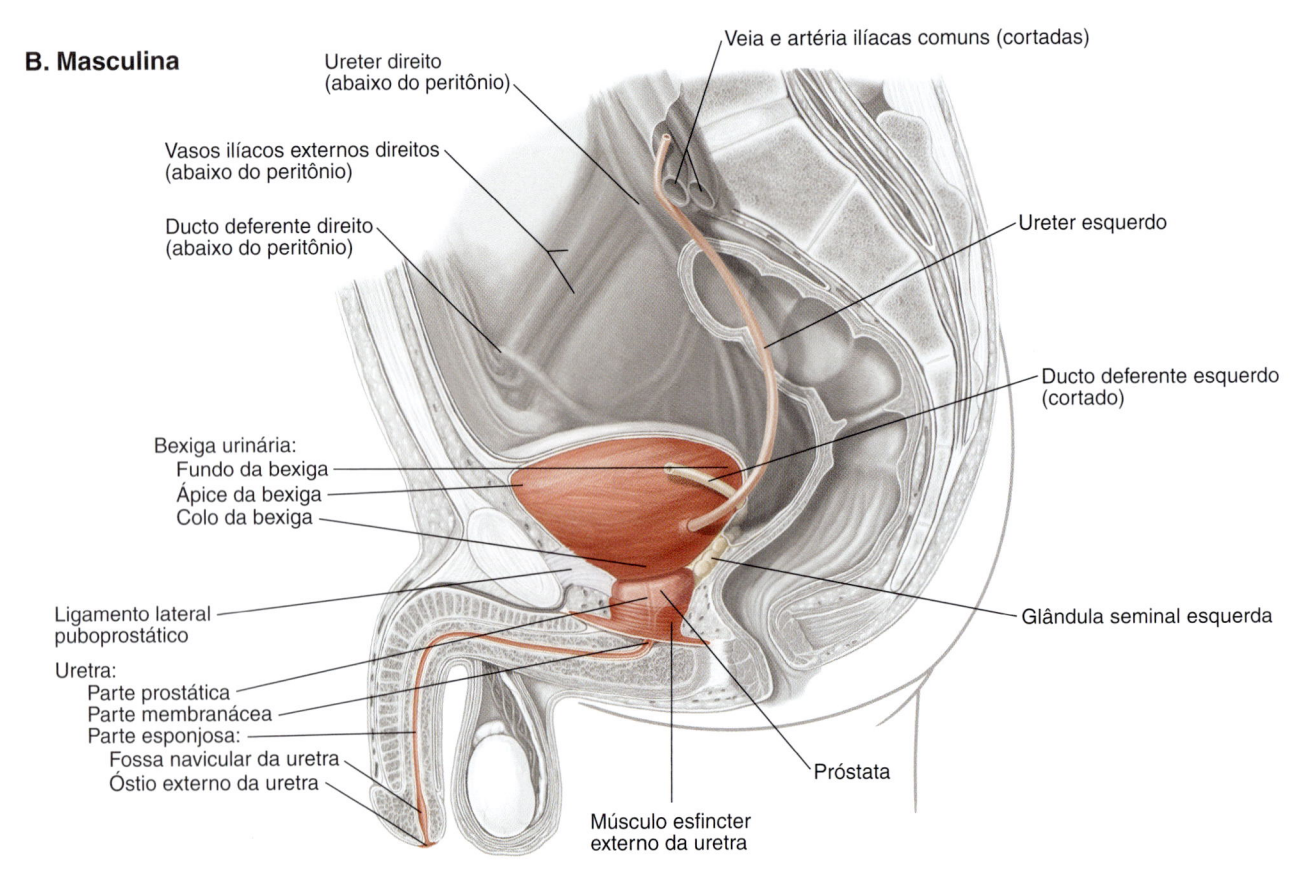

Bexiga Urinária, Vista Anterior
LÂMINA 6-10

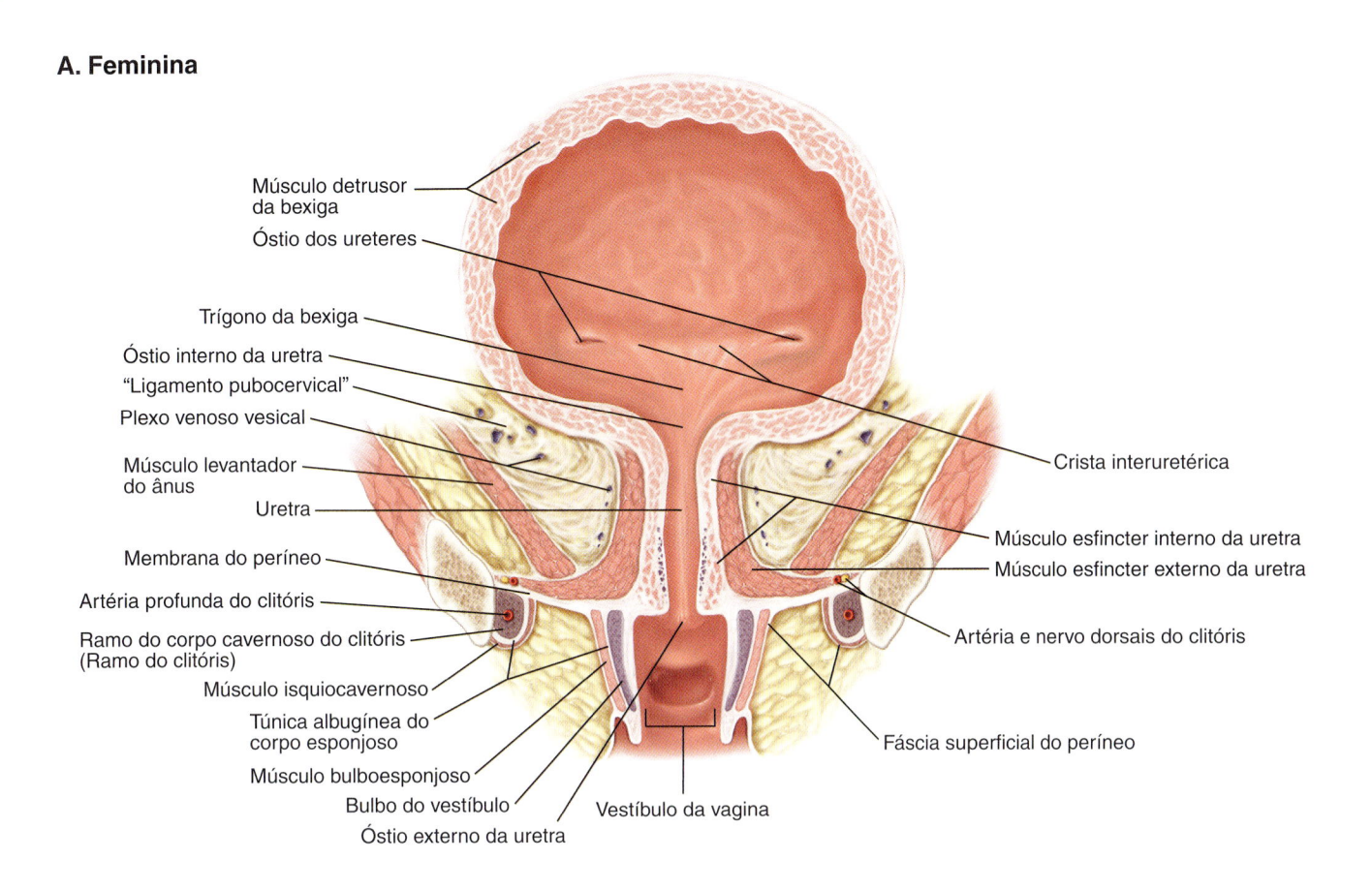

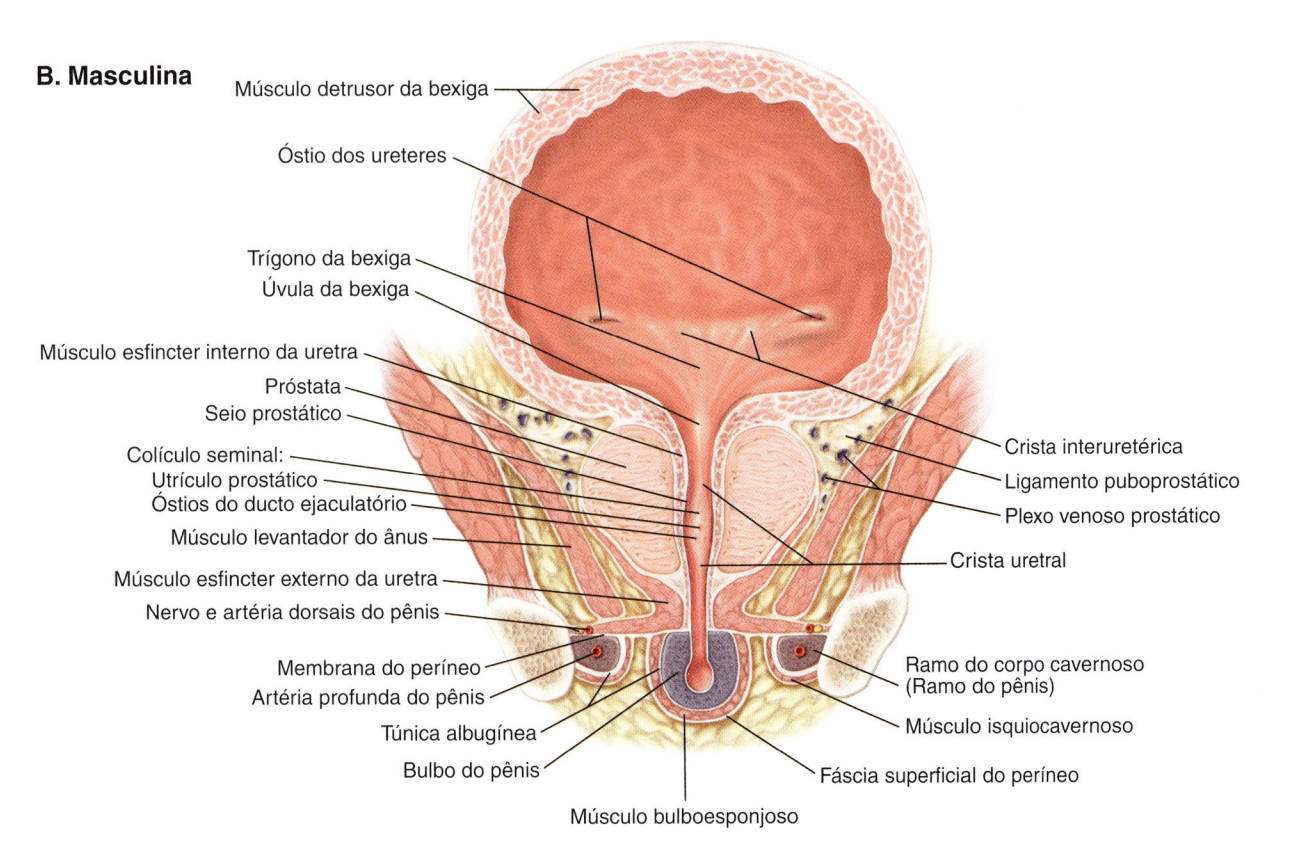

A. Feminina

- Músculo detrusor da bexiga
- Óstio dos ureteres
- Trígono da bexiga
- Óstio interno da uretra
- "Ligamento pubocervical"
- Plexo venoso vesical
- Músculo levantador do ânus
- Uretra
- Membrana do períneo
- Artéria profunda do clitóris
- Ramo do corpo cavernoso do clitóris (Ramo do clitóris)
- Músculo isquiocavernoso
- Túnica albugínea do corpo esponjoso
- Músculo bulboesponjoso
- Bulbo do vestíbulo
- Óstio externo da uretra
- Crista interuretérica
- Músculo esfincter interno da uretra
- Músculo esfincter externo da uretra
- Artéria e nervo dorsais do clitóris
- Fáscia superficial do períneo
- Vestíbulo da vagina

B. Masculina

- Músculo detrusor da bexiga
- Óstio dos ureteres
- Trígono da bexiga
- Úvula da bexiga
- Músculo esfincter interno da uretra
- Próstata
- Seio prostático
- Colículo seminal:
  - Utrículo prostático
  - Óstios do ducto ejaculatório
- Músculo levantador do ânus
- Músculo esfincter externo da uretra
- Nervo e artéria dorsais do pênis
- Membrana do períneo
- Artéria profunda do pênis
- Túnica albugínea
- Bulbo do pênis
- Músculo bulboesponjoso
- Crista interuretérica
- Ligamento puboprostático
- Plexo venoso prostático
- Crista uretral
- Ramo do corpo cavernoso (Ramo do pênis)
- Músculo isquiocavernoso
- Fáscia superficial do períneo

Capítulo 6
Atlas de Anatomia Humana | PÁGINA 265

LÂMINA 6-11 — Útero e Vagina I

A. Vista lateral

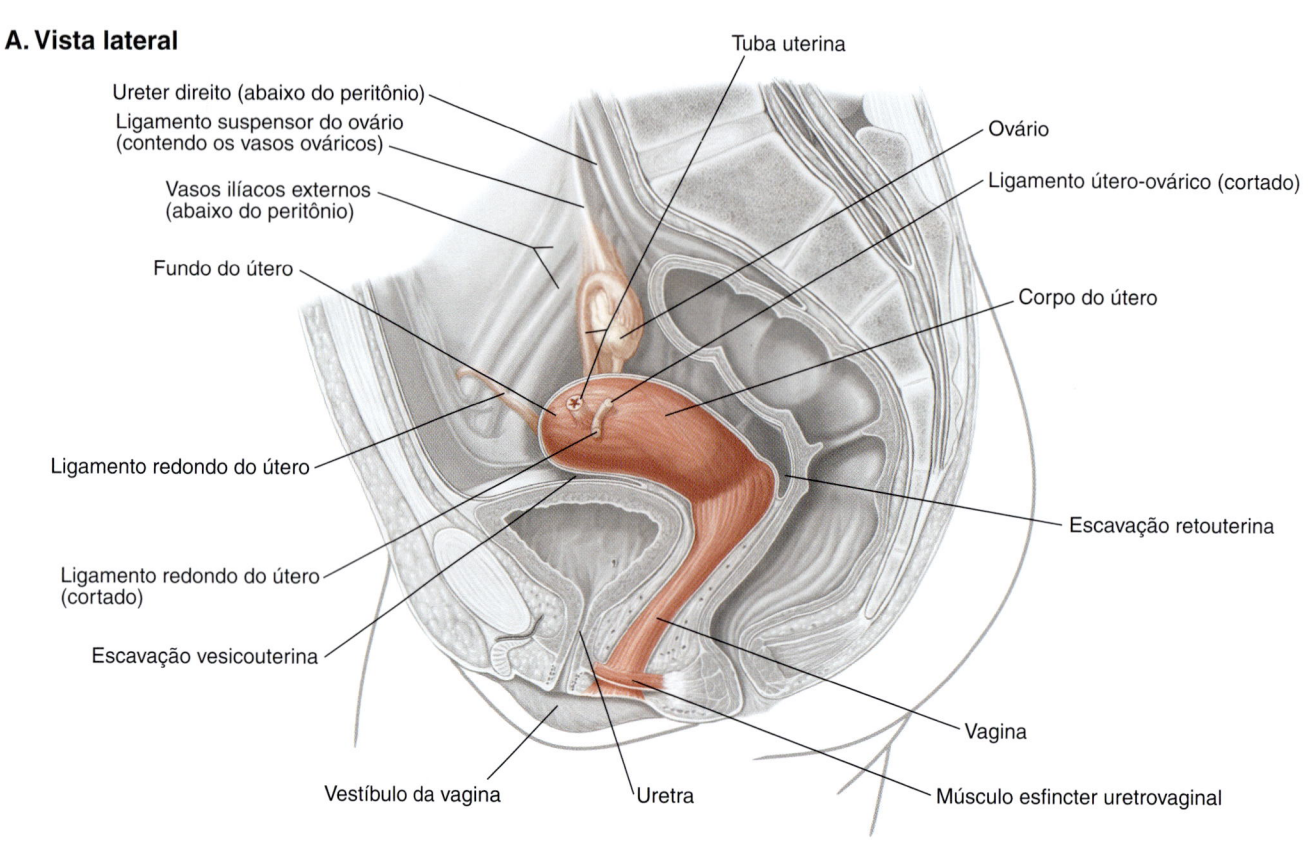

- Ureter direito (abaixo do peritônio)
- Ligamento suspensor do ovário (contendo os vasos ováricos)
- Vasos ilíacos externos (abaixo do peritônio)
- Fundo do útero
- Ligamento redondo do útero
- Ligamento redondo do útero (cortado)
- Escavação vesicouterina
- Vestíbulo da vagina
- Uretra
- Tuba uterina
- Ovário
- Ligamento útero-ovárico (cortado)
- Corpo do útero
- Escavação retouterina
- Vagina
- Músculo esfíncter uretrovaginal

B. Vista posterior

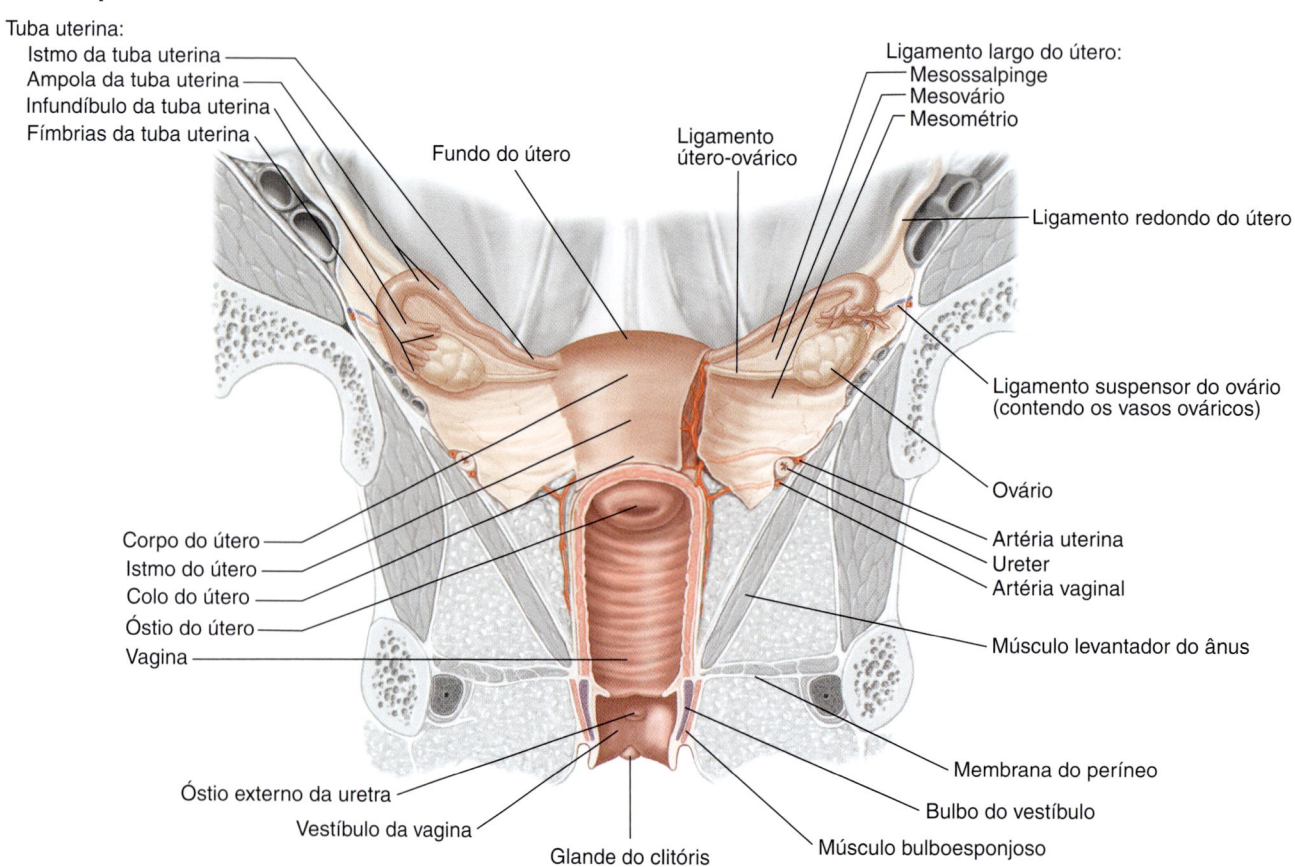

- Tuba uterina:
  - Istmo da tuba uterina
  - Ampola da tuba uterina
  - Infundíbulo da tuba uterina
  - Fímbrias da tuba uterina
- Fundo do útero
- Ligamento útero-ovárico
- Ligamento largo do útero:
  - Mesossalpinge
  - Mesovário
  - Mesométrio
- Ligamento redondo do útero
- Ligamento suspensor do ovário (contendo os vasos ováricos)
- Ovário
- Artéria uterina
- Ureter
- Artéria vaginal
- Corpo do útero
- Istmo do útero
- Colo do útero
- Óstio do útero
- Vagina
- Músculo levantador do ânus
- Óstio externo da uretra
- Vestíbulo da vagina
- Glande do clitóris
- Membrana do períneo
- Bulbo do vestíbulo
- Músculo bulboesponjoso

Capítulo 6 — Atlas de Anatomia Humana

Útero e Vagina II — LÂMINA 6-12

A. Vista posterior

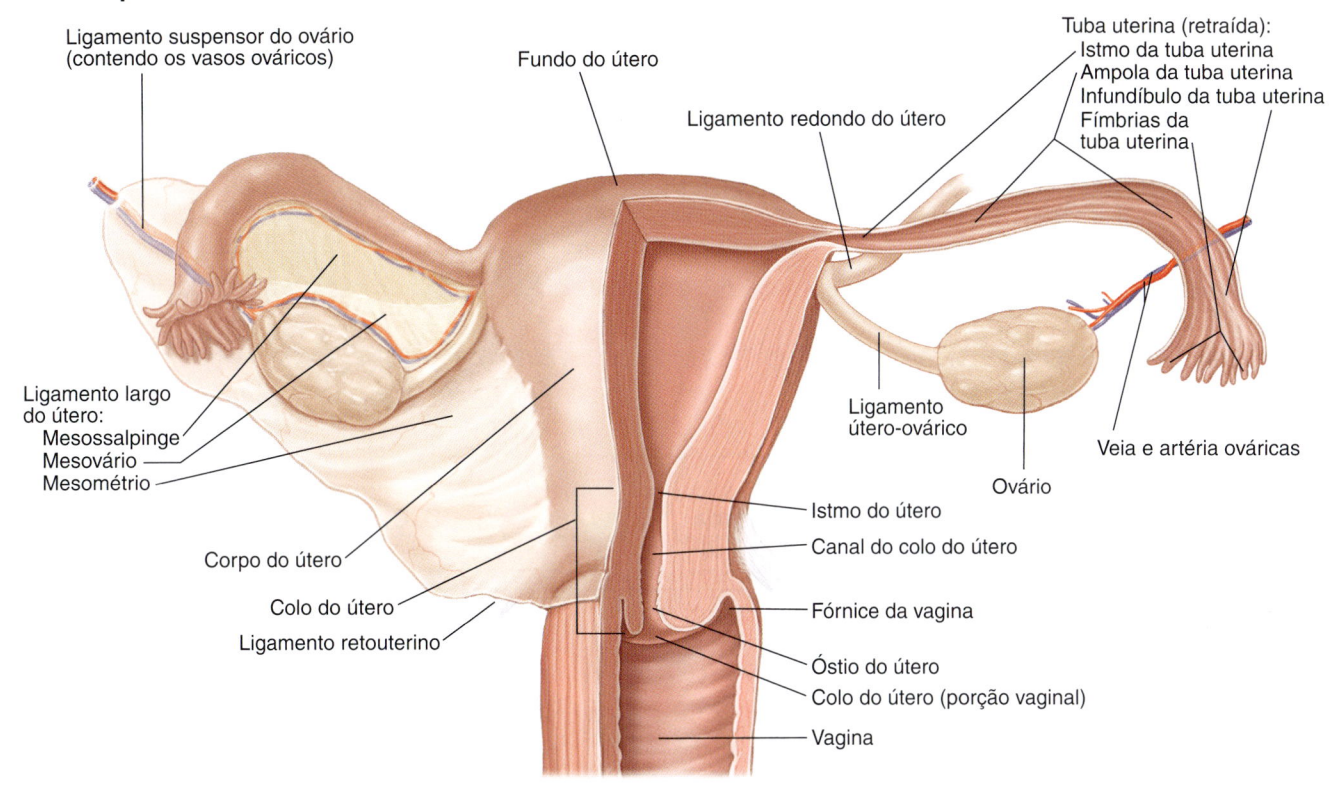

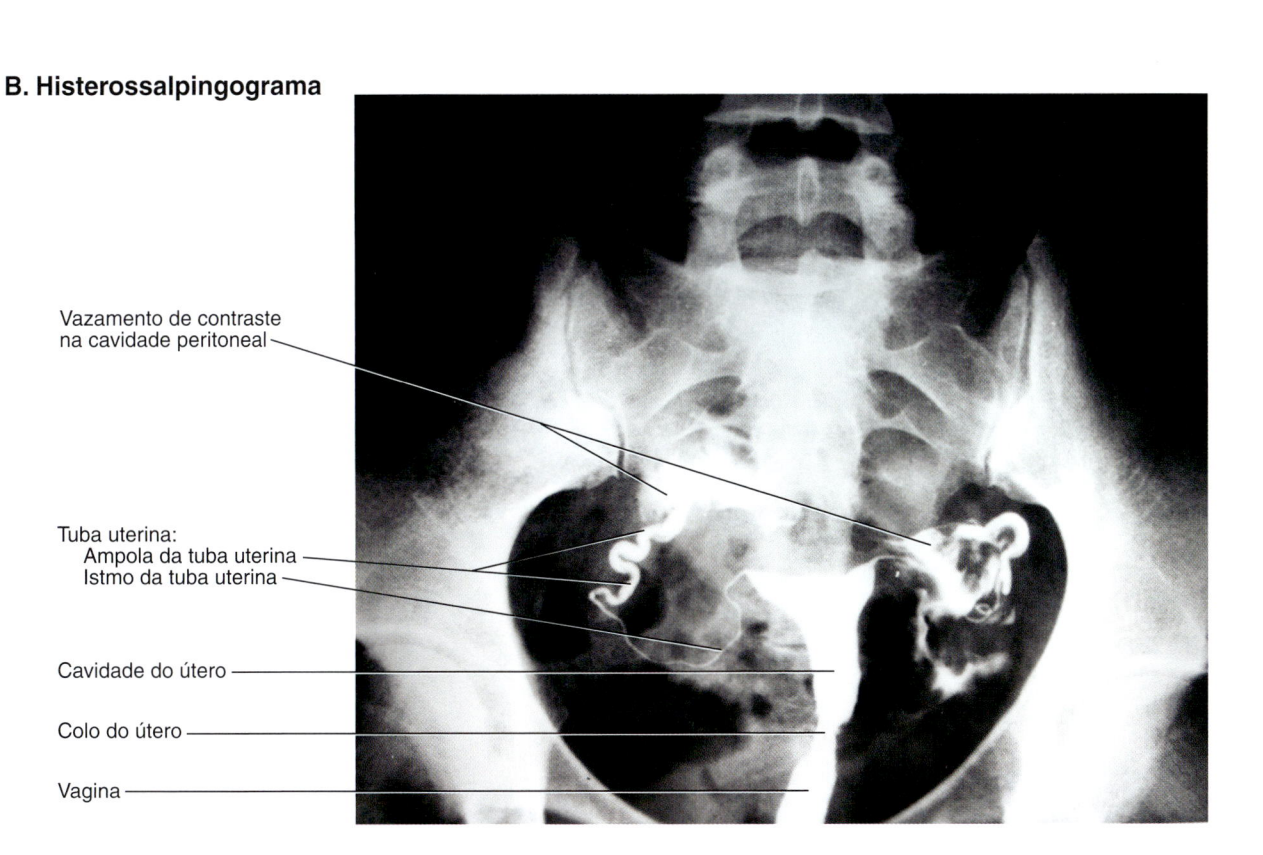

- Ligamento suspensor do ovário (contendo os vasos ováricos)
- Fundo do útero
- Ligamento redondo do útero
- Tuba uterina (retraída):
  - Istmo da tuba uterina
  - Ampola da tuba uterina
  - Infundíbulo da tuba uterina
  - Fímbrias da tuba uterina
- Ligamento largo do útero:
  - Mesossalpinge
  - Mesovário
  - Mesométrio
- Ligamento útero-ovárico
- Veia e artéria ováricas
- Ovário
- Corpo do útero
- Istmo do útero
- Canal do colo do útero
- Colo do útero
- Fórnice da vagina
- Ligamento retouterino
- Óstio do útero
- Colo do útero (porção vaginal)
- Vagina

B. Histerossalpingograma

- Vazamento de contraste na cavidade peritoneal
- Tuba uterina:
  - Ampola da tuba uterina
  - Istmo da tuba uterina
- Cavidade do útero
- Colo do útero
- Vagina

LÂMINA 6-13 — Posições e Estruturas de Sustentação do Útero

A. Posições normais
Anteflectida

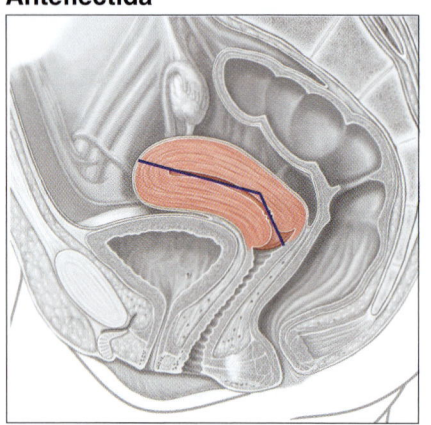

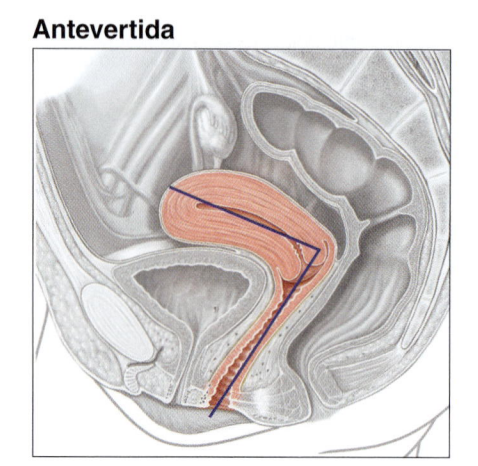

Antevertida

B. Retroflectida

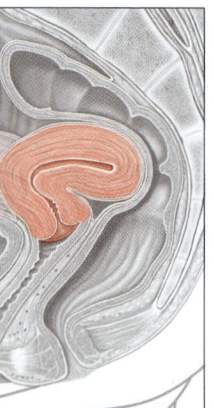

C. Retrovertida

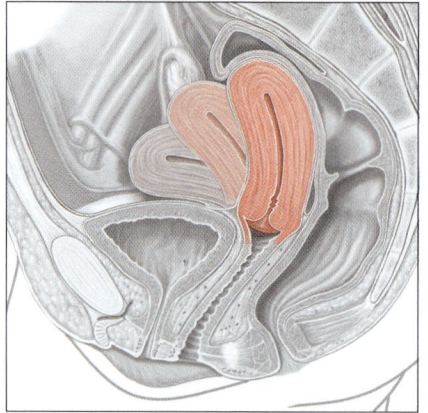

D. Caído (em prolapso)

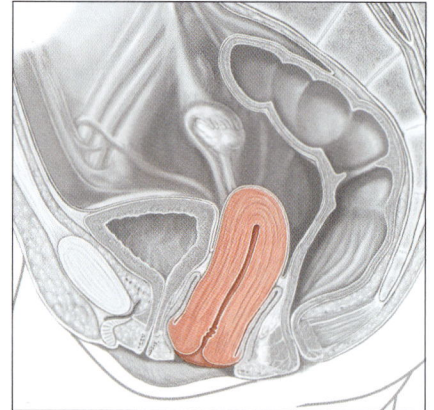

E. Estruturas de suporte do útero, vista superior

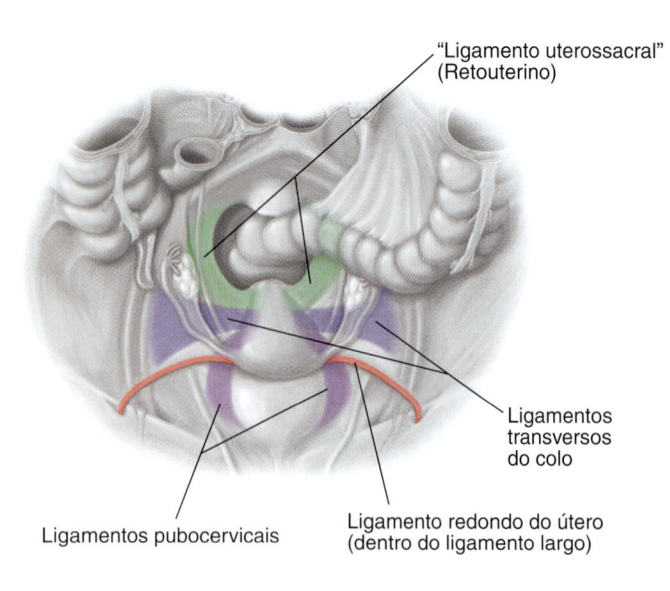

- "Ligamento uterossacral" (Retouterino)
- Ligamentos transversos do colo
- Ligamentos pubocervicais
- Ligamento redondo do útero (dentro do ligamento largo)

F. Estruturas de sustentação do útero, vista lateral

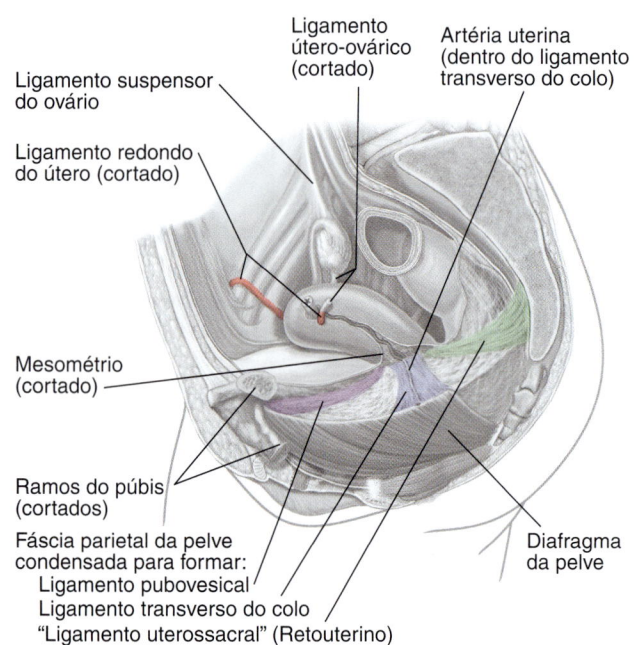

- Ligamento útero-ovárico (cortado)
- Artéria uterina (dentro do ligamento transverso do colo)
- Ligamento suspensor do ovário
- Ligamento redondo do útero (cortado)
- Mesométrio (cortado)
- Ramos do púbis (cortados)
- Fáscia parietal da pelve condensada para formar:
  - Ligamento pubovesical
  - Ligamento transverso do colo
  - "Ligamento uterossacral" (Retouterino)
- Diafragma da pelve

Órgão Genitais Masculinos Internos — LÂMINA 6-14

A. Vista posterior

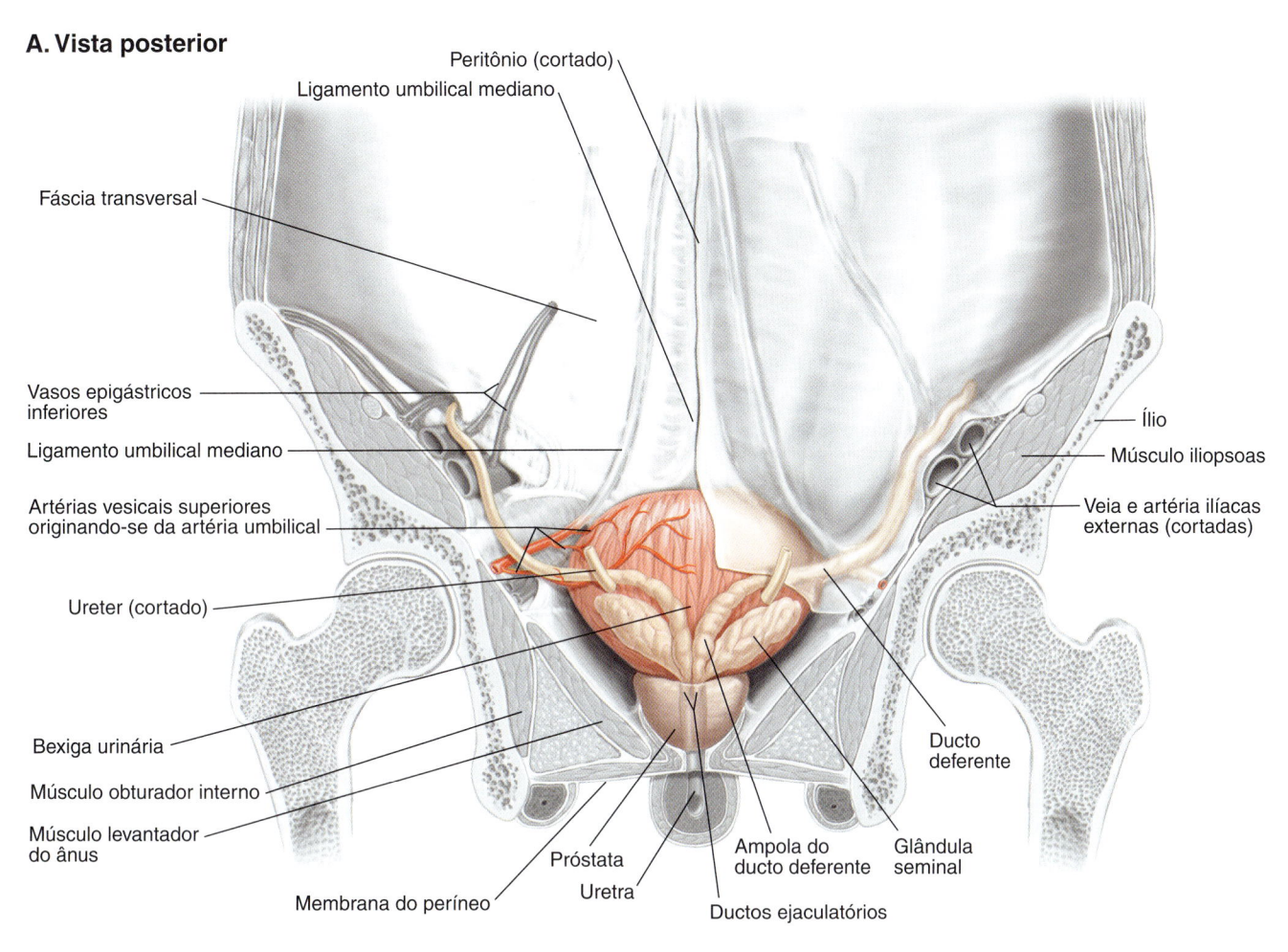

- Peritônio (cortado)
- Ligamento umbilical mediano
- Fáscia transversal
- Vasos epigástricos inferiores
- Ligamento umbilical mediano
- Artérias vesicais superiores originando-se da artéria umbilical
- Ureter (cortado)
- Bexiga urinária
- Músculo obturador interno
- Músculo levantador do ânus
- Membrana do períneo
- Próstata
- Uretra
- Ampola do ducto deferente
- Ductos ejaculatórios
- Glândula seminal
- Ducto deferente
- Ílio
- Músculo iliopsoas
- Veia e artéria ilíacas externas (cortadas)

B. Vasograma

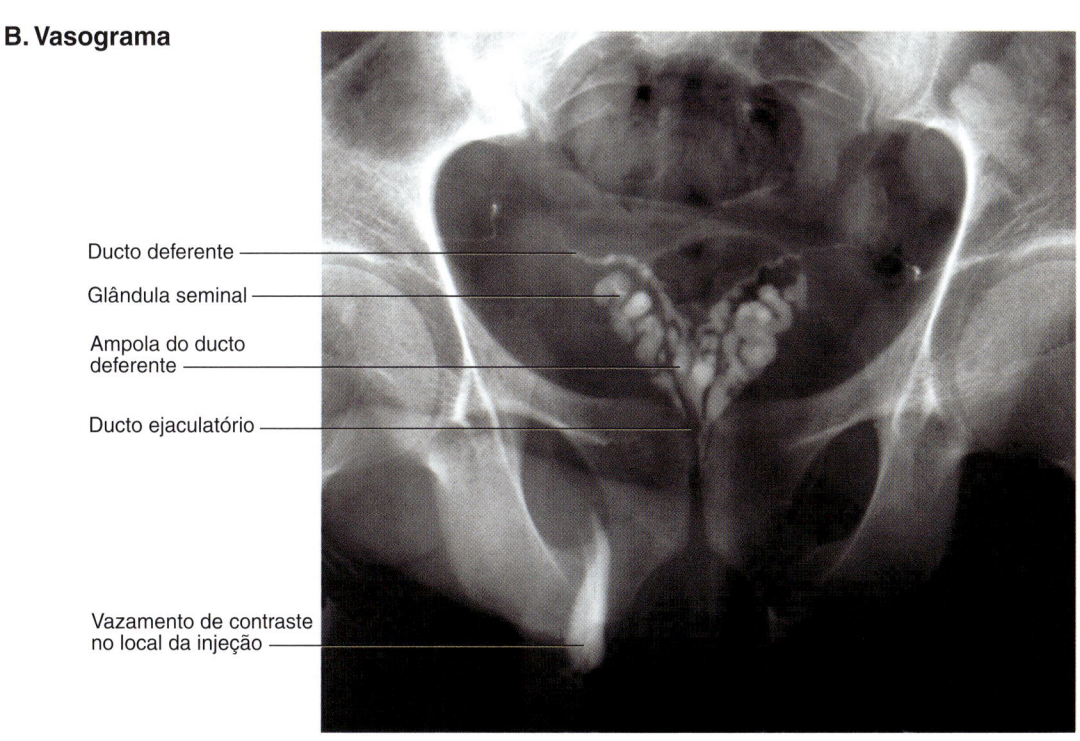

- Ducto deferente
- Glândula seminal
- Ampola do ducto deferente
- Ducto ejaculatório
- Vazamento de contraste no local da injeção

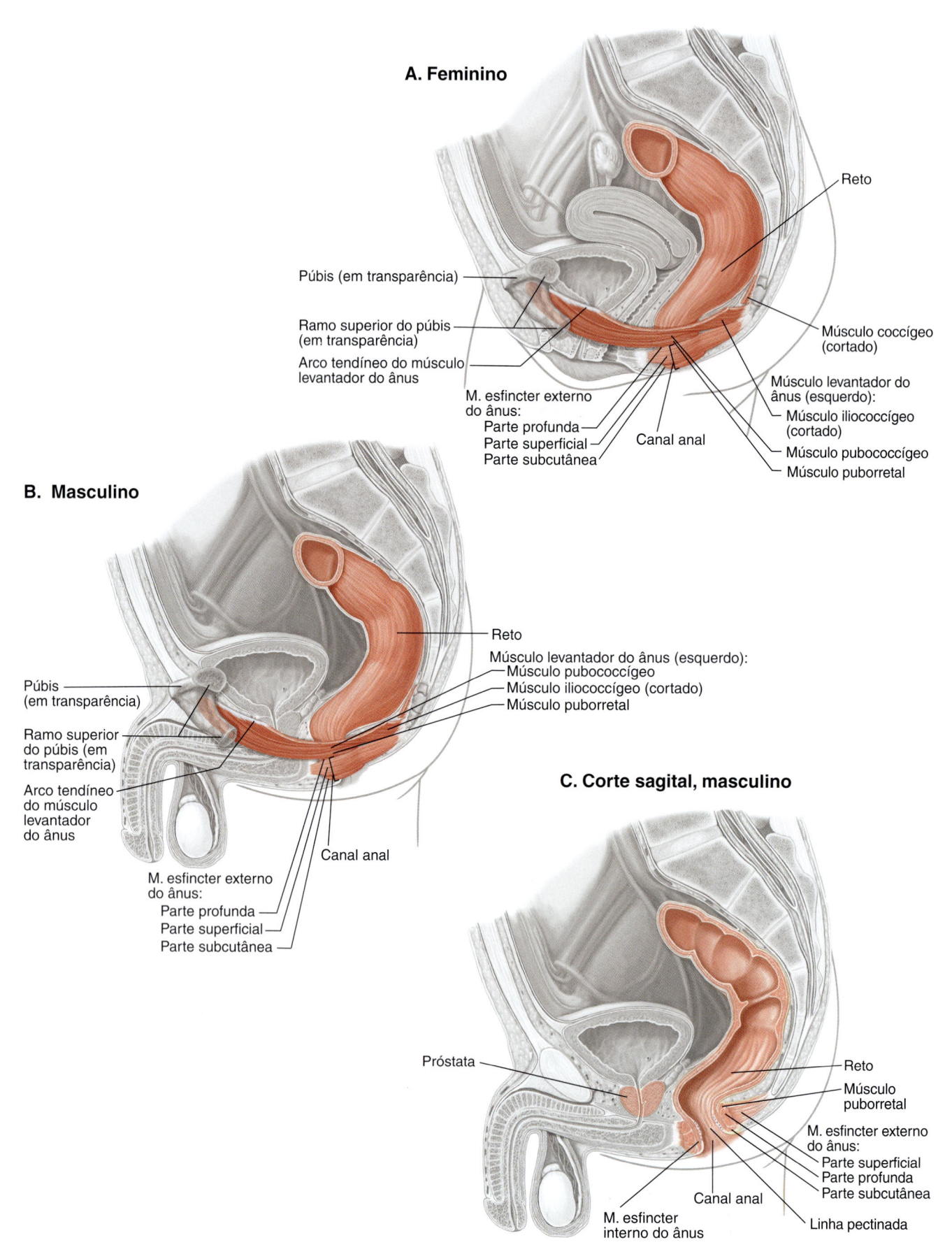

LÂMINA 6-15 — Relações do Reto e do Canal Anal

A. Feminino

- Reto
- Púbis (em transparência)
- Ramo superior do púbis (em transparência)
- Arco tendíneo do músculo levantador do ânus
- M. esfíncter externo do ânus:
  - Parte profunda
  - Parte superficial
  - Parte subcutânea
- Canal anal
- Músculo coccígeo (cortado)
- Músculo levantador do ânus (esquerdo):
  - Músculo iliococcígeo (cortado)
  - Músculo pubococcígeo
  - Músculo puborretal

B. Masculino

- Púbis (em transparência)
- Ramo superior do púbis (em transparência)
- Arco tendíneo do músculo levantador do ânus
- M. esfíncter externo do ânus:
  - Parte profunda
  - Parte superficial
  - Parte subcutânea
- Reto
- Músculo levantador do ânus (esquerdo):
  - Músculo pubococcígeo
  - Músculo iliococcígeo (cortado)
  - Músculo puborretal
- Canal anal

C. Corte sagital, masculino

- Próstata
- M. esfíncter interno do ânus
- Canal anal
- Reto
- Músculo puborretal
- M. esfíncter externo do ânus:
  - Parte superficial
  - Parte profunda
  - Parte subcutânea
- Linha pectinada

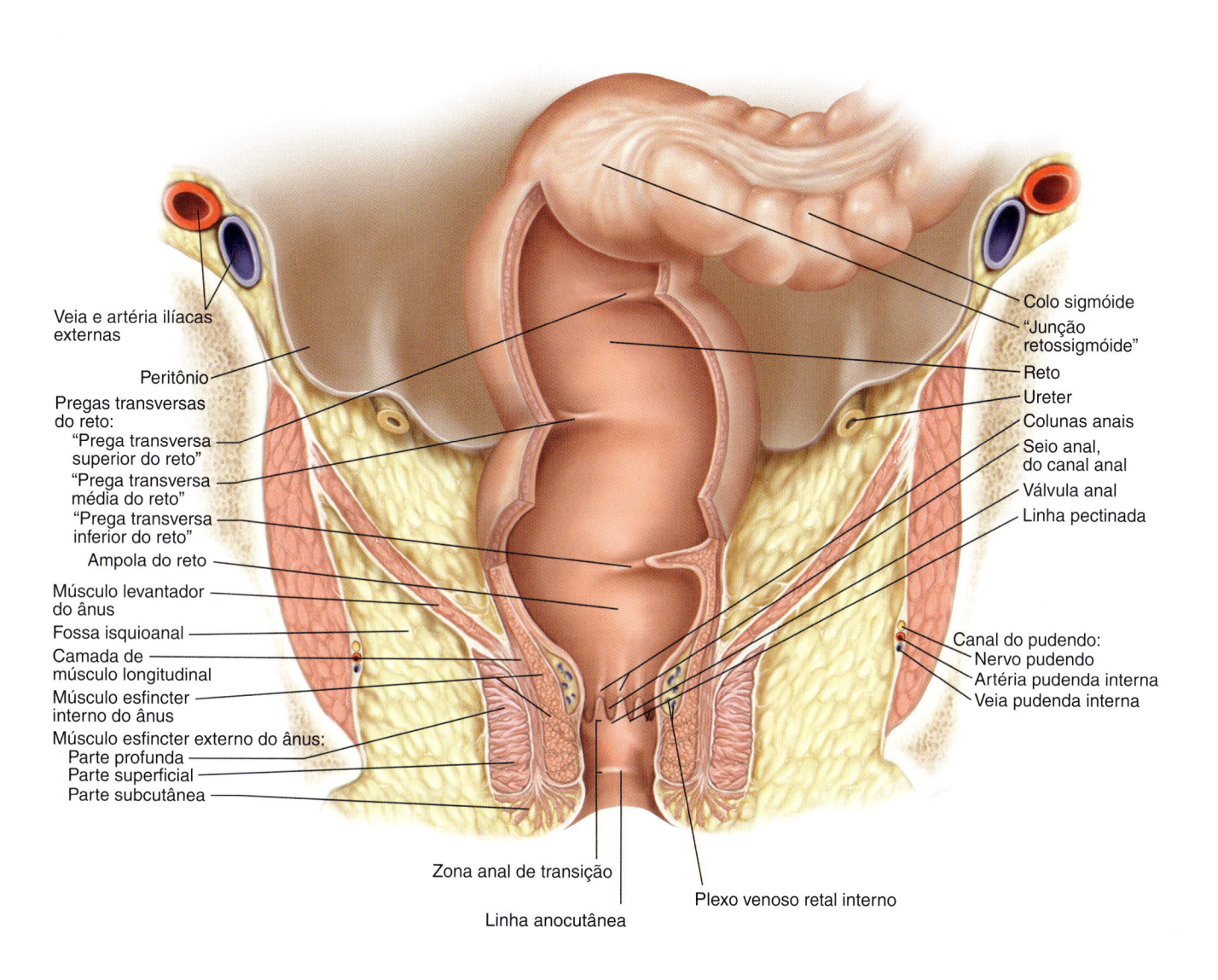

Reto e Canal Anal, Vista Anterior Interna

LÂMINA 6-16

- Veia e artéria ilíacas externas
- Peritônio
- Pregas transversas do reto:
  - "Prega transversa superior do reto"
  - "Prega transversa média do reto"
  - "Prega transversa inferior do reto"
- Ampola do reto
- Músculo levantador do ânus
- Fossa isquioanal
- Camada de músculo longitudinal
- Músculo esfíncter interno do ânus
- Músculo esfíncter externo do ânus:
  - Parte profunda
  - Parte superficial
  - Parte subcutânea
- Zona anal de transição
- Linha anocutânea
- Colo sigmóide
- "Junção retossigmóide"
- Reto
- Ureter
- Colunas anais
- Seio anal, do canal anal
- Válvula anal
- Linha pectinada
- Canal do pudendo:
  - Nervo pudendo
  - Artéria pudenda interna
  - Veia pudenda interna
- Plexo venoso retal interno

LÂMINA 6-17 — Suprimento Sanguíneo da Pelve

A. Feminina

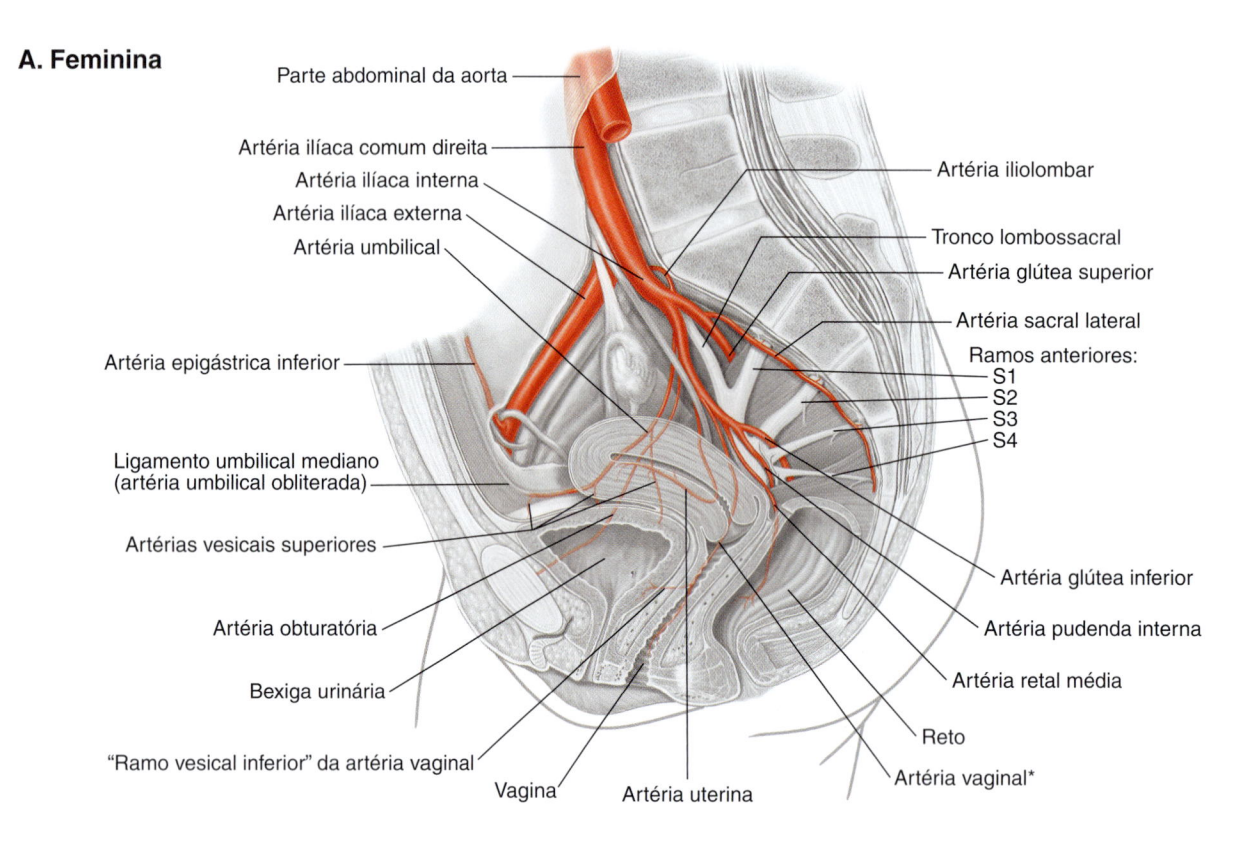

- Parte abdominal da aorta
- Artéria ilíaca comum direita
- Artéria ilíaca interna
- Artéria ilíaca externa
- Artéria umbilical
- Artéria epigástrica inferior
- Ligamento umbilical mediano (artéria umbilical obliterada)
- Artérias vesicais superiores
- Artéria obturatória
- Bexiga urinária
- "Ramo vesical inferior" da artéria vaginal
- Vagina
- Artéria uterina
- Artéria iliolombar
- Tronco lombossacral
- Artéria glútea superior
- Artéria sacral lateral
- Ramos anteriores:
  - S1
  - S2
  - S3
  - S4
- Artéria glútea inferior
- Artéria pudenda interna
- Artéria retal média
- Reto
- Artéria vaginal*

*A artéria vaginal origina-se da artéria uterina em 11% dos casos

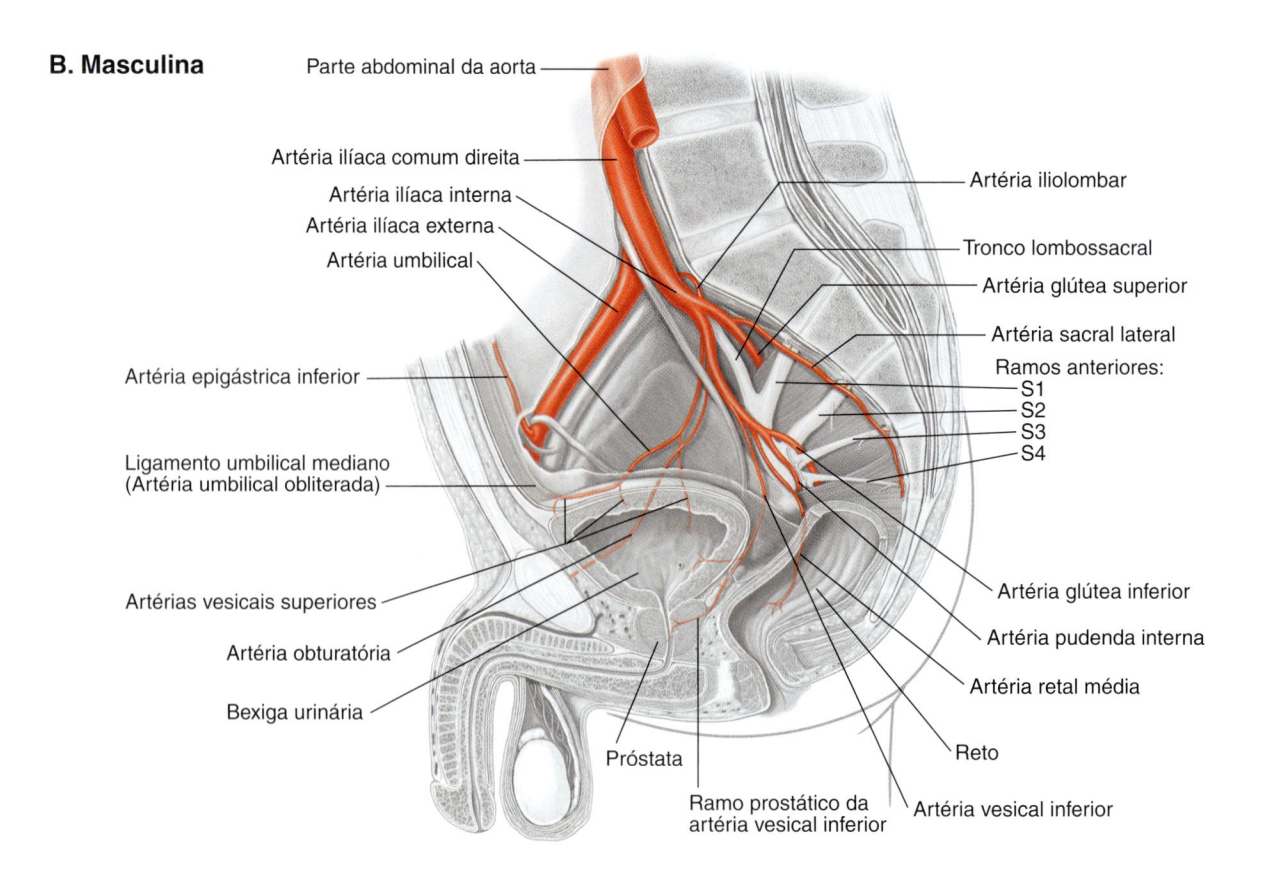

B. Masculina

- Parte abdominal da aorta
- Artéria ilíaca comum direita
- Artéria ilíaca interna
- Artéria ilíaca externa
- Artéria umbilical
- Artéria epigástrica inferior
- Ligamento umbilical mediano (Artéria umbilical obliterada)
- Artérias vesicais superiores
- Artéria obturatória
- Bexiga urinária
- Próstata
- Ramo prostático da artéria vesical inferior
- Artéria iliolombar
- Tronco lombossacral
- Artéria glútea superior
- Artéria sacral lateral
- Ramos anteriores:
  - S1
  - S2
  - S3
  - S4
- Artéria glútea inferior
- Artéria pudenda interna
- Artéria retal média
- Reto
- Artéria vesical inferior

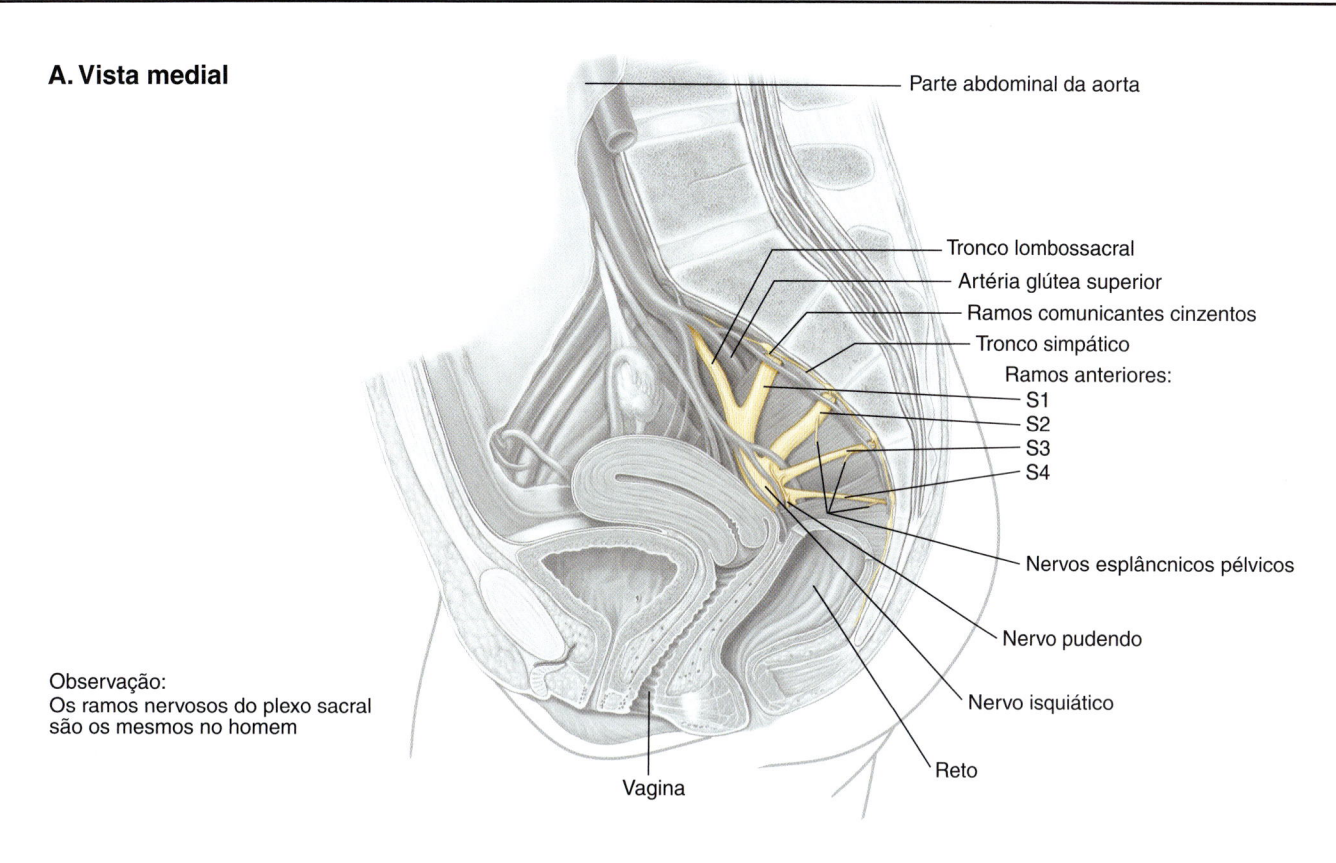

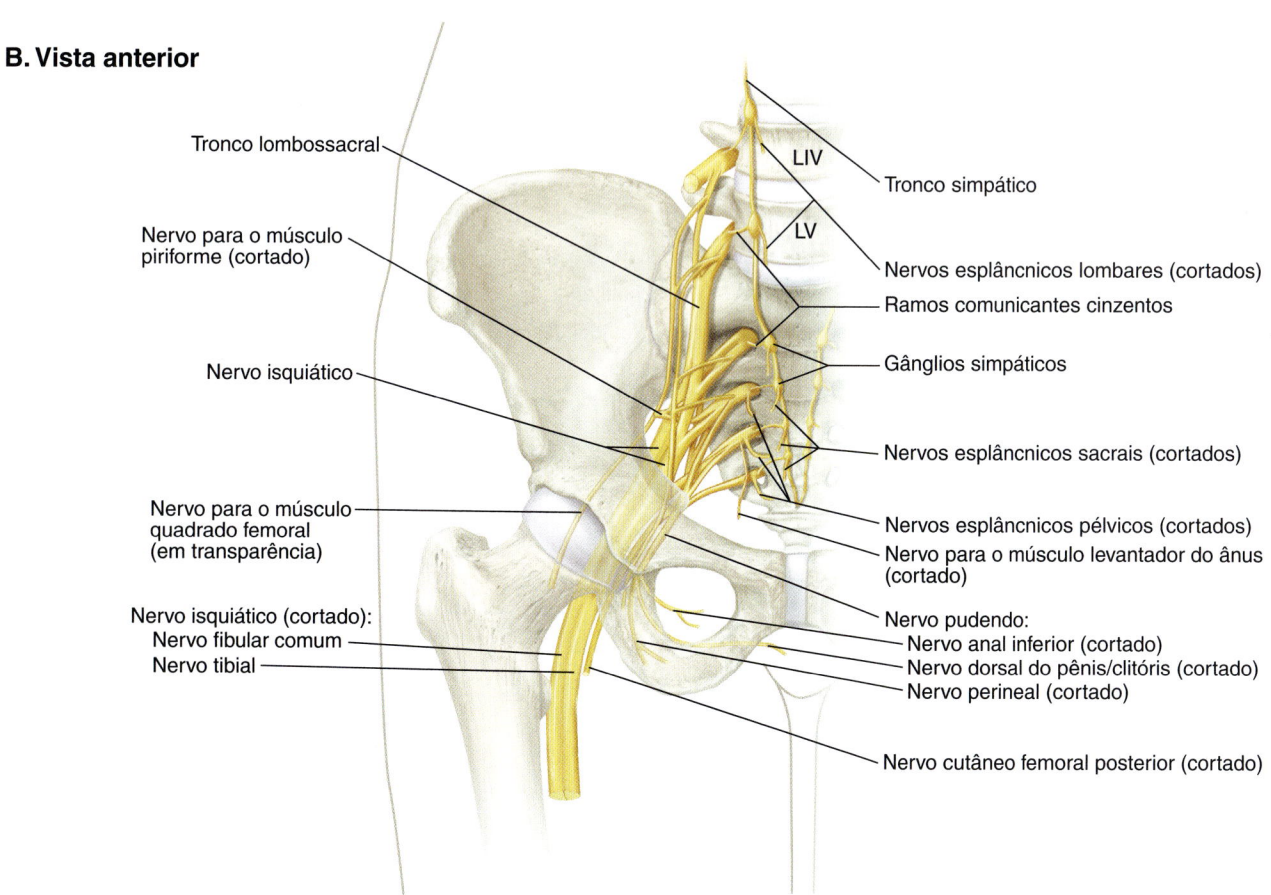

Plexo Sacral — LÂMINA 6-18

A. Vista medial

- Parte abdominal da aorta
- Tronco lombossacral
- Artéria glútea superior
- Ramos comunicantes cinzentos
- Tronco simpático
- Ramos anteriores:
  - S1
  - S2
  - S3
  - S4
- Nervos esplâncnicos pélvicos
- Nervo pudendo
- Nervo isquiático
- Reto
- Vagina

Observação:
Os ramos nervosos do plexo sacral são os mesmos no homem

B. Vista anterior

- Tronco lombossacral
- Nervo para o músculo piriforme (cortado)
- Nervo isquiático
- Nervo para o músculo quadrado femoral (em transparência)
- Nervo isquiático (cortado):
  - Nervo fibular comum
  - Nervo tibial
- LIV
- LV
- Tronco simpático
- Nervos esplâncnicos lombares (cortados)
- Ramos comunicantes cinzentos
- Gânglios simpáticos
- Nervos esplâncnicos sacrais (cortados)
- Nervos esplâncnicos pélvicos (cortados)
- Nervo para o músculo levantador do ânus (cortado)
- Nervo pudendo:
  - Nervo anal inferior (cortado)
  - Nervo dorsal do pênis/clitóris (cortado)
  - Nervo perineal (cortado)
- Nervo cutâneo femoral posterior (cortado)

LÂMINA 6-19 — Nervos Autônomos da Pelve

A. Feminina

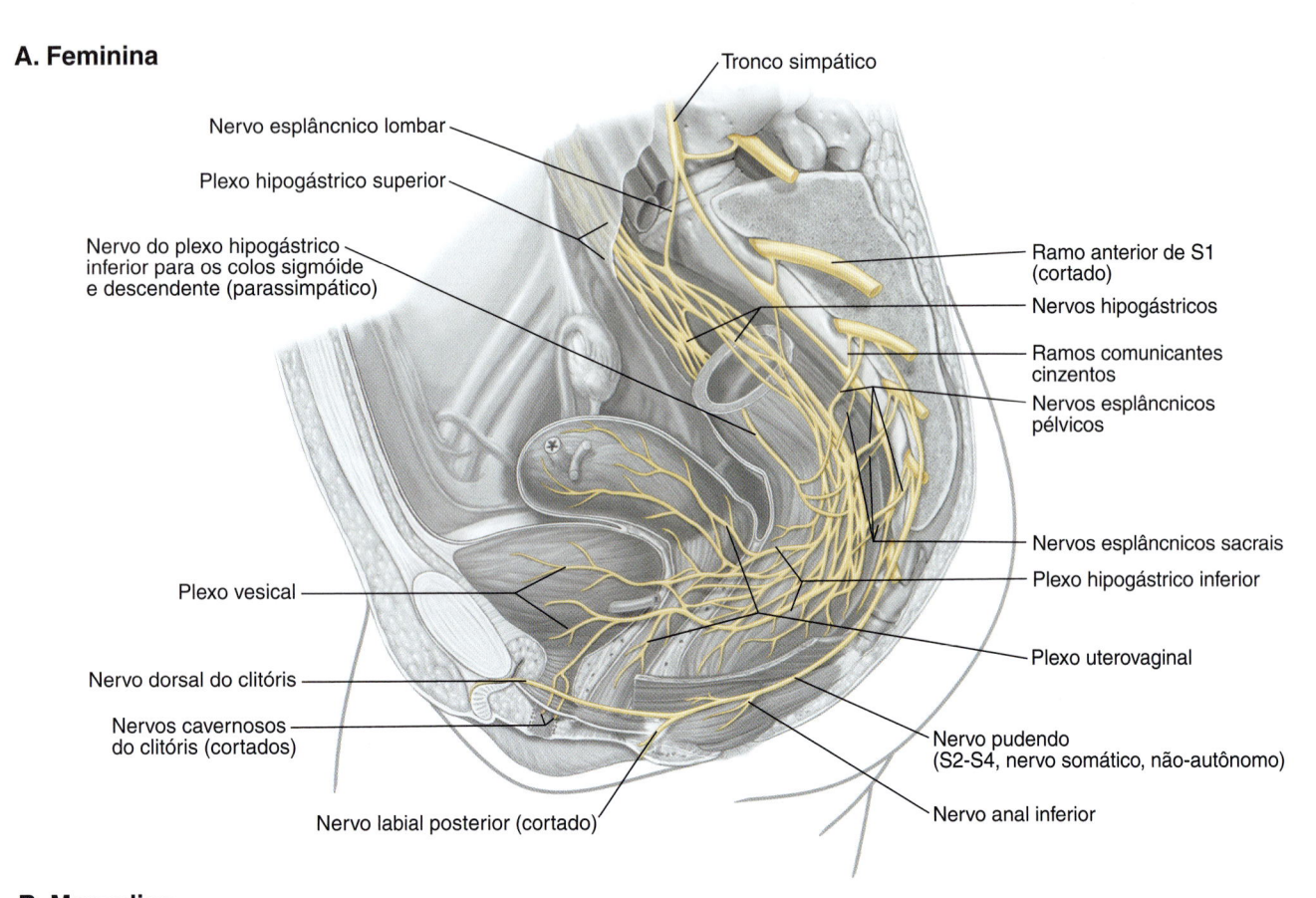

- Tronco simpático
- Nervo esplâncnico lombar
- Plexo hipogástrico superior
- Nervo do plexo hipogástrico inferior para os colos sigmóide e descendente (parassimpático)
- Ramo anterior de S1 (cortado)
- Nervos hipogástricos
- Ramos comunicantes cinzentos
- Nervos esplâncnicos pélvicos
- Nervos esplâncnicos sacrais
- Plexo hipogástrico inferior
- Plexo vesical
- Plexo uterovaginal
- Nervo dorsal do clitóris
- Nervos cavernosos do clitóris (cortados)
- Nervo pudendo (S2-S4, nervo somático, não-autônomo)
- Nervo anal inferior
- Nervo labial posterior (cortado)

B. Masculina

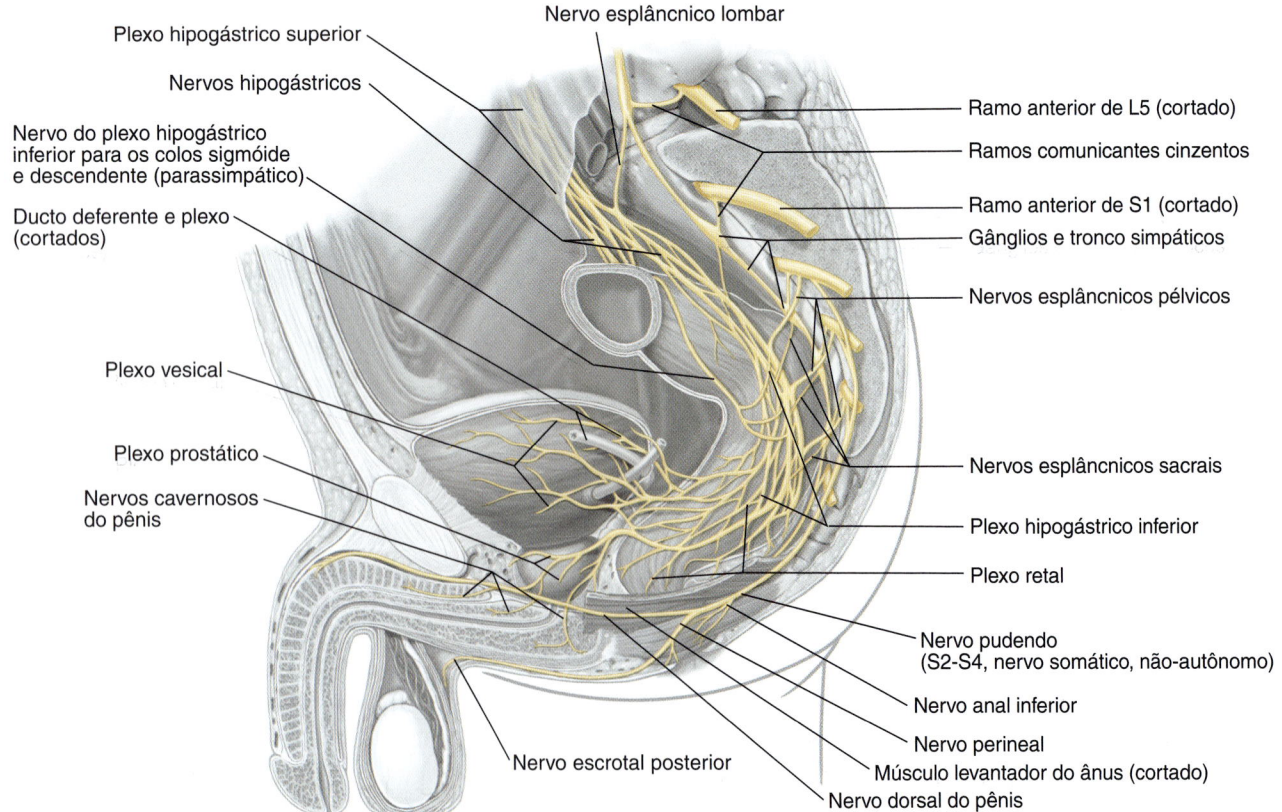

- Plexo hipogástrico superior
- Nervo esplâncnico lombar
- Nervos hipogástricos
- Nervo do plexo hipogástrico inferior para os colos sigmóide e descendente (parassimpático)
- Ducto deferente e plexo (cortados)
- Ramo anterior de L5 (cortado)
- Ramos comunicantes cinzentos
- Ramo anterior de S1 (cortado)
- Gânglios e tronco simpáticos
- Nervos esplâncnicos pélvicos
- Plexo vesical
- Plexo prostático
- Nervos cavernosos do pênis
- Nervos esplâncnicos sacrais
- Plexo hipogástrico inferior
- Plexo retal
- Nervo pudendo (S2-S4, nervo somático, não-autônomo)
- Nervo anal inferior
- Nervo perineal
- Músculo levantador do ânus (cortado)
- Nervo escrotal posterior
- Nervo dorsal do pênis

Pelve, Vista Superior — LÂMINA 6-20

A. Feminina

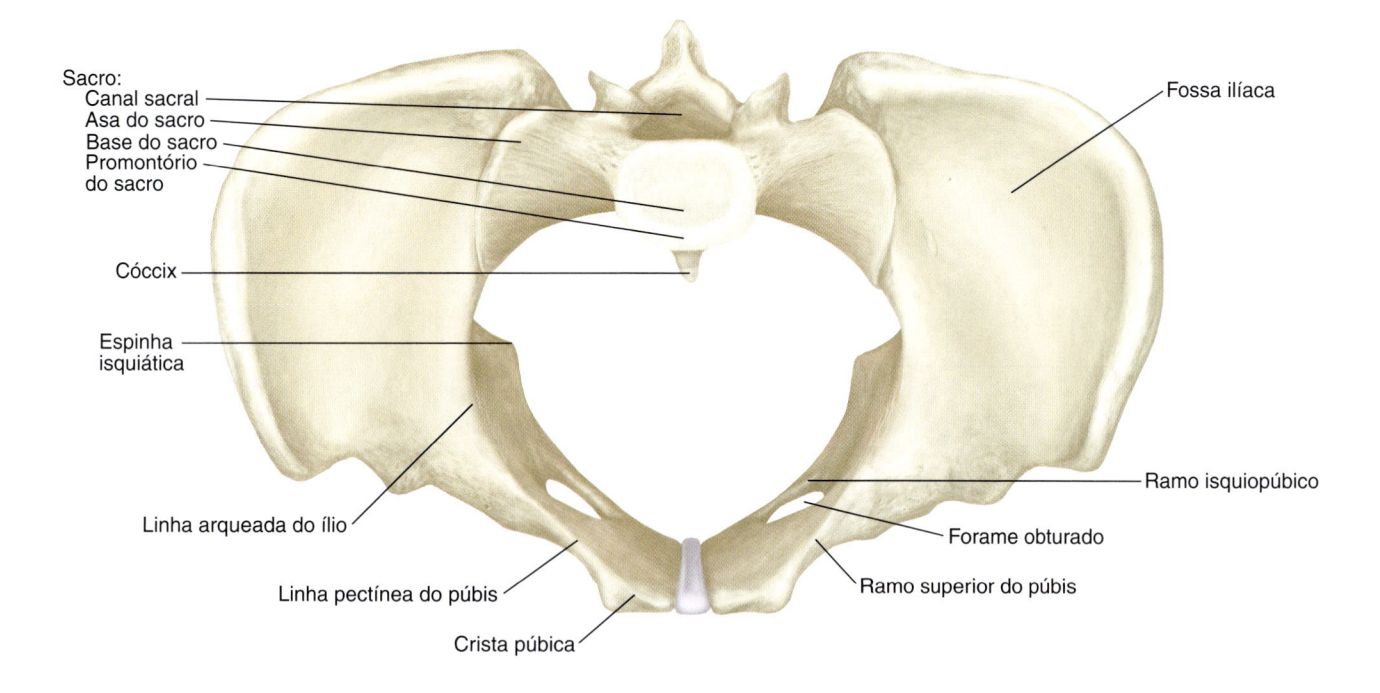

Sacro:
- Canal sacral
- Asa do sacro
- Base do sacro
- Promontório do sacro

Cóccix

Espinha isquiática

Linha arqueada do ílio

Linha pectínea do púbis

Crista púbica

Fossa ilíaca

Ramo isquiopúbico

Forame obturado

Ramo superior do púbis

B. Masculina

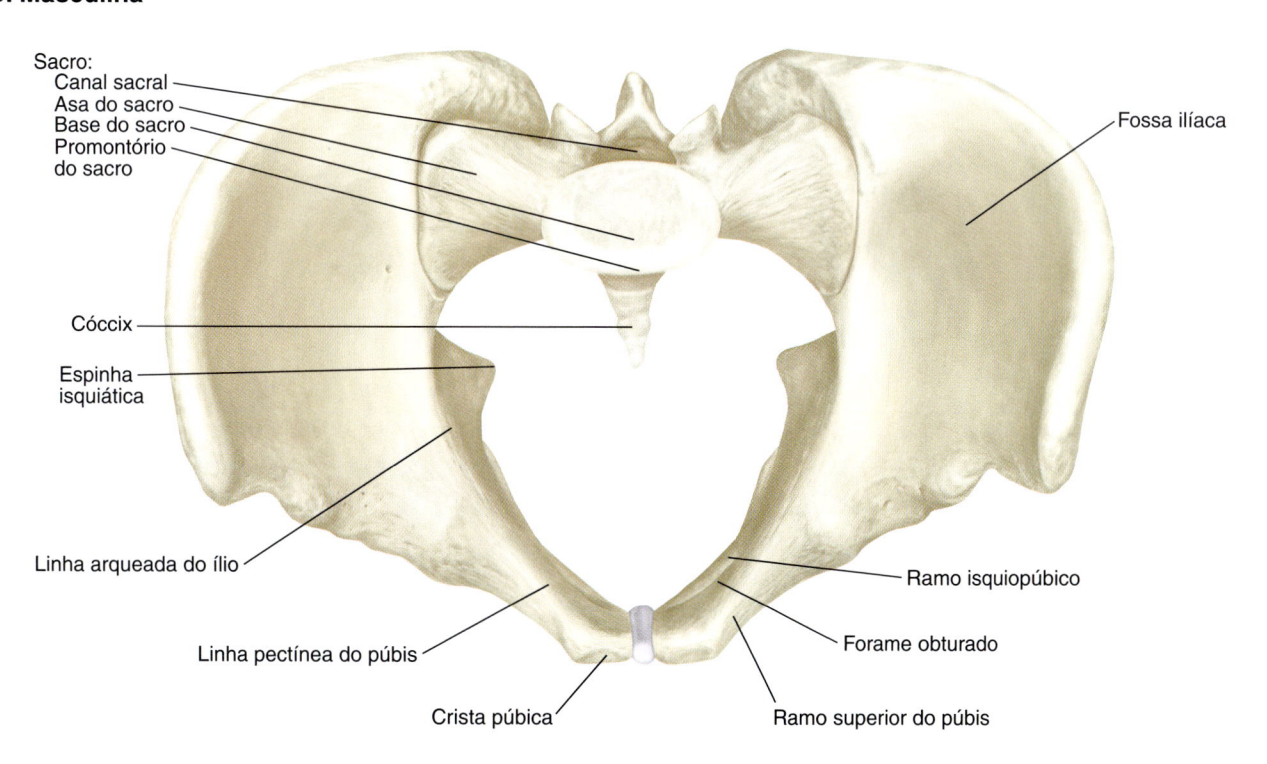

Sacro:
- Canal sacral
- Asa do sacro
- Base do sacro
- Promontório do sacro

Cóccix

Espinha isquiática

Linha arqueada do ílio

Linha pectínea do púbis

Crista púbica

Fossa ilíaca

Ramo isquiopúbico

Forame obturado

Ramo superior do púbis

LÂMINA 6-21 — Diafragma da Pelve, Vista Superior

A. Feminina

- Músculo piriforme
- Espinha isquiática
- Músculo obturador interno e fáscia obturatória
- Arco tendíneo do músculo levantador do ânus
- "Hiato anal"
- Hiato urogenital
- Diafragma da pelve:
  - Músculo isquiococcígeo
  - Músculo levantador do ânus:
    - Músculo iliococcígeo
    - Músculo pubococcígeo
    - Músculo puborretal

B. Masculina

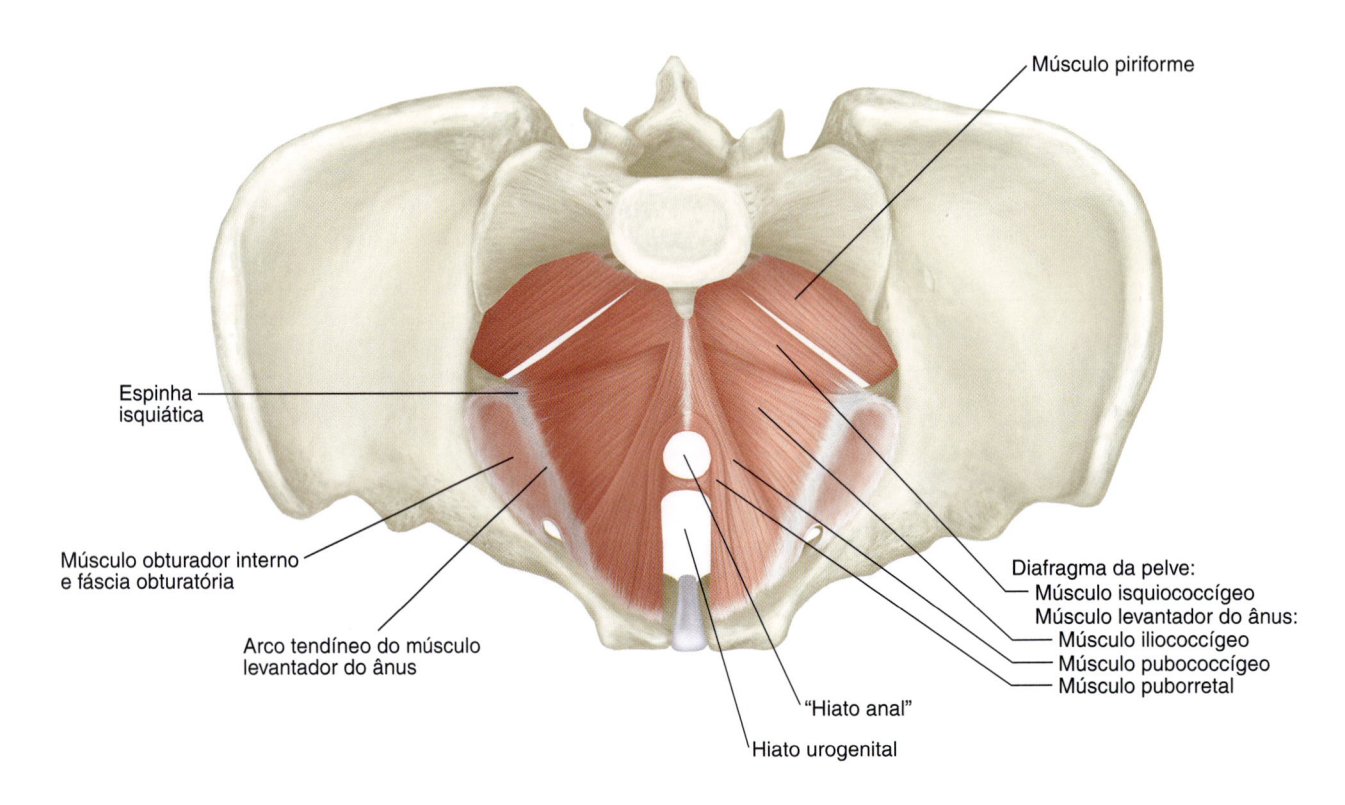

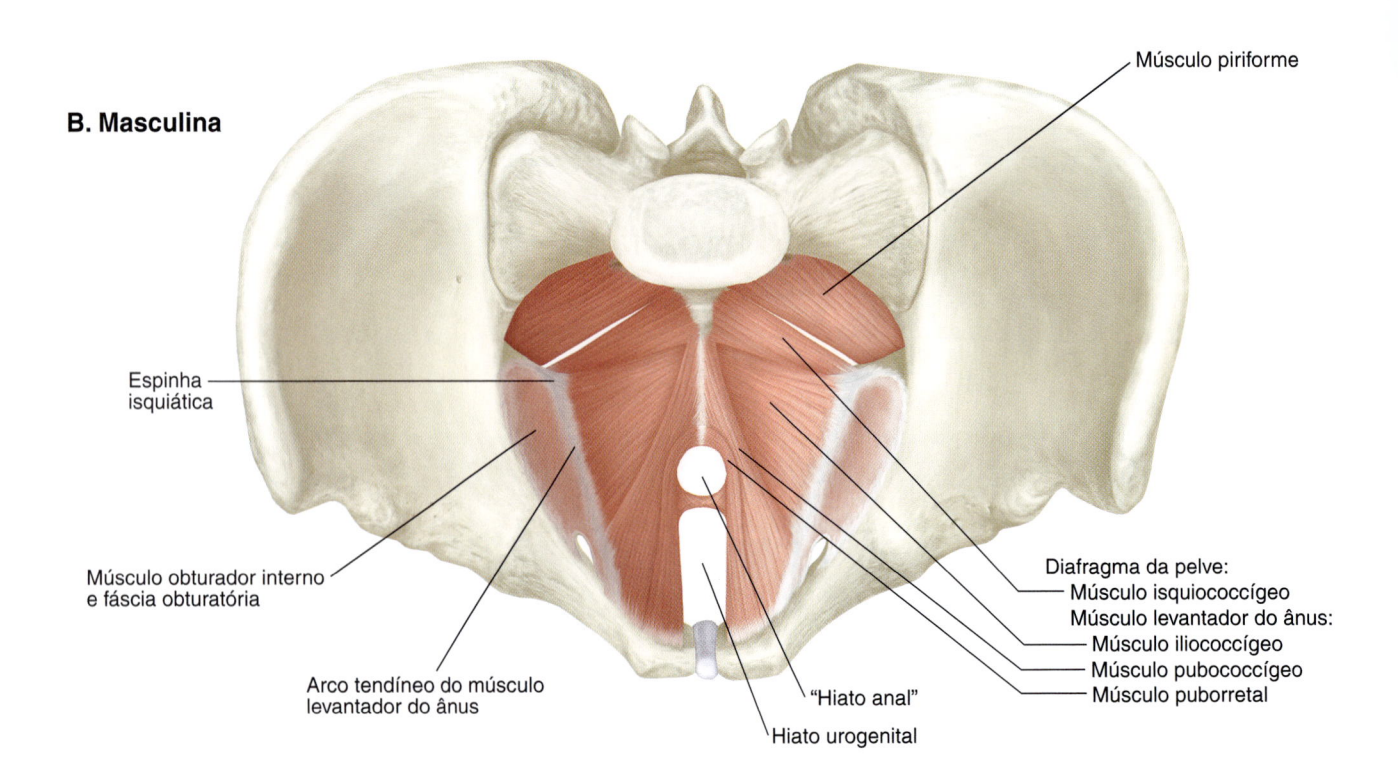

- Músculo piriforme
- Espinha isquiática
- Músculo obturador interno e fáscia obturatória
- Arco tendíneo do músculo levantador do ânus
- "Hiato anal"
- Hiato urogenital
- Diafragma da pelve:
  - Músculo isquiococcígeo
  - Músculo levantador do ânus:
    - Músculo iliococcígeo
    - Músculo pubococcígeo
    - Músculo puborretal

Músculos da Pelve — LÂMINA 6-22

A. Vista medial

- Músculo obturador interno e fáscia obturatória
- Arco tendíneo do músculo levantador do ânus
- Canal obturatório
- Músculo piriforme
- Espinha isquiática
- Músculo isquiococcígeo
- Músculo levantador do ânus:
  - Músculo iliococcígeo
  - Músculo pubococcígeo
  - Músculo puborretal

B. Relações com os nervos e vasos, vista medial

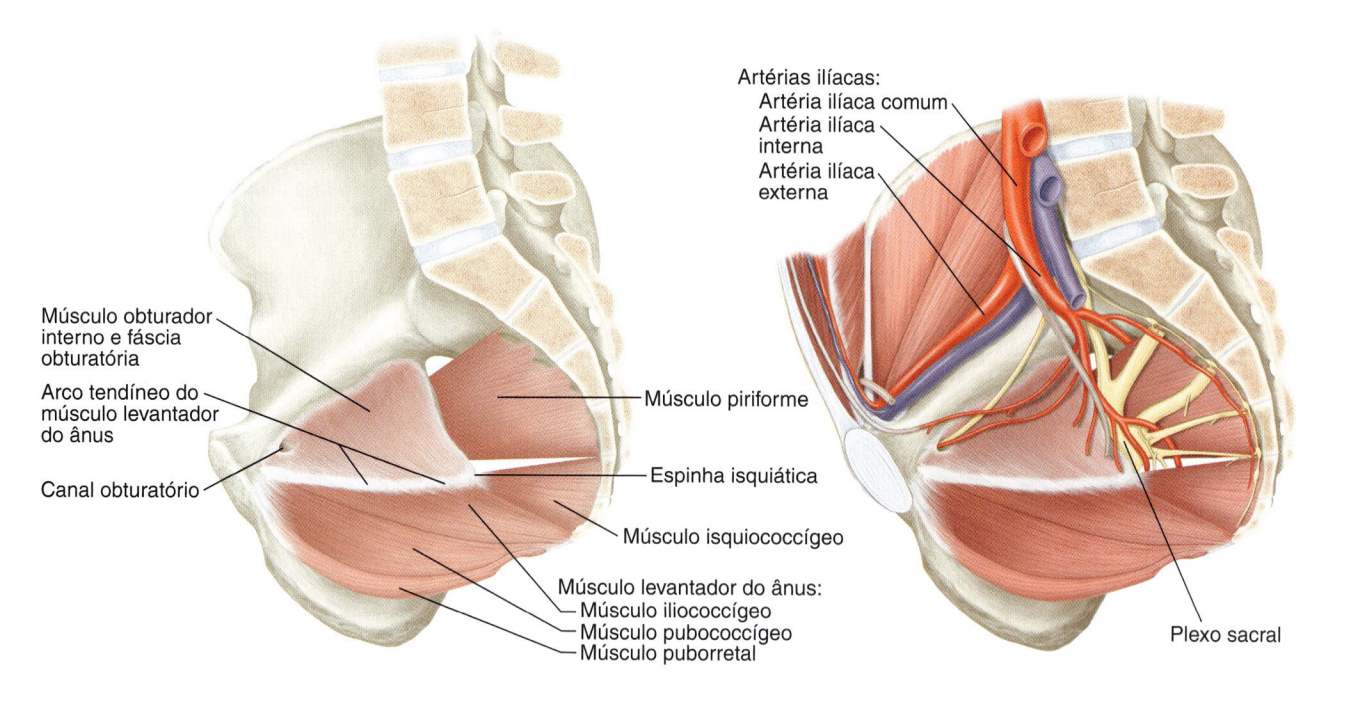

- Artérias ilíacas:
  - Artéria ilíaca comum
  - Artéria ilíaca interna
  - Artéria ilíaca externa
- Plexo sacral

C. Vista lateral

- Músculo piriforme
- Ligamento sacroespinal (em transparência)
- Músculo isquiococcígeo (visto através do ligamento sacroespinal)
- Ligamento sacrotuberal (cortado)
- Arco tendíneo do músculo levantador do ânus
- Músculo levantador do ânus

D. Relações com os nervos e vasos, vista lateral

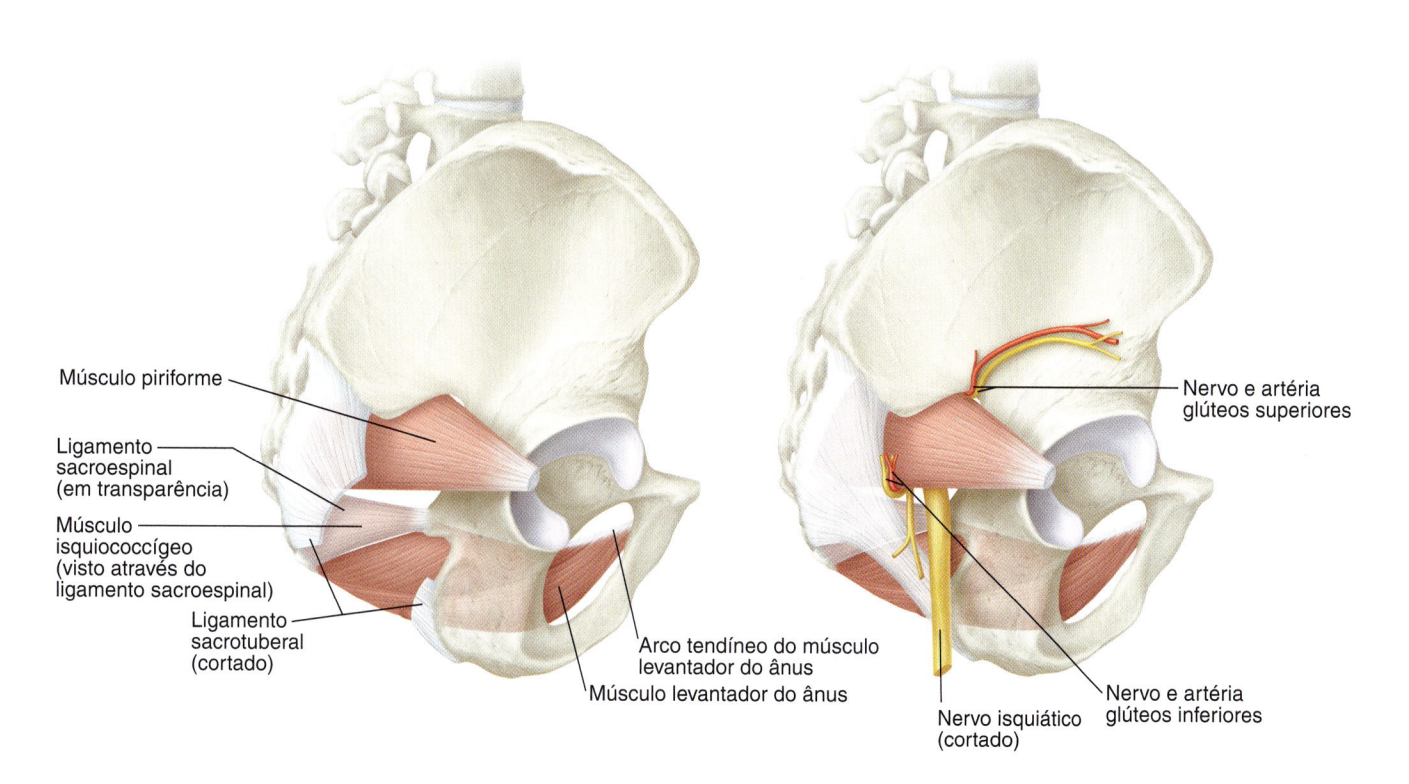

- Nervo e artéria glúteos superiores
- Nervo isquiático (cortado)
- Nervo e artéria glúteos inferiores

LÂMINA 6-23 — Diafragma da Pelve, Vista Inferior

A. Feminina

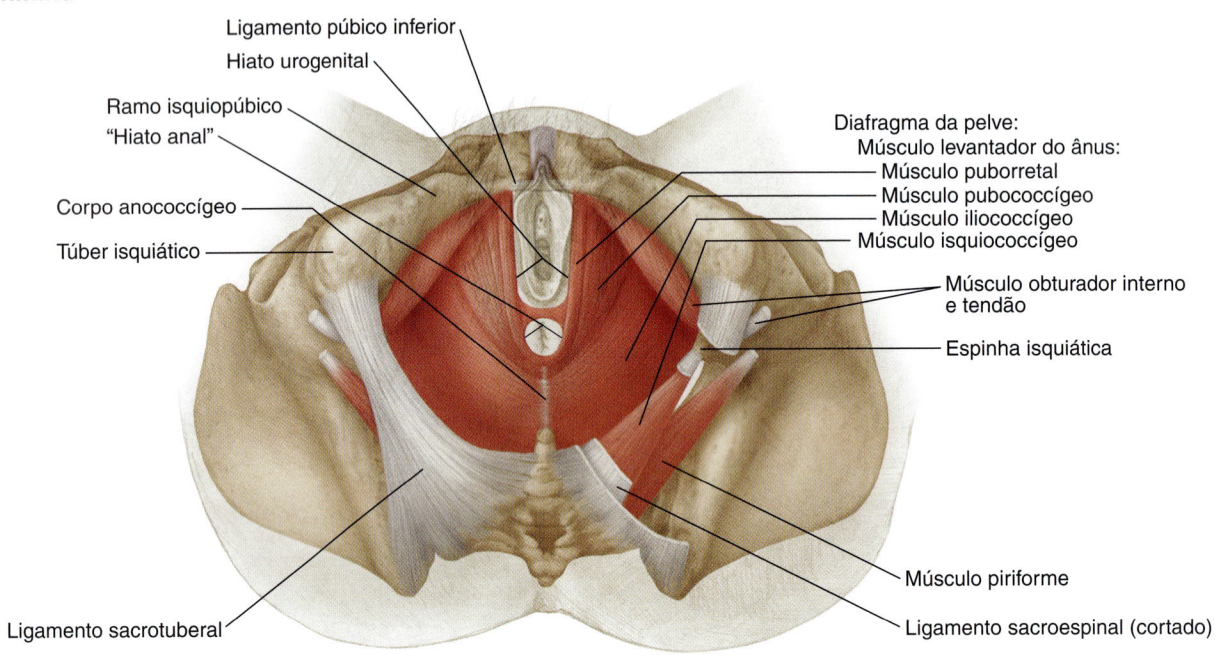

- Ligamento púbico inferior
- Hiato urogenital
- Ramo isquiopúbico
- "Hiato anal"
- Corpo anococcígeo
- Túber isquiático
- Diafragma da pelve:
  - Músculo levantador do ânus:
    - Músculo puborretal
    - Músculo pubococcígeo
    - Músculo iliococcígeo
    - Músculo isquiococcígeo
- Músculo obturador interno e tendão
- Espinha isquiática
- Músculo piriforme
- Ligamento sacrotuberal
- Ligamento sacroespinal (cortado)

B. Masculina

- Ligamento púbico inferior
- Hiato urogenital
- Ramo isquiopúbico
- "Hiato anal"
- Corpo anococcígeo
- Túber isquiático
- Diafragma da pelve:
  - Músculo levantador do ânus:
    - Músculo puborretal
    - Músculo pubococcígeo
    - Músculo iliococcígeo
    - Músculo isquiococcígeo
- Músculo obturador interno e tendão
- Espinha isquiática
- Músculo piriforme
- Ligamento sacrotuberal
- Ligamento sacroespinal (cortado)

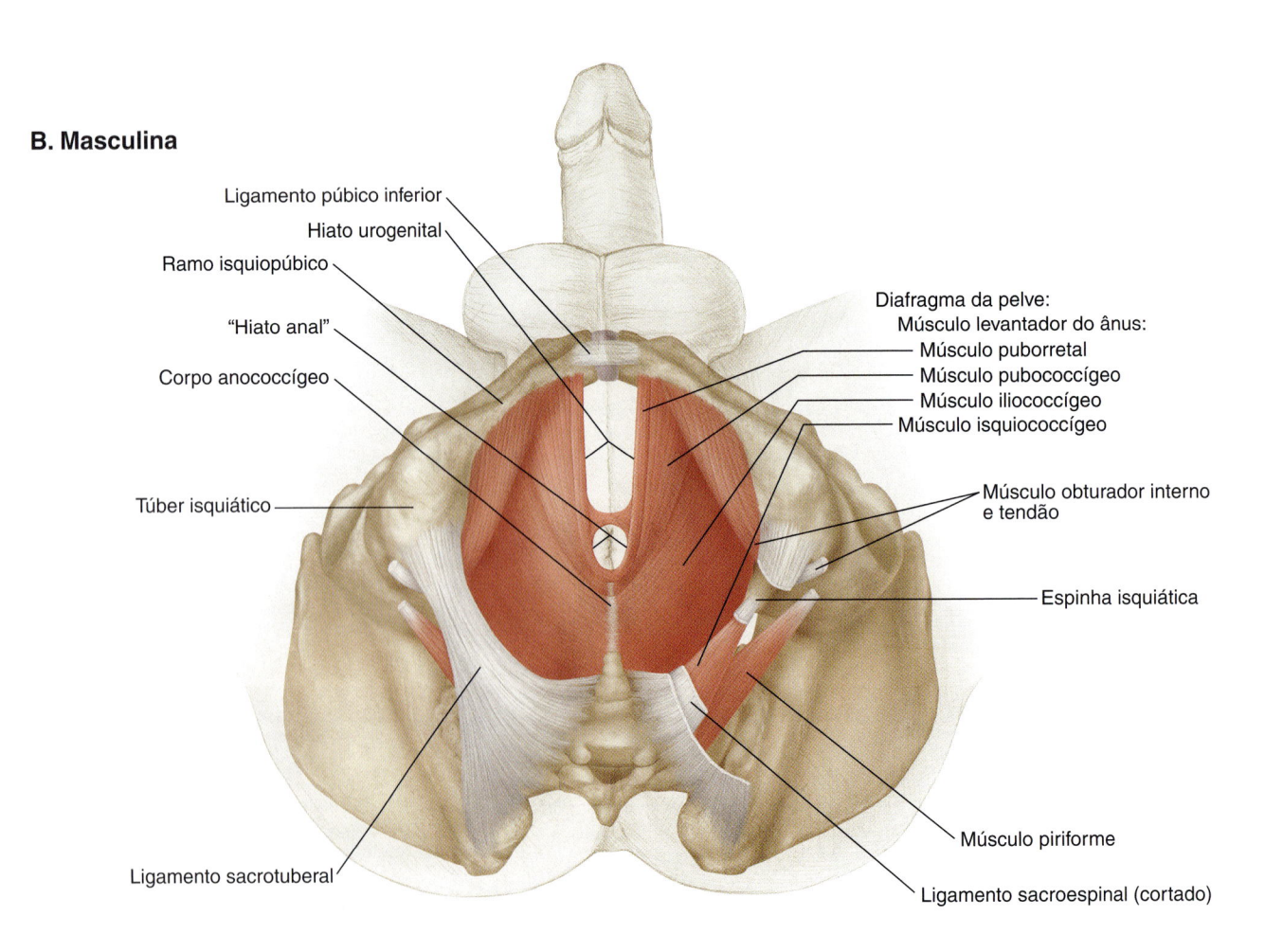

Esqueleto e Limites do Períneo — LÂMINA 6-24

A. Feminino

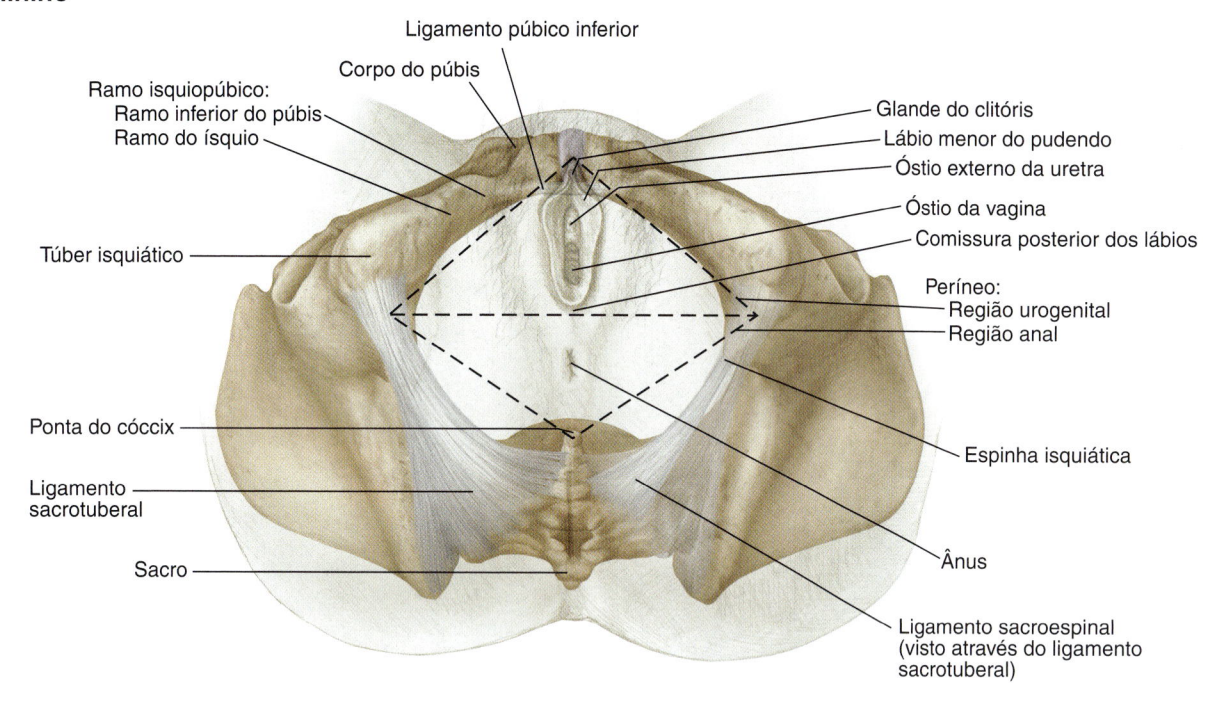

- Ligamento púbico inferior
- Corpo do púbis
- Ramo isquiopúbico:
  - Ramo inferior do púbis
  - Ramo do ísquio
- Glande do clitóris
- Lábio menor do pudendo
- Óstio externo da uretra
- Óstio da vagina
- Túber isquiático
- Comissura posterior dos lábios
- Períneo:
  - Região urogenital
  - Região anal
- Ponta do cóccix
- Espinha isquiática
- Ligamento sacrotuberal
- Ânus
- Sacro
- Ligamento sacroespinal (visto através do ligamento sacrotuberal)

B. Masculino

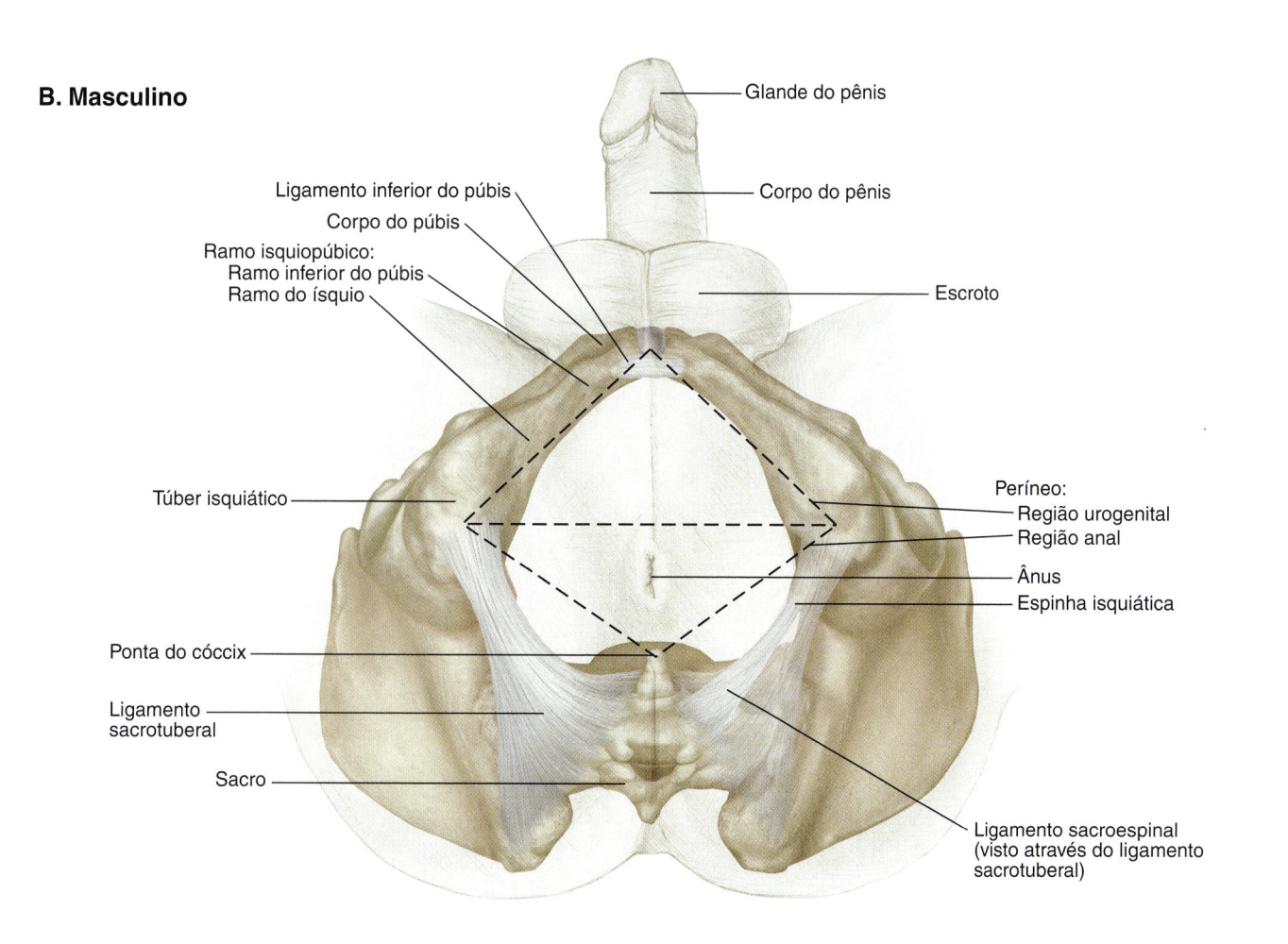

- Glande do pênis
- Ligamento inferior do púbis
- Corpo do pênis
- Corpo do púbis
- Ramo isquiopúbico:
  - Ramo inferior do púbis
  - Ramo do ísquio
- Escroto
- Túber isquiático
- Períneo:
  - Região urogenital
  - Região anal
- Ânus
- Espinha isquiática
- Ponta do cóccix
- Ligamento sacrotuberal
- Sacro
- Ligamento sacroespinal (visto através do ligamento sacrotuberal)

LÂMINA 6-25 — Anatomia de Superfície do Períneo

A. Feminino

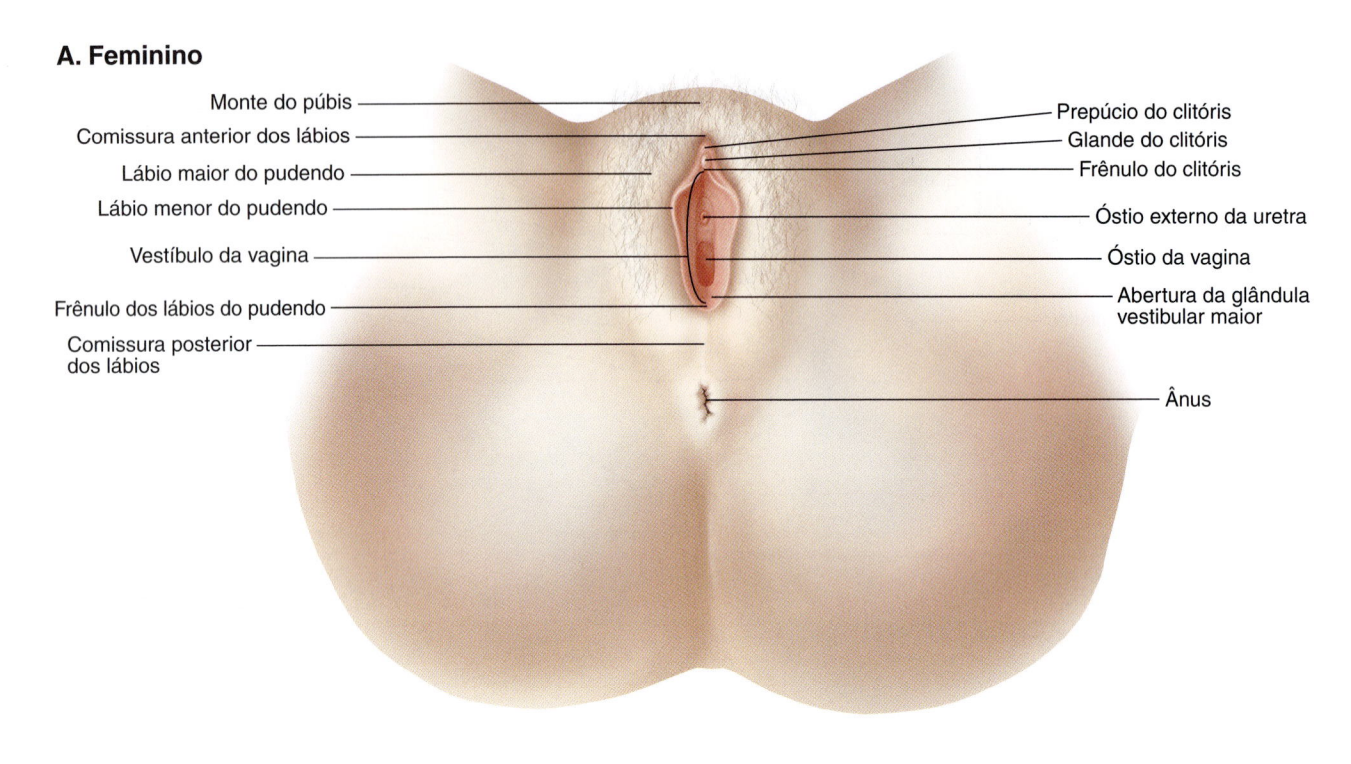

- Monte do púbis
- Comissura anterior dos lábios
- Lábio maior do pudendo
- Lábio menor do pudendo
- Vestíbulo da vagina
- Frênulo dos lábios do pudendo
- Comissura posterior dos lábios
- Prepúcio do clitóris
- Glande do clitóris
- Frênulo do clitóris
- Óstio externo da uretra
- Óstio da vagina
- Abertura da glândula vestibular maior
- Ânus

B. Masculino

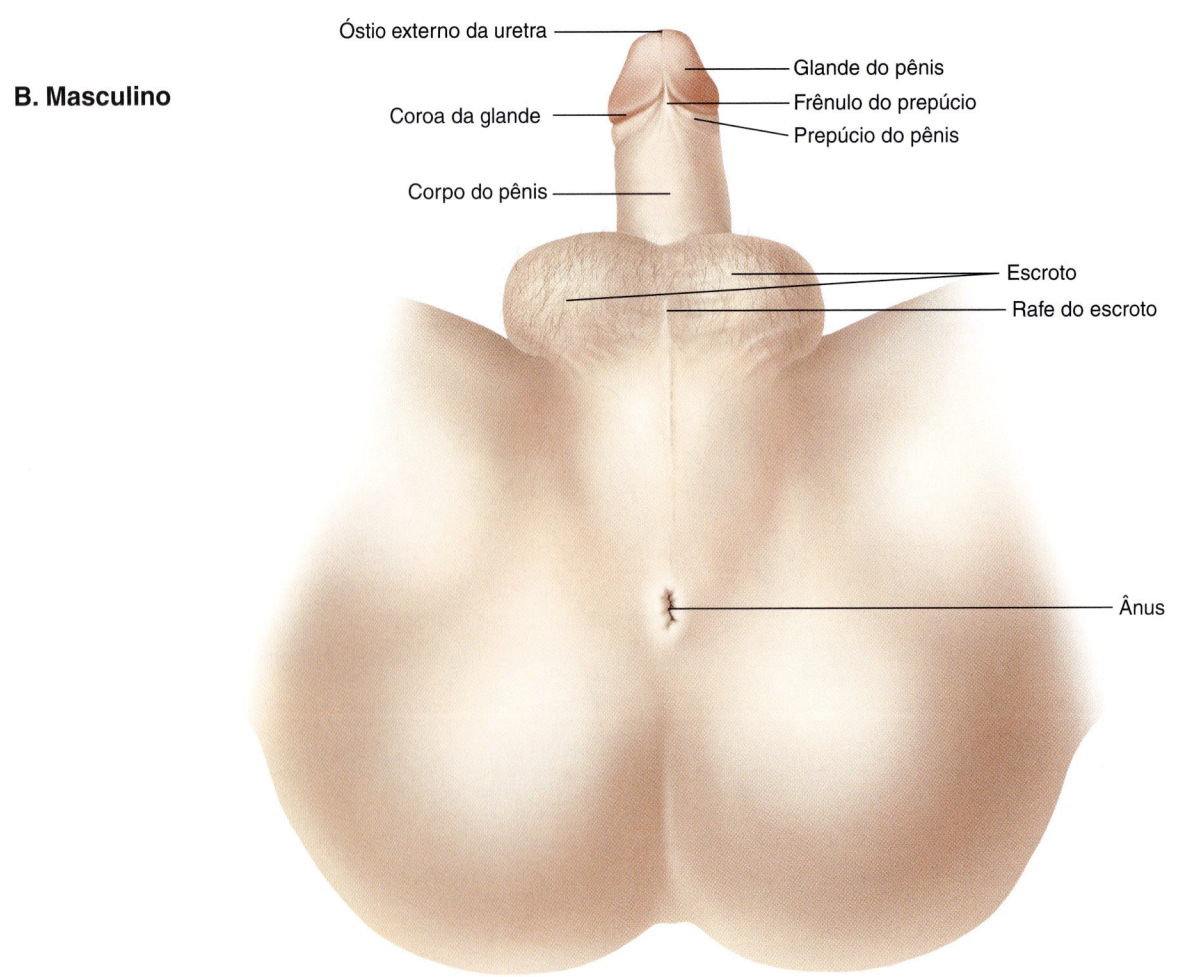

- Óstio externo da uretra
- Coroa da glande
- Corpo do pênis
- Glande do pênis
- Frênulo do prepúcio
- Prepúcio do pênis
- Escroto
- Rafe do escroto
- Ânus

PÁGINA 280 | Capítulo 6 | Atlas de Anatomia Humana

Períneo, Dissecação Superficial — LÂMINA 6-26

A. Feminino

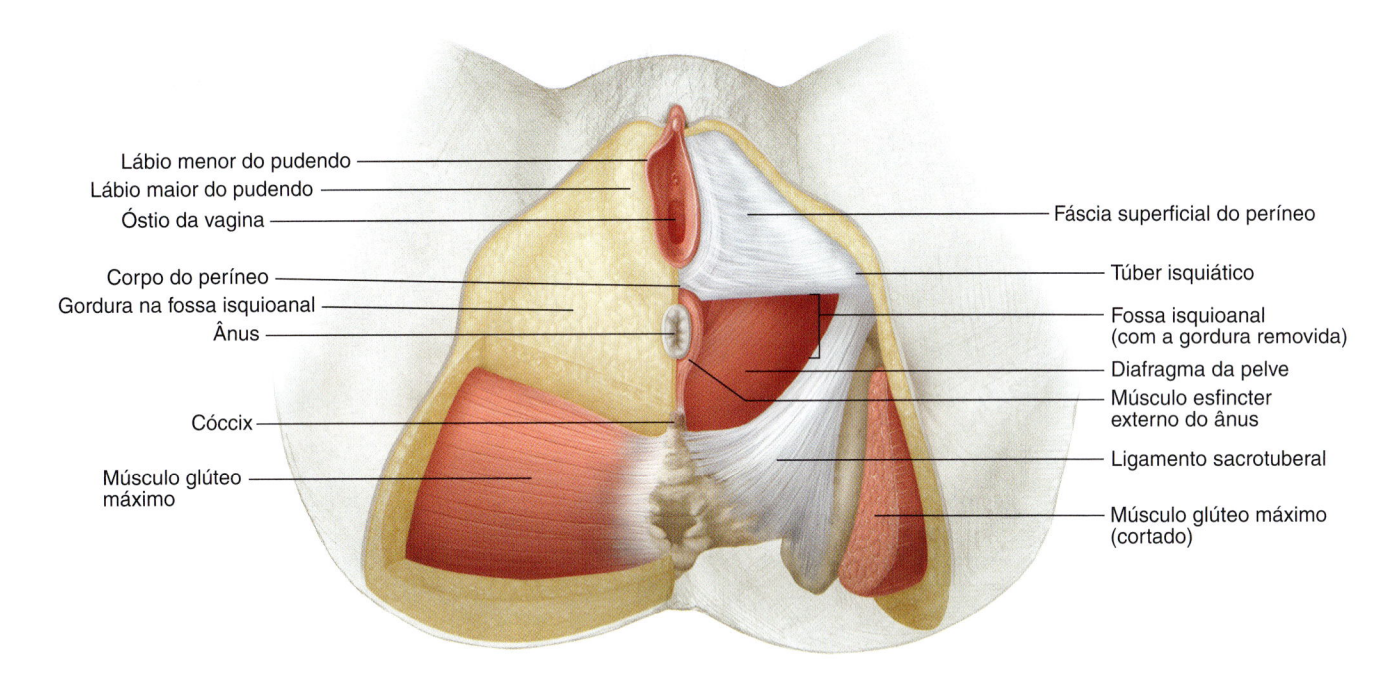

- Lábio menor do pudendo
- Lábio maior do pudendo
- Óstio da vagina
- Corpo do períneo
- Gordura na fossa isquioanal
- Ânus
- Cóccix
- Músculo glúteo máximo
- Fáscia superficial do períneo
- Túber isquiático
- Fossa isquioanal (com a gordura removida)
- Diafragma da pelve
- Músculo esfíncter externo do ânus
- Ligamento sacrotuberal
- Músculo glúteo máximo (cortado)

B. Masculino

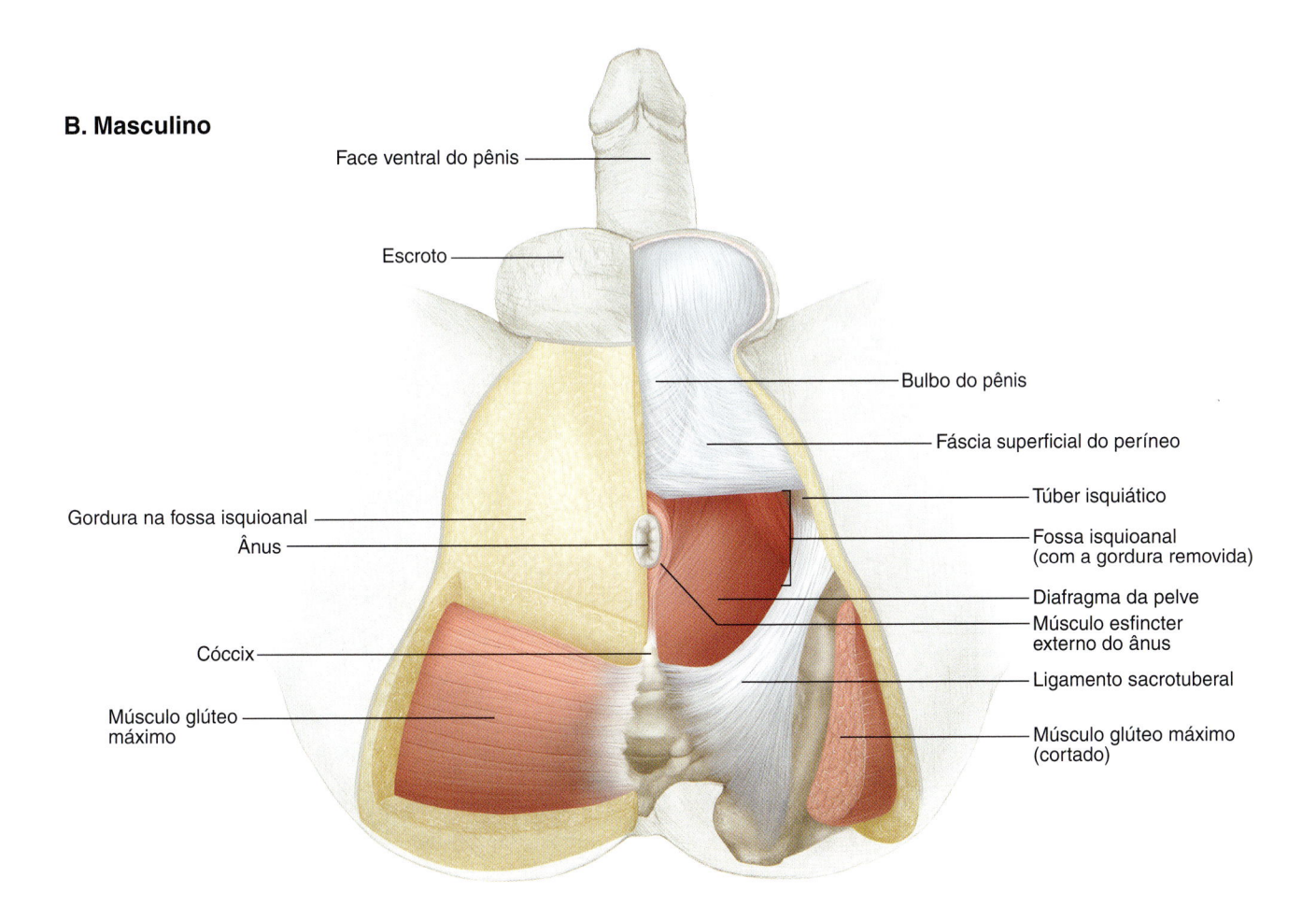

- Face ventral do pênis
- Escroto
- Bulbo do pênis
- Fáscia superficial do períneo
- Túber isquiático
- Fossa isquioanal (com a gordura removida)
- Diafragma da pelve
- Músculo esfíncter externo do ânus
- Ligamento sacrotuberal
- Músculo glúteo máximo (cortado)
- Gordura na fossa isquioanal
- Ânus
- Cóccix
- Músculo glúteo máximo

LÂMINA 6-27 — Períneo, Dissecação Intermediária

A. Feminino

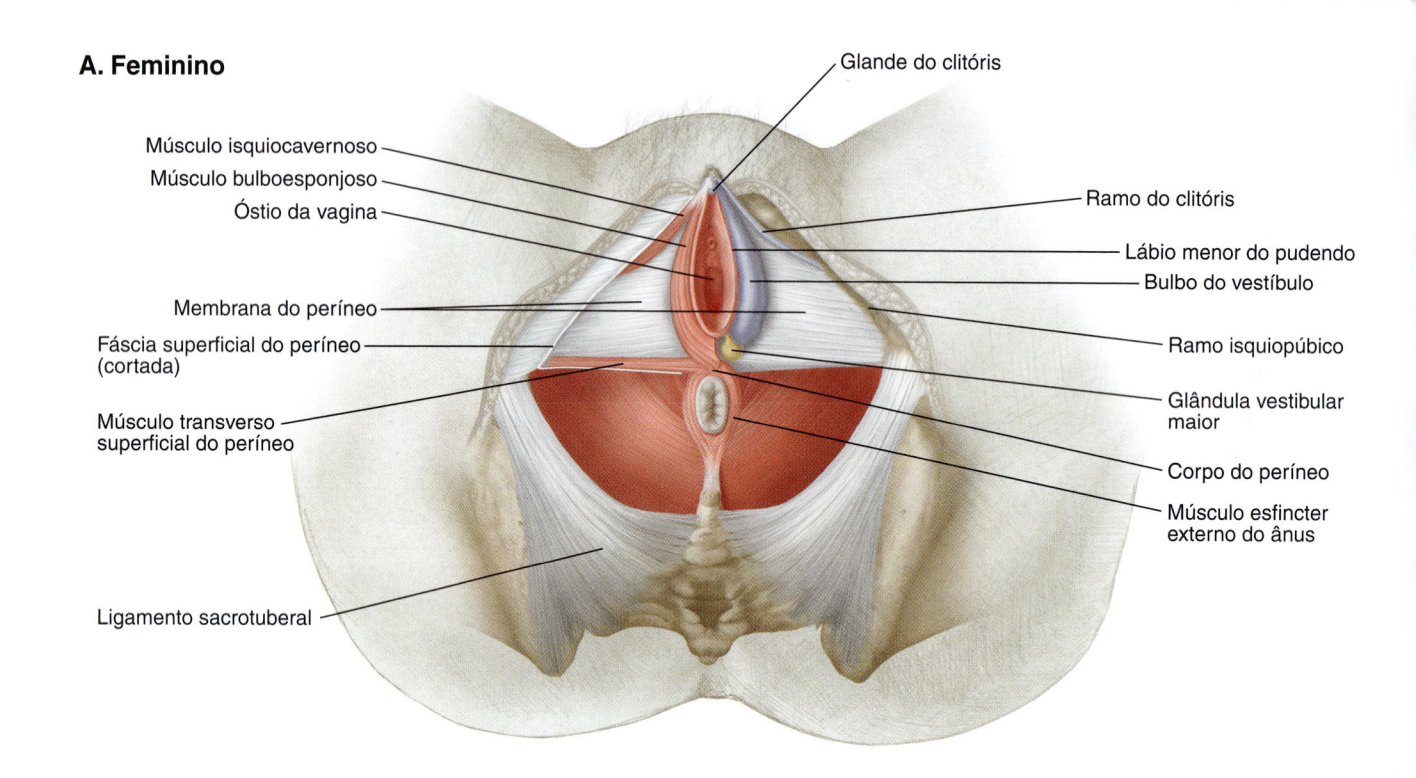

- Músculo isquiocavernoso
- Músculo bulboesponjoso
- Óstio da vagina
- Membrana do períneo
- Fáscia superficial do períneo (cortada)
- Músculo transverso superficial do períneo
- Ligamento sacrotuberal
- Glande do clitóris
- Ramo do clitóris
- Lábio menor do pudendo
- Bulbo do vestíbulo
- Ramo isquiopúbico
- Glândula vestibular maior
- Corpo do períneo
- Músculo esfíncter externo do ânus

B. Masculino

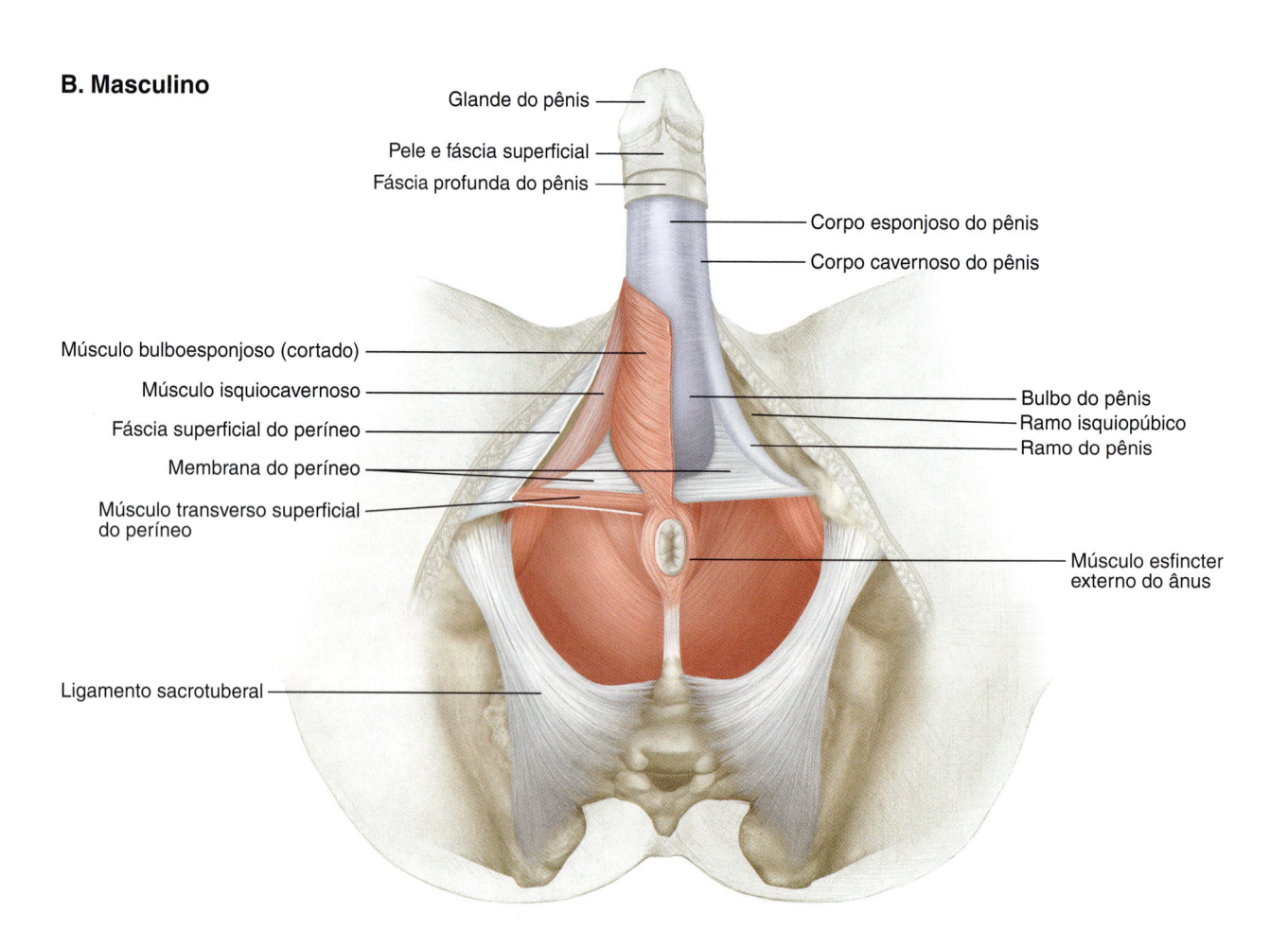

- Músculo bulboesponjoso (cortado)
- Músculo isquiocavernoso
- Fáscia superficial do períneo
- Membrana do períneo
- Músculo transverso superficial do períneo
- Ligamento sacrotuberal
- Glande do pênis
- Pele e fáscia superficial
- Fáscia profunda do pênis
- Corpo esponjoso do pênis
- Corpo cavernoso do pênis
- Bulbo do pênis
- Ramo isquiopúbico
- Ramo do pênis
- Músculo esfíncter externo do ânus

Capítulo 6
Atlas de Anatomia Humana

Períneo, Dissecação Profunda — LÂMINA 6-28

A. Feminino

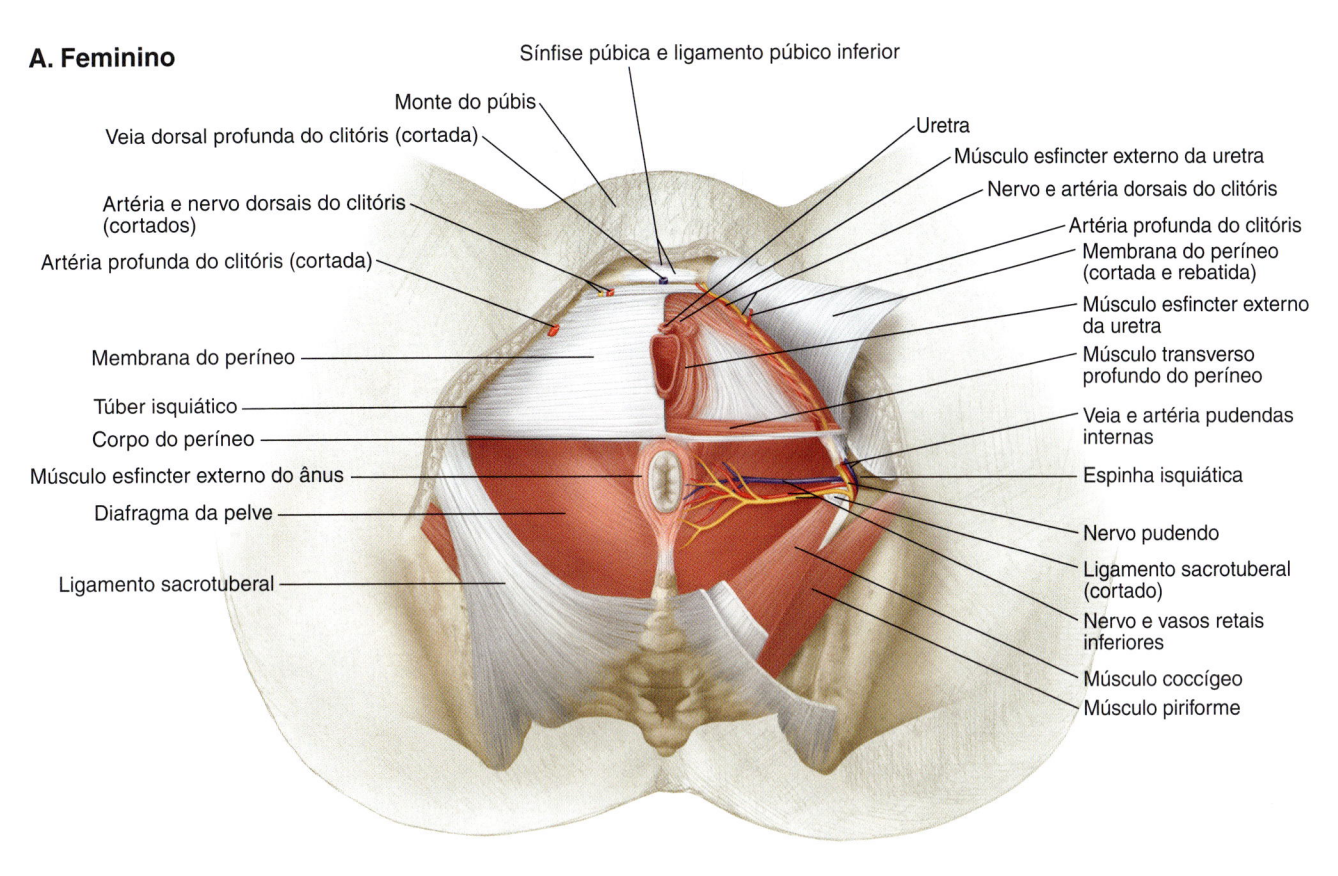

- Veia dorsal profunda do clitóris (cortada)
- Monte do púbis
- Sínfise púbica e ligamento púbico inferior
- Uretra
- Músculo esfíncter externo da uretra
- Artéria e nervo dorsais do clitóris (cortados)
- Nervo e artéria dorsais do clitóris
- Artéria profunda do clitóris
- Artéria profunda do clitóris (cortada)
- Membrana do períneo (cortada e rebatida)
- Músculo esfíncter externo da uretra
- Membrana do períneo
- Músculo transverso profundo do períneo
- Túber isquiático
- Corpo do períneo
- Veia e artéria pudendas internas
- Músculo esfíncter externo do ânus
- Espinha isquiática
- Diafragma da pelve
- Nervo pudendo
- Ligamento sacrotuberal (cortado)
- Ligamento sacrotuberal
- Nervo e vasos retais inferiores
- Músculo coccígeo
- Músculo piriforme

B. Masculino

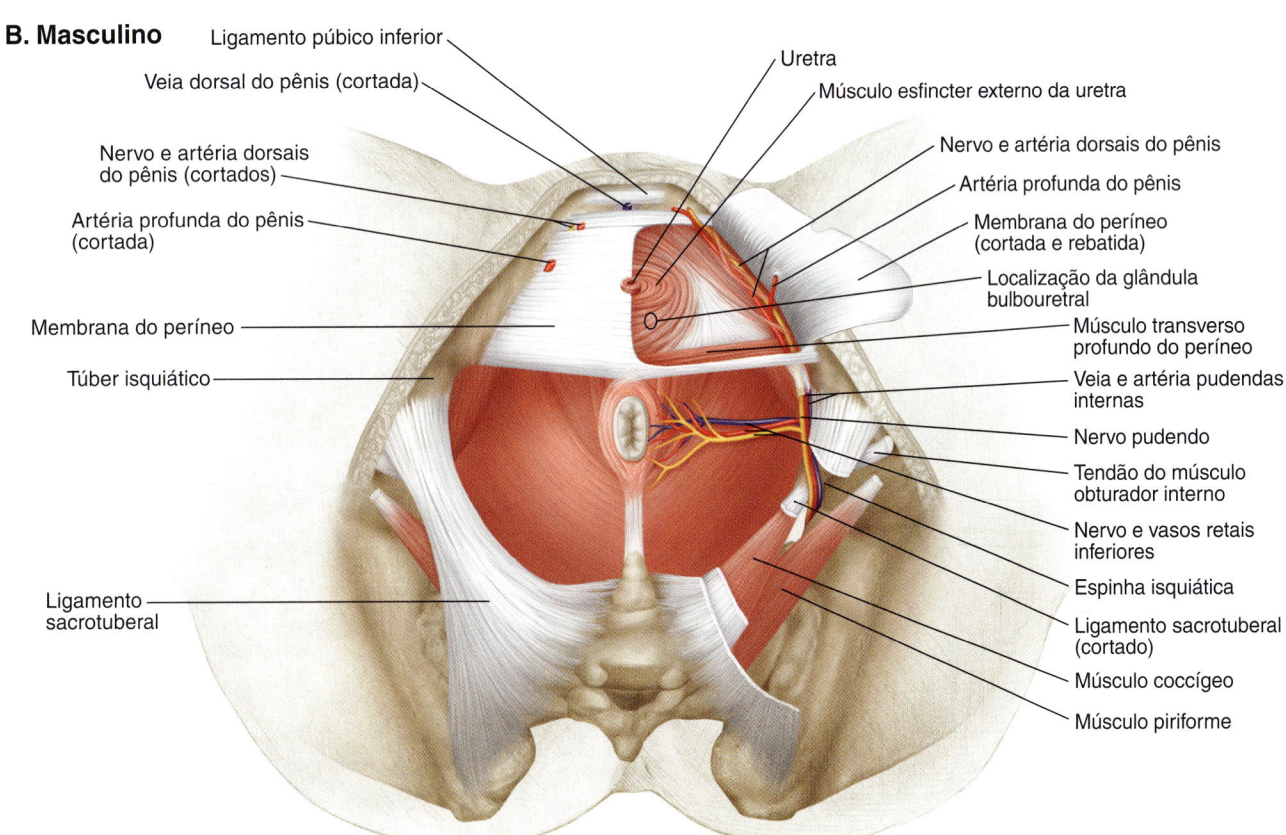

- Ligamento púbico inferior
- Uretra
- Veia dorsal do pênis (cortada)
- Músculo esfíncter externo da uretra
- Nervo e artéria dorsais do pênis (cortados)
- Nervo e artéria dorsais do pênis
- Artéria profunda do pênis
- Artéria profunda do pênis (cortada)
- Membrana do períneo (cortada e rebatida)
- Localização da glândula bulbouretral
- Membrana do períneo
- Músculo transverso profundo do períneo
- Túber isquiático
- Veia e artéria pudendas internas
- Nervo pudendo
- Tendão do músculo obturador interno
- Nervo e vasos retais inferiores
- Espinha isquiática
- Ligamento sacrotuberal
- Ligamento sacrotuberal (cortado)
- Músculo coccígeo
- Músculo piriforme

Capítulo 6
Atlas de Anatomia Humana — PÁGINA 283

LÂMINA 6-29 — Artérias do Períneo

A. Feminino

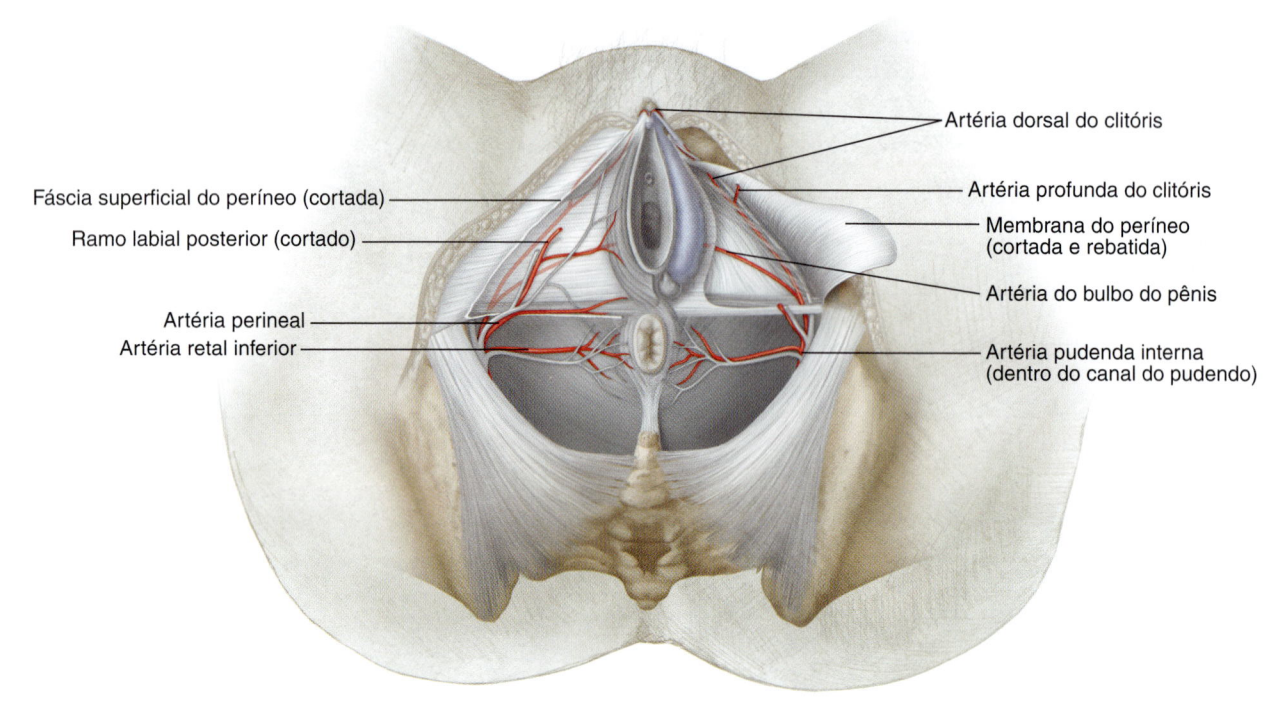

- Artéria dorsal do clitóris
- Fáscia superficial do períneo (cortada)
- Artéria profunda do clitóris
- Ramo labial posterior (cortado)
- Membrana do períneo (cortada e rebatida)
- Artéria do bulbo do pênis
- Artéria perineal
- Artéria retal inferior
- Artéria pudenda interna (dentro do canal do pudendo)

B. Masculino

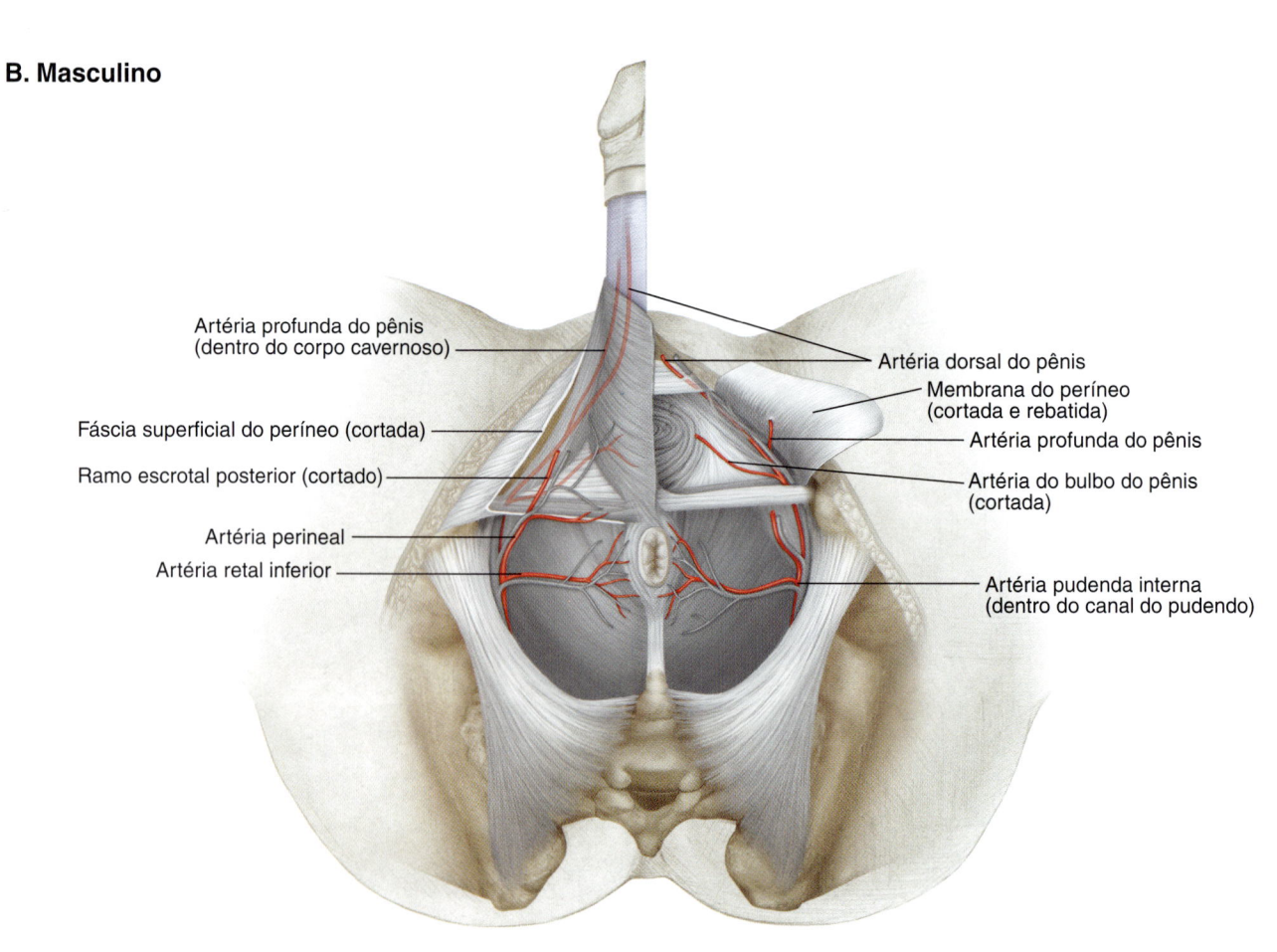

- Artéria profunda do pênis (dentro do corpo cavernoso)
- Artéria dorsal do pênis
- Membrana do períneo (cortada e rebatida)
- Fáscia superficial do períneo (cortada)
- Artéria profunda do pênis
- Ramo escrotal posterior (cortado)
- Artéria do bulbo do pênis (cortada)
- Artéria perineal
- Artéria retal inferior
- Artéria pudenda interna (dentro do canal do pudendo)

Capítulo 6 — Atlas de Anatomia Humana

Nervos do Períneo — LÂMINA 6-30

A. Feminino

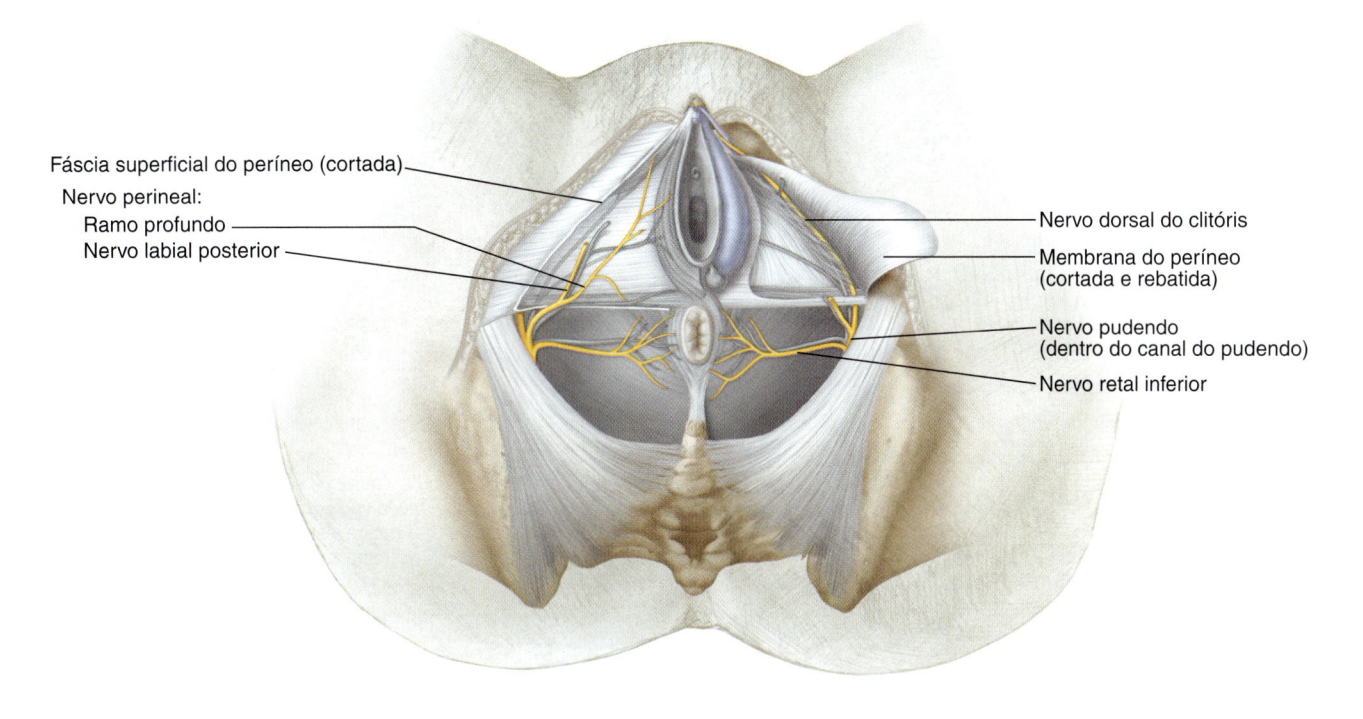

- Fáscia superficial do períneo (cortada)
- Nervo perineal:
  - Ramo profundo
  - Nervo labial posterior
- Nervo dorsal do clitóris
- Membrana do períneo (cortada e rebatida)
- Nervo pudendo (dentro do canal do pudendo)
- Nervo retal inferior

B. Masculino

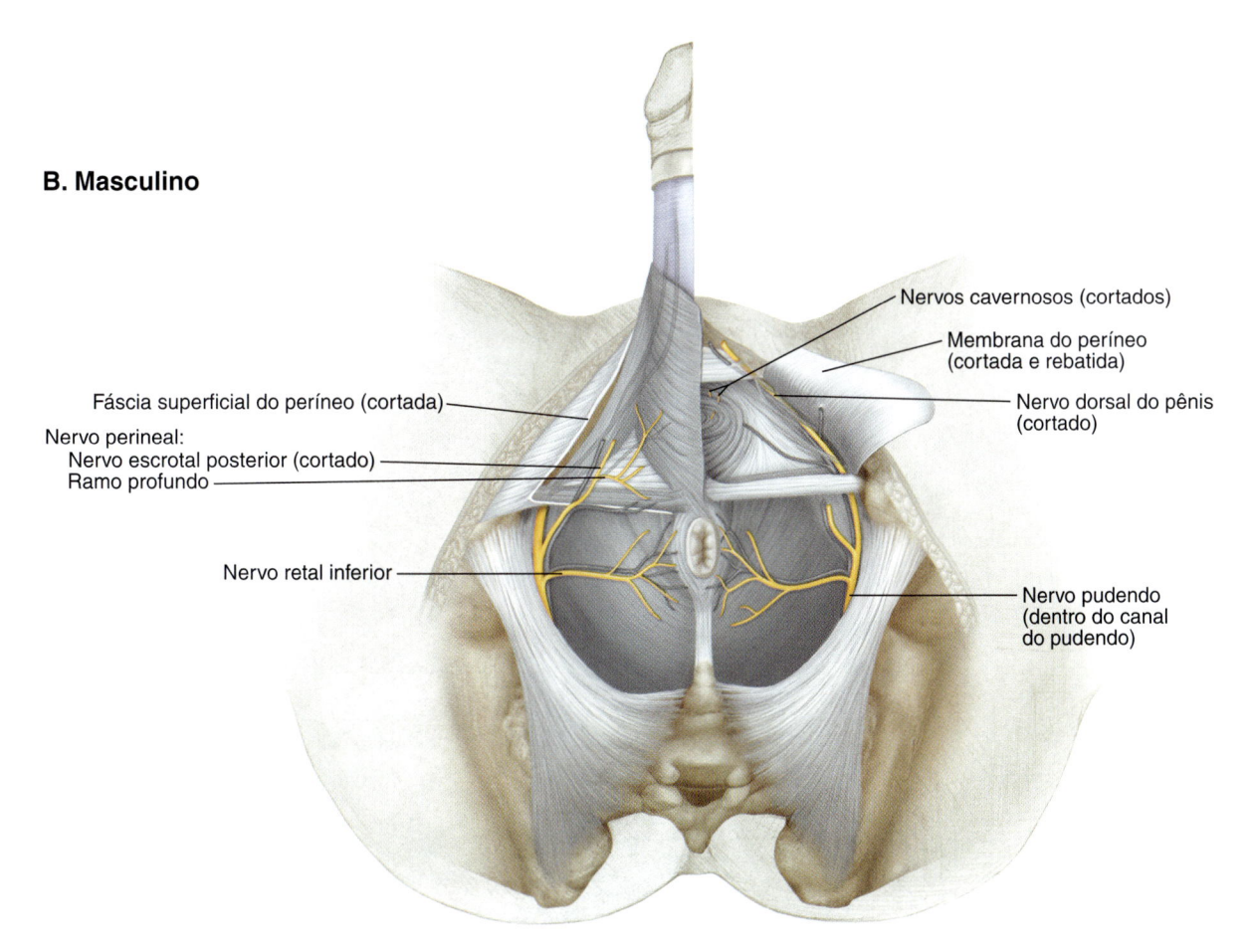

- Nervos cavernosos (cortados)
- Membrana do períneo (cortada e rebatida)
- Fáscia superficial do períneo (cortada)
- Nervo dorsal do pênis (cortado)
- Nervo perineal:
  - Nervo escrotal posterior (cortado)
  - Ramo profundo
- Nervo retal inferior
- Nervo pudendo (dentro do canal do pudendo)

Capítulo 6
Atlas de Anatomia Humana | PÁGINA 285

LÂMINA 6-31 — Pênis e Testículos

A. Vista anterior

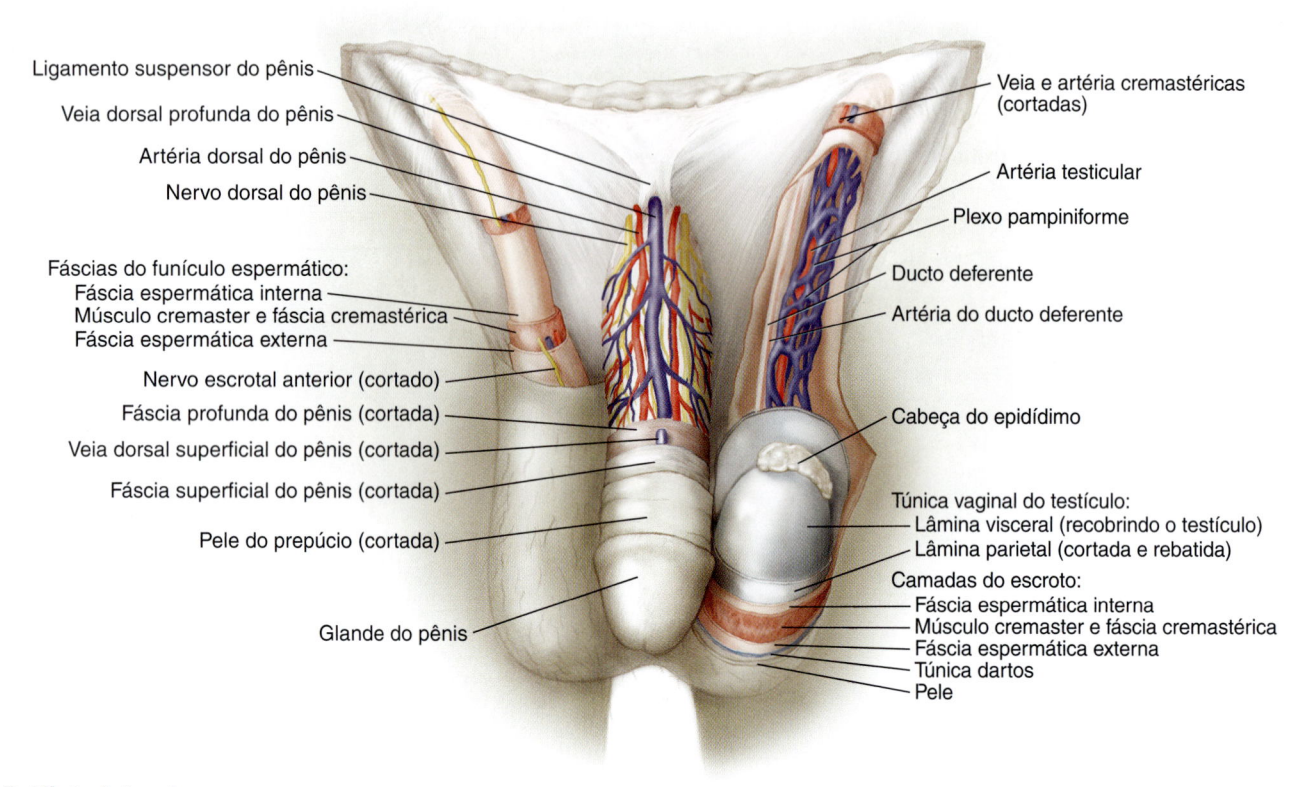

- Ligamento suspensor do pênis
- Veia dorsal profunda do pênis
- Artéria dorsal do pênis
- Nervo dorsal do pênis
- Fáscias do funículo espermático:
  - Fáscia espermática interna
  - Músculo cremaster e fáscia cremastérica
  - Fáscia espermática externa
- Nervo escrotal anterior (cortado)
- Fáscia profunda do pênis (cortada)
- Veia dorsal superficial do pênis (cortada)
- Fáscia superficial do pênis (cortada)
- Pele do prepúcio (cortada)
- Glande do pênis
- Veia e artéria cremastéricas (cortadas)
- Artéria testicular
- Plexo pampiniforme
- Ducto deferente
- Artéria do ducto deferente
- Cabeça do epidídimo
- Túnica vaginal do testículo:
  - Lâmina visceral (recobrindo o testículo)
  - Lâmina parietal (cortada e rebatida)
- Camadas do escroto:
  - Fáscia espermática interna
  - Músculo cremaster e fáscia cremastérica
  - Fáscia espermática externa
  - Túnica dartos
  - Pele

B. Vista lateral

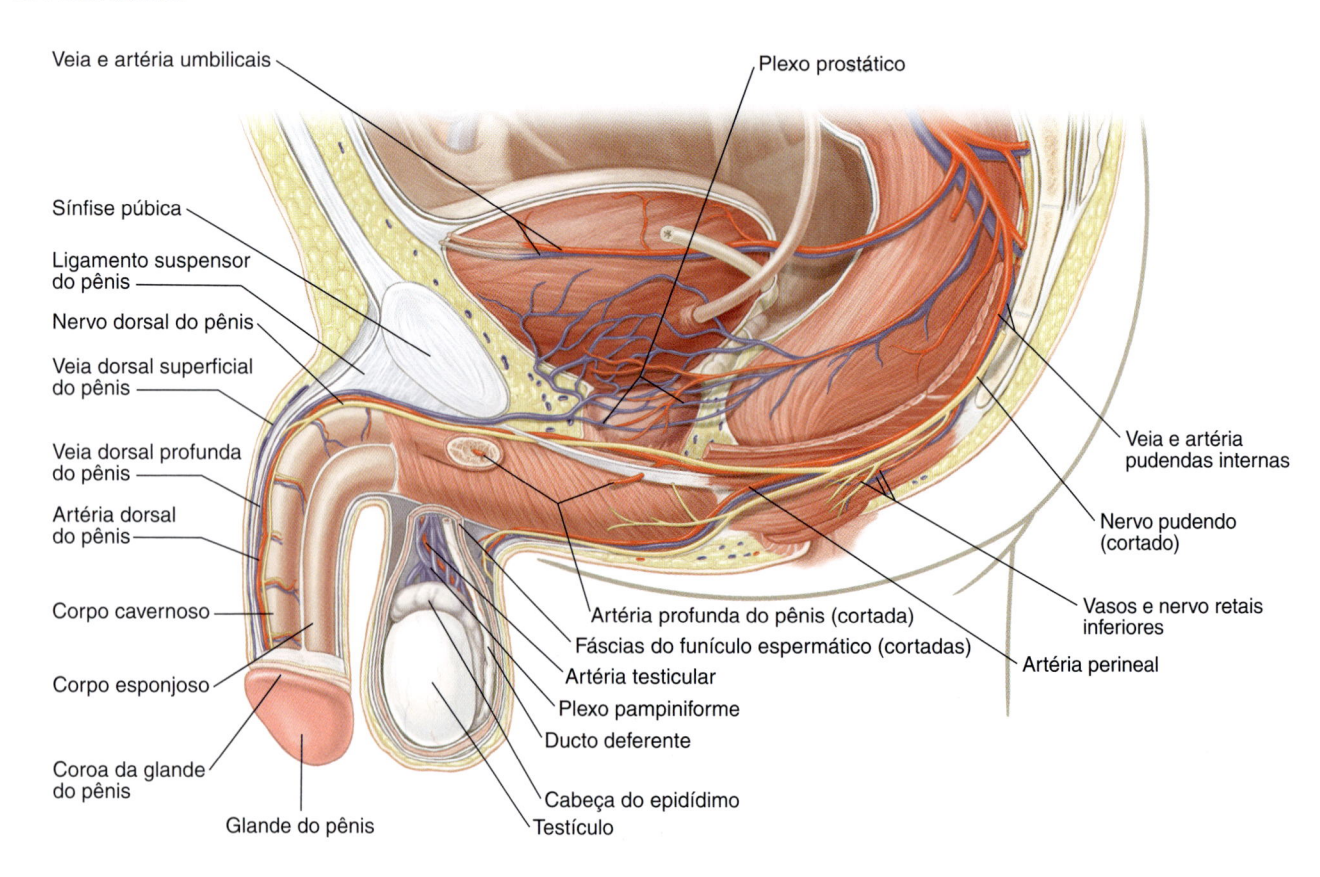

- Veia e artéria umbilicais
- Sínfise púbica
- Ligamento suspensor do pênis
- Nervo dorsal do pênis
- Veia dorsal superficial do pênis
- Veia dorsal profunda do pênis
- Artéria dorsal do pênis
- Corpo cavernoso
- Corpo esponjoso
- Coroa da glande do pênis
- Glande do pênis
- Plexo prostático
- Veia e artéria pudendas internas
- Nervo pudendo (cortado)
- Vasos e nervo retais inferiores
- Artéria perineal
- Artéria profunda do pênis (cortada)
- Fáscias do funículo espermático (cortadas)
- Artéria testicular
- Plexo pampiniforme
- Ducto deferente
- Cabeça do epidídimo
- Testículo

Capítulo 6 — Atlas de Anatomia Humana

Vista Seccional do Pênis e do Testículo — LÂMINA 6-32

A. Orientação

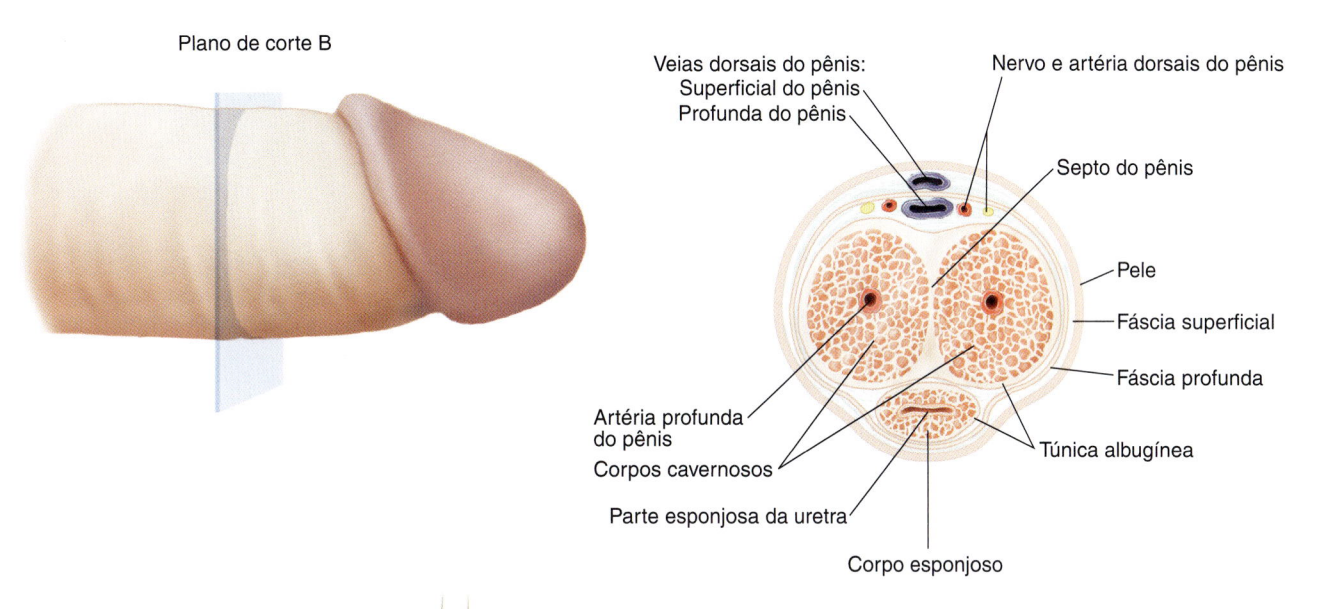

Plano de corte B

B. Corte través do pênis

- Veias dorsais do pênis:
  - Superficial do pênis
  - Profunda do pênis
- Nervo e artéria dorsais do pênis
- Septo do pênis
- Pele
- Fáscia superficial
- Fáscia profunda
- Túnica albugínea
- Artéria profunda do pênis
- Corpos cavernosos
- Parte esponjosa da uretra
- Corpo esponjoso

C. Corte através do testículo

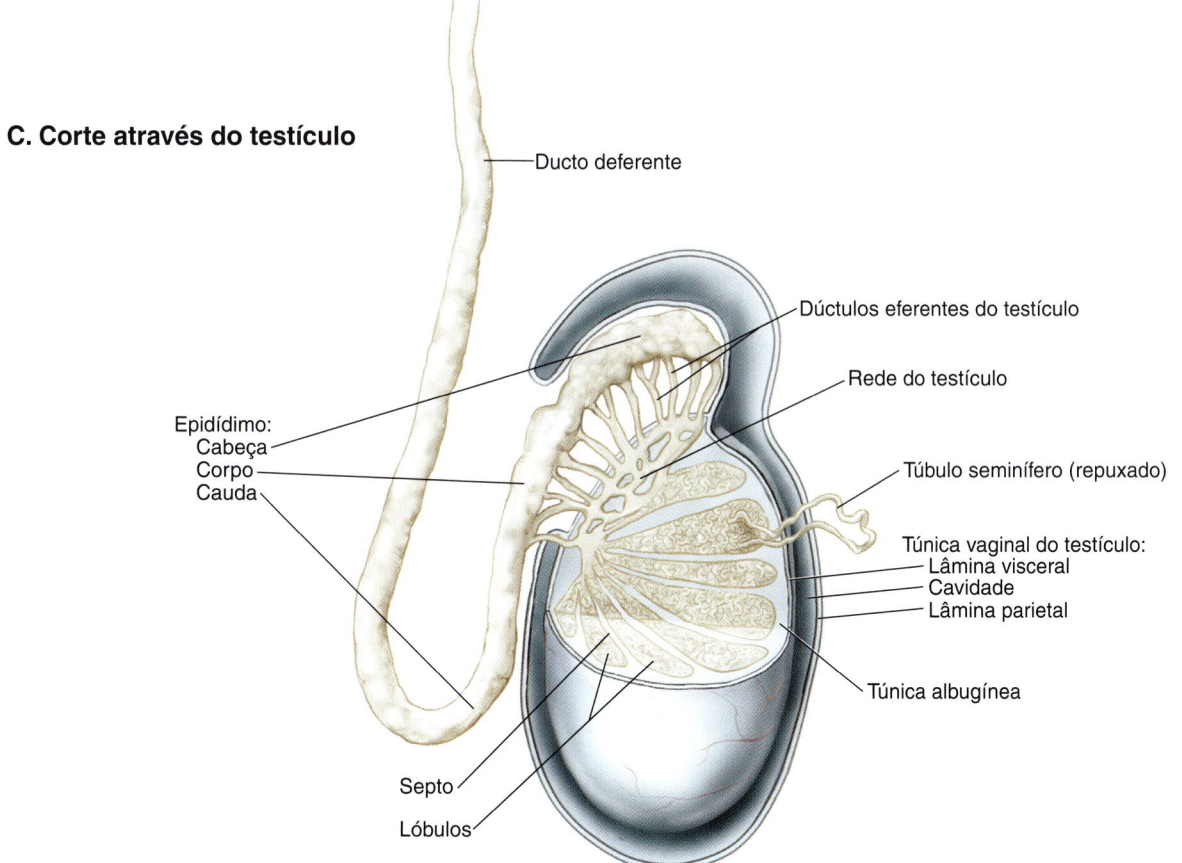

- Ducto deferente
- Dúctulos eferentes do testículo
- Rede do testículo
- Epidídimo:
  - Cabeça
  - Corpo
  - Cauda
- Túbulo seminífero (repuxado)
- Túnica vaginal do testículo:
  - Lâmina visceral
  - Cavidade
  - Lâmina parietal
- Túnica albugínea
- Septo
- Lóbulos

Capítulo 6 | Atlas de Anatomia Humana | PÁGINA 287

Linfáticos da Pelve e do Períneo Femininos

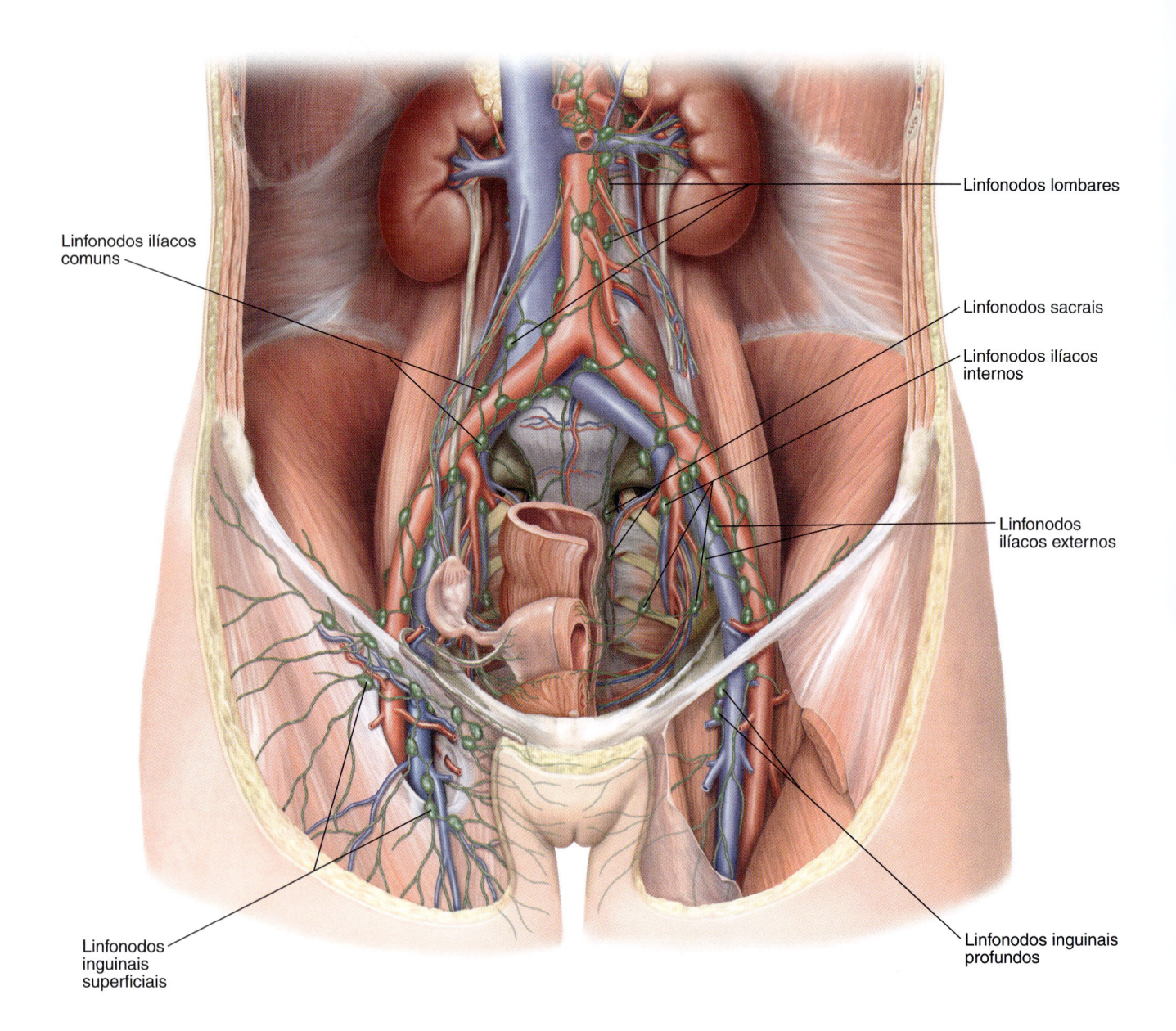

- Linfonodos ilíacos comuns
- Linfonodos lombares
- Linfonodos sacrais
- Linfonodos ilíacos internos
- Linfonodos ilíacos externos
- Linfonodos inguinais superficiais
- Linfonodos inguinais profundos

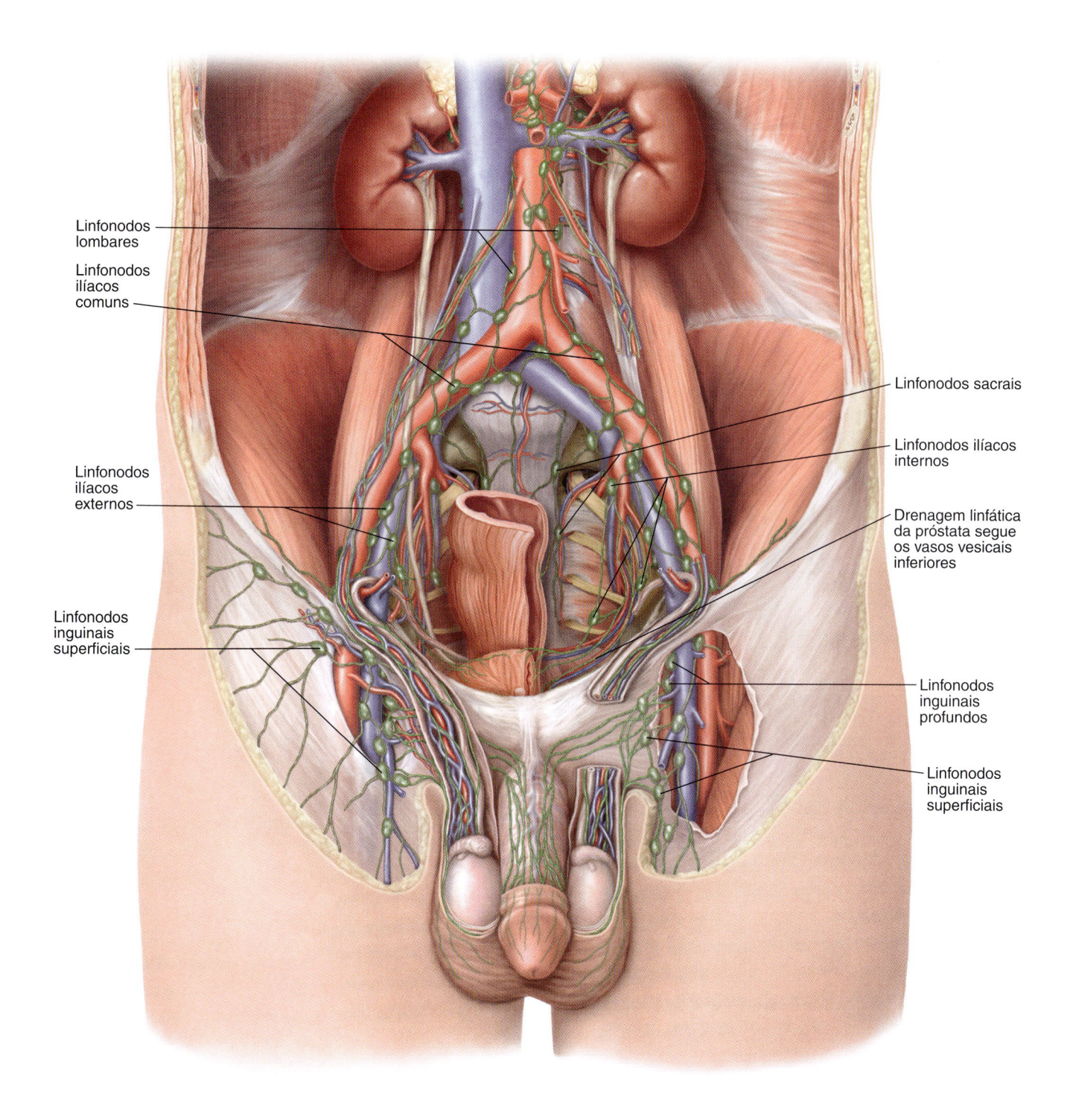

Linfáticos da Pelve e do Períneo Masculinos — LÂMINA 6-34

- Linfonodos lombares
- Linfonodos ilíacos comuns
- Linfonodos ilíacos externos
- Linfonodos inguinais superficiais
- Linfonodos sacrais
- Linfonodos ilíacos internos
- Drenagem linfática da próstata segue os vasos vesicais inferiores
- Linfonodos inguinais profundos
- Linfonodos inguinais superficiais

Capítulo 6
Atlas de Anatomia Humana | PÁGINA 289

LÂMINA 6-35 Corte Transversal da Pelve Feminina

A. Orientação

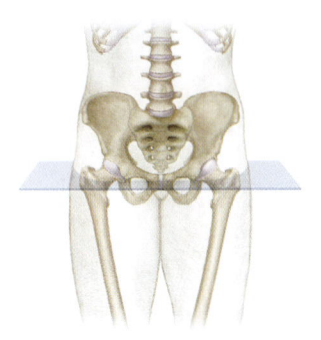

B. Corte transversal

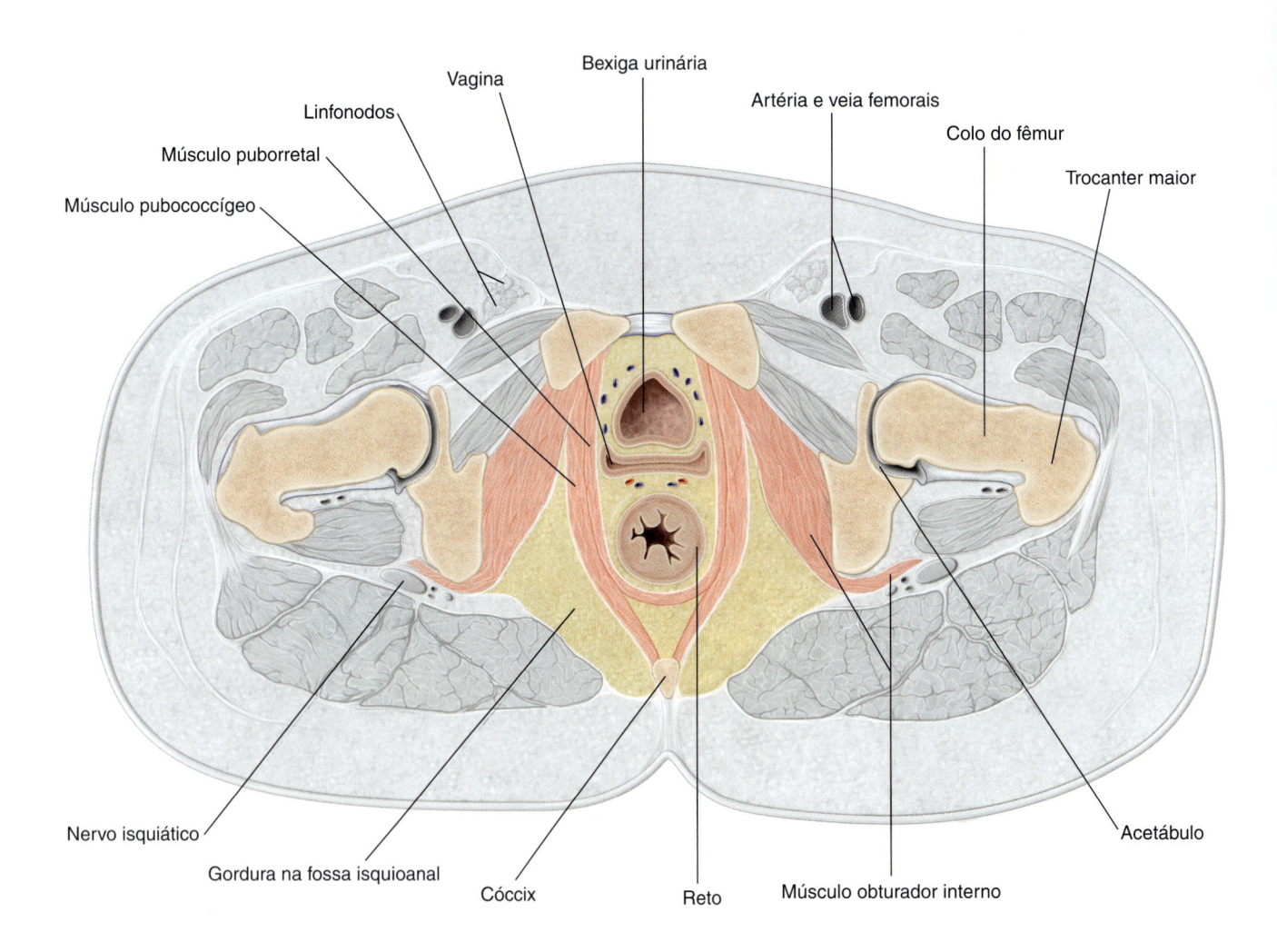

- Vagina
- Bexiga urinária
- Linfonodos
- Artéria e veia femorais
- Músculo puborretal
- Colo do fêmur
- Músculo pubococcígeo
- Trocanter maior
- Nervo isquiático
- Acetábulo
- Gordura na fossa isquioanal
- Cóccix
- Reto
- Músculo obturador interno

Corte Transversal da Pelve Masculina — LÂMINA 6-36

A. Orientação

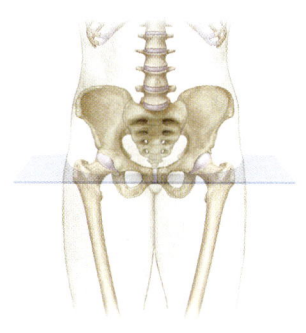

B. Corte transversal

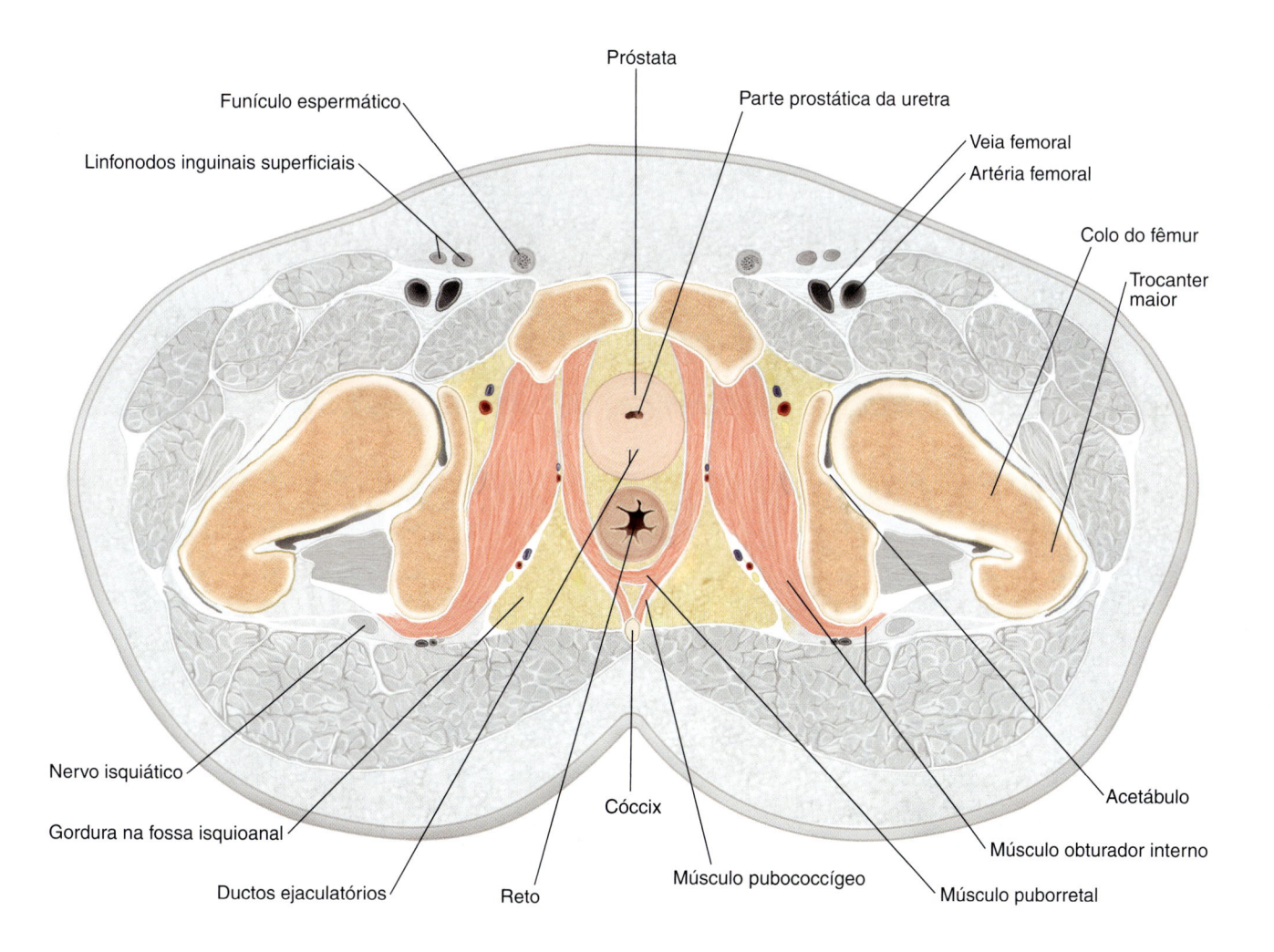

- Próstata
- Parte prostática da uretra
- Funículo espermático
- Veia femoral
- Artéria femoral
- Linfonodos inguinais superficiais
- Colo do fêmur
- Trocanter maior
- Nervo isquiático
- Acetábulo
- Gordura na fossa isquioanal
- Músculo obturador interno
- Ductos ejaculatórios
- Músculo puborretal
- Reto
- Músculo pubococcígeo
- Cóccix

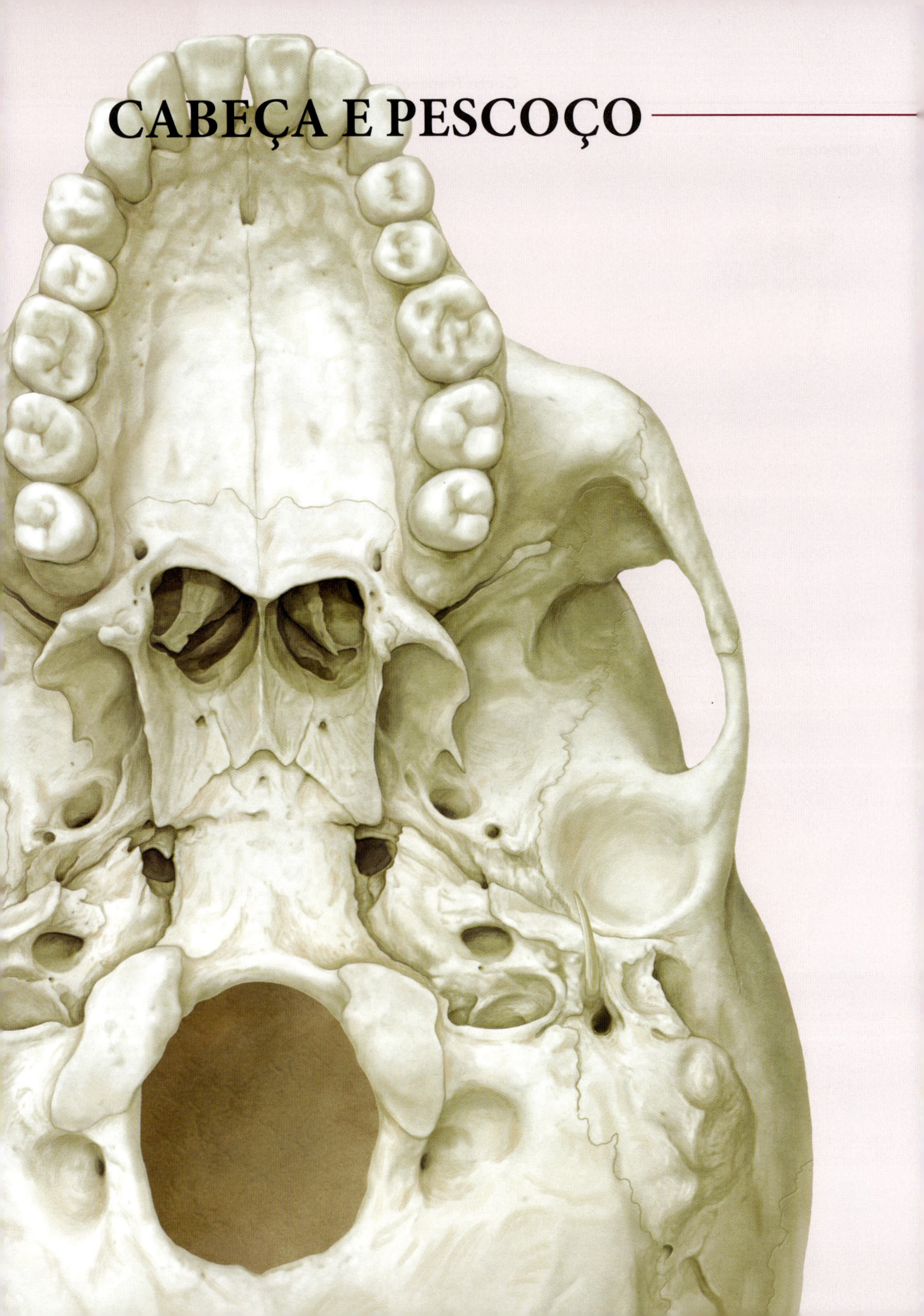

CABEÇA E PESCOÇO

CAPÍTULO 7

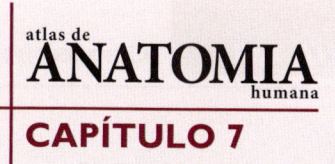

Lâmina 7-01	Características e Pontos de Reparo Palpáveis da Cabeça e Pescoço, Vista Anterior............ 294	Lâmina 7-49	Seios Venosos da Dura-máter, Parte Encefálica, Cortados................................. 342
Lâmina 7-02	Regiões da Cabeça e Trígonos do Pescoço....... 295	Lâmina 7-50	Ventrículos do Encéfalo....................... 343
Lâmina 7-03	Crânio, Vista Anterior........................ 296	Lâmina 7-51	Nervos Cranianos na Cavidade do Crânio....... 344
Lâmina 7-04	Crânio, Vista Lateral......................... 297	Lâmina 7-52	Nervos Cranianos na Base do Cérebro e do Tronco Encefálico............................ 345
Lâmina 7-05	Crânio e Calvária............................ 298	Lâmina 7-53	Telencéfalo, Tronco Encefálico e Cerebelo...... 346
Lâmina 7-06	Base do Crânio, Vista Externa................. 299	Lâmina 7-54	Base do Cérebro e do Tronco Encefálico Cortado.................................... 347
Lâmina 7-07	Base do Crânio, Vista Interna................. 300	Lâmina 7-55	Nervos Cranianos e Tronco Encefálico.......... 348
Lâmina 7-08	Crânio, Corte Sagital......................... 301	Lâmina 7-56	Artérias do Encéfalo......................... 349
Lâmina 7-09	Esqueleto do Pescoço, Vista Lateral............ 302	Lâmina 7-57	Órbita, Vista Anterior I....................... 350
Lâmina 7-10	Fáscia Cervical.............................. 303	Lâmina 7-58	Pálpebra e Aparelho Lacrimal.................. 351
Lâmina 7-11	Pescoço, Dissecação Superficial................ 304	Lâmina 7-59	Órbita, Vista Anterior II...................... 352
Lâmina 7-12	Pescoço, Dissecação Intermediária............. 305	Lâmina 7-60	Seio Cavernoso.............................. 353
Lâmina 7-13	Pescoço, Dissecação Profunda................. 306	Lâmina 7-61	Órbita, Vista Superior I....................... 354
Lâmina 7-14	Raiz do Pescoço............................. 307	Lâmina 7-62	Órbita, Vista superior II...................... 355
Lâmina 7-15	Região Pré-vertebral (Trígono Cervical Anterior).................................. 308	Lâmina 7-63	Órbita, Vista Superior III..................... 356
Lâmina 7-16	Pescoço, Vista Lateral........................ 309	Lâmina 7-64	Bulbo do Olho............................... 357
Lâmina 7-17	Pescoço, Vista Lateral, Dissecação mais Profunda, Plano III................................... 310	Lâmina 7-65	Orelha I.................................... 358
Lâmina 7-18	Pescoço, Vista Lateral, Dissecação mais Profunda, Plano IV.................................... 311	Lâmina 7-66	Orelha II................................... 359
Lâmina 7-19	Pescoço, Vista Lateral, Laringe e Faringe....... 312	Lâmina 7-67	Orelha III................................... 360
Lâmina 7-20	Pescoço, Vista Lateral, Músculos da Faringe..... 313	Lâmina 7-68	Orelha IV................................... 361
Lâmina 7-21	Faringe, Vista Posterior....................... 314	Lâmina 7-69	Orelha V.................................... 362
Lâmina 7-22	Interior da Faringe, Vista Posterior............. 315	Lâmina 7-70	Orelha VI................................... 363
Lâmina 7-23	Interior da Faringe, Vista Medial............... 316	Lâmina 7-71	Artéria Carótida Externa, Visão Geral.......... 364
Lâmina 7-24	Interior da Faringe, Dissecação Profunda....... 317	Lâmina 7-72	Artérias Carótida Interna e Vertebral, Visão Geral................................. 365
Lâmina 7-25	Laringe, Vista Anterior....................... 318	Lâmina 7-73	Veias da Cabeça e Pescoço..................... 366
Lâmina 7-26	Laringe, Vista Lateral......................... 319	Lâmina 7-74	Linfáticos da Cabeça e Pescoço................. 367
Lâmina 7-27	Laringe, Corte Sagital........................ 320	Lâmina 7-75	Nervos Cranianos, Resumo I................... 368
Lâmina 7-28	Laringe, Vista Posterior....................... 321	Lâmina 7-76	Nervos Cranianos, Resumo II.................. 369
Lâmina 7-29	Face, Vista Anterior.......................... 322	Lâmina 7-77	Nervo Olfatório, Nervo Craniano I.............. 370
Lâmina 7-30	Face, Vista Lateral I.......................... 323	Lâmina 7-78	Nervo Óptico, Nervo Craniano II............... 371
Lâmina 7-31	Face, Vista Lateral II......................... 324	Lâmina 7-79	Nervo Oculomotor, Nervo Craniano III......... 372
Lâmina 7-32	Ossos das Regiões Temporal e Infratemporal.... 325	Lâmina 7-80	Nervo Troclear, Nervo Craniano IV............. 373
Lâmina 7-33	Regiões Temporal e Infratemporal, Dissecação Superficial..................... 326	Lâmina 7-81	Nervo Trigêmeo, Nervo Craniano V............. 374
Lâmina 7-34	Regiões Temporal e Infratemporal, Dissecção Profunda.......................... 327	Lâmina 7-82	Nervo Oftálmico (V_1) do Nervo Trigêmeo...... 375
Lâmina 7-35	Artérias da Região Infratemporal.............. 328	Lâmina 7-83	Nervo Maxilar (V_2) do Nervo Trigêmeo........ 376
Lâmina 7-36	Nervos da Região Infratemporal............... 329	Lâmina 7-84	Nervo Mandibular (V_3) do Nervo Trigêmeo I.... 377
Lâmina 7-37	Trígono Submandibular e Região Sublingual..... 330	Lâmina 7-85	Nervo Mandibular (V_3) do Nervo Trigêmeo II... 378
Lâmina 7-38	Cavidade Oral............................... 331	Lâmina 7-86	Nervo Abducente, Nervo Craniano VI........... 379
Lâmina 7-39	Dorso da Língua............................. 332	Lâmina 7-87	Nervo Facial, Nervo Craniano VII, I............. 380
Lâmina 7-40	Língua..................................... 333	Lâmina 7-88	Nervo Facial, Nervo Craniano VII, II............ 381
Lâmina 7-41	Septo Nasal e Palato......................... 334	Lâmina 7-89	Nervo Vestibulococlear, Nervo Craniano VIII.... 382
Lâmina 7-42	Parede Lateral da Cavidade Nasal I............. 335	Lâmina 7-90	Nervo Glossofaríngeo, Nervo Craniano IX...... 383
Lâmina 7-43	Parede Lateral da Cavidade Nasal II............ 336	Lâmina 7-91	Nervo Vago, Nervo Craniano X................. 384
Lâmina 7-44	Seios Paranasais............................. 337	Lâmina 7-92	Nervo Vago, Nervo Craniano X, Inervação Parassimpática.............................. 385
Lâmina 7-45	Suprimento Sanguíneo e Inervação da Cavidade Nasal............................. 338	Lâmina 7-93	Nervo Acessório, Nervo Craniano XI............ 386
Lâmina 7-46	Meninges................................... 339	Lâmina 7-94	Nervo Hipoglosso, Nervo Craniano XII.......... 387
Lâmina 7-47	Seios Venosos da Dura-máter, Parte Encefálica, Vista Superior............................... 340	Lâmina 7-95	Resumo da Inervação Simpática da Cabeça e do Pescoço.................................... 388
Lâmina 7-48	Seios Venosos da Dura-máter, Parte Encefálica, e Nervos Cranianos, Vista Lateral................ 341	Lâmina 7-96	Resumo da Inervação Simpática da Cabeça e do Pescoço.................................... 389

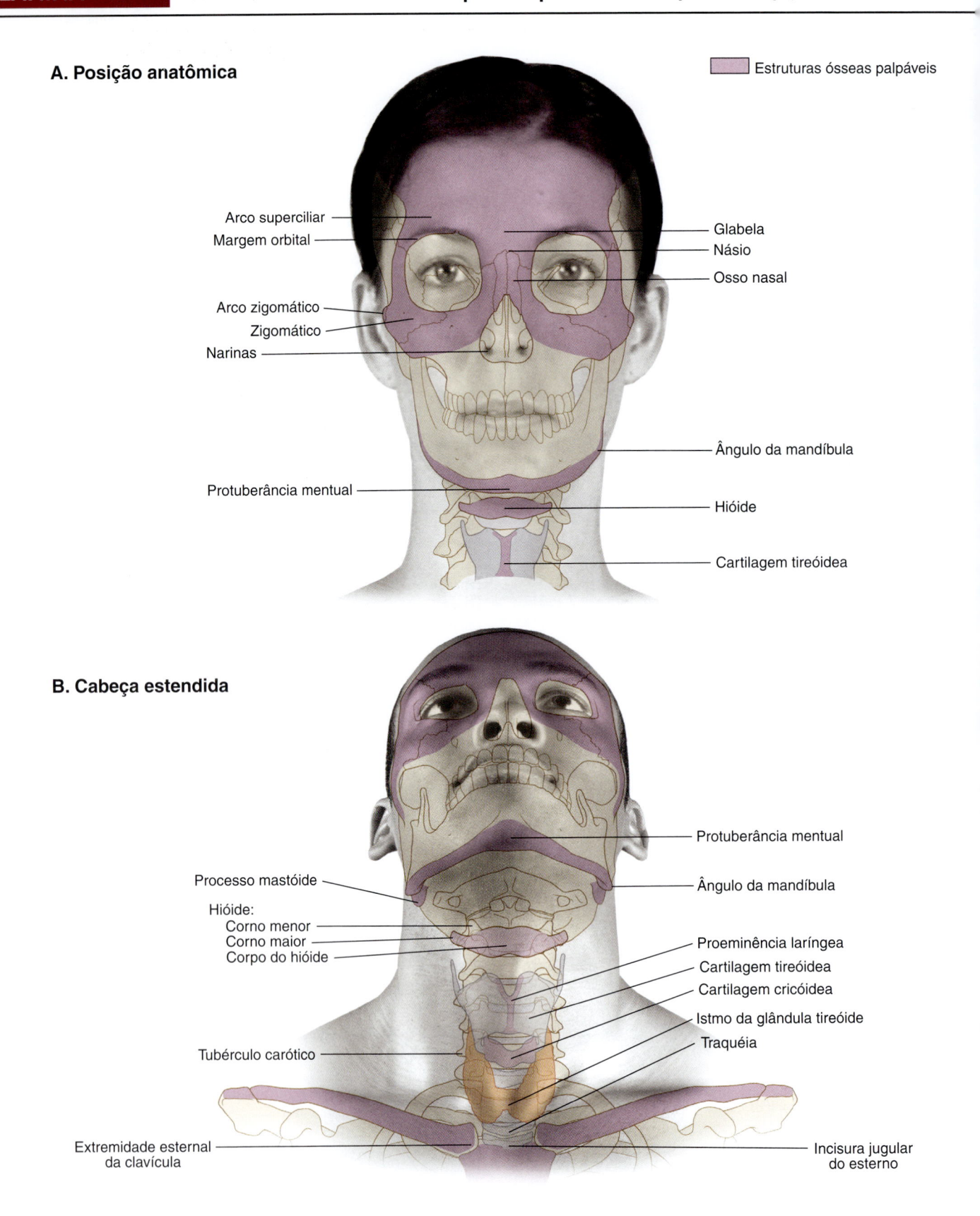

LÂMINA 7-01   Características e Pontos de Reparo Palpáveis da Cabeça e Pescoço, Vista Anterior

A. Posição anatômica

Estruturas ósseas palpáveis

- Arco superciliar
- Margem orbital
- Glabela
- Násio
- Osso nasal
- Arco zigomático
- Zigomático
- Narinas
- Ângulo da mandíbula
- Protuberância mentual
- Hióide
- Cartilagem tireóidea

B. Cabeça estendida

- Protuberância mentual
- Processo mastóide
- Ângulo da mandíbula
- Hióide:
  - Corno menor
  - Corno maior
  - Corpo do hióide
- Proeminência laríngea
- Cartilagem tireóidea
- Cartilagem cricóidea
- Istmo da glândula tireóide
- Tubérculo carótico
- Traquéia
- Extremidade esternal da clavícula
- Incisura jugular do esterno

Capítulo 7
Atlas de Anatomia Humana

Regiões da Cabeça e Trígonos do Pescoço — LÂMINA 7-02

A. Vista anterior

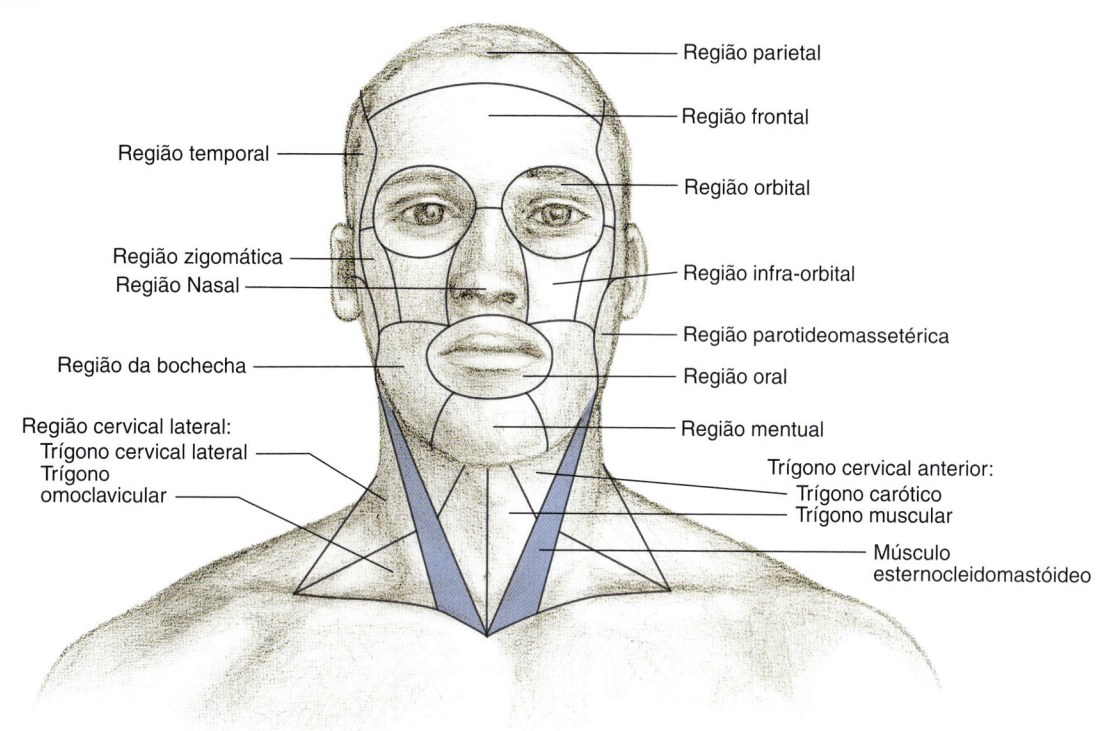

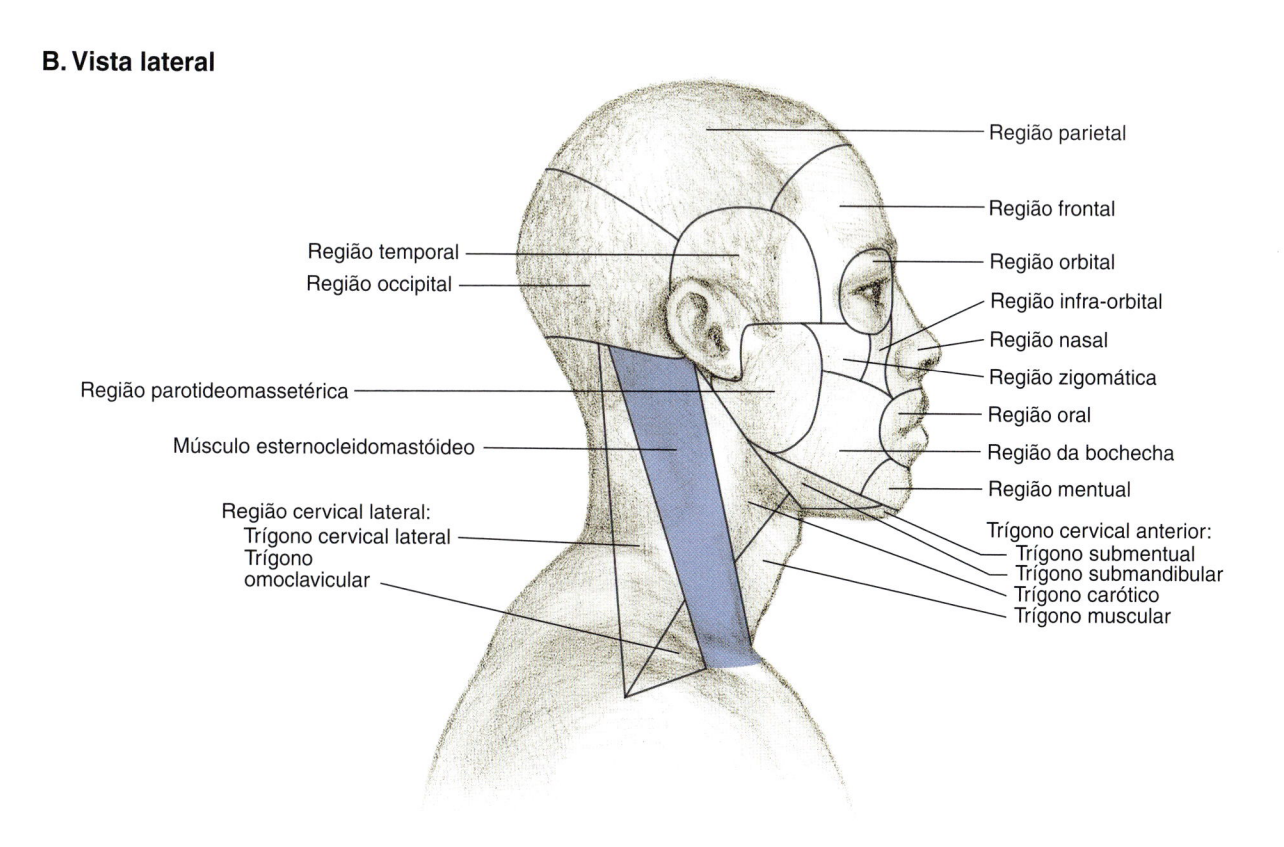

- Região parietal
- Região frontal
- Região temporal
- Região orbital
- Região zigomática
- Região Nasal
- Região infra-orbital
- Região parotideomassetérica
- Região da bochecha
- Região oral
- Região mentual
- Região cervical lateral:
  - Trígono cervical lateral
  - Trígono omoclavicular
- Trígono cervical anterior:
  - Trígono carótico
  - Trígono muscular
- Músculo esternocleidomastóideo

B. Vista lateral

- Região parietal
- Região frontal
- Região temporal
- Região occipital
- Região orbital
- Região infra-orbital
- Região nasal
- Região zigomática
- Região parotideomassetérica
- Região oral
- Músculo esternocleidomastóideo
- Região da bochecha
- Região mentual
- Região cervical lateral:
  - Trígono cervical lateral
  - Trígono omoclavicular
- Trígono cervical anterior:
  - Trígono submentual
  - Trígono submandibular
  - Trígono carótico
  - Trígono muscular

LÂMINA 7-03 — Crânio, Vista Anterior

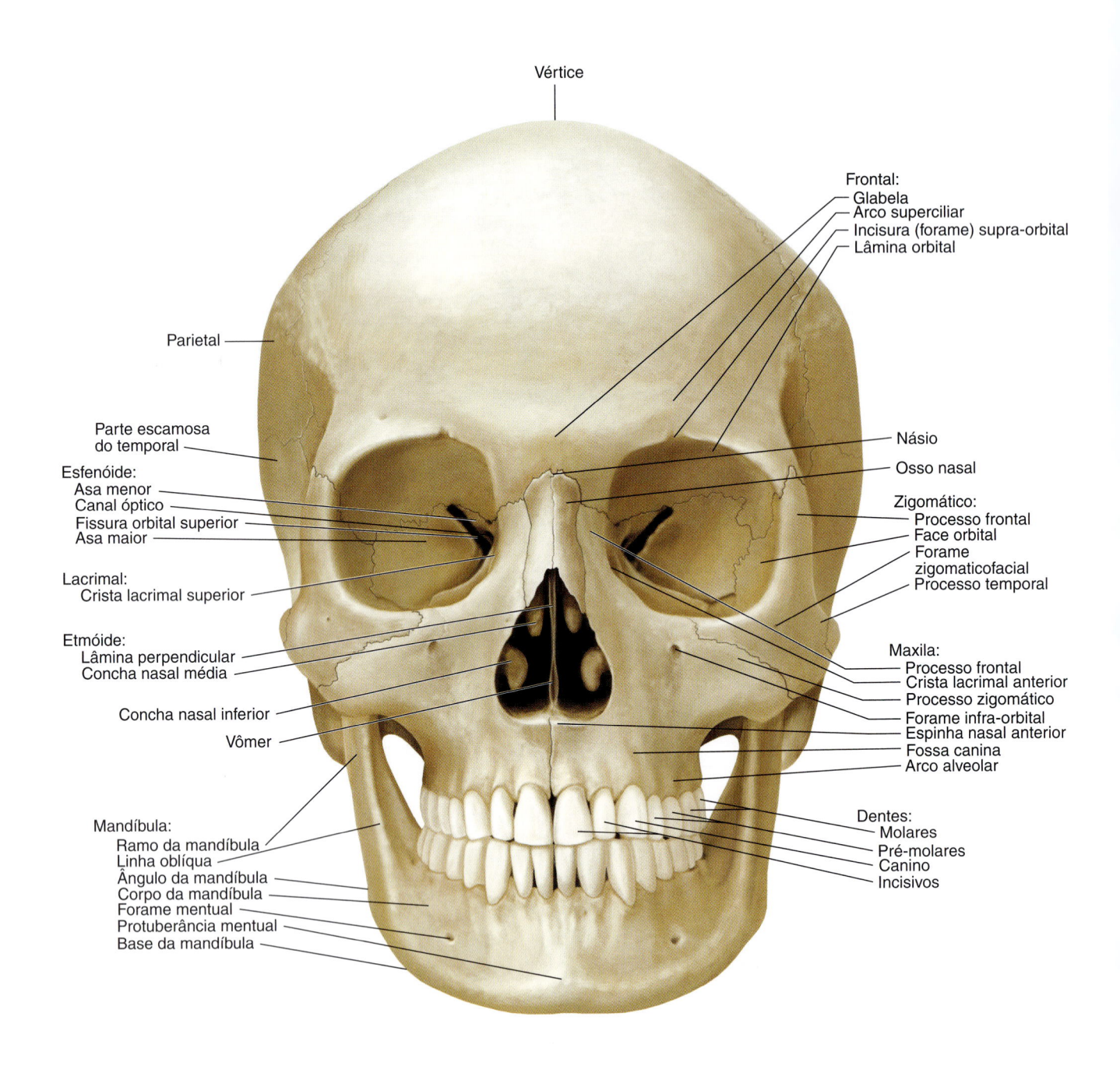

Vértice

Frontal:
- Glabela
- Arco superciliar
- Incisura (forame) supra-orbital
- Lâmina orbital

Parietal

Parte escamosa do temporal

Esfenóide:
- Asa menor
- Canal óptico
- Fissura orbital superior
- Asa maior

Lacrimal:
- Crista lacrimal superior

Etmóide:
- Lâmina perpendicular
- Concha nasal média

Concha nasal inferior

Vômer

Mandíbula:
- Ramo da mandíbula
- Linha oblíqua
- Ângulo da mandíbula
- Corpo da mandíbula
- Forame mentual
- Protuberância mentual
- Base da mandíbula

Násio

Osso nasal

Zigomático:
- Processo frontal
- Face orbital
- Forame zigomaticofacial
- Processo temporal

Maxila:
- Processo frontal
- Crista lacrimal anterior
- Processo zigomático
- Forame infra-orbital
- Espinha nasal anterior
- Fossa canina
- Arco alveolar

Dentes:
- Molares
- Pré-molares
- Canino
- Incisivos

PÁGINA 296 — Capítulo 7 — Atlas de Anatomia Humana

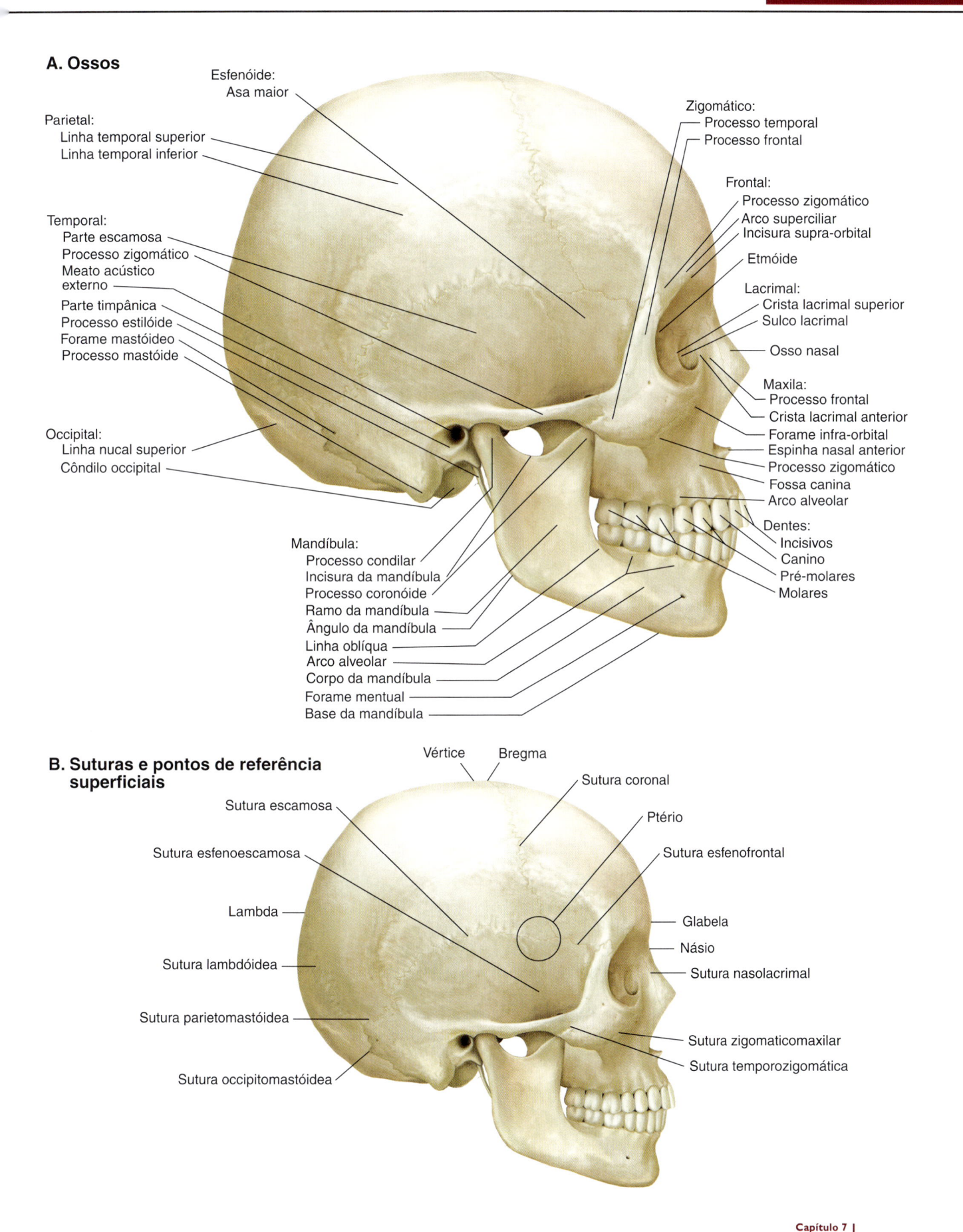

Crânio, Vista Lateral — LÂMINA 7-04

A. Ossos

- Esfenóide:
  - Asa maior
- Parietal:
  - Linha temporal superior
  - Linha temporal inferior
- Temporal:
  - Parte escamosa
  - Processo zigomático
  - Meato acústico externo
  - Parte timpânica
  - Processo estilóide
  - Forame mastóideo
  - Processo mastóide
- Occipital:
  - Linha nucal superior
  - Côndilo occipital
- Mandíbula:
  - Processo condilar
  - Incisura da mandíbula
  - Processo coronóide
  - Ramo da mandíbula
  - Ângulo da mandíbula
  - Linha oblíqua
  - Arco alveolar
  - Corpo da mandíbula
  - Forame mental
  - Base da mandíbula
- Zigomático:
  - Processo temporal
  - Processo frontal
- Frontal:
  - Processo zigomático
  - Arco superciliar
  - Incisura supra-orbital
- Etmóide
- Lacrimal:
  - Crista lacrimal superior
  - Sulco lacrimal
- Osso nasal
- Maxila:
  - Processo frontal
  - Crista lacrimal anterior
  - Forame infra-orbital
  - Espinha nasal anterior
  - Processo zigomático
  - Fossa canina
  - Arco alveolar
- Dentes:
  - Incisivos
  - Canino
  - Pré-molares
  - Molares

B. Suturas e pontos de referência superficiais

- Vértice
- Bregma
- Sutura coronal
- Sutura escamosa
- Ptério
- Sutura esfenoescamosa
- Sutura esfenofrontal
- Lambda
- Glabela
- Násio
- Sutura lambdóidea
- Sutura nasolacrimal
- Sutura parietomastóidea
- Sutura zigomaticomaxilar
- Sutura temporozigomática
- Sutura occipitomastóidea

Capítulo 7 — Atlas de Anatomia Humana

LÂMINA 7-05 — Crânio e Calvária

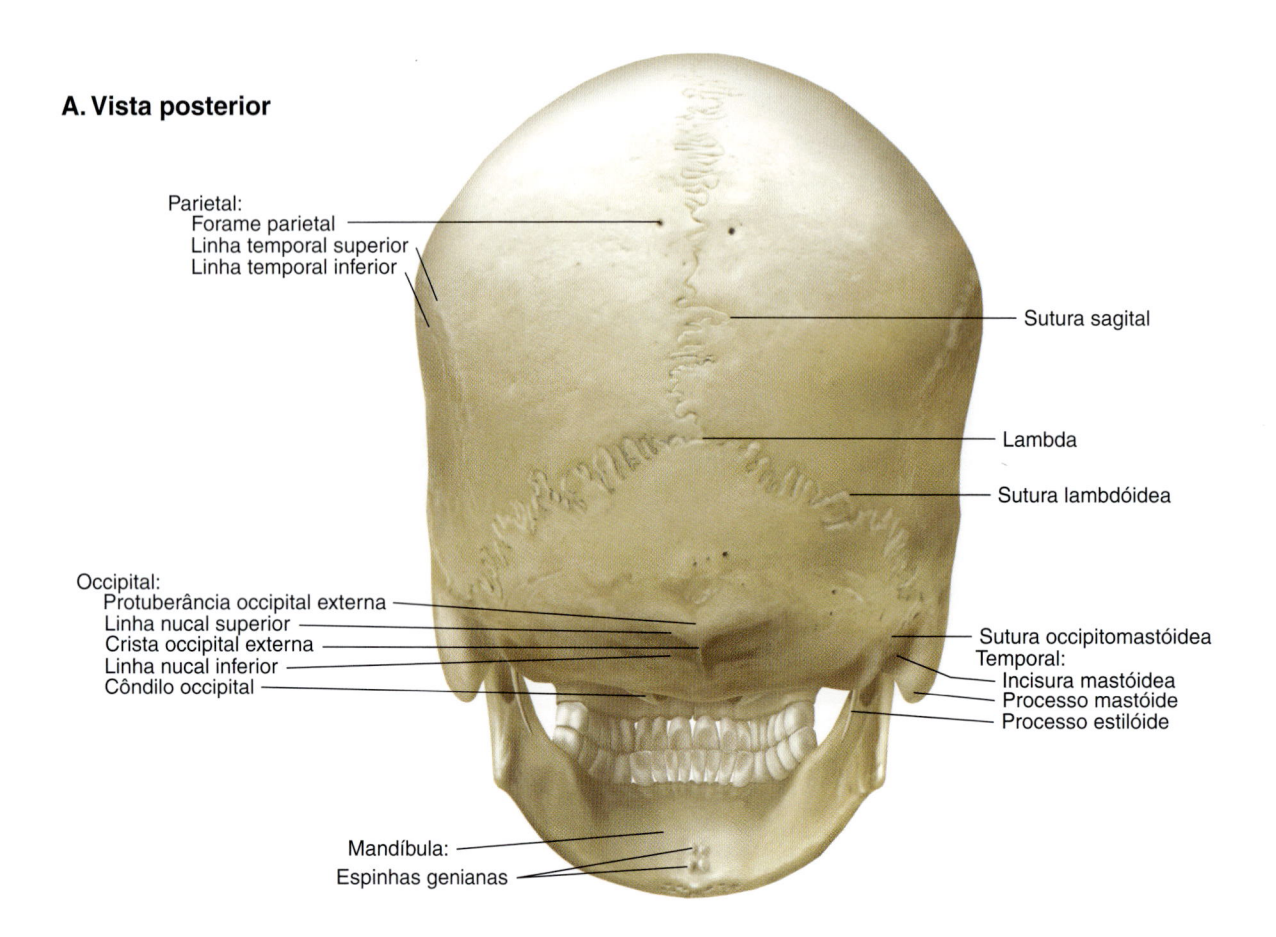

A. Vista posterior

- Parietal:
  - Forame parietal
  - Linha temporal superior
  - Linha temporal inferior
- Sutura sagital
- Lambda
- Sutura lambdóidea
- Occipital:
  - Protuberância occipital externa
  - Linha nucal superior
  - Crista occipital externa
  - Linha nucal inferior
  - Côndilo occipital
- Sutura occipitomastóidea
- Temporal:
  - Incisura mastóidea
  - Processo mastóide
  - Processo estilóide
- Mandíbula:
  - Espinhas genianas

B. Calvária, vista superior

- Frontal
- Sutura coronal
- Sutura sagital
- Parietal:
  - Linha temporal superior
  - Linha temporal inferior
  - Forame parietal
- Bregma
- Occipital
- Sutura lambdóidea
- Vértice

C. Calvária, face interna

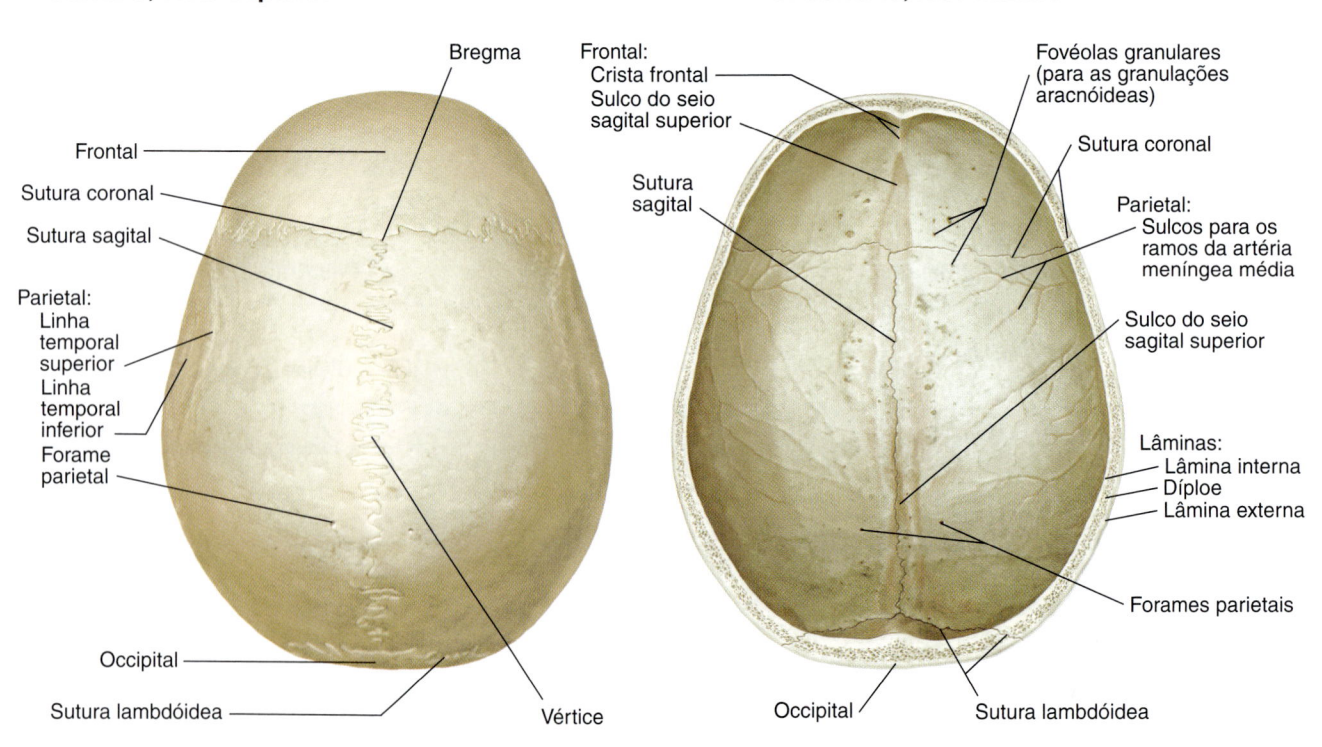

- Frontal:
  - Crista frontal
  - Sulco do seio sagital superior
- Sutura sagital
- Fovéolas granulares (para as granulações aracnóideas)
- Sutura coronal
- Parietal:
  - Sulcos para os ramos da artéria meníngea média
- Sulco do seio sagital superior
- Lâminas:
  - Lâmina interna
  - Díploe
  - Lâmina externa
- Forames parietais
- Occipital
- Sutura lambdóidea

PÁGINA 298 | Capítulo 7 | Atlas de Anatomia Humana

Base do Crânio, Vista Externa

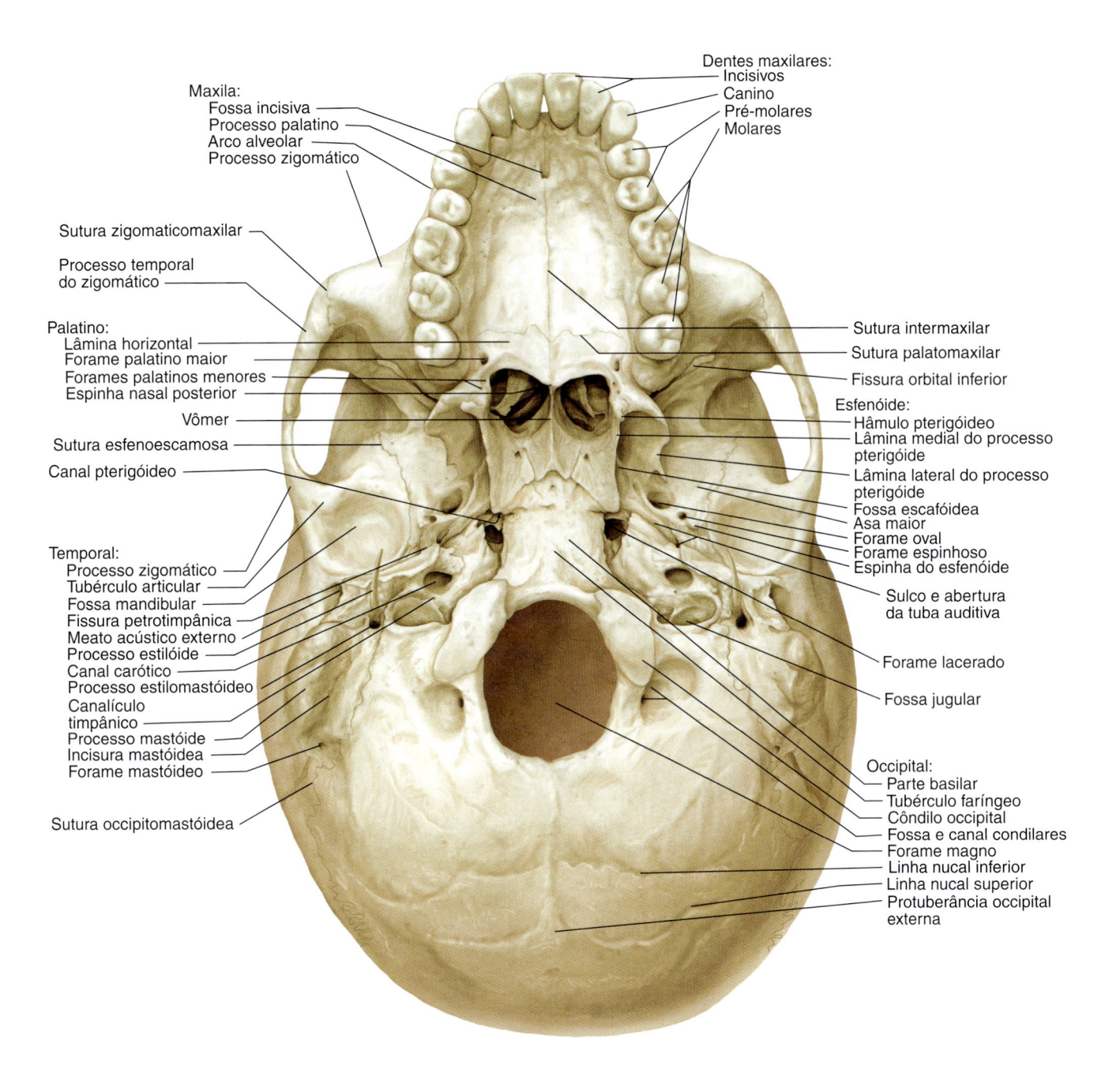

LÂMINA 7-06

Maxila:
- Fossa incisiva
- Processo palatino
- Arco alveolar
- Processo zigomático

Sutura zigomaticomaxilar

Processo temporal do zigomático

Palatino:
- Lâmina horizontal
- Forame palatino maior
- Forames palatinos menores
- Espinha nasal posterior

Vômer

Sutura esfenoescamosa

Canal pterigóideo

Temporal:
- Processo zigomático
- Tubérculo articular
- Fossa mandibular
- Fissura petrotimpânica
- Meato acústico externo
- Processo estilóide
- Canal carótico
- Processo estilomastóideo
- Canalículo timpânico
- Processo mastóide
- Incisura mastóidea
- Forame mastóideo

Sutura occipitomastóidea

Dentes maxilares:
- Incisivos
- Canino
- Pré-molares
- Molares

Sutura intermaxilar
Sutura palatomaxilar
Fissura orbital inferior

Esfenóide:
- Hâmulo pterigóideo
- Lâmina medial do processo pterigóide
- Lâmina lateral do processo pterigóide
- Fossa escafóidea
- Asa maior
- Forame oval
- Forame espinhoso
- Espinha do esfenóide

Sulco e abertura da tuba auditiva

Forame lacerado

Fossa jugular

Occipital:
- Parte basilar
- Tubérculo faríngeo
- Côndilo occipital
- Fossa e canal condilares
- Forame magno
- Linha nucal inferior
- Linha nucal superior
- Protuberância occipital externa

Capítulo 7
Atlas de Anatomia Humana

LÂMINA 7-07 — Base do Crânio, Vista Interna

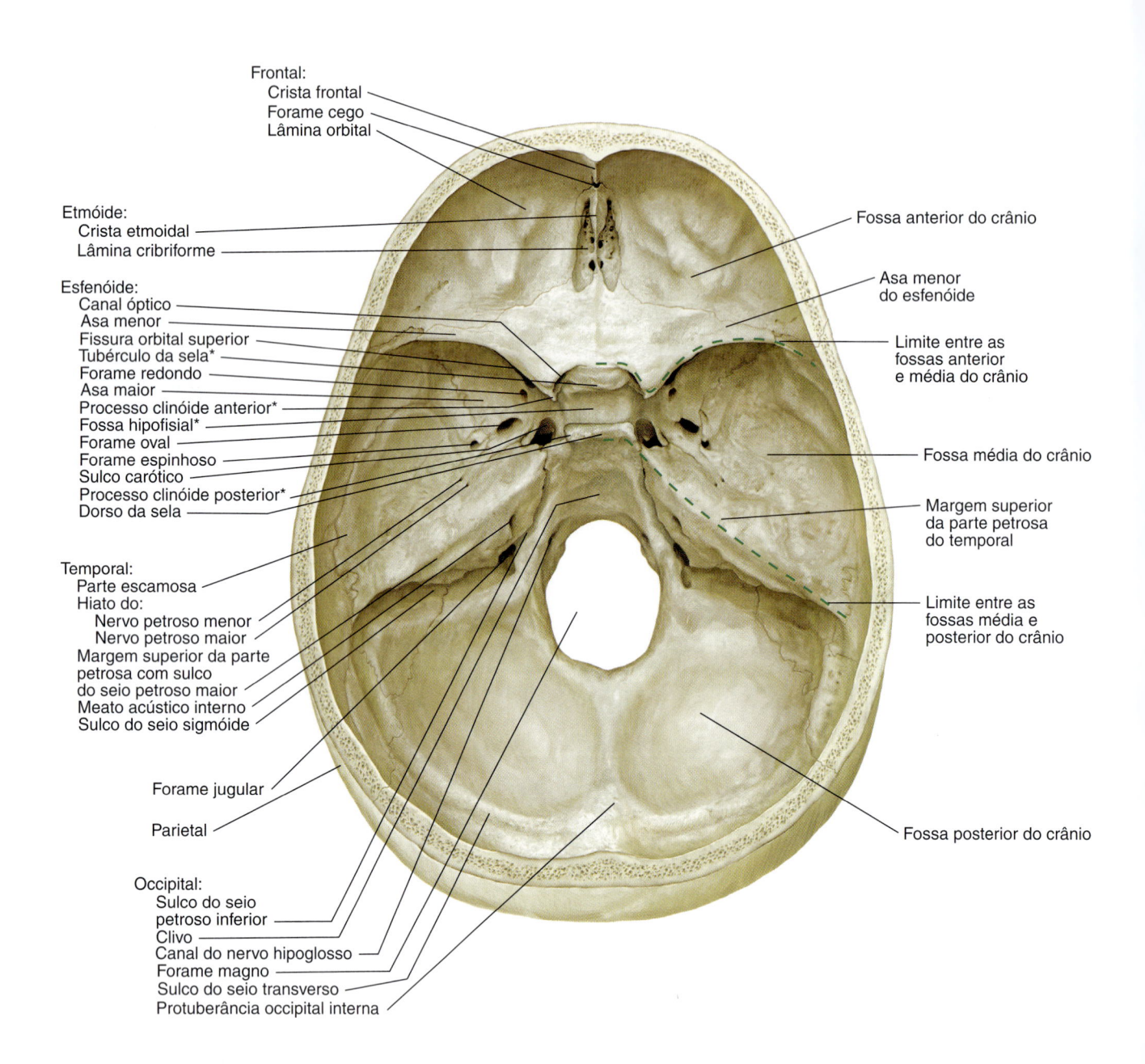

Frontal:
- Crista frontal
- Forame cego
- Lâmina orbital

Etmóide:
- Crista etmoidal
- Lâmina cribriforme

Esfenóide:
- Canal óptico
- Asa menor
- Fissura orbital superior
- Tubérculo da sela*
- Forame redondo
- Asa maior
- Processo clinóide anterior*
- Fossa hipofisial*
- Forame oval
- Forame espinhoso
- Sulco carótico
- Processo clinóide posterior*
- Dorso da sela

Temporal:
- Parte escamosa
- Hiato do:
  - Nervo petroso menor
  - Nervo petroso maior
- Margem superior da parte petrosa com sulco do seio petroso maior
- Meato acústico interno
- Sulco do seio sigmóide

Forame jugular

Parietal

Occipital:
- Sulco do seio petroso inferior
- Clivo
- Canal do nervo hipoglosso
- Forame magno
- Sulco do seio transverso
- Protuberância occipital interna

- Fossa anterior do crânio
- Asa menor do esfenóide
- Limite entre as fossas anterior e média do crânio
- Fossa média do crânio
- Margem superior da parte petrosa do temporal
- Limite entre as fossas média e posterior do crânio
- Fossa posterior do crânio

*Estas quatro estruturas formam a sela turca.

Capítulo 7
Atlas de Anatomia Humana

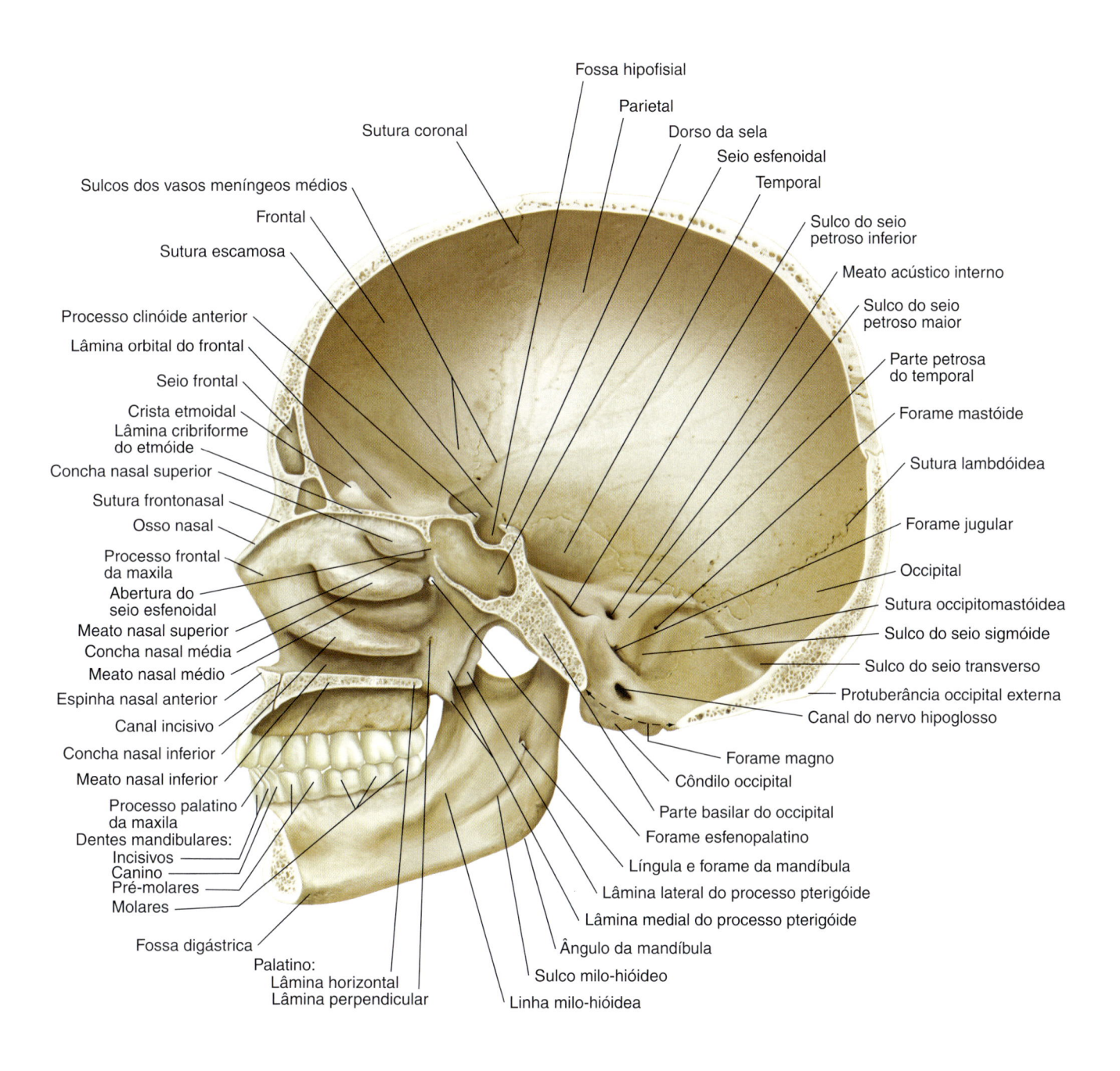

Crânio, Corte Sagital — LÂMINA 7-08

- Sutura coronal
- Fossa hipofisial
- Parietal
- Dorso da sela
- Seio esfenoidal
- Temporal
- Sulcos dos vasos meníngeos médios
- Frontal
- Sulco do seio petroso inferior
- Sutura escamosa
- Meato acústico interno
- Sulco do seio petroso maior
- Processo clinóide anterior
- Lâmina orbital do frontal
- Parte petrosa do temporal
- Seio frontal
- Forame mastóide
- Crista etmoidal
- Lâmina cribriforme do etmóide
- Sutura lambdóidea
- Concha nasal superior
- Sutura frontonasal
- Forame jugular
- Osso nasal
- Processo frontal da maxila
- Occipital
- Abertura do seio esfenoidal
- Sutura occipitomastóidea
- Meato nasal superior
- Sulco do seio sigmóide
- Concha nasal média
- Sulco do seio transverso
- Meato nasal médio
- Protuberância occipital externa
- Espinha nasal anterior
- Canal do nervo hipoglosso
- Canal incisivo
- Concha nasal inferior
- Forame magno
- Meato nasal inferior
- Côndilo occipital
- Processo palatino da maxila
- Parte basilar do occipital
- Dentes mandibulares:
  - Incisivos
  - Canino
  - Pré-molares
  - Molares
- Forame esfenopalatino
- Língula e forame da mandíbula
- Lâmina lateral do processo pterigóide
- Lâmina medial do processo pterigóide
- Fossa digástrica
- Ângulo da mandíbula
- Palatino:
  - Lâmina horizontal
  - Lâmina perpendicular
- Sulco milo-hióideo
- Linha milo-hióidea

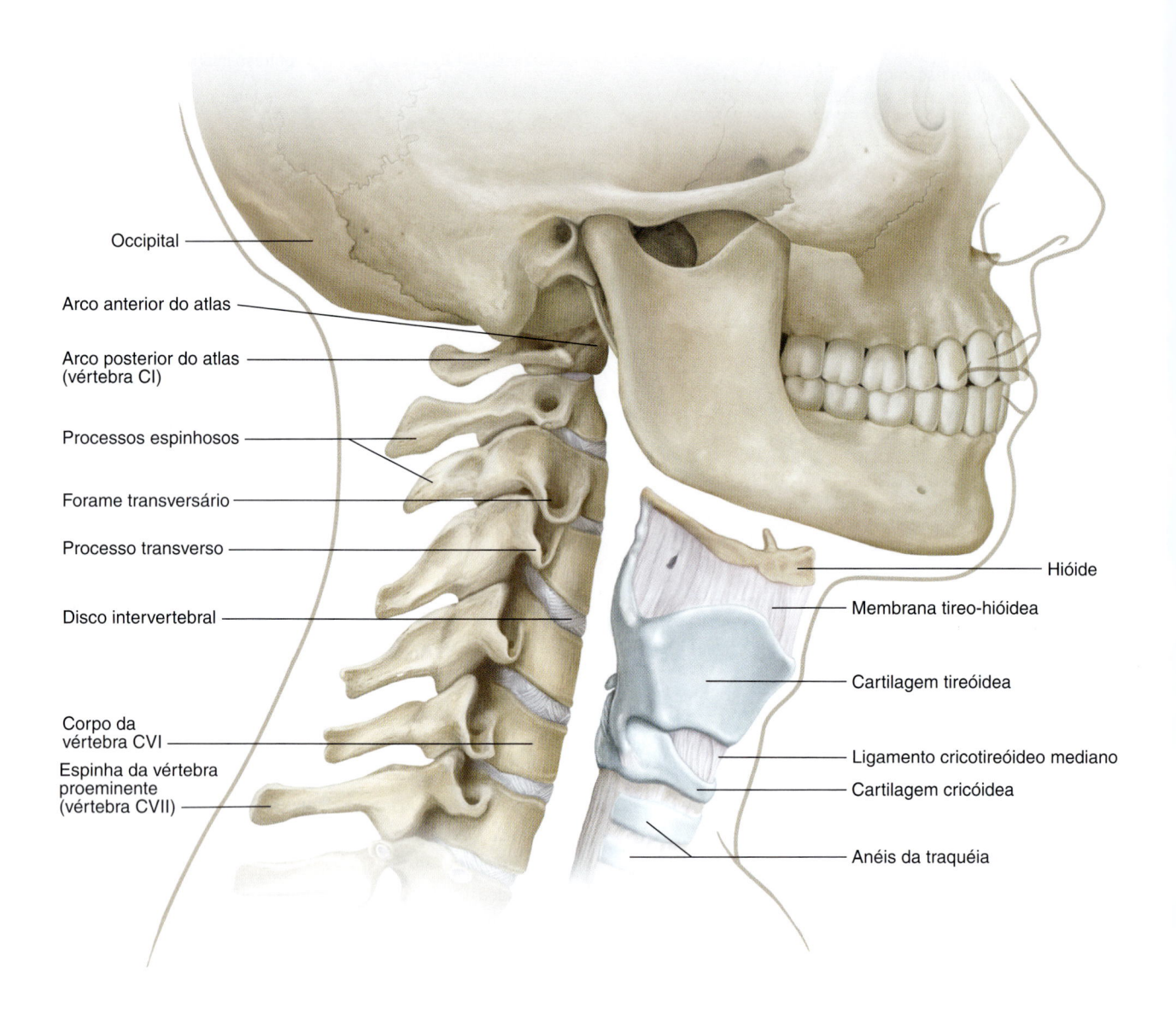

Esqueleto do Pescoço, Vista Lateral

- Occipital
- Arco anterior do atlas
- Arco posterior do atlas (vértebra CI)
- Processos espinhosos
- Forame transversário
- Processo transverso
- Disco intervertebral
- Corpo da vértebra CVI
- Espinha da vértebra proeminente (vértebra CVII)
- Hióide
- Membrana tireo-hióidea
- Cartilagem tireóidea
- Ligamento cricotireóideo mediano
- Cartilagem cricóidea
- Anéis da traquéia

Fáscia Cervical — LÂMINA 7-10

A. Corte sagital

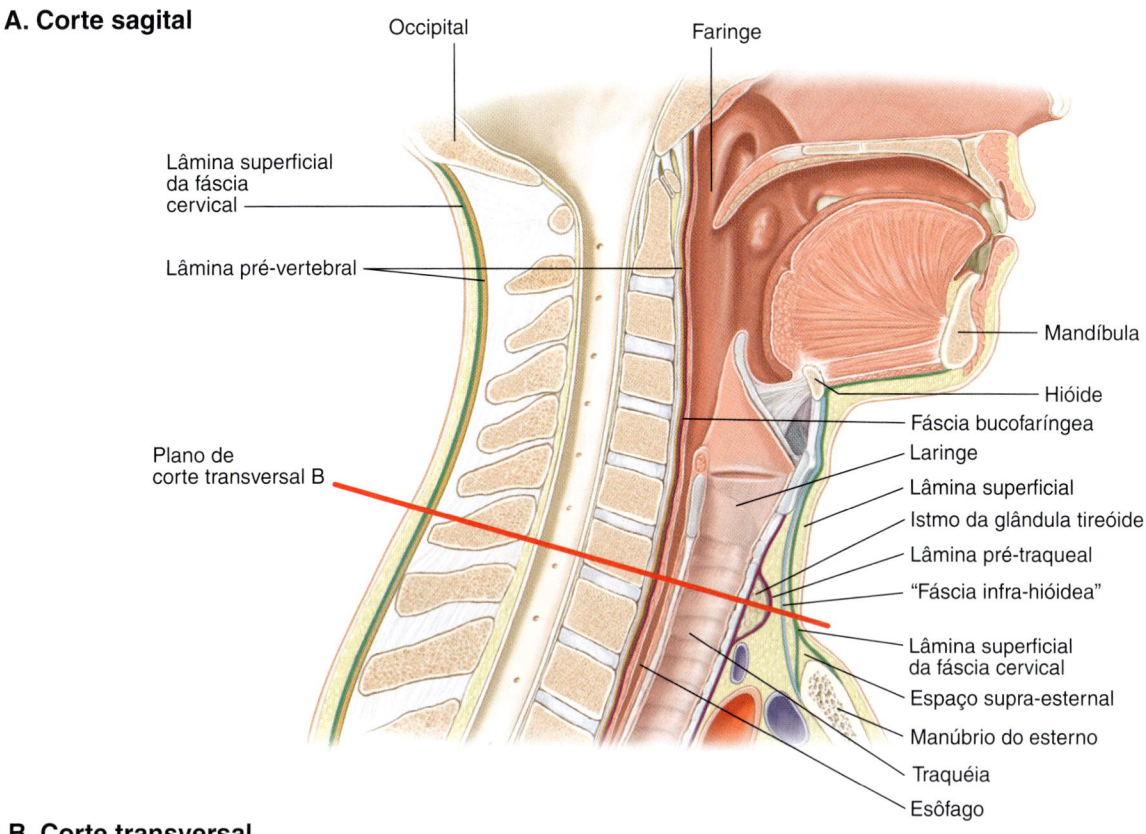

- Occipital
- Faringe
- Lâmina superficial da fáscia cervical
- Lâmina pré-vertebral
- Mandíbula
- Hióide
- Fáscia bucofaríngea
- Laringe
- Lâmina superficial
- Istmo da glândula tireóide
- Lâmina pré-traqueal
- "Fáscia infra-hióidea"
- Lâmina superficial da fáscia cervical
- Espaço supra-esternal
- Manúbrio do esterno
- Traquéia
- Esôfago
- Plano de corte transversal B

B. Corte transversal

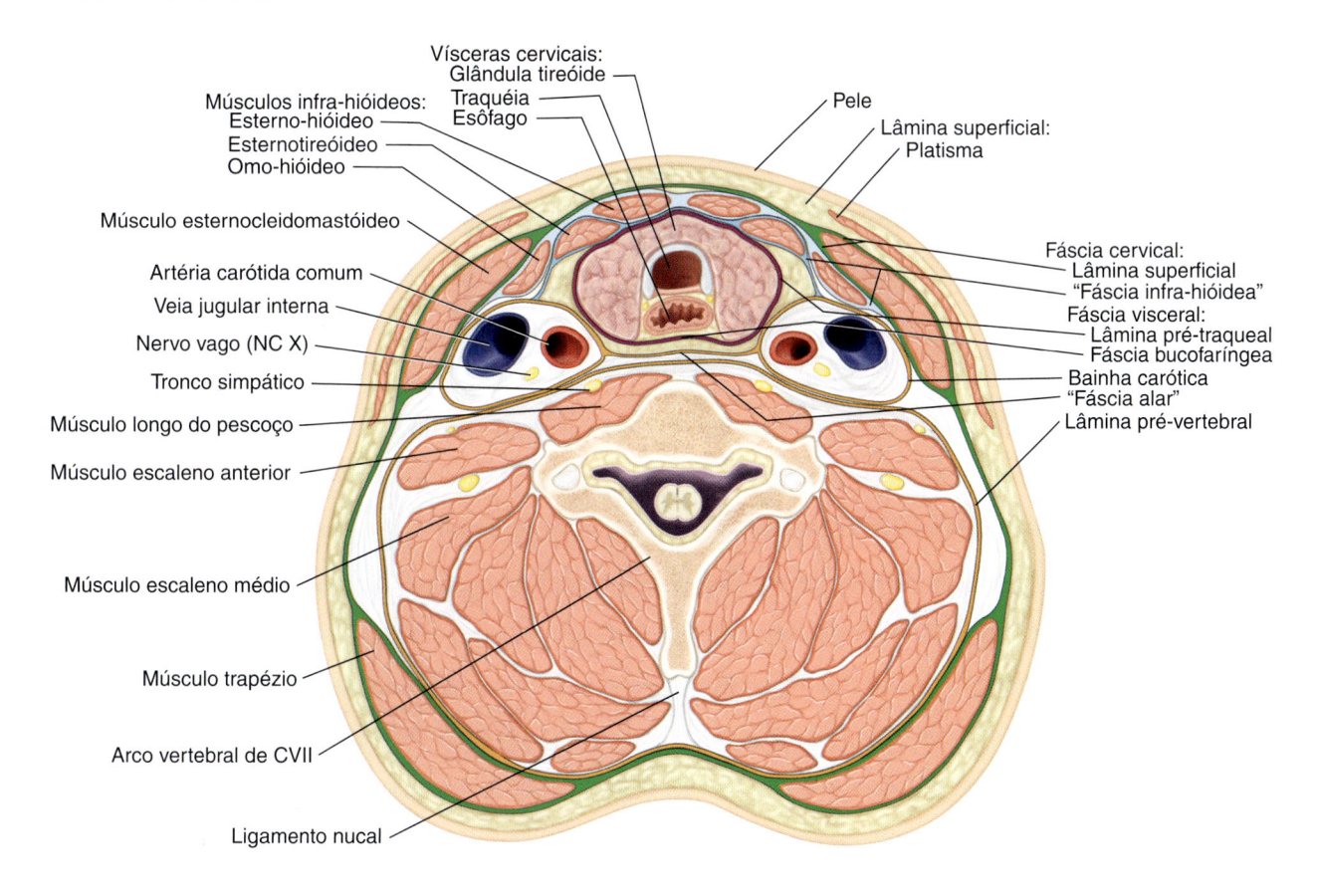

- Vísceras cervicais:
  - Glândula tireóide
  - Traquéia
  - Esôfago
- Músculos infra-hióideos:
  - Esterno-hióideo
  - Esternotireóideo
  - Omo-hióideo
- Músculo esternocleidomastóideo
- Artéria carótida comum
- Veia jugular interna
- Nervo vago (NC X)
- Tronco simpático
- Músculo longo do pescoço
- Músculo escaleno anterior
- Músculo escaleno médio
- Músculo trapézio
- Arco vertebral de CVII
- Ligamento nucal
- Pele
- Lâmina superficial: Platisma
- Fáscia cervical:
  - Lâmina superficial
  - "Fáscia infra-hióidea"
- Fáscia visceral:
  - Lâmina pré-traqueal
  - Fáscia bucofaríngea
- Bainha carótica
- "Fáscia alar"
- Lâmina pré-vertebral

LÂMINA 7-11 — Pescoço, Dissecação Superficial

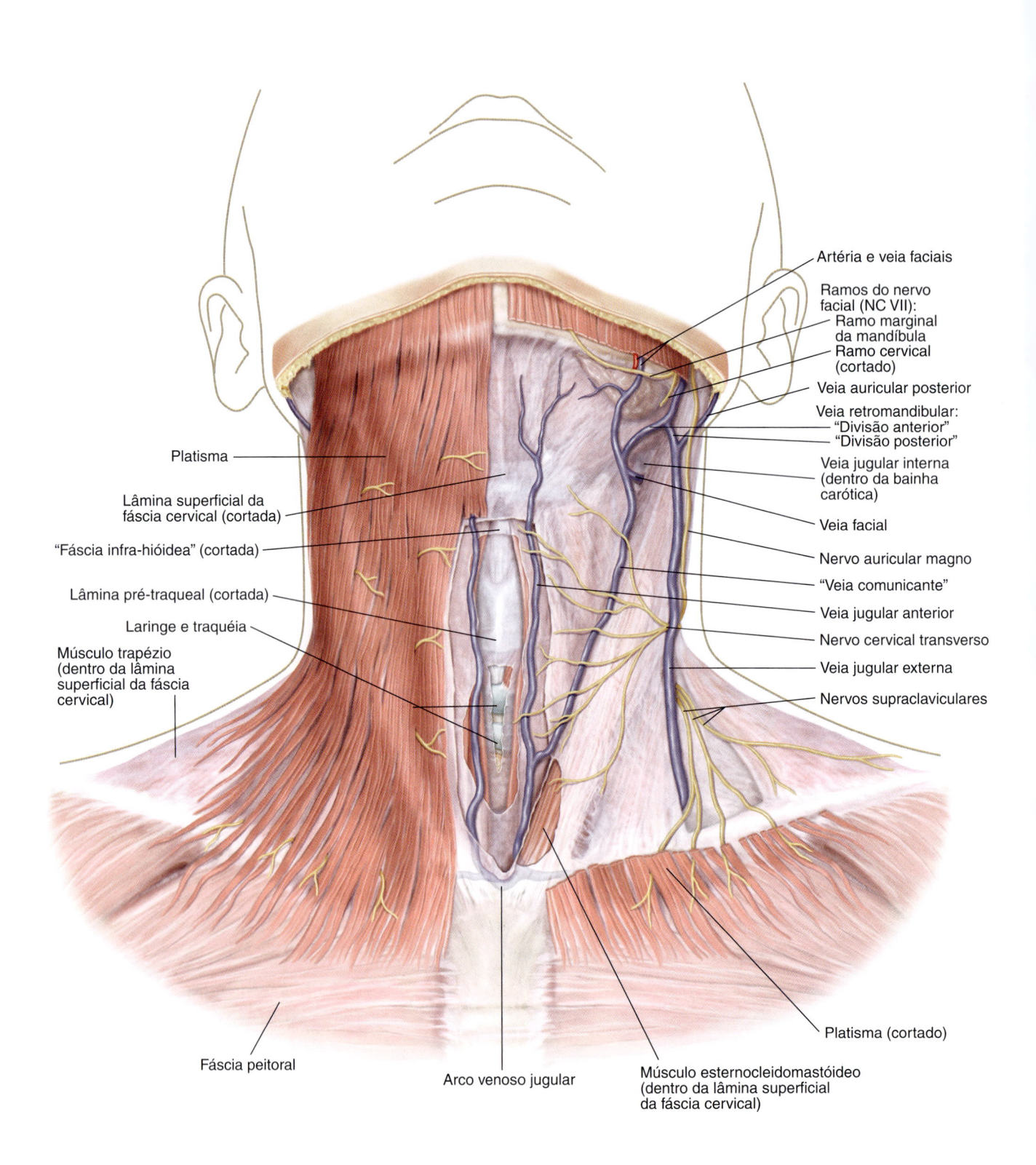

Rótulos (da esquerda para a direita):

- Platisma
- Lâmina superficial da fáscia cervical (cortada)
- "Fáscia infra-hióidea" (cortada)
- Lâmina pré-traqueal (cortada)
- Laringe e traquéia
- Músculo trapézio (dentro da lâmina superficial da fáscia cervical)
- Fáscia peitoral
- Arco venoso jugular
- Músculo esternocleidomastóideo (dentro da lâmina superficial da fáscia cervical)
- Platisma (cortado)
- Nervos supraclaviculares
- Veia jugular externa
- Nervo cervical transverso
- Veia jugular anterior
- "Veia comunicante"
- Nervo auricular magno
- Veia facial
- Veia jugular interna (dentro da bainha carótica)
- Veia retromandibular: "Divisão anterior" / "Divisão posterior"
- Veia auricular posterior
- Ramos do nervo facial (NC VII): Ramo marginal da mandíbula; Ramo cervical (cortado)
- Artéria e veia faciais

PÁGINA 304 — Capítulo 7 — Atlas de Anatomia Humana

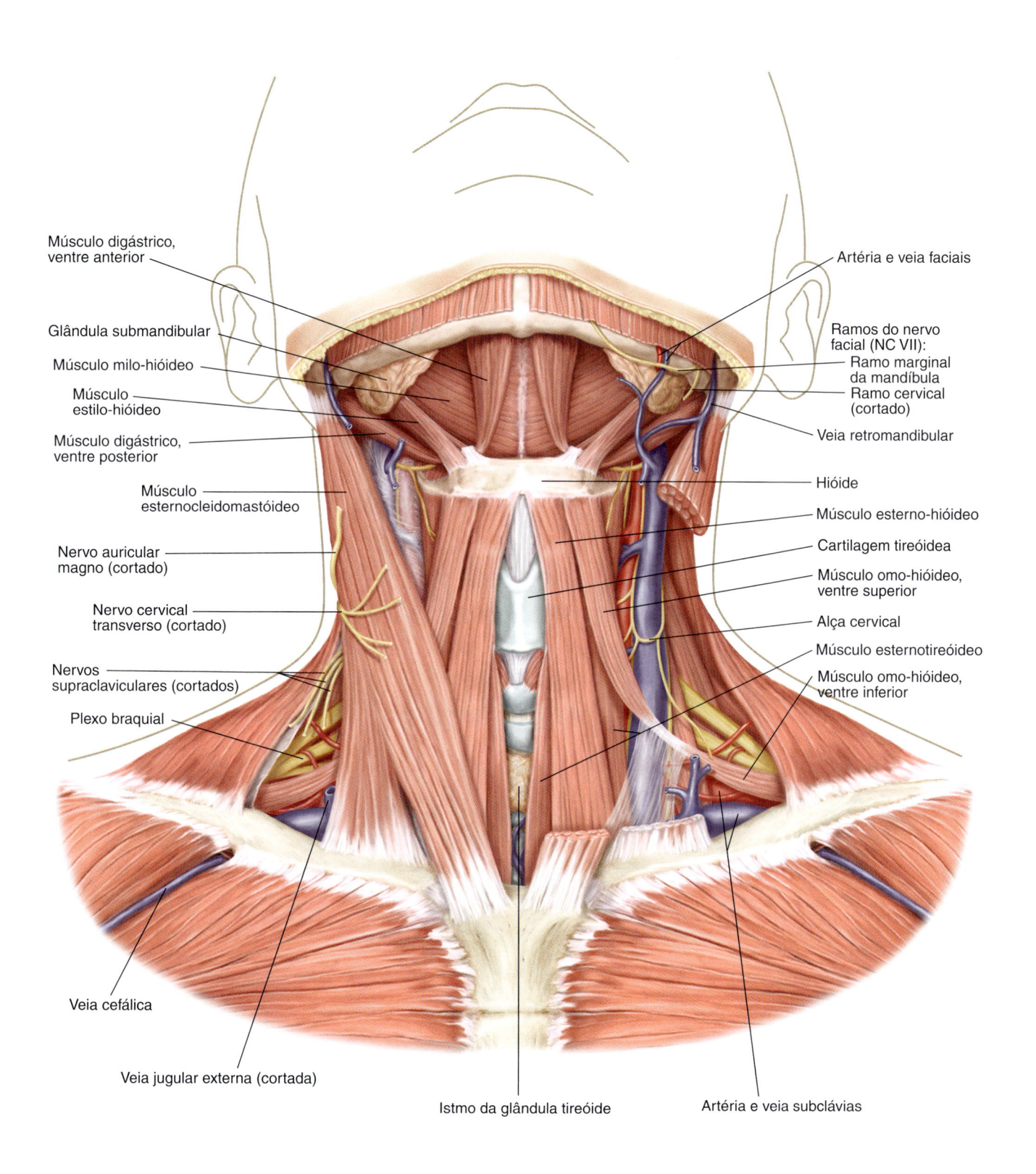

Pescoço, Dissecação Intermediária

LÂMINA 7-12

- Músculo digástrico, ventre anterior
- Glândula submandibular
- Músculo milo-hióideo
- Músculo estilo-hióideo
- Músculo digástrico, ventre posterior
- Músculo esternocleidomastóideo
- Nervo auricular magno (cortado)
- Nervo cervical transverso (cortado)
- Nervos supraclaviculares (cortados)
- Plexo braquial
- Veia cefálica
- Veia jugular externa (cortada)
- Istmo da glândula tireóide
- Artéria e veia faciais
- Ramos do nervo facial (NC VII):
  - Ramo marginal da mandíbula
  - Ramo cervical (cortado)
- Veia retromandibular
- Hióide
- Músculo esterno-hióideo
- Cartilagem tireóidea
- Músculo omo-hióideo, ventre superior
- Alça cervical
- Músculo esternotireóideo
- Músculo omo-hióideo, ventre inferior
- Artéria e veia subclávias

Capítulo 7
Atlas de Anatomia Humana — PÁGINA 305

LÂMINA 7-13 — Pescoço, Dissecação Profunda

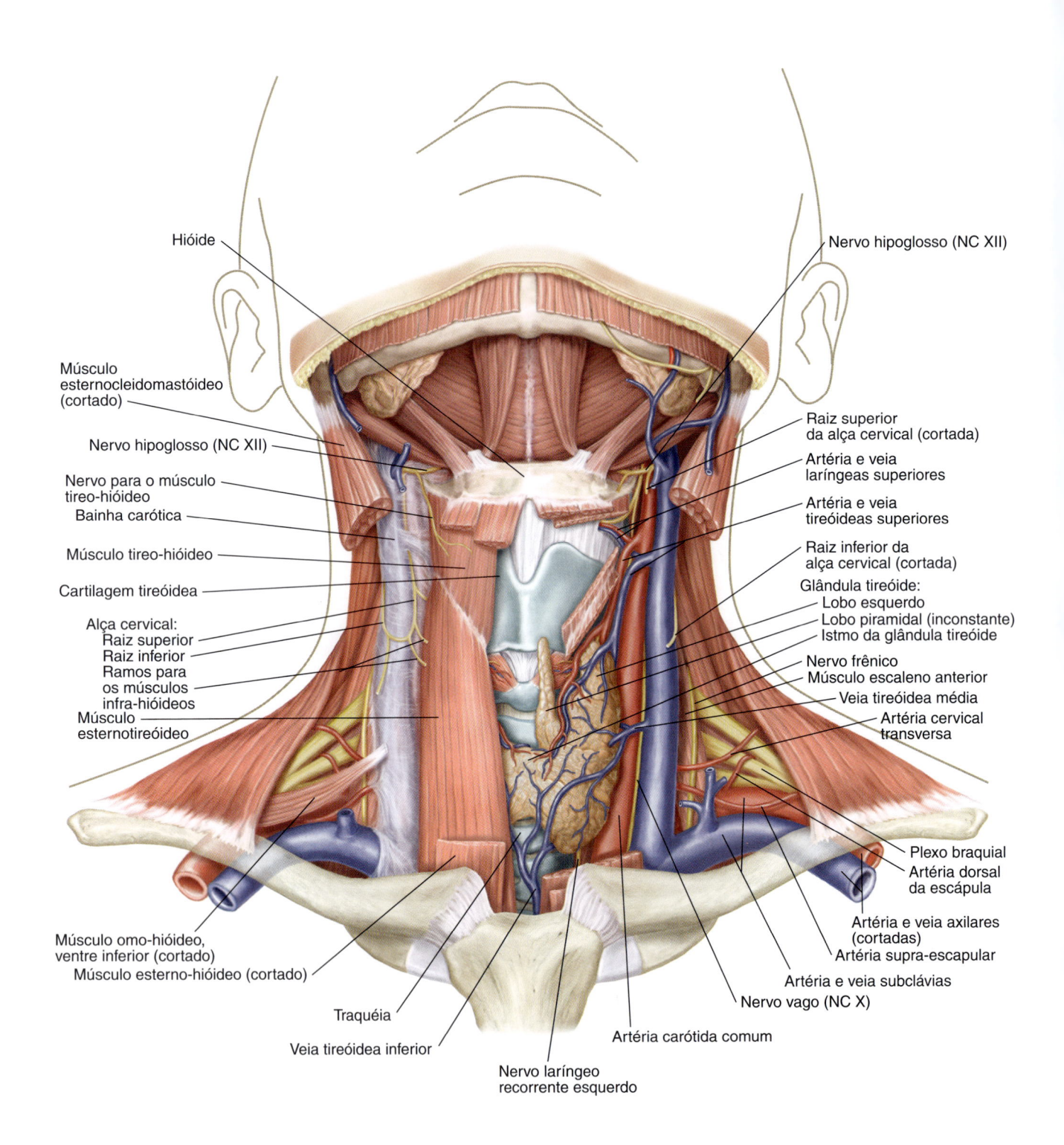

Rótulos (da esquerda para a direita, de cima para baixo):

- Hióide
- Nervo hipoglosso (NC XII)
- Músculo esternocleidomastóideo (cortado)
- Nervo hipoglosso (NC XII)
- Nervo para o músculo tireo-hióideo
- Bainha carótica
- Músculo tireo-hióideo
- Cartilagem tireóidea
- Alça cervical:
  - Raiz superior
  - Raiz inferior
  - Ramos para os músculos infra-hióideos
- Músculo esternotireóideo
- Músculo omo-hióideo, ventre inferior (cortado)
- Músculo esterno-hióideo (cortado)
- Traquéia
- Veia tireóidea inferior
- Nervo laríngeo recorrente esquerdo
- Artéria carótida comum
- Nervo vago (NC X)
- Artéria e veia subclávias
- Artéria supra-escapular
- Artéria e veia axilares (cortadas)
- Artéria dorsal da escápula
- Plexo braquial
- Artéria cervical transversa
- Veia tireóidea média
- Músculo escaleno anterior
- Nervo frênico
- Glândula tireóide:
  - Lobo esquerdo
  - Lobo piramidal (inconstante)
  - Istmo da glândula tireóide
- Raiz inferior da alça cervical (cortada)
- Artéria e veia tireóideas superiores
- Artéria e veia laríngeas superiores
- Raiz superior da alça cervical (cortada)
- Nervo hipoglosso (NC XII)

Capítulo 7 — Atlas de Anatomia Humana — PÁGINA 306

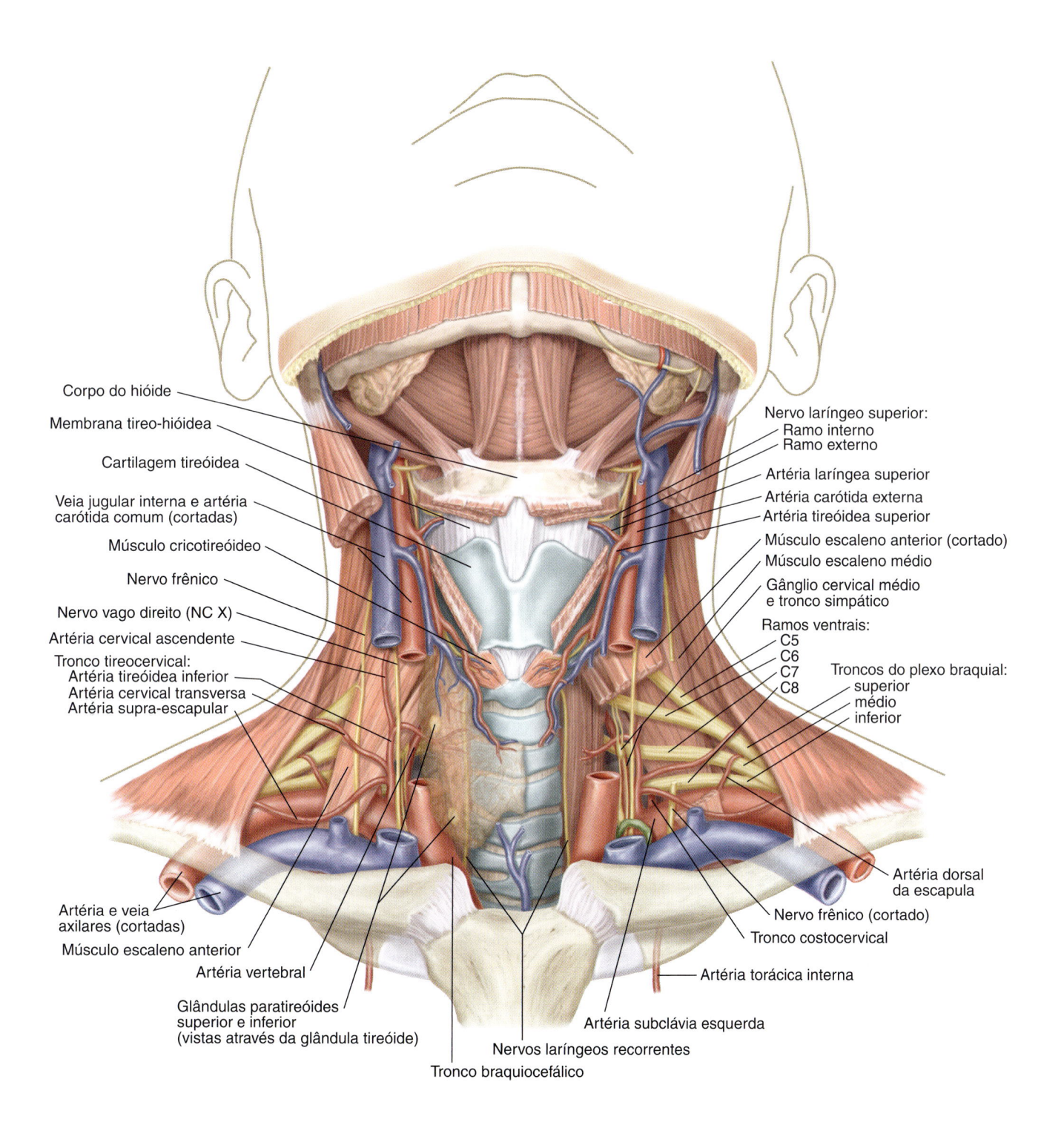

Raiz do Pescoço — LÂMINA 7-14

- Corpo do hióide
- Membrana tireo-hióidea
- Cartilagem tireóidea
- Veia jugular interna e artéria carótida comum (cortadas)
- Músculo cricotireóideo
- Nervo frênico
- Nervo vago direito (NC X)
- Artéria cervical ascendente
- Tronco tireocervical:
  - Artéria tireóidea inferior
  - Artéria cervical transversa
  - Artéria supra-escapular
- Artéria e veia axilares (cortadas)
- Músculo escaleno anterior
- Artéria vertebral
- Glândulas paratireóides superior e inferior (vistas através da glândula tireóide)
- Tronco braquiocefálico

- Nervo laríngeo superior:
  - Ramo interno
  - Ramo externo
- Artéria laríngea superior
- Artéria carótida externa
- Artéria tireóidea superior
- Músculo escaleno anterior (cortado)
- Músculo escaleno médio
- Gânglio cervical médio e tronco simpático
- Ramos ventrais:
  - C5
  - C6
  - C7
  - C8
- Troncos do plexo braquial:
  - superior
  - médio
  - inferior
- Artéria dorsal da escapula
- Nervo frênico (cortado)
- Tronco costocervical
- Artéria torácica interna
- Artéria subclávia esquerda
- Nervos laríngeos recorrentes

Capítulo 7
Atlas de Anatomia Humana — PÁGINA 307

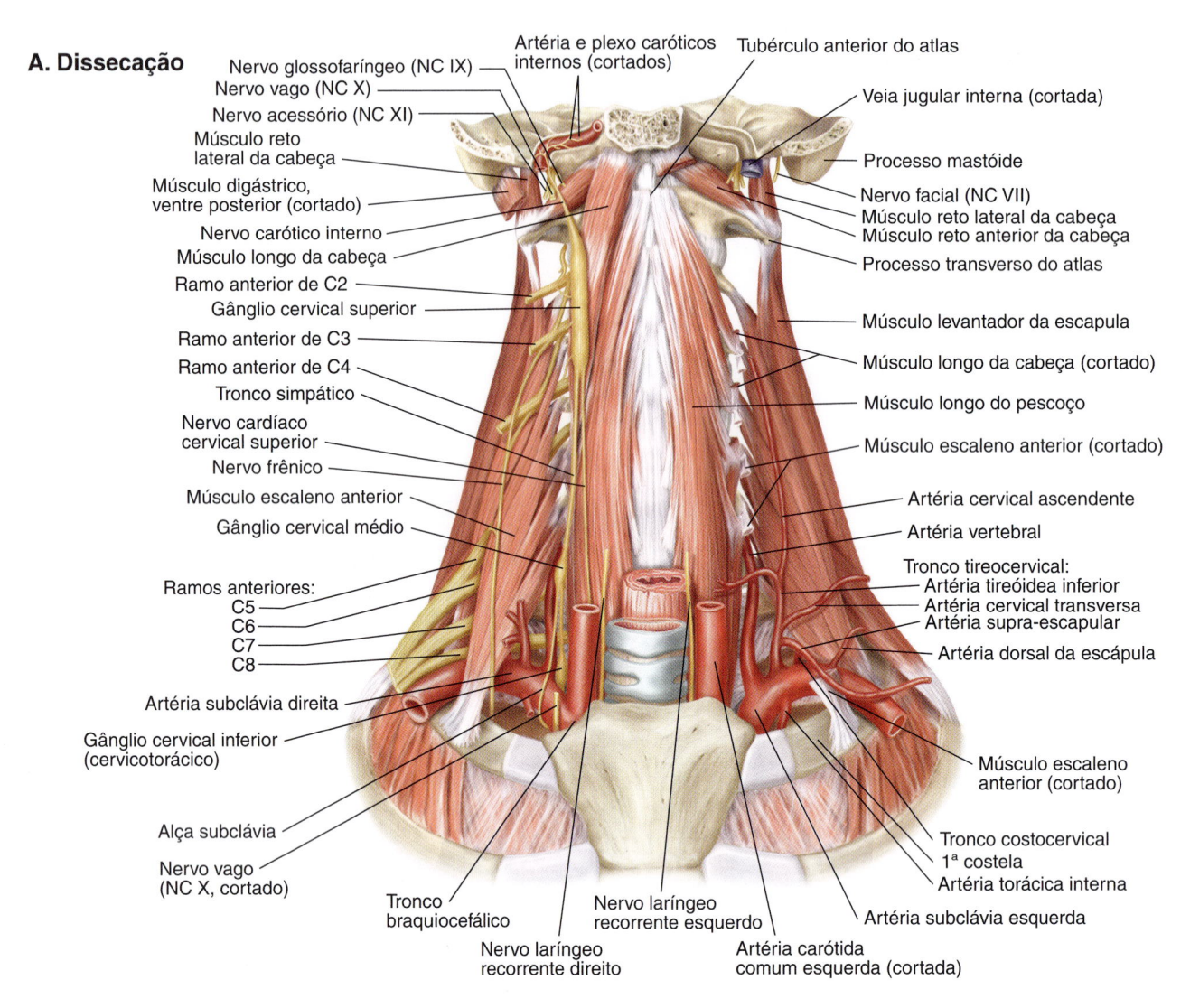

LÂMINA 7-15 — Região Pré-vertebral (Trígono Cervical Anterior)

A. Dissecação

- Nervo glossofaríngeo (NC IX)
- Nervo vago (NC X)
- Nervo acessório (NC XI)
- Artéria e plexo caróticos internos (cortados)
- Tubérculo anterior do atlas
- Veia jugular interna (cortada)
- Músculo reto lateral da cabeça
- Processo mastóide
- Músculo digástrico, ventre posterior (cortado)
- Nervo facial (NC VII)
- Nervo carótico interno
- Músculo reto lateral da cabeça
- Músculo longo da cabeça
- Músculo reto anterior da cabeça
- Ramo anterior de C2
- Processo transverso do atlas
- Gânglio cervical superior
- Ramo anterior de C3
- Músculo levantador da escápula
- Ramo anterior de C4
- Músculo longo da cabeça (cortado)
- Tronco simpático
- Músculo longo do pescoço
- Nervo cardíaco cervical superior
- Músculo escaleno anterior (cortado)
- Nervo frênico
- Músculo escaleno anterior
- Artéria cervical ascendente
- Gânglio cervical médio
- Artéria vertebral
- Tronco tireocervical:
  - Artéria tireóidea inferior
- Ramos anteriores:
  - C5
  - C6
  - Artéria cervical transversa
  - C7
  - Artéria supra-escapular
  - C8
  - Artéria dorsal da escápula
- Artéria subclávia direita
- Gânglio cervical inferior (cervicotorácico)
- Músculo escaleno anterior (cortado)
- Alça subclávia
- Tronco costocervical
- Nervo vago (NC X, cortado)
- 1ª costela
- Artéria torácica interna
- Tronco braquiocefálico
- Artéria subclávia esquerda
- Nervo laríngeo recorrente direito
- Nervo laríngeo recorrente esquerdo
- Artéria carótida comum esquerda (cortada)

B. Artéria subclávia

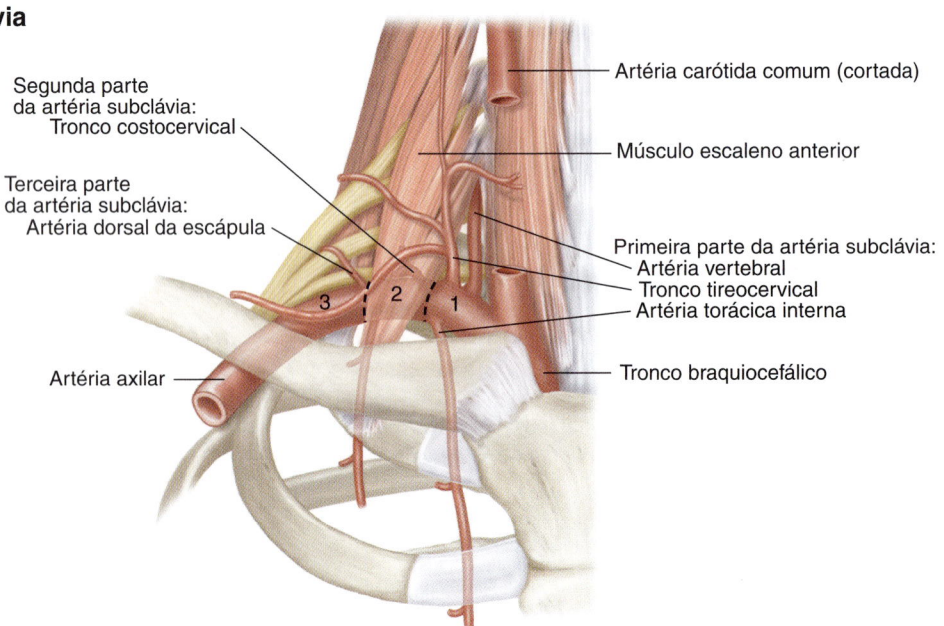

- Segunda parte da artéria subclávia: Tronco costocervical
- Artéria carótida comum (cortada)
- Terceira parte da artéria subclávia: Artéria dorsal da escápula
- Músculo escaleno anterior
- Primeira parte da artéria subclávia:
  - Artéria vertebral
  - Tronco tireocervical
  - Artéria torácica interna
- Artéria axilar
- Tronco braquiocefálico

Pescoço, Vista Lateral — LÂMINA 7-16

A. Dissecação superficial, plano I

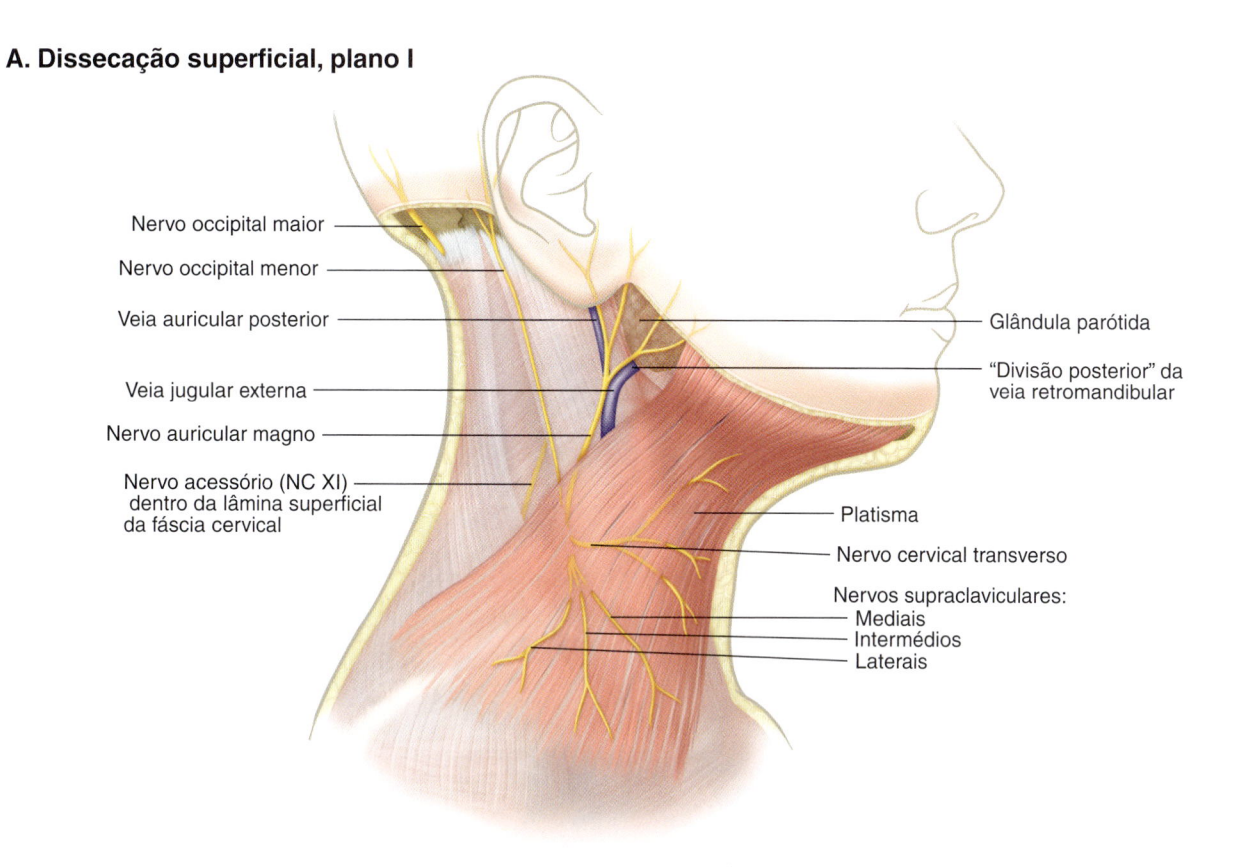

- Nervo occipital maior
- Nervo occipital menor
- Veia auricular posterior
- Veia jugular externa
- Nervo auricular magno
- Nervo acessório (NC XI) dentro da lâmina superficial da fáscia cervical
- Glândula parótida
- "Divisão posterior" da veia retromandibular
- Platisma
- Nervo cervical transverso
- Nervos supraclaviculares:
  - Mediais
  - Intermédios
  - Laterais

B. Dissecação intermediária, plano II

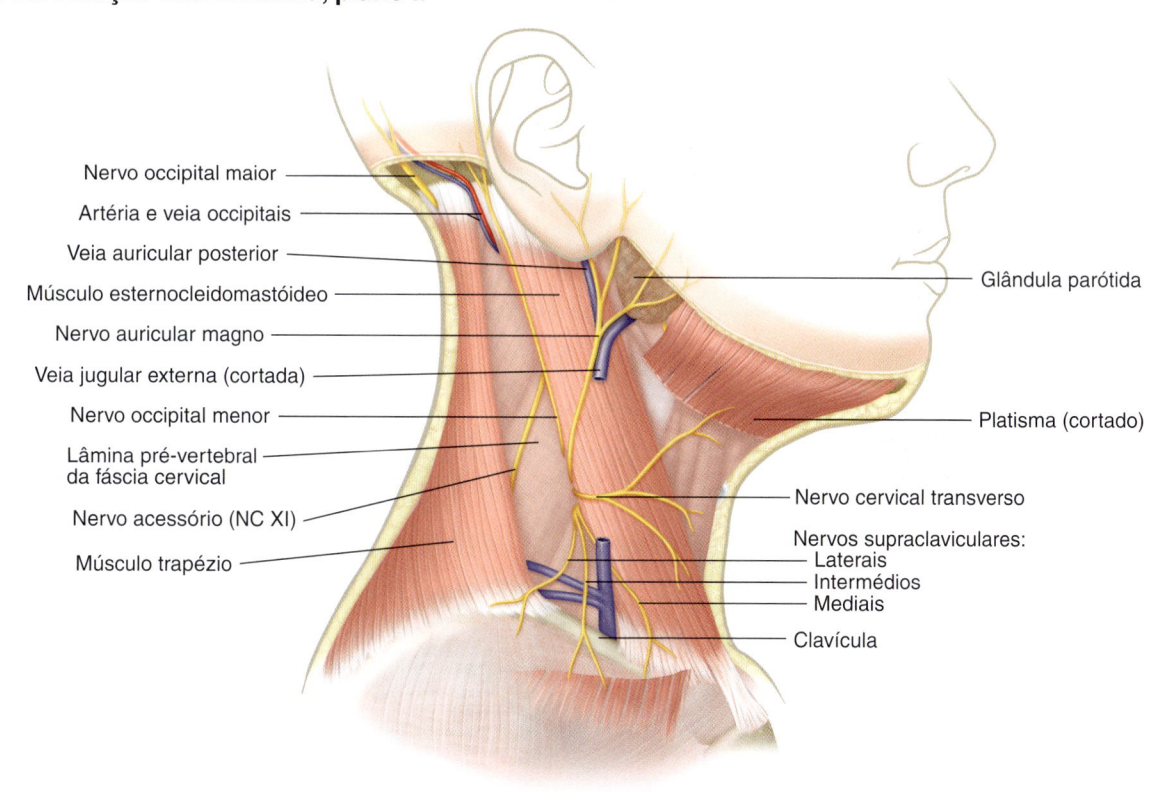

- Nervo occipital maior
- Artéria e veia occipitais
- Veia auricular posterior
- Músculo esternocleidomastóideo
- Nervo auricular magno
- Veia jugular externa (cortada)
- Nervo occipital menor
- Lâmina pré-vertebral da fáscia cervical
- Nervo acessório (NC XI)
- Músculo trapézio
- Glândula parótida
- Platisma (cortado)
- Nervo cervical transverso
- Nervos supraclaviculares:
  - Laterais
  - Intermédios
  - Mediais
- Clavícula

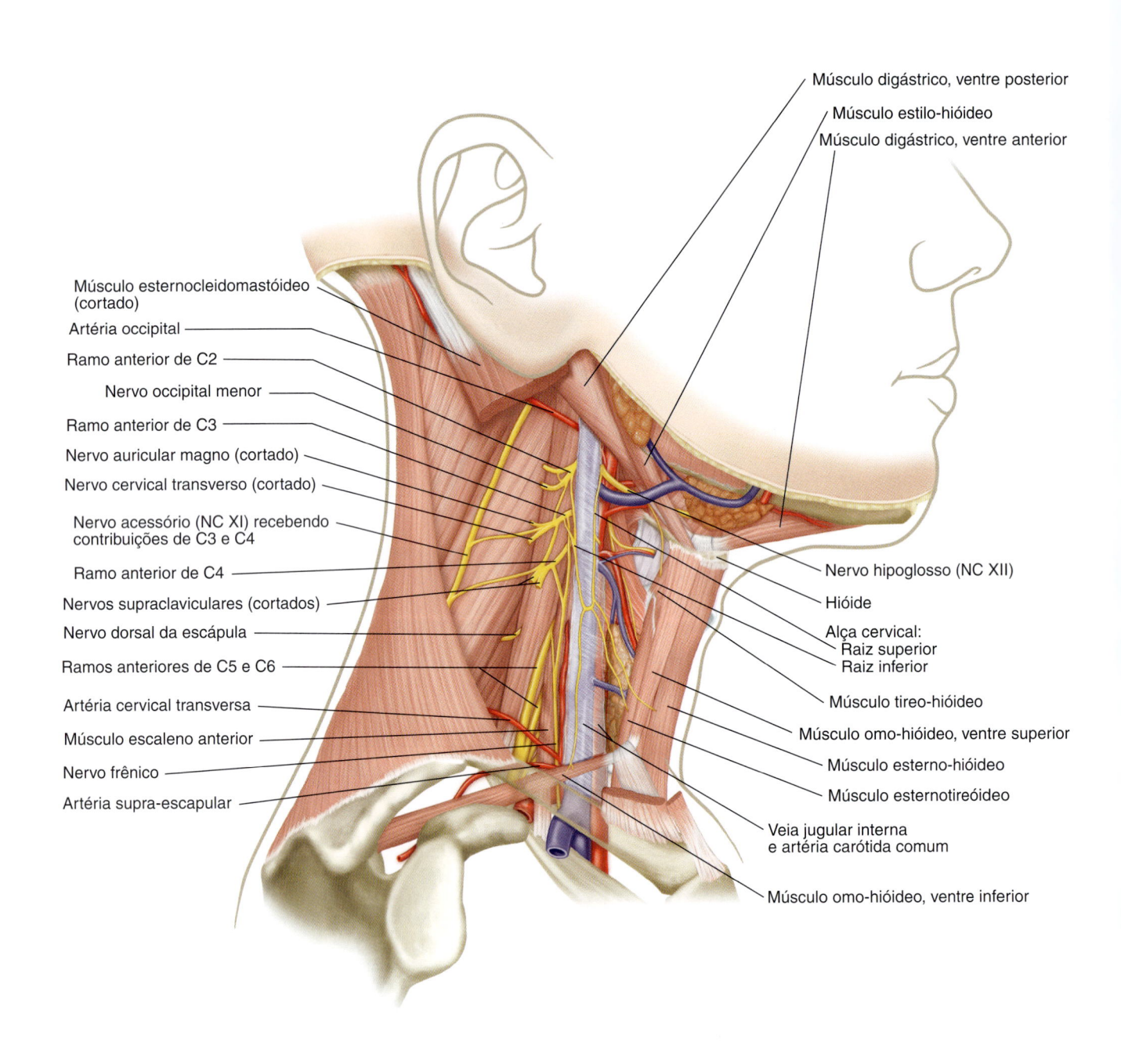

LÂMINA 7-17 — Pescoço, Vista Lateral, Dissecação mais Profunda, Plano III

- Músculo digástrico, ventre posterior
- Músculo estilo-hióideo
- Músculo digástrico, ventre anterior
- Músculo esternocleidomastóideo (cortado)
- Artéria occipital
- Ramo anterior de C2
- Nervo occipital menor
- Ramo anterior de C3
- Nervo auricular magno (cortado)
- Nervo cervical transverso (cortado)
- Nervo acessório (NC XI) recebendo contribuições de C3 e C4
- Ramo anterior de C4
- Nervos supraclaviculares (cortados)
- Nervo dorsal da escápula
- Ramos anteriores de C5 e C6
- Artéria cervical transversa
- Músculo escaleno anterior
- Nervo frênico
- Artéria supra-escapular
- Nervo hipoglosso (NC XII)
- Hióide
- Alça cervical:
  - Raiz superior
  - Raiz inferior
- Músculo tireo-hióideo
- Músculo omo-hióideo, ventre superior
- Músculo esterno-hióideo
- Músculo esternotireóideo
- Veia jugular interna e artéria carótida comum
- Músculo omo-hióideo, ventre inferior

Capítulo 7
Atlas de Anatomia Humana

Pescoço, Vista Lateral, Dissecação mais Profunda, Plano IV — **LÂMINA 7-18**

Músculo esternocleidomastóideo (cortado)
Músculo trapézio
Nervo acessório (NC XI)
Músculo esplênio da cabeça
Músculo levantador da escápula
Músculo escaleno médio
Nervo dorsal da escápula (cortado)
Ramo anterior de C5
Nervo frênico
Ramo anterior de C6
Ramo anterior de C7
Tronco superior do plexo braquial
Artéria subclávia (cortada)
Músculo omo-hióideo, ventre inferior

Nervo hipoglosso (NC XII)
Corno maior do hióide
Nervo para o músculo tireo-hióideo
Ramo interno do nervo laríngeo superior e artéria e veia laríngeas superiores
Membrana tireo-hióidea
Artéria tireóidea superior e ramo externo do nervo laríngeo superior
Cartilagem tireóidea
Veias tireóideas:
 Superior
 Média
 Inferior
Glândula tireóide

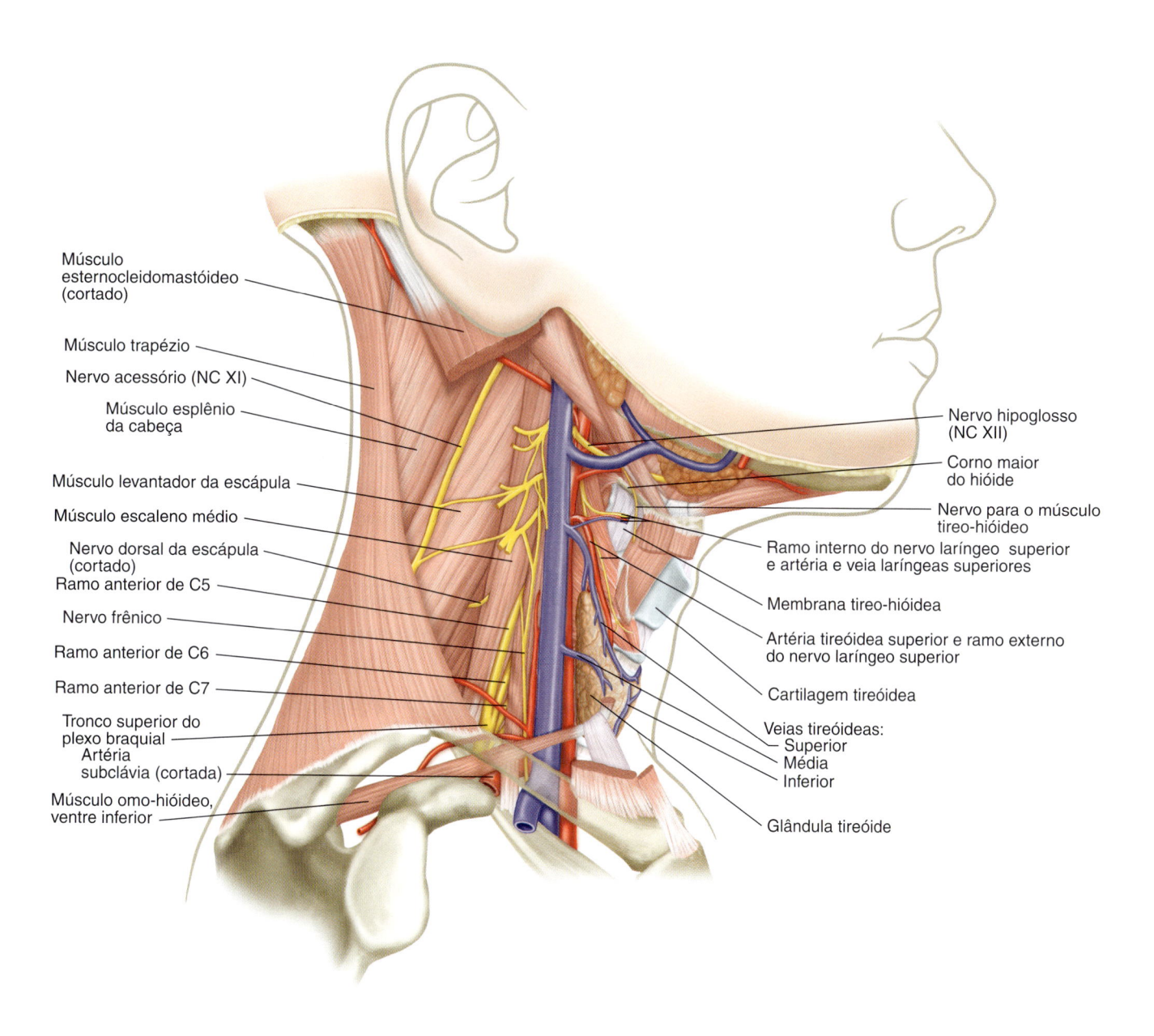

Capítulo 7
Atlas de Anatomia Humana | PÁGINA 311

LÂMINA 7-19 — Pescoço, Vista Lateral, Laringe e Faringe

- Músculo constritor superior da faringe
- Músculo estiloglosso
- Músculo estilofaríngeo
- Músculo constritor médio da faringe
- Artéria carótida externa
- Artéria tireóidea superior
- Artéria laríngea superior e ramo interno do nervo laríngeo superior
- Músculo constritor inferior da faringe
- Nervo frênico
- Artéria subclávia (cortada)

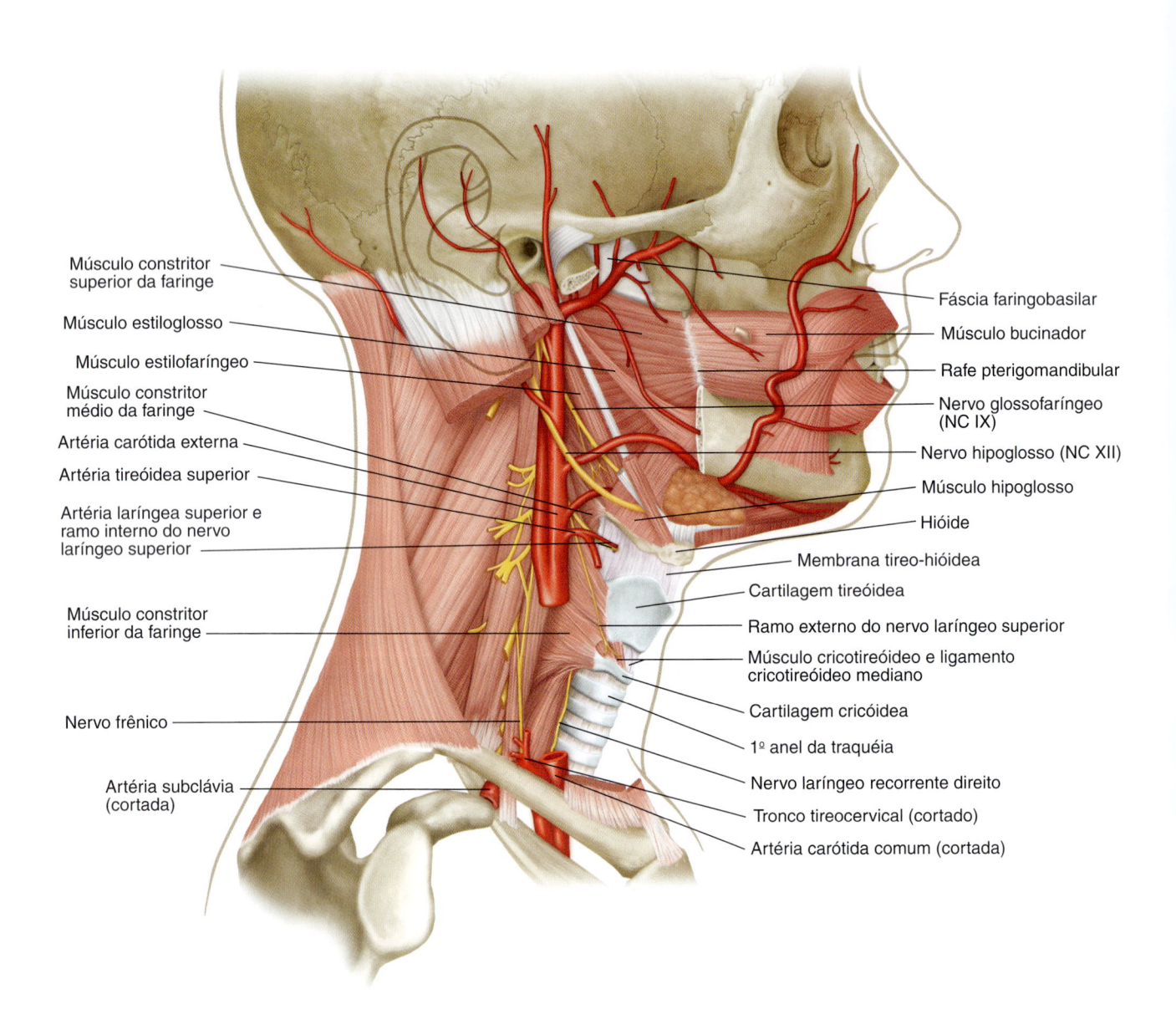

- Fáscia faringobasilar
- Músculo bucinador
- Rafe pterigomandibular
- Nervo glossofaríngeo (NC IX)
- Nervo hipoglosso (NC XII)
- Músculo hipoglosso
- Hióide
- Membrana tireo-hióidea
- Cartilagem tireóidea
- Ramo externo do nervo laríngeo superior
- Músculo cricotireóideo e ligamento cricotireóideo mediano
- Cartilagem cricóidea
- 1º anel da traquéia
- Nervo laríngeo recorrente direito
- Tronco tireocervical (cortado)
- Artéria carótida comum (cortada)

Capítulo 7 — Atlas de Anatomia Humana

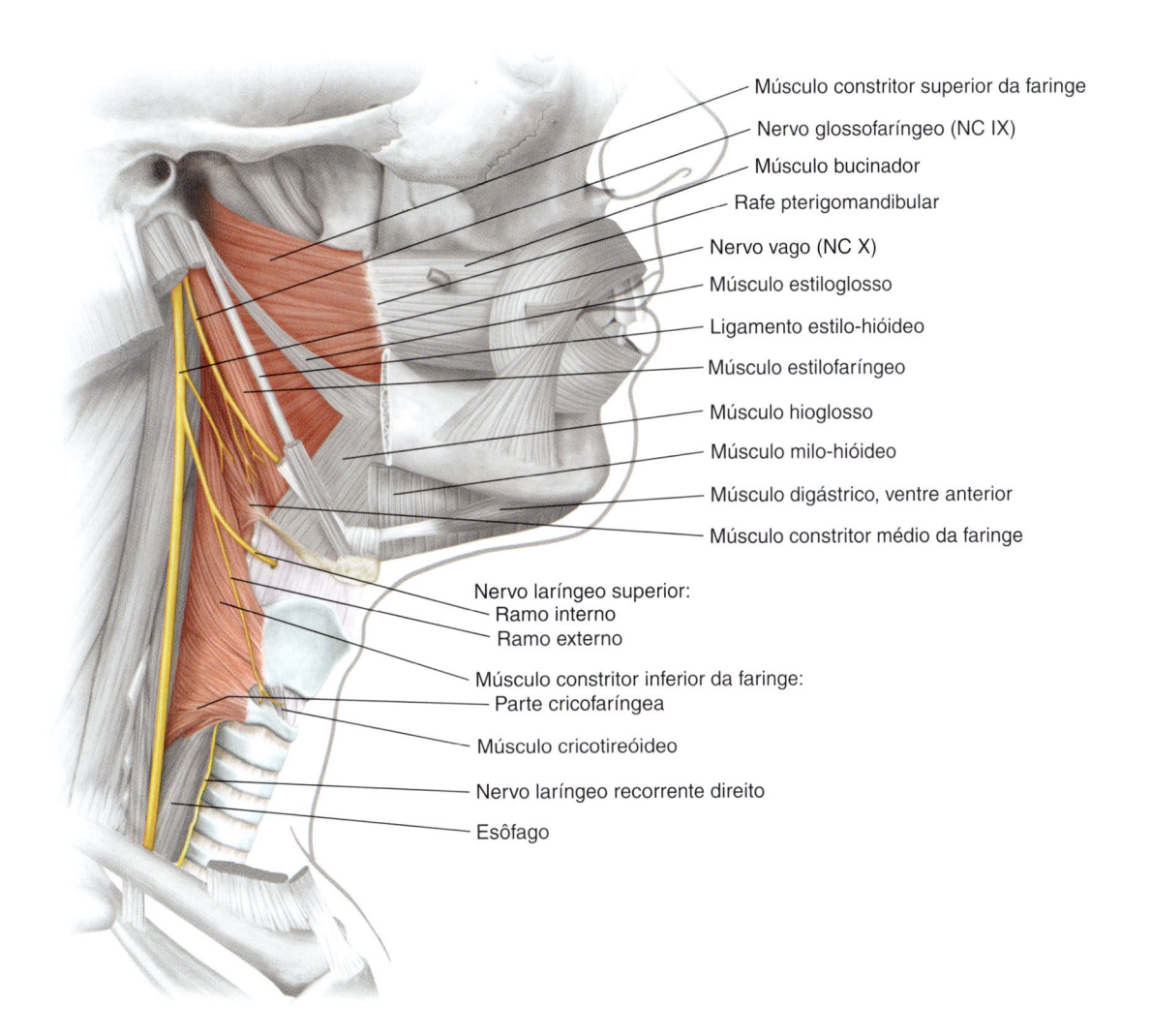

Pescoço, Vista Lateral, Músculos da Faringe — LÂMINA 7-20

- Músculo constritor superior da faringe
- Nervo glossofaríngeo (NC IX)
- Músculo bucinador
- Rafe pterigomandibular
- Nervo vago (NC X)
- Músculo estiloglosso
- Ligamento estilo-hióideo
- Músculo estilofaríngeo
- Músculo hioglosso
- Músculo milo-hióideo
- Músculo digástrico, ventre anterior
- Músculo constritor médio da faringe
- Nervo laríngeo superior:
  - Ramo interno
  - Ramo externo
- Músculo constritor inferior da faringe:
  - Parte cricofaríngea
- Músculo cricotireóideo
- Nervo laríngeo recorrente direito
- Esôfago

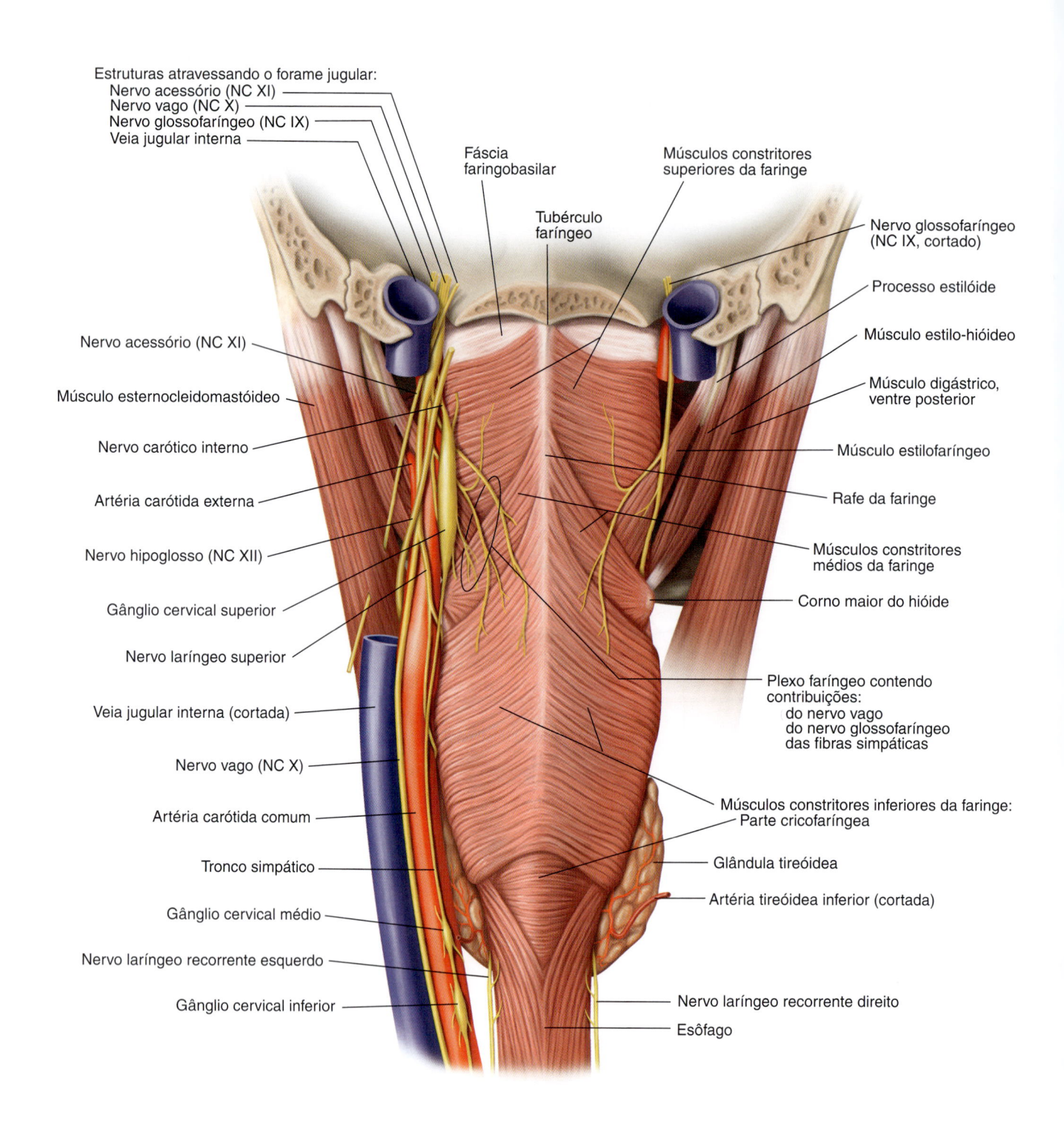

LÂMINA 7-21 — Faringe, Vista Posterior

Estruturas atravessando o forame jugular:
- Nervo acessório (NC XI)
- Nervo vago (NC X)
- Nervo glossofaríngeo (NC IX)
- Veia jugular interna

- Fáscia faringobasilar
- Tubérculo faríngeo
- Músculos constritores superiores da faringe
- Nervo glossofaríngeo (NC IX, cortado)
- Processo estilóide
- Músculo estilo-hióideo
- Nervo acessório (NC XI)
- Músculo esternocleidomastóideo
- Nervo carótico interno
- Artéria carótida externa
- Nervo hipoglosso (NC XII)
- Gânglio cervical superior
- Nervo laríngeo superior
- Veia jugular interna (cortada)
- Nervo vago (NC X)
- Artéria carótida comum
- Tronco simpático
- Gânglio cervical médio
- Nervo laríngeo recorrente esquerdo
- Gânglio cervical inferior
- Músculo digástrico, ventre posterior
- Músculo estilofaríngeo
- Rafe da faringe
- Músculos constritores médios da faringe
- Corno maior do hióide
- Plexo faríngeo contendo contribuições:
  - do nervo vago
  - do nervo glossofaríngeo
  - das fibras simpáticas
- Músculos constritores inferiores da faringe: Parte cricofaríngea
- Glândula tireóidea
- Artéria tireóidea inferior (cortada)
- Nervo laríngeo recorrente direito
- Esôfago

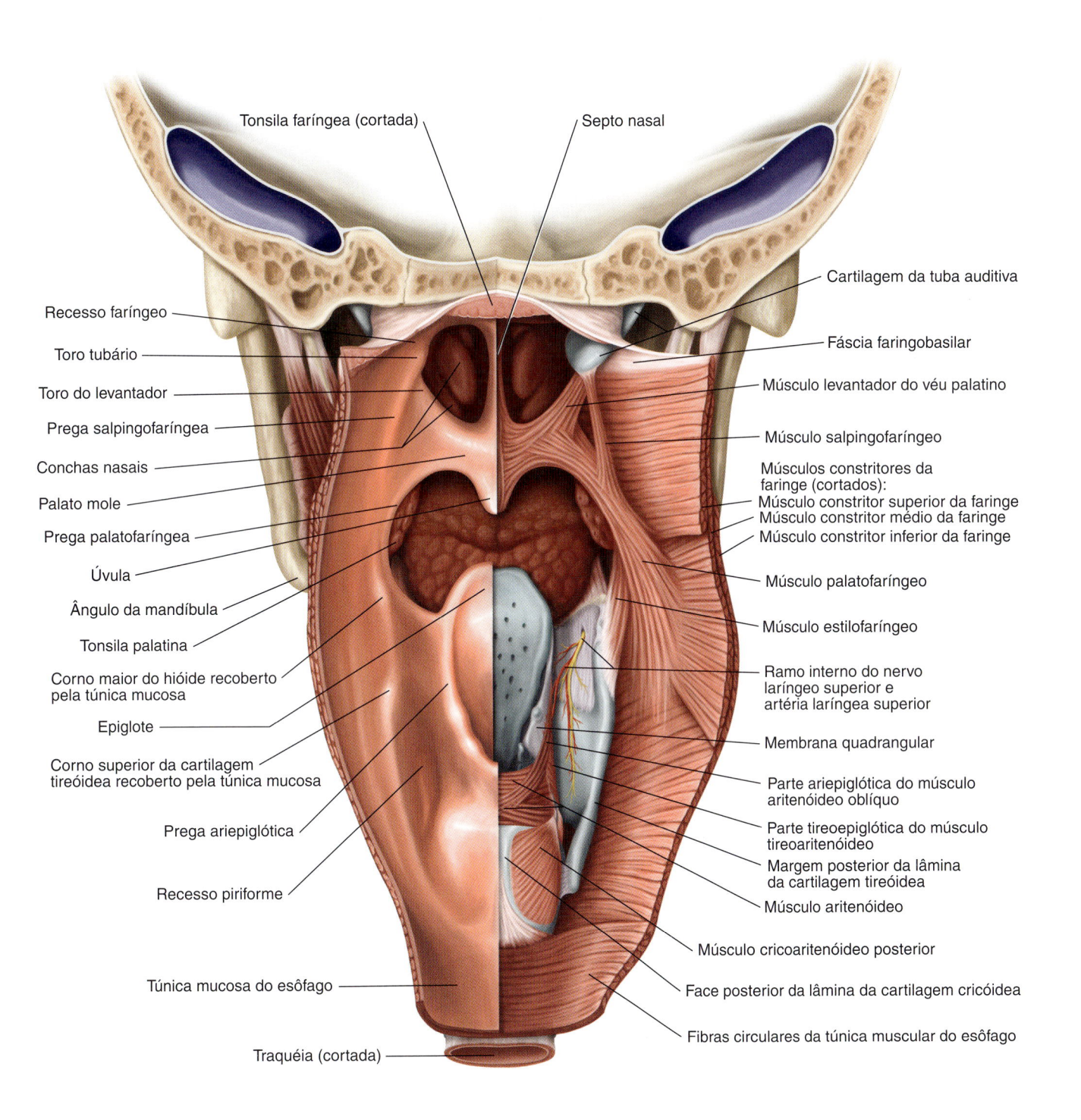

Interior da Faringe, Vista Posterior — LÂMINA 7-22

- Tonsila faríngea (cortada)
- Septo nasal
- Cartilagem da tuba auditiva
- Recesso faríngeo
- Toro tubário
- Toro do levantador
- Prega salpingofaríngea
- Conchas nasais
- Palato mole
- Prega palatofaríngea
- Úvula
- Ângulo da mandíbula
- Tonsila palatina
- Corno maior do hióide recoberto pela túnica mucosa
- Epiglote
- Corno superior da cartilagem tireóidea recoberto pela túnica mucosa
- Prega ariepiglótica
- Recesso piriforme
- Túnica mucosa do esôfago
- Traquéia (cortada)
- Fáscia faringobasilar
- Músculo levantador do véu palatino
- Músculo salpingofaríngeo
- Músculos constritores da faringe (cortados):
  - Músculo constritor superior da faringe
  - Músculo constritor médio da faringe
  - Músculo constritor inferior da faringe
- Músculo palatofaríngeo
- Músculo estilofaríngeo
- Ramo interno do nervo laríngeo superior e artéria laríngea superior
- Membrana quadrangular
- Parte ariepiglótica do músculo aritenóideo oblíquo
- Parte tireoepiglótica do músculo tireoaritenóideo
- Margem posterior da lâmina da cartilagem tireóidea
- Músculo aritenóideo
- Músculo cricoaritenóideo posterior
- Face posterior da lâmina da cartilagem cricóidea
- Fibras circulares da túnica muscular do esôfago

Capítulo 7
Atlas de Anatomia Humana — PÁGINA 315

LÂMINA 7-23 — Interior da Faringe, Vista Medial

A. Regiões

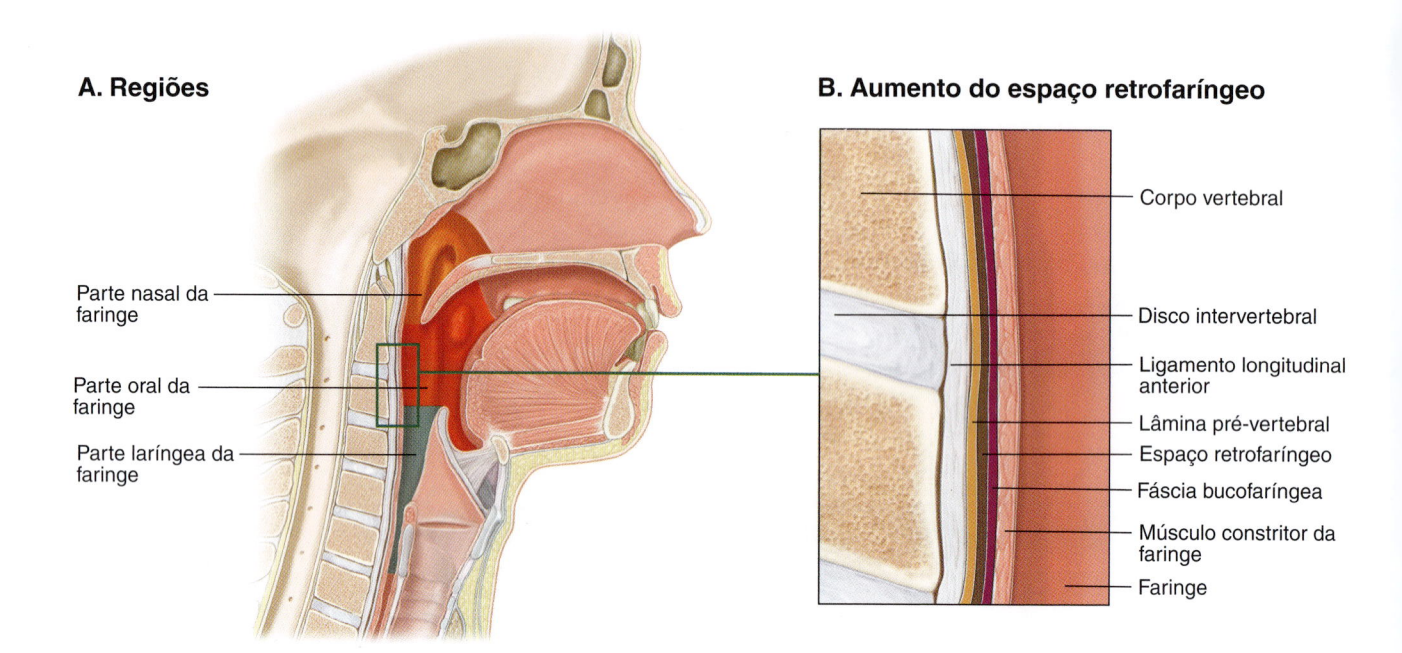

- Parte nasal da faringe
- Parte oral da faringe
- Parte laríngea da faringe

B. Aumento do espaço retrofaríngeo

- Corpo vertebral
- Disco intervertebral
- Ligamento longitudinal anterior
- Lâmina pré-vertebral
- Espaço retrofaríngeo
- Fáscia bucofaríngea
- Músculo constritor da faringe
- Faringe

C. Características da túnica mucosa

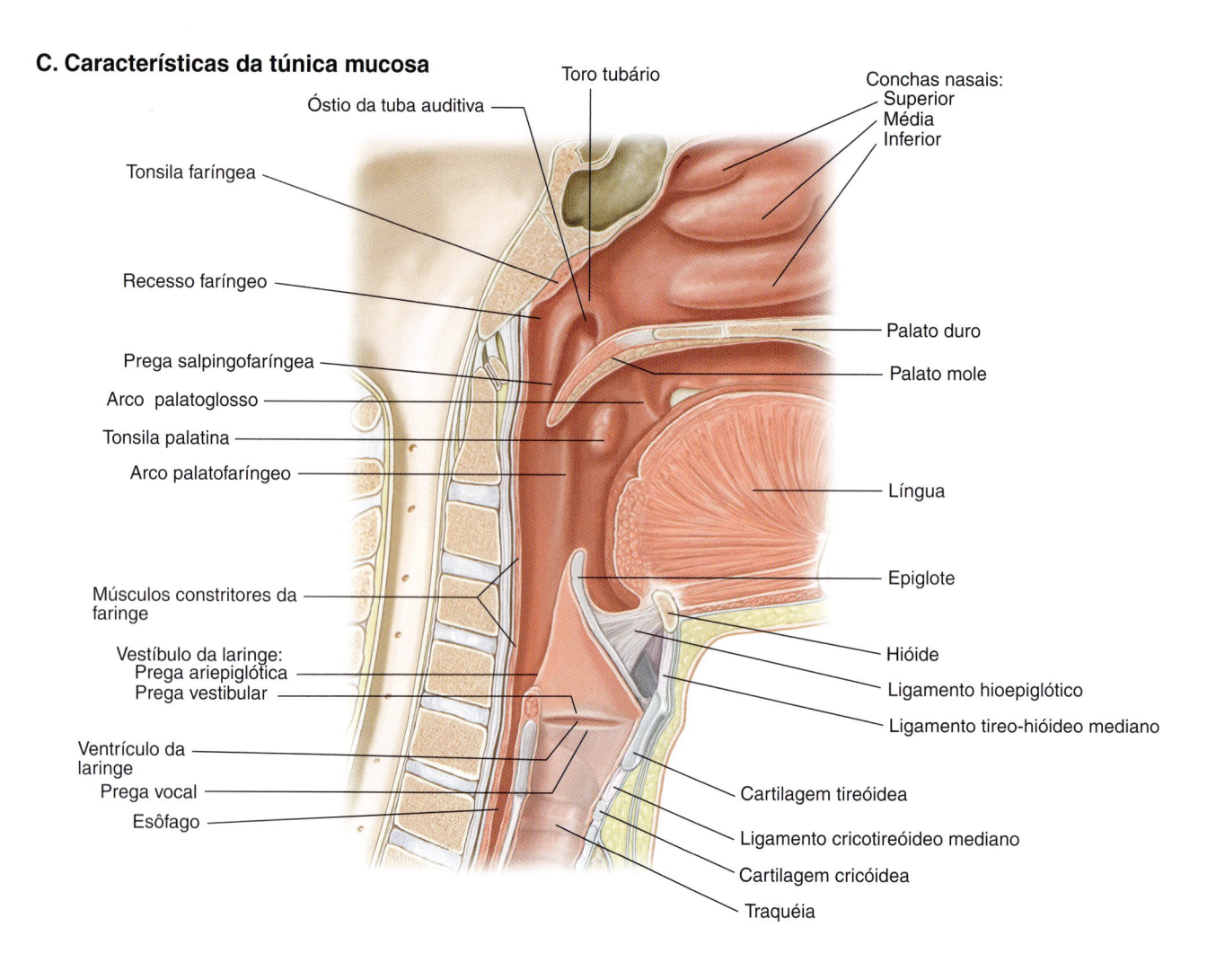

- Toro tubário
- Óstio da tuba auditiva
- Tonsila faríngea
- Recesso faríngeo
- Prega salpingofaríngea
- Arco palatoglosso
- Tonsila palatina
- Arco palatofaríngeo
- Músculos constritores da faringe
- Vestíbulo da laringe:
  - Prega ariepiglótica
  - Prega vestibular
- Ventrículo da laringe
- Prega vocal
- Esôfago
- Conchas nasais: Superior, Média, Inferior
- Palato duro
- Palato mole
- Língua
- Epiglote
- Hióide
- Ligamento hioepiglótico
- Ligamento tireo-hióideo mediano
- Cartilagem tireóidea
- Ligamento cricotireóideo mediano
- Cartilagem cricóidea
- Traquéia

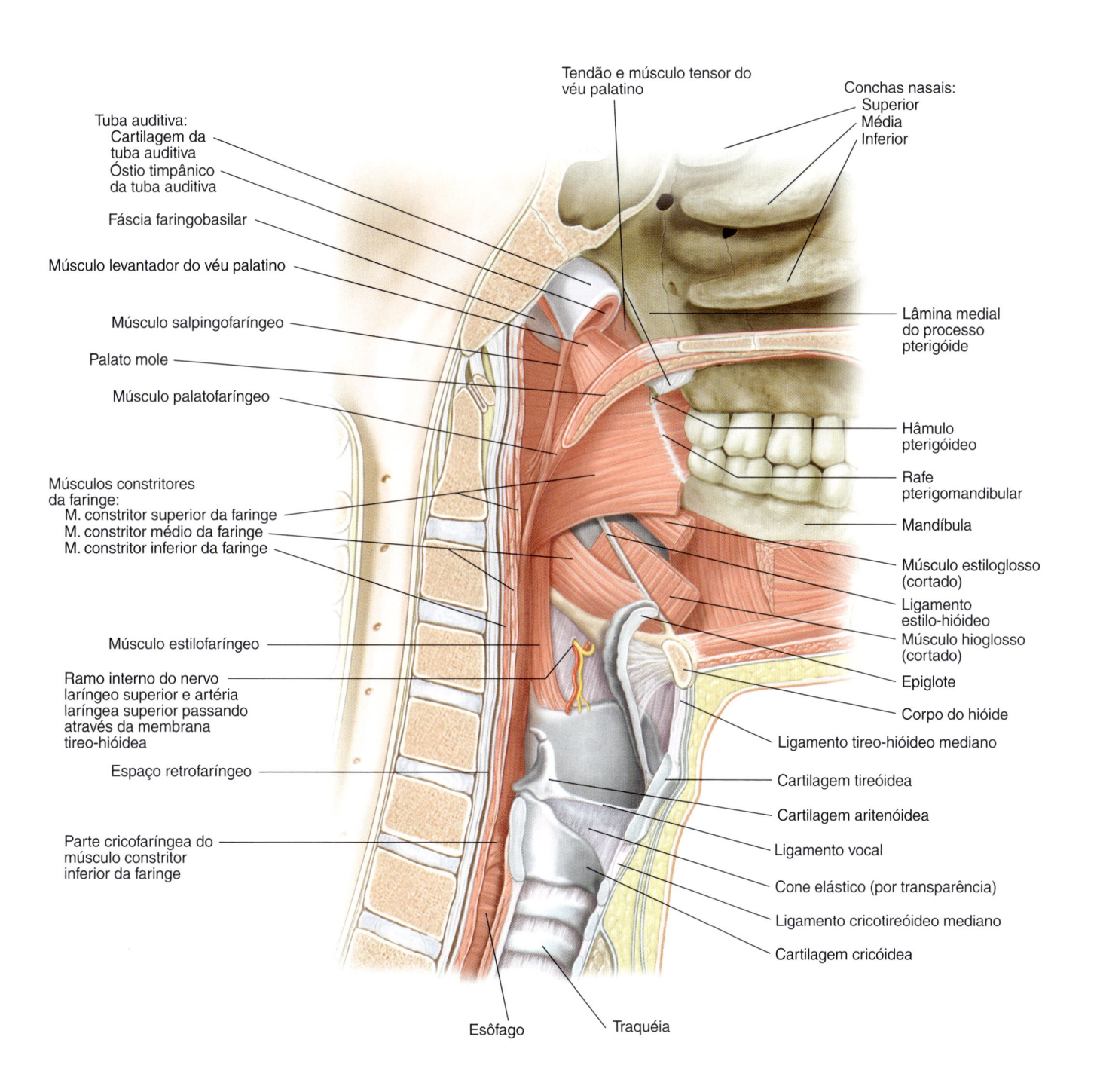

Interior da Faringe, Dissecação Profunda

LÂMINA 7-24

- Tuba auditiva:
  - Cartilagem da tuba auditiva
  - Óstio timpânico da tuba auditiva
- Fáscia faringobasilar
- Músculo levantador do véu palatino
- Músculo salpingofaríngeo
- Palato mole
- Músculo palatofaríngeo
- Músculos constritores da faringe:
  - M. constritor superior da faringe
  - M. constritor médio da faringe
  - M. constritor inferior da faringe
- Músculo estilofaríngeo
- Ramo interno do nervo laríngeo superior e artéria laríngea superior passando através da membrana tireo-hióidea
- Espaço retrofaríngeo
- Parte cricofaríngea do músculo constritor inferior da faringe
- Esôfago
- Tendão e músculo tensor do véu palatino
- Conchas nasais:
  - Superior
  - Média
  - Inferior
- Lâmina medial do processo pterigóide
- Hâmulo pterigóideo
- Rafe pterigomandibular
- Mandíbula
- Músculo estiloglosso (cortado)
- Ligamento estilo-hióideo
- Músculo hioglosso (cortado)
- Epiglote
- Corpo do hióide
- Ligamento tireo-hióideo mediano
- Cartilagem tireóidea
- Cartilagem aritenóidea
- Ligamento vocal
- Cone elástico (por transparência)
- Ligamento cricotireóideo mediano
- Cartilagem cricóidea
- Traquéia

Capítulo 7
Atlas de Anatomia Humana | PÁGINA 317

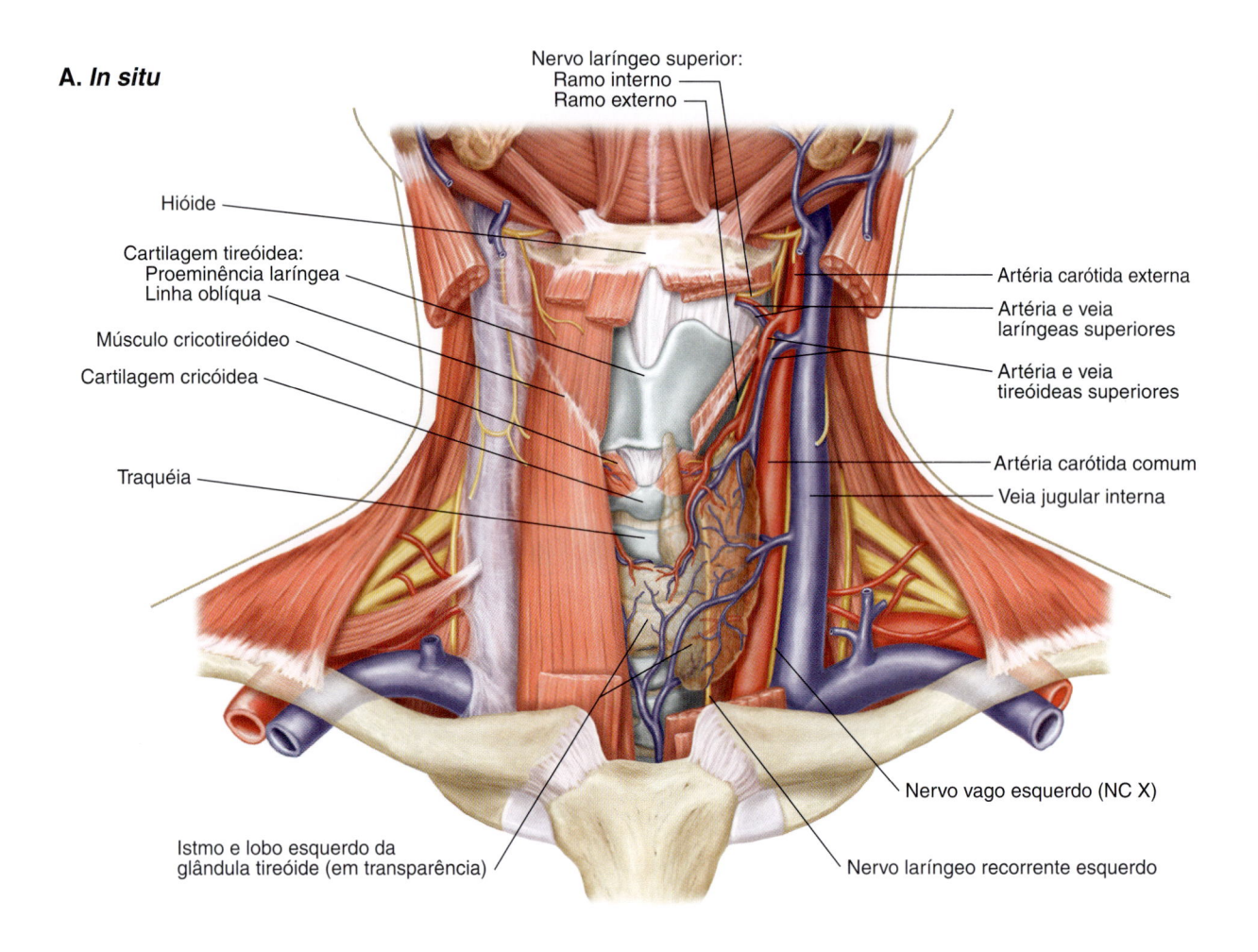

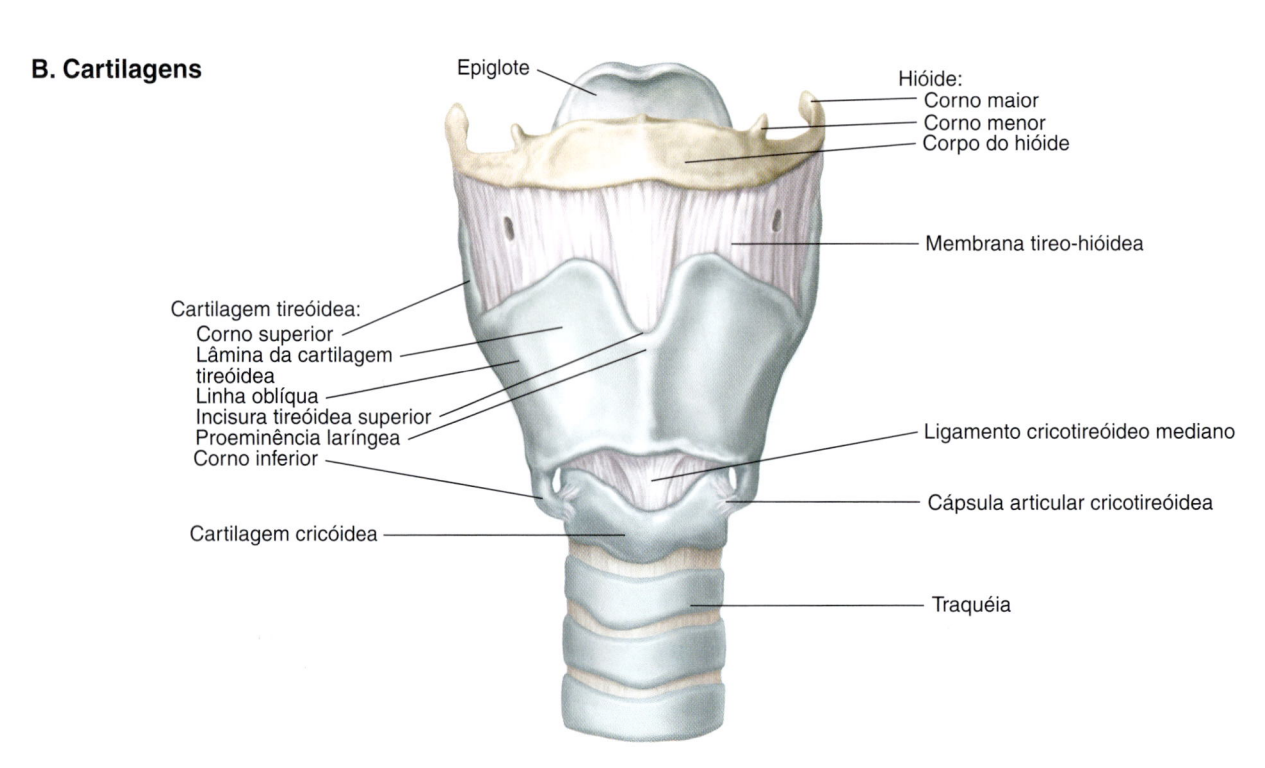

LÂMINA 7-25 — Laringe, Vista Anterior

A. *In situ*

- Nervo laríngeo superior:
  - Ramo interno
  - Ramo externo
- Hióide
- Cartilagem tireóidea:
  - Proeminência laríngea
  - Linha oblíqua
- Músculo cricotireóideo
- Cartilagem cricóidea
- Traquéia
- Artéria carótida externa
- Artéria e veia laríngeas superiores
- Artéria e veia tireóideas superiores
- Artéria carótida comum
- Veia jugular interna
- Nervo vago esquerdo (NC X)
- Nervo laríngeo recorrente esquerdo
- Istmo e lobo esquerdo da glândula tireóide (em transparência)

B. Cartilagens

- Epiglote
- Hióide:
  - Corno maior
  - Corno menor
  - Corpo do hióide
- Membrana tireo-hióidea
- Cartilagem tireóidea:
  - Corno superior
  - Lâmina da cartilagem tireóidea
  - Linha oblíqua
  - Incisura tireóidea superior
  - Proeminência laríngea
  - Corno inferior
- Cartilagem cricóidea
- Ligamento cricotireóideo mediano
- Cápsula articular cricotireóidea
- Traquéia

Laringe, Vista Lateral — LÂMINA 7-26

A. Cartilagens

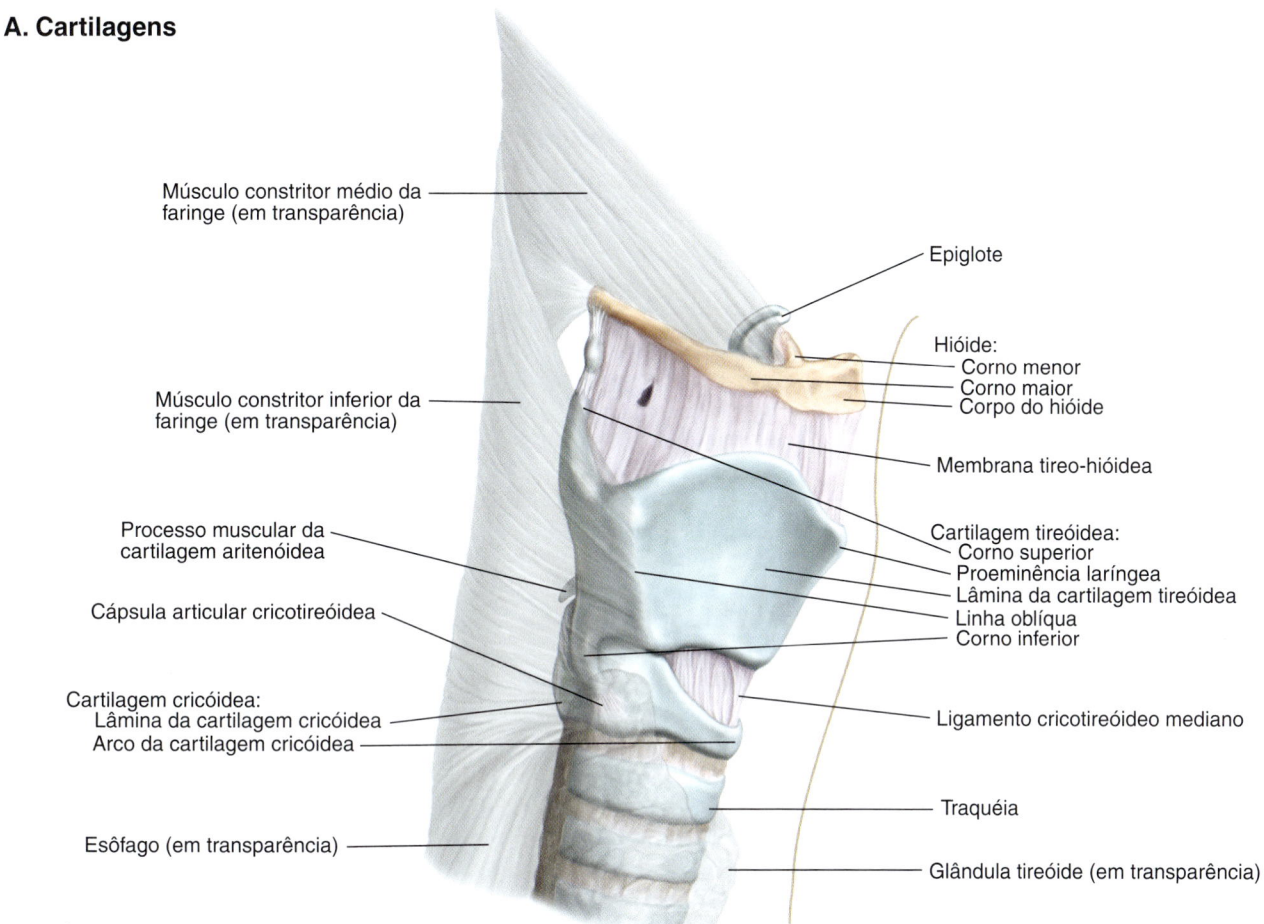

- Músculo constritor médio da faringe (em transparência)
- Músculo constritor inferior da faringe (em transparência)
- Processo muscular da cartilagem aritenóidea
- Cápsula articular cricotireóidea
- Cartilagem cricóidea:
  - Lâmina da cartilagem cricóidea
  - Arco da cartilagem cricóidea
- Esôfago (em transparência)
- Epiglote
- Hióide:
  - Corno menor
  - Corno maior
  - Corpo do hióide
- Membrana tireo-hióidea
- Cartilagem tireóidea:
  - Corno superior
  - Proeminência laríngea
  - Lâmina da cartilagem tireóidea
  - Linha oblíqua
  - Corno inferior
- Ligamento cricotireóideo mediano
- Traquéia
- Glândula tireóide (em transparência)

B. Músculos, vista externa

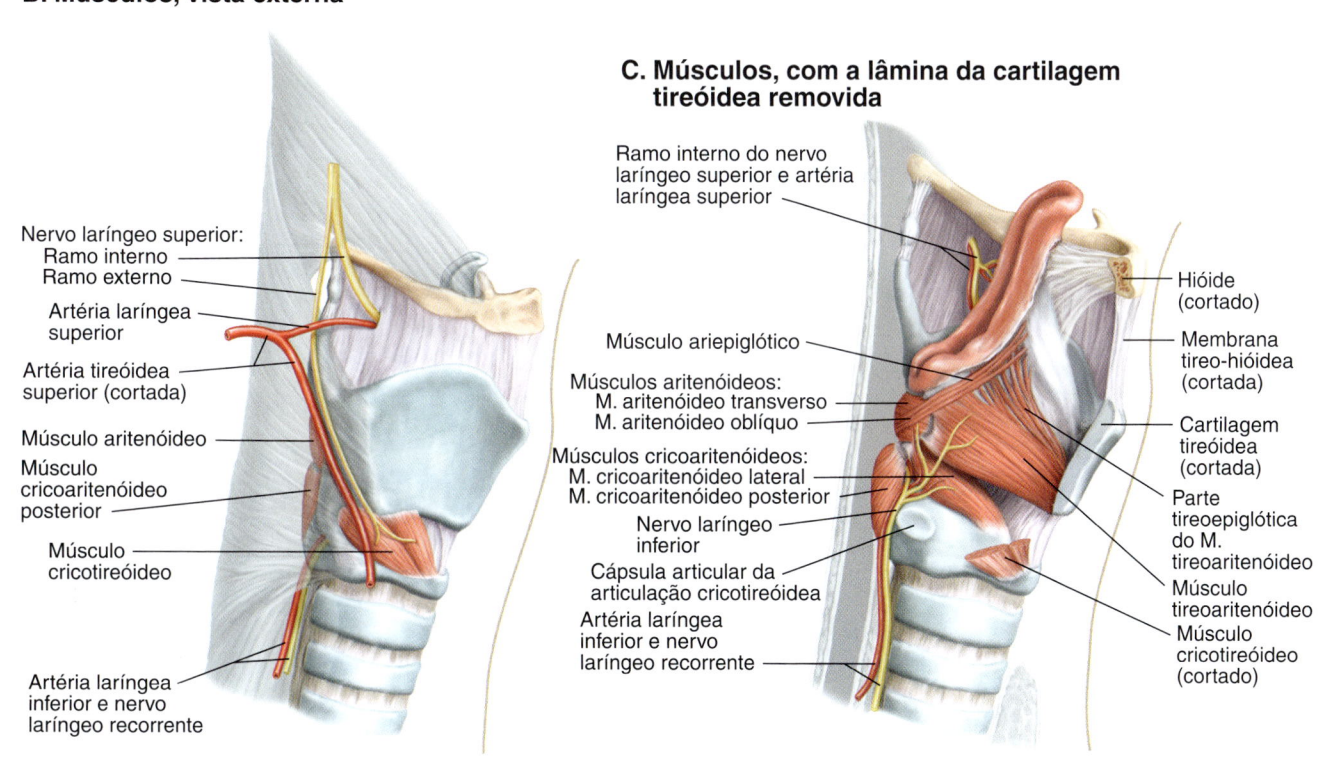

- Nervo laríngeo superior:
  - Ramo interno
  - Ramo externo
- Artéria laríngea superior
- Artéria tireóidea superior (cortada)
- Músculo aritenóideo
- Músculo cricoaritenóideo posterior
- Músculo cricotireóideo
- Artéria laríngea inferior e nervo laríngeo recorrente

C. Músculos, com a lâmina da cartilagem tireóidea removida

- Ramo interno do nervo laríngeo superior e artéria laríngea superior
- Músculo ariepiglótico
- Músculos aritenóideos:
  - M. aritenóideo transverso
  - M. aritenóideo oblíquo
- Músculos cricoaritenóideos:
  - M. cricoaritenóideo lateral
  - M. cricoaritenóideo posterior
- Nervo laríngeo inferior
- Cápsula articular da articulação cricotireóidea
- Artéria laríngea inferior e nervo laríngeo recorrente
- Hióide (cortado)
- Membrana tireo-hióidea (cortada)
- Cartilagem tireóidea (cortada)
- Parte tireoepiglótica do M. tireoaritenóideo
- Músculo tireoaritenóideo
- Músculo cricotireóideo (cortado)

Capítulo 7
Atlas de Anatomia Humana

LÂMINA 7-27 Laringe, Corte Sagital

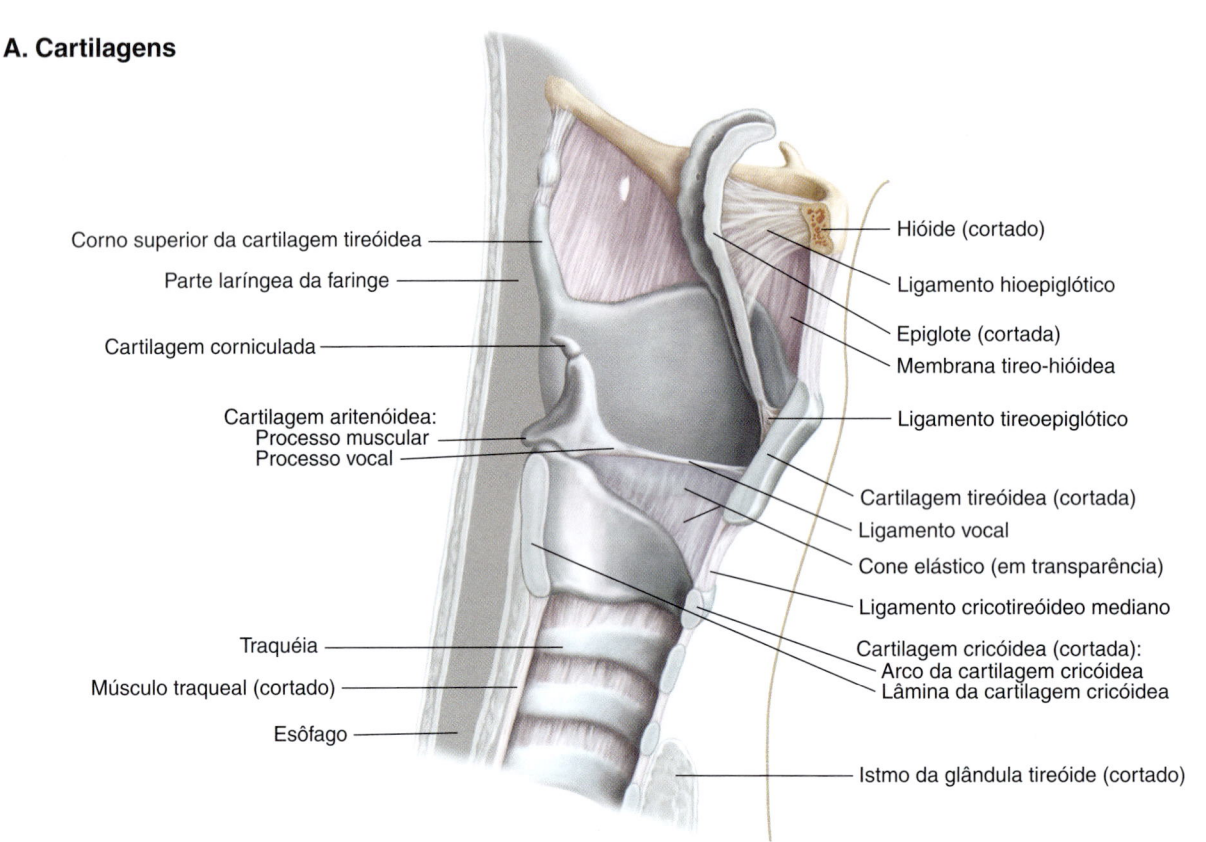

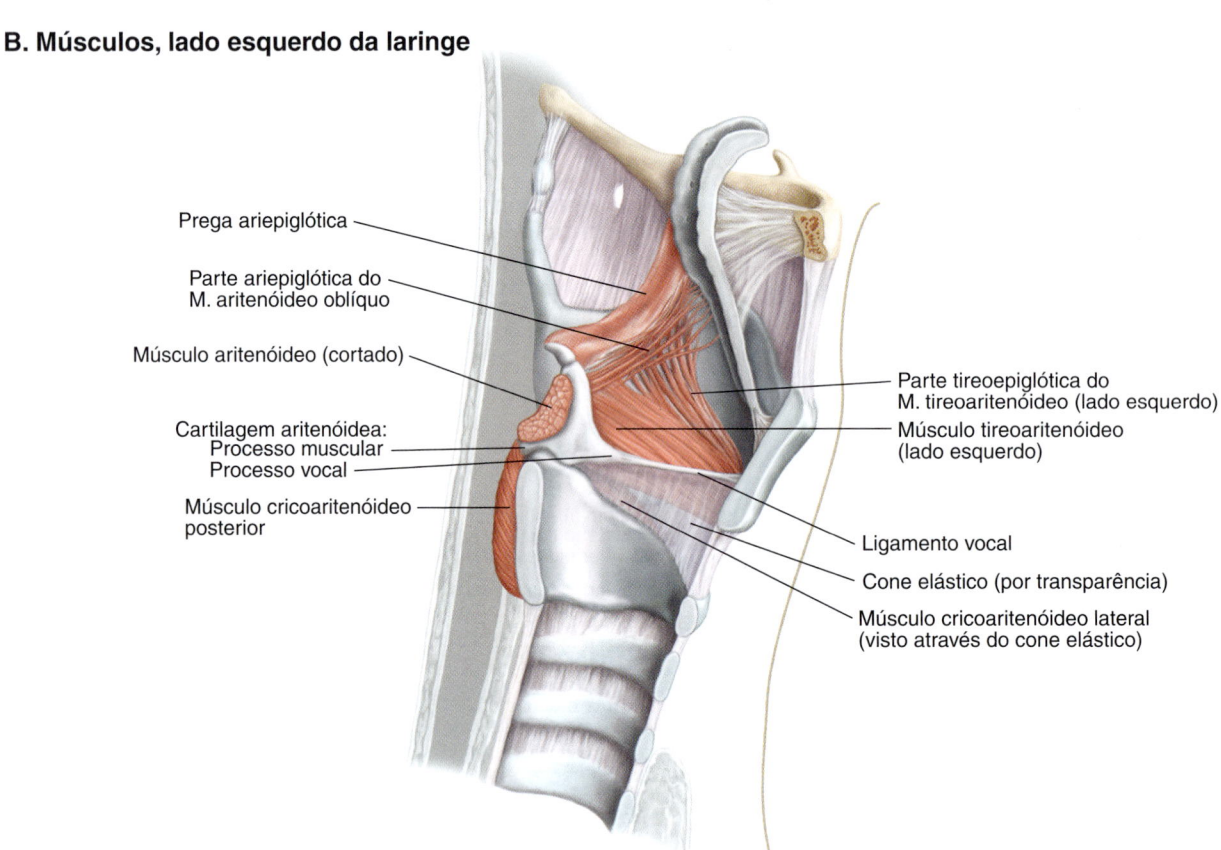

A. Cartilagens

- Corno superior da cartilagem tireóidea
- Parte laríngea da faringe
- Cartilagem corniculada
- Cartilagem aritenóidea:
  - Processo muscular
  - Processo vocal
- Traquéia
- Músculo traqueal (cortado)
- Esôfago

- Hióide (cortado)
- Ligamento hioepiglótico
- Epiglote (cortada)
- Membrana tireo-hióidea
- Ligamento tireoepiglótico
- Cartilagem tireóidea (cortada)
- Ligamento vocal
- Cone elástico (em transparência)
- Ligamento cricotireóideo mediano
- Cartilagem cricóidea (cortada):
  - Arco da cartilagem cricóidea
  - Lâmina da cartilagem cricóidea
- Istmo da glândula tireóide (cortado)

B. Músculos, lado esquerdo da laringe

- Prega ariepiglótica
- Parte ariepiglótica do M. aritenóideo oblíquo
- Músculo aritenóideo (cortado)
- Cartilagem aritenóidea:
  - Processo muscular
  - Processo vocal
- Músculo cricoaritenóideo posterior

- Parte tireoepiglótica do M. tireoaritenóideo (lado esquerdo)
- Músculo tireoaritenóideo (lado esquerdo)
- Ligamento vocal
- Cone elástico (por transparência)
- Músculo cricoaritenóideo lateral (visto através do cone elástico)

Laringe, Vista Posterior — LÂMINA 7-28

A. Cartilagens

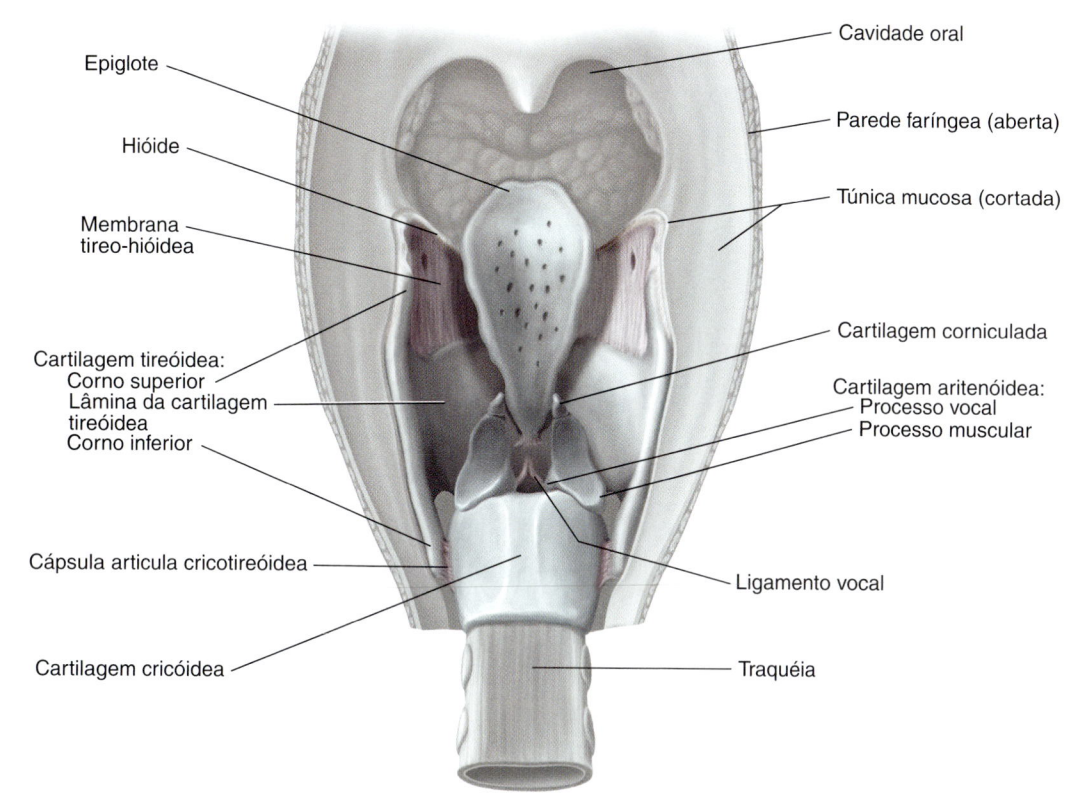

- Epiglote
- Hióide
- Membrana tireo-hióidea
- Cartilagem tireóidea:
  - Corno superior
  - Lâmina da cartilagem tireóidea
  - Corno inferior
- Cápsula articula cricotireóidea
- Cartilagem cricóidea
- Cavidade oral
- Parede faríngea (aberta)
- Túnica mucosa (cortada)
- Cartilagem corniculada
- Cartilagem aritenóidea:
  - Processo vocal
  - Processo muscular
- Ligamento vocal
- Traquéia

B. Músculos

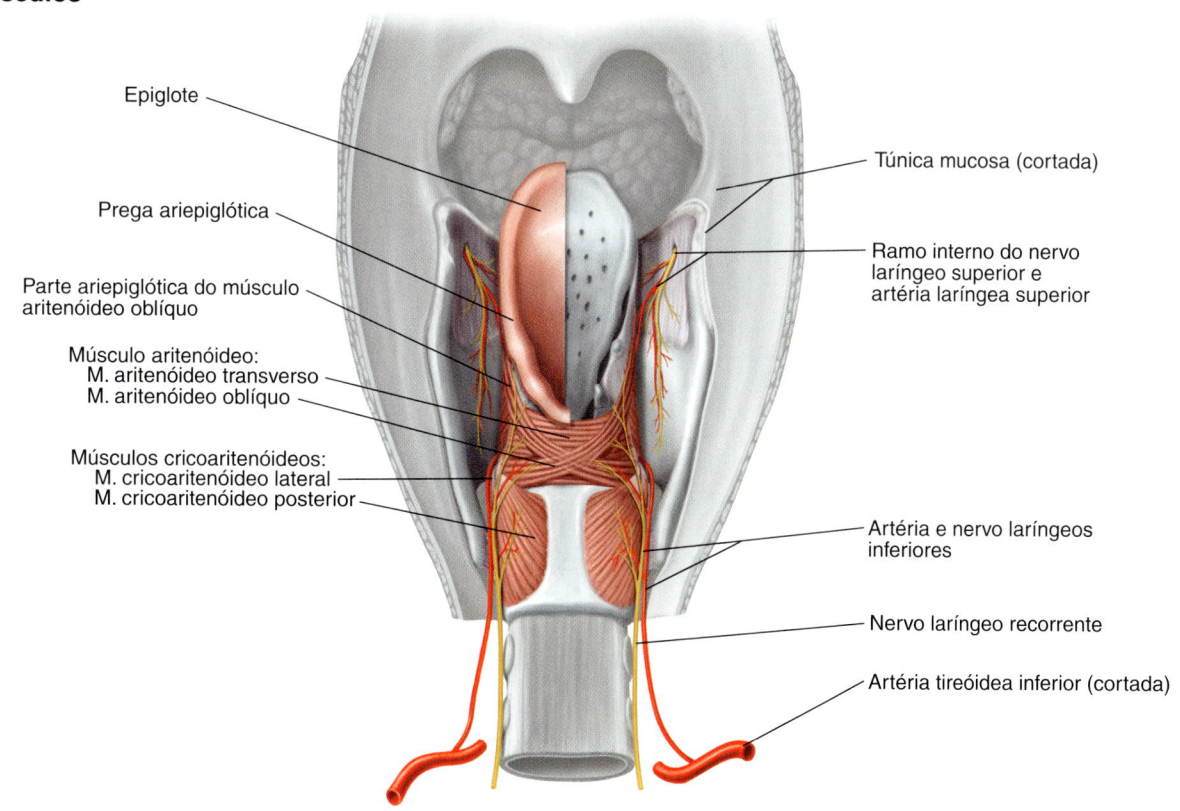

- Epiglote
- Prega ariepiglótica
- Parte ariepiglótica do músculo aritenóideo oblíquo
- Músculo aritenóideo:
  - M. aritenóideo transverso
  - M. aritenóideo oblíquo
- Músculos cricoaritenóideos:
  - M. cricoaritenóideo lateral
  - M. cricoaritenóideo posterior
- Túnica mucosa (cortada)
- Ramo interno do nervo laríngeo superior e artéria laríngea superior
- Artéria e nervo laríngeos inferiores
- Nervo laríngeo recorrente
- Artéria tireóidea inferior (cortada)

LÂMINA 7-29 — Face, Vista Anterior

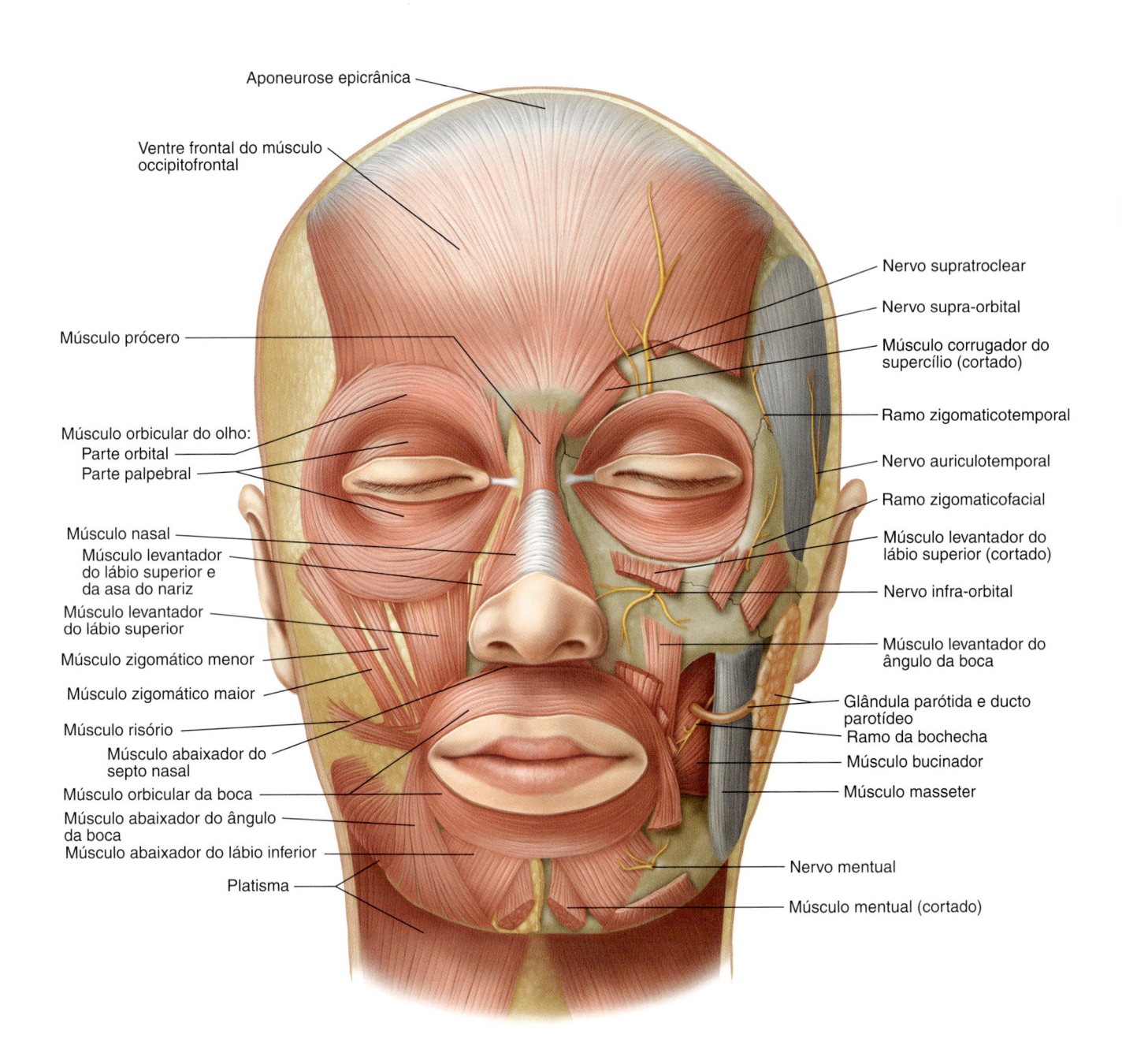

- Aponeurose epicrânica
- Ventre frontal do músculo occipitofrontal
- Músculo prócero
- Músculo orbicular do olho:
    - Parte orbital
    - Parte palpebral
- Músculo nasal
- Músculo levantador do lábio superior e da asa do nariz
- Músculo levantador do lábio superior
- Músculo zigomático menor
- Músculo zigomático maior
- Músculo risório
- Músculo abaixador do septo nasal
- Músculo orbicular da boca
- Músculo abaixador do ângulo da boca
- Músculo abaixador do lábio inferior
- Platisma
- Nervo supratroclear
- Nervo supra-orbital
- Músculo corrugador do supercílio (cortado)
- Ramo zigomaticotemporal
- Nervo auriculotemporal
- Ramo zigomaticofacial
- Músculo levantador do lábio superior (cortado)
- Nervo infra-orbital
- Músculo levantador do ângulo da boca
- Glândula parótida e ducto parotídeo
- Ramo da bochecha
- Músculo bucinador
- Músculo masseter
- Nervo mentual
- Músculo mentual (cortado)

Capítulo 7 — Atlas de Anatomia Humana

Face, Vista Lateral I — LÂMINA 7-30

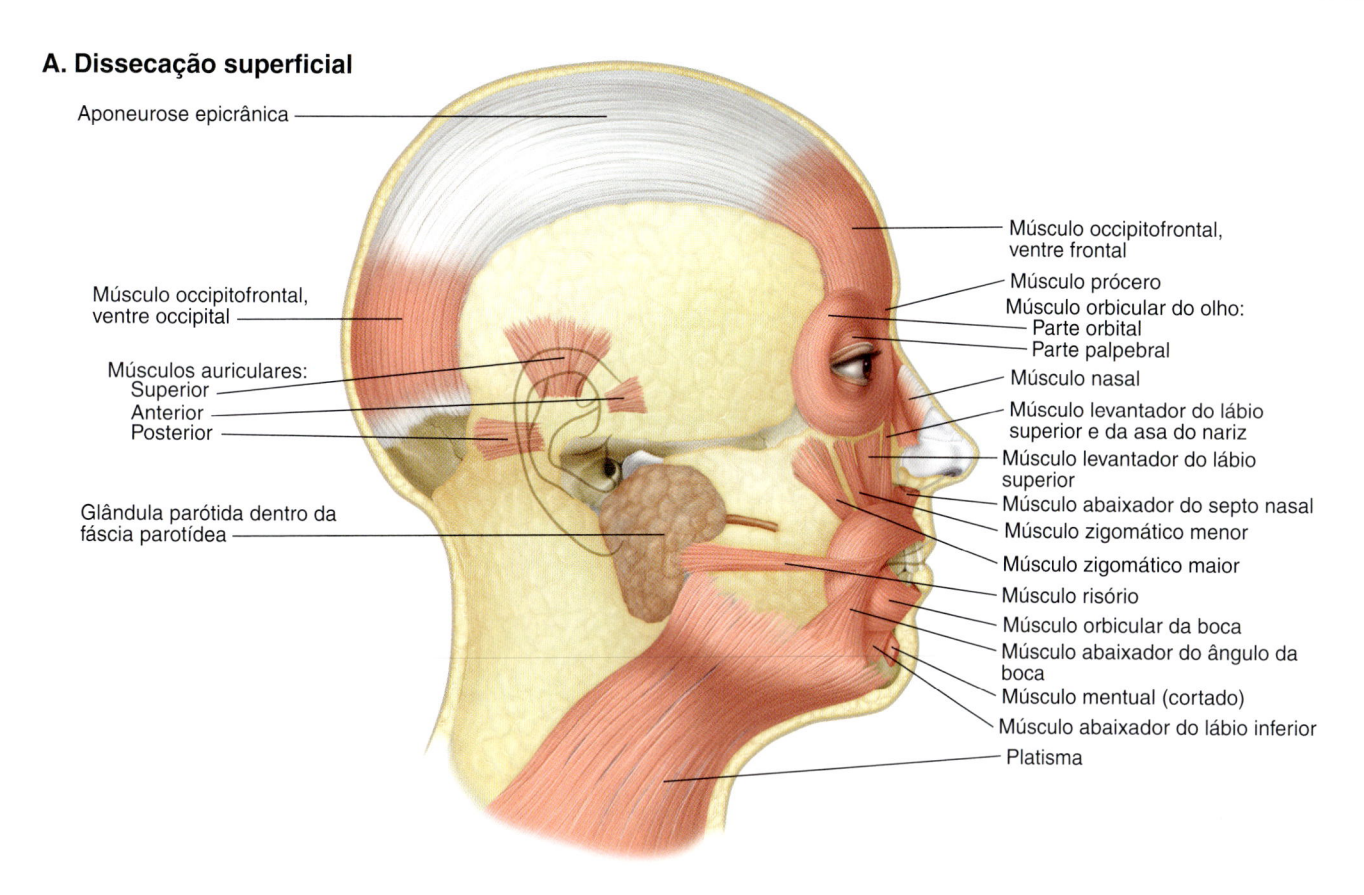

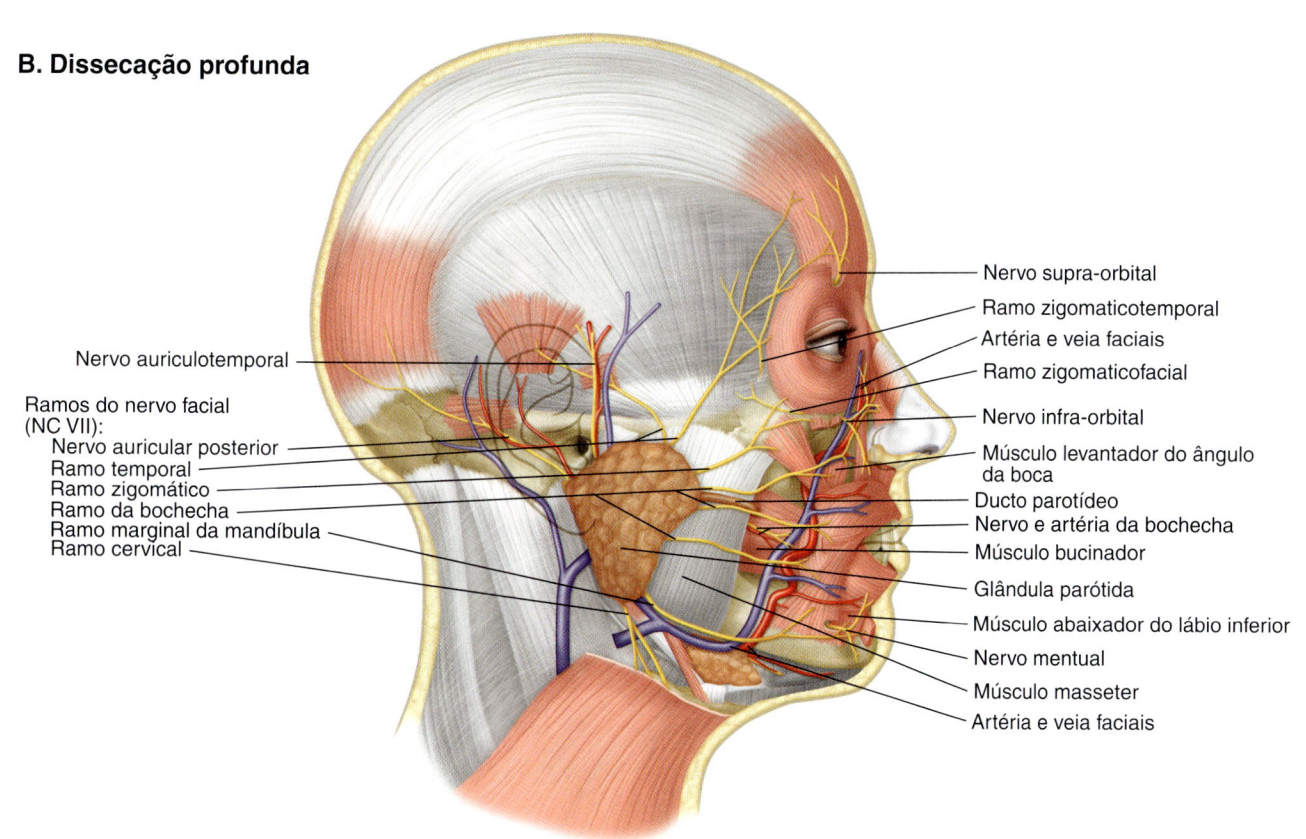

A. Dissecação superficial

- Aponeurose epicrânica
- Músculo occipitofrontal, ventre frontal
- Músculo occipitofrontal, ventre occipital
- Músculo prócero
- Músculo orbicular do olho:
  - Parte orbital
  - Parte palpebral
- Músculos auriculares:
  - Superior
  - Anterior
  - Posterior
- Músculo nasal
- Músculo levantador do lábio superior e da asa do nariz
- Músculo levantador do lábio superior
- Glândula parótida dentro da fáscia parotídea
- Músculo abaixador do septo nasal
- Músculo zigomático menor
- Músculo zigomático maior
- Músculo risório
- Músculo orbicular da boca
- Músculo abaixador do ângulo da boca
- Músculo mentual (cortado)
- Músculo abaixador do lábio inferior
- Platisma

B. Dissecação profunda

- Nervo supra-orbital
- Ramo zigomaticotemporal
- Artéria e veia faciais
- Nervo auriculotemporal
- Ramo zigomaticofacial
- Ramos do nervo facial (NC VII):
  - Nervo auricular posterior
  - Ramo temporal
  - Ramo zigomático
  - Ramo da bochecha
  - Ramo marginal da mandíbula
  - Ramo cervical
- Nervo infra-orbital
- Músculo levantador do ângulo da boca
- Ducto parotídeo
- Nervo e artéria da bochecha
- Músculo bucinador
- Glândula parótida
- Músculo abaixador do lábio inferior
- Nervo mentual
- Músculo masseter
- Artéria e veia faciais

LÂMINA 7-31 — Face, Vista Lateral II

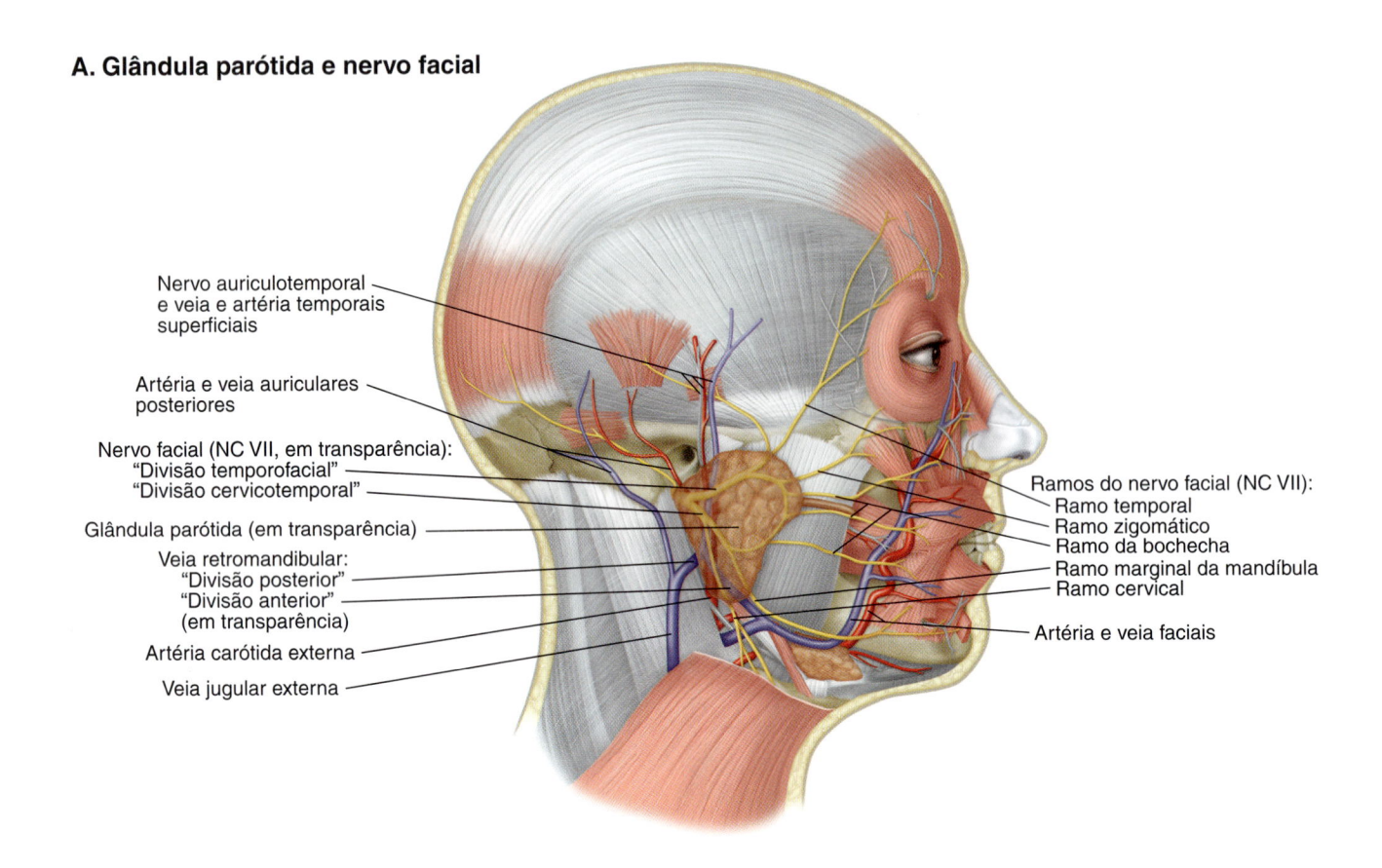

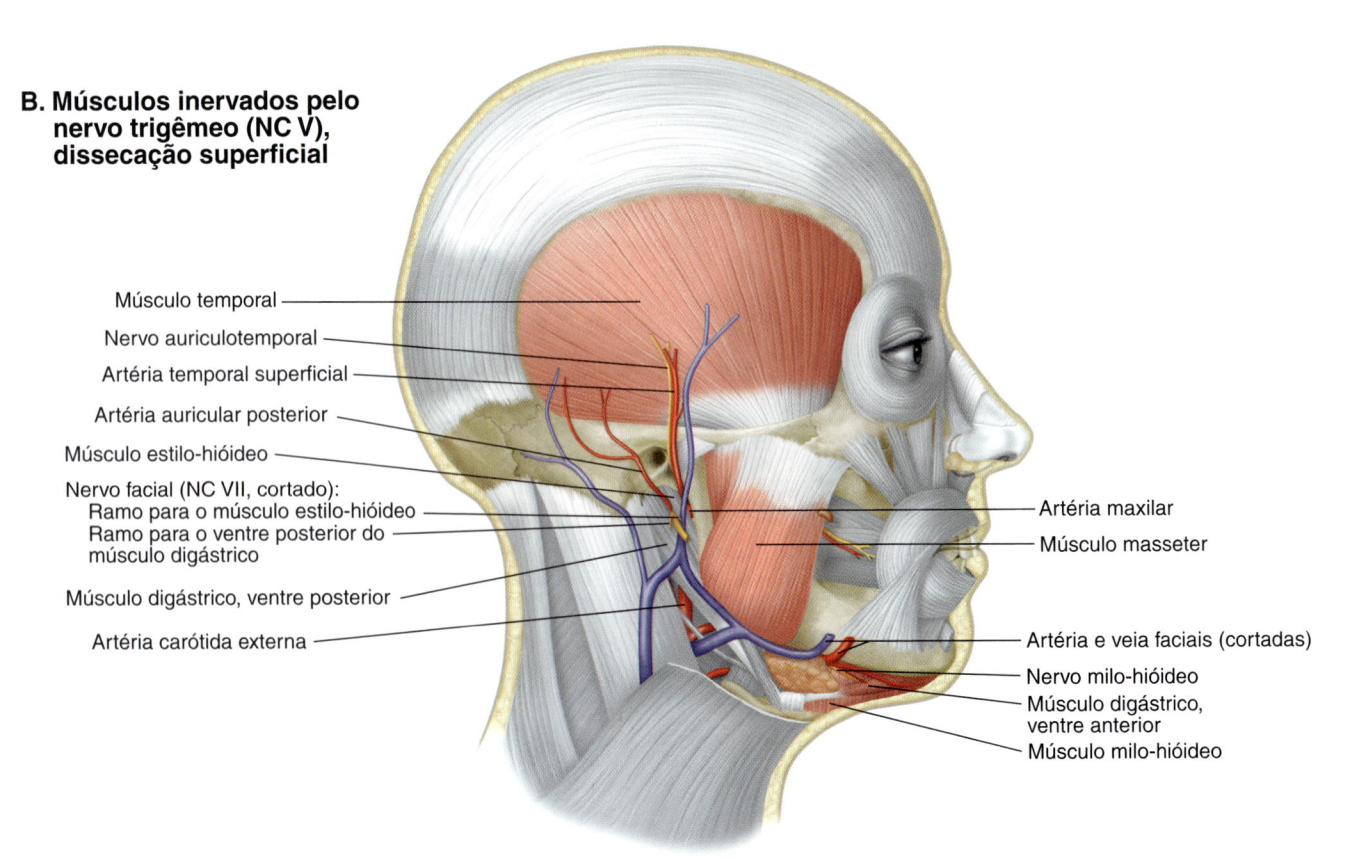

A. Glândula parótida e nervo facial

- Nervo auriculotemporal e veia e artéria temporais superficiais
- Artéria e veia auriculares posteriores
- Nervo facial (NC VII, em transparência):
  - "Divisão temporofacial"
  - "Divisão cervicotemporal"
- Glândula parótida (em transparência)
- Veia retromandibular:
  - "Divisão posterior"
  - "Divisão anterior" (em transparência)
- Artéria carótida externa
- Veia jugular externa
- Ramos do nervo facial (NC VII):
  - Ramo temporal
  - Ramo zigomático
  - Ramo da bochecha
  - Ramo marginal da mandíbula
  - Ramo cervical
- Artéria e veia faciais

B. Músculos inervados pelo nervo trigêmeo (NC V), dissecação superficial

- Músculo temporal
- Nervo auriculotemporal
- Artéria temporal superficial
- Artéria auricular posterior
- Músculo estilo-hióideo
- Nervo facial (NC VII, cortado):
  - Ramo para o músculo estilo-hióideo
  - Ramo para o ventre posterior do músculo digástrico
- Músculo digástrico, ventre posterior
- Artéria carótida externa
- Artéria maxilar
- Músculo masseter
- Artéria e veia faciais (cortadas)
- Nervo milo-hióideo
- Músculo digástrico, ventre anterior
- Músculo milo-hióideo

Capítulo 7 — Atlas de Anatomia Humana

Ossos das Regiões Temporal e Infratemporal LÂMINA 7-32

A. Fossas temporal e infratemporal

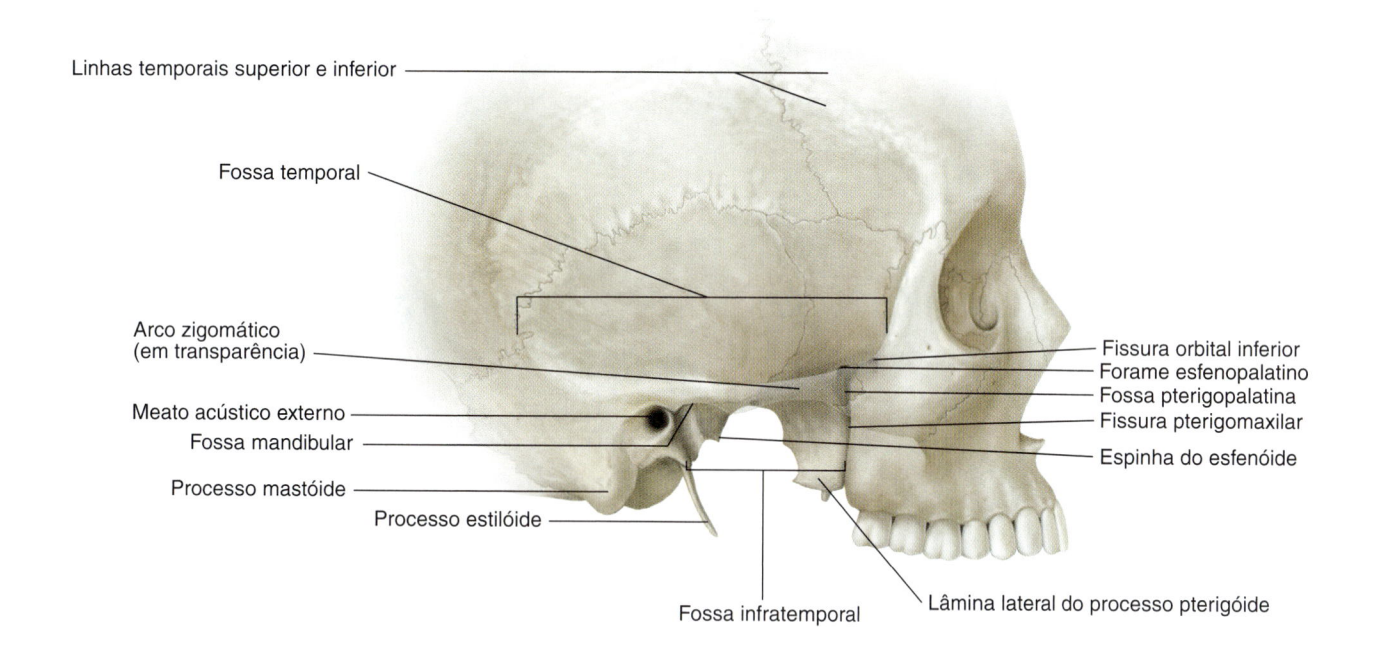

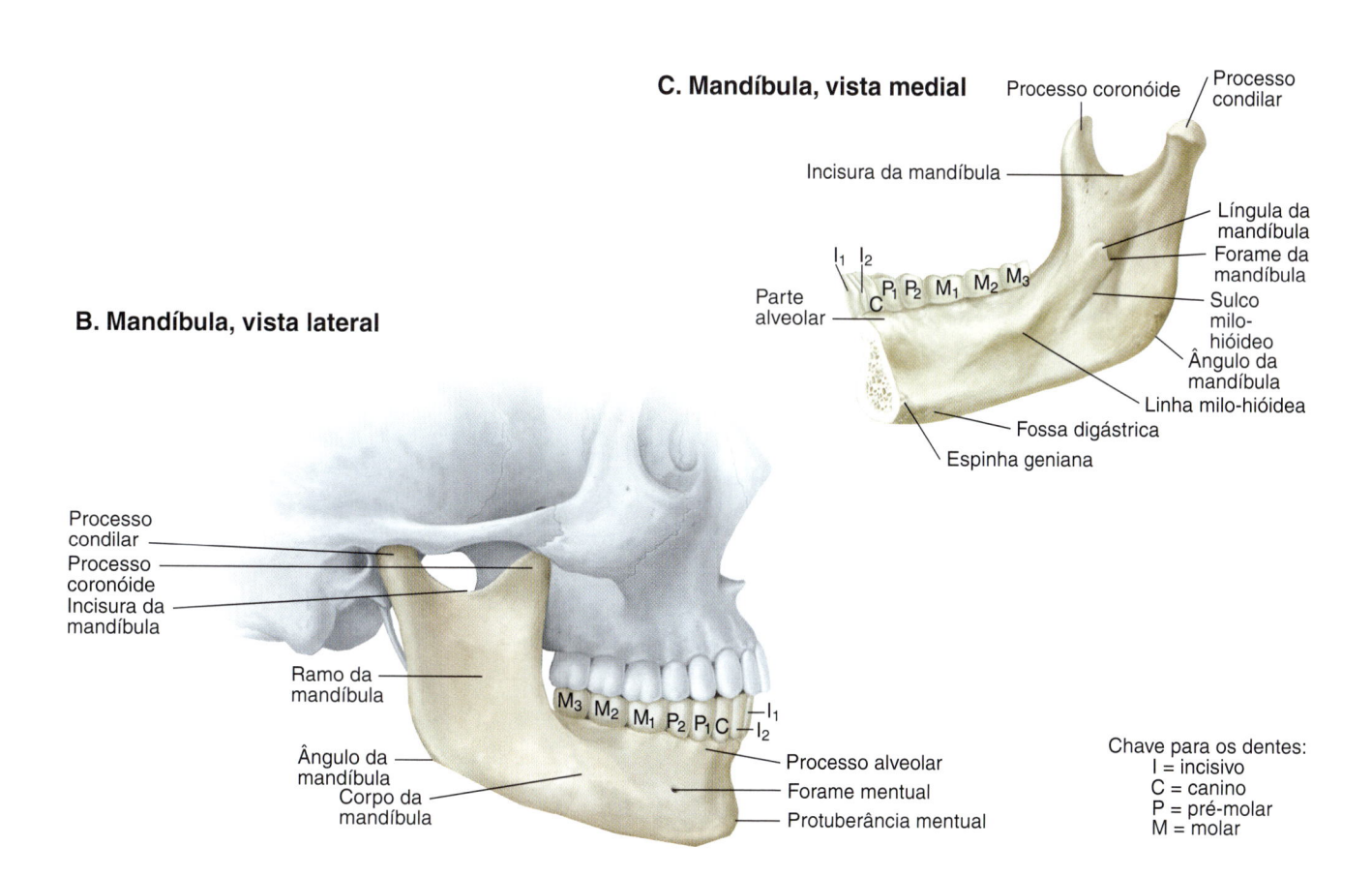

- Linhas temporais superior e inferior
- Fossa temporal
- Arco zigomático (em transparência)
- Meato acústico externo
- Fossa mandibular
- Processo mastóide
- Processo estilóide
- Fossa infratemporal
- Fissura orbital inferior
- Forame esfenopalatino
- Fossa pterigopalatina
- Fissura pterigomaxilar
- Espinha do esfenóide
- Lâmina lateral do processo pterigóide

C. Mandíbula, vista medial

- Processo coronóide
- Processo condilar
- Incisura da mandíbula
- Parte alveolar (I_1, I_2, C, P_1, P_2, M_1, M_2, M_3)
- Língula da mandíbula
- Forame da mandíbula
- Sulco milo-hióideo
- Ângulo da mandíbula
- Linha milo-hióidea
- Fossa digástrica
- Espinha geniana

B. Mandíbula, vista lateral

- Processo condilar
- Processo coronóide
- Incisura da mandíbula
- Ramo da mandíbula
- Ângulo da mandíbula
- Corpo da mandíbula
- (M_3, M_2, M_1, P_2, P_1, C, I_1, I_2)
- Processo alveolar
- Forame mental
- Protuberância mental

Chave para os dentes:
I = incisivo
C = canino
P = pré-molar
M = molar

Capítulo 7
Atlas de Anatomia Humana

LÂMINA 7-33 — Regiões Temporal e Infratemporal, Dissecação Superficial

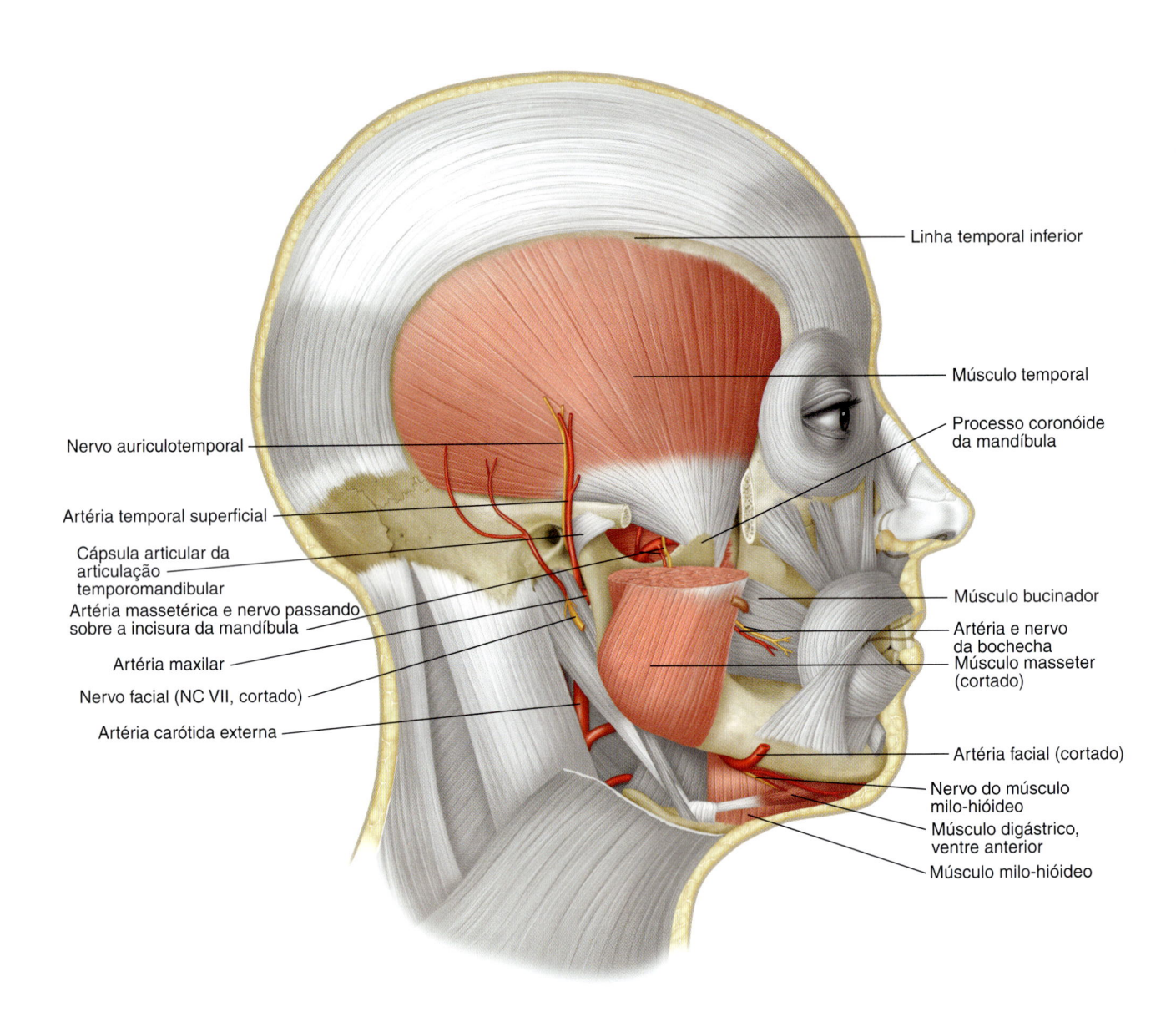

- Linha temporal inferior
- Músculo temporal
- Processo coronóide da mandíbula
- Nervo auriculotemporal
- Artéria temporal superficial
- Cápsula articular da articulação temporomandibular
- Artéria massetérica e nervo passando sobre a incisura da mandíbula
- Artéria maxilar
- Nervo facial (NC VII, cortado)
- Artéria carótida externa
- Músculo bucinador
- Artéria e nervo da bochecha
- Músculo masseter (cortado)
- Artéria facial (cortado)
- Nervo do músculo milo-hióideo
- Músculo digástrico, ventre anterior
- Músculo milo-hióideo

Capítulo 7 — Atlas de Anatomia Humana

Regiões Temporal e Infratemporal, Dissecação Profunda

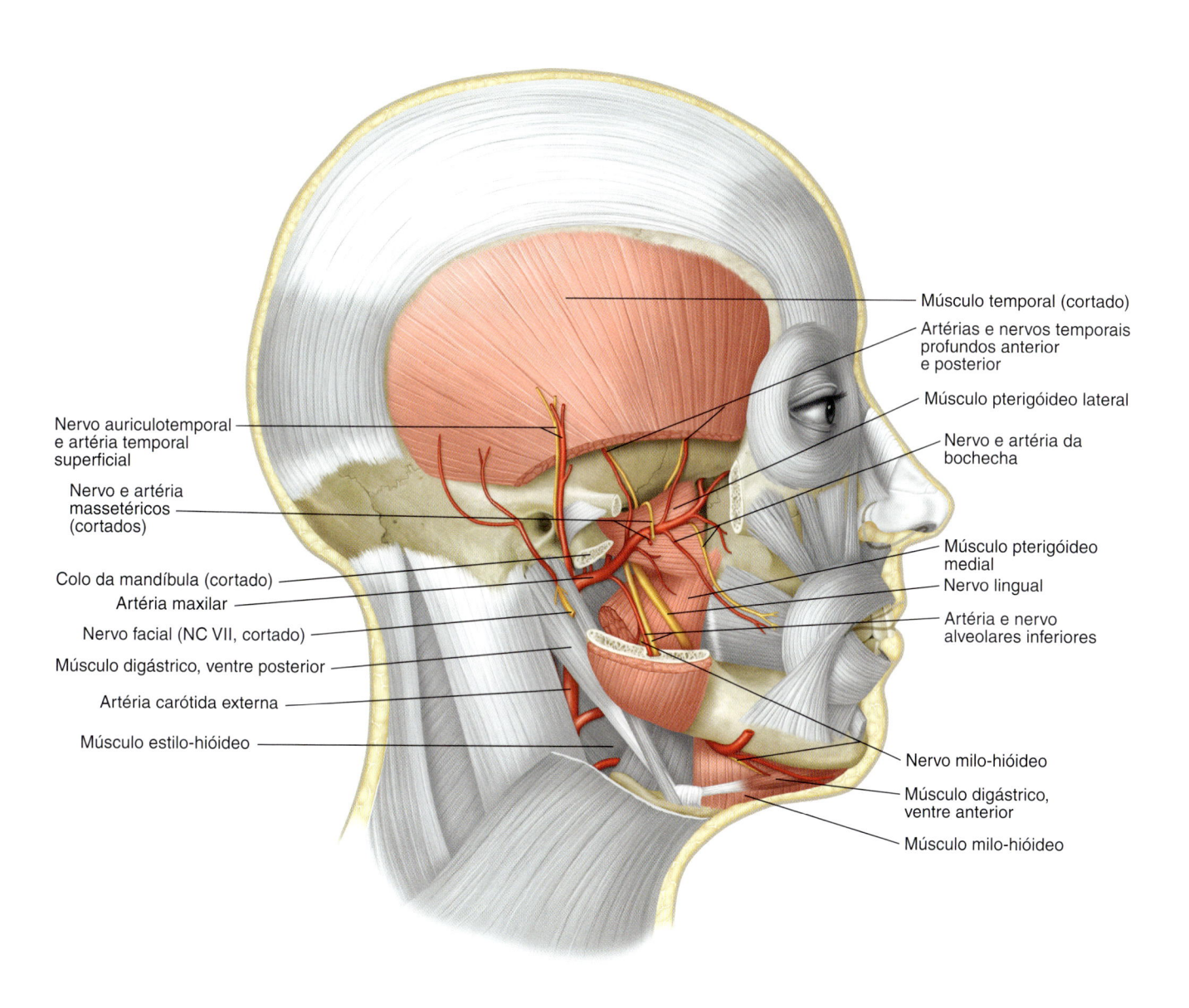

LÂMINA 7-34

- Músculo temporal (cortado)
- Artérias e nervos temporais profundos anterior e posterior
- Músculo pterigóideo lateral
- Nervo e artéria da bochecha
- Músculo pterigóideo medial
- Nervo lingual
- Artéria e nervo alveolares inferiores
- Nervo milo-hióideo
- Músculo digástrico, ventre anterior
- Músculo milo-hióideo

- Nervo auriculotemporal e artéria temporal superficial
- Nervo e artéria massetéricos (cortados)
- Colo da mandíbula (cortado)
- Artéria maxilar
- Nervo facial (NC VII, cortado)
- Músculo digástrico, ventre posterior
- Artéria carótida externa
- Músculo estilo-hióideo

Capítulo 7
Atlas de Anatomia Humana | PÁGINA 327

LÂMINA 7-35 — Artérias da Região Infratemporal

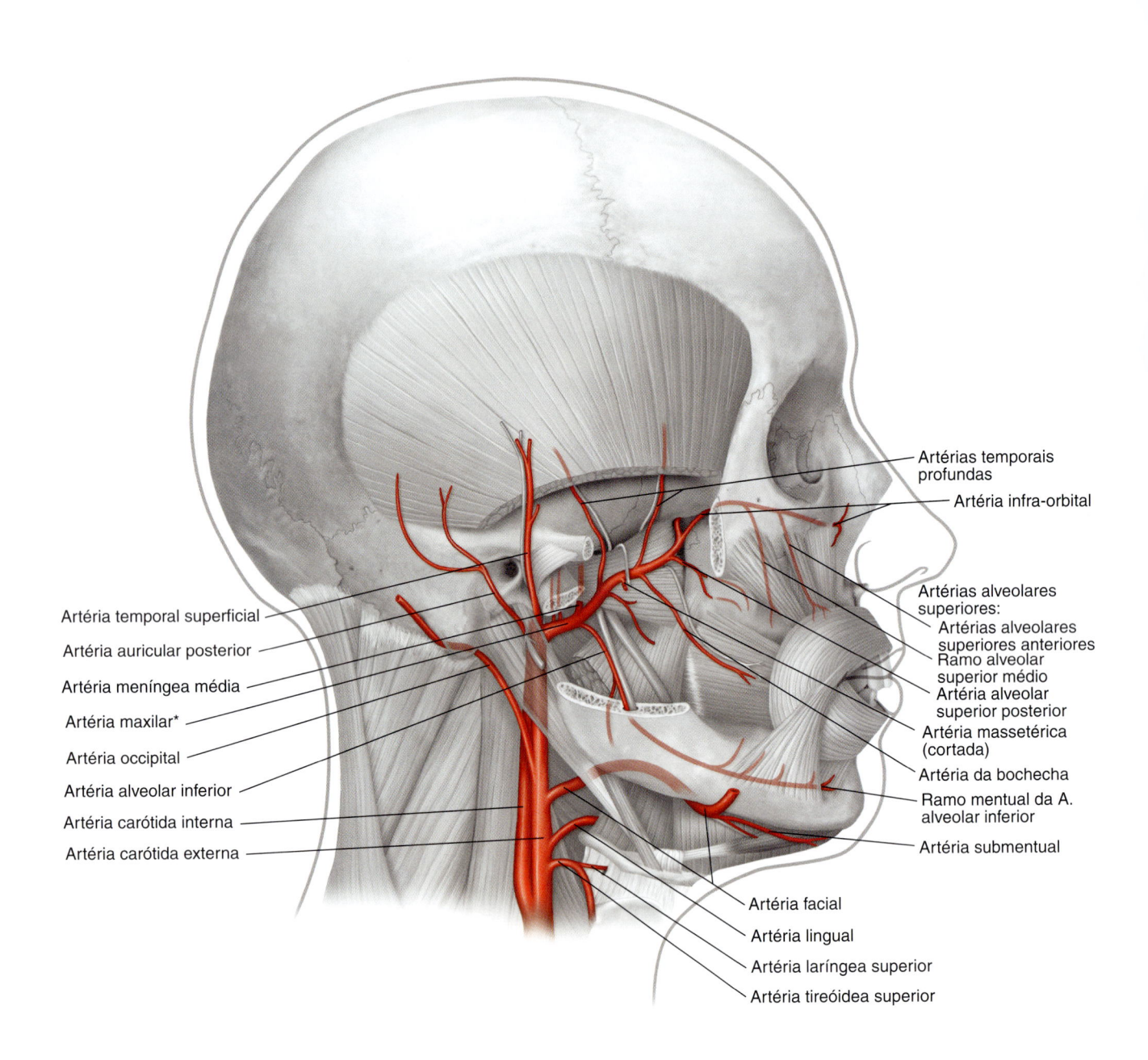

- Artérias temporais profundas
- Artéria infra-orbital
- Artérias alveolares superiores:
  - Artérias alveolares superiores anteriores
  - Ramo alveolar superior médio
  - Artéria alveolar superior posterior
- Artéria massetérica (cortada)
- Artéria da bochecha
- Ramo mentual da A. alveolar inferior
- Artéria submentual
- Artéria temporal superficial
- Artéria auricular posterior
- Artéria meníngea média
- Artéria maxilar*
- Artéria occipital
- Artéria alveolar inferior
- Artéria carótida interna
- Artéria carótida externa
- Artéria facial
- Artéria lingual
- Artéria laríngea superior
- Artéria tireóidea superior

* A A. maxilar pode passar medial (42%) ou lateral ao M. pterigóideo lateral.

Nervos da Região Infratemporal — LÂMINA 7-36

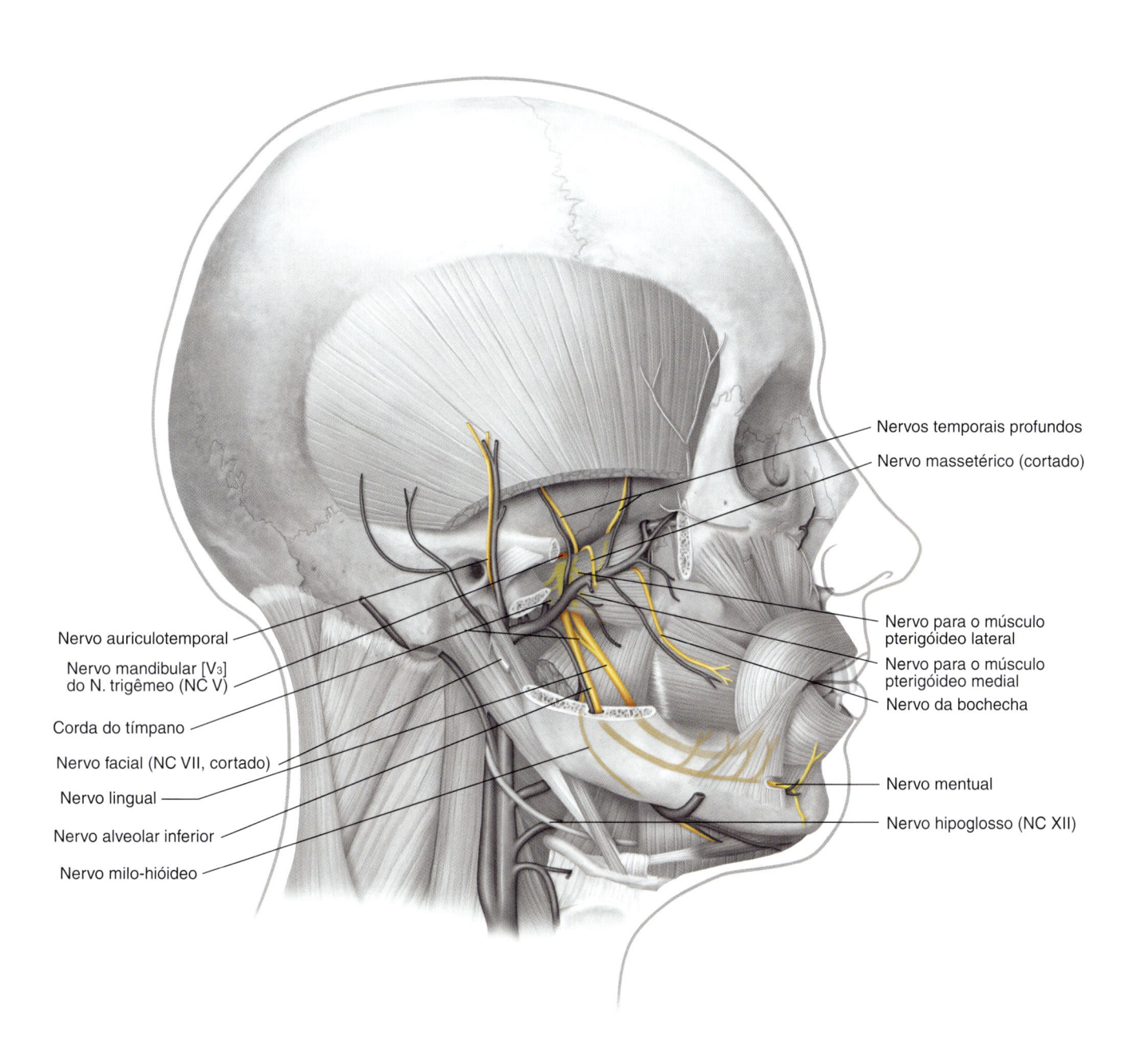

- Nervos temporais profundos
- Nervo massetérico (cortado)
- Nervo para o músculo pterigóideo lateral
- Nervo para o músculo pterigóideo medial
- Nervo da bochecha
- Nervo mentual
- Nervo hipoglosso (NC XII)
- Nervo auriculotemporal
- Nervo mandibular [V3] do N. trigêmeo (NC V)
- Corda do tímpano
- Nervo facial (NC VII, cortado)
- Nervo lingual
- Nervo alveolar inferior
- Nervo milo-hióideo

LÂMINA 7-37 — Trígono Submandibular e Região Sublingual

A. Vista lateral

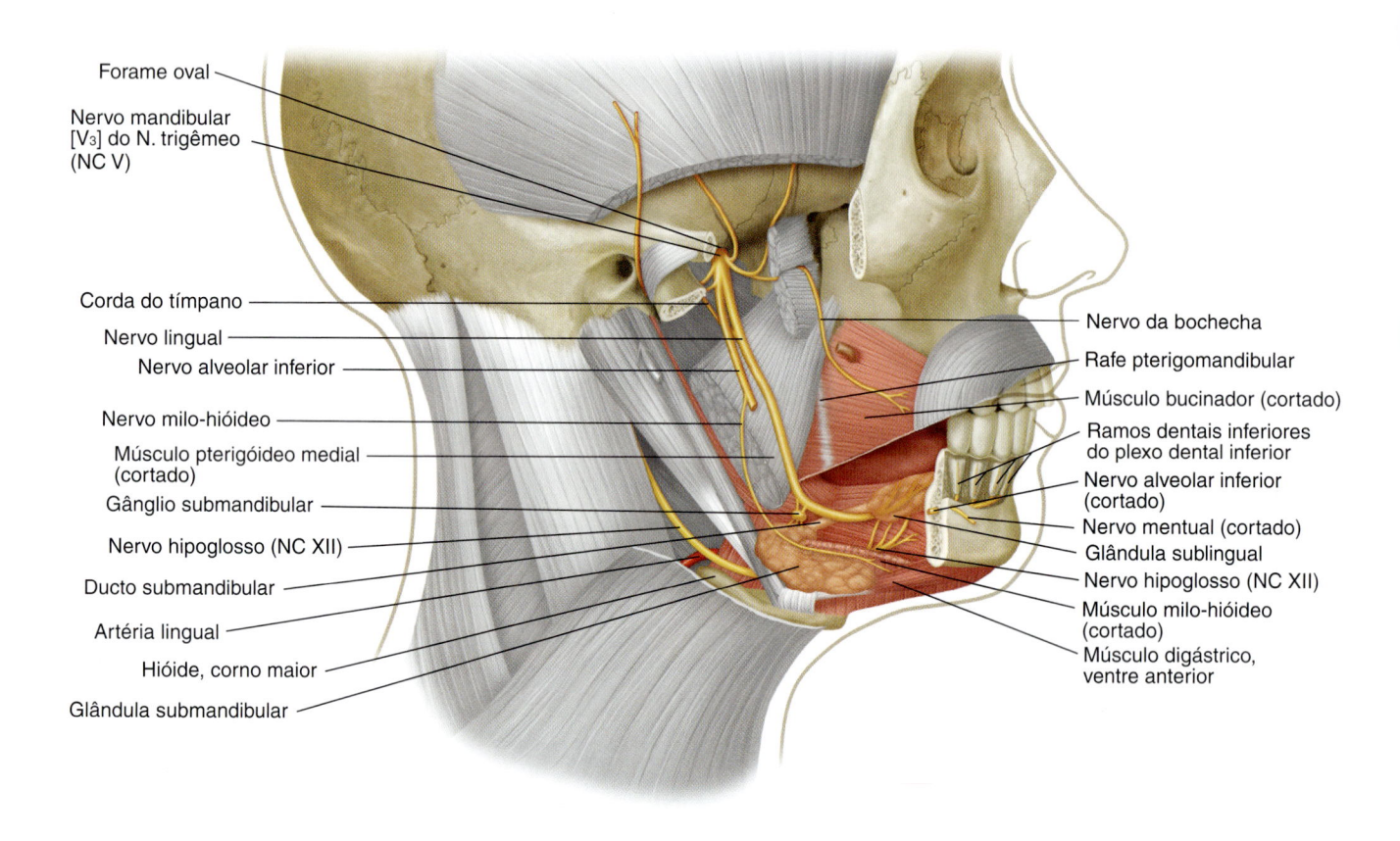

- Forame oval
- Nervo mandibular [V₃] do N. trigêmeo (NC V)
- Corda do tímpano
- Nervo lingual
- Nervo alveolar inferior
- Nervo milo-hióideo
- Músculo pterigóideo medial (cortado)
- Gânglio submandibular
- Nervo hipoglosso (NC XII)
- Ducto submandibular
- Artéria lingual
- Hióide, corno maior
- Glândula submandibular
- Nervo da bochecha
- Rafe pterigomandibular
- Músculo bucinador (cortado)
- Ramos dentais inferiores do plexo dental inferior
- Nervo alveolar inferior (cortado)
- Nervo mentual (cortado)
- Glândula sublingual
- Nervo hipoglosso (NC XII)
- Músculo milo-hióideo (cortado)
- Músculo digástrico, ventre anterior

B. Vista medial

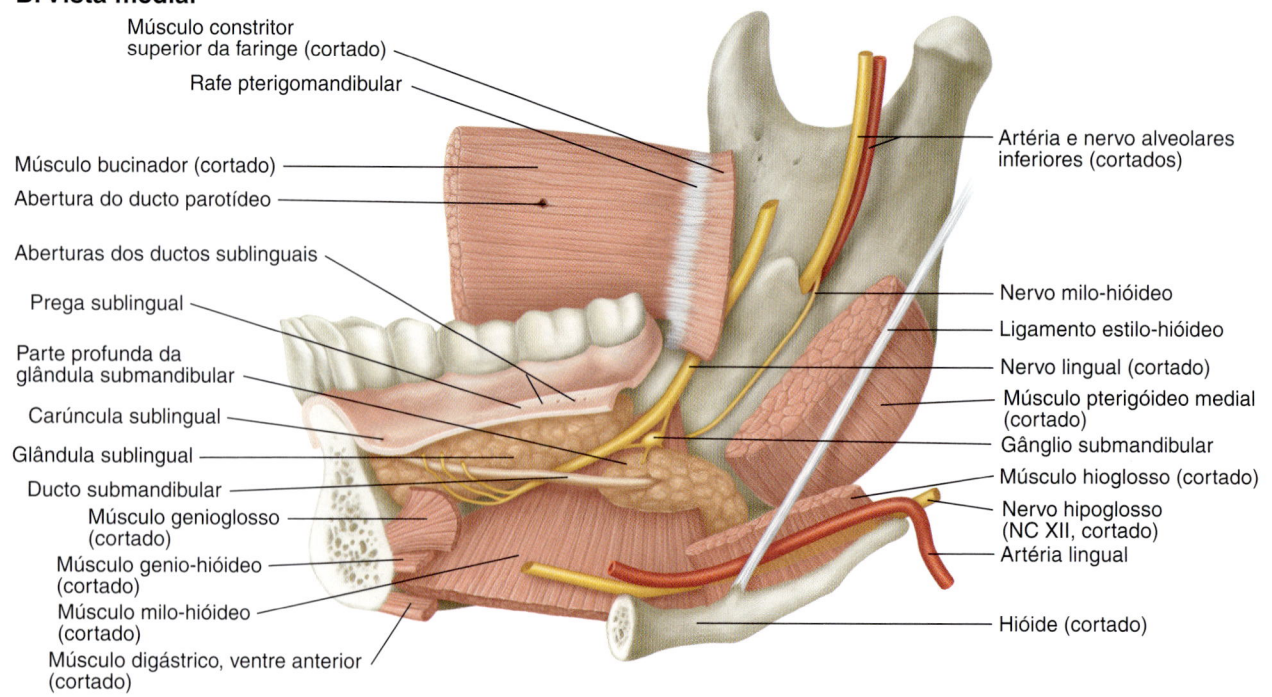

- Músculo constritor superior da faringe (cortado)
- Rafe pterigomandibular
- Músculo bucinador (cortado)
- Abertura do ducto parotídeo
- Aberturas dos ductos sublinguais
- Prega sublingual
- Parte profunda da glândula submandibular
- Carúncula sublingual
- Glândula sublingual
- Ducto submandibular
- Músculo genioglosso (cortado)
- Músculo genio-hióideo (cortado)
- Músculo milo-hióideo (cortado)
- Músculo digástrico, ventre anterior (cortado)
- Artéria e nervo alveolares inferiores (cortados)
- Nervo milo-hióideo
- Ligamento estilo-hióideo
- Nervo lingual (cortado)
- Músculo pterigóideo medial (cortado)
- Gânglio submandibular
- Músculo hioglosso (cortado)
- Nervo hipoglosso (NC XII, cortado)
- Artéria lingual
- Hióide (cortado)

Cavidade Oral — LÂMINA 7-38

A. Características da túnica mucosa

- Frênulo do lábio superior
- Papila do ducto parotídeo
- Prega franjada
- Frênulo da língua
- Prega sublingual
- Carúncula sublingual
- Frênulo do lábio inferior

B. Palato e fauces

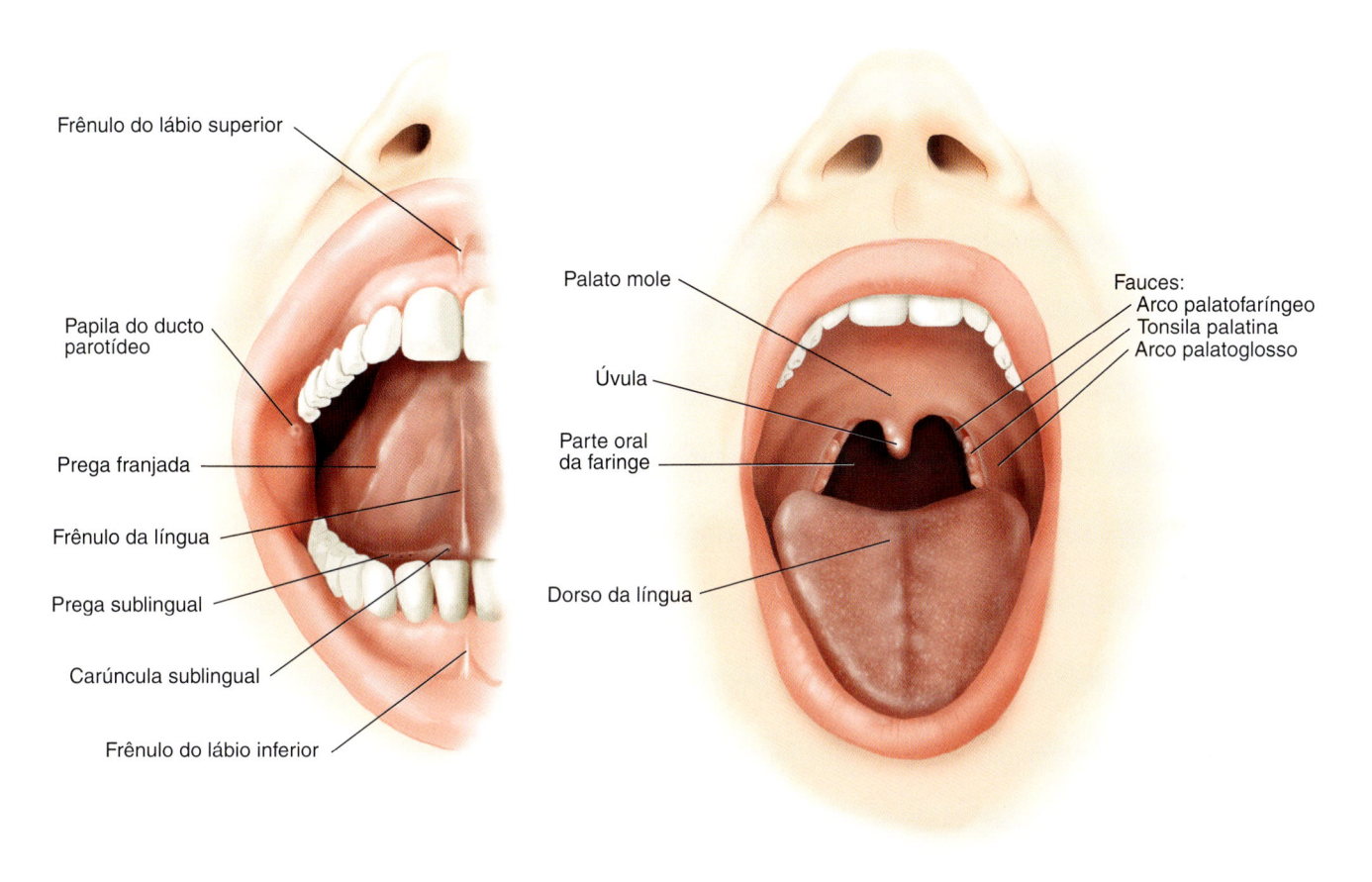

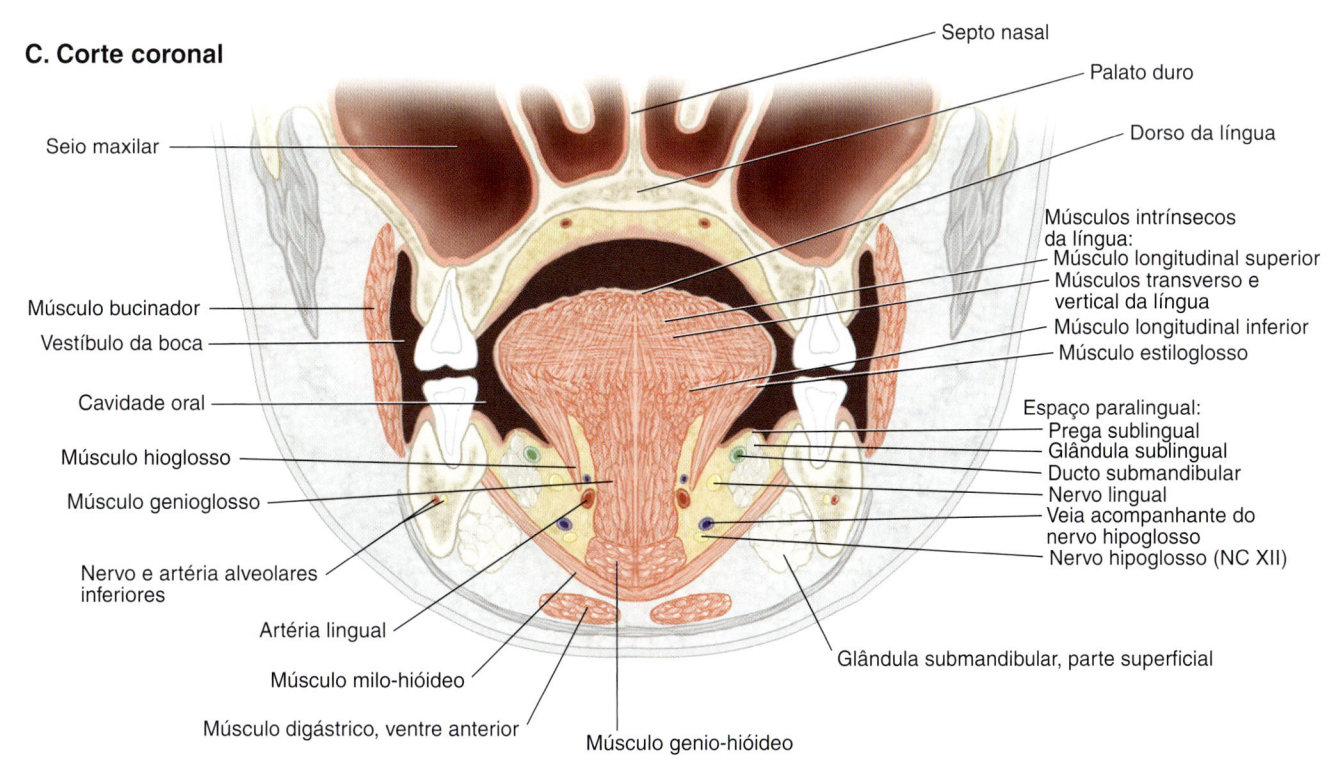

- Palato mole
- Úvula
- Parte oral da faringe
- Dorso da língua
- Fauces:
  - Arco palatofaríngeo
  - Tonsila palatina
  - Arco palatoglosso

C. Corte coronal

- Septo nasal
- Palato duro
- Dorso da língua
- Seio maxilar
- Músculo bucinador
- Vestíbulo da boca
- Cavidade oral
- Músculo hioglosso
- Músculo genioglosso
- Nervo e artéria alveolares inferiores
- Artéria lingual
- Músculo milo-hióideo
- Músculo digástrico, ventre anterior
- Músculo genio-hióideo
- Músculos intrínsecos da língua:
  - Músculo longitudinal superior
  - Músculos transverso e vertical da língua
  - Músculo longitudinal inferior
  - Músculo estiloglosso
- Espaço paralingual:
  - Prega sublingual
  - Glândula sublingual
  - Ducto submandibular
  - Nervo lingual
  - Veia acompanhante do nervo hipoglosso
  - Nervo hipoglosso (NC XII)
- Glândula submandibular, parte superficial

Capítulo 7
Atlas de Anatomia Humana

LÂMINA 7-39 — Dorso da Língua

A. Características superficiais

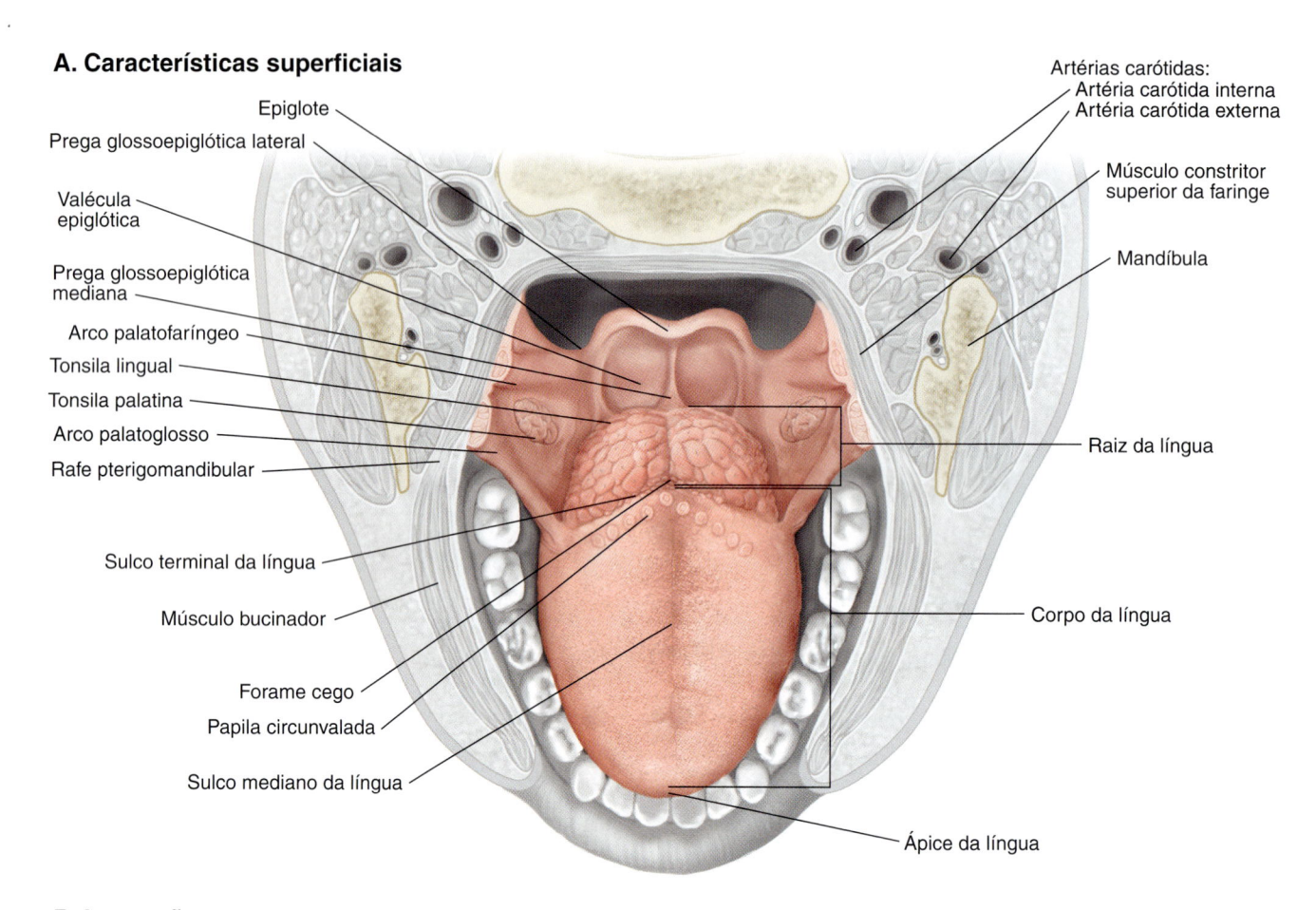

- Epiglote
- Prega glossoepiglótica lateral
- Valécula epiglótica
- Prega glossoepiglótica mediana
- Arco palatofaríngeo
- Tonsila lingual
- Tonsila palatina
- Arco palatoglosso
- Rafe pterigomandibular
- Sulco terminal da língua
- Músculo bucinador
- Forame cego
- Papila circunvalada
- Sulco mediano da língua
- Artérias carótidas:
  - Artéria carótida interna
  - Artéria carótida externa
- Músculo constritor superior da faringe
- Mandíbula
- Raiz da língua
- Corpo da língua
- Ápice da língua

B. Inervação

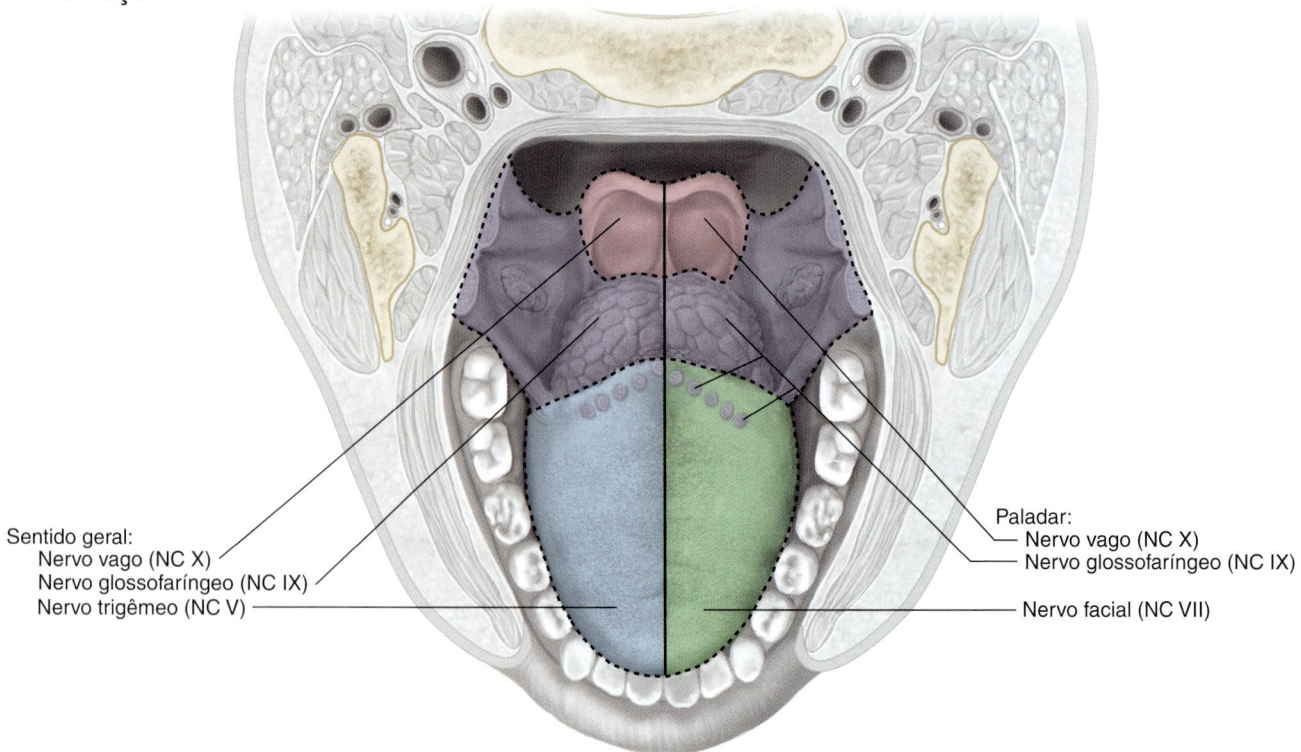

- Sentido geral:
  - Nervo vago (NC X)
  - Nervo glossofaríngeo (NC IX)
  - Nervo trigêmeo (NC V)
- Paladar:
  - Nervo vago (NC X)
  - Nervo glossofaríngeo (NC IX)
  - Nervo facial (NC VII)

Língua LÂMINA 7-40

A. Músculos extrínsecos

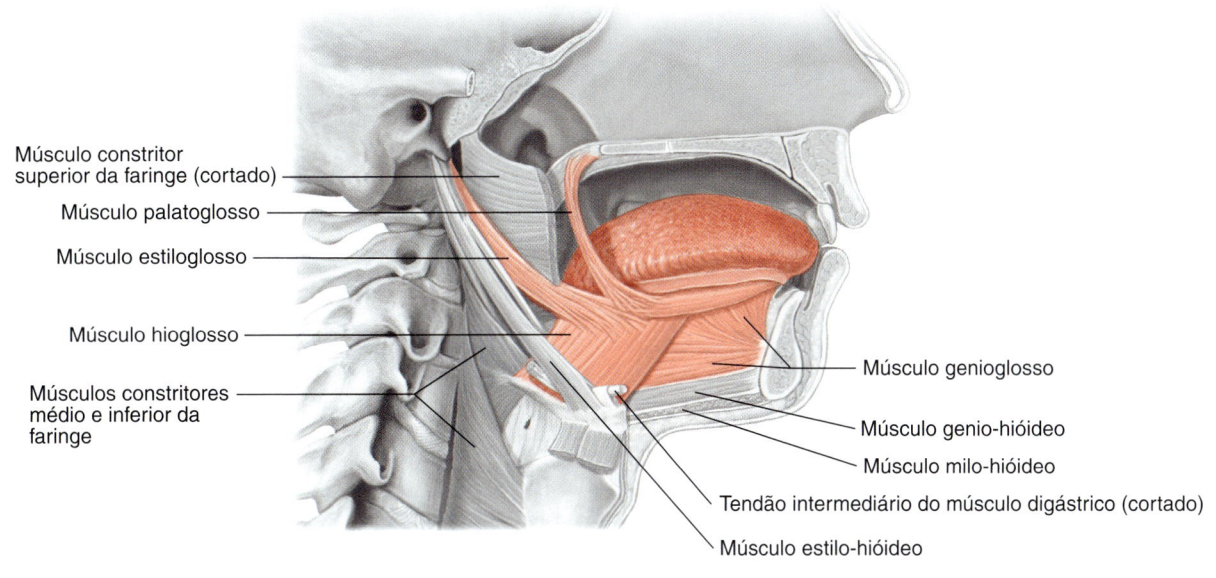

- Músculo constritor superior da faringe (cortado)
- Músculo palatoglosso
- Músculo estiloglosso
- Músculo hioglosso
- Músculos constritores médio e inferior da faringe
- Músculo genioglosso
- Músculo genio-hióideo
- Músculo milo-hióideo
- Tendão intermediário do músculo digástrico (cortado)
- Músculo estilo-hióideo

B. Suprimento sanguíneo

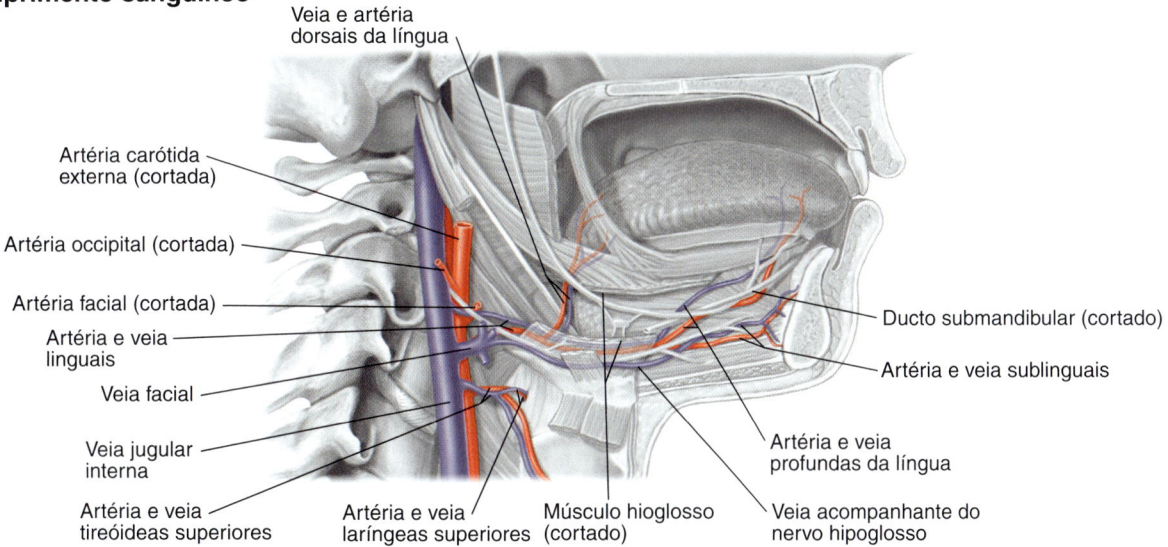

- Veia e artéria dorsais da língua
- Artéria carótida externa (cortada)
- Artéria occipital (cortada)
- Artéria facial (cortada)
- Artéria e veia linguais
- Veia facial
- Veia jugular interna
- Artéria e veia tireóideas superiores
- Artéria e veia laríngeas superiores
- Músculo hioglosso (cortado)
- Ducto submandibular (cortado)
- Artéria e veia sublinguais
- Artéria e veia profundas da língua
- Veia acompanhante do nervo hipoglosso

C. Suprimento nervoso

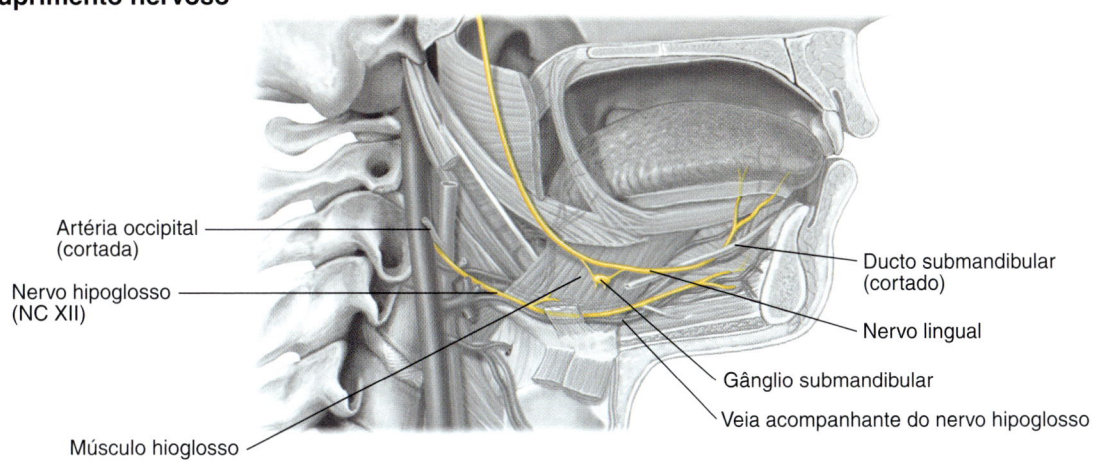

- Artéria occipital (cortada)
- Nervo hipoglosso (NC XII)
- Músculo hioglosso
- Ducto submandibular (cortado)
- Nervo lingual
- Gânglio submandibular
- Veia acompanhante do nervo hipoglosso

Capítulo 7
Atlas de Anatomia Humana | PÁGINA 333

LÂMINA 7-41 — Septo Nasal e Palato

A. Ossos e cartilagens

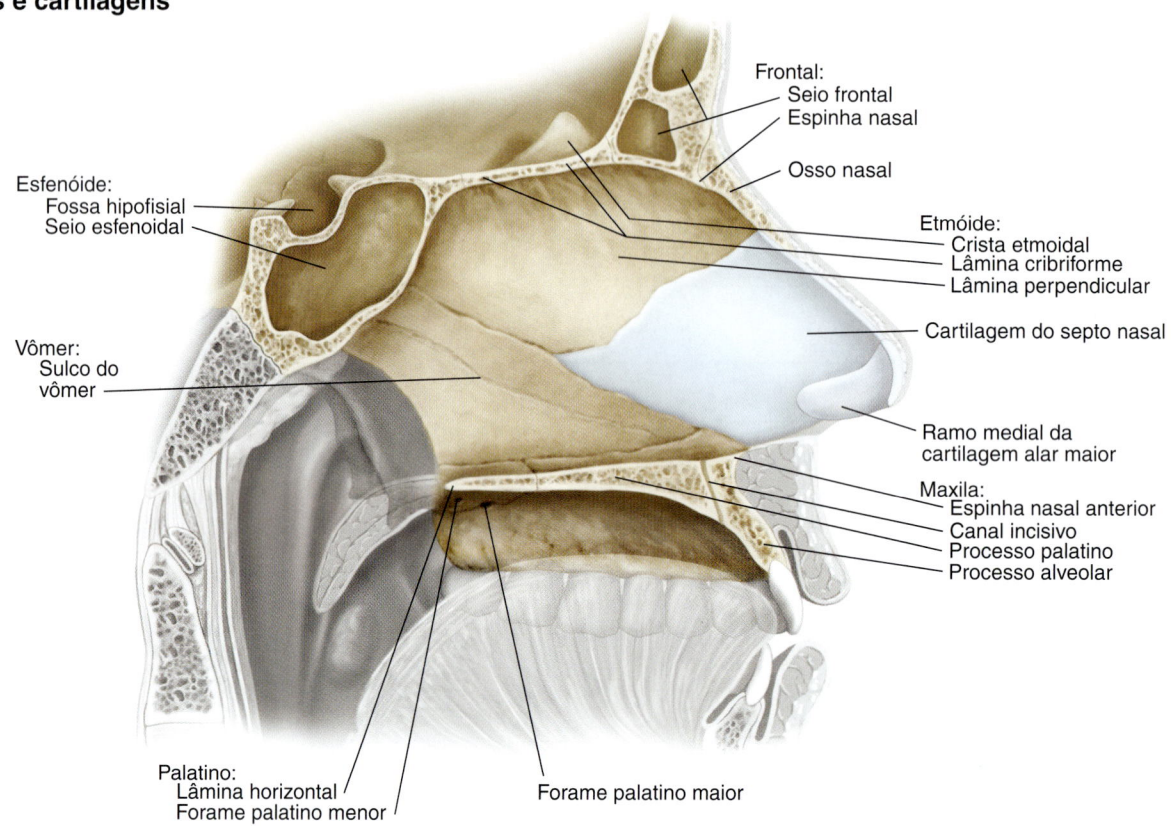

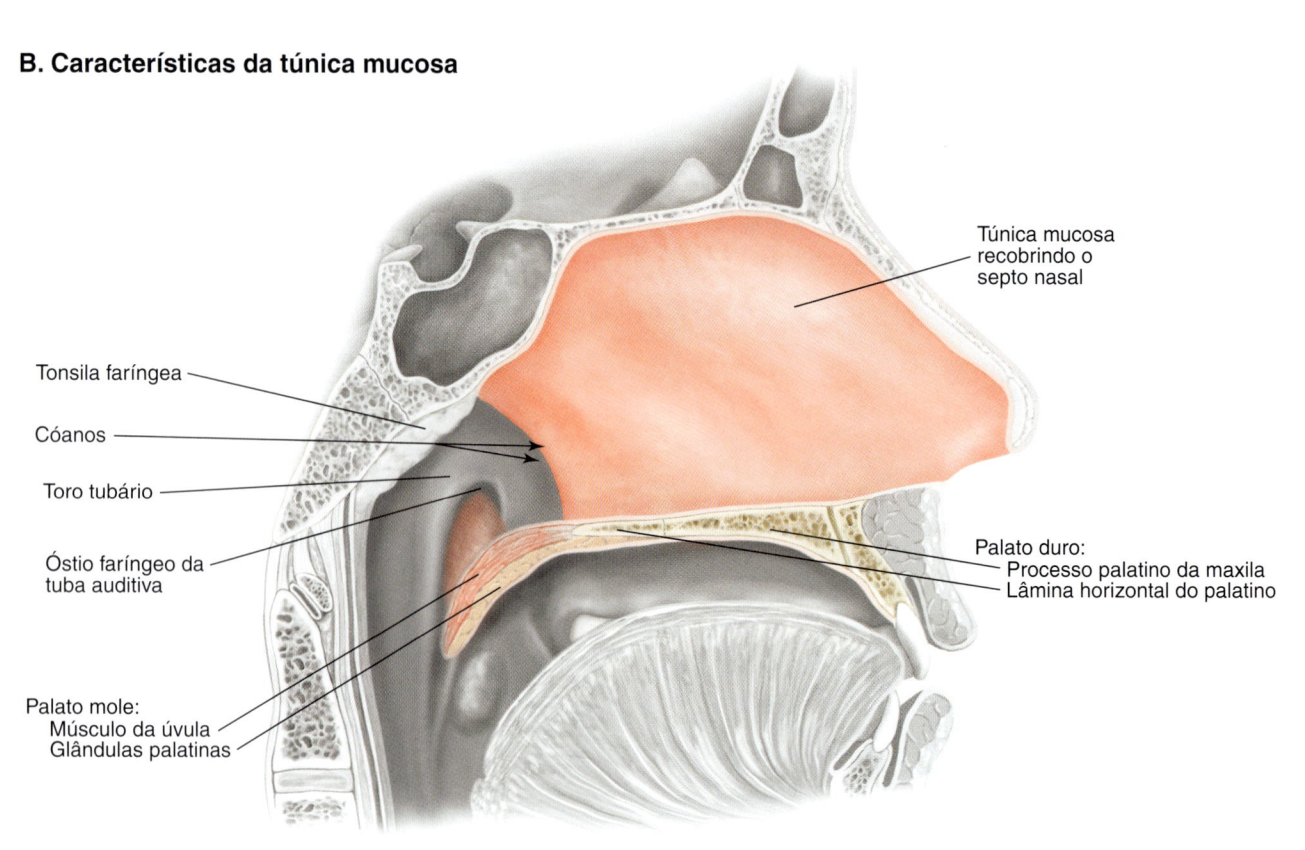

- Frontal:
  - Seio frontal
  - Espinha nasal
- Osso nasal
- Etmóide:
  - Crista etmoidal
  - Lâmina cribriforme
  - Lâmina perpendicular
- Cartilagem do septo nasal
- Ramo medial da cartilagem alar maior
- Maxila:
  - Espinha nasal anterior
  - Canal incisivo
  - Processo palatino
  - Processo alveolar
- Esfenóide:
  - Fossa hipofisial
  - Seio esfenoidal
- Vômer:
  - Sulco do vômer
- Palatino:
  - Lâmina horizontal
  - Forame palatino menor
- Forame palatino maior

B. Características da túnica mucosa

- Túnica mucosa recobrindo o septo nasal
- Tonsila faríngea
- Cóanos
- Toro tubário
- Óstio faríngeo da tuba auditiva
- Palato duro:
  - Processo palatino da maxila
  - Lâmina horizontal do palatino
- Palato mole:
  - Músculo da úvula
  - Glândulas palatinas

Capítulo 7
Atlas de Anatomia Humana

Parede Lateral da Cavidade Nasal I — LÂMINA 7-42

A. Ossos

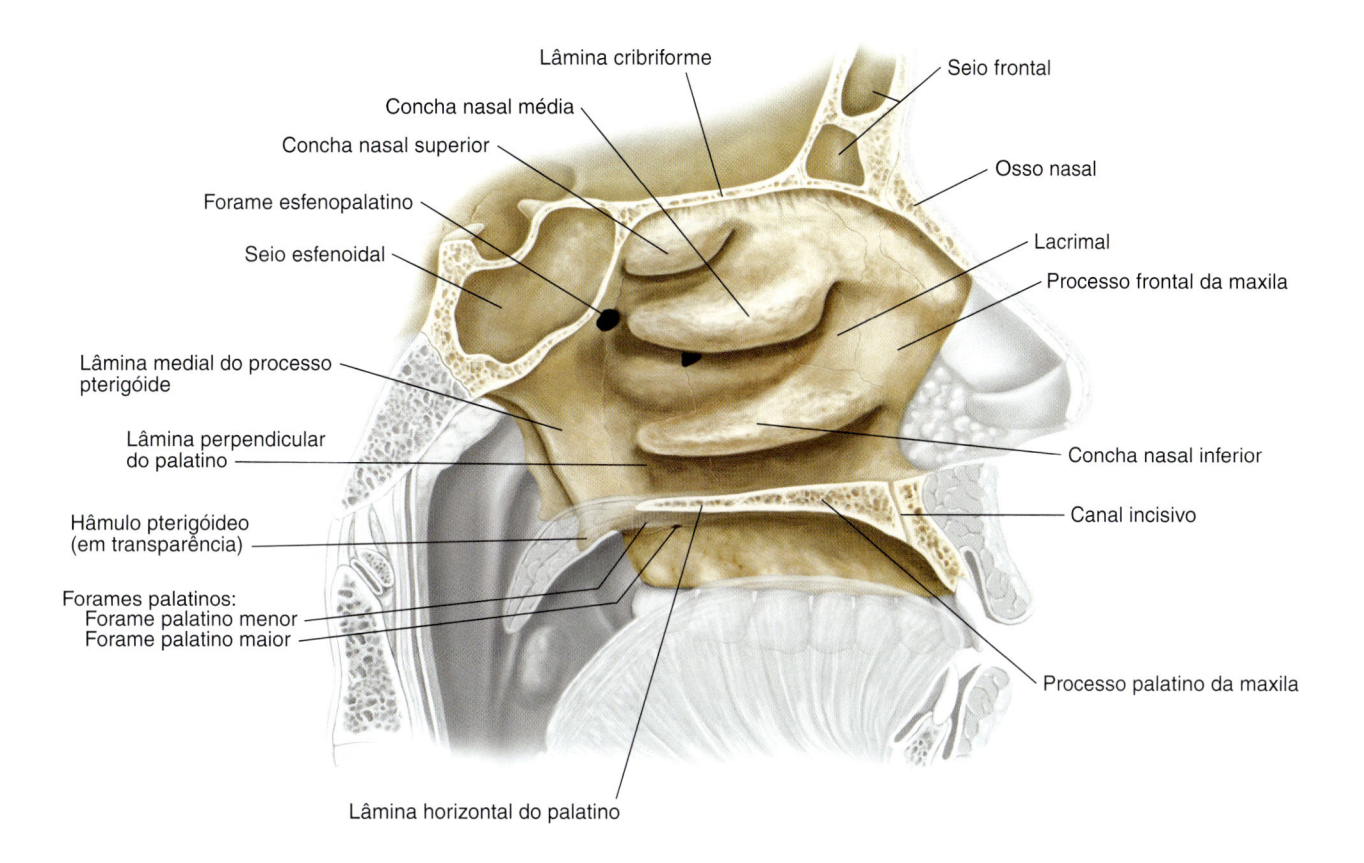

- Lâmina cribriforme
- Concha nasal média
- Concha nasal superior
- Forame esfenopalatino
- Seio esfenoidal
- Lâmina medial do processo pterigóide
- Lâmina perpendicular do palatino
- Hâmulo pterigóideo (em transparência)
- Forames palatinos:
  - Forame palatino menor
  - Forame palatino maior
- Lâmina horizontal do palatino
- Seio frontal
- Osso nasal
- Lacrimal
- Processo frontal da maxila
- Concha nasal inferior
- Canal incisivo
- Processo palatino da maxila

B. Ossos do meato nasal médio

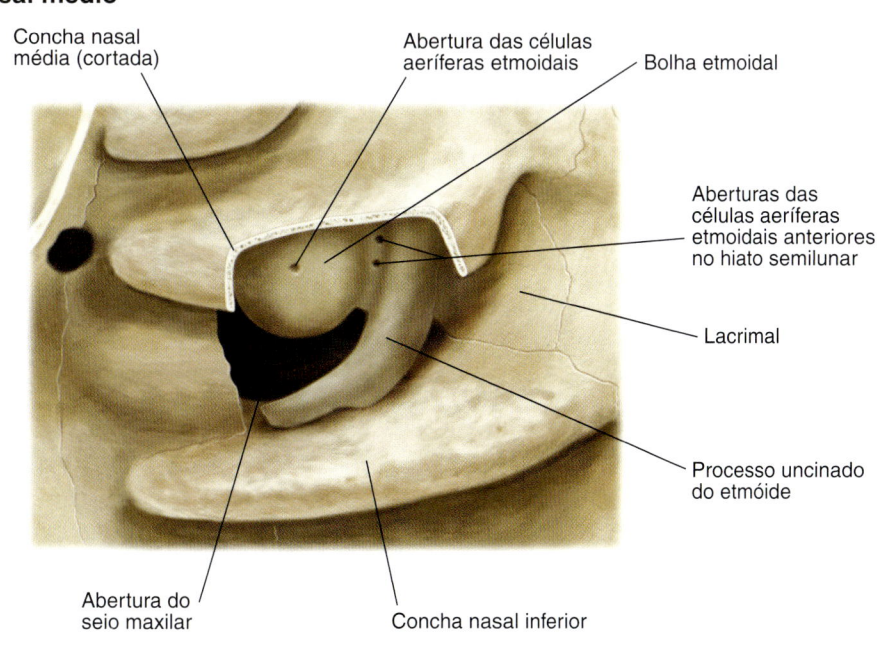

- Concha nasal média (cortada)
- Abertura das células aeríferas etmoidais
- Bolha etmoidal
- Aberturas das células aeríferas etmoidais anteriores no hiato semilunar
- Lacrimal
- Processo uncinado do etmóide
- Abertura do seio maxilar
- Concha nasal inferior

LÂMINA 7-43 — Parede Lateral da Cavidade Nasal II

A. Conchas nasais e meatos

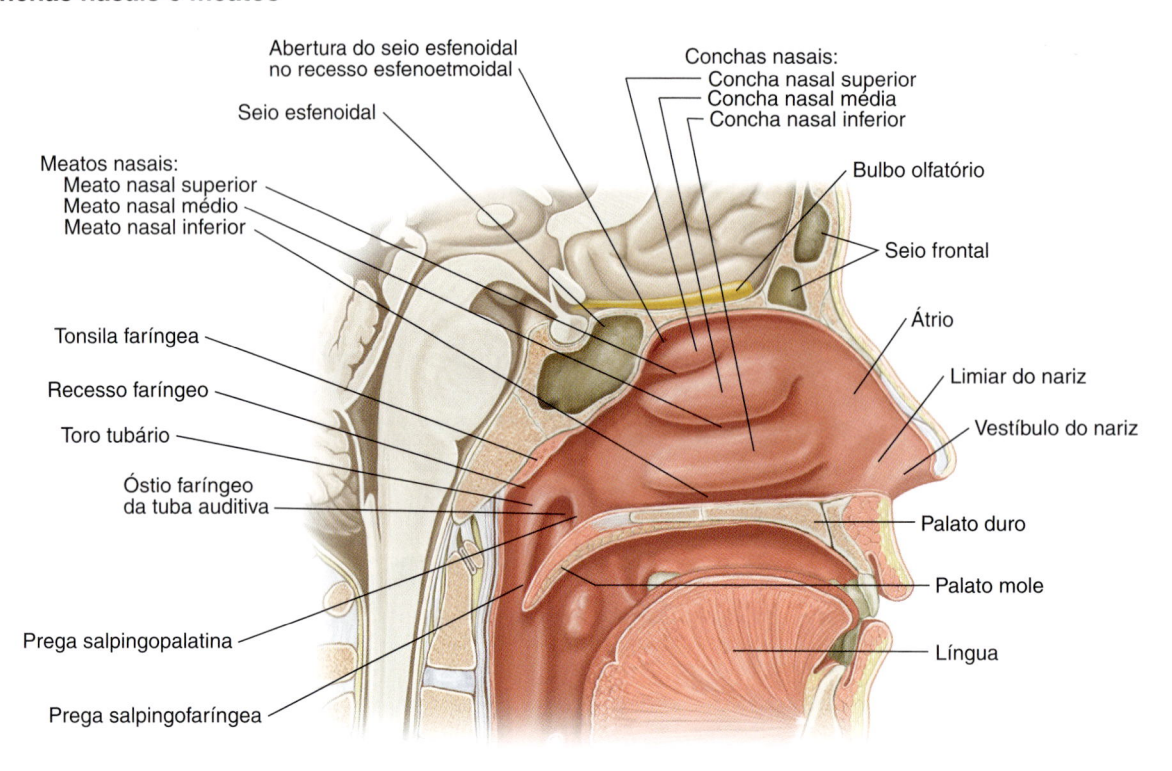

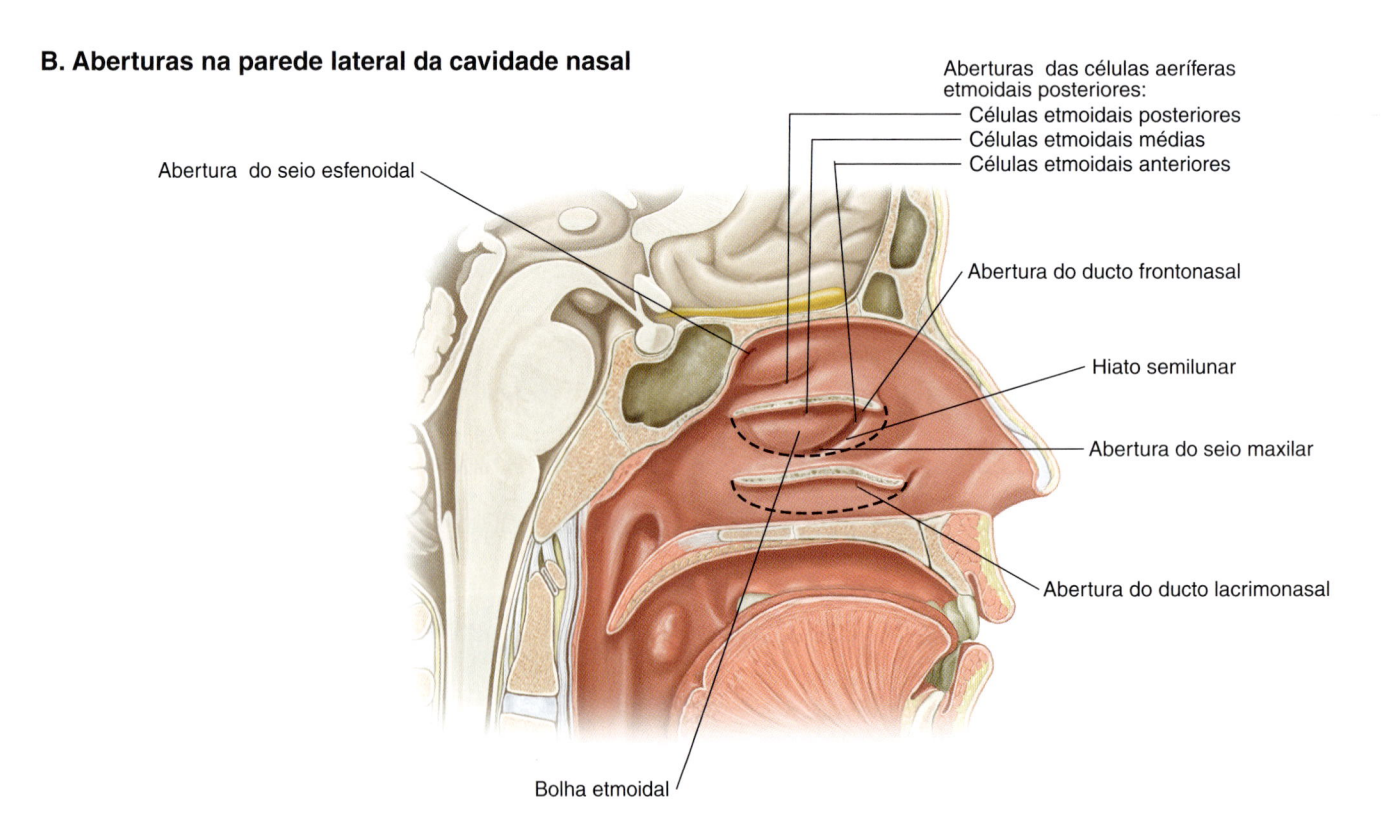

- Abertura do seio esfenoidal no recesso esfenoetmoidal
- Seio esfenoidal
- Meatos nasais:
  - Meato nasal superior
  - Meato nasal médio
  - Meato nasal inferior
- Tonsila faríngea
- Recesso faríngeo
- Toro tubário
- Óstio faríngeo da tuba auditiva
- Prega salpingopalatina
- Prega salpingofaríngea
- Conchas nasais:
  - Concha nasal superior
  - Concha nasal média
  - Concha nasal inferior
- Bulbo olfatório
- Seio frontal
- Átrio
- Limiar do nariz
- Vestíbulo do nariz
- Palato duro
- Palato mole
- Língua

B. Aberturas na parede lateral da cavidade nasal

- Abertura do seio esfenoidal
- Aberturas das células aeríferas etmoidais posteriores:
  - Células etmoidais posteriores
  - Células etmoidais médias
  - Células etmoidais anteriores
- Abertura do ducto frontonasal
- Hiato semilunar
- Abertura do seio maxilar
- Abertura do ducto lacrimonasal
- Bolha etmoidal

Seios Paranasais — LÂMINA 7-44

A. Vista medial

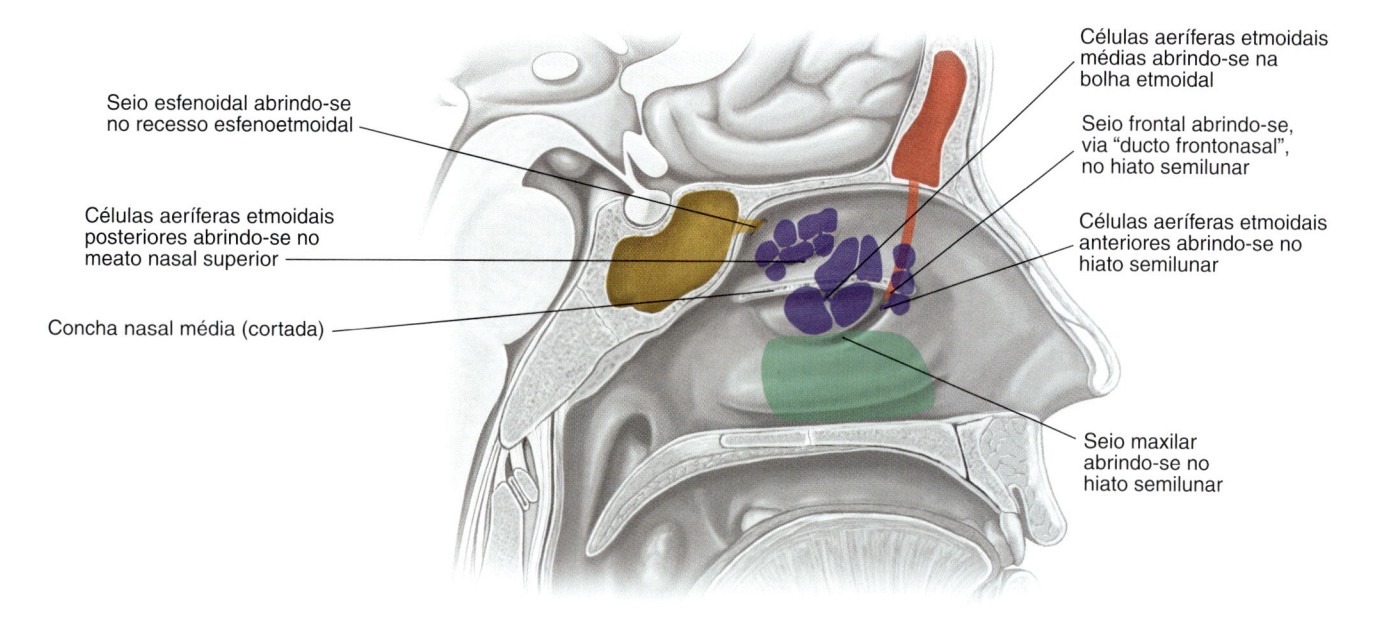

- Seio esfenoidal abrindo-se no recesso esfenoetmoidal
- Células aeríferas etmoidais posteriores abrindo-se no meato nasal superior
- Concha nasal média (cortada)
- Células aeríferas etmoidais médias abrindo-se na bolha etmoidal
- Seio frontal abrindo-se, via "ducto frontonasal", no hiato semilunar
- Células aeríferas etmoidais anteriores abrindo-se no hiato semilunar
- Seio maxilar abrindo-se no hiato semilunar

B. Vista anterior

C. Vista lateral

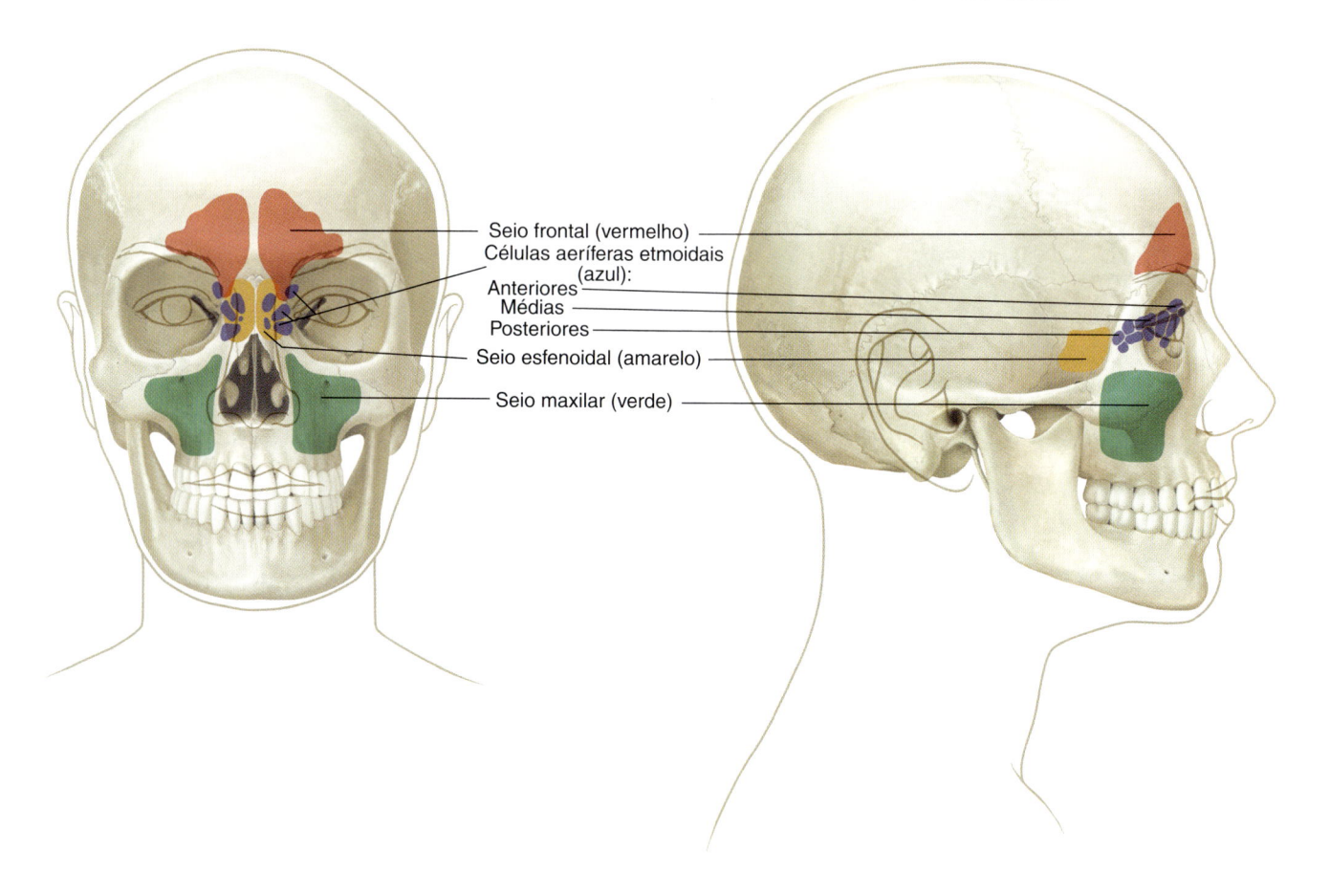

- Seio frontal (vermelho)
- Células aeríferas etmoidais (azul):
  - Anteriores
  - Médias
  - Posteriores
- Seio esfenoidal (amarelo)
- Seio maxilar (verde)

LÂMINA 7-45 — Suprimento Sanguíneo e Inervação da Cavidade Nasal

A. Suprimento sanguíneo da parede lateral

- Ramo septal anterior da artéria etmoidal anterior
- "Ramos septais" da artéria etmoidal posterior (cortados)
- Ramo septal posterior da artéria esfenopalatina (cortada)
- Ramos nasais anteriores laterais da artéria etmoidal posterior
- Artéria etmoidal anterior: Ramo nasal anterior lateral
- "Ramo nasal externo"
- Artéria maxilar (cortada)
- Artéria esfenopalatina
- Artéria palatina descendente (em transparência)
- Artéria palatina menor
- Artéria palatina maior
- "Ramo alar" do ramo nasal lateral da artéria facial
- Ramos nasais posteriores laterais da artéria esfenopalatina

B. Suprimento sanguíneo do septo nasal

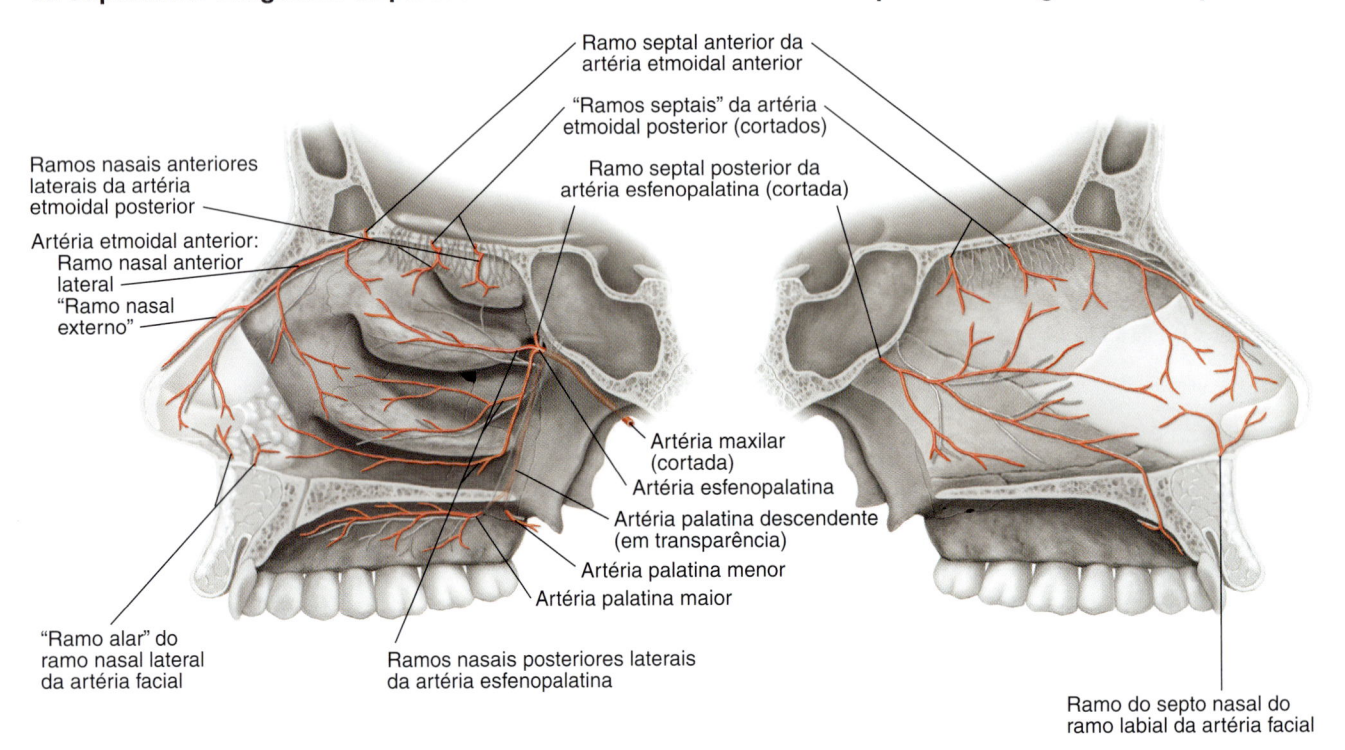

- Ramo do septo nasal do ramo labial da artéria facial

C. Nervos da parede lateral

- Ramo nasal interno lateral do nervo etmoidal anterior
- Ramo nasal interno do nervo etmoidal anterior (cortado)
- Bulbo e trato olfatórios
- Nervos olfatórios (NC I, cortado)
- Nervo nasopalatino (cortado)
- Ramo nasal externo do nervo etmoidal anterior
- Nervo maxilar (em transparência)
- Nervo do canal pterigóideo (em transparência)
- Gânglio pterigopalatino (em transparência)
- Ramos nasais internos do nervo infra-orbital
- Nervo palatino menor (cortado)
- Nervo palatino maior
- Ramo nasal posterior súpero-lateral do nervo maxilar
- Ramo nasal póstero-inferior do nervo palatino maior

D. Nervos do septo nasal

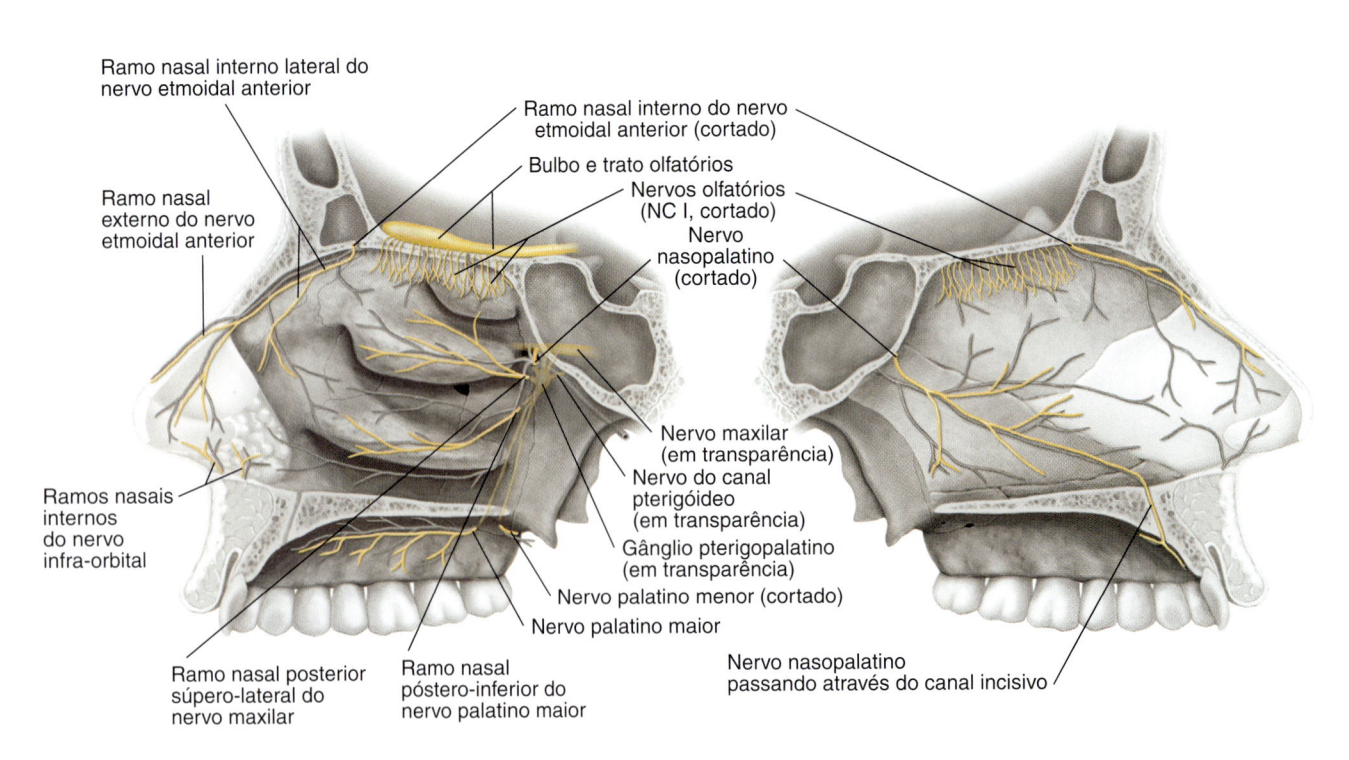

- Nervo nasopalatino passando através do canal incisivo

Capítulo 7 — Atlas de Anatomia Humana

Meninges LÂMINA 7-46

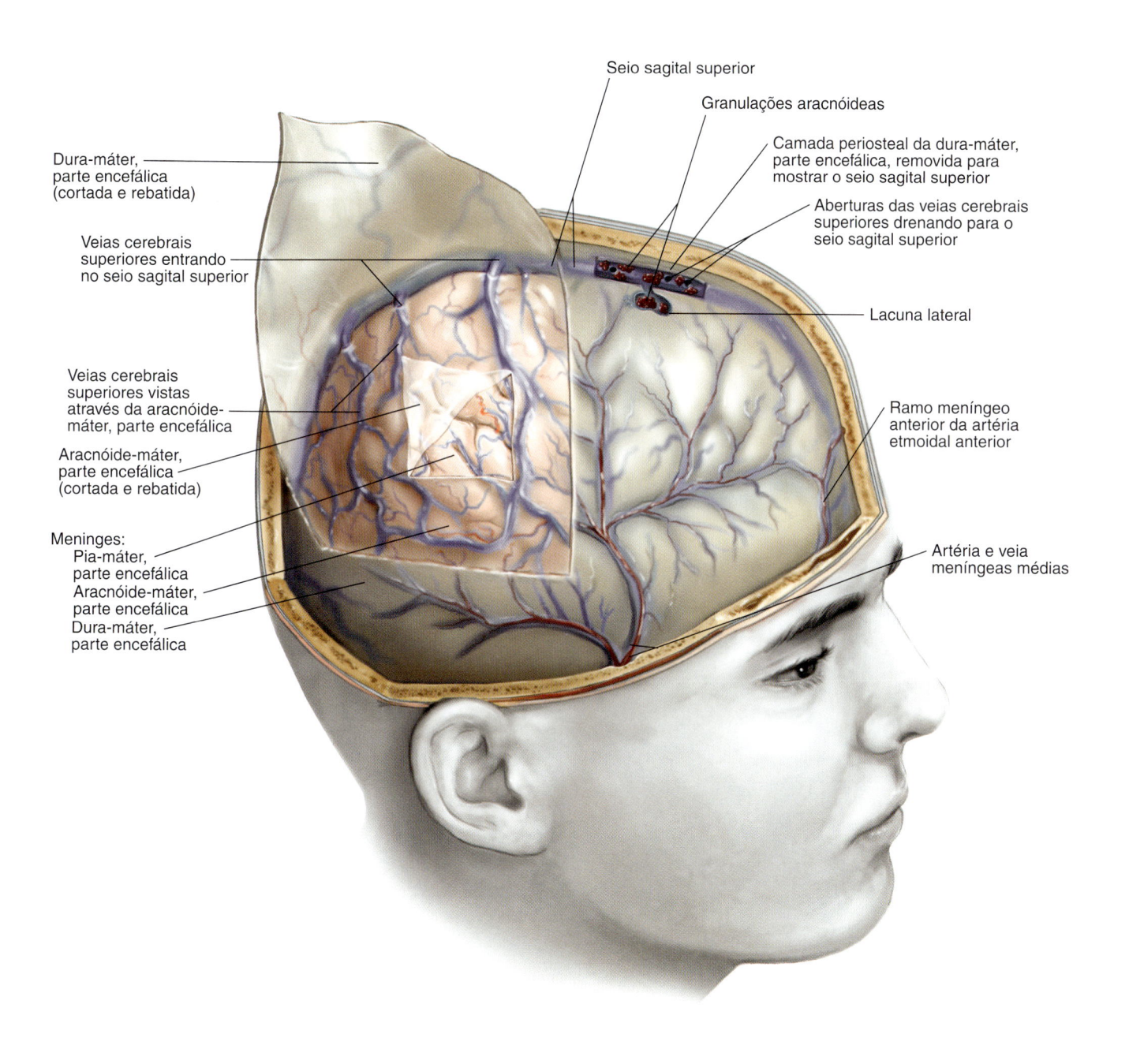

- Seio sagital superior
- Granulações aracnóideas
- Camada periosteal da dura-máter, parte encefálica, removida para mostrar o seio sagital superior
- Aberturas das veias cerebrais superiores drenando para o seio sagital superior
- Dura-máter, parte encefálica (cortada e rebatida)
- Veias cerebrais superiores entrando no seio sagital superior
- Lacuna lateral
- Veias cerebrais superiores vistas através da aracnóide-máter, parte encefálica
- Aracnóide-máter, parte encefálica (cortada e rebatida)
- Ramo meníngeo anterior da artéria etmoidal anterior
- Meninges:
  Pia-máter, parte encefálica
  Aracnóide-máter, parte encefálica
  Dura-máter, parte encefálica
- Artéria e veia meníngeas médias

Capítulo 7
Atlas de Anatomia Humana | PÁGINA 339

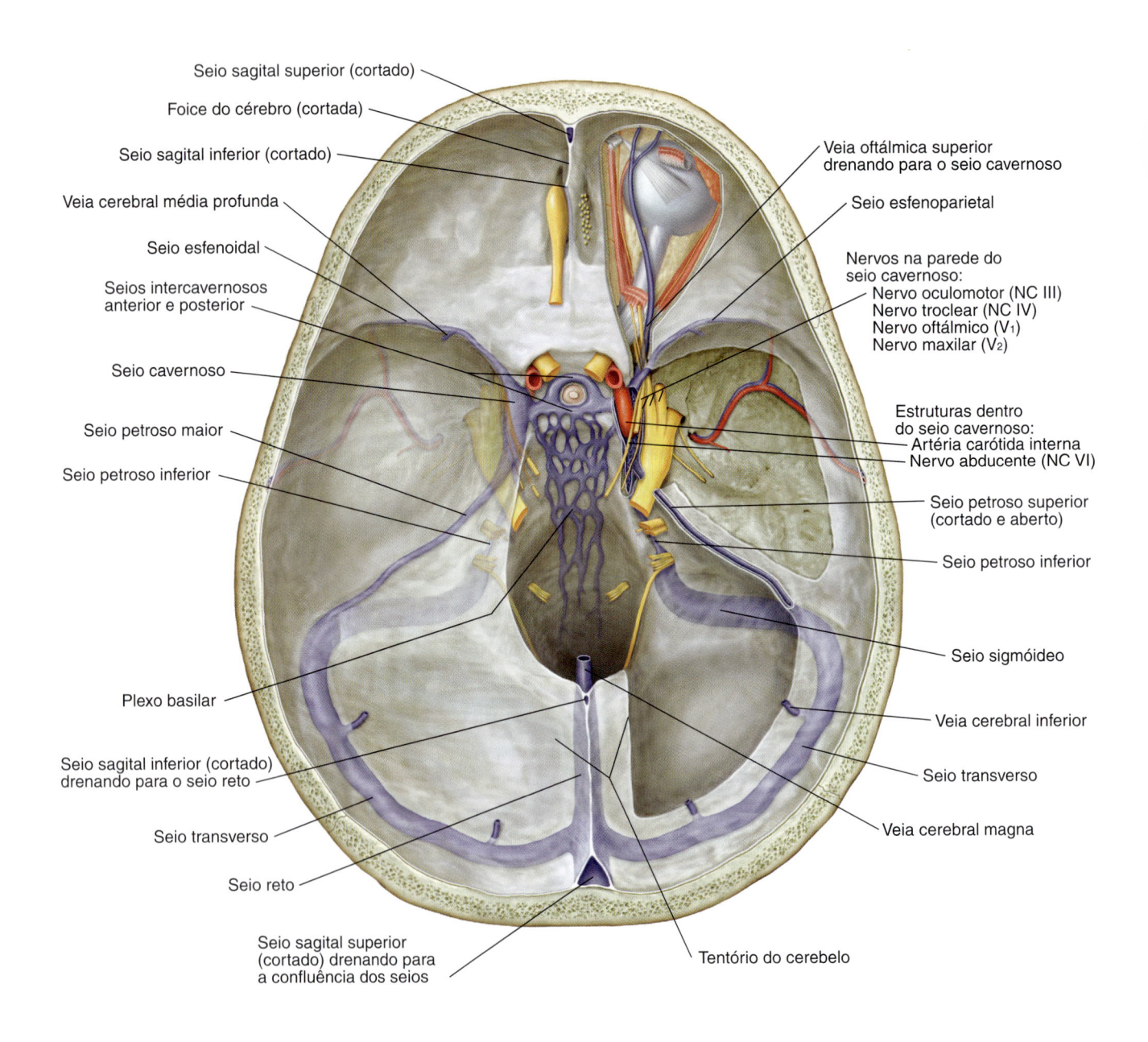

LÂMINA 7-47 — Seios Venosos da Dura-máter, Parte Encefálica, Vista Superior

- Seio sagital superior (cortado)
- Foice do cérebro (cortada)
- Seio sagital inferior (cortado)
- Veia cerebral média profunda
- Seio esfenoidal
- Seios intercavernosos anterior e posterior
- Seio cavernoso
- Seio petroso maior
- Seio petroso inferior
- Plexo basilar
- Seio sagital inferior (cortado) drenando para o seio reto
- Seio transverso
- Seio reto
- Seio sagital superior (cortado) drenando para a confluência dos seios
- Veia oftálmica superior drenando para o seio cavernoso
- Seio esfenoparietal
- Nervos na parede do seio cavernoso:
  - Nervo oculomotor (NC III)
  - Nervo troclear (NC IV)
  - Nervo oftálmico (V$_1$)
  - Nervo maxilar (V$_2$)
- Estruturas dentro do seio cavernoso:
  - Artéria carótida interna
  - Nervo abducente (NC VI)
- Seio petroso superior (cortado e aberto)
- Seio petroso inferior
- Seio sigmóideo
- Veia cerebral inferior
- Seio transverso
- Veia cerebral magna
- Tentório do cerebelo

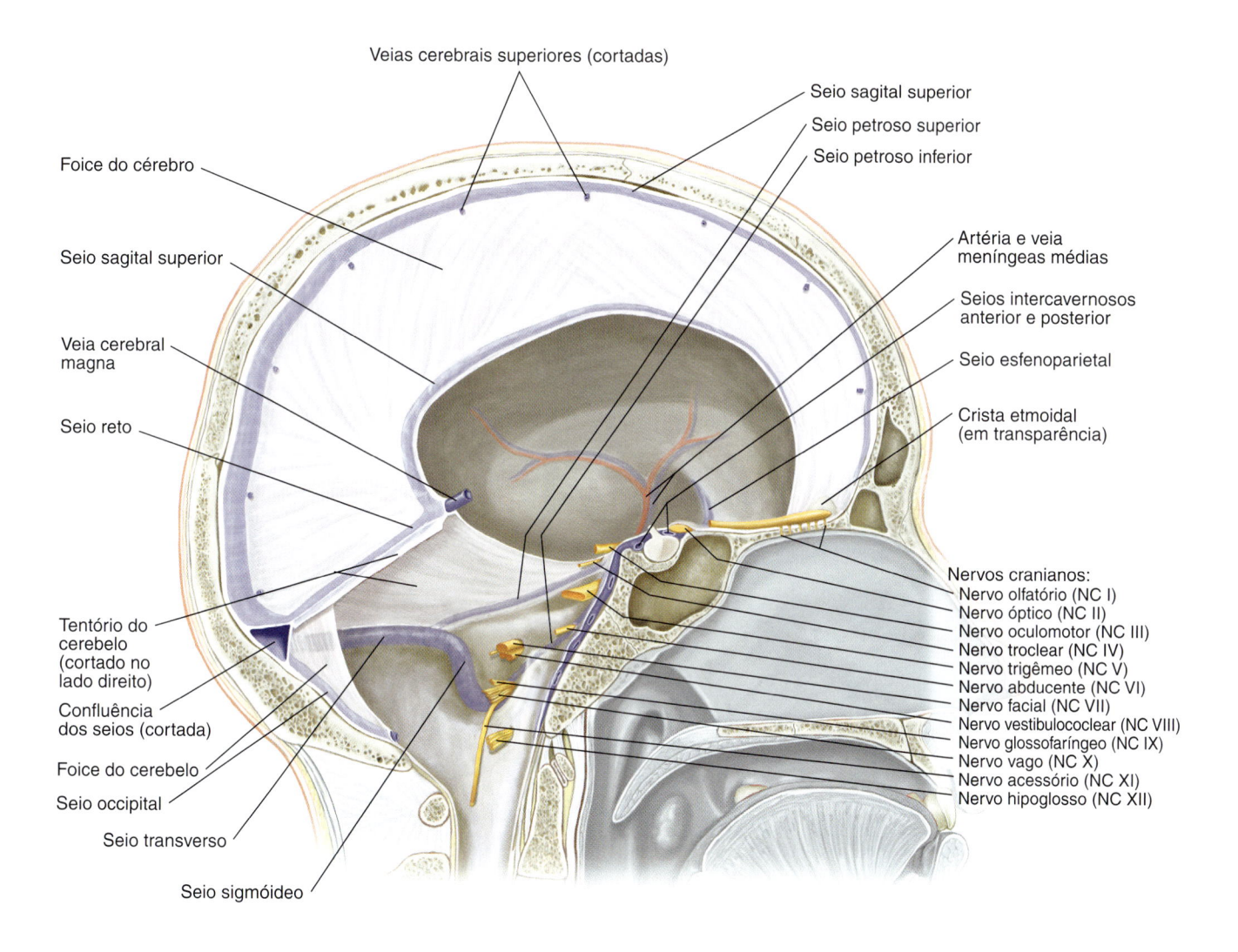

Seios Venosos da Dura-máter, Parte Encefálica, e Nervos Cranianos, Vista Lateral

LÂMINA 7-48

- Veias cerebrais superiores (cortadas)
- Seio sagital superior
- Seio petroso superior
- Seio petroso inferior
- Foice do cérebro
- Seio sagital superior
- Artéria e veia meníngeas médias
- Seios intercavernosos anterior e posterior
- Veia cerebral magna
- Seio esfenoparietal
- Seio reto
- Crista etmoidal (em transparência)
- Tentório do cerebelo (cortado no lado direito)
- Confluência dos seios (cortada)
- Foice do cerebelo
- Seio occipital
- Seio transverso
- Seio sigmóideo
- Nervos cranianos:
  - Nervo olfatório (NC I)
  - Nervo óptico (NC II)
  - Nervo oculomotor (NC III)
  - Nervo troclear (NC IV)
  - Nervo trigêmeo (NC V)
  - Nervo abducente (NC VI)
  - Nervo facial (NC VII)
  - Nervo vestibulococlear (NC VIII)
  - Nervo glossofaríngeo (NC IX)
  - Nervo vago (NC X)
  - Nervo acessório (NC XI)
  - Nervo hipoglosso (NC XII)

LÂMINA 7-49 — Seios Venosos da Dura-máter, Parte Encefálica, Cortados

A. Corte sagital

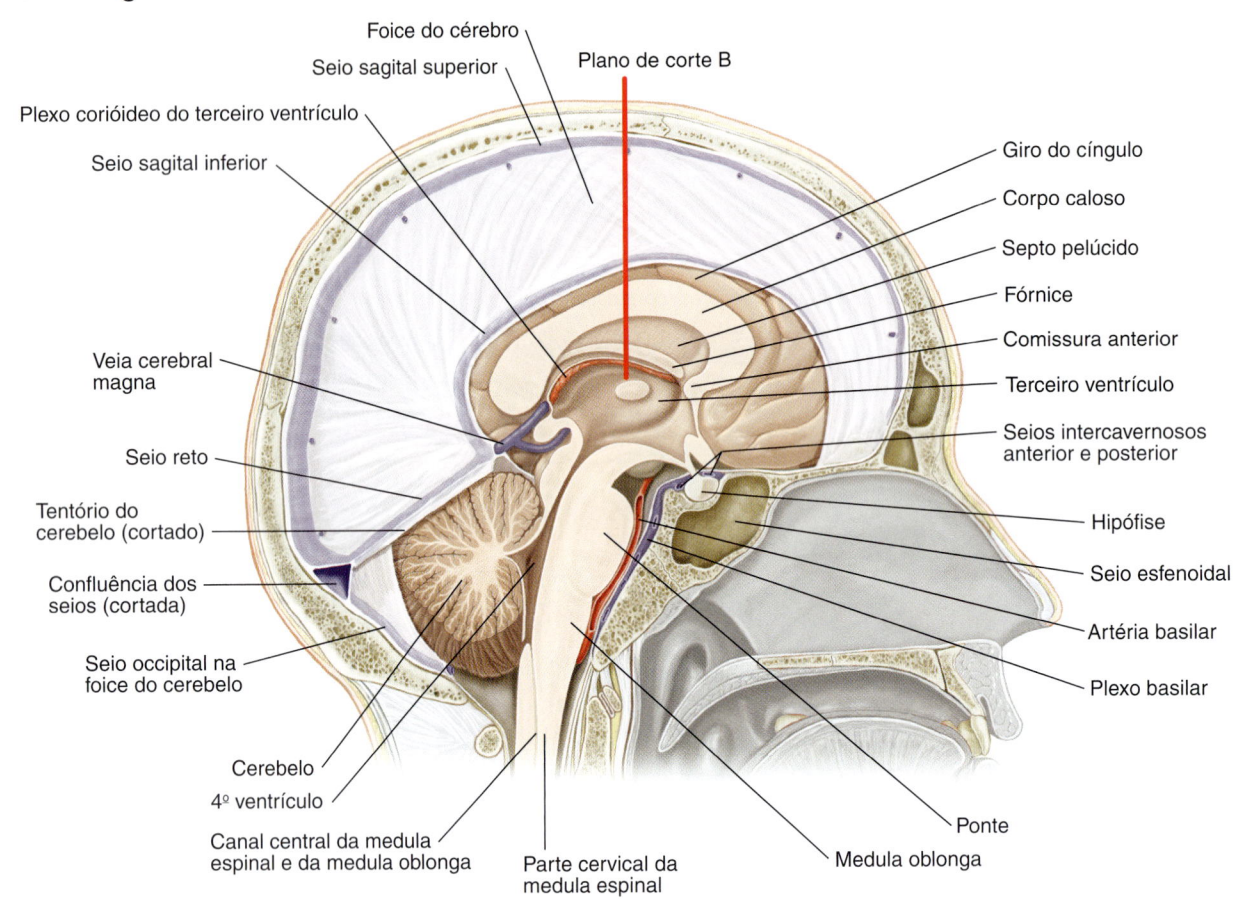

Legendas:
- Foice do cérebro
- Seio sagital superior
- Plano de corte B
- Plexo corióideo do terceiro ventrículo
- Seio sagital inferior
- Giro do cíngulo
- Corpo caloso
- Septo pelúcido
- Fórnice
- Comissura anterior
- Veia cerebral magna
- Terceiro ventrículo
- Seios intercavernosos anterior e posterior
- Seio reto
- Hipófise
- Tentório do cerebelo (cortado)
- Seio esfenoidal
- Confluência dos seios (cortada)
- Artéria basilar
- Seio occipital na foice do cerebelo
- Plexo basilar
- Cerebelo
- 4º ventrículo
- Ponte
- Canal central da medula espinal e da medula oblonga
- Parte cervical da medula espinal
- Medula oblonga

B. Corte coronal

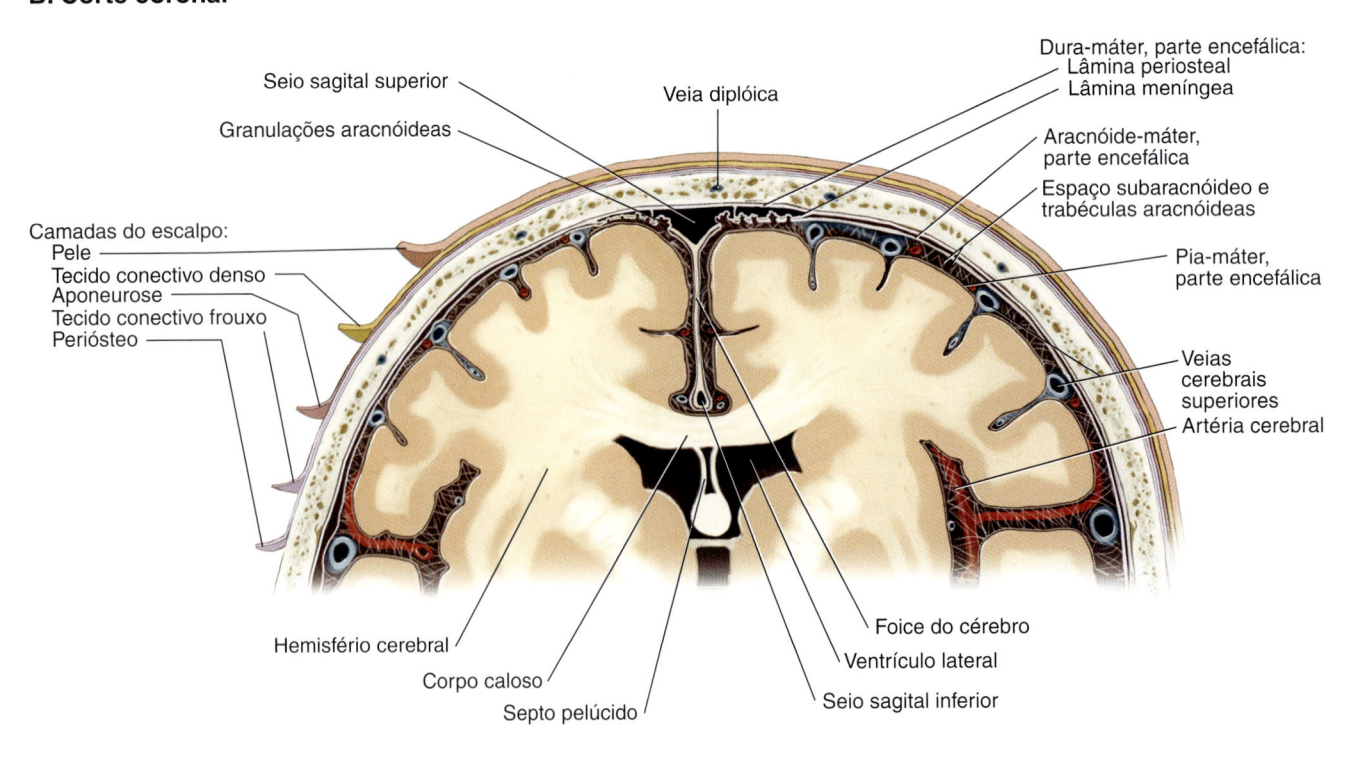

Legendas:
- Seio sagital superior
- Veia diplóica
- Dura-máter, parte encefálica: Lâmina periosteal / Lâmina meníngea
- Granulações aracnóideas
- Aracnóide-máter, parte encefálica
- Espaço subaracnóideo e trabéculas aracnóideas
- Camadas do escalpo: Pele / Tecido conectivo denso / Aponeurose / Tecido conectivo frouxo / Periósteo
- Pia-máter, parte encefálica
- Veias cerebrais superiores
- Artéria cerebral
- Hemisfério cerebral
- Foice do cérebro
- Corpo caloso
- Ventrículo lateral
- Septo pelúcido
- Seio sagital inferior

Capítulo 7 — Atlas de Anatomia Humana

Ventrículos do Encéfalo — LÂMINA 7-50

A. Localização dos ventrículos

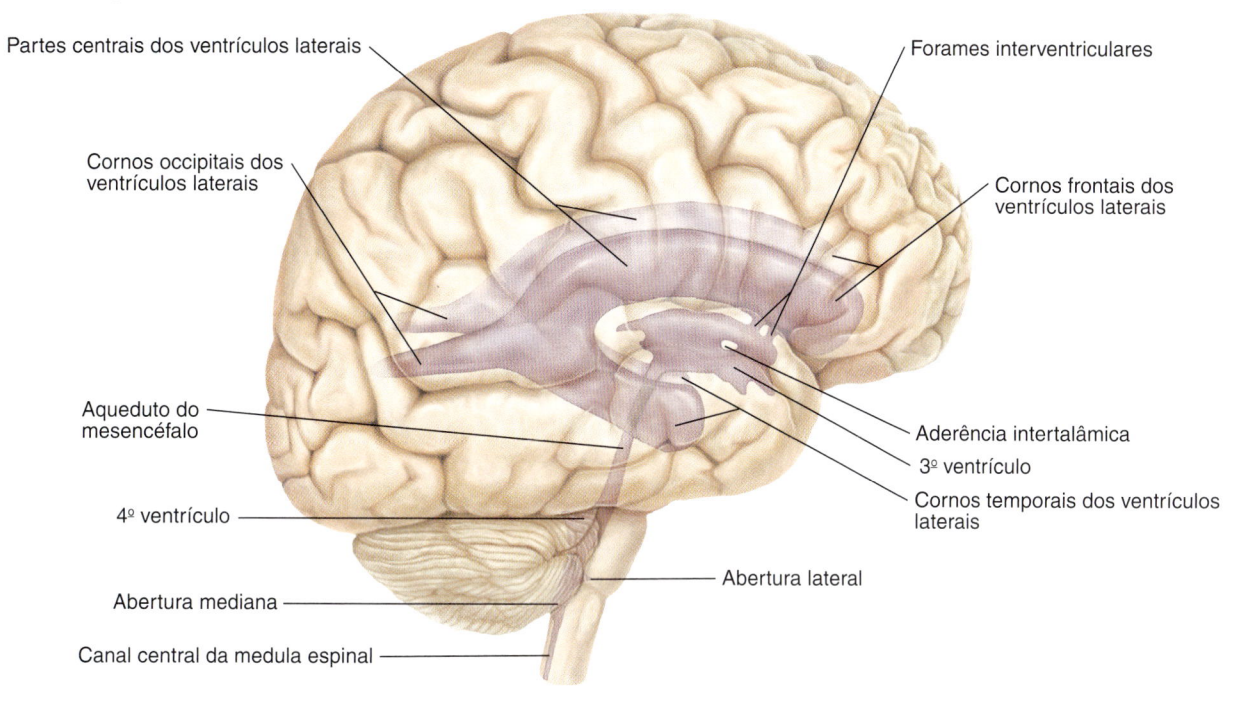

- Partes centrais dos ventrículos laterais
- Cornos occipitais dos ventrículos laterais
- Aqueduto do mesencéfalo
- 4º ventrículo
- Abertura mediana
- Canal central da medula espinal
- Forames interventriculares
- Cornos frontais dos ventrículos laterais
- Aderência intertalâmica
- 3º ventrículo
- Cornos temporais dos ventrículos laterais
- Abertura lateral

B. Circulação do líquido cerebrospinal

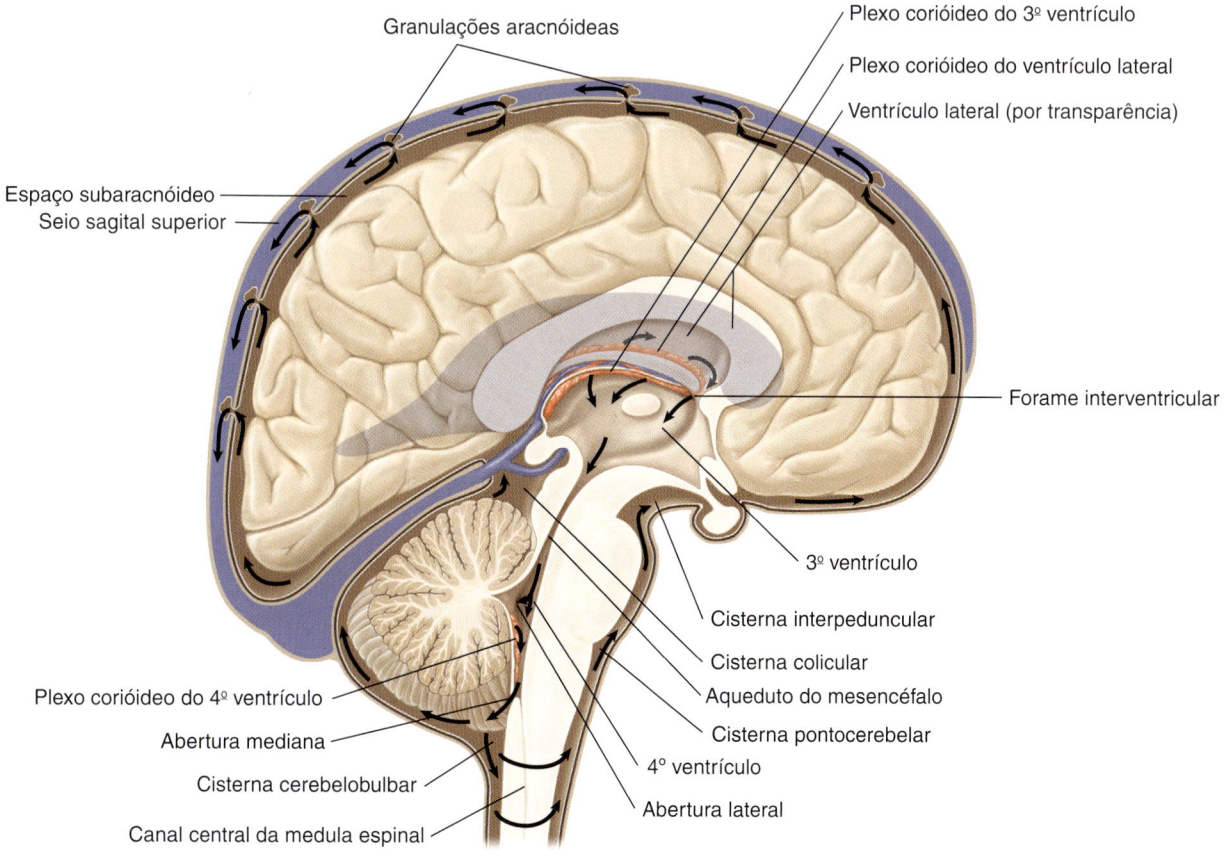

- Granulações aracnóideas
- Espaço subaracnóideo
- Seio sagital superior
- Plexo corióideo do 4º ventrículo
- Abertura mediana
- Cisterna cerebelobulbar
- Canal central da medula espinal
- Plexo corióideo do 3º ventrículo
- Plexo corióideo do ventrículo lateral
- Ventrículo lateral (por transparência)
- Forame interventricular
- 3º ventrículo
- Cisterna interpeduncular
- Cisterna colicular
- Aqueduto do mesencéfalo
- Cisterna pontocerebelar
- 4º ventrículo
- Abertura lateral

Capítulo 7
Atlas de Anatomia Humana — PÁGINA 343

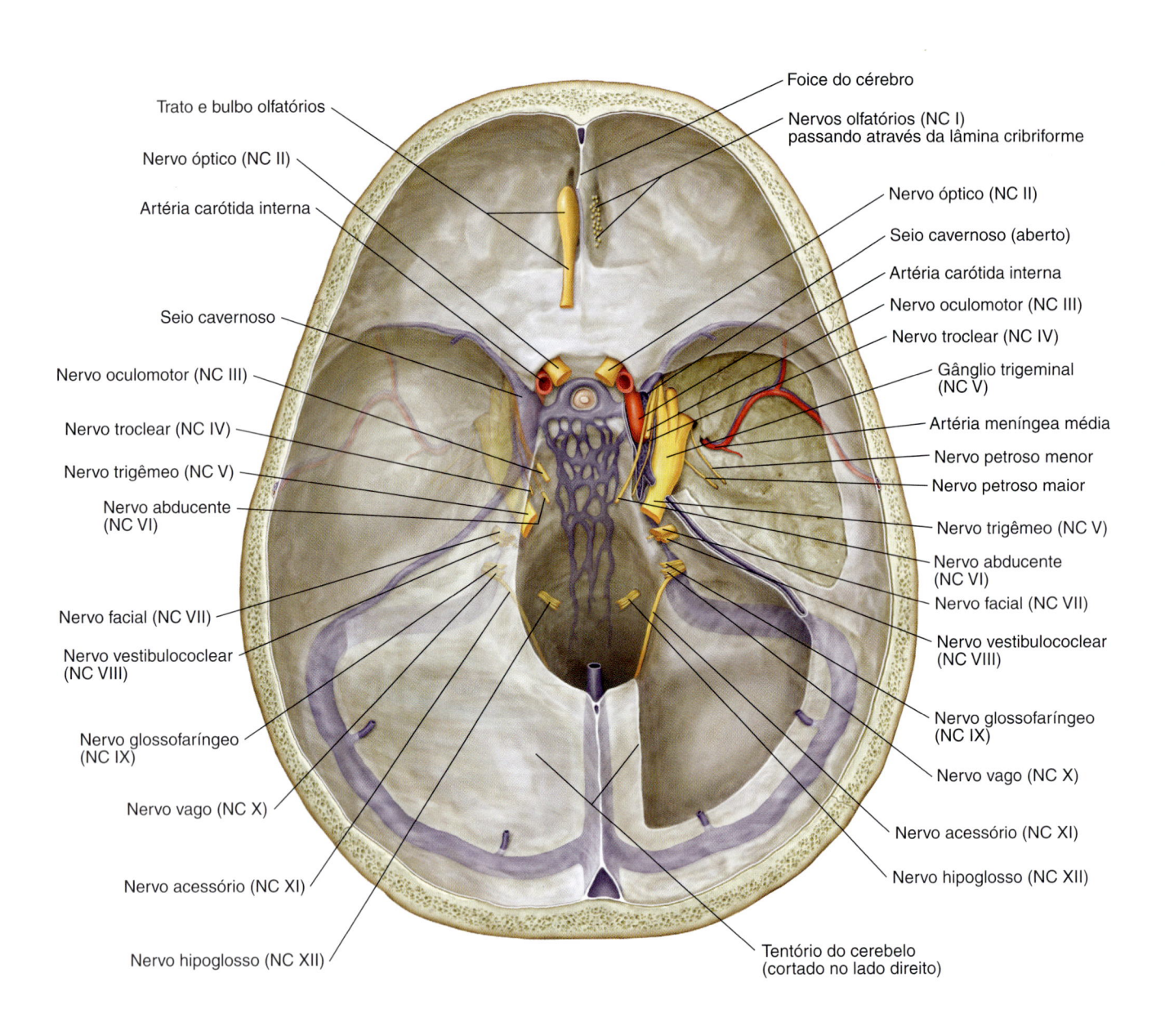

LÂMINA 7-51 — Nervos Cranianos na Cavidade do Crânio

Legendas (lado esquerdo):
- Trato e bulbo olfatórios
- Nervo óptico (NC II)
- Artéria carótida interna
- Seio cavernoso
- Nervo oculomotor (NC III)
- Nervo troclear (NC IV)
- Nervo trigêmeo (NC V)
- Nervo abducente (NC VI)
- Nervo facial (NC VII)
- Nervo vestibulococlear (NC VIII)
- Nervo glossofaríngeo (NC IX)
- Nervo vago (NC X)
- Nervo acessório (NC XI)
- Nervo hipoglosso (NC XII)

Legendas (lado direito):
- Foice do cérebro
- Nervos olfatórios (NC I) passando através da lâmina cribriforme
- Nervo óptico (NC II)
- Seio cavernoso (aberto)
- Artéria carótida interna
- Nervo oculomotor (NC III)
- Nervo troclear (NC IV)
- Gânglio trigeminal (NC V)
- Artéria meníngea média
- Nervo petroso menor
- Nervo petroso maior
- Nervo trigêmeo (NC V)
- Nervo abducente (NC VI)
- Nervo facial (NC VII)
- Nervo vestibulococlear (NC VIII)
- Nervo glossofaríngeo (NC IX)
- Nervo vago (NC X)
- Nervo acessório (NC XI)
- Nervo hipoglosso (NC XII)
- Tentório do cerebelo (cortado no lado direito)

Capítulo 7 — Atlas de Anatomia Humana

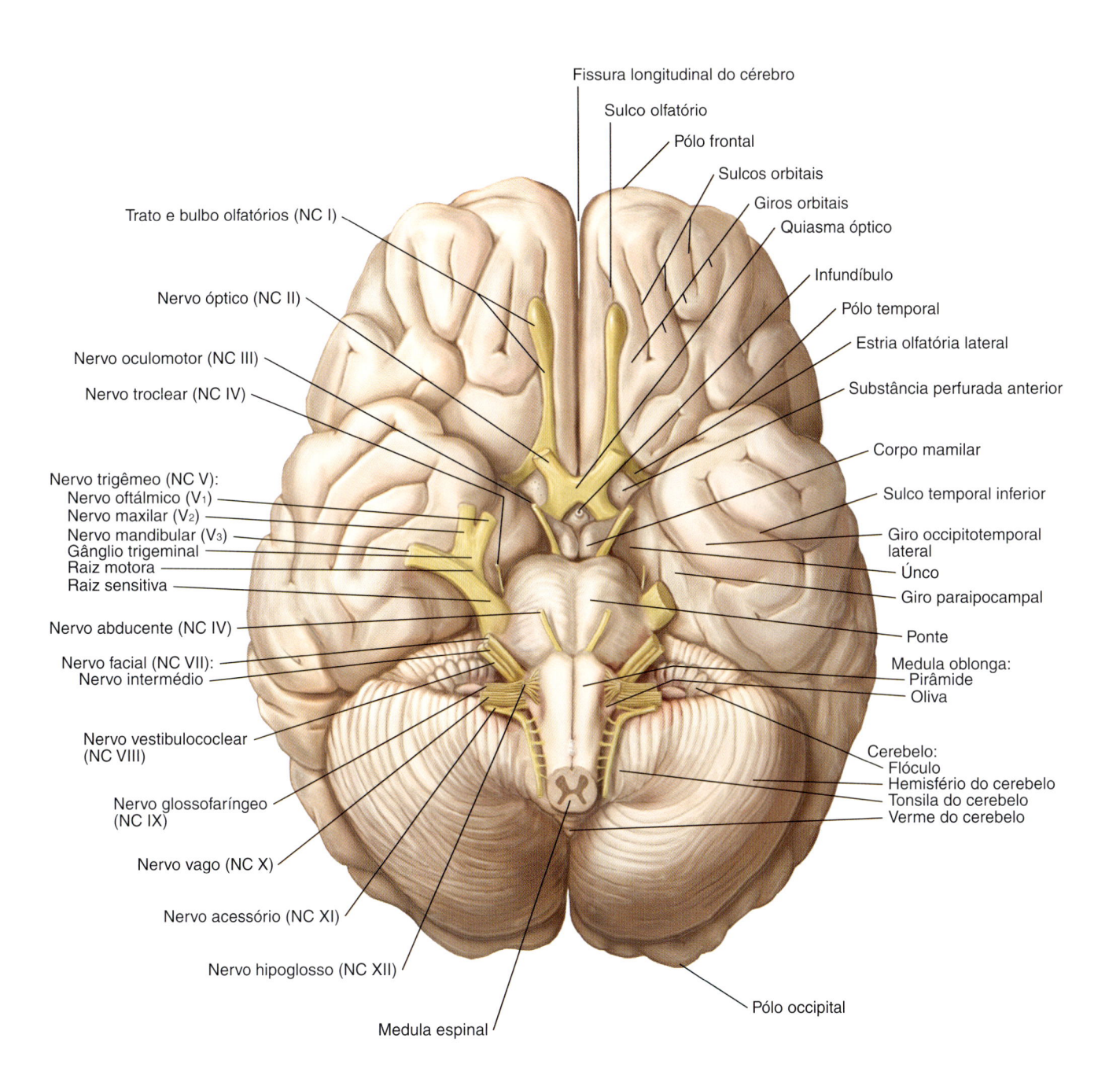

Nervos Cranianos na Base do Cérebro e do Tronco Encefálico

LÂMINA 7-52

- Fissura longitudinal do cérebro
- Sulco olfatório
- Pólo frontal
- Sulcos orbitais
- Trato e bulbo olfatórios (NC I)
- Giros orbitais
- Quiasma óptico
- Nervo óptico (NC II)
- Infundíbulo
- Pólo temporal
- Nervo oculomotor (NC III)
- Estria olfatória lateral
- Nervo troclear (NC IV)
- Substância perfurada anterior
- Corpo mamilar
- Nervo trigêmeo (NC V):
  - Nervo oftálmico (V₁)
  - Nervo maxilar (V₂)
  - Nervo mandibular (V₃)
  - Gânglio trigeminal
  - Raiz motora
  - Raiz sensitiva
- Sulco temporal inferior
- Giro occipitotemporal lateral
- Únco
- Giro paraipocampal
- Nervo abducente (NC IV)
- Ponte
- Nervo facial (NC VII):
  - Nervo intermédio
- Medula oblonga:
  - Pirâmide
  - Oliva
- Nervo vestibulococlear (NC VIII)
- Cerebelo:
  - Flóculo
  - Hemisfério do cerebelo
  - Tonsila do cerebelo
  - Verme do cerebelo
- Nervo glossofaríngeo (NC IX)
- Nervo vago (NC X)
- Nervo acessório (NC XI)
- Nervo hipoglosso (NC XII)
- Pólo occipital
- Medula espinal

Capítulo 7

Atlas de Anatomia Humana | PÁGINA 345

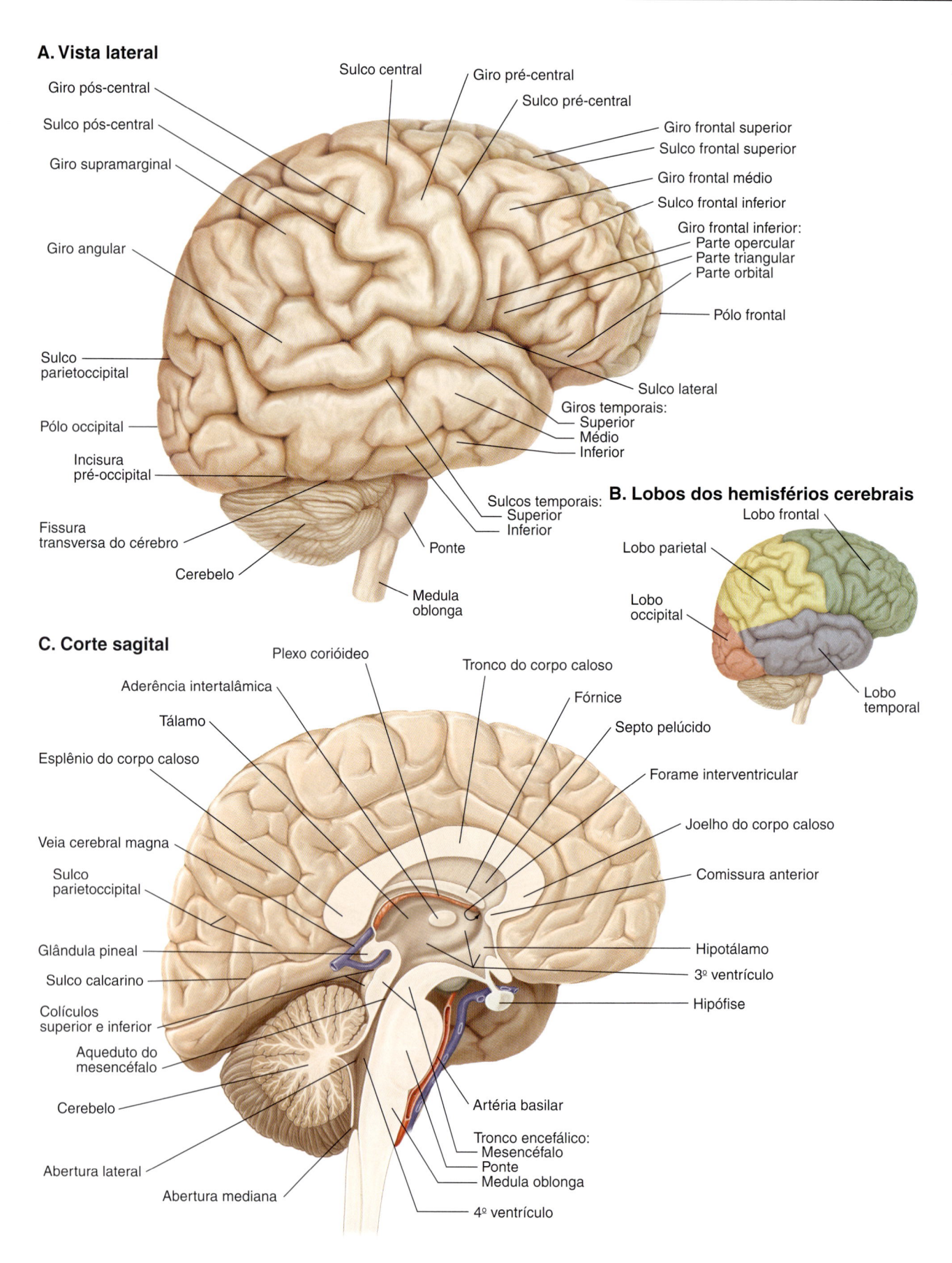

LÂMINA 7-53 — Telencéfalo, Tronco Encefálico e Cerebelo

A. Vista lateral

- Giro pós-central
- Sulco pós-central
- Giro supramarginal
- Giro angular
- Sulco parietoccipital
- Pólo occipital
- Incisura pré-occipital
- Fissura transversa do cérebro
- Cerebelo
- Sulco central
- Giro pré-central
- Sulco pré-central
- Giro frontal superior
- Sulco frontal superior
- Giro frontal médio
- Sulco frontal inferior
- Giro frontal inferior:
  - Parte opercular
  - Parte triangular
  - Parte orbital
- Pólo frontal
- Sulco lateral
- Giros temporais:
  - Superior
  - Médio
  - Inferior
- Sulcos temporais:
  - Superior
  - Inferior
- Ponte
- Medula oblonga

B. Lobos dos hemisférios cerebrais

- Lobo frontal
- Lobo parietal
- Lobo occipital
- Lobo temporal

C. Corte sagital

- Plexo corióideo
- Aderência intertalâmica
- Tálamo
- Esplênio do corpo caloso
- Veia cerebral magna
- Sulco parietoccipital
- Glândula pineal
- Sulco calcarino
- Colículos superior e inferior
- Aqueduto do mesencéfalo
- Cerebelo
- Abertura lateral
- Abertura mediana
- Tronco do corpo caloso
- Fórnice
- Septo pelúcido
- Forame interventricular
- Joelho do corpo caloso
- Comissura anterior
- Hipotálamo
- 3º ventrículo
- Hipófise
- Artéria basilar
- Tronco encefálico:
  - Mesencéfalo
  - Ponte
  - Medula oblonga
- 4º ventrículo

Capítulo 7 — Atlas de Anatomia Humana

Base do Cérebro e do Tronco Encefálico Cortado

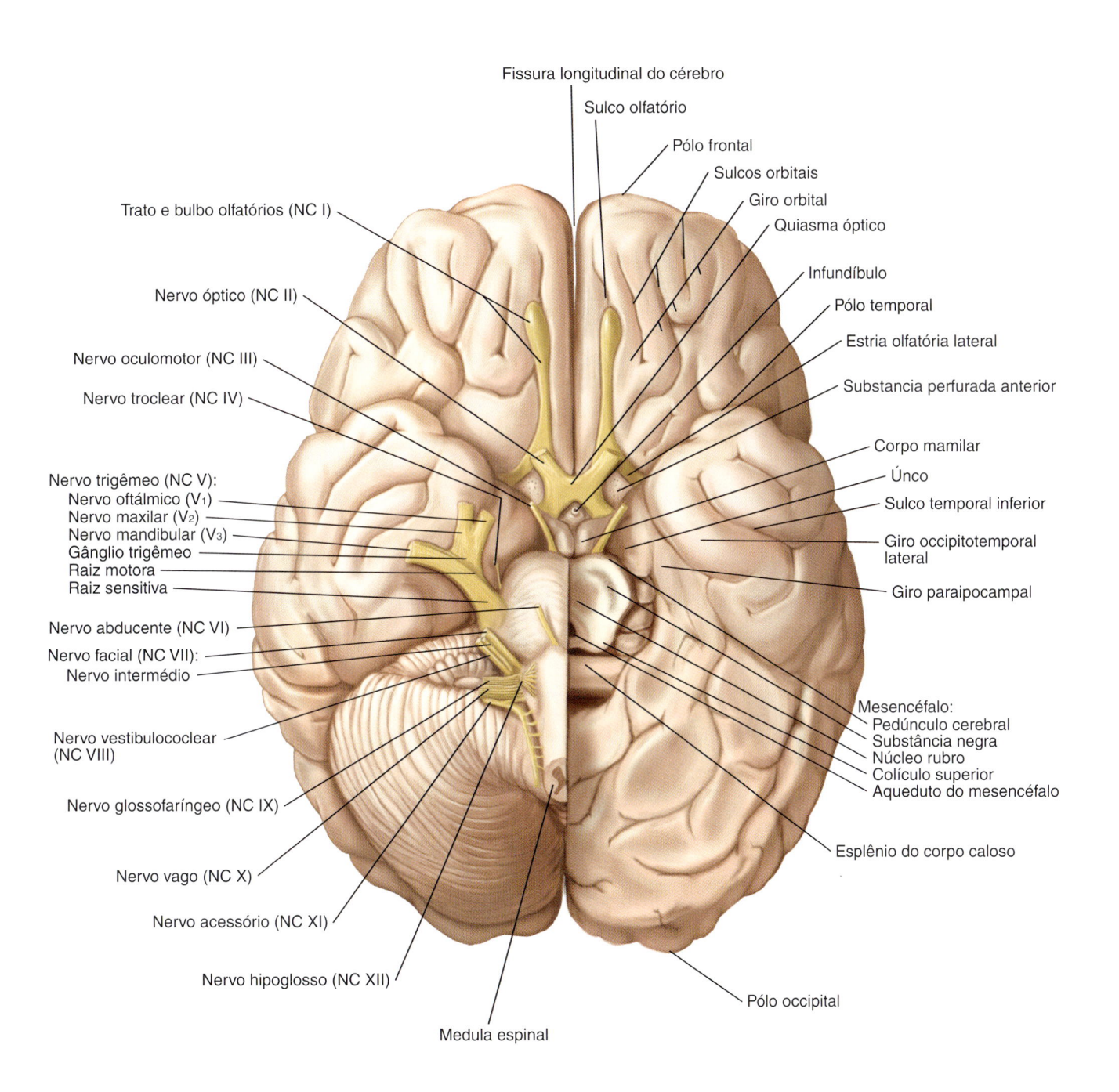

LÂMINA 7-54

- Fissura longitudinal do cérebro
- Sulco olfatório
- Pólo frontal
- Sulcos orbitais
- Trato e bulbo olfatórios (NC I)
- Giro orbital
- Quiasma óptico
- Nervo óptico (NC II)
- Infundíbulo
- Pólo temporal
- Nervo oculomotor (NC III)
- Estria olfatória lateral
- Nervo troclear (NC IV)
- Substancia perfurada anterior
- Corpo mamilar
- Nervo trigêmeo (NC V):
  - Nervo oftálmico (V$_1$)
  - Nervo maxilar (V$_2$)
  - Nervo mandibular (V$_3$)
  - Gânglio trigêmeo
  - Raiz motora
  - Raiz sensitiva
- Únco
- Sulco temporal inferior
- Giro occipitotemporal lateral
- Giro paraipocampal
- Nervo abducente (NC VI)
- Nervo facial (NC VII):
  - Nervo intermédio
- Mesencéfalo:
  - Pedúnculo cerebral
  - Substância negra
  - Núcleo rubro
  - Colículo superior
  - Aqueduto do mesencéfalo
- Nervo vestibulococlear (NC VIII)
- Nervo glossofaríngeo (NC IX)
- Esplênio do corpo caloso
- Nervo vago (NC X)
- Nervo acessório (NC XI)
- Nervo hipoglosso (NC XII)
- Pólo occipital
- Medula espinal

Capítulo 7

LÂMINA 7-55 — Nervos Cranianos e Tronco Encefálico

A. Vista anterior

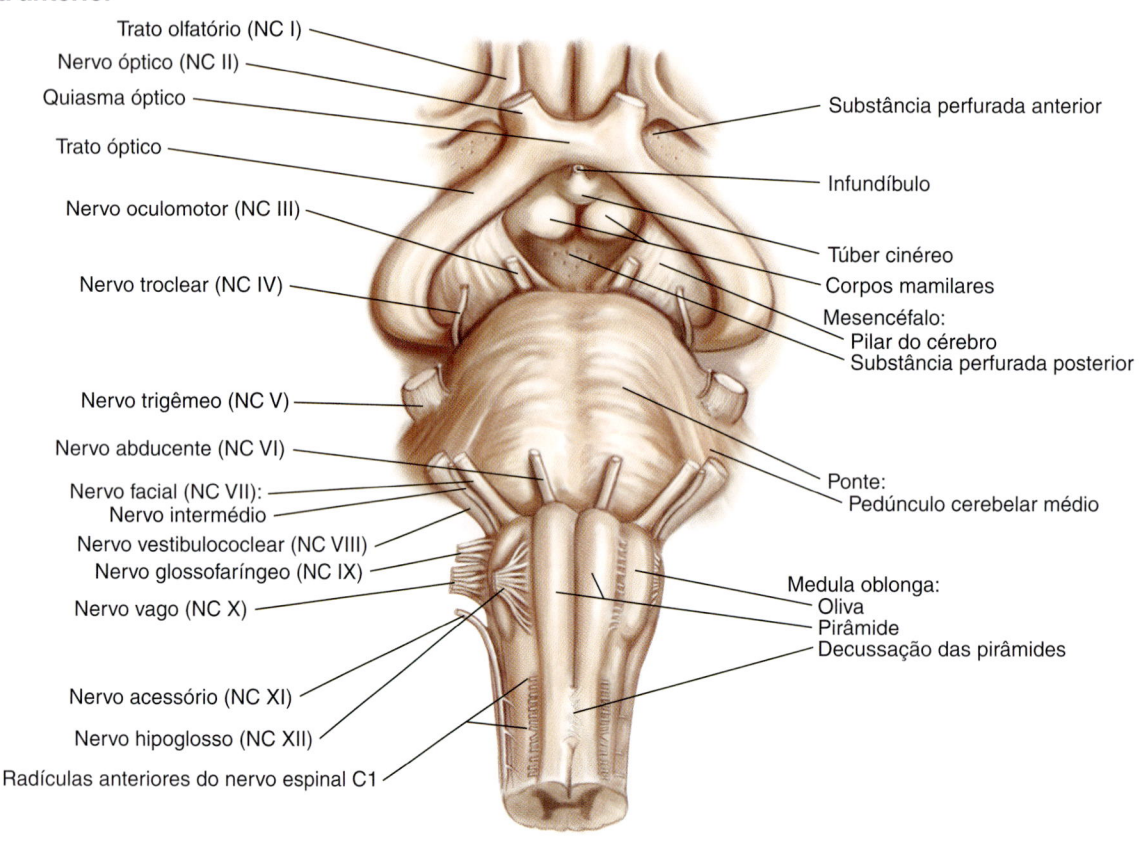

- Trato olfatório (NC I)
- Nervo óptico (NC II)
- Quiasma óptico
- Trato óptico
- Nervo oculomotor (NC III)
- Nervo troclear (NC IV)
- Nervo trigêmeo (NC V)
- Nervo abducente (NC VI)
- Nervo facial (NC VII):
  - Nervo intermédio
- Nervo vestibulococlear (NC VIII)
- Nervo glossofaríngeo (NC IX)
- Nervo vago (NC X)
- Nervo acessório (NC XI)
- Nervo hipoglosso (NC XII)
- Radículas anteriores do nervo espinal C1
- Substância perfurada anterior
- Infundíbulo
- Túber cinéreo
- Corpos mamilares
- Mesencéfalo:
  - Pilar do cérebro
  - Substância perfurada posterior
- Ponte:
  - Pedúnculo cerebelar médio
- Medula oblonga:
  - Oliva
  - Pirâmide
  - Decussação das pirâmides

B. Vista posterior

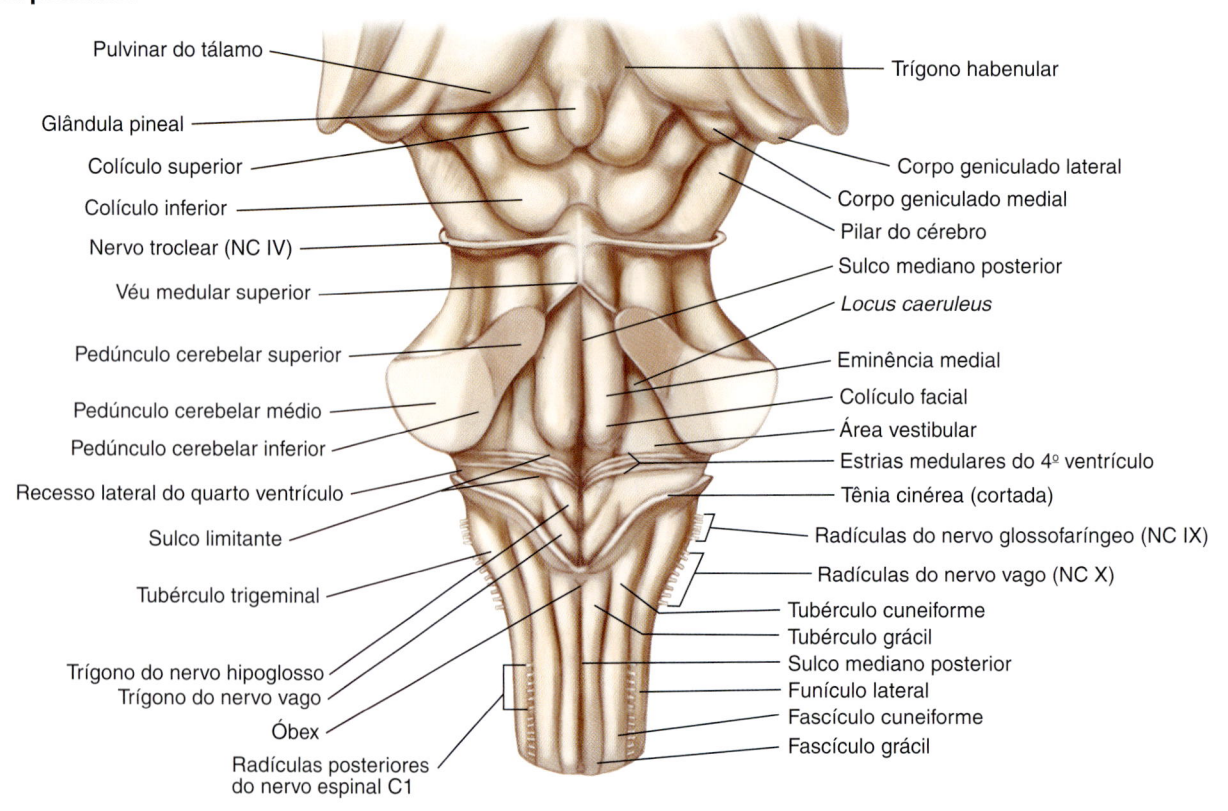

- Pulvinar do tálamo
- Glândula pineal
- Colículo superior
- Colículo inferior
- Nervo troclear (NC IV)
- Véu medular superior
- Pedúnculo cerebelar superior
- Pedúnculo cerebelar médio
- Pedúnculo cerebelar inferior
- Recesso lateral do quarto ventrículo
- Sulco limitante
- Tubérculo trigeminal
- Trígono do nervo hipoglosso
- Trígono do nervo vago
- Óbex
- Radículas posteriores do nervo espinal C1
- Trígono habenular
- Corpo geniculado lateral
- Corpo geniculado medial
- Pilar do cérebro
- Sulco mediano posterior
- Locus caeruleus
- Eminência medial
- Colículo facial
- Área vestibular
- Estrias medulares do 4º ventrículo
- Tênia cinérea (cortada)
- Radículas do nervo glossofaríngeo (NC IX)
- Radículas do nervo vago (NC X)
- Tubérculo cuneiforme
- Tubérculo grácil
- Sulco mediano posterior
- Funículo lateral
- Fascículo cuneiforme
- Fascículo grácil

Capítulo 7 — Atlas de Anatomia Humana

Artérias do Encéfalo — LÂMINA 7-56

A. Vista inferior

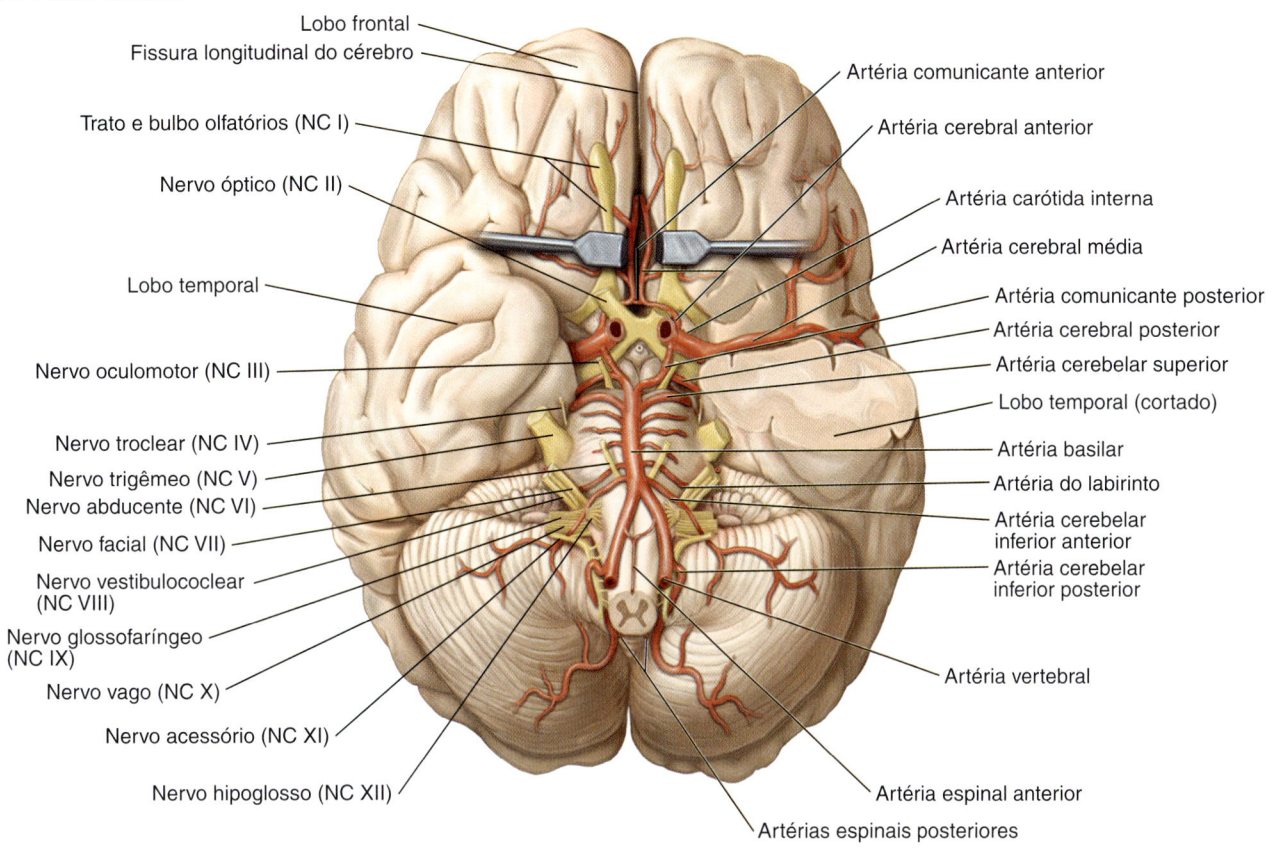

- Lobo frontal
- Fissura longitudinal do cérebro
- Trato e bulbo olfatórios (NC I)
- Nervo óptico (NC II)
- Lobo temporal
- Nervo oculomotor (NC III)
- Nervo troclear (NC IV)
- Nervo trigêmeo (NC V)
- Nervo abducente (NC VI)
- Nervo facial (NC VII)
- Nervo vestibulococlear (NC VIII)
- Nervo glossofaríngeo (NC IX)
- Nervo vago (NC X)
- Nervo acessório (NC XI)
- Nervo hipoglosso (NC XII)
- Artéria comunicante anterior
- Artéria cerebral anterior
- Artéria carótida interna
- Artéria cerebral média
- Artéria comunicante posterior
- Artéria cerebral posterior
- Artéria cerebelar superior
- Lobo temporal (cortado)
- Artéria basilar
- Artéria do labirinto
- Artéria cerebelar inferior anterior
- Artéria cerebelar inferior posterior
- Artéria vertebral
- Artéria espinal anterior
- Artérias espinais posteriores

B. Esquema, vista inferior

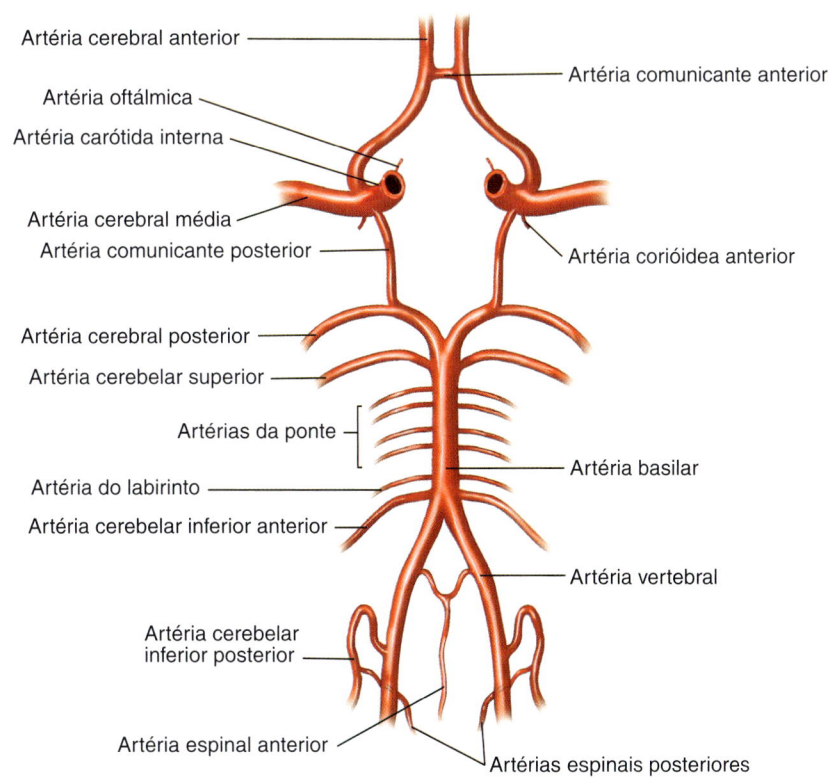

- Artéria cerebral anterior
- Artéria oftálmica
- Artéria carótida interna
- Artéria cerebral média
- Artéria comunicante posterior
- Artéria cerebral posterior
- Artéria cerebelar superior
- Artérias da ponte
- Artéria do labirinto
- Artéria cerebelar inferior anterior
- Artéria cerebelar inferior posterior
- Artéria espinal anterior
- Artéria comunicante anterior
- Artéria corióidea anterior
- Artéria basilar
- Artéria vertebral
- Artérias espinais posteriores

LÂMINA 7-57 — Órbita, Vista Anterior I

A. Projeção superficial

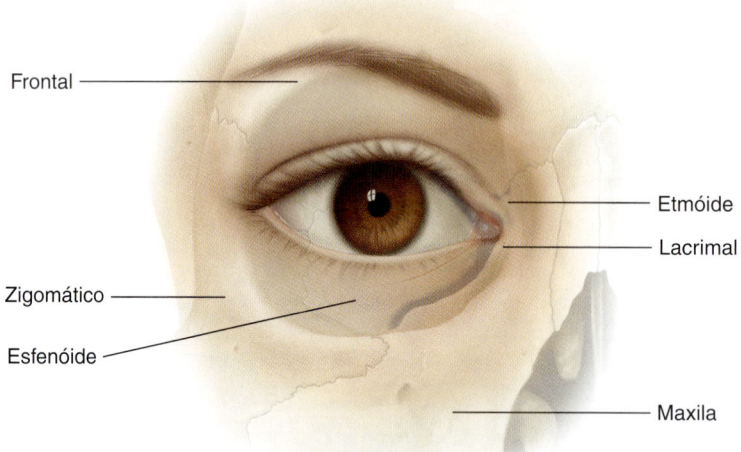

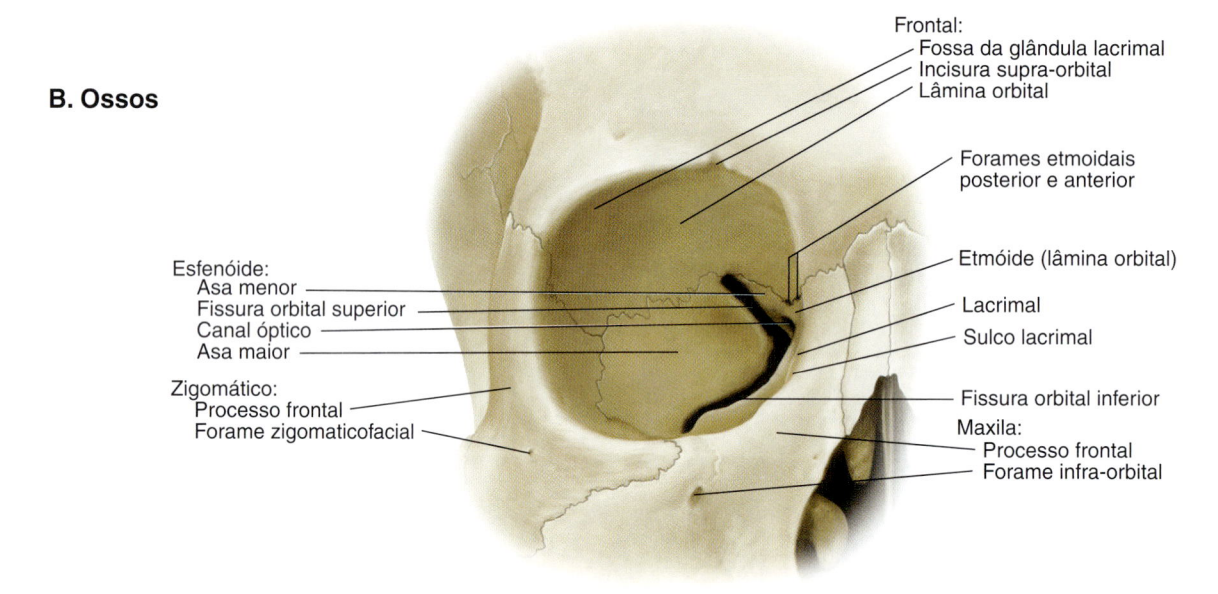

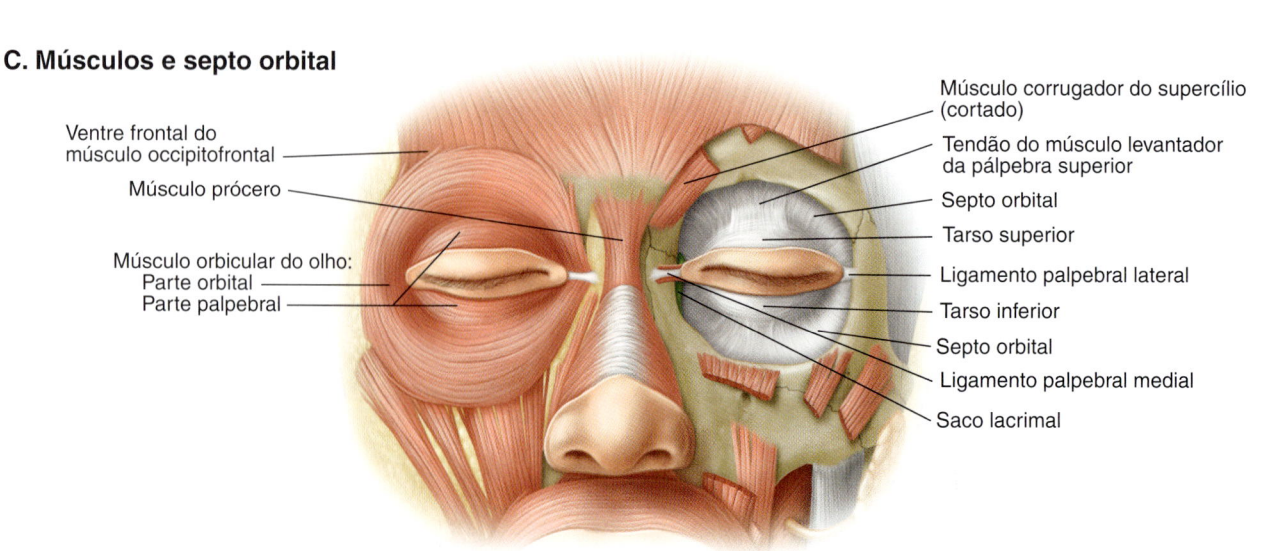

- Frontal
- Etmóide
- Lacrimal
- Zigomático
- Esfenóide
- Maxila

B. Ossos

- Frontal:
  - Fossa da glândula lacrimal
  - Incisura supra-orbital
  - Lâmina orbital
- Forames etmoidais posterior e anterior
- Etmóide (lâmina orbital)
- Lacrimal
- Sulco lacrimal
- Esfenóide:
  - Asa menor
  - Fissura orbital superior
  - Canal óptico
  - Asa maior
- Fissura orbital inferior
- Zigomático:
  - Processo frontal
  - Forame zigomaticofacial
- Maxila:
  - Processo frontal
  - Forame infra-orbital

C. Músculos e septo orbital

- Ventre frontal do músculo occipitofrontal
- Músculo prócero
- Músculo orbicular do olho:
  - Parte orbital
  - Parte palpebral
- Músculo corrugador do supercílio (cortado)
- Tendão do músculo levantador da pálpebra superior
- Septo orbital
- Tarso superior
- Ligamento palpebral lateral
- Tarso inferior
- Septo orbital
- Ligamento palpebral medial
- Saco lacrimal

Pálpebra e Aparelho Lacrimal — LÂMINA 7-58

A. Anatomia de superfície do olho

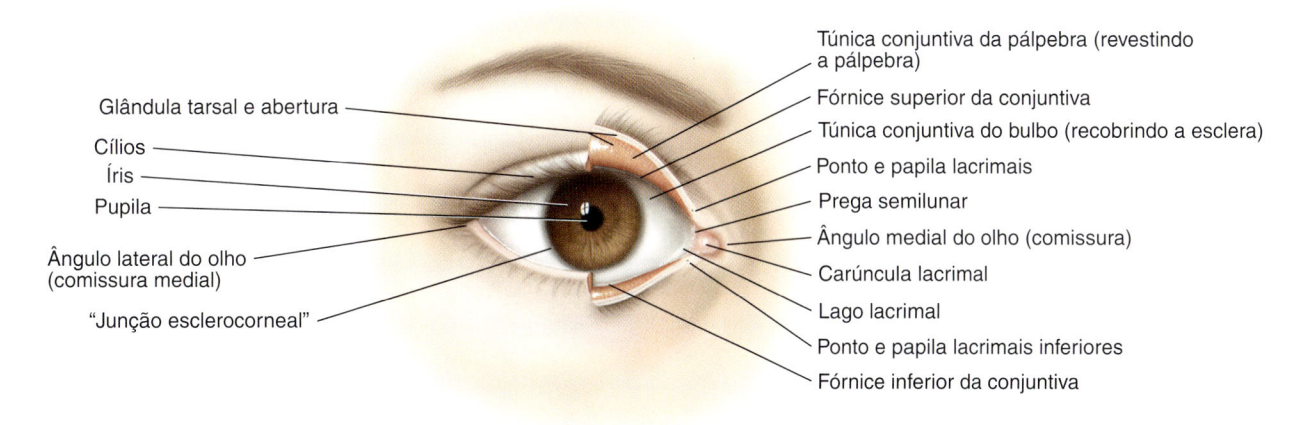

- Glândula tarsal e abertura
- Cílios
- Íris
- Pupila
- Ângulo lateral do olho (comissura medial)
- "Junção esclerocorneal"
- Túnica conjuntiva da pálpebra (revestindo a pálpebra)
- Fórnice superior da conjuntiva
- Túnica conjuntiva do bulbo (recobrindo a esclera)
- Ponto e papila lacrimais
- Prega semilunar
- Ângulo medial do olho (comissura)
- Carúncula lacrimal
- Lago lacrimal
- Ponto e papila lacrimais inferiores
- Fórnice inferior da conjuntiva

B. Aparelho lacrimal

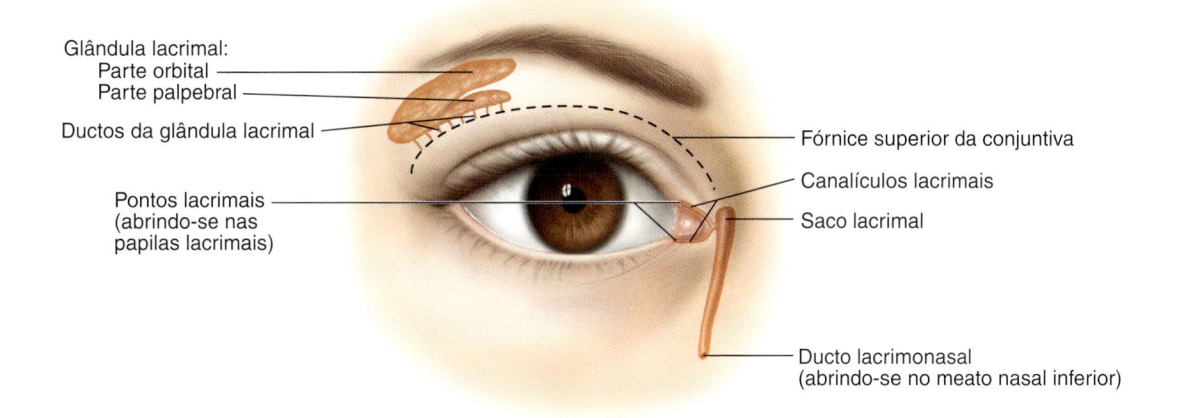

- Glândula lacrimal:
  - Parte orbital
  - Parte palpebral
- Ductos da glândula lacrimal
- Pontos lacrimais (abrindo-se nas papilas lacrimais)
- Fórnice superior da conjuntiva
- Canalículos lacrimais
- Saco lacrimal
- Ducto lacrimonasal (abrindo-se no meato nasal inferior)

C. Corte sagital do olho

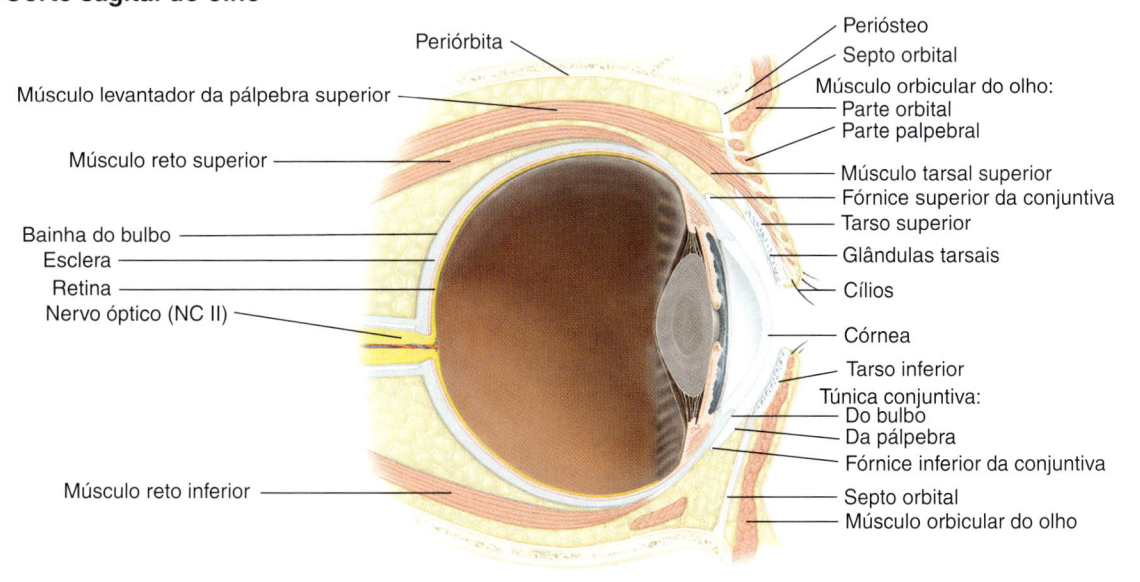

- Periórbita
- Músculo levantador da pálpebra superior
- Músculo reto superior
- Bainha do bulbo
- Esclera
- Retina
- Nervo óptico (NC II)
- Músculo reto inferior
- Periósteo
- Septo orbital
- Músculo orbicular do olho:
  - Parte orbital
  - Parte palpebral
- Músculo tarsal superior
- Fórnice superior da conjuntiva
- Tarso superior
- Glândulas tarsais
- Cílios
- Córnea
- Tarso inferior
- Túnica conjuntiva:
  - Do bulbo
  - Da pálpebra
- Fórnice inferior da conjuntiva
- Septo orbital
- Músculo orbicular do olho

Capítulo 7
Atlas de Anatomia Humana | PÁGINA 351

LÂMINA 7-59 — Órbita, Vista Anterior II

A. Músculos extra-oculares

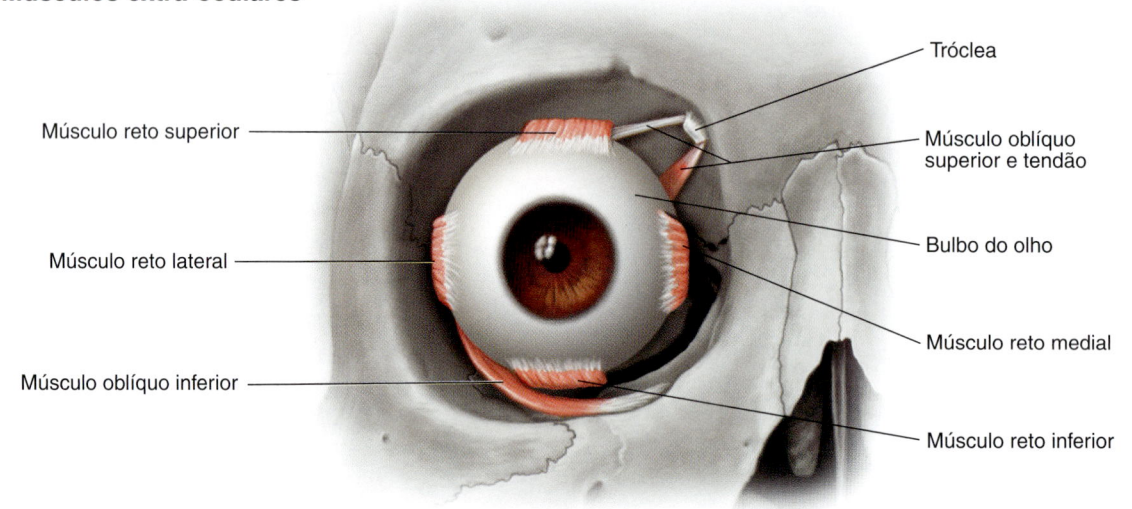

- Músculo reto superior
- Músculo reto lateral
- Músculo oblíquo inferior
- Tróclea
- Músculo oblíquo superior e tendão
- Bulbo do olho
- Músculo reto medial
- Músculo reto inferior

B. Corte coronal

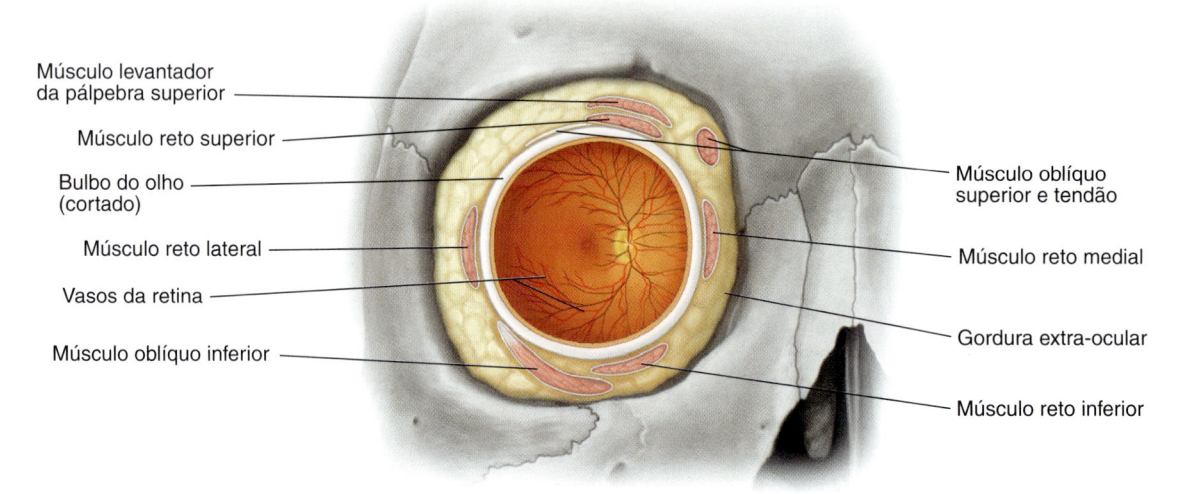

- Músculo levantador da pálpebra superior
- Músculo reto superior
- Bulbo do olho (cortado)
- Músculo reto lateral
- Vasos da retina
- Músculo oblíquo inferior
- Músculo oblíquo superior e tendão
- Músculo reto medial
- Gordura extra-ocular
- Músculo reto inferior

C. Ápice

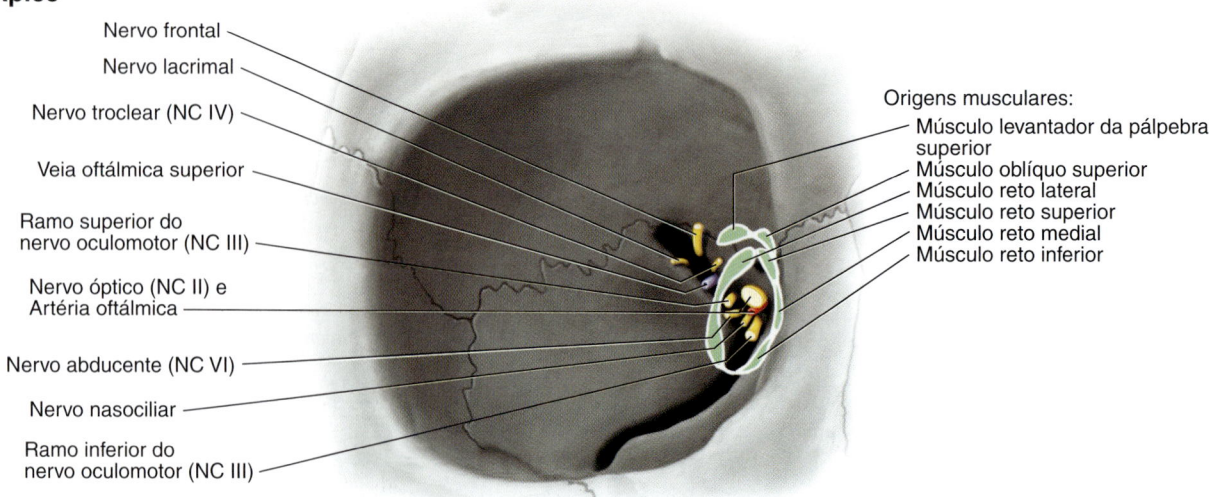

- Nervo frontal
- Nervo lacrimal
- Nervo troclear (NC IV)
- Veia oftálmica superior
- Ramo superior do nervo oculomotor (NC III)
- Nervo óptico (NC II) e Artéria oftálmica
- Nervo abducente (NC VI)
- Nervo nasociliar
- Ramo inferior do nervo oculomotor (NC III)

Origens musculares:
- Músculo levantador da pálpebra superior
- Músculo oblíquo superior
- Músculo reto lateral
- Músculo reto superior
- Músculo reto medial
- Músculo reto inferior

Seio Cavernoso — LÂMINA 7-60

A. Vista superior

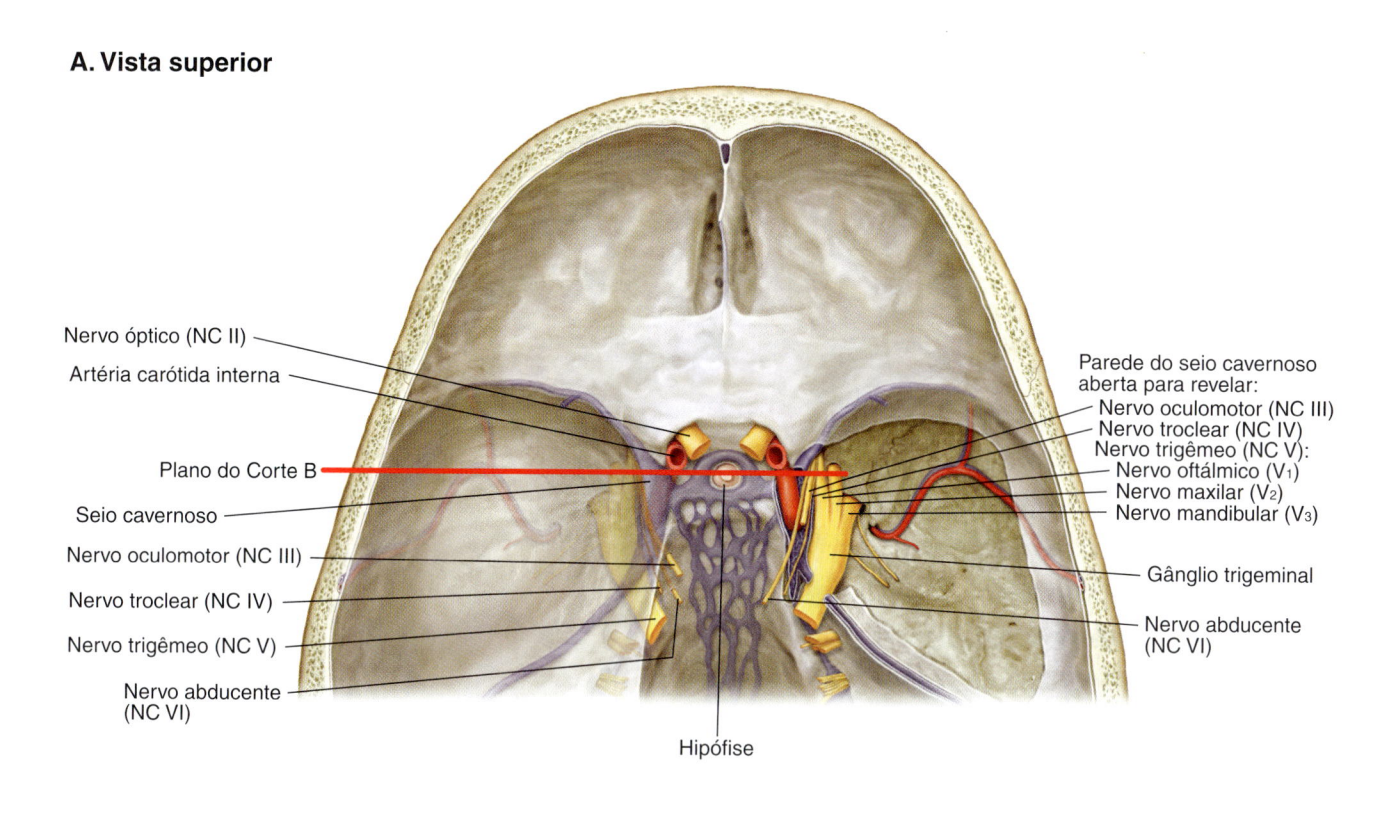

- Nervo óptico (NC II)
- Artéria carótida interna
- Plano do Corte B
- Seio cavernoso
- Nervo oculomotor (NC III)
- Nervo troclear (NC IV)
- Nervo trigêmeo (NC V)
- Nervo abducente (NC VI)
- Parede do seio cavernoso aberta para revelar:
  - Nervo oculomotor (NC III)
  - Nervo troclear (NC IV)
  - Nervo trigêmeo (NC V):
    - Nervo oftálmico (V_1)
    - Nervo maxilar (V_2)
    - Nervo mandibular (V_3)
- Gânglio trigeminal
- Nervo abducente (NC VI)
- Hipófise

B. Corte coronal

- Artéria oftálmica
- Quiasma e tracto ópticos
- Pia-máter, parte encefálica, na superfície do cérebro
- Espaço subaracnóideo com as trabéculas aracnóideas
- Artéria carótida interna
- Infundíbulo
- Diafragma da sela
- Nervo oculomotor (NC III)
- Nervo troclear (NC IV)
- Nervo abducente (NC VI)
- Nervo trigêmeo (NC V):
  - Nervo oftálmico (V_1)
  - Nervo maxilar (V_2)
- Hipófise
- Lúmens do seio cavernoso
- Aracnóide-máter, parte encefálica
- Dura-máter, parte encefálica:
  - Lâmina meníngea
  - Lâmina periosteal
- Fossa hipofisial
- Seios esfenoidais

Capítulo 7 | Atlas de Anatomia Humana | PÁGINA 353

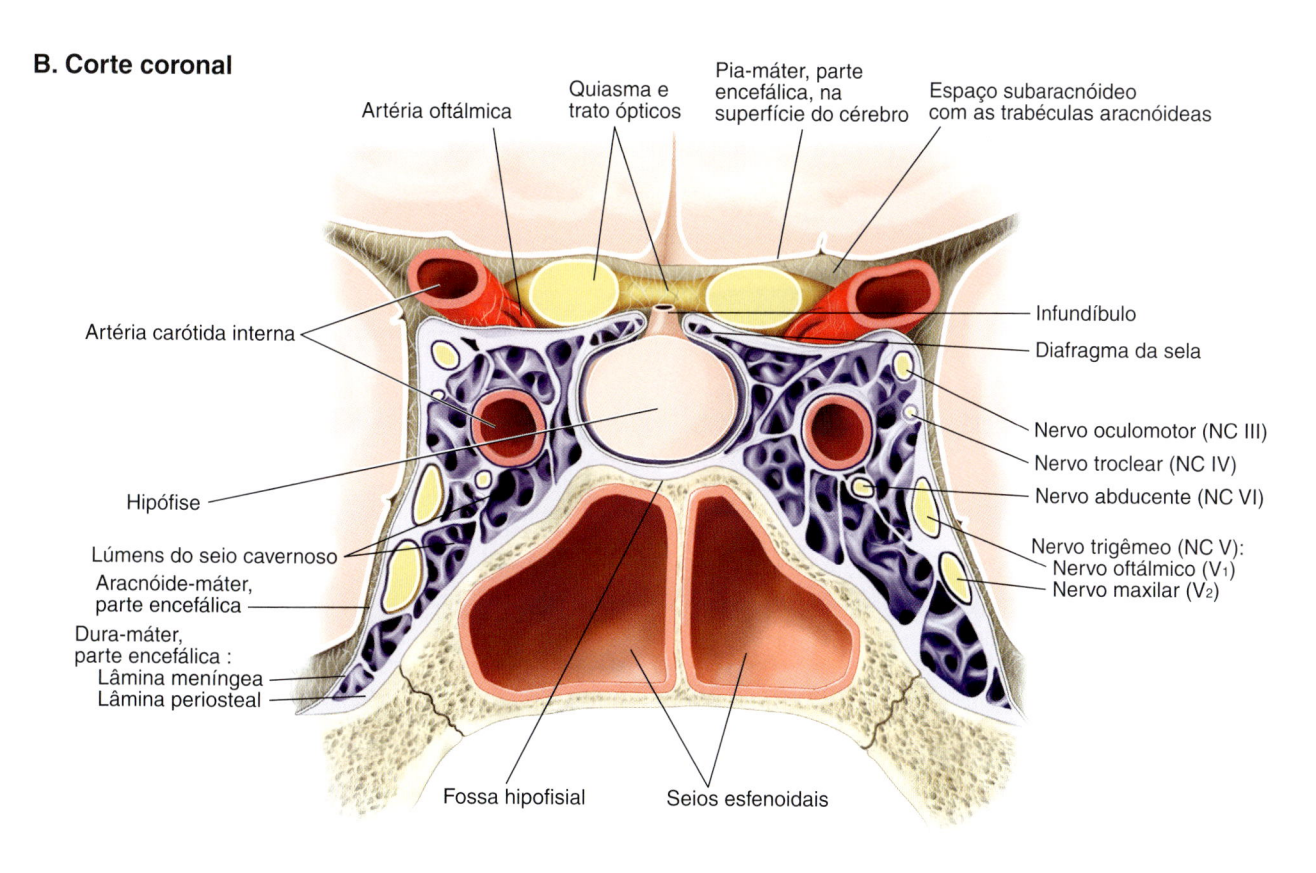

LÂMINA 7-61 Órbita, Vista Superior I

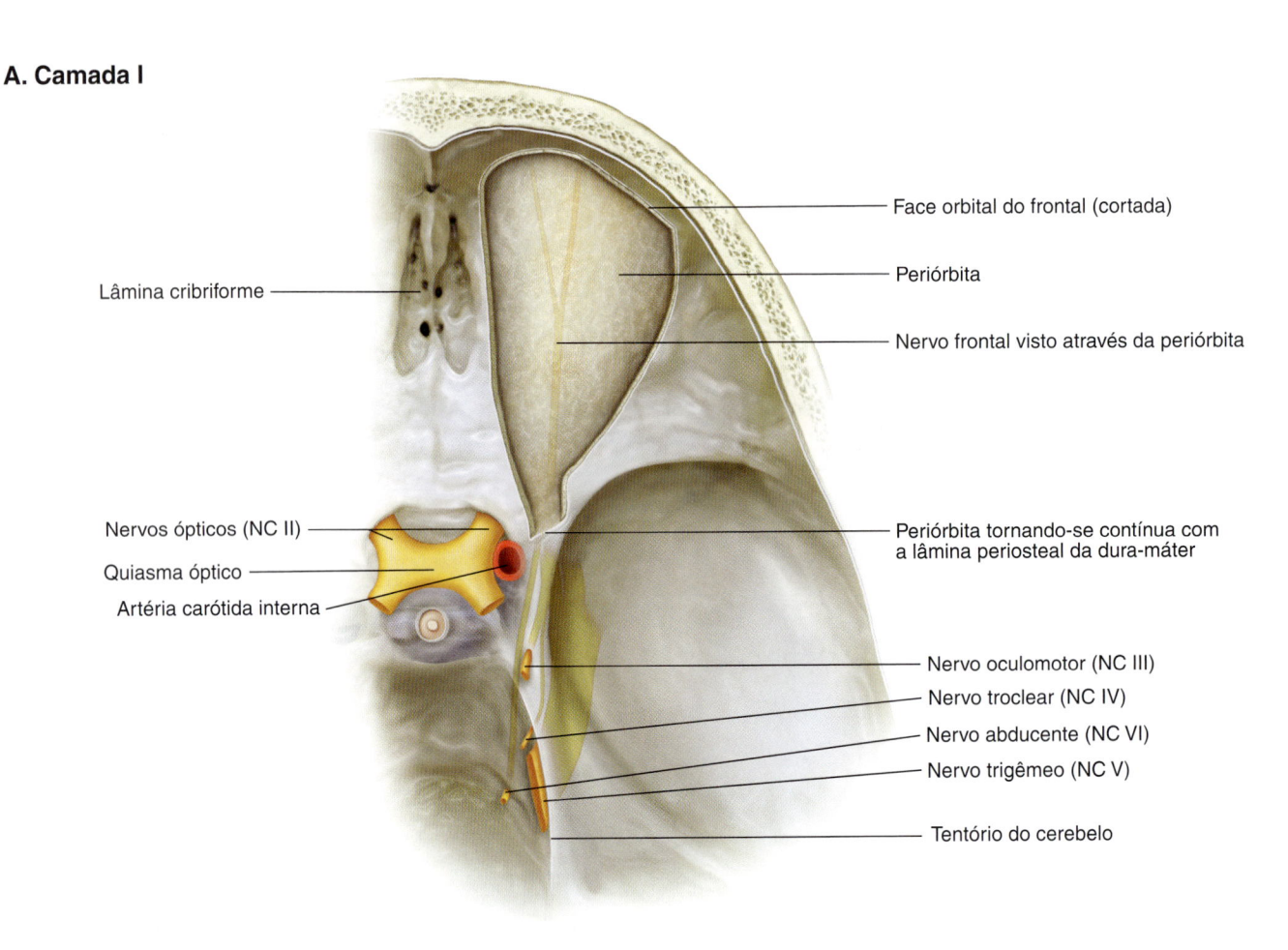

A. Camada I

- Face orbital do frontal (cortada)
- Periórbita
- Nervo frontal visto através da periórbita
- Lâmina cribriforme
- Nervos ópticos (NC II)
- Quiasma óptico
- Artéria carótida interna
- Periórbita tornando-se contínua com a lâmina periosteal da dura-máter
- Nervo oculomotor (NC III)
- Nervo troclear (NC IV)
- Nervo abducente (NC VI)
- Nervo trigêmeo (NC V)
- Tentório do cerebelo

B. Camada II

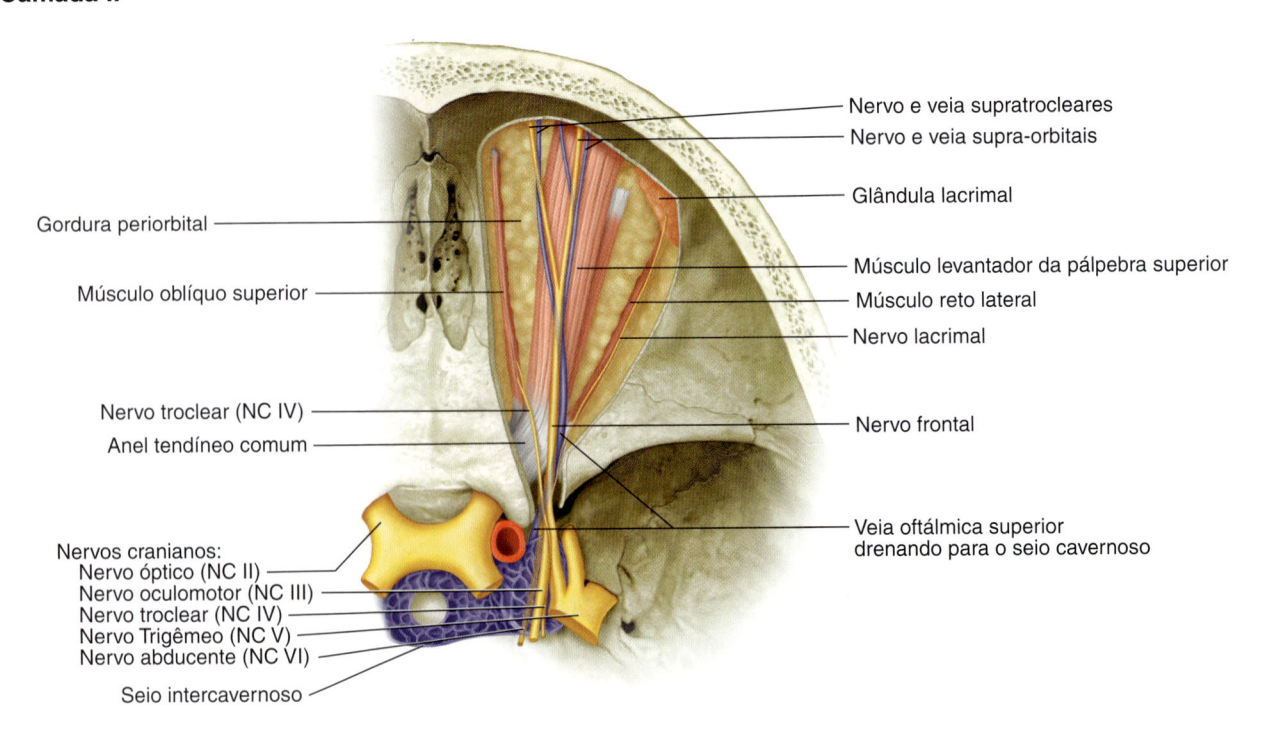

- Nervo e veia supratrocleares
- Nervo e veia supra-orbitais
- Glândula lacrimal
- Gordura periorbital
- Músculo oblíquo superior
- Músculo levantador da pálpebra superior
- Músculo reto lateral
- Nervo lacrimal
- Nervo troclear (NC IV)
- Anel tendíneo comum
- Nervo frontal
- Veia oftálmica superior drenando para o seio cavernoso
- Nervos cranianos:
  - Nervo óptico (NC II)
  - Nervo oculomotor (NC III)
  - Nervo troclear (NC IV)
  - Nervo Trigêmeo (NC V)
  - Nervo abducente (NC VI)
- Seio intercavernoso

Órbita, Vista Superior II — LÂMINA 7-62

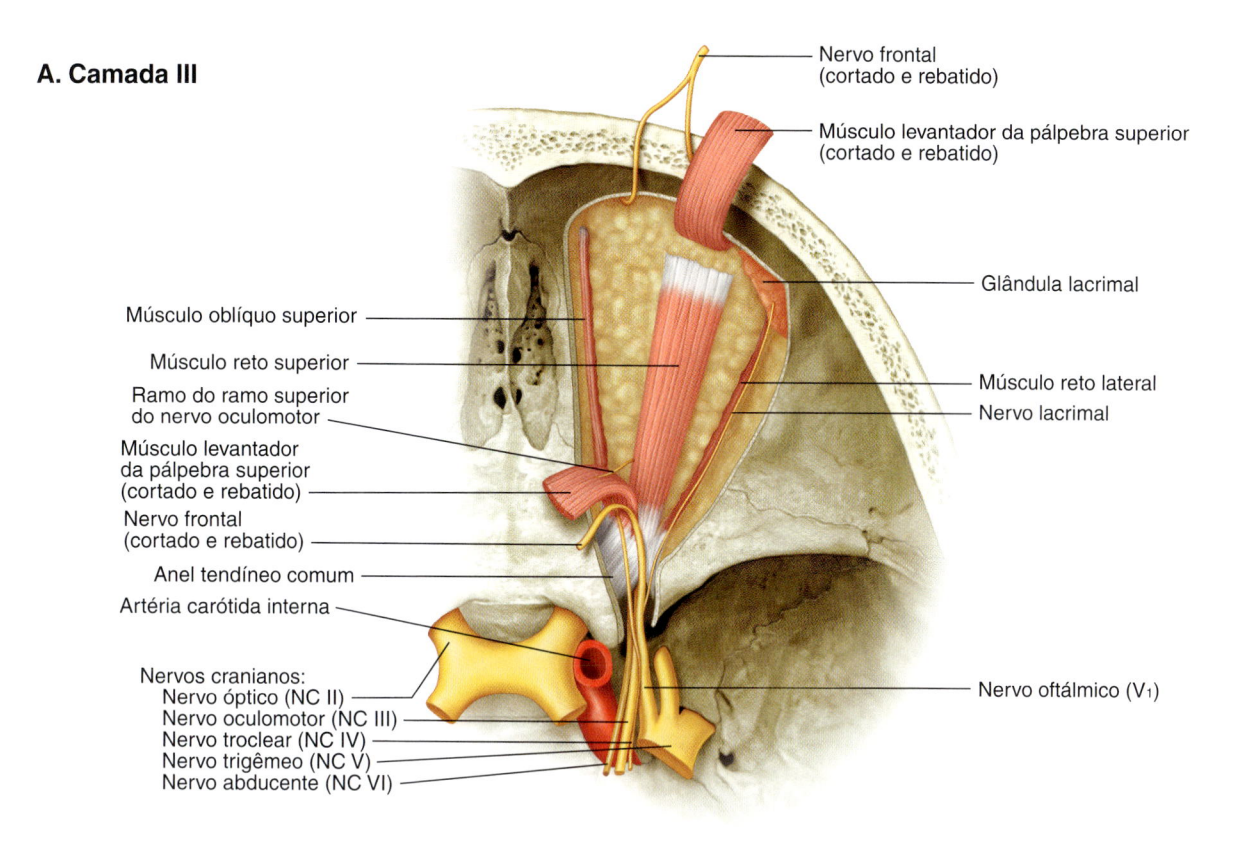

A. Camada III

- Nervo frontal (cortado e rebatido)
- Músculo levantador da pálpebra superior (cortado e rebatido)
- Glândula lacrimal
- Músculo oblíquo superior
- Músculo reto superior
- Ramo do ramo superior do nervo oculomotor
- Músculo levantador da pálpebra superior (cortado e rebatido)
- Nervo frontal (cortado e rebatido)
- Anel tendíneo comum
- Artéria carótida interna
- Músculo reto lateral
- Nervo lacrimal
- Nervo oftálmico (V$_1$)
- Nervos cranianos:
  - Nervo óptico (NC II)
  - Nervo oculomotor (NC III)
  - Nervo troclear (NC IV)
  - Nervo trigêmeo (NC V)
  - Nervo abducente (NC VI)

B. Camada IV

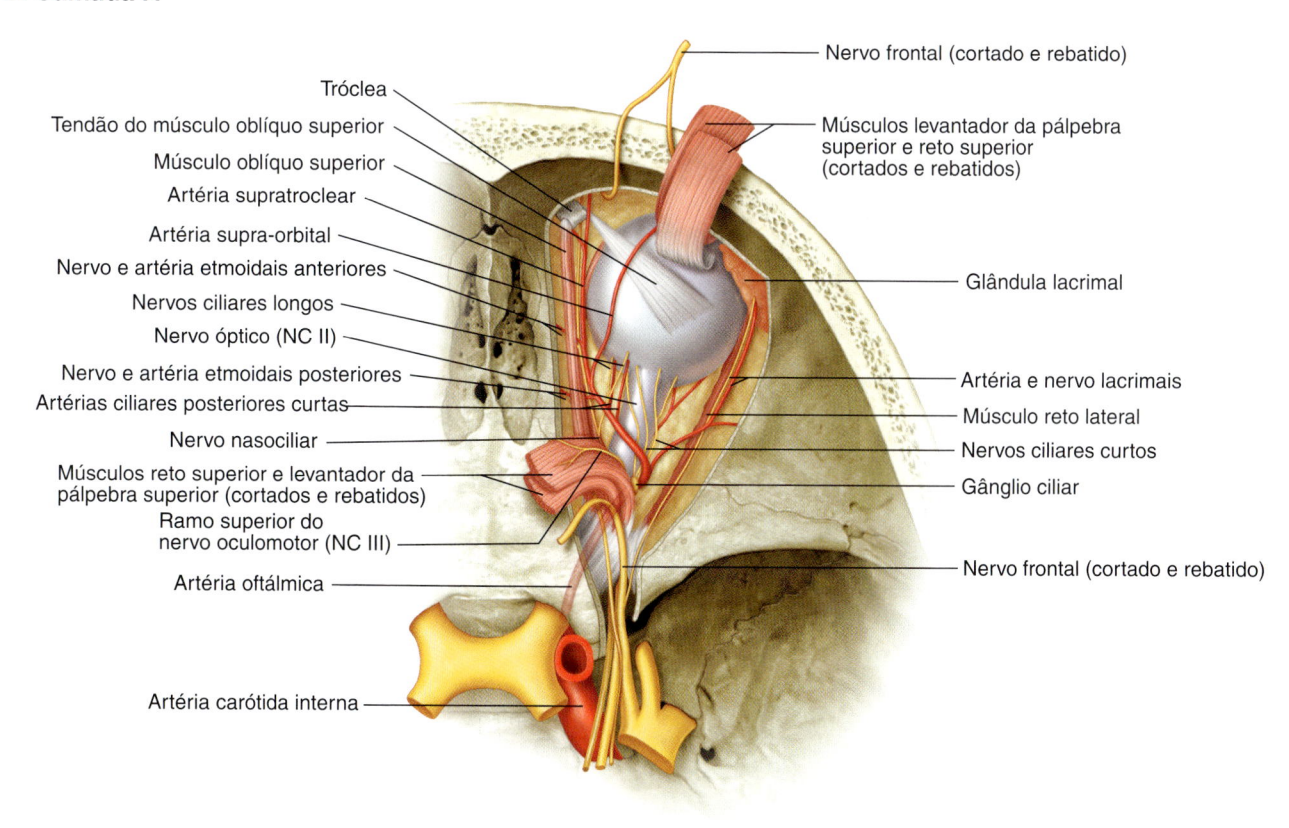

- Nervo frontal (cortado e rebatido)
- Tróclea
- Tendão do músculo oblíquo superior
- Músculo oblíquo superior
- Artéria supratroclear
- Artéria supra-orbital
- Nervo e artéria etmoidais anteriores
- Nervos ciliares longos
- Nervo óptico (NC II)
- Nervo e artéria etmoidais posteriores
- Artérias ciliares posteriores curtas
- Nervo nasociliar
- Músculos reto superior e levantador da pálpebra superior (cortados e rebatidos)
- Ramo superior do nervo oculomotor (NC III)
- Artéria oftálmica
- Artéria carótida interna
- Músculos levantador da pálpebra superior e reto superior (cortados e rebatidos)
- Glândula lacrimal
- Artéria e nervo lacrimais
- Músculo reto lateral
- Nervos ciliares curtos
- Gânglio ciliar
- Nervo frontal (cortado e rebatido)

LÂMINA 7-63 Órbita, Vista Superior III

A. Camada V

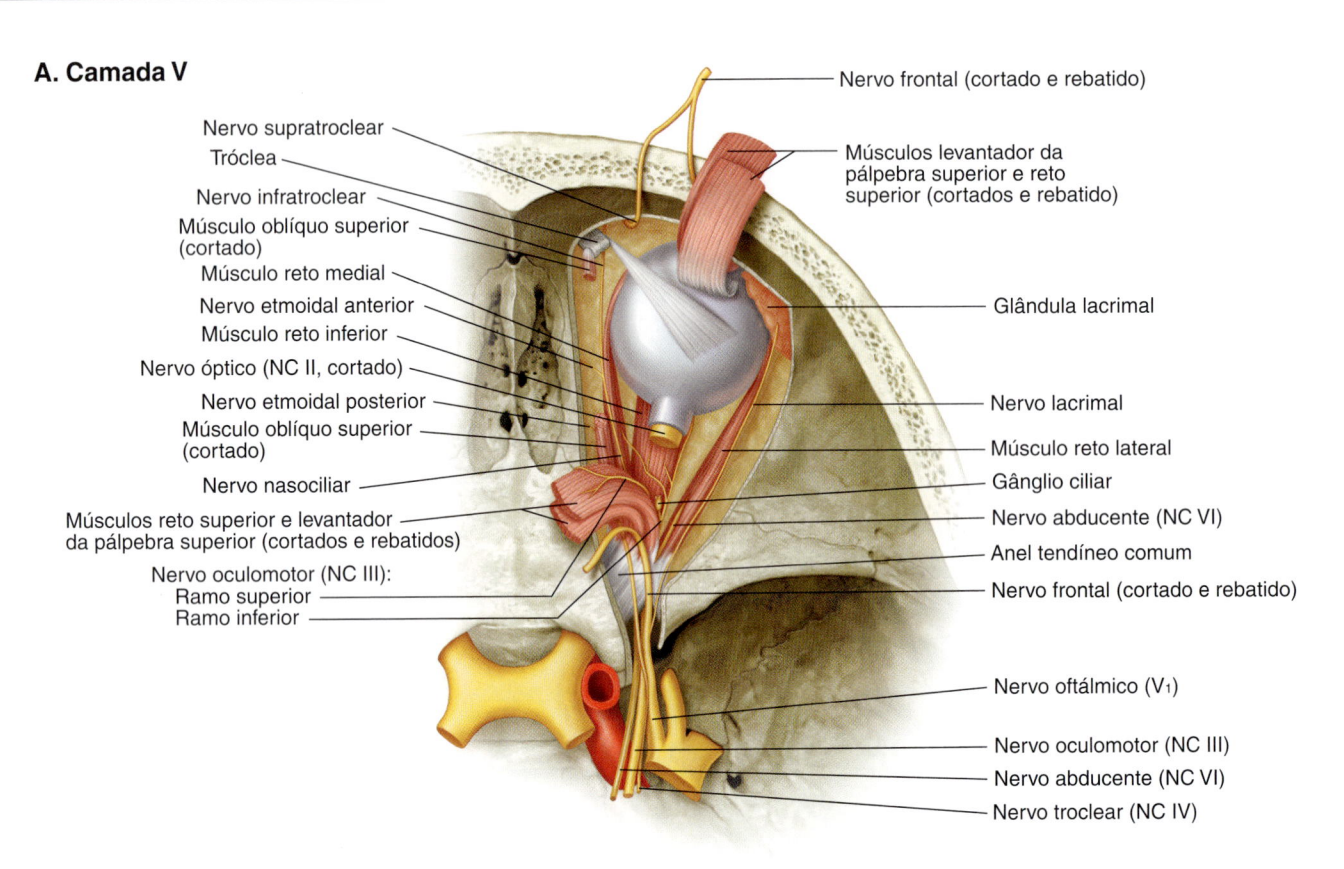

- Nervo frontal (cortado e rebatido)
- Nervo supratroclear
- Tróclea
- Nervo infratroclear
- Músculo oblíquo superior (cortado)
- Músculo reto medial
- Nervo etmoidal anterior
- Músculo reto inferior
- Nervo óptico (NC II, cortado)
- Nervo etmoidal posterior
- Músculo oblíquo superior (cortado)
- Nervo nasociliar
- Músculos reto superior e levantador da pálpebra superior (cortados e rebatidos)
- Nervo oculomotor (NC III):
  - Ramo superior
  - Ramo inferior
- Músculos levantador da pálpebra superior e reto superior (cortados e rebatido)
- Glândula lacrimal
- Nervo lacrimal
- Músculo reto lateral
- Gânglio ciliar
- Nervo abducente (NC VI)
- Anel tendíneo comum
- Nervo frontal (cortado e rebatido)
- Nervo oftálmico (V₁)
- Nervo oculomotor (NC III)
- Nervo abducente (NC VI)
- Nervo troclear (NC IV)

B. Camada VI

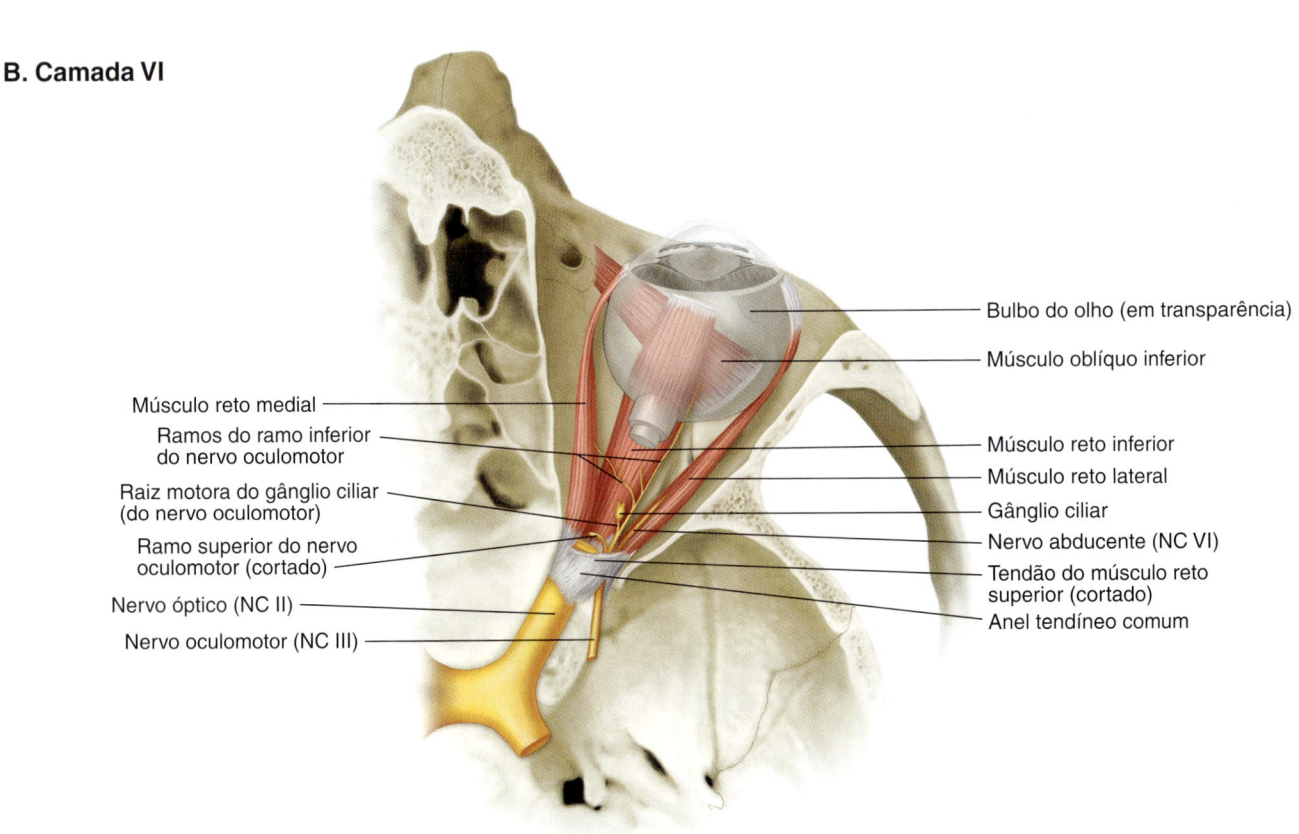

- Bulbo do olho (em transparência)
- Músculo oblíquo inferior
- Músculo reto medial
- Ramos do ramo inferior do nervo oculomotor
- Raiz motora do gânglio ciliar (do nervo oculomotor)
- Ramo superior do nervo oculomotor (cortado)
- Nervo óptico (NC II)
- Nervo oculomotor (NC III)
- Músculo reto inferior
- Músculo reto lateral
- Gânglio ciliar
- Nervo abducente (NC VI)
- Tendão do músculo reto superior (cortado)
- Anel tendíneo comum

Bulbo do Olho — LÂMINA 7-64

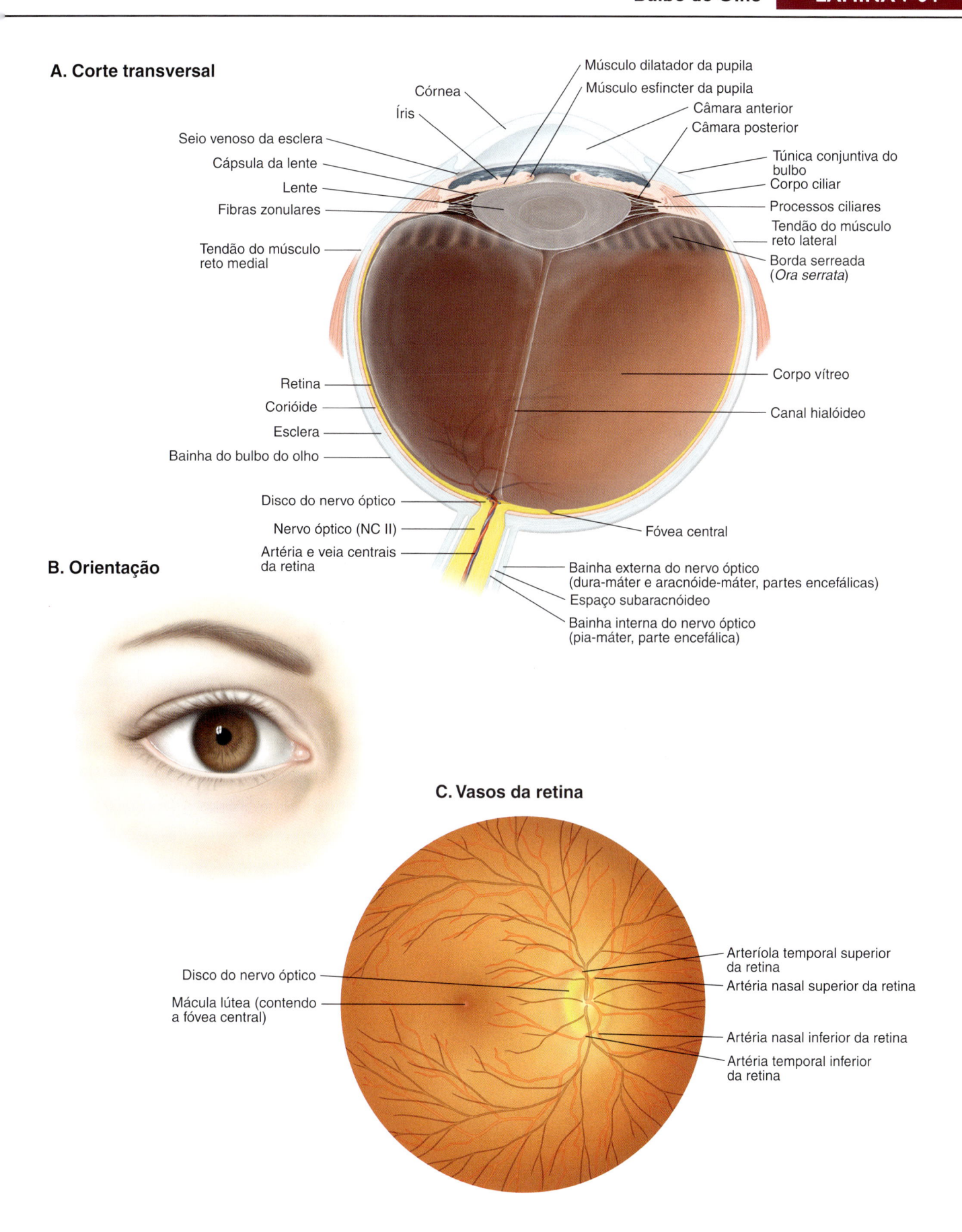

A. Corte transversal

- Córnea
- Íris
- Músculo dilatador da pupila
- Músculo esfíncter da pupila
- Câmara anterior
- Câmara posterior
- Seio venoso da esclera
- Cápsula da lente
- Lente
- Fibras zonulares
- Túnica conjuntiva do bulbo
- Corpo ciliar
- Processos ciliares
- Tendão do músculo reto lateral
- Tendão do músculo reto medial
- Borda serreada (*Ora serrata*)
- Retina
- Corióide
- Esclera
- Bainha do bulbo do olho
- Corpo vítreo
- Canal hialóideo
- Disco do nervo óptico
- Nervo óptico (NC II)
- Artéria e veia centrais da retina
- Fóvea central
- Bainha externa do nervo óptico (dura-máter e aracnóide-máter, partes encefálicas)
- Espaço subaracnóideo
- Bainha interna do nervo óptico (pia-máter, parte encefálica)

B. Orientação

C. Vasos da retina

- Disco do nervo óptico
- Mácula lútea (contendo a fóvea central)
- Arteríola temporal superior da retina
- Artéria nasal superior da retina
- Artéria nasal inferior da retina
- Artéria temporal inferior da retina

LÂMINA 7-65 — Orelha I

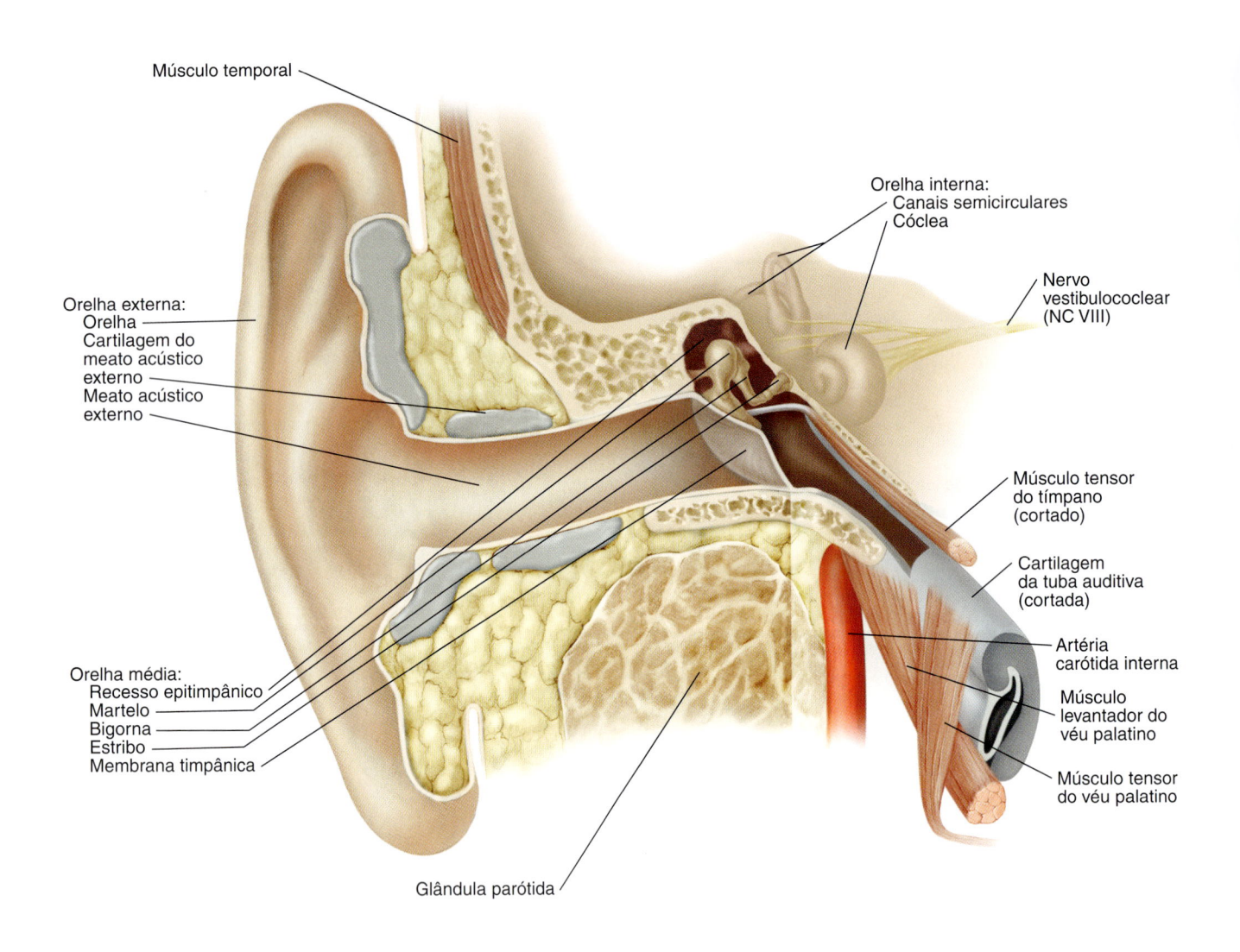

- Músculo temporal
- Orelha interna:
  - Canais semicirculares
  - Cóclea
- Nervo vestibulococlear (NC VIII)
- Orelha externa:
  - Orelha
  - Cartilagem do meato acústico externo
  - Meato acústico externo
- Músculo tensor do tímpano (cortado)
- Cartilagem da tuba auditiva (cortada)
- Artéria carótida interna
- Orelha média:
  - Recesso epitimpânico
  - Martelo
  - Bigorna
  - Estribo
  - Membrana timpânica
- Músculo levantador do véu palatino
- Músculo tensor do véu palatino
- Glândula parótida

Capítulo 7 — Atlas de Anatomia Humana

Orelha II — LÂMINA 7-66

A. Orelha

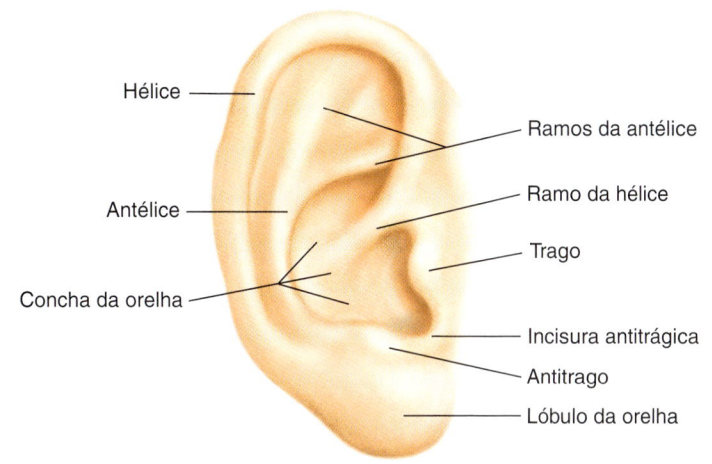

- Hélice
- Ramos da antélice
- Ramo da hélice
- Antélice
- Trago
- Concha da orelha
- Incisura antitrágica
- Antitrago
- Lóbulo da orelha

B. Membrana timpânica, vista lateral

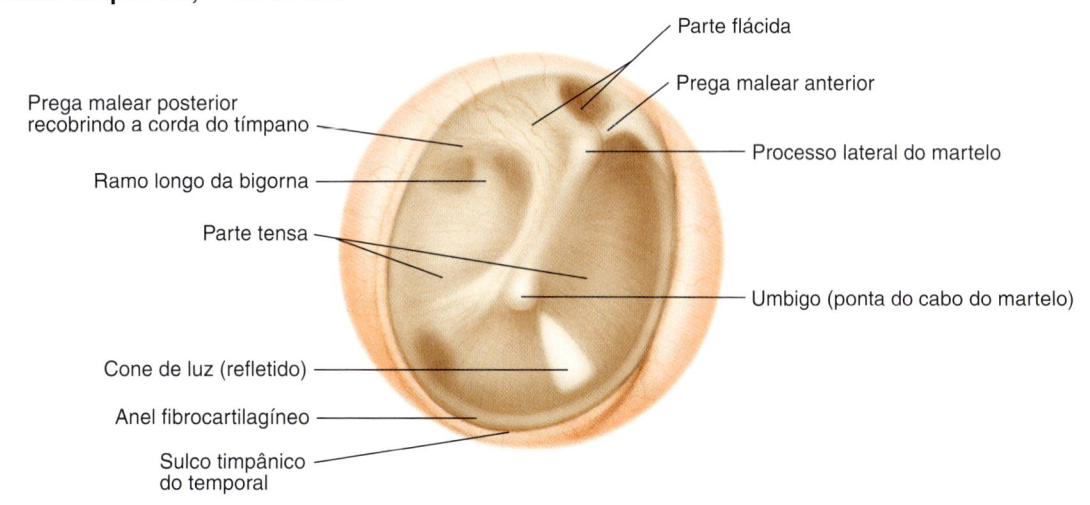

- Parte flácida
- Prega malear anterior
- Prega malear posterior recobrindo a corda do tímpano
- Processo lateral do martelo
- Ramo longo da bigorna
- Parte tensa
- Umbigo (ponta do cabo do martelo)
- Cone de luz (refletido)
- Anel fibrocartilagíneo
- Sulco timpânico do temporal

C. Ossículos da audição vistos através da membrana timpânica

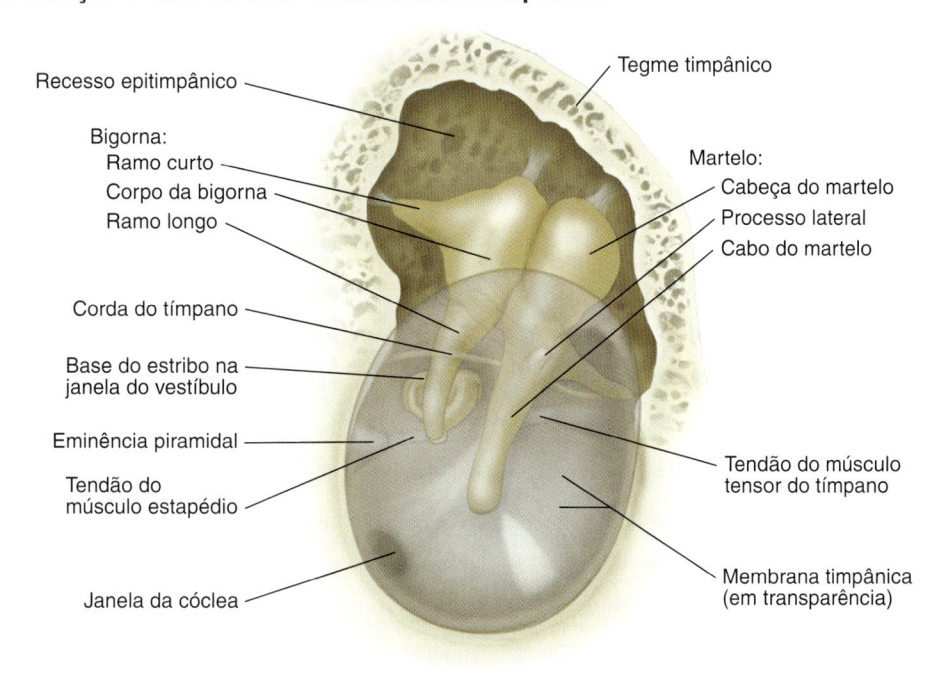

- Recesso epitimpânico
- Tegme timpânico
- Bigorna:
  - Ramo curto
  - Corpo da bigorna
  - Ramo longo
- Martelo:
  - Cabeça do martelo
  - Processo lateral
  - Cabo do martelo
- Corda do tímpano
- Base do estribo na janela do vestíbulo
- Eminência piramidal
- Tendão do músculo tensor do tímpano
- Tendão do músculo estapédio
- Membrana timpânica (em transparência)
- Janela da cóclea

LÂMINA 7-67 — Orelha III

A. Orientação

Figura B

B. Orelha direita, vista superior

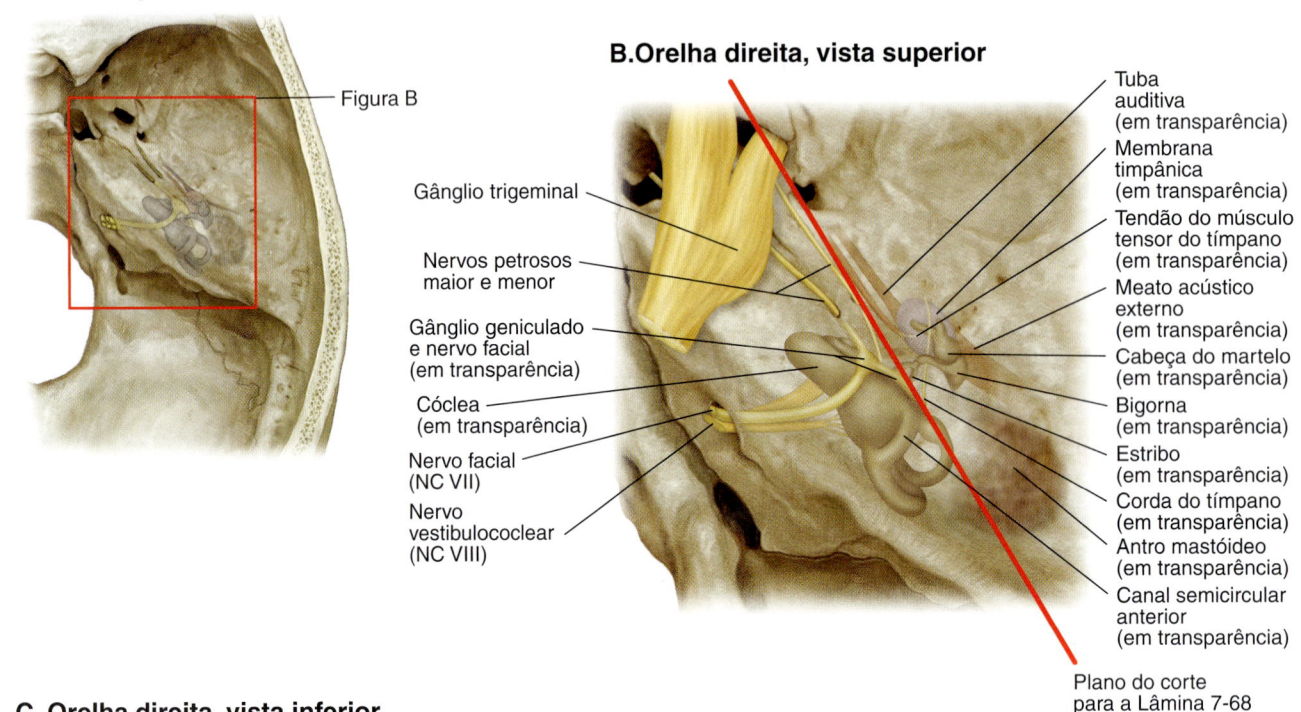

- Gânglio trigeminal
- Nervos petrosos maior e menor
- Gânglio geniculado e nervo facial (em transparência)
- Cóclea (em transparência)
- Nervo facial (NC VII)
- Nervo vestibulococlear (NC VIII)
- Tuba auditiva (em transparência)
- Membrana timpânica (em transparência)
- Tendão do músculo tensor do tímpano (em transparência)
- Meato acústico externo (em transparência)
- Cabeça do martelo (em transparência)
- Bigorna (em transparência)
- Estribo (em transparência)
- Corda do tímpano (em transparência)
- Antro mastóideo (em transparência)
- Canal semicircular anterior (em transparência)
- Plano do corte para a Lâmina 7-68

C. Orelha direita, vista inferior

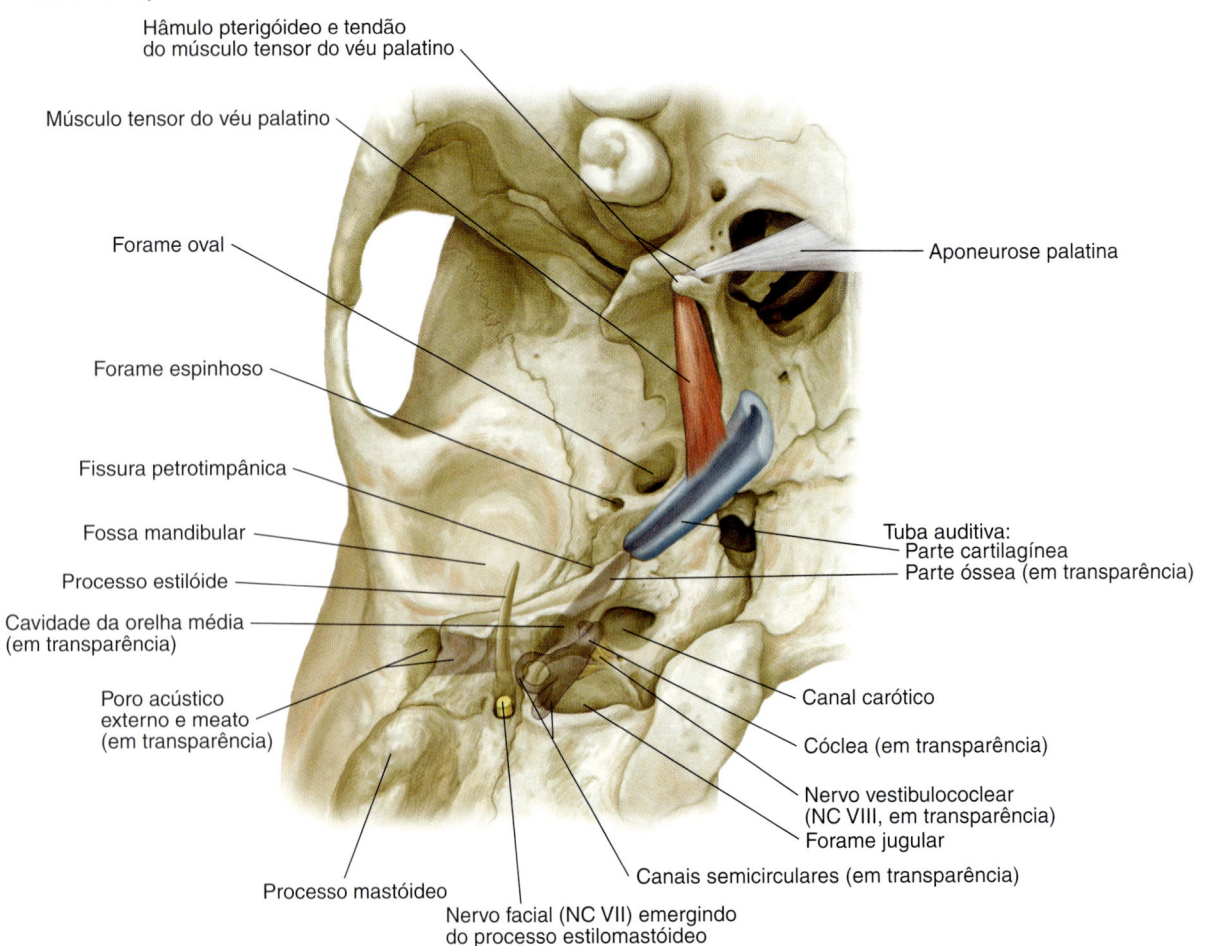

- Hâmulo pterigóideo e tendão do músculo tensor do véu palatino
- Músculo tensor do véu palatino
- Forame oval
- Forame espinhoso
- Fissura petrotimpânica
- Fossa mandibular
- Processo estilóide
- Cavidade da orelha média (em transparência)
- Poro acústico externo e meato (em transparência)
- Processo mastóideo
- Nervo facial (NC VII) emergindo do processo estilomastóideo
- Aponeurose palatina
- Tuba auditiva: Parte cartilagínea / Parte óssea (em transparência)
- Canal carótico
- Cóclea (em transparência)
- Nervo vestibulococlear (NC VIII, em transparência)
- Forame jugular
- Canais semicirculares (em transparência)

Orelha IV **LÂMINA 7-68**

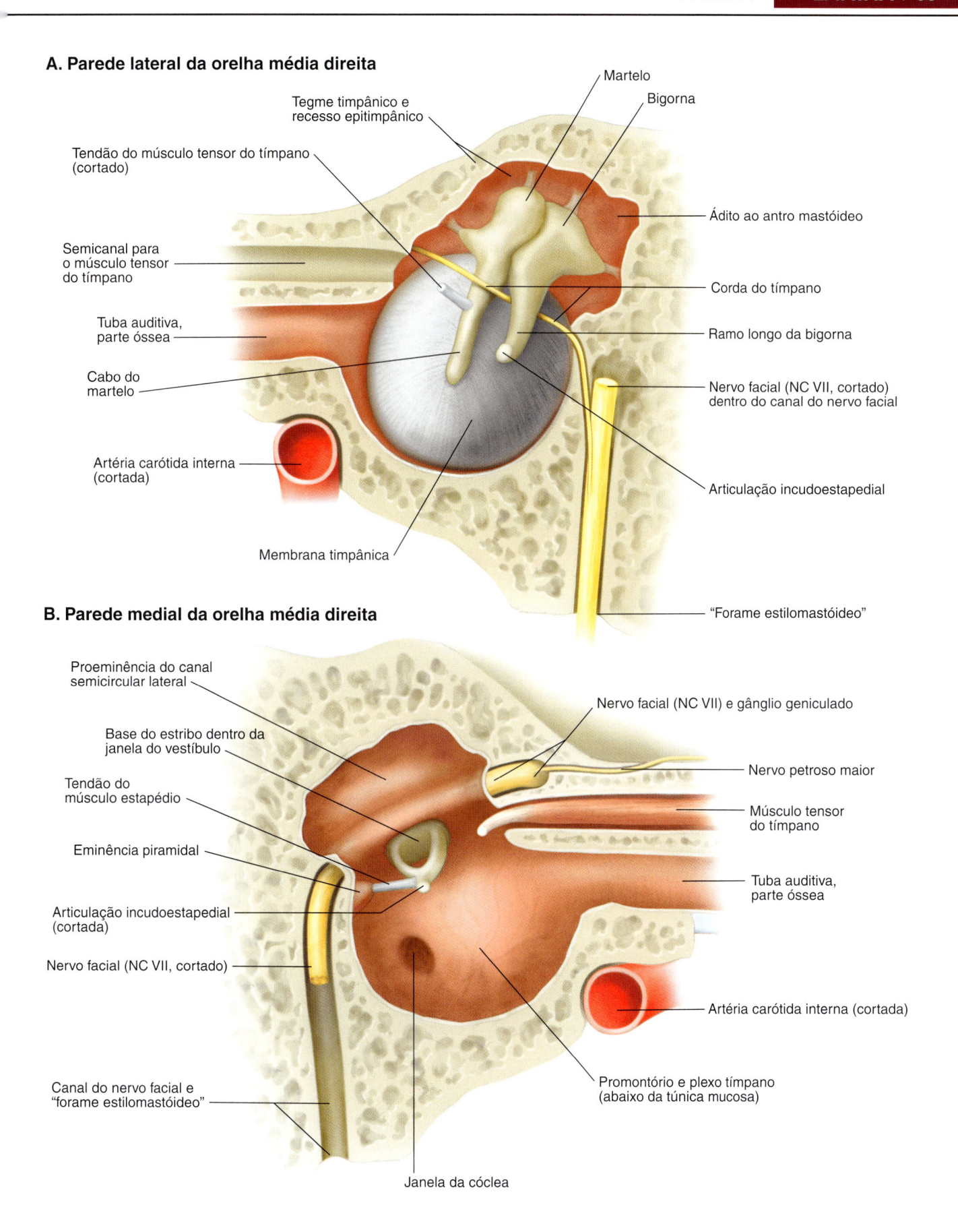

A. Parede lateral da orelha média direita

- Tegme timpânico e recesso epitimpânico
- Martelo
- Bigorna
- Tendão do músculo tensor do tímpano (cortado)
- Ádito ao antro mastóideo
- Semicanal para o músculo tensor do tímpano
- Corda do tímpano
- Tuba auditiva, parte óssea
- Ramo longo da bigorna
- Cabo do martelo
- Nervo facial (NC VII, cortado) dentro do canal do nervo facial
- Artéria carótida interna (cortada)
- Articulação incudoestapedial
- Membrana timpânica
- "Forame estilomastóideo"

B. Parede medial da orelha média direita

- Proeminência do canal semicircular lateral
- Nervo facial (NC VII) e gânglio geniculado
- Base do estribo dentro da janela do vestíbulo
- Nervo petroso maior
- Tendão do músculo estapédio
- Músculo tensor do tímpano
- Eminência piramidal
- Tuba auditiva, parte óssea
- Articulação incudoestapedial (cortada)
- Nervo facial (NC VII, cortado)
- Artéria carótida interna (cortada)
- Canal do nervo facial e "forame estilomastóideo"
- Promontório e plexo tímpano (abaixo da túnica mucosa)
- Janela da cóclea

Capítulo 7
Atlas de Anatomia Humana | PÁGINA 361

LÂMINA 7-69 — Orelha V

A. Ossículos da audição *in situ*, orelha direita, vista lateral

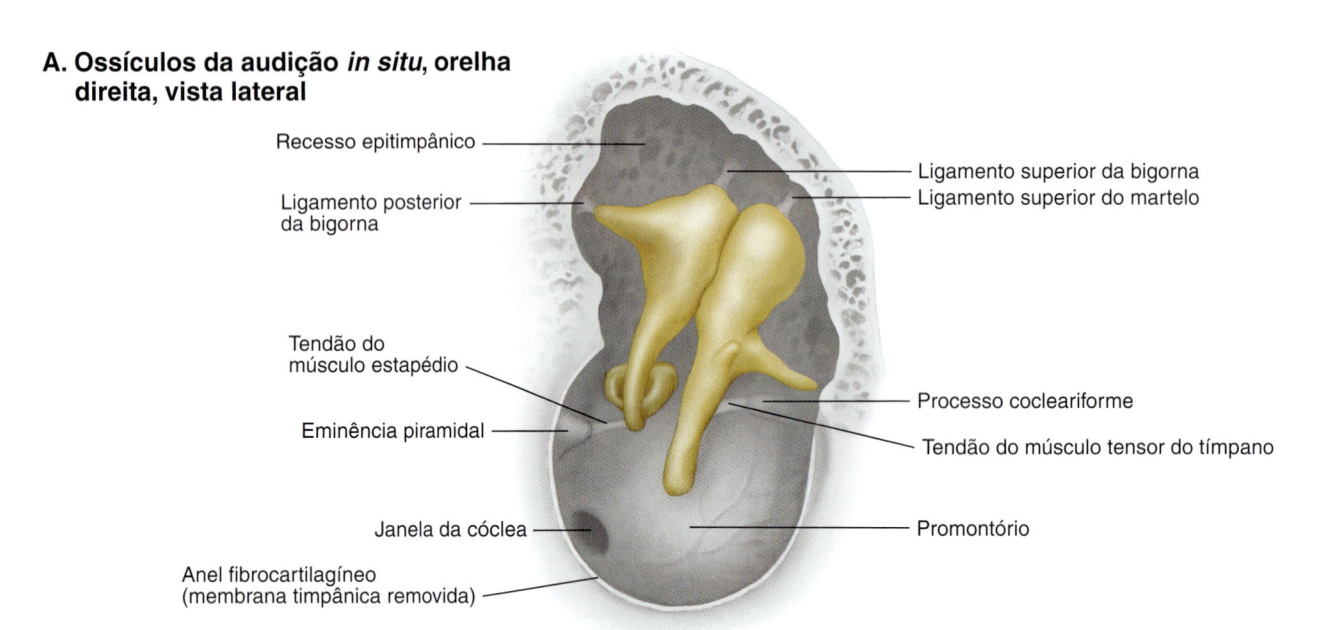

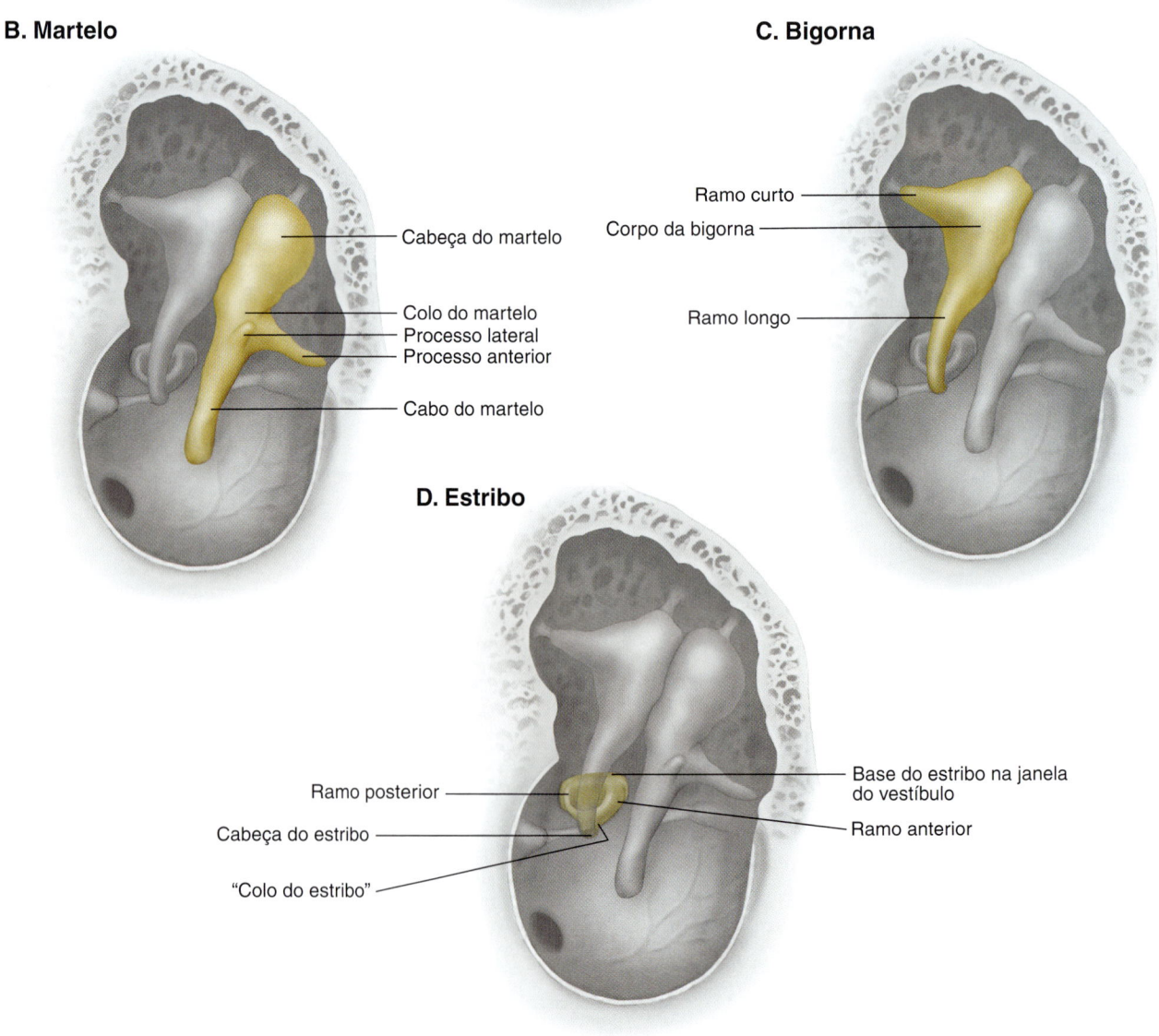

- Recesso epitimpânico
- Ligamento posterior da bigorna
- Tendão do músculo estapédio
- Eminência piramidal
- Janela da cóclea
- Anel fibrocartilagíneo (membrana timpânica removida)
- Ligamento superior da bigorna
- Ligamento superior do martelo
- Processo cocleariforme
- Tendão do músculo tensor do tímpano
- Promontório

B. Martelo

- Cabeça do martelo
- Colo do martelo
- Processo lateral
- Processo anterior
- Cabo do martelo

C. Bigorna

- Ramo curto
- Corpo da bigorna
- Ramo longo

D. Estribo

- Ramo posterior
- Cabeça do estribo
- "Colo do estribo"
- Base do estribo na janela do vestíbulo
- Ramo anterior

Orelha VI — LÂMINA 7-70

A. Orientação, orelha direita, vista lateral

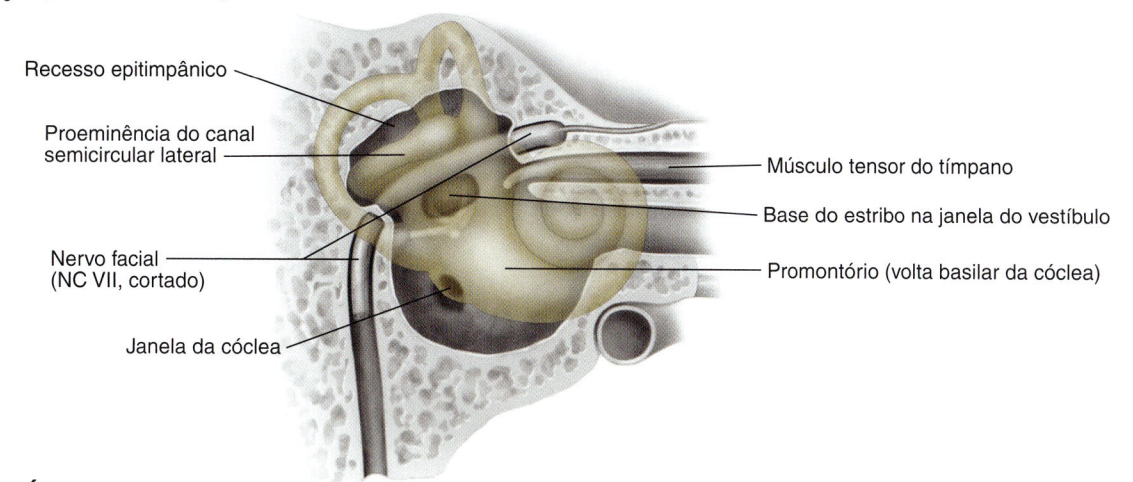

- Recesso epitimpânico
- Proeminência do canal semicircular lateral
- Nervo facial (NC VII, cortado)
- Janela da cóclea
- Músculo tensor do tímpano
- Base do estribo na janela do vestíbulo
- Promontório (volta basilar da cóclea)

B. Labirinto ósseo

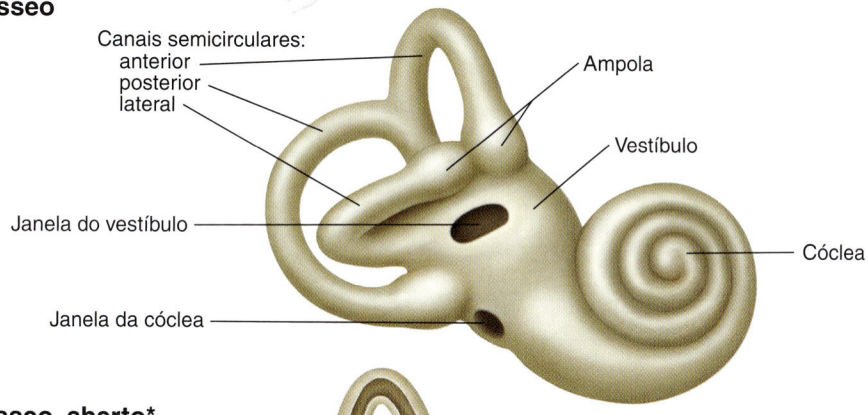

- Canais semicirculares:
  - anterior
  - posterior
  - lateral
- Janela do vestíbulo
- Janela da cóclea
- Ampola
- Vestíbulo
- Cóclea

C. Labirinto ósseo, aberto*

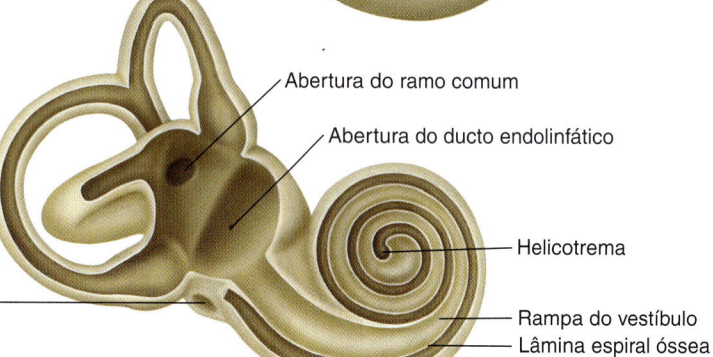

*A janela do vestíbulo foi removida.

- Janela da cóclea
- Abertura do ramo comum
- Abertura do ducto endolinfático
- Helicotrema
- Rampa do vestíbulo
- Lâmina espiral óssea
- Rampa do tímpano

D. Labirinto membranáceo

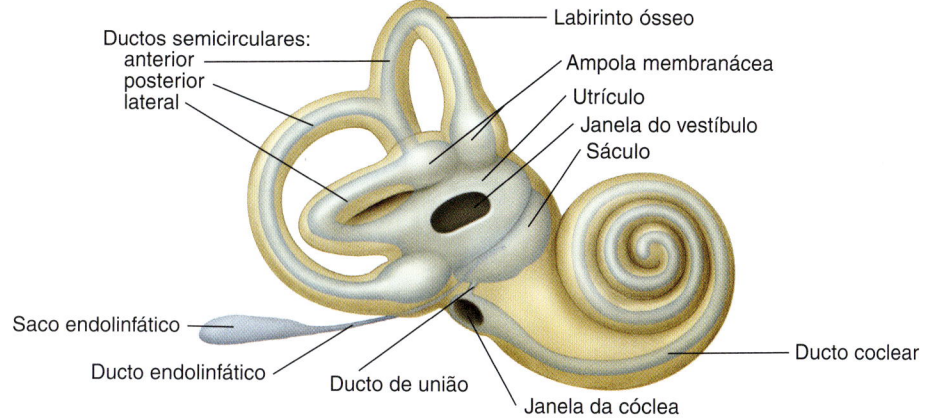

- Ductos semicirculares:
  - anterior
  - posterior
  - lateral
- Saco endolinfático
- Ducto endolinfático
- Ducto de união
- Labirinto ósseo
- Ampola membranácea
- Utrículo
- Janela do vestíbulo
- Sáculo
- Janela da cóclea
- Ducto coclear

Capítulo 7
Atlas de Anatomia Humana

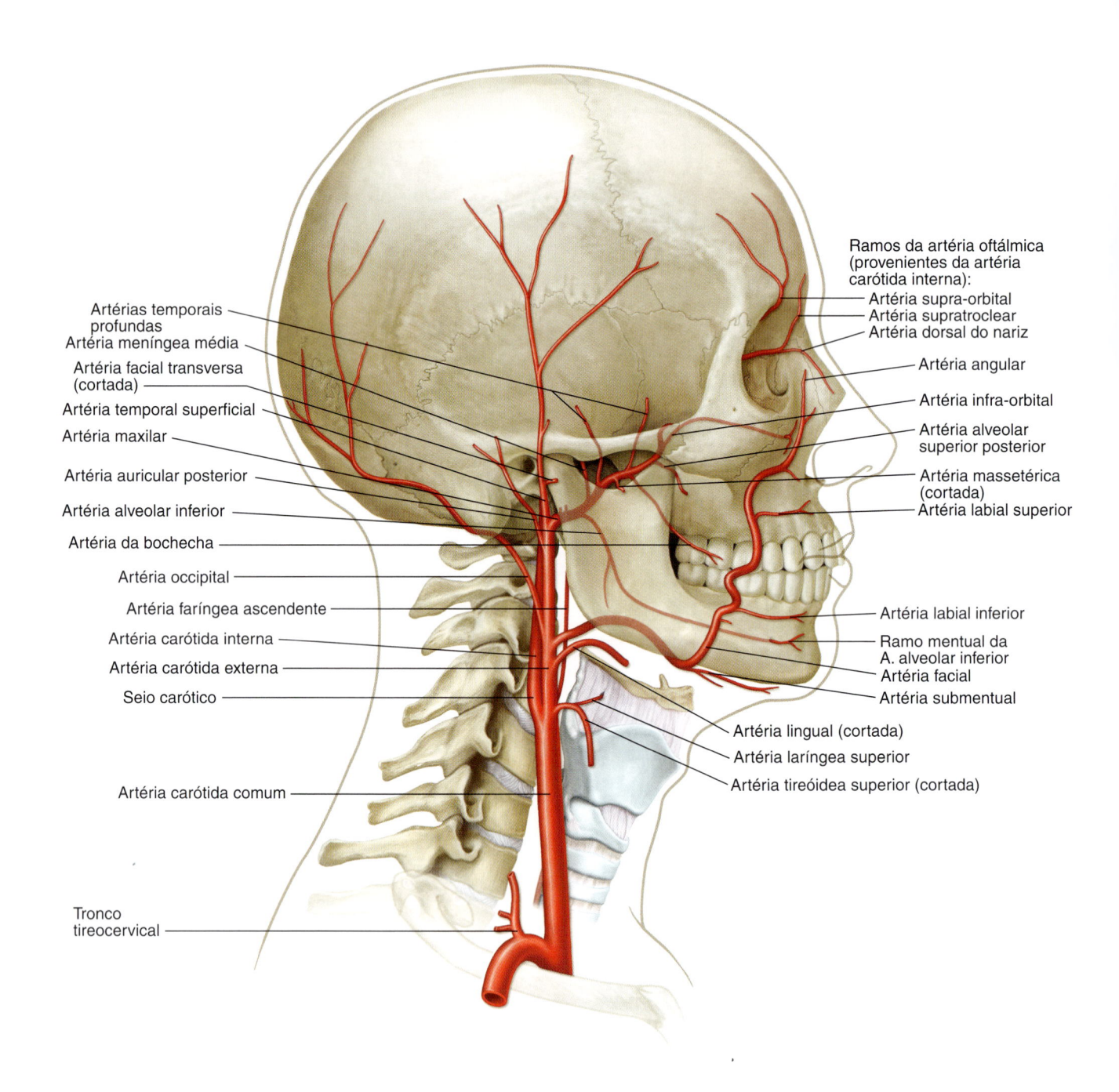

LÂMINA 7-71   Artéria Carótida Externa, Visão Geral

Ramos da artéria oftálmica (provenientes da artéria carótida interna):
- Artéria supra-orbital
- Artéria supratroclear
- Artéria dorsal do nariz

Artéria angular
Artéria infra-orbital
Artéria alveolar superior posterior
Artéria massetérica (cortada)
Artéria labial superior

Artérias temporais profundas
Artéria meníngea média
Artéria facial transversa (cortada)
Artéria temporal superficial
Artéria maxilar
Artéria auricular posterior
Artéria alveolar inferior
Artéria da bochecha
Artéria occipital
Artéria faríngea ascendente
Artéria carótida interna
Artéria carótida externa
Seio carótico
Artéria carótida comum
Tronco tireocervical

Artéria labial inferior
Ramo mentual da A. alveolar inferior
Artéria facial
Artéria submentual
Artéria lingual (cortada)
Artéria laríngea superior
Artéria tireóidea superior (cortada)

Capítulo 7
PÁGINA 364 | Atlas de Anatomia Humana

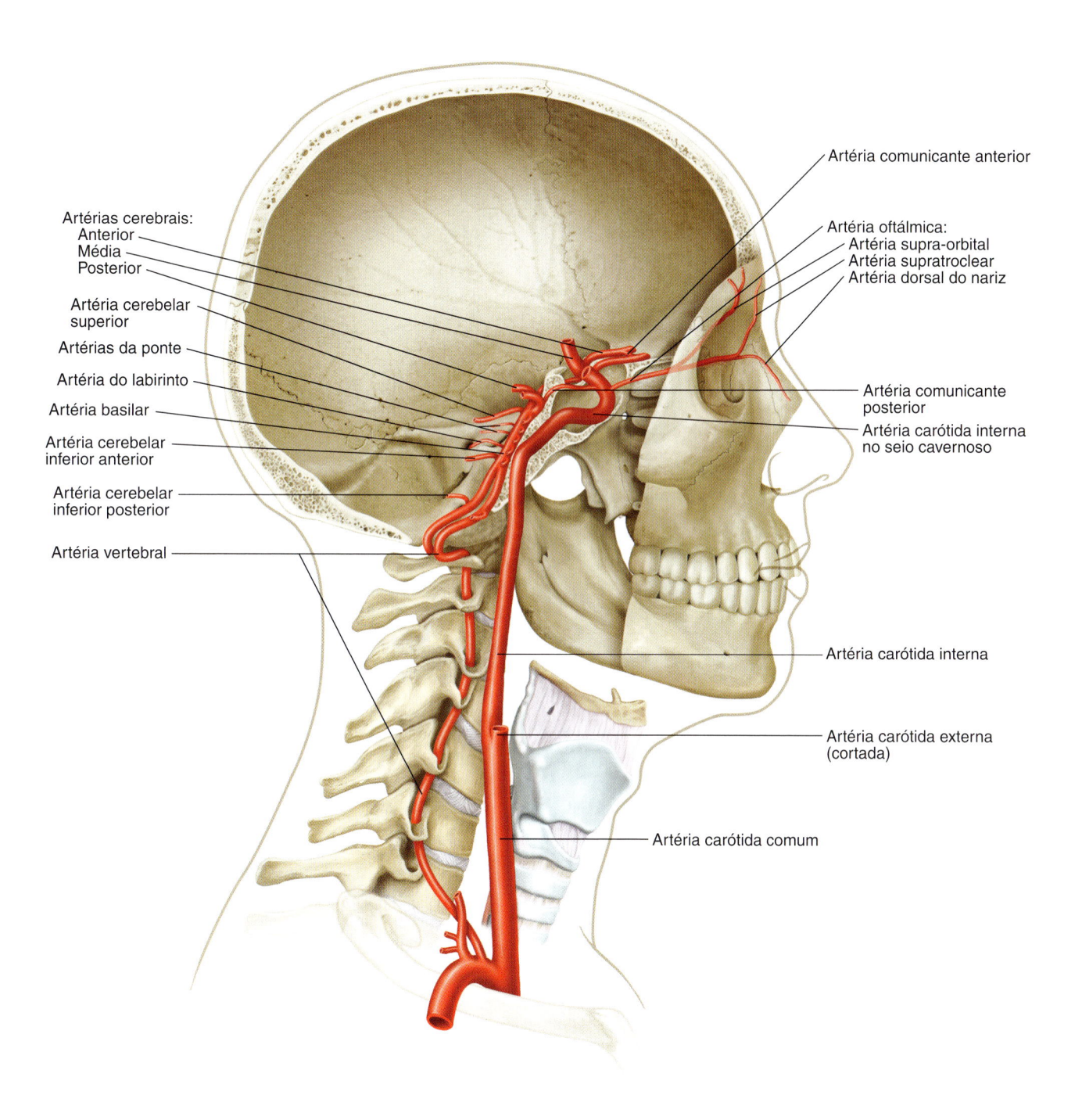

Artérias Carótida Interna e Vertebral, Visão Geral

LÂMINA 7-72

- Artéria comunicante anterior
- Artérias cerebrais:
  - Anterior
  - Média
  - Posterior
- Artéria cerebelar superior
- Artérias da ponte
- Artéria do labirinto
- Artéria basilar
- Artéria cerebelar inferior anterior
- Artéria cerebelar inferior posterior
- Artéria vertebral
- Artéria oftálmica:
  - Artéria supra-orbital
  - Artéria supratroclear
  - Artéria dorsal do nariz
- Artéria comunicante posterior
- Artéria carótida interna no seio cavernoso
- Artéria carótida interna
- Artéria carótida externa (cortada)
- Artéria carótida comum

LÂMINA 7-73 — Veias da Cabeça e Pescoço

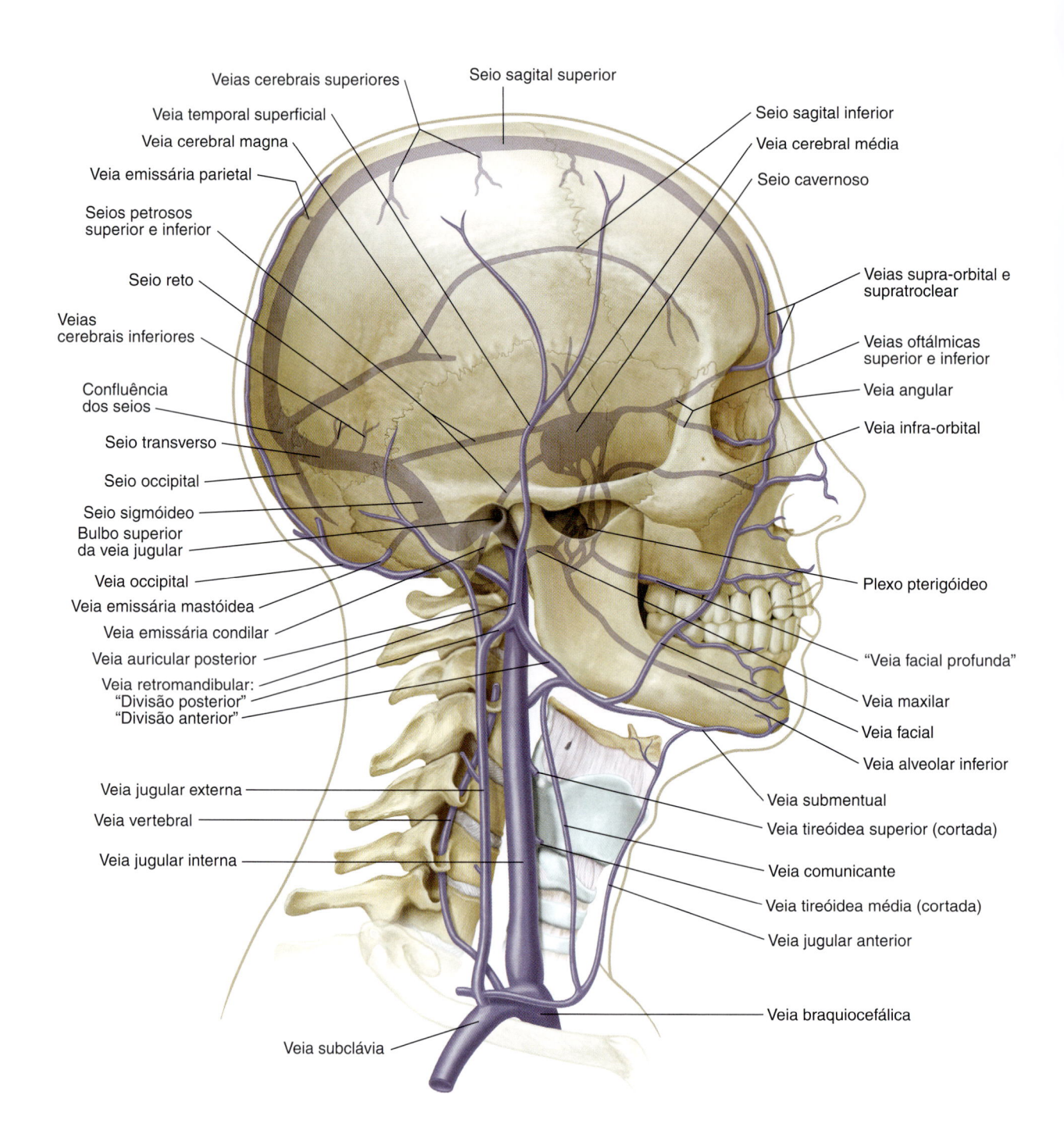

- Veias cerebrais superiores
- Seio sagital superior
- Veia temporal superficial
- Seio sagital inferior
- Veia cerebral magna
- Veia cerebral média
- Veia emissária parietal
- Seio cavernoso
- Seios petrosos superior e inferior
- Veias supra-orbital e supratroclear
- Seio reto
- Veias oftálmicas superior e inferior
- Veias cerebrais inferiores
- Veia angular
- Confluência dos seios
- Veia infra-orbital
- Seio transverso
- Seio occipital
- Seio sigmóideo
- Bulbo superior da veia jugular
- Veia occipital
- Veia emissária mastóidea
- Veia emissária condilar
- Plexo pterigóideo
- Veia auricular posterior
- "Veia facial profunda"
- Veia retromandibular:
  "Divisão posterior"
  "Divisão anterior"
- Veia maxilar
- Veia facial
- Veia alveolar inferior
- Veia submentual
- Veia jugular externa
- Veia tireóidea superior (cortada)
- Veia vertebral
- Veia comunicante
- Veia jugular interna
- Veia tireóidea média (cortada)
- Veia jugular anterior
- Veia braquiocefálica
- Veia subclávia

Capítulo 7 — PÁGINA 366 — Atlas de Anatomia Humana

Linfáticos da Cabeça e Pescoço — LÂMINA 7-74

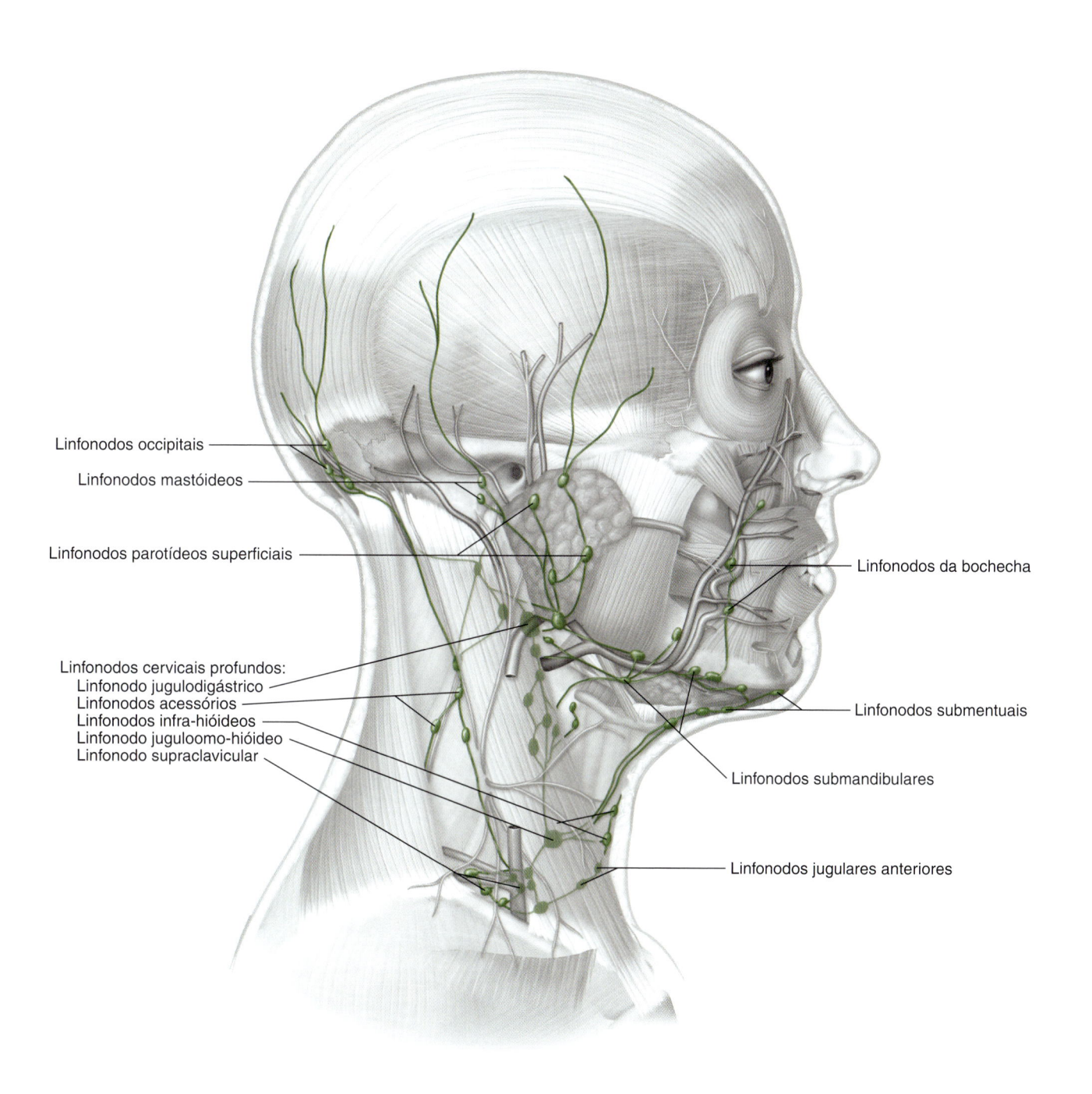

Linfonodos occipitais
Linfonodos mastóideos
Linfonodos parotídeos superficiais
Linfonodos cervicais profundos:
  Linfonodo jugulodigástrico
  Linfonodos acessórios
  Linfonodos infra-hióideos
  Linfonodo juguloomo-hióideo
  Linfonodo supraclavicular
Linfonodos da bochecha
Linfonodos submentuais
Linfonodos submandibulares
Linfonodos jugulares anteriores

Capítulo 7
Atlas de Anatomia Humana

LÂMINA 7-75 — Nervos Cranianos, Resumo I

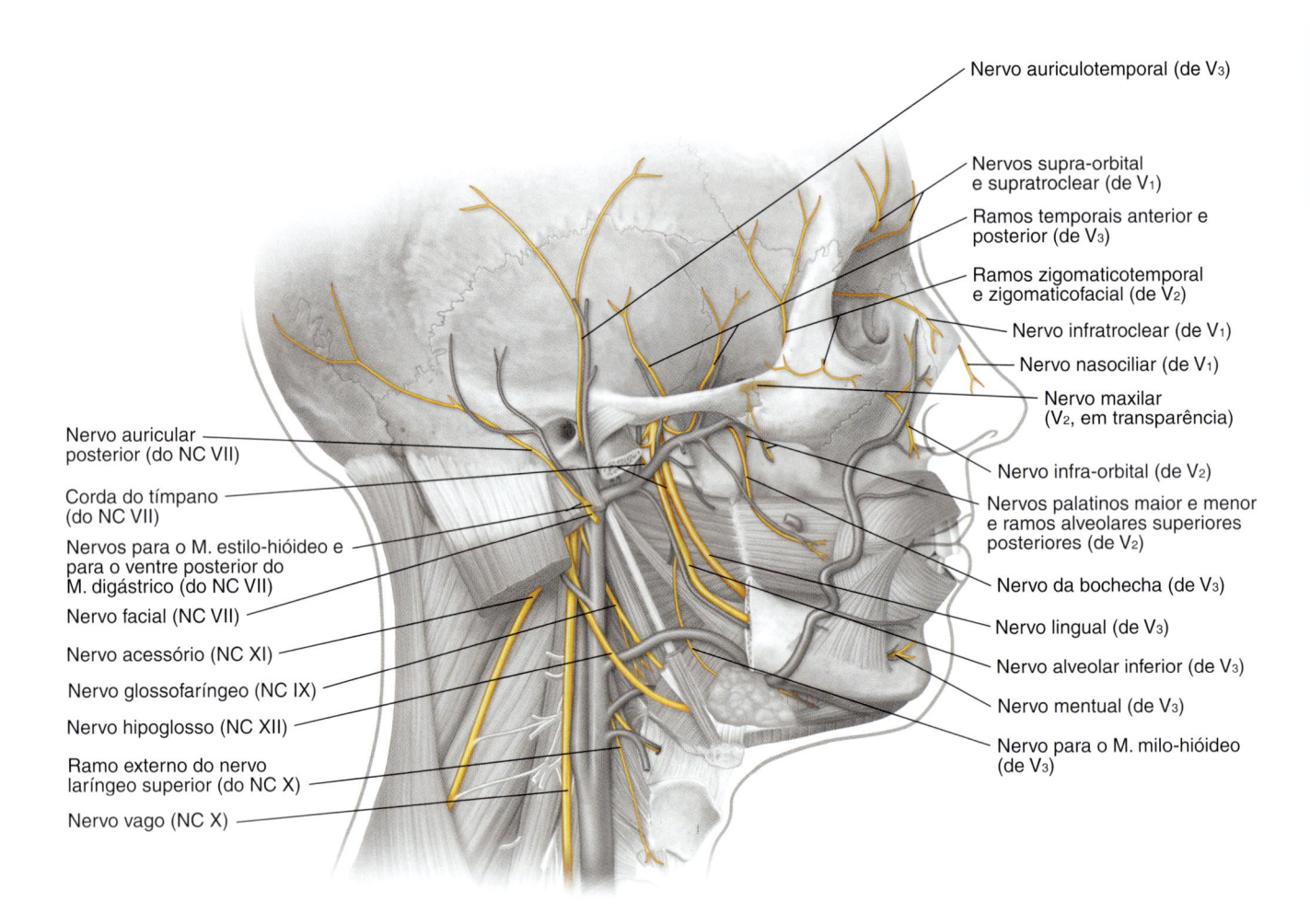

- Nervo auriculotemporal (de V₃)
- Nervos supra-orbital e supratroclear (de V₁)
- Ramos temporais anterior e posterior (de V₃)
- Ramos zigomaticotemporal e zigomaticofacial (de V₂)
- Nervo infratroclear (de V₁)
- Nervo nasociliar (de V₁)
- Nervo maxilar (V₂, em transparência)
- Nervo infra-orbital (de V₂)
- Nervos palatinos maior e menor e ramos alveolares superiores posteriores (de V₂)
- Nervo da bochecha (de V₃)
- Nervo lingual (de V₃)
- Nervo alveolar inferior (de V₃)
- Nervo mentual (de V₃)
- Nervo para o M. milo-hióideo (de V₃)
- Nervo auricular posterior (do NC VII)
- Corda do tímpano (do NC VII)
- Nervos para o M. estilo-hióideo e para o ventre posterior do M. digástrico (do NC VII)
- Nervo facial (NC VII)
- Nervo acessório (NC XI)
- Nervo glossofaríngeo (NC IX)
- Nervo hipoglosso (NC XII)
- Ramo externo do nervo laríngeo superior (do NC X)
- Nervo vago (NC X)

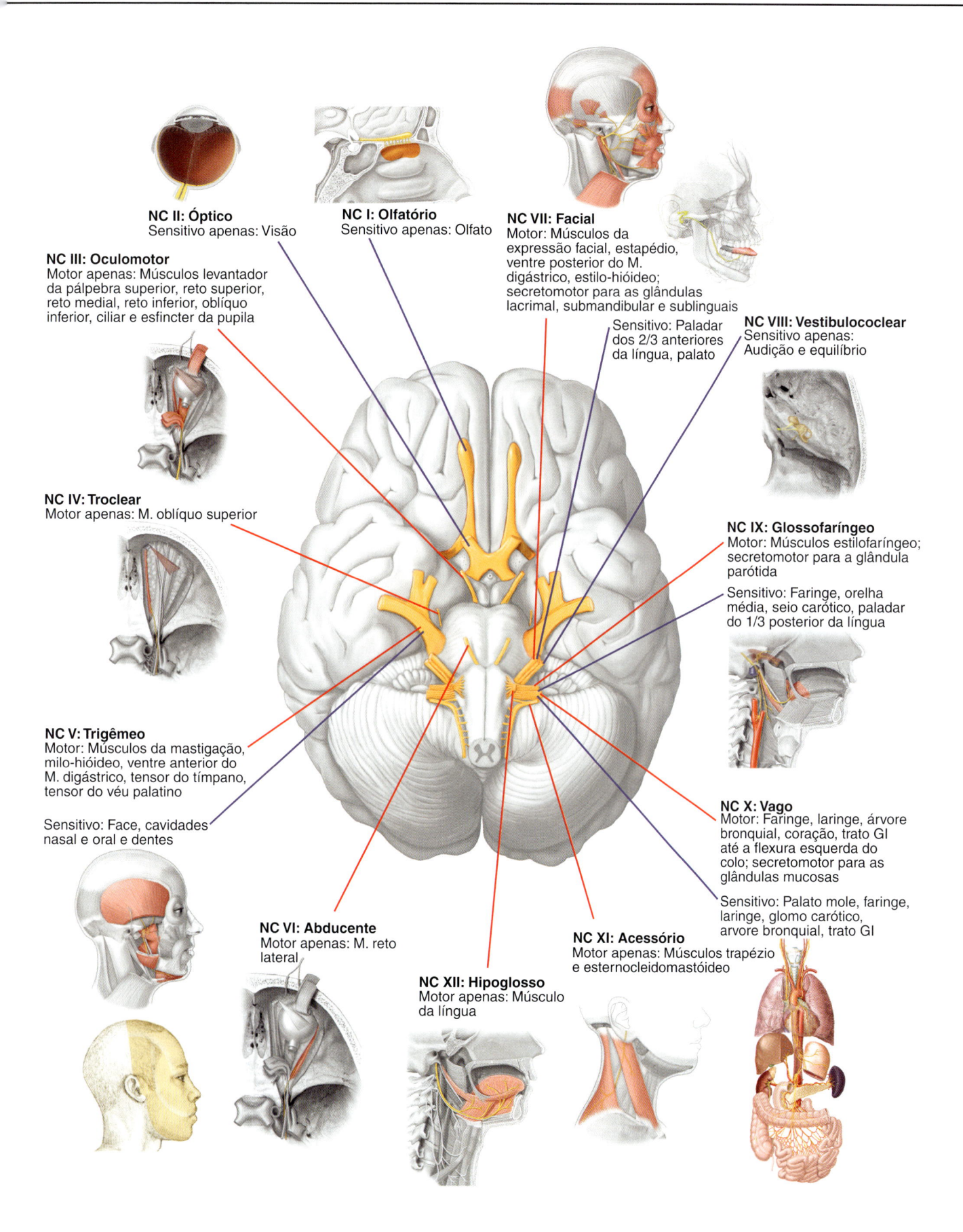

Nervos Cranianos, Resumo II — LÂMINA 7-76

NC II: Óptico
Sensitivo apenas: Visão

NC I: Olfatório
Sensitivo apenas: Olfato

NC VII: Facial
Motor: Músculos da expressão facial, estapédio, ventre posterior do M. digástrico, estilo-hióideo; secretomotor para as glândulas lacrimal, submandibular e sublinguais
Sensitivo: Paladar dos 2/3 anteriores da língua, palato

NC III: Oculomotor
Motor apenas: Músculos levantador da pálpebra superior, reto superior, reto medial, reto inferior, oblíquo inferior, ciliar e esfíncter da pupila

NC VIII: Vestibulococlear
Sensitivo apenas: Audição e equilíbrio

NC IV: Troclear
Motor apenas: M. oblíquo superior

NC IX: Glossofaríngeo
Motor: Músculos estilofaríngeo; secretomotor para a glândula parótida
Sensitivo: Faringe, orelha média, seio carótico, paladar do 1/3 posterior da língua

NC V: Trigêmeo
Motor: Músculos da mastigação, milo-hióideo, ventre anterior do M. digástrico, tensor do tímpano, tensor do véu palatino
Sensitivo: Face, cavidades nasal e oral e dentes

NC X: Vago
Motor: Faringe, laringe, árvore bronquial, coração, trato GI até a flexura esquerda do colo; secretomotor para as glândulas mucosas
Sensitivo: Palato mole, faringe, laringe, glomo carótico, árvore bronquial, trato GI

NC VI: Abducente
Motor apenas: M. reto lateral

NC XI: Acessório
Motor apenas: Músculos trapézio e esternocleidomastóideo

NC XII: Hipoglosso
Motor apenas: Músculo da língua

LÂMINA 7-77   Nervo Olfatório, Nervo Craniano I

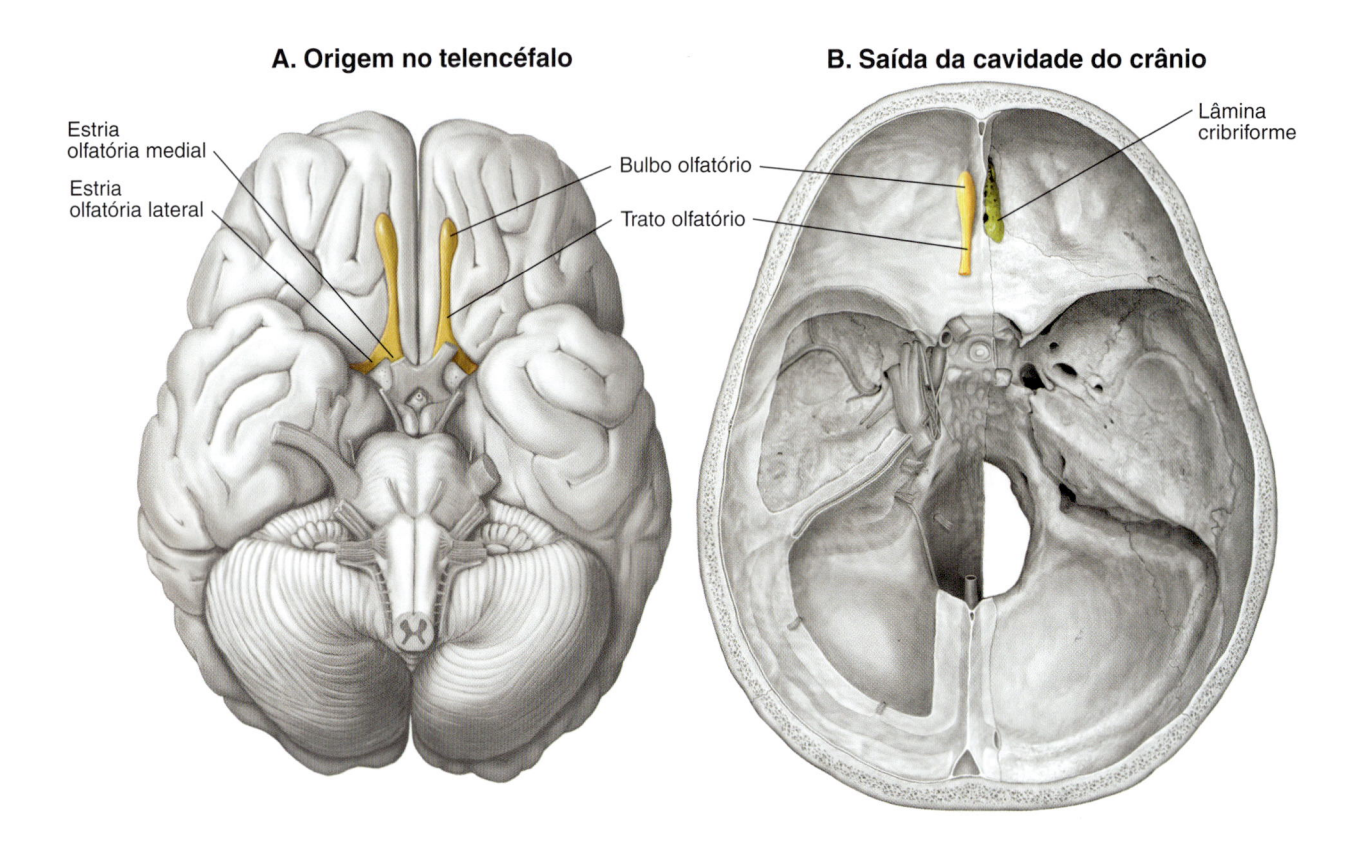

A. Origem no telencéfalo

- Estria olfatória medial
- Estria olfatória lateral
- Bulbo olfatório
- Trato olfatório

B. Saída da cavidade do crânio

- Lâmina cribriforme

C. Inervação sensitiva, corte sagital

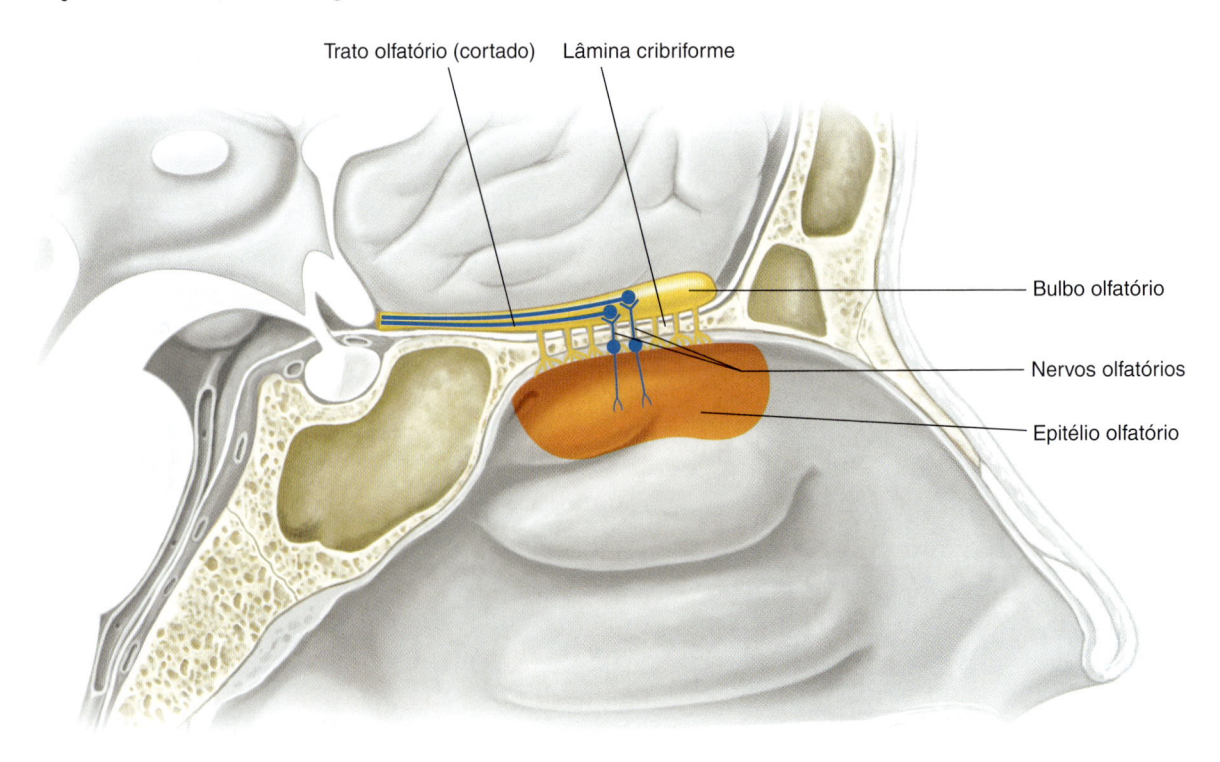

- Trato olfatório (cortado)
- Lâmina cribriforme
- Bulbo olfatório
- Nervos olfatórios
- Epitélio olfatório

Nervo Óptico, Nervo Craniano II — LÂMINA 7-78

A. Origem no telencéfalo

- Nervo óptico
- Trato óptico
- Quiasma óptico

B. Saída da cavidade do crânio

- Canal óptico

C. Inervação sensitiva, corte transversal, vista inferior

- Retinas nasais
- Retina temporal direita
- Retina temporal esquerda
- Nervo óptico
- Quiasma óptico
- Trato óptico
- Corpo geniculado lateral
- Mesencéfalo
- Radiação óptica
- Córtex visual do lobo occipital

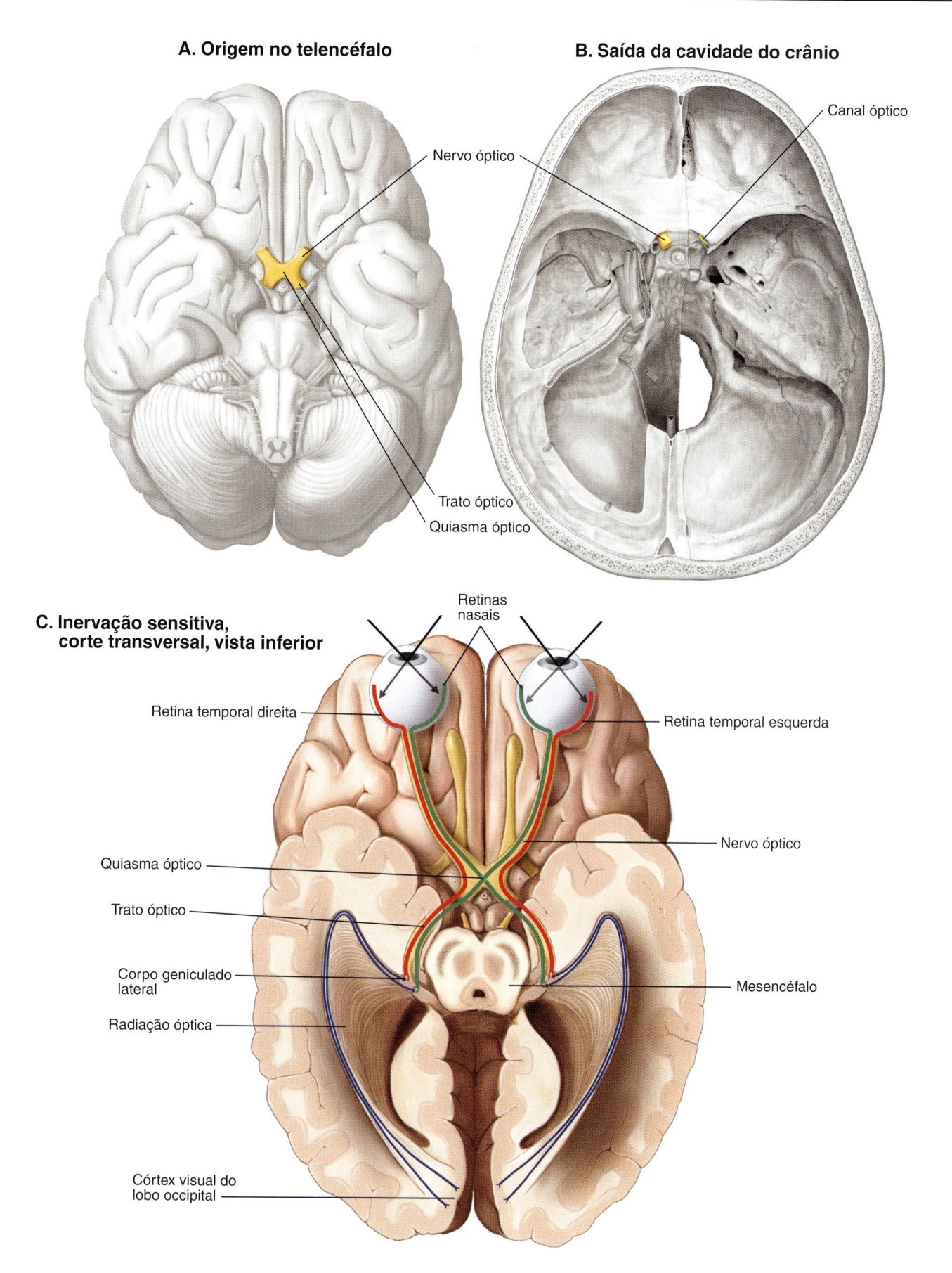

Atlas de Anatomia Humana

LÂMINA 7-79 — Nervo Oculomotor, Nervo Craniano III

A. Origem no mesencéfalo

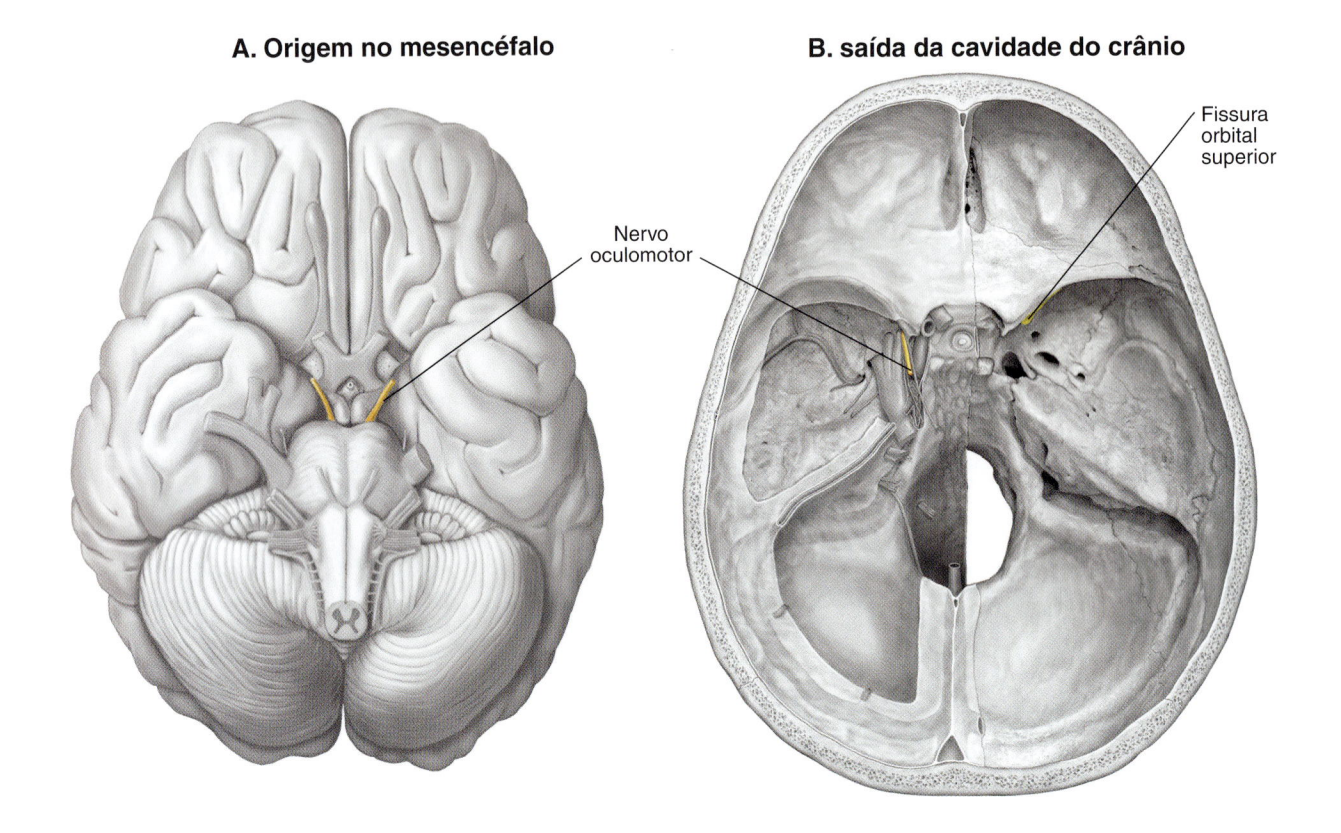

Nervo oculomotor

B. saída da cavidade do crânio

Fissura orbital superior

C. Inervação musculoesquelética

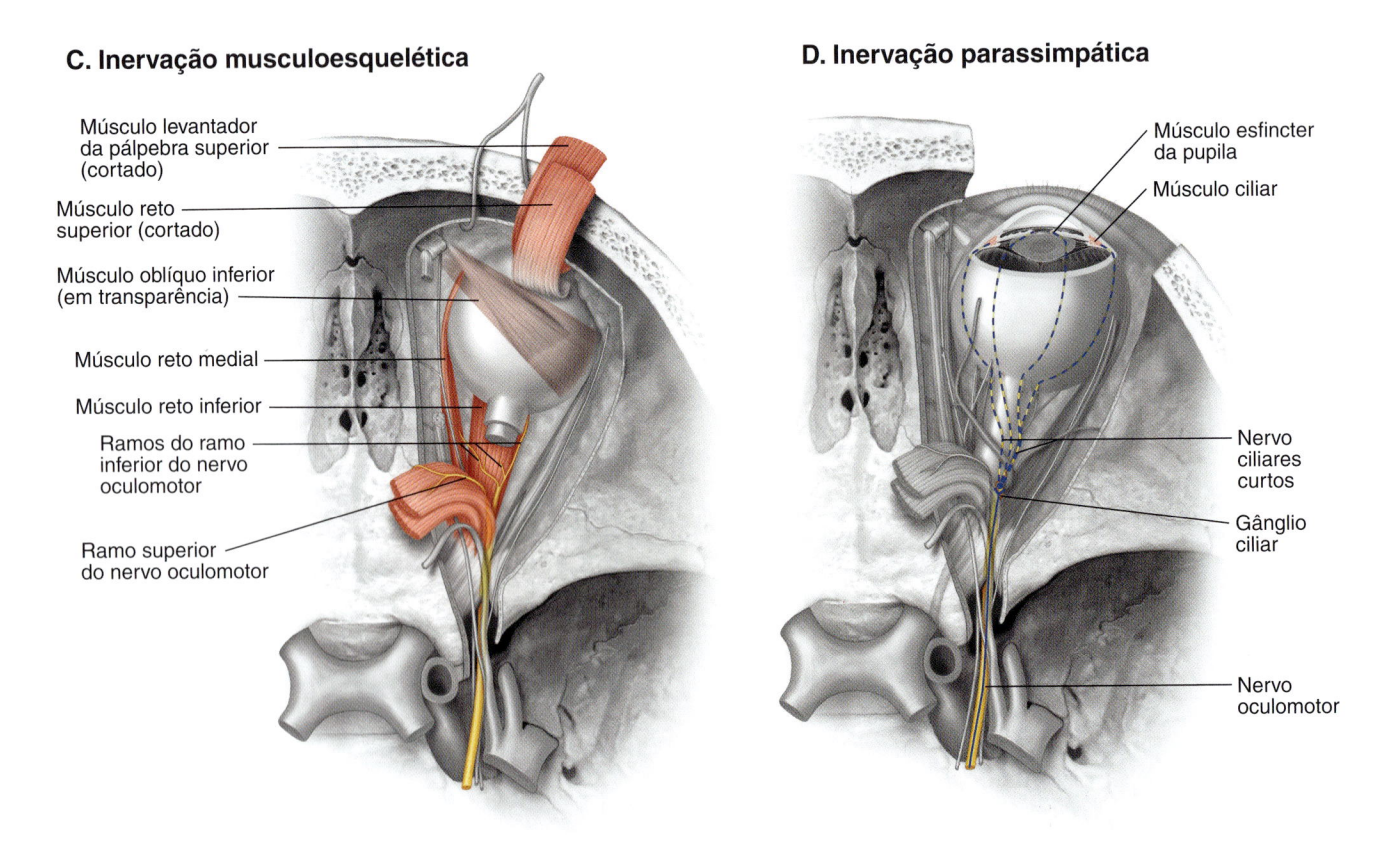

- Músculo levantador da pálpebra superior (cortado)
- Músculo reto superior (cortado)
- Músculo oblíquo inferior (em transparência)
- Músculo reto medial
- Músculo reto inferior
- Ramos do ramo inferior do nervo oculomotor
- Ramo superior do nervo oculomotor

D. Inervação parassimpática

- Músculo esfincter da pupila
- Músculo ciliar
- Nervo ciliares curtos
- Gânglio ciliar
- Nervo oculomotor

Nervo Troclear, Nervo Craniano IV — LÂMINA 7-80

A. Origem no mesencéfalo

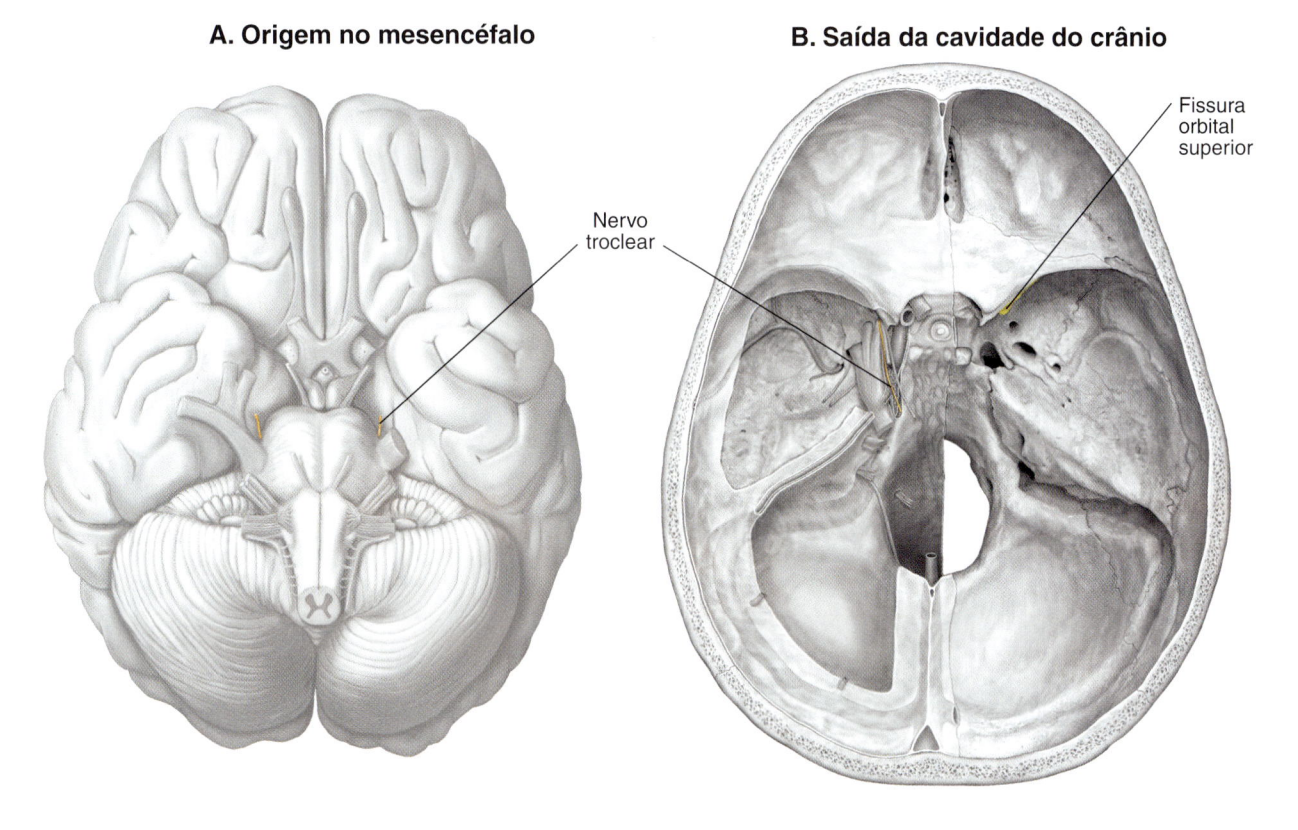

Nervo troclear

B. Saída da cavidade do crânio

Fissura orbital superior

C. Inervação musculoesquelética

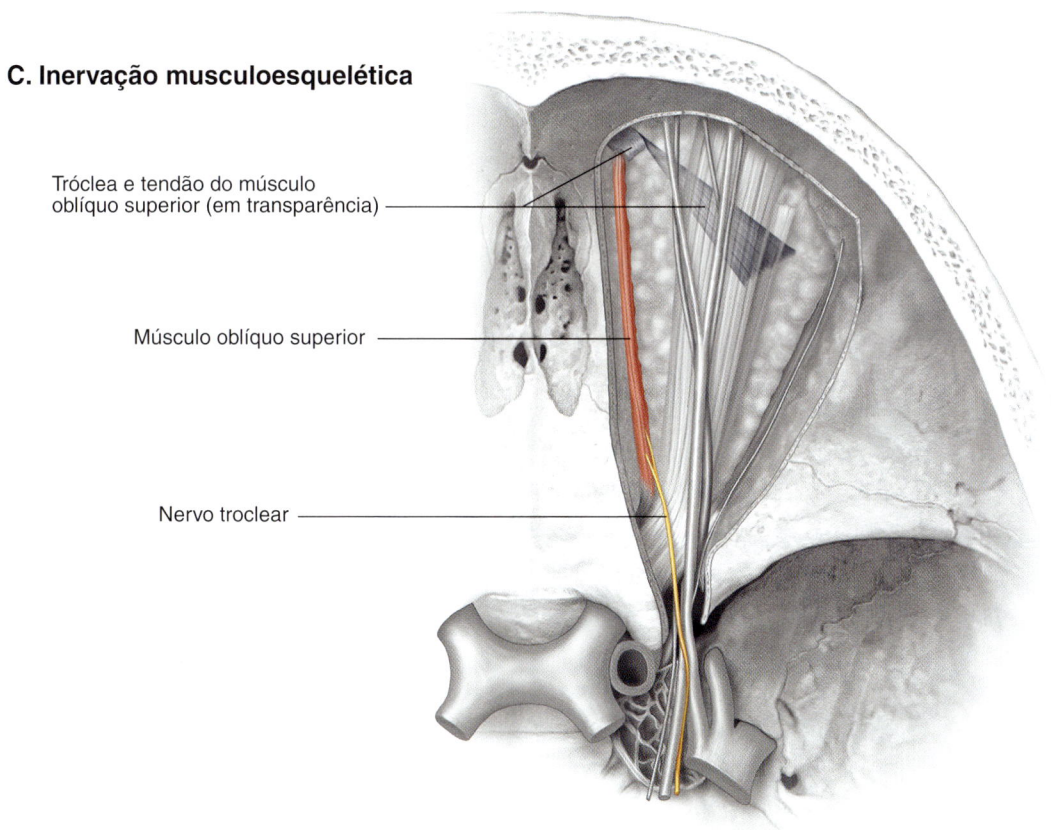

Tróclea e tendão do músculo oblíquo superior (em transparência)

Músculo oblíquo superior

Nervo troclear

LÂMINA 7-81 — Nervo Trigêmeo, Nervo Craniano V

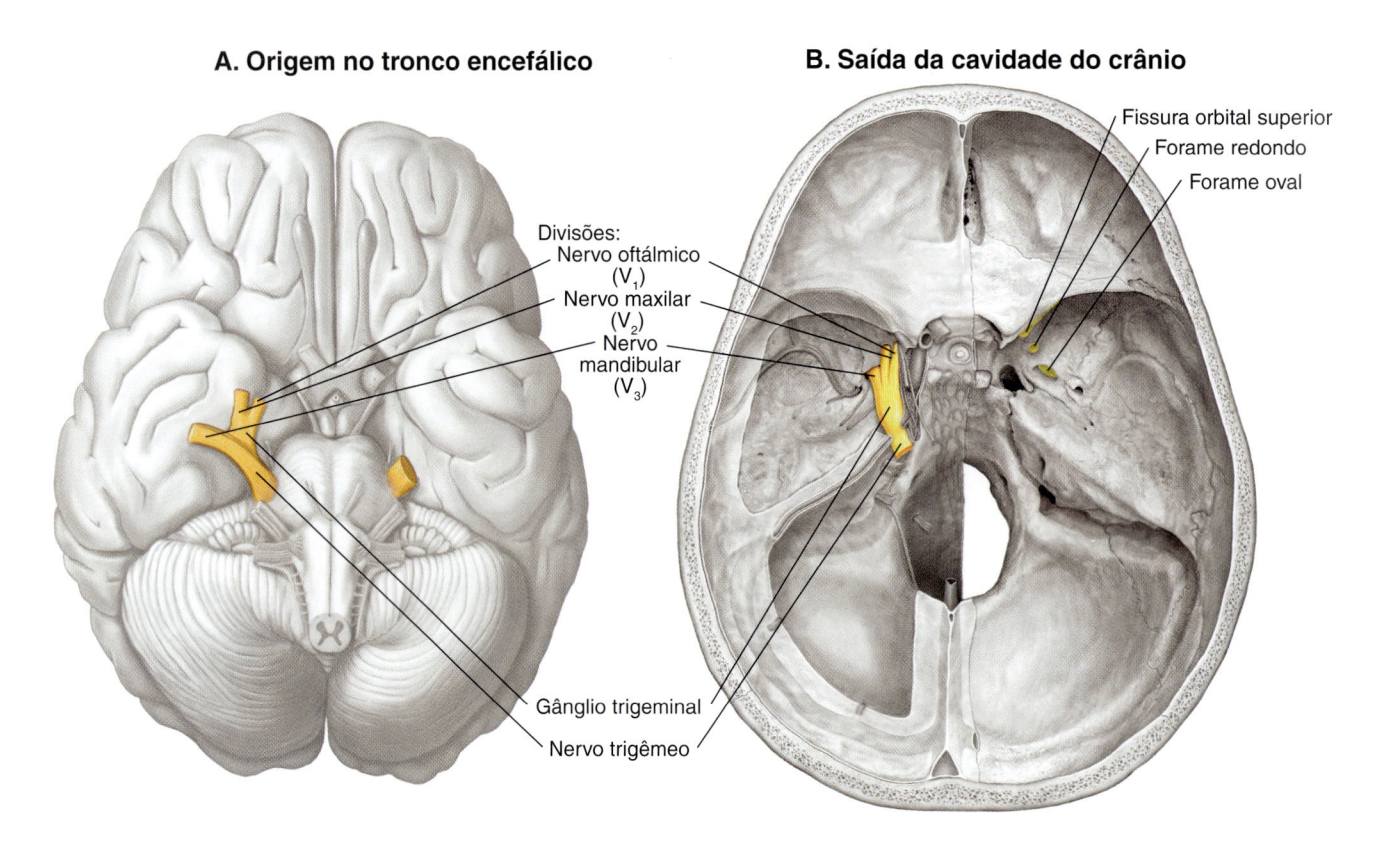

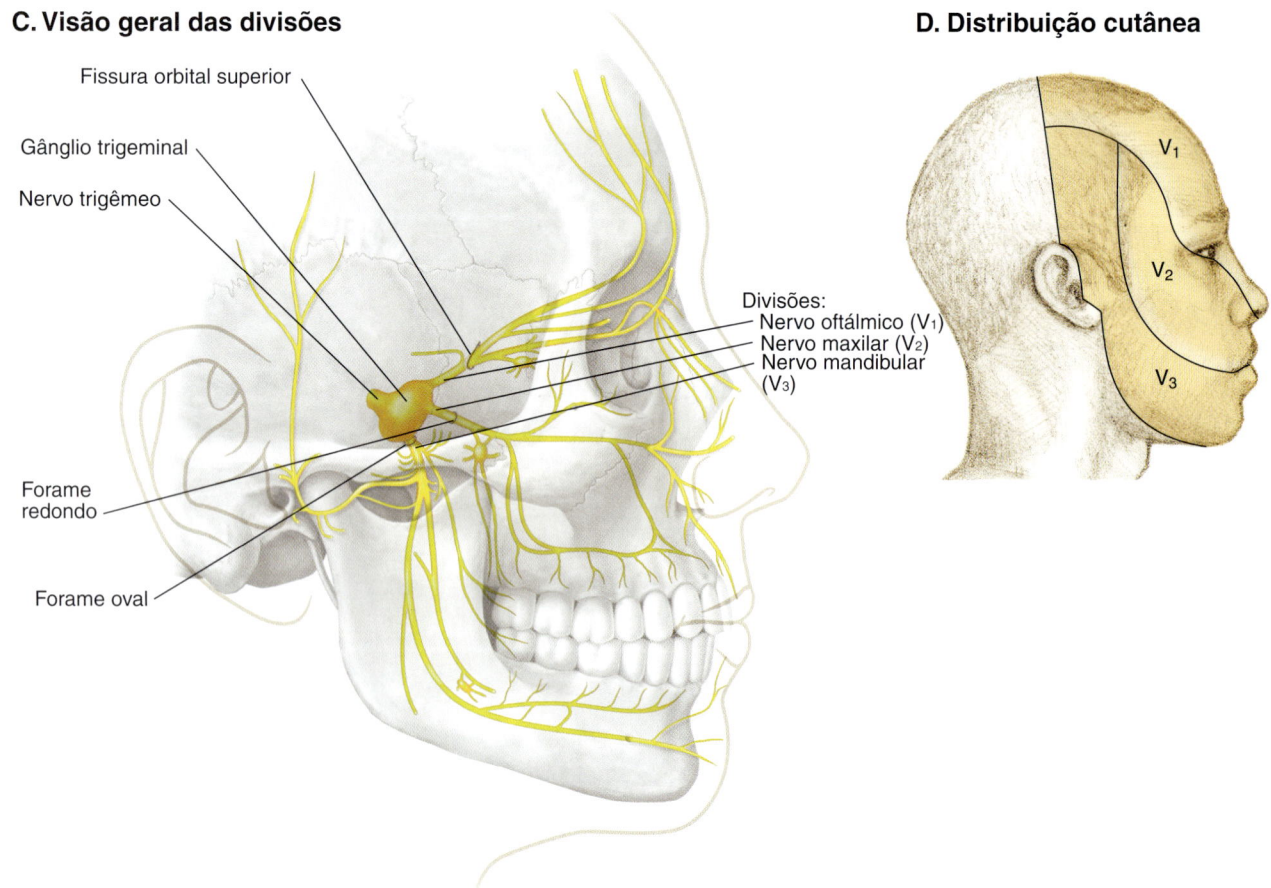

A. Origem no tronco encefálico

Divisões:
- Nervo oftálmico (V₁)
- Nervo maxilar (V₂)
- Nervo mandibular (V₃)

Gânglio trigeminal

Nervo trigêmeo

B. Saída da cavidade do crânio

- Fissura orbital superior
- Forame redondo
- Forame oval

C. Visão geral das divisões

- Fissura orbital superior
- Gânglio trigeminal
- Nervo trigêmeo
- Forame redondo
- Forame oval

Divisões:
- Nervo oftálmico (V₁)
- Nervo maxilar (V₂)
- Nervo mandibular (V₃)

D. Distribuição cutânea

V₁, V₂, V₃

Nervo Oftálmico (V₁) do Nervo Trigêmeo — LÂMINA 7-82

A. Inervação sensitiva

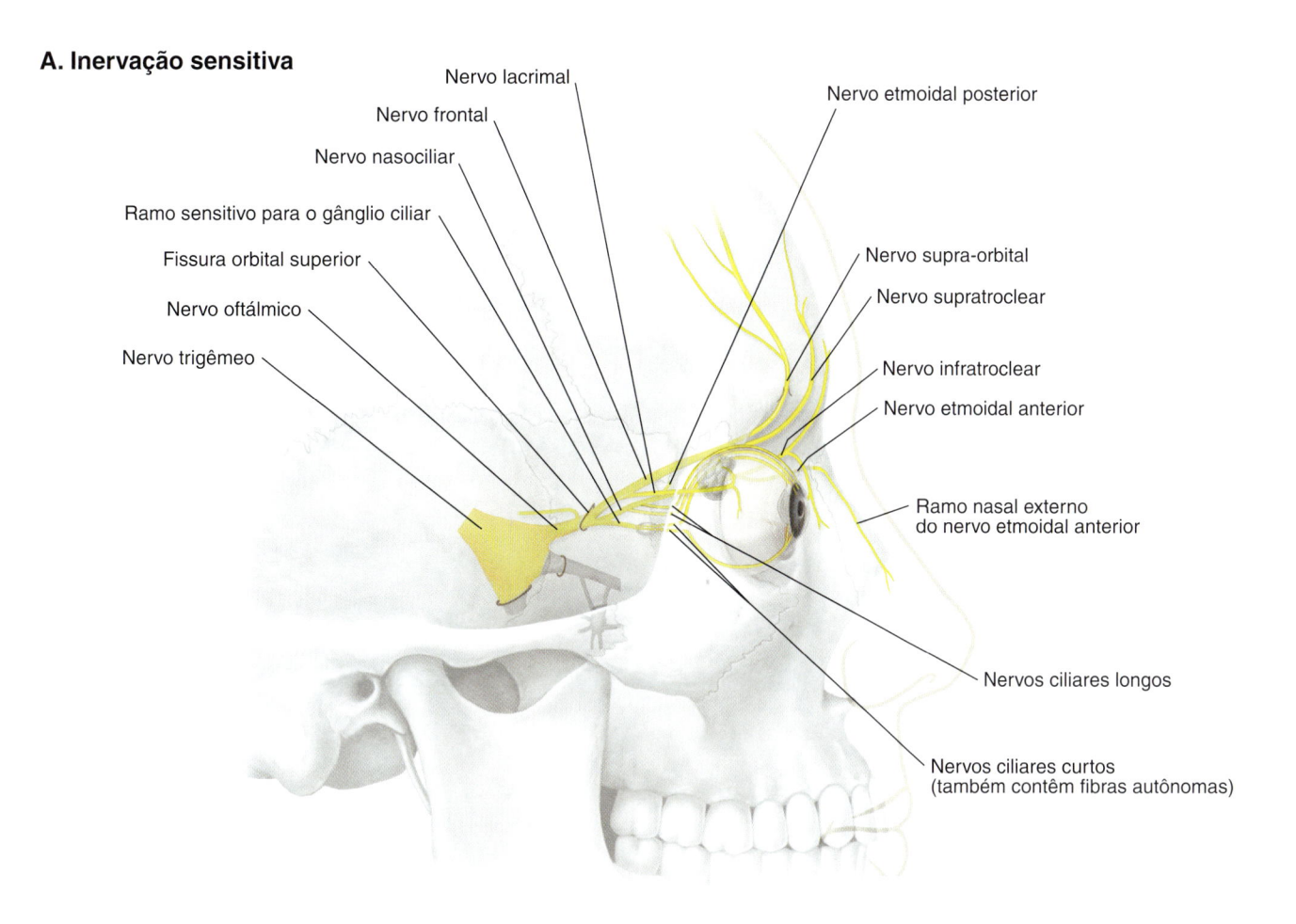

- Nervo lacrimal
- Nervo frontal
- Nervo nasociliar
- Ramo sensitivo para o gânglio ciliar
- Fissura orbital superior
- Nervo oftálmico
- Nervo trigêmeo
- Nervo etmoidal posterior
- Nervo supra-orbital
- Nervo supratroclear
- Nervo infratroclear
- Nervo etmoidal anterior
- Ramo nasal externo do nervo etmoidal anterior
- Nervos ciliares longos
- Nervos ciliares curtos (também contêm fibras autônomas)

B. Distribuição cutânea

V₁, V₂, V₃

C. Ramos que transportam inervação parassimpática

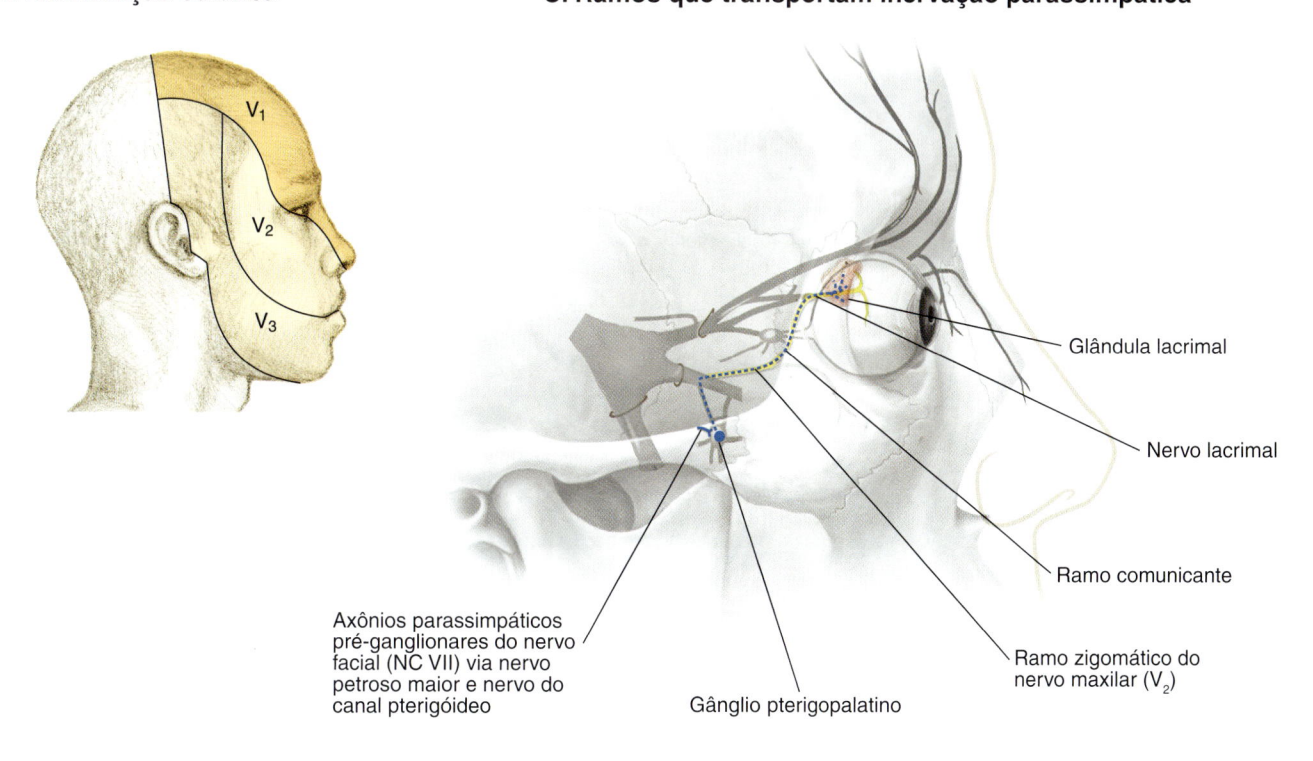

- Glândula lacrimal
- Nervo lacrimal
- Ramo comunicante
- Ramo zigomático do nervo maxilar (V₂)
- Gânglio pterigopalatino
- Axônios parassimpáticos pré-ganglionares do nervo facial (NC VII) via nervo petroso maior e nervo do canal pterigóideo

Capítulo 7 | Atlas de Anatomia Humana | PÁGINA 375

LÂMINA 7-83 — Nervo Maxilar (V₂) do Nervo Trigêmeo

A. Inervação sensitiva

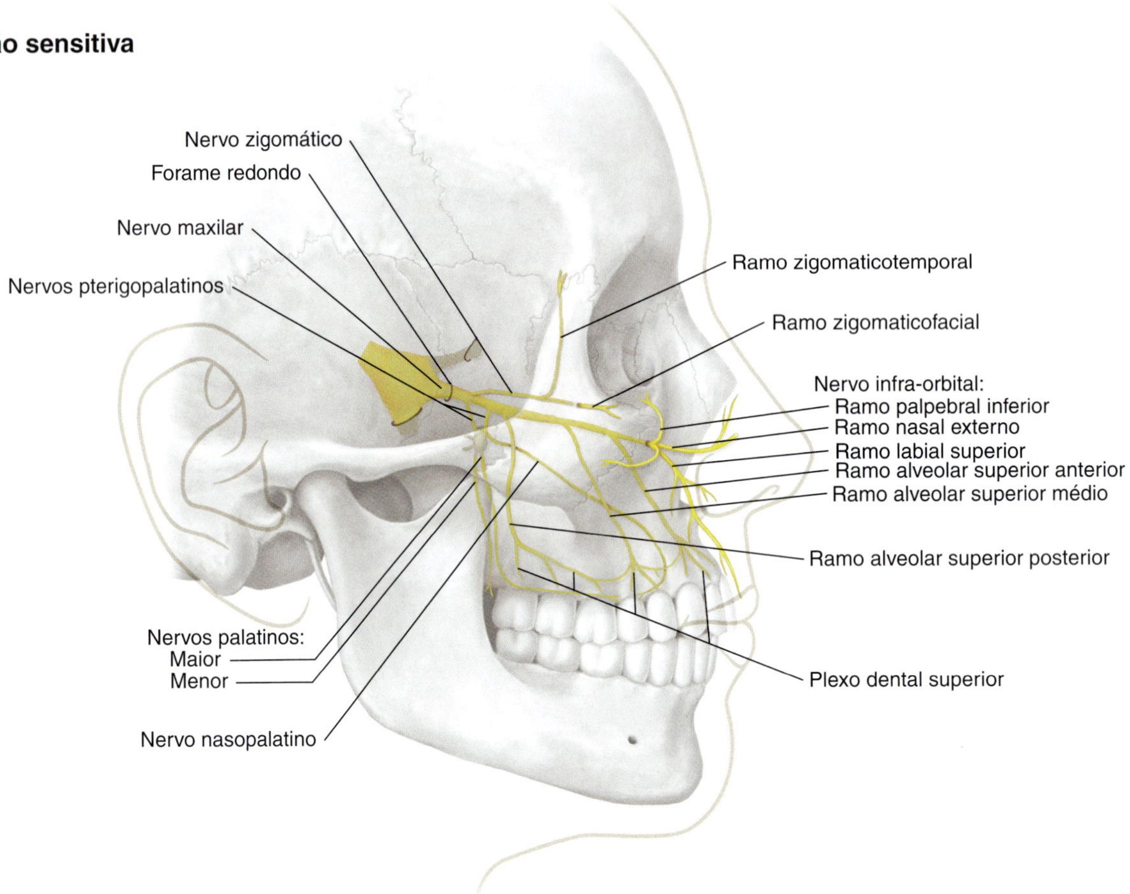

- Nervo zigomático
- Forame redondo
- Nervo maxilar
- Nervos pterigopalatinos
- Ramo zigomaticotemporal
- Ramo zigomaticofacial
- Nervo infra-orbital:
  - Ramo palpebral inferior
  - Ramo nasal externo
  - Ramo labial superior
  - Ramo alveolar superior anterior
  - Ramo alveolar superior médio
- Ramo alveolar superior posterior
- Nervos palatinos:
  - Maior
  - Menor
- Nervo nasopalatino
- Plexo dental superior

B. Distribuição cutânea

V₁, V₂, V₃

C. Ramos que transportam inervação parassimpática

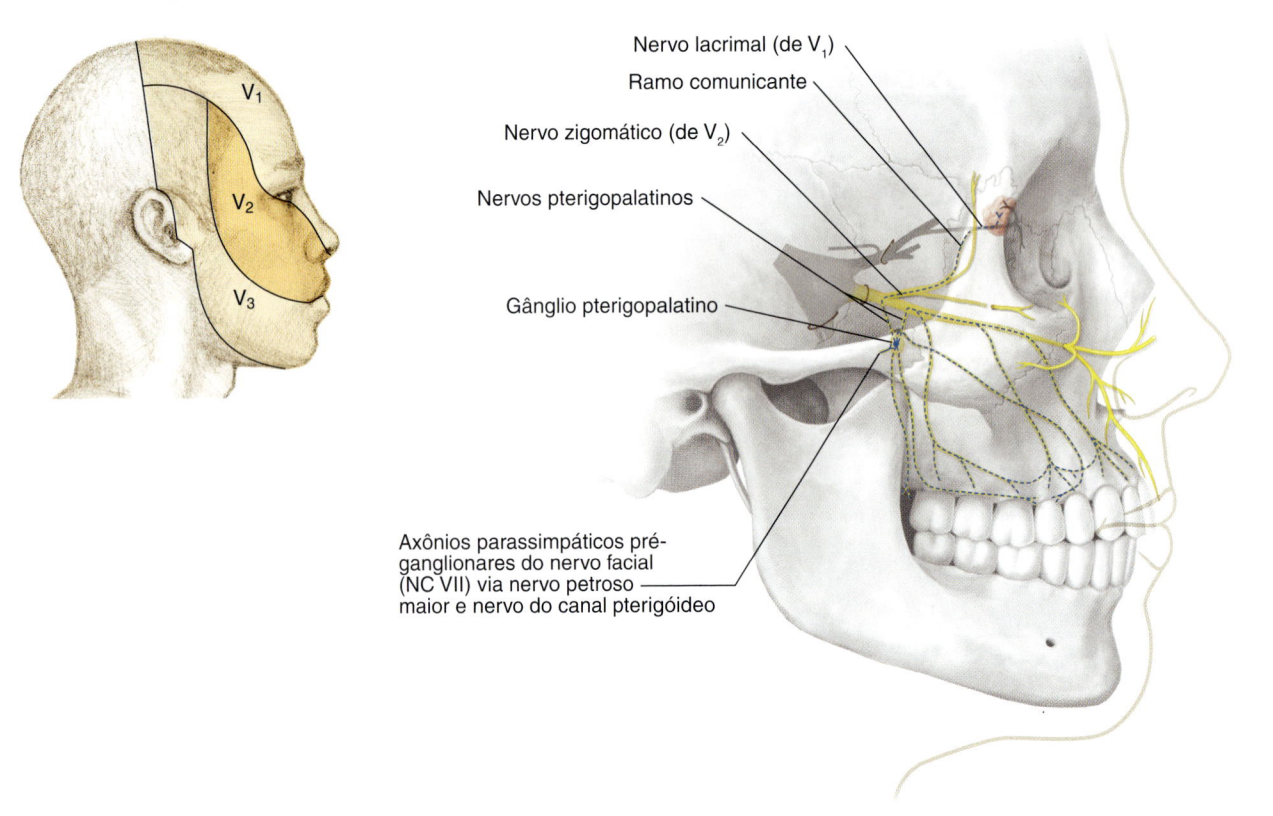

- Nervo lacrimal (de V₁)
- Ramo comunicante
- Nervo zigomático (de V₂)
- Nervos pterigopalatinos
- Gânglio pterigopalatino
- Axônios parassimpáticos pré-ganglionares do nervo facial (NC VII) via nervo petroso maior e nervo do canal pterigóideo

Nervo Mandibular (V₃) do Nervo Trigêmeo I

LÂMINA 7-84

A. Inervação sensitiva

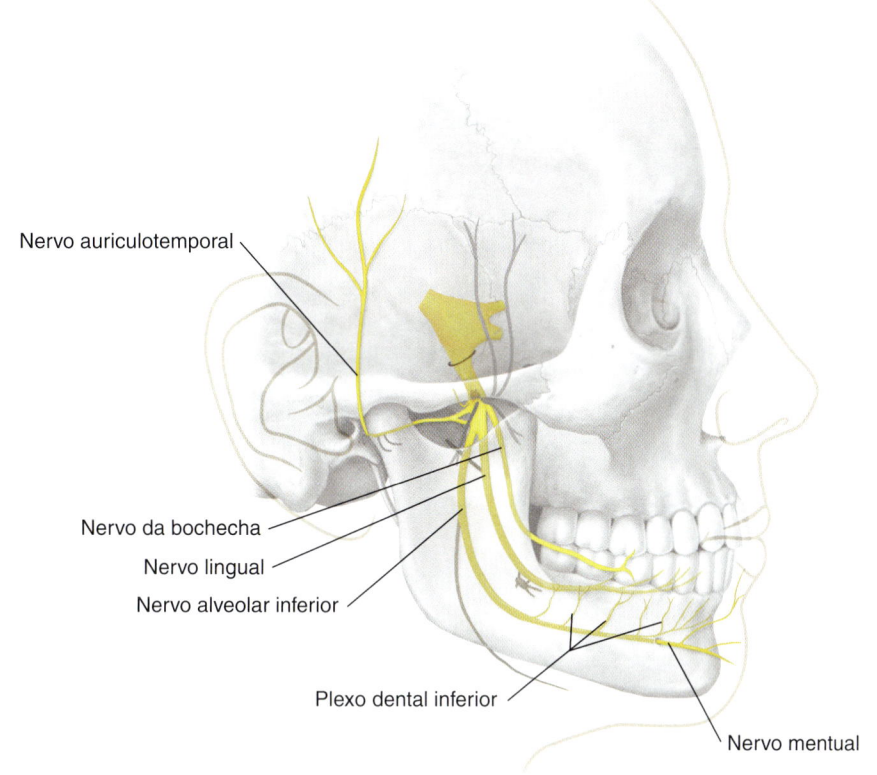

- Nervo auriculotemporal
- Nervo da bochecha
- Nervo lingual
- Nervo alveolar inferior
- Plexo dental inferior
- Nervo mentual

B. Distribuição cutânea

V_1
V_2
V_3

C. Ramos que transportam inervação parassimpática

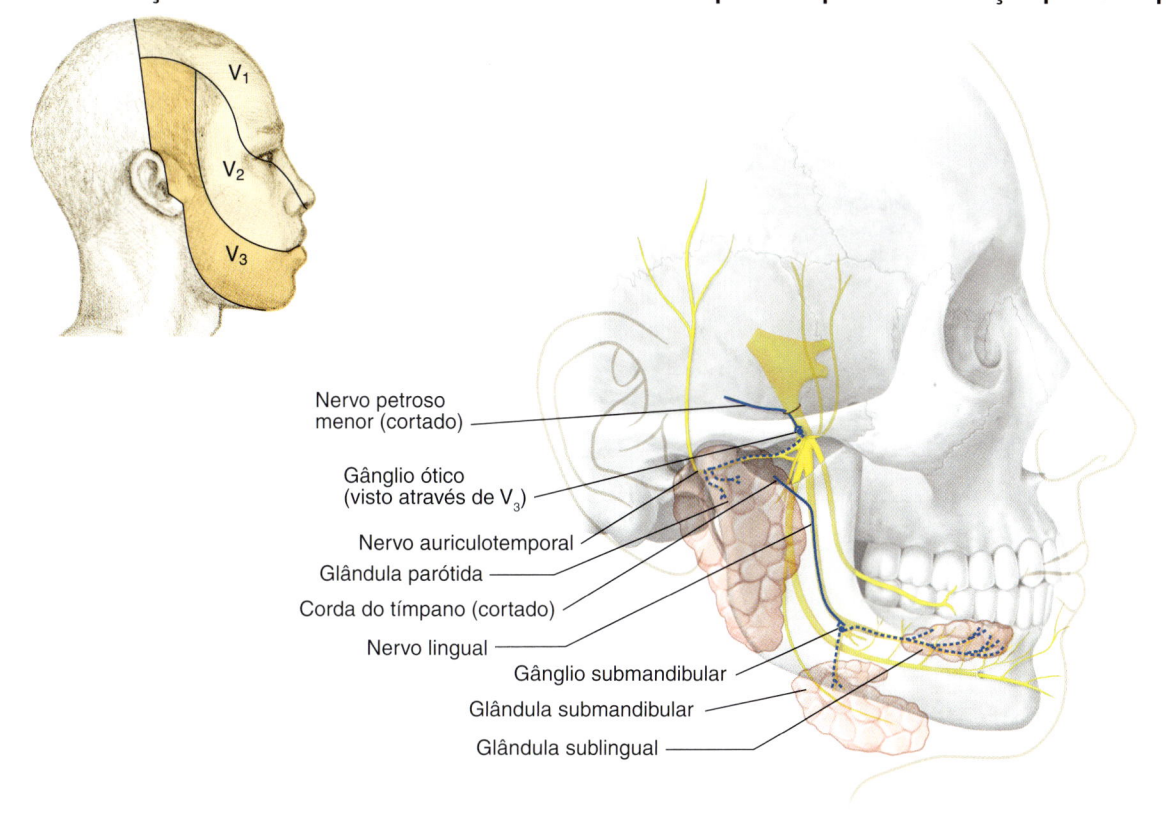

- Nervo petroso menor (cortado)
- Gânglio ótico (visto através de V_3)
- Nervo auriculotemporal
- Glândula parótida
- Corda do tímpano (cortado)
- Nervo lingual
- Gânglio submandibular
- Glândula submandibular
- Glândula sublingual

Capítulo 7
Atlas de Anatomia Humana

LÂMINA 7-85 — Nervo Mandibular (V₃) do Nervo Trigêmeo II

A. Inervação musculoesquelética I

- Músculo temporal (cortado)
- Nervos temporais profundos
- Nervo para o M. pterigóideo lateral
- Músculo pterigóideo lateral
- Nervo para o M. pterigóideo medial (também supre os músculos tensor do tímpano e tensor do véu palatino)
- Nervo massetérico (cortado)
- Músculo masseter (cortado)
- Músculo pterigóideo medial (cortado)
- Nervo para o M. milo-hióideo
- Músculo digástrico, ventre anterior
- Músculo milo-hióideo

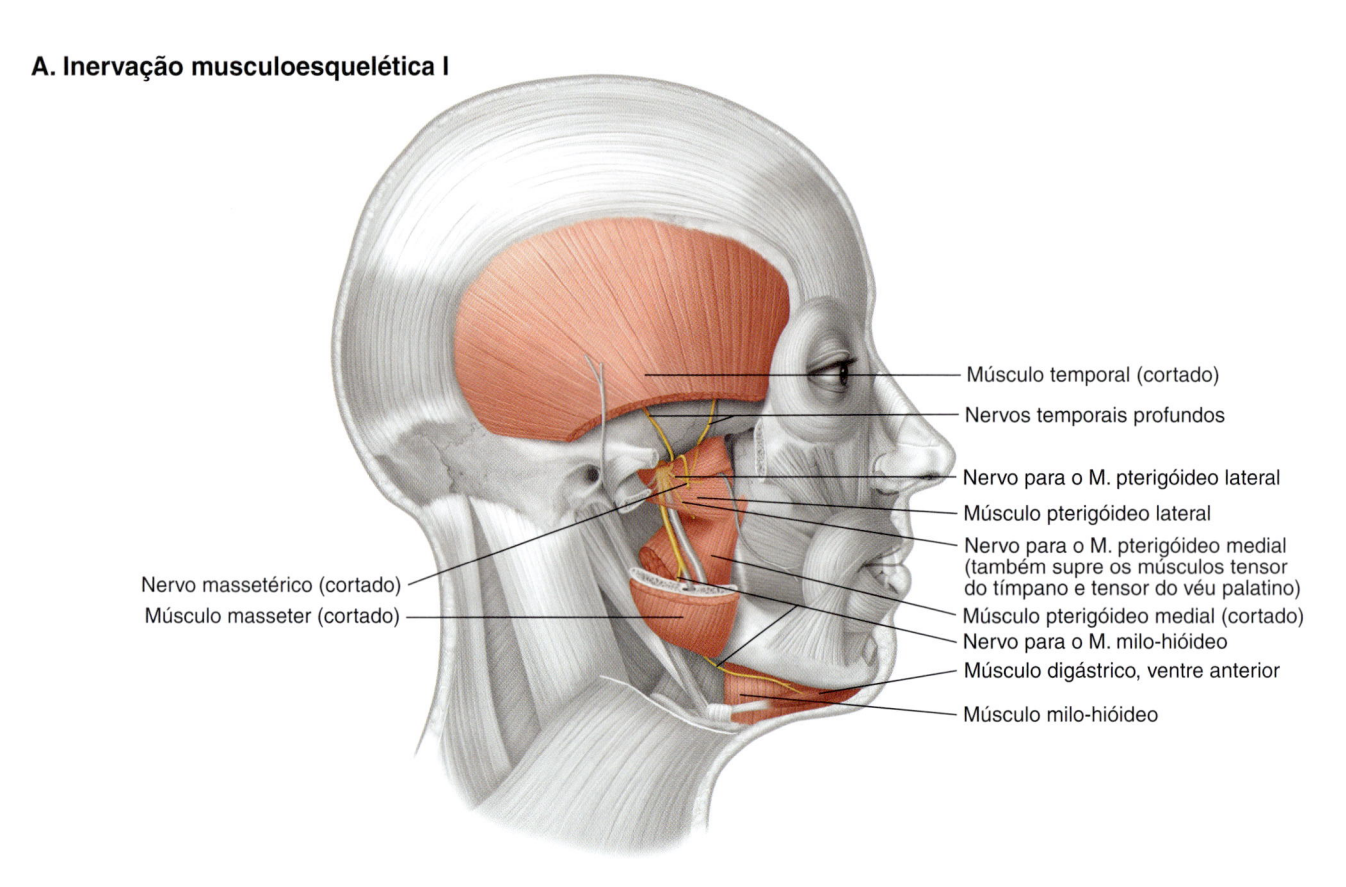

B. Inervação musculoesquelética II

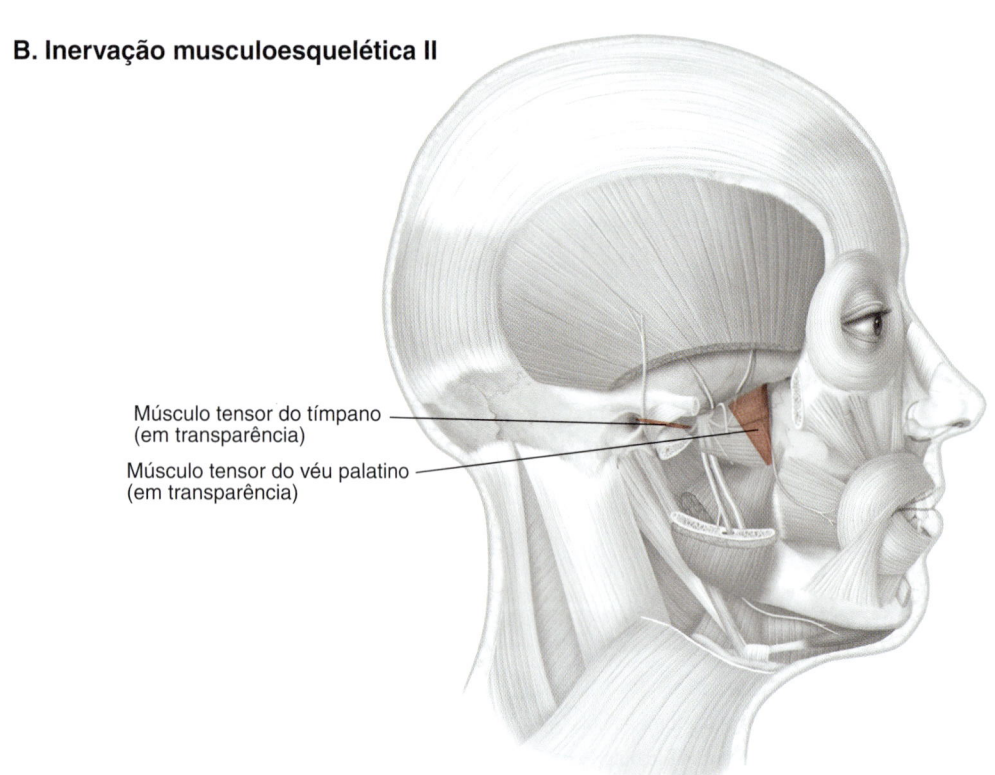

- Músculo tensor do tímpano (em transparência)
- Músculo tensor do véu palatino (em transparência)

Nervo Abducente, Nervo Craniano VI — LÂMINA 7-86

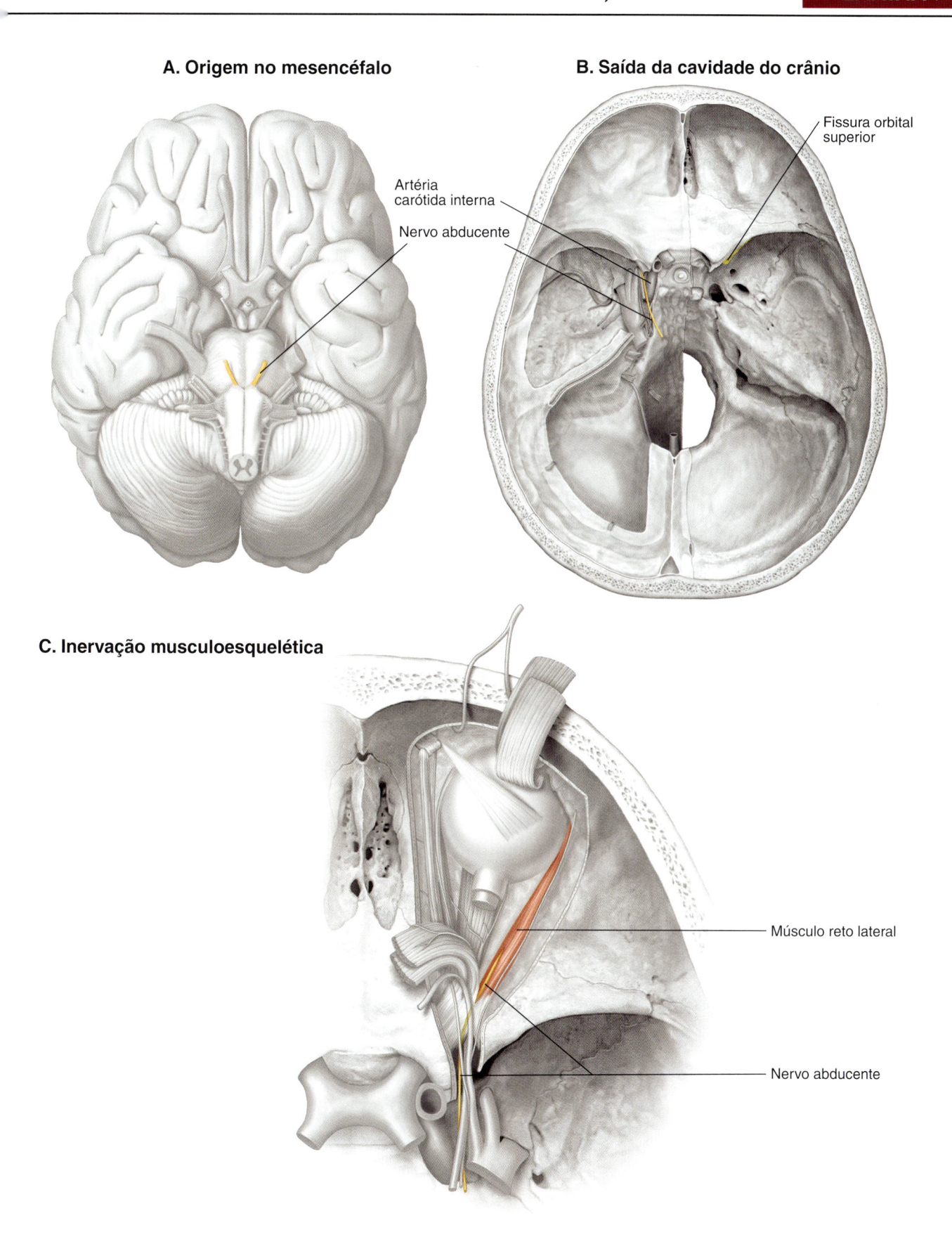

A. Origem no mesencéfalo

- Artéria carótida interna
- Nervo abducente

B. Saída da cavidade do crânio

- Fissura orbital superior

C. Inervação musculoesquelética

- Músculo reto lateral
- Nervo abducente

LÂMINA 7-87 — Nervo Facial, Nervo Craniano VII, I

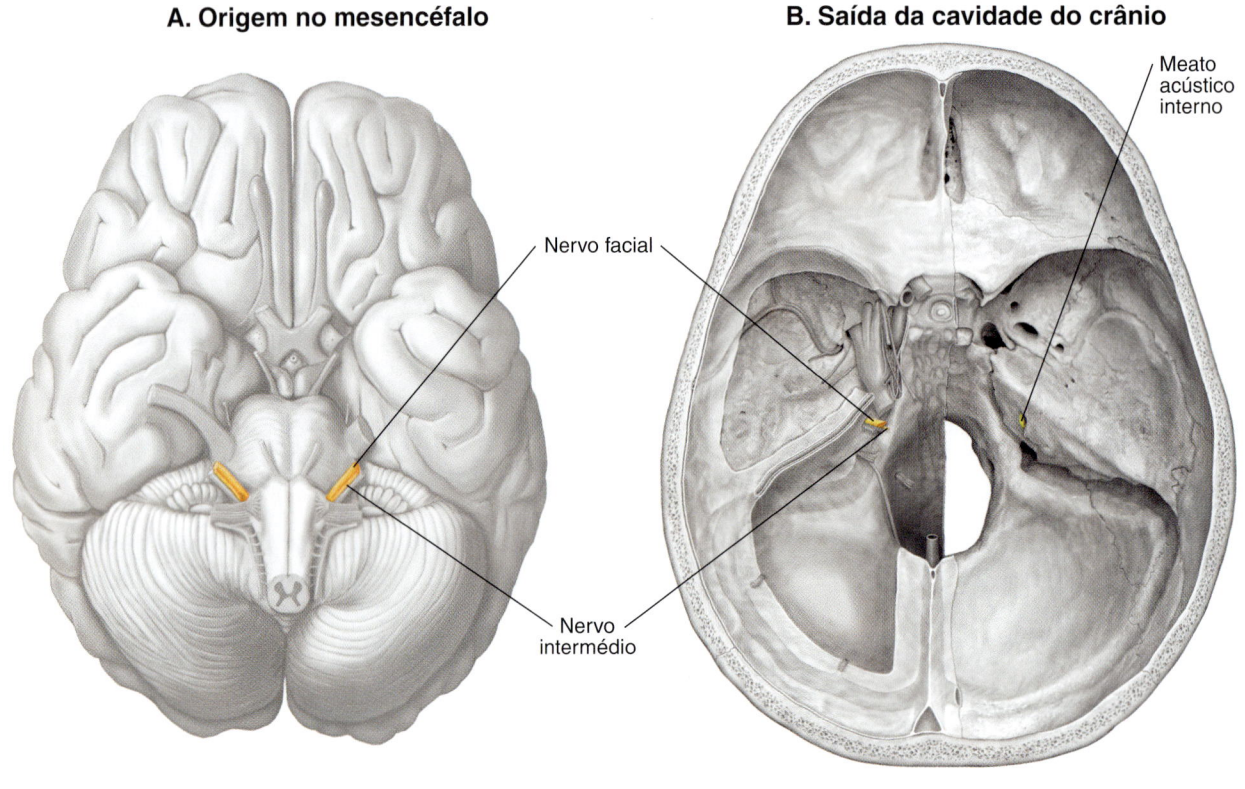

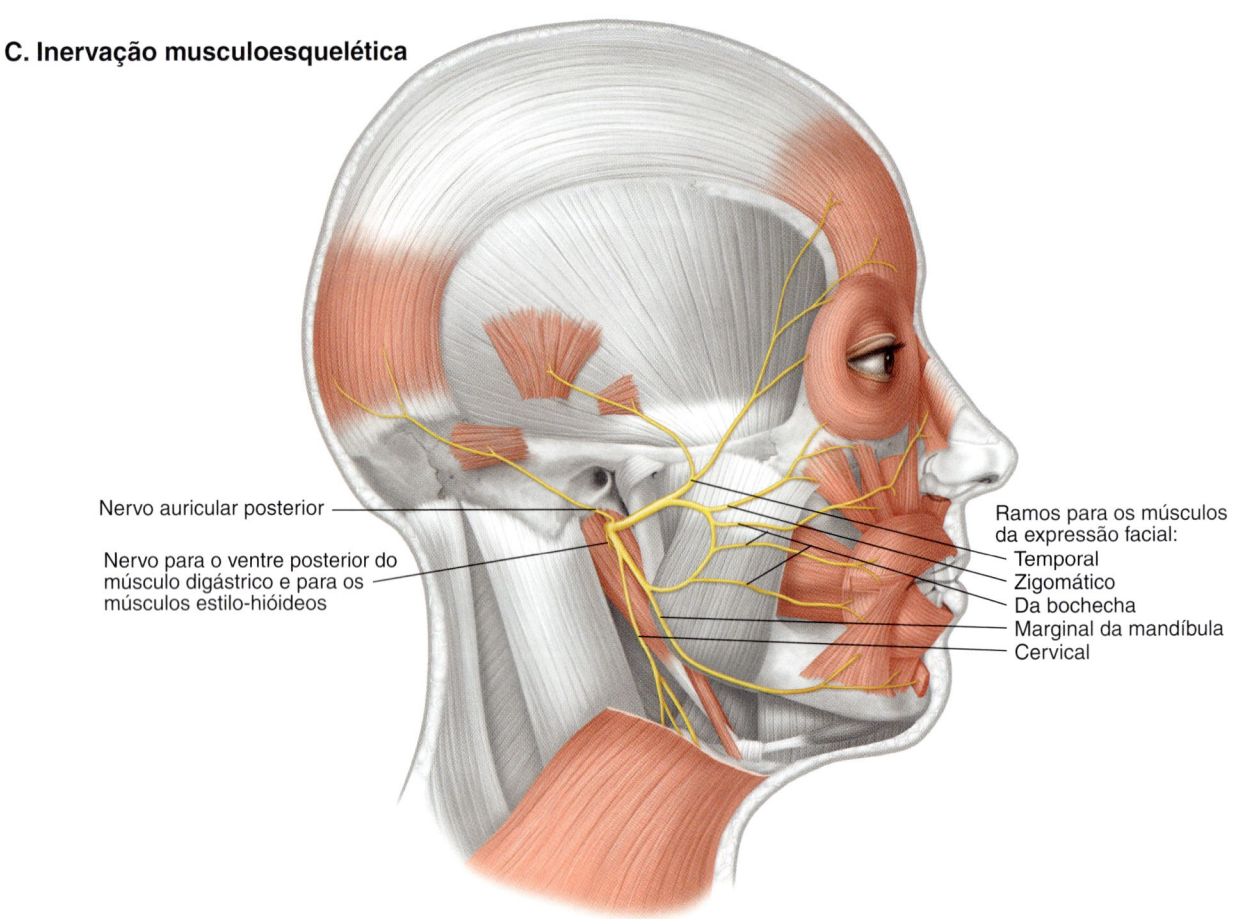

A. Origem no mesencéfalo

- Nervo facial
- Nervo intermédio

B. Saída da cavidade do crânio

- Meato acústico interno

C. Inervação musculoesquelética

- Nervo auricular posterior
- Nervo para o ventre posterior do músculo digástrico e para os músculos estilo-hióideos
- Ramos para os músculos da expressão facial:
  - Temporal
  - Zigomático
  - Da bochecha
  - Marginal da mandíbula
  - Cervical

Nervo Facial, Nervo Craniano VII, II — LÂMINA 7-88

A. Inervação sensitiva

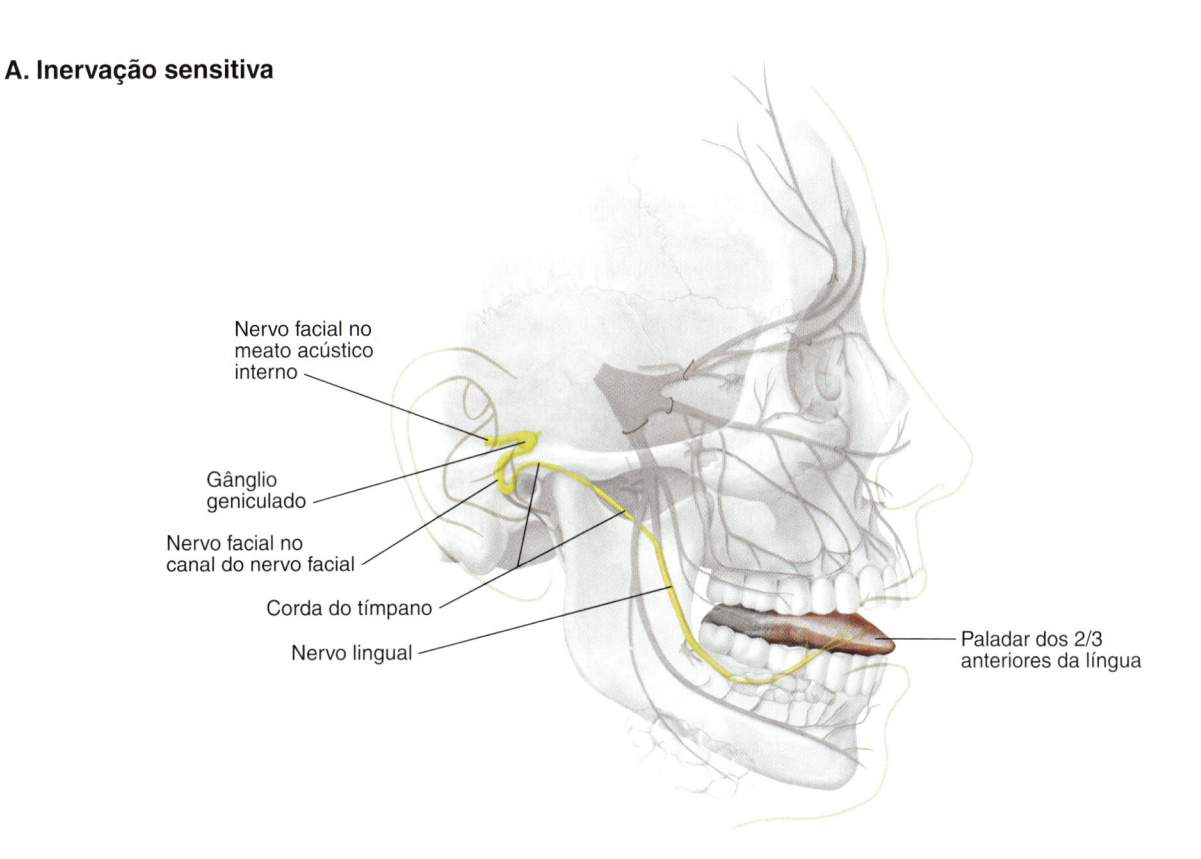

- Nervo facial no meato acústico interno
- Gânglio geniculado
- Nervo facial no canal do nervo facial
- Corda do tímpano
- Nervo lingual
- Paladar dos 2/3 anteriores da língua

B. Inervação parassimpática

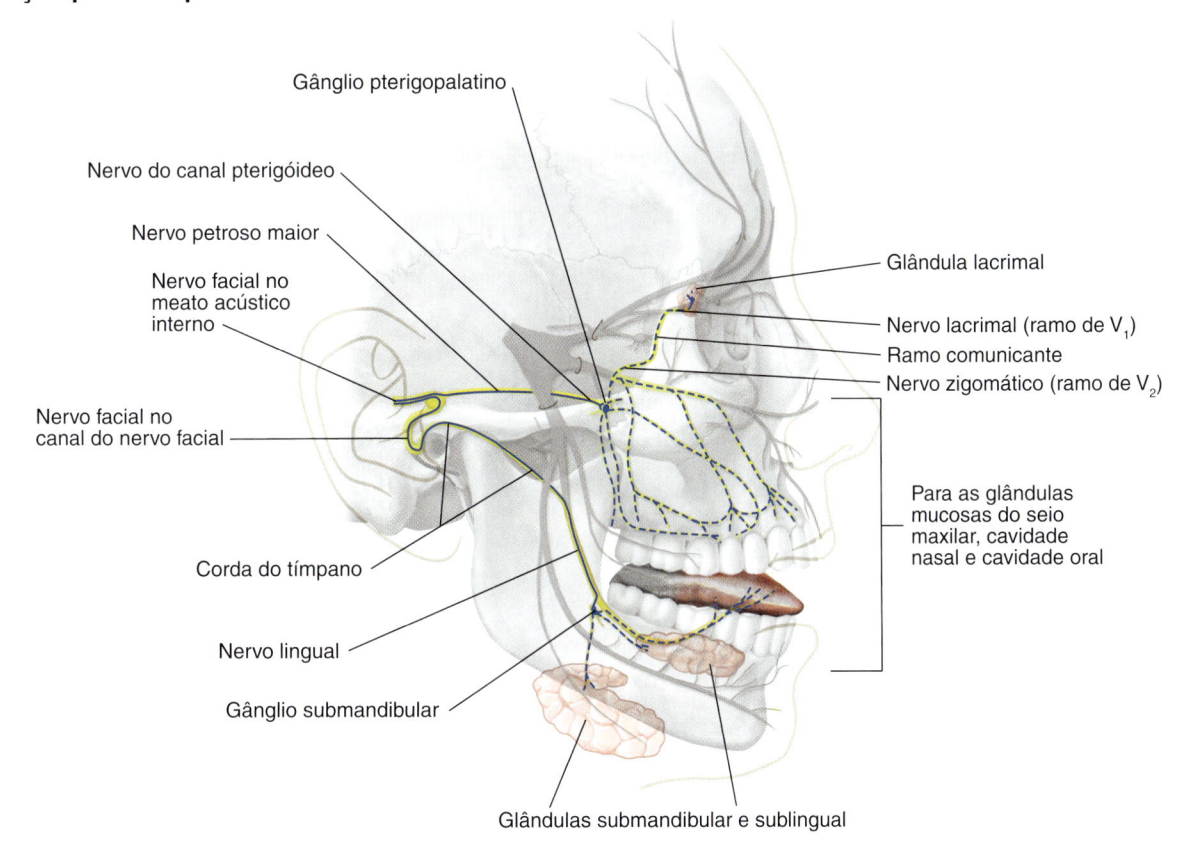

- Gânglio pterigopalatino
- Nervo do canal pterigóideo
- Nervo petroso maior
- Nervo facial no meato acústico interno
- Nervo facial no canal do nervo facial
- Corda do tímpano
- Nervo lingual
- Gânglio submandibular
- Glândula lacrimal
- Nervo lacrimal (ramo de V_1)
- Ramo comunicante
- Nervo zigomático (ramo de V_2)
- Para as glândulas mucosas do seio maxilar, cavidade nasal e cavidade oral
- Glândulas submandibular e sublingual

LÂMINA 7-89 — Nervo Vestibulococlear, Nervo Craniano VIII

A. Origem no mesencéfalo

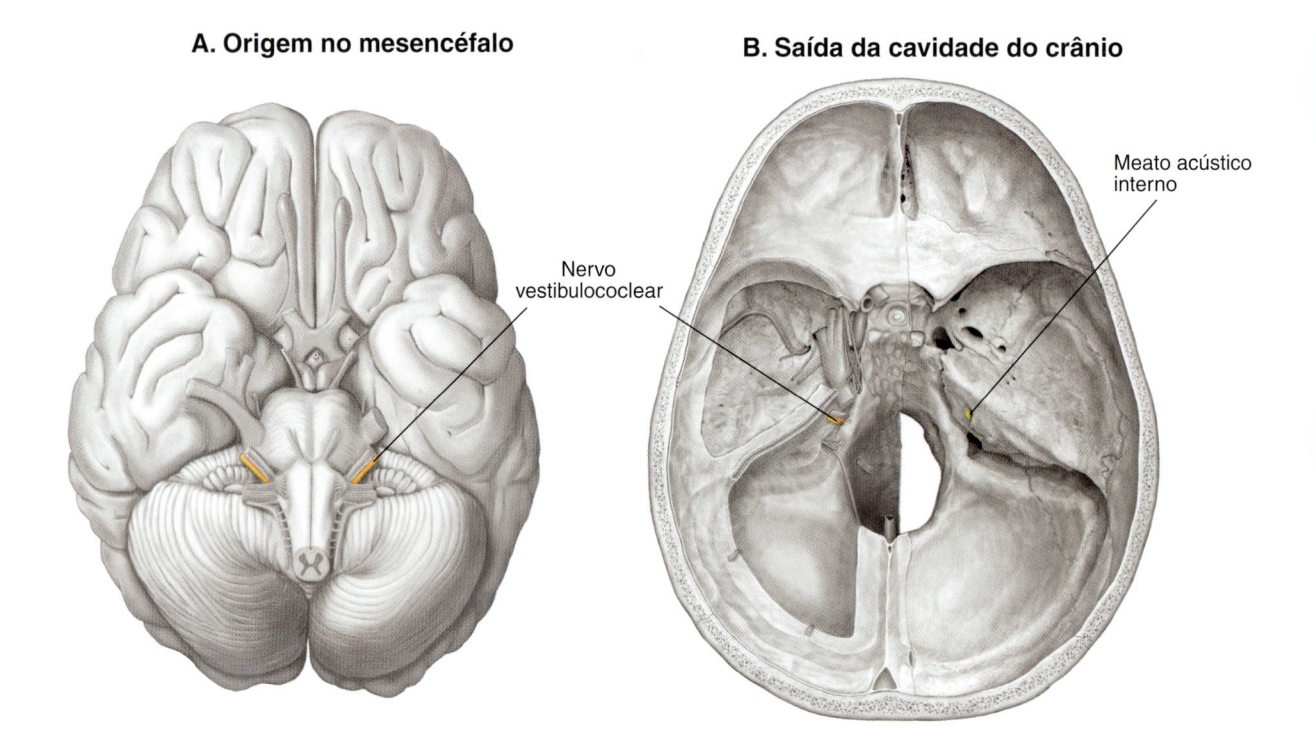

- Nervo vestibulococlear

B. Saída da cavidade do crânio

- Meato acústico interno

C. Inervação sensitiva

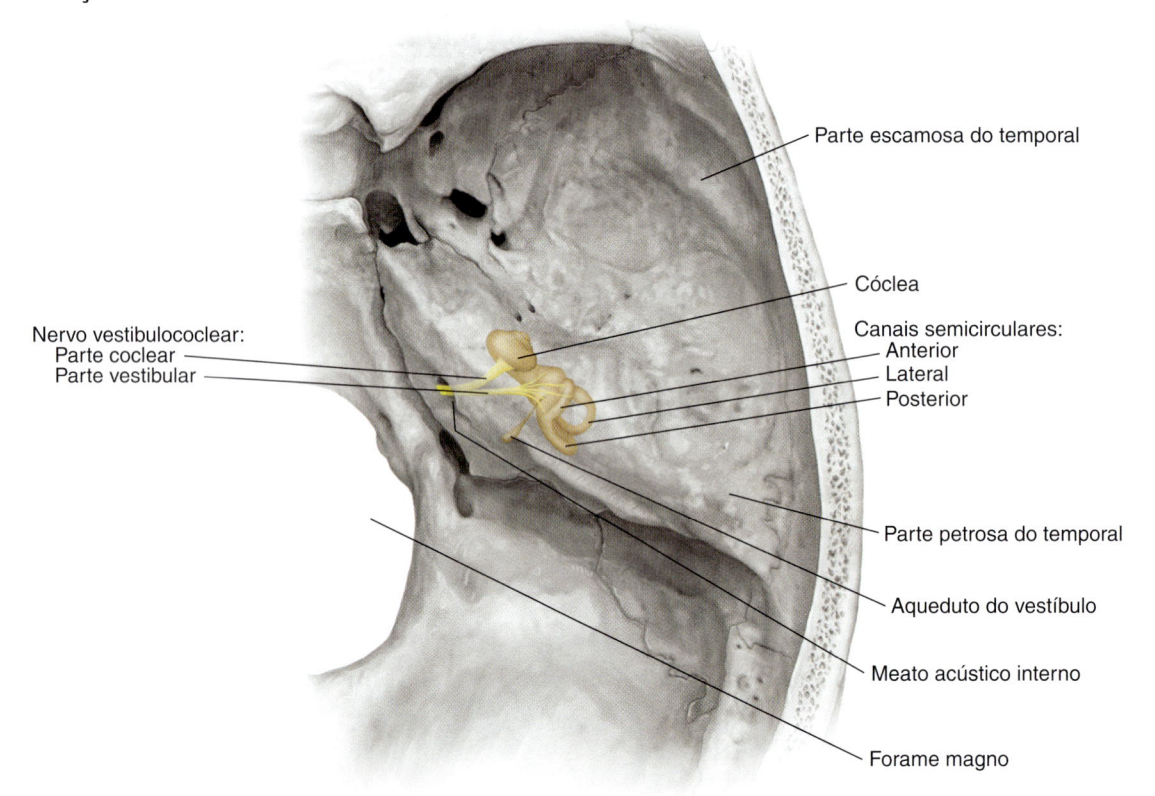

- Nervo vestibulococlear:
  - Parte coclear
  - Parte vestibular
- Parte escamosa do temporal
- Cóclea
- Canais semicirculares:
  - Anterior
  - Lateral
  - Posterior
- Parte petrosa do temporal
- Aqueduto do vestíbulo
- Meato acústico interno
- Forame magno

Capítulo 7 — Atlas de Anatomia Humana

Nervo Glossofaríngeo, Nervo Craniano IX — LÂMINA 7-90

A. Origem no mesencéfalo

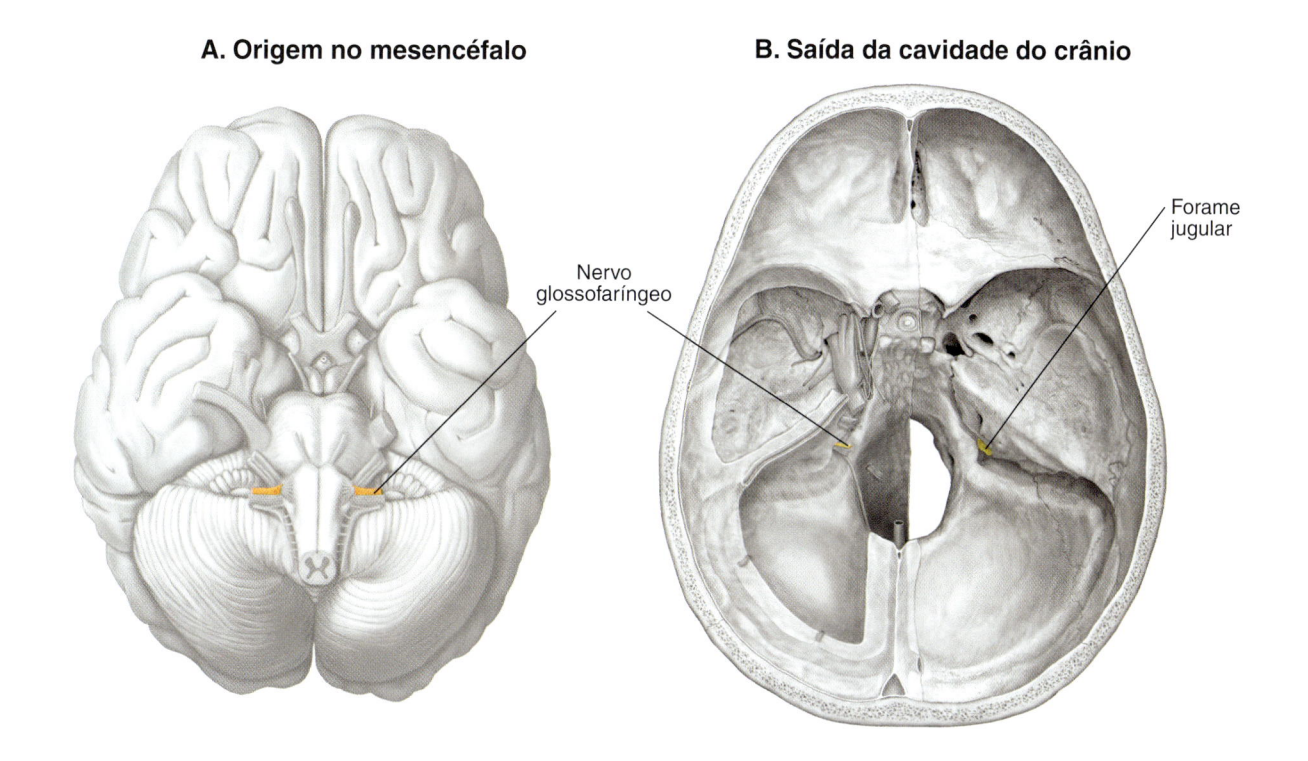

Nervo glossofaríngeo

B. Saída da cavidade do crânio

Forame jugular

C. Inervação sensitiva e musculoesquelética

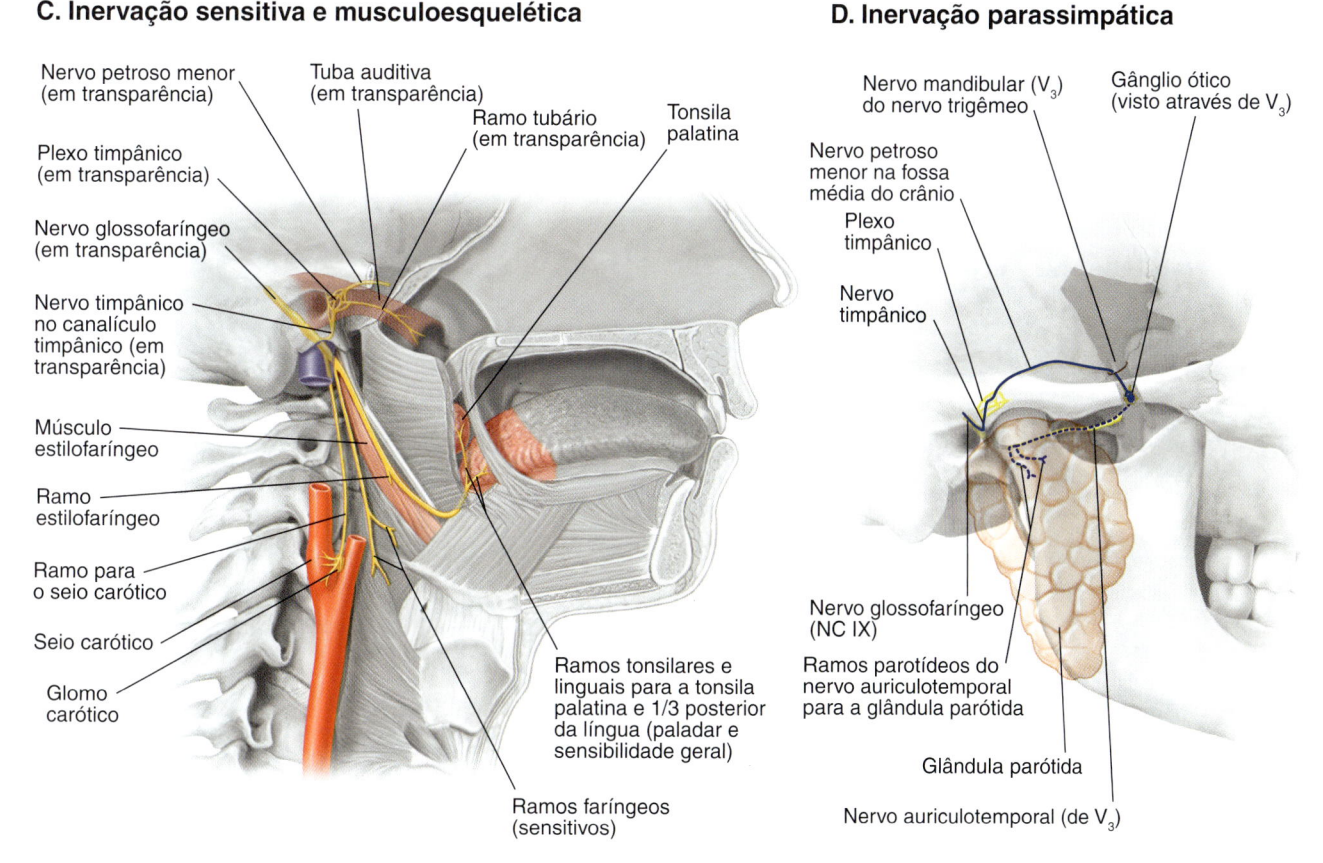

- Nervo petroso menor (em transparência)
- Tuba auditiva (em transparência)
- Ramo tubário (em transparência)
- Tonsila palatina
- Plexo timpânico (em transparência)
- Nervo glossofaríngeo (em transparência)
- Nervo timpânico no canalículo timpânico (em transparência)
- Músculo estilofaríngeo
- Ramo estilofaríngeo
- Ramo para o seio carótico
- Seio carótico
- Glomo carótico
- Ramos tonsilares e linguais para a tonsila palatina e 1/3 posterior da língua (paladar e sensibilidade geral)
- Ramos faríngeos (sensitivos)

D. Inervação parassimpática

- Nervo mandibular (V₃) do nervo trigêmeo
- Gânglio ótico (visto através de V₃)
- Nervo petroso menor na fossa média do crânio
- Plexo timpânico
- Nervo timpânico
- Nervo glossofaríngeo (NC IX)
- Ramos parotídeos do nervo auriculotemporal para a glândula parótida
- Glândula parótida
- Nervo auriculotemporal (de V₃)

Capítulo 7
Atlas de Anatomia Humana | PÁGINA 383

LÂMINA 7-91 — Nervo vago, Nervo Craniano X

A. Origem no mesencéfalo

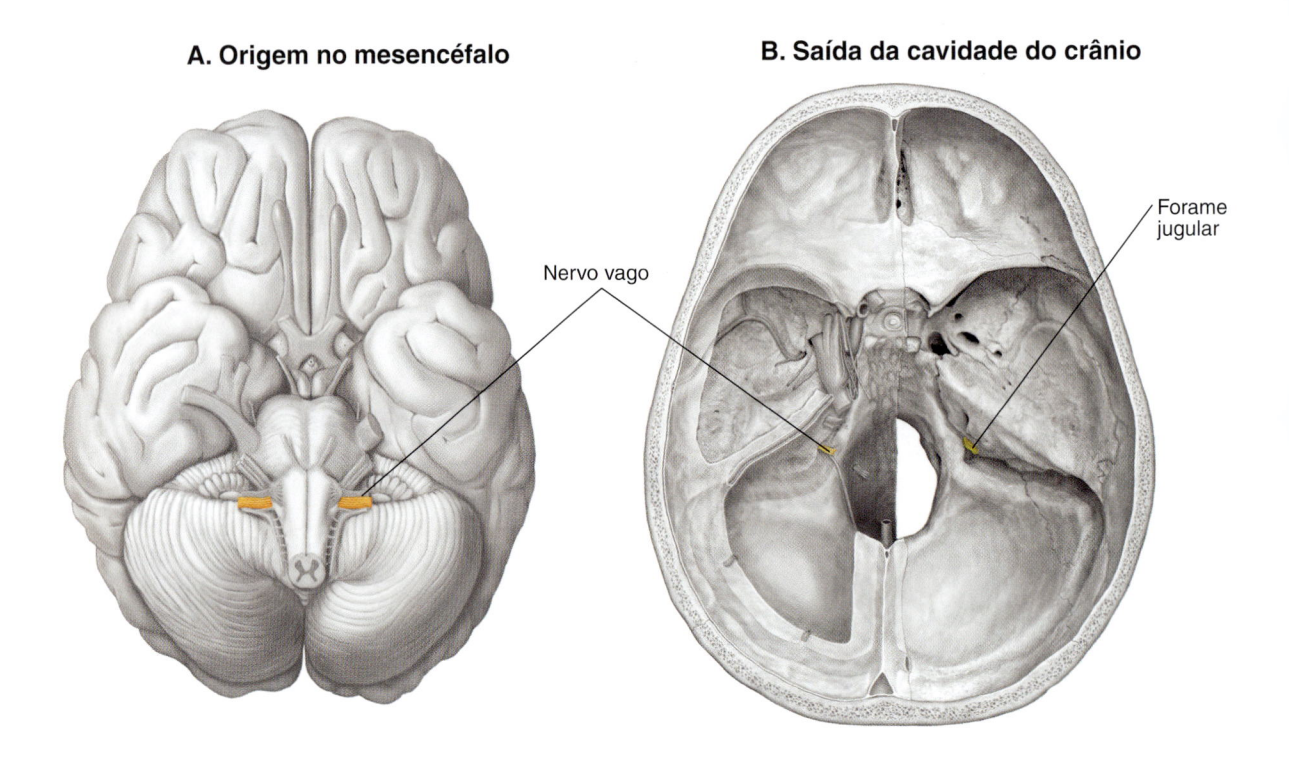

Nervo vago

B. Saída da cavidade do crânio

Forame jugular

C. Inervação musculoesquelética

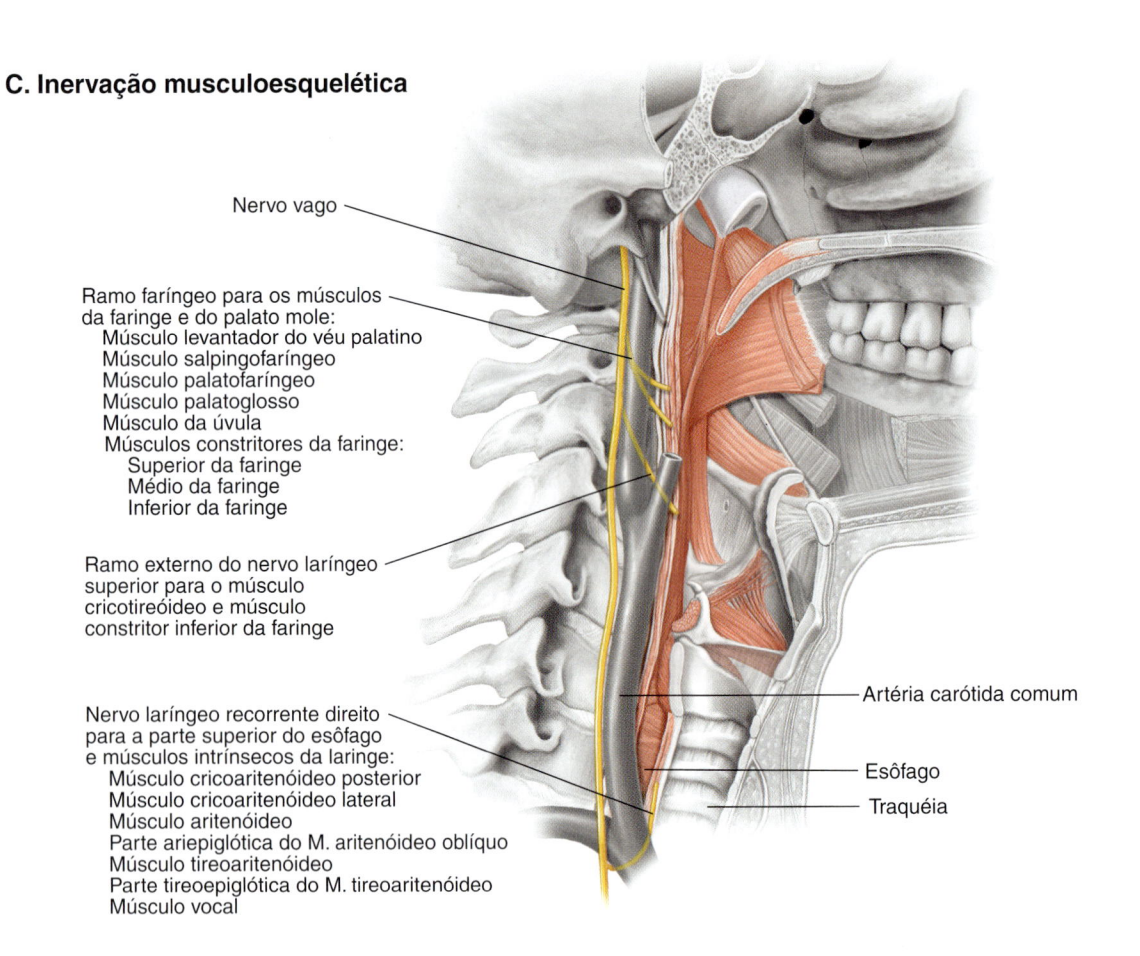

Nervo vago

Ramo faríngeo para os músculos da faringe e do palato mole:
- Músculo levantador do véu palatino
- Músculo salpingofaríngeo
- Músculo palatofaríngeo
- Músculo palatoglosso
- Músculo da úvula
- Músculos constritores da faringe:
  - Superior da faringe
  - Médio da faringe
  - Inferior da faringe

Ramo externo do nervo laríngeo superior para o músculo cricotireóideo e músculo constritor inferior da faringe

Nervo laríngeo recorrente direito para a parte superior do esôfago e músculos intrínsecos da laringe:
- Músculo cricoaritenóideo posterior
- Músculo cricoaritenóideo lateral
- Músculo aritenóideo
- Parte ariepiglótica do M. aritenóideo oblíquo
- Músculo tireoaritenóideo
- Parte tireoepiglótica do M. tireoaritenóideo
- Músculo vocal

Artéria carótida comum

Esôfago

Traquéia

Nervo Vago, Nervo Craniano X, Inervação Parassimpática

LÂMINA 7-92

- Ramo faríngeo do nervo vago
- Nervo vago direito
- Ramo para o seio carótico
- Ramo interno do nervo laríngeo superior
- Nervo vago esquerdo
- Ramo cardíaco cervical superior
- Nervo laríngeo recorrente esquerdo
- Nervo laríngeo recorrente direito
- Ramo cardíaco cervical inferior
- Plexo cardíaco (em transparência)
- Plexo pulmonar (em transparência)
- Plexo esofágico
- Tronco vagal anterior
- Tronco vagal posterior
- Ramos celíacos
- Fibras vagais dentro dos plexos celíaco, renal e mesentérico superior

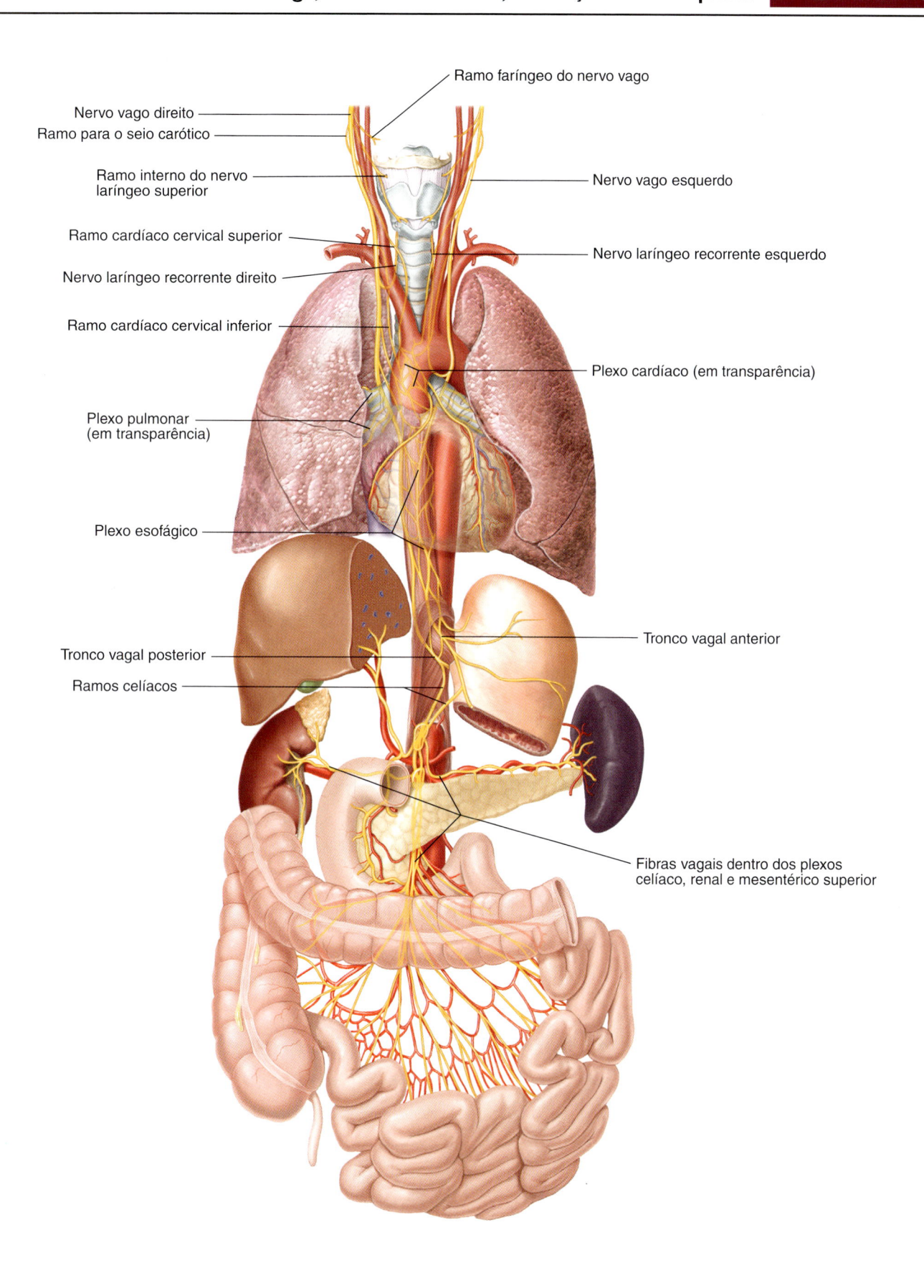

LÂMINA 7-93 — Nervo Acessório, Nervo Craniano XI

A. Origem nas medulas oblonga e espinal

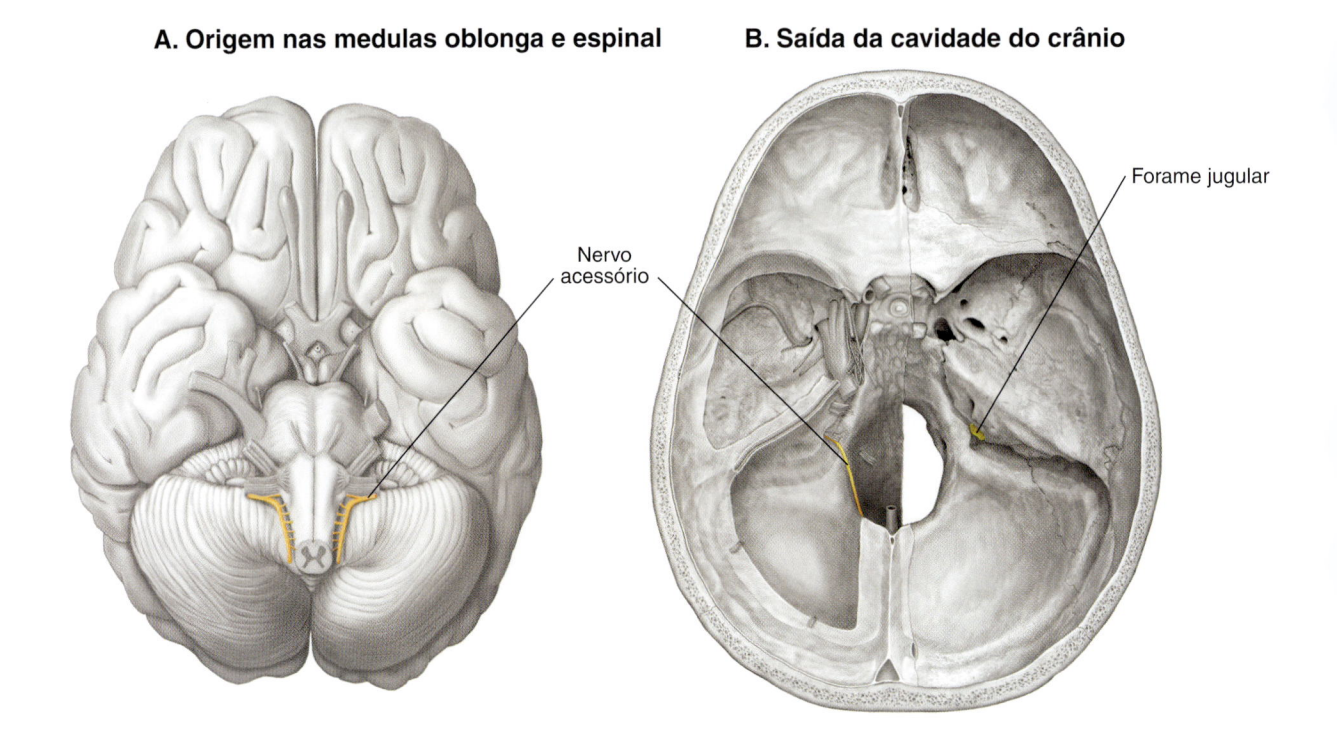

Nervo acessório

B. Saída da cavidade do crânio

Forame jugular

C. Inervação musculoesquelética

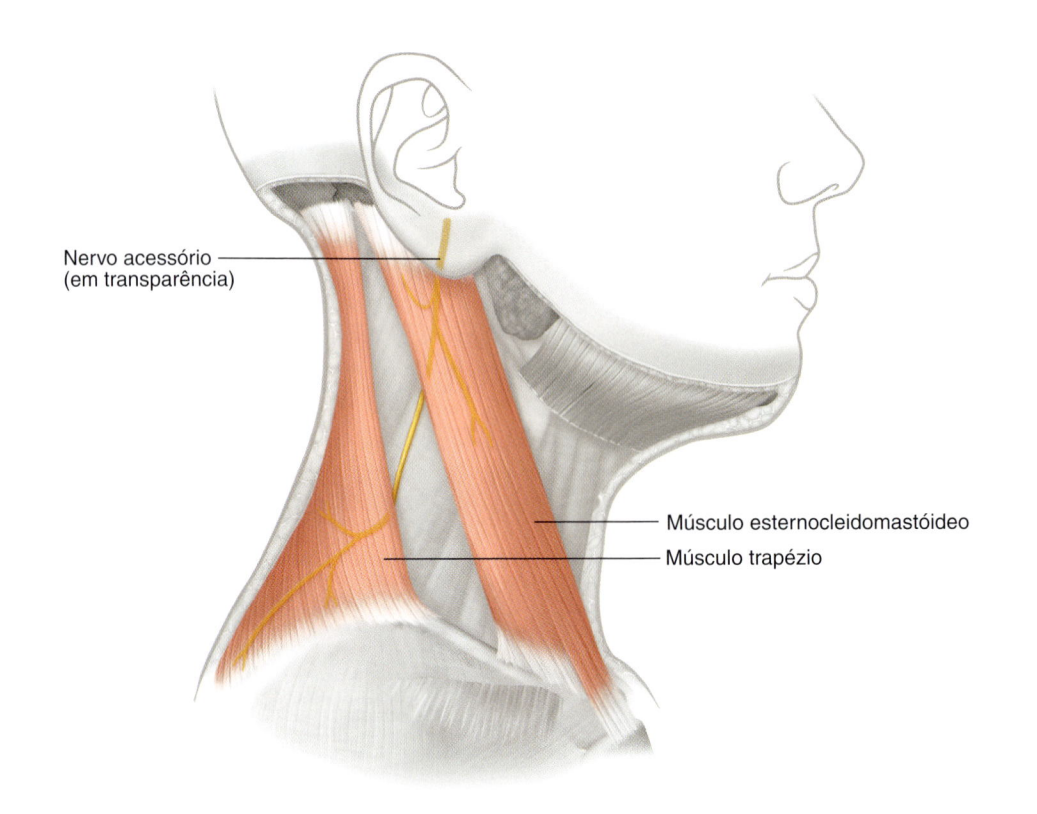

Nervo acessório (em transparência)

Músculo esternocleidomastóideo
Músculo trapézio

Nervo Hipoglosso, Nervo Craniano XII

LÂMINA 7-94

A. Origem na medula oblonga

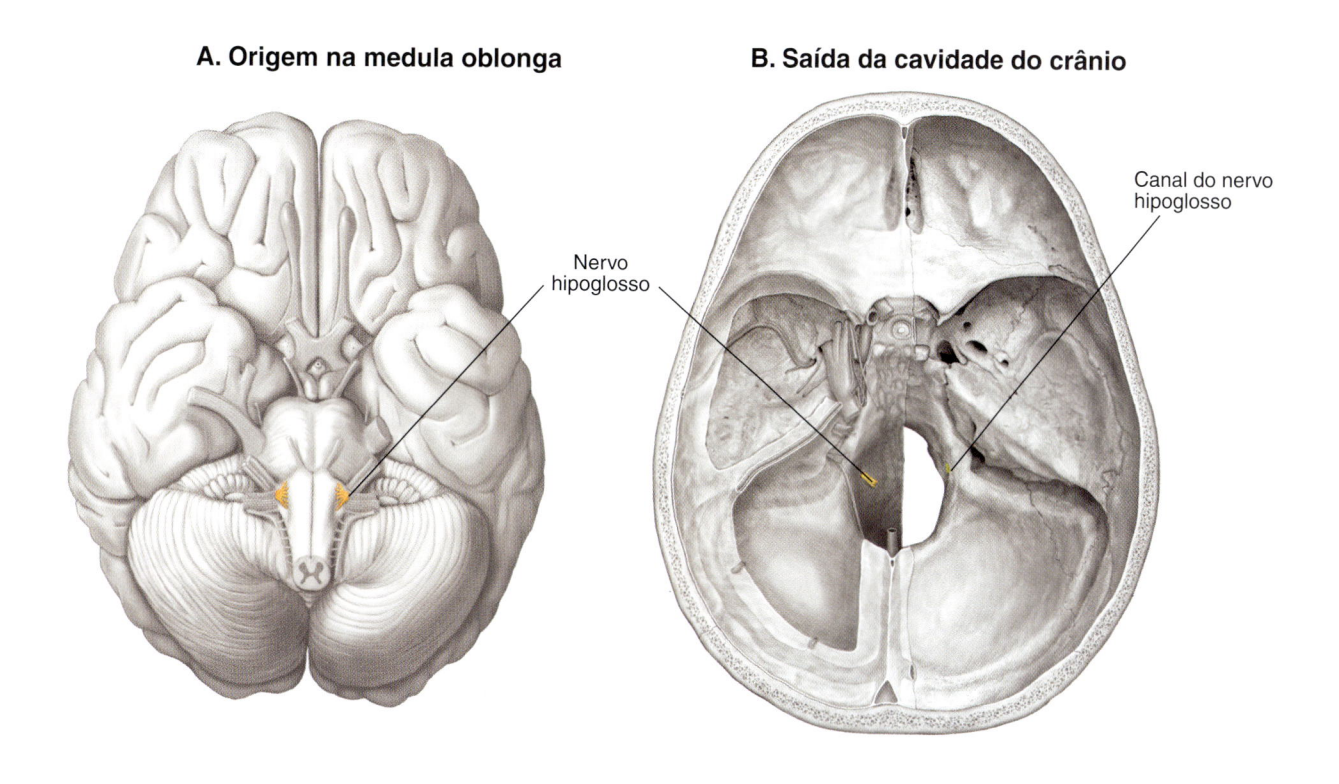

Nervo hipoglosso

B. Saída da cavidade do crânio

Canal do nervo hipoglosso

C. Inervação musculoesquelética

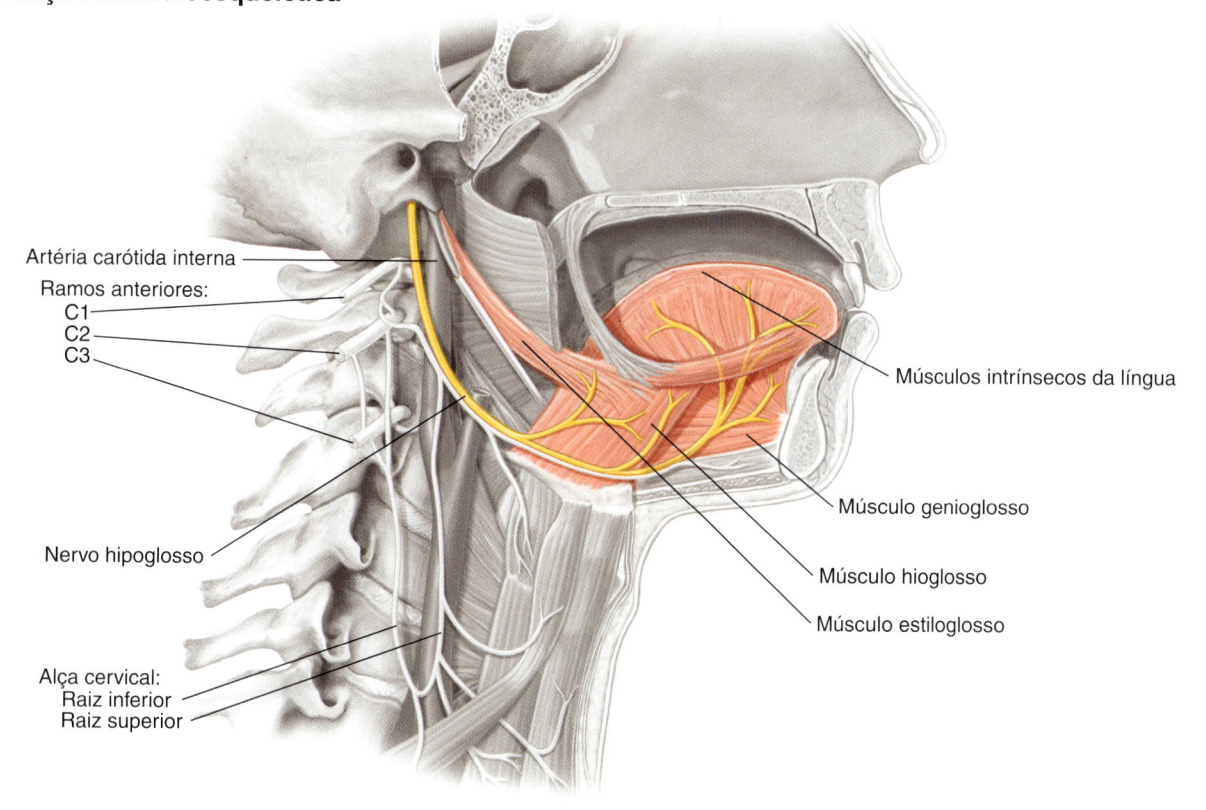

- Artéria carótida interna
- Ramos anteriores:
  - C1
  - C2
  - C3
- Nervo hipoglosso
- Alça cervical:
  - Raiz inferior
  - Raiz superior
- Músculos intrínsecos da língua
- Músculo genioglosso
- Músculo hioglosso
- Músculo estiloglosso

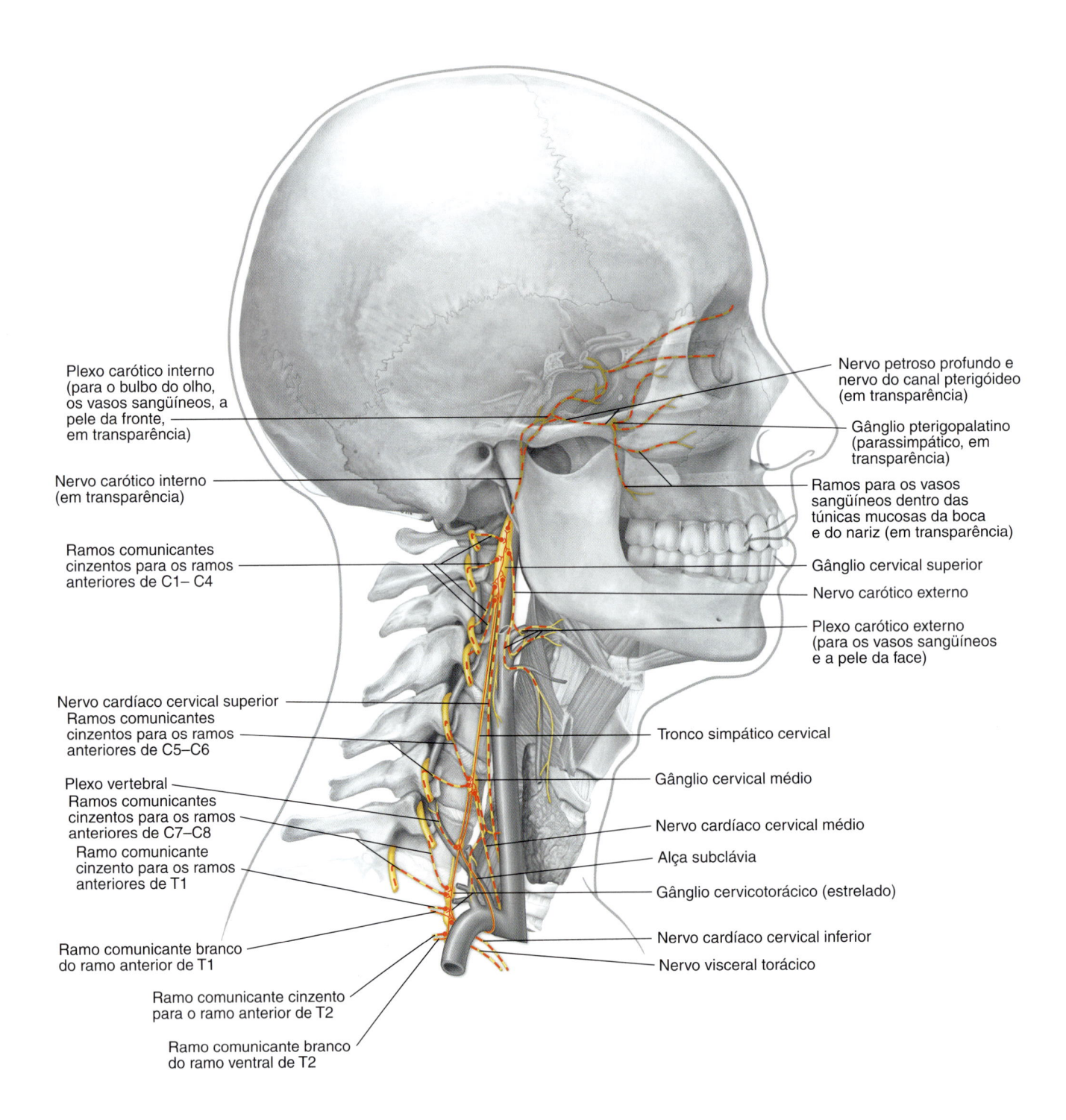

LÂMINA 7-95 — Resumo da Inervação Simpática da Cabeça e do Pescoço

- Plexo carótico interno (para o bulbo do olho, os vasos sangüíneos, a pele da fronte, em transparência)
- Nervo carótico interno (em transparência)
- Ramos comunicantes cinzentos para os ramos anteriores de C1–C4
- Nervo cardíaco cervical superior
- Ramos comunicantes cinzentos para os ramos anteriores de C5–C6
- Plexo vertebral
- Ramos comunicantes cinzentos para os ramos anteriores de C7–C8
- Ramo comunicante cinzento para os ramos anteriores de T1
- Ramo comunicante branco do ramo anterior de T1
- Ramo comunicante cinzento para o ramo anterior de T2
- Ramo comunicante branco do ramo ventral de T2
- Nervo petroso profundo e nervo do canal pterigóideo (em transparência)
- Gânglio pterigopalatino (parassimpático, em transparência)
- Ramos para os vasos sangüíneos dentro das túnicas mucosas da boca e do nariz (em transparência)
- Gânglio cervical superior
- Nervo carótico externo
- Plexo carótico externo (para os vasos sangüíneos e a pele da face)
- Tronco simpático cervical
- Gânglio cervical médio
- Nervo cardíaco cervical médio
- Alça subclávia
- Gânglio cervicotorácico (estrelado)
- Nervo cardíaco cervical inferior
- Nervo visceral torácico

Capítulo 7
PÁGINA 388 | Atlas de Anatomia Humana

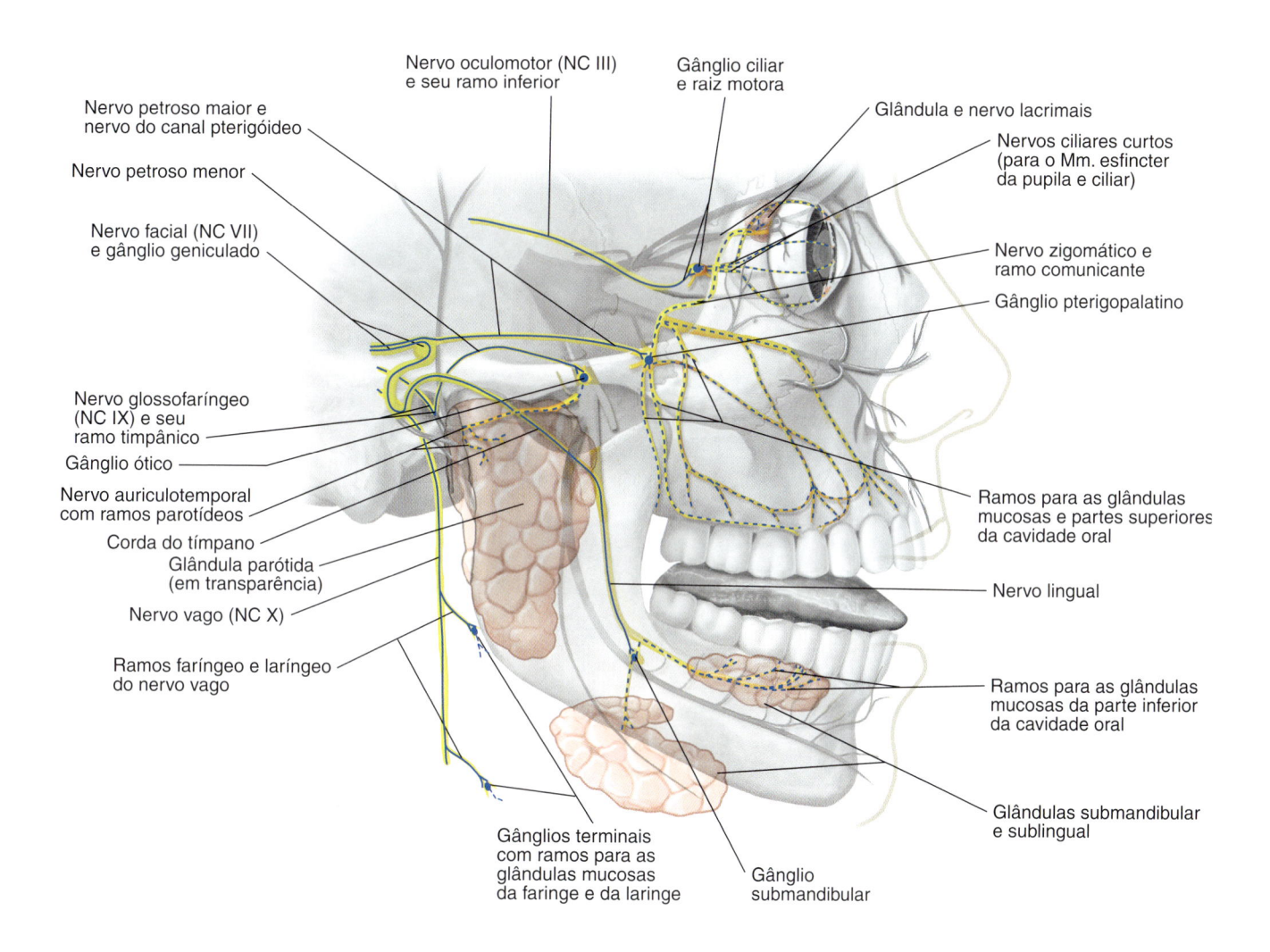

Resumo da Inervação Simpática da Cabeça e do Pescoço — LÂMINA 7-96

- Nervo petroso maior e nervo do canal pterigóideo
- Nervo petroso menor
- Nervo facial (NC VII) e gânglio geniculado
- Nervo glossofaríngeo (NC IX) e seu ramo timpânico
- Gânglio ótico
- Nervo auriculotemporal com ramos parotídeos
- Corda do tímpano
- Glândula parótida (em transparência)
- Nervo vago (NC X)
- Ramos faríngeo e laríngeo do nervo vago
- Gânglios terminais com ramos para as glândulas mucosas da faringe e da laringe
- Nervo oculomotor (NC III) e seu ramo inferior
- Gânglio ciliar e raiz motora
- Glândula e nervo lacrimais
- Nervos ciliares curtos (para o Mm. esfincter da pupila e ciliar)
- Nervo zigomático e ramo comunicante
- Gânglio pterigopalatino
- Ramos para as glândulas mucosas e partes superiores da cavidade oral
- Nervo lingual
- Ramos para as glândulas mucosas da parte inferior da cavidade oral
- Glândulas submandibular e sublingual
- Gânglio submandibular

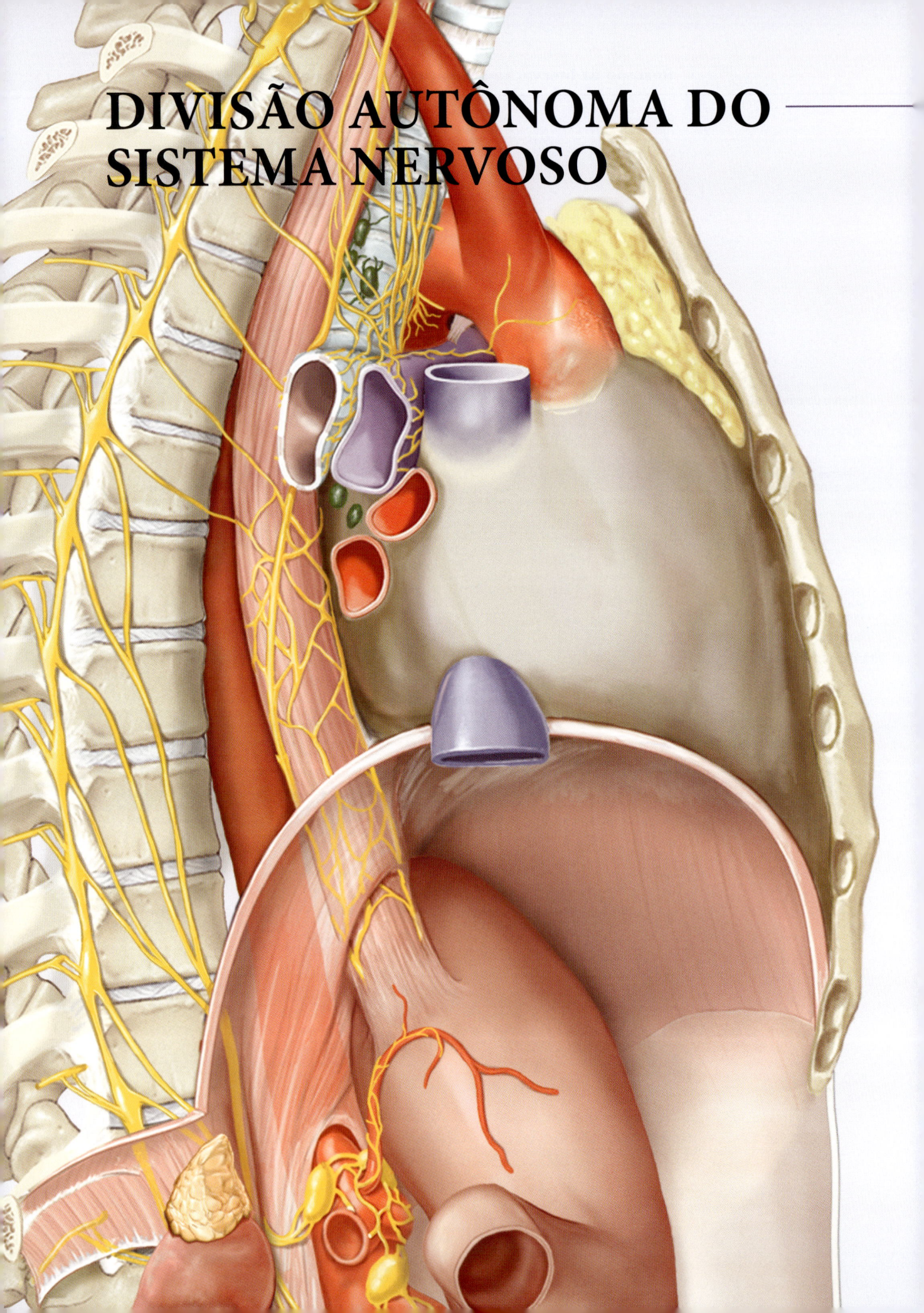

DIVISÃO AUTÔNOMA DO SISTEMA NERVOSO

CAPÍTULO 8

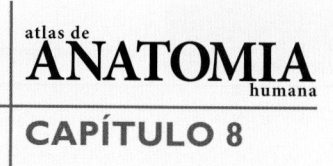

Lâmina 8-01	Visão Geral da Parte Simpática do Sistema Nervoso	392
Lâmina 8-02	Componentes da Parte Simpática do Sistema Nervoso I	393
Lâmina 8-03	Componentes da Parte Simpática do Sistema Nervoso II	394
Lâmina 8-04	Posição dos Troncos Simpáticos	395
Lâmina 8-05	Vias dos Neurônios Simpáticos, Vista Oblíqua I	396
Lâmina 8-06	Vias dos Neurônios Simpáticos, Vista Oblíqua II	397
Lâmina 8-07	Vias da Parte Simpática do Sistema Nervoso	398
Lâmina 8-08	Visão Geral da Parte Parassimpática do Sistema Nervoso	399
Lâmina 8-09	Componentes da Parte Parassimpática do Sistema Nervoso	400
Lâmina 8-10	Gânglios Parassimpáticos da Cabeça	401
Lâmina 8-11	Vias Parassimpáticas abaixo da Cabeça	402
Lâmina 8-12	Vias da Parte Parassimpática do Sistema Nervoso	403
Lâmina 8-13	Divisão Autônoma dos Membros e da Parede do Corpo	404
Lâmina 8-14	Divisão Autônoma do Tórax, Vias Simpáticas	405
Lâmina 8-15	Divisão Autônoma do Tórax, Vias Parassimpáticas	406
Lâmina 8-16	Divisão Autônoma do Abdome, Vias Simpáticas	407
Lâmina 8-17	Divisão Autônoma do Abdome, Vias Parassimpáticas	408
Lâmina 8-18	Divisão Autônoma da Pelve Feminina, Vias Simpáticas	409
Lâmina 8-19	Divisão Autônoma da Pelve Feminina, Vias Parassimpáticas	410
Lâmina 8-20	Divisão Autônoma da Pelve Masculina, Vias Simpáticas	411
Lâmina 8-21	Divisão Autônoma da Pelve Masculina, Vias Parassimpáticas	412
Lâmina 8-22	Divisão Autônoma da Cabeça e Pescoço, Vias Simpáticas	413
Lâmina 8-23	Divisão Autônoma da Cabeça e Pescoço, Vias Parassimpáticas	414

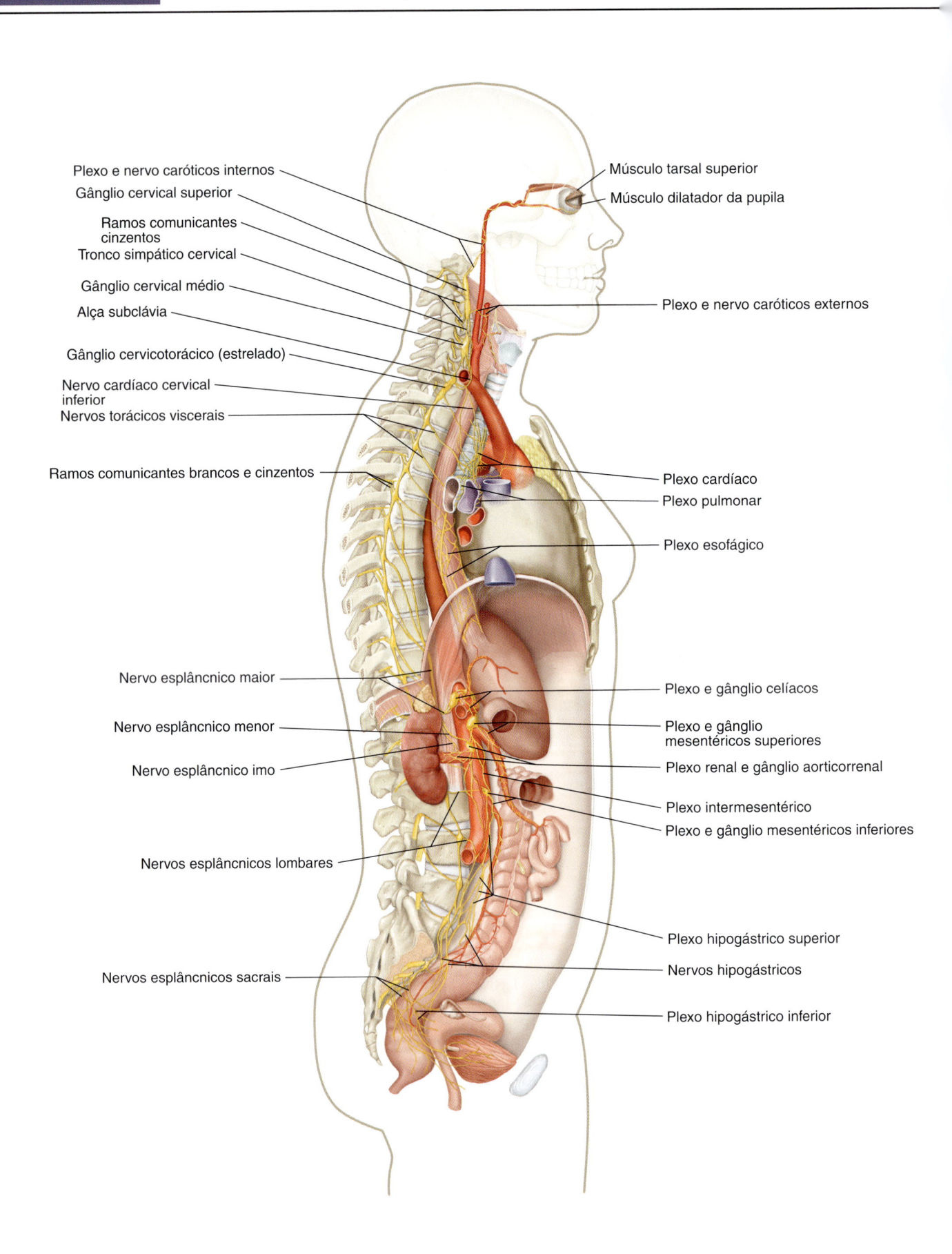

LÂMINA 8-01   Visão Geral da Parte Simpática do Sistema Nervoso

- Plexo e nervo caróticos internos
- Gânglio cervical superior
- Ramos comunicantes cinzentos
- Tronco simpático cervical
- Gânglio cervical médio
- Alça subclávia
- Gânglio cervicotorácico (estrelado)
- Nervo cardíaco cervical inferior
- Nervos torácicos viscerais
- Ramos comunicantes brancos e cinzentos
- Nervo esplâncnico maior
- Nervo esplâncnico menor
- Nervo esplâncnico imo
- Nervos esplâncnicos lombares
- Nervos esplâncnicos sacrais

- Músculo tarsal superior
- Músculo dilatador da pupila
- Plexo e nervo caróticos externos
- Plexo cardíaco
- Plexo pulmonar
- Plexo esofágico
- Plexo e gânglio celíacos
- Plexo e gânglio mesentéricos superiores
- Plexo renal e gânglio aorticorrenal
- Plexo intermesentérico
- Plexo e gânglio mesentéricos inferiores
- Plexo hipogástrico superior
- Nervos hipogástricos
- Plexo hipogástrico inferior

Capítulo 8
Atlas de Anatomia Humana

Componentes da Parte Simpática do Sistema Nervoso I
LÂMINA 8-02

A. Localização dos corpos celulares pré-ganglionares

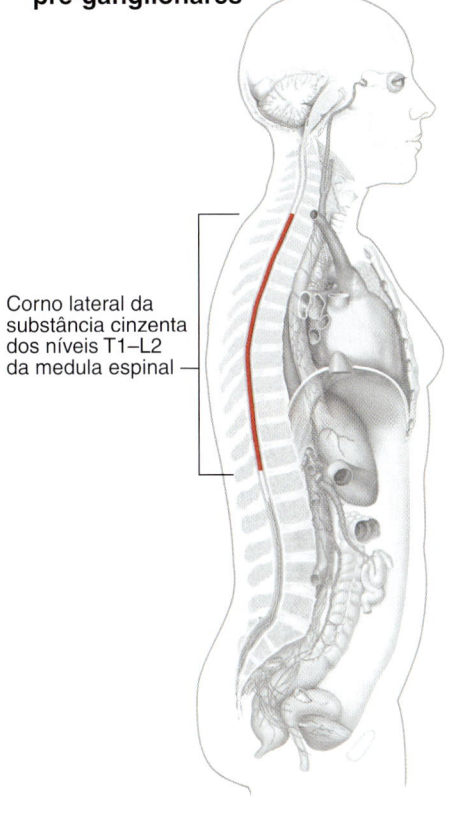

Corno lateral da substância cinzenta dos níveis T1–L2 da medula espinal

B. Tronco simpático

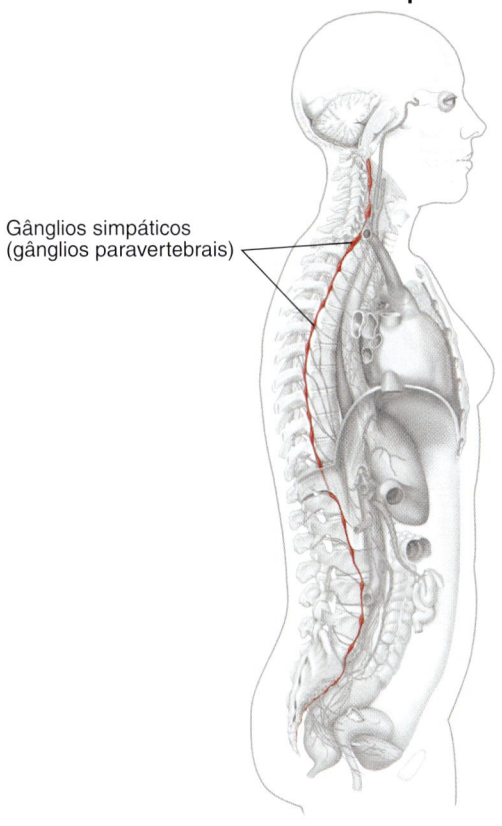

Gânglios simpáticos (gânglios paravertebrais)

C. Ramos comunicantes brancos

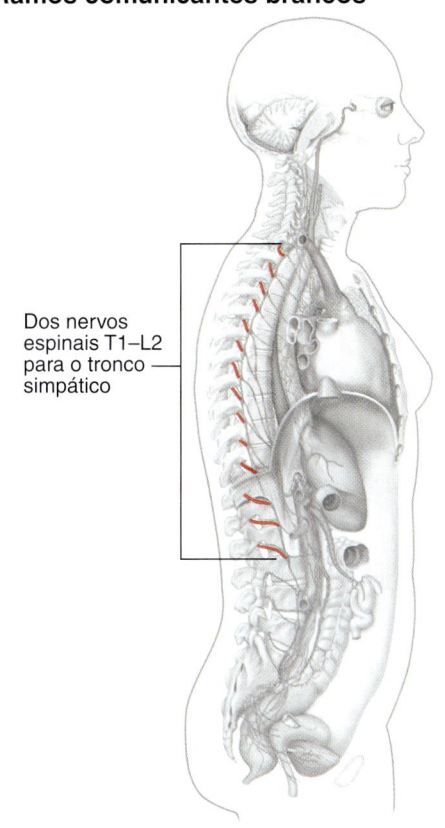

Dos nervos espinais T1–L2 para o tronco simpático

D. Ramos comunicantes cinzentos

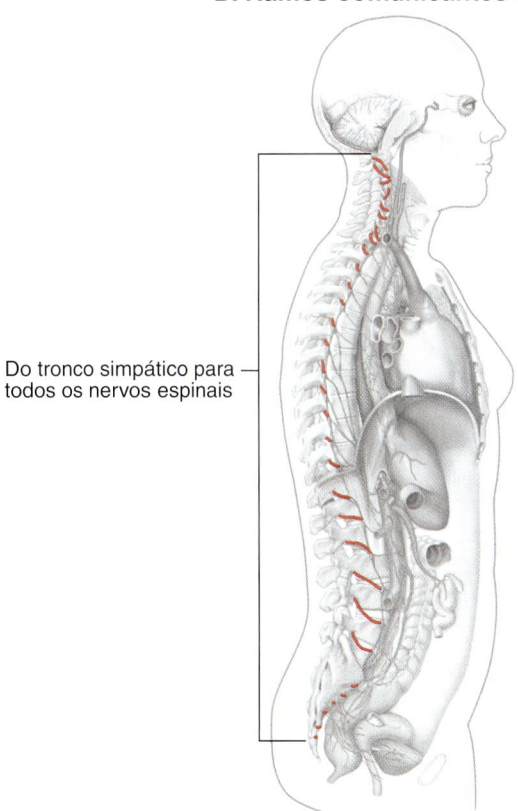

Do tronco simpático para todos os nervos espinais

LÂMINA 8-03 — Componentes da Parte Simpática do Sistema Nervoso II

A. Nervos que carregam fibras simpáticas

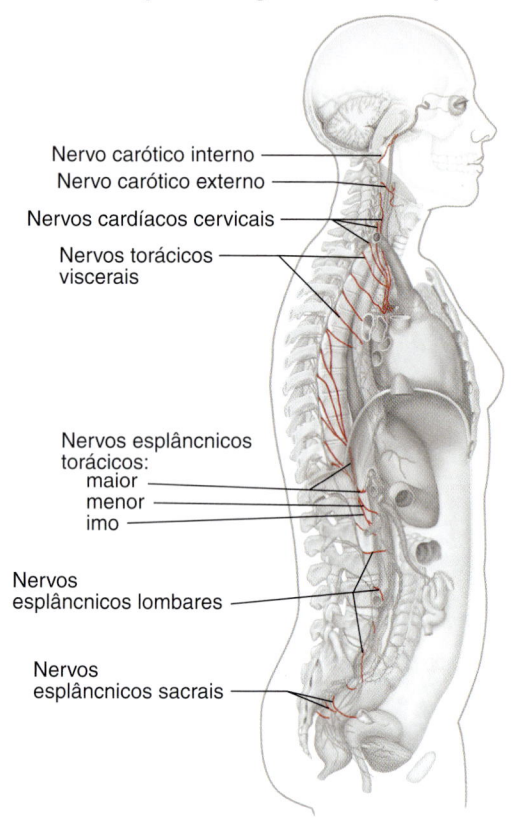

- Nervo carótico interno
- Nervo carótico externo
- Nervos cardíacos cervicais
- Nervos torácicos viscerais
- Nervos esplâncnicos torácicos:
  - maior
  - menor
  - imo
- Nervos esplâncnicos lombares
- Nervos esplâncnicos sacrais

B. Gânglios pré-aórticos

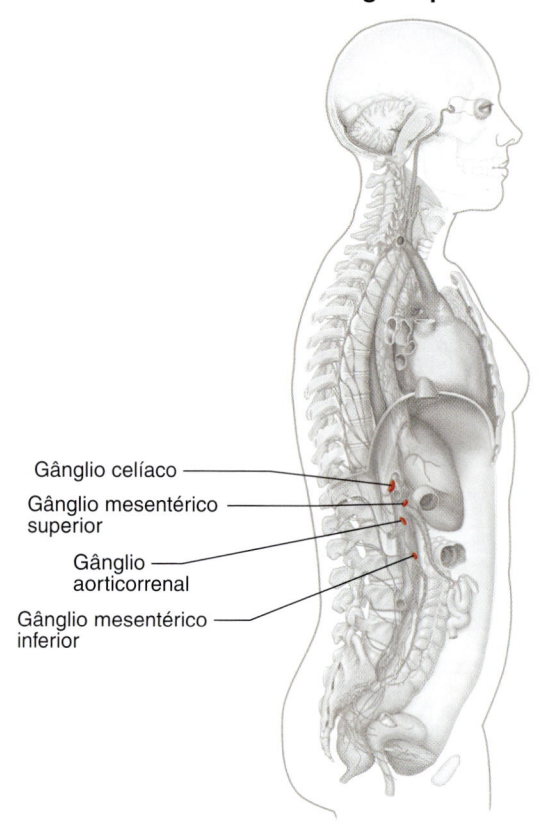

- Gânglio celíaco
- Gânglio mesentérico superior
- Gânglio aorticorrenal
- Gânglio mesentérico inferior

C. Plexos que carregam fibras simpáticas pós-ganglionares

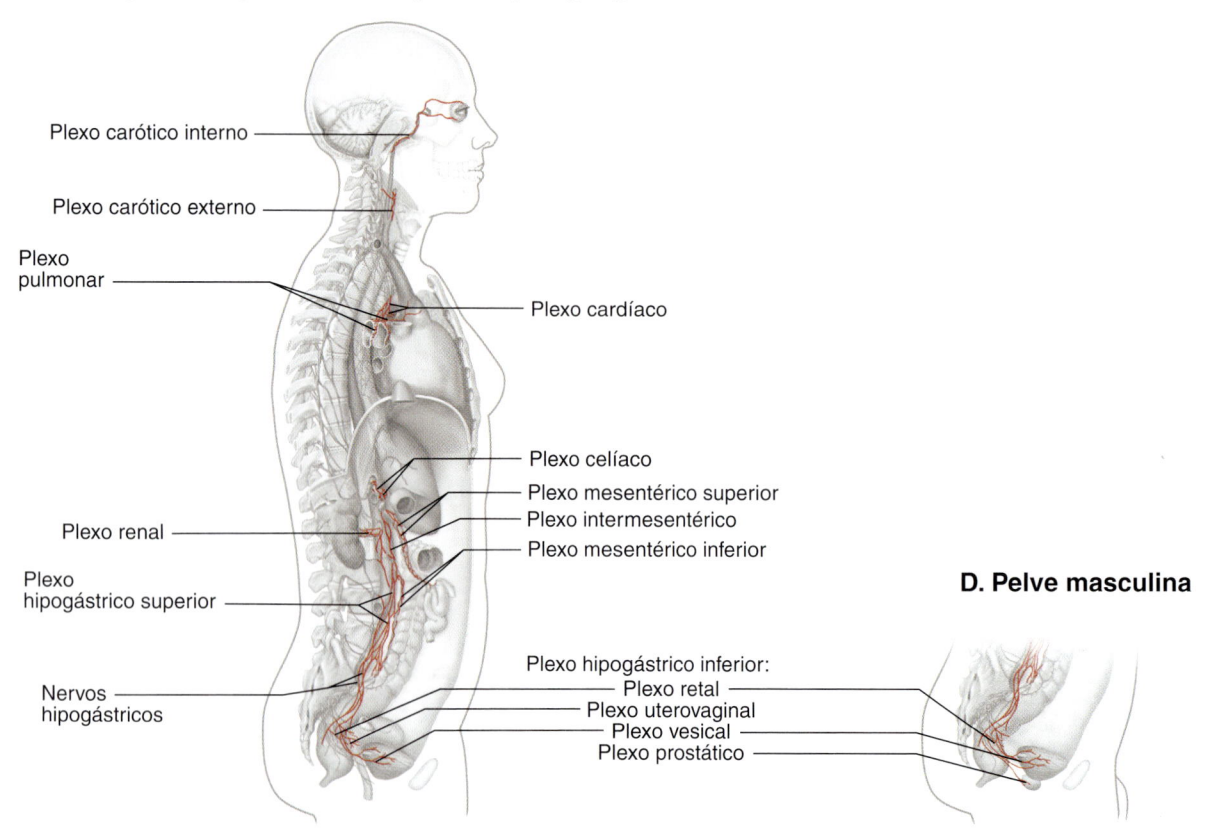

- Plexo carótico interno
- Plexo carótico externo
- Plexo pulmonar
- Plexo cardíaco
- Plexo celíaco
- Plexo mesentérico superior
- Plexo intermesentérico
- Plexo mesentérico inferior
- Plexo renal
- Plexo hipogástrico superior
- Nervos hipogástricos
- Plexo hipogástrico inferior:
  - Plexo retal
  - Plexo uterovaginal
  - Plexo vesical
  - Plexo prostático

D. Pelve masculina

Capítulo 8
Atlas de Anatomia Humana

Posição dos Troncos Simpáticos — LÂMINA 8-04

A. Vista lateral

B. Vista anterior

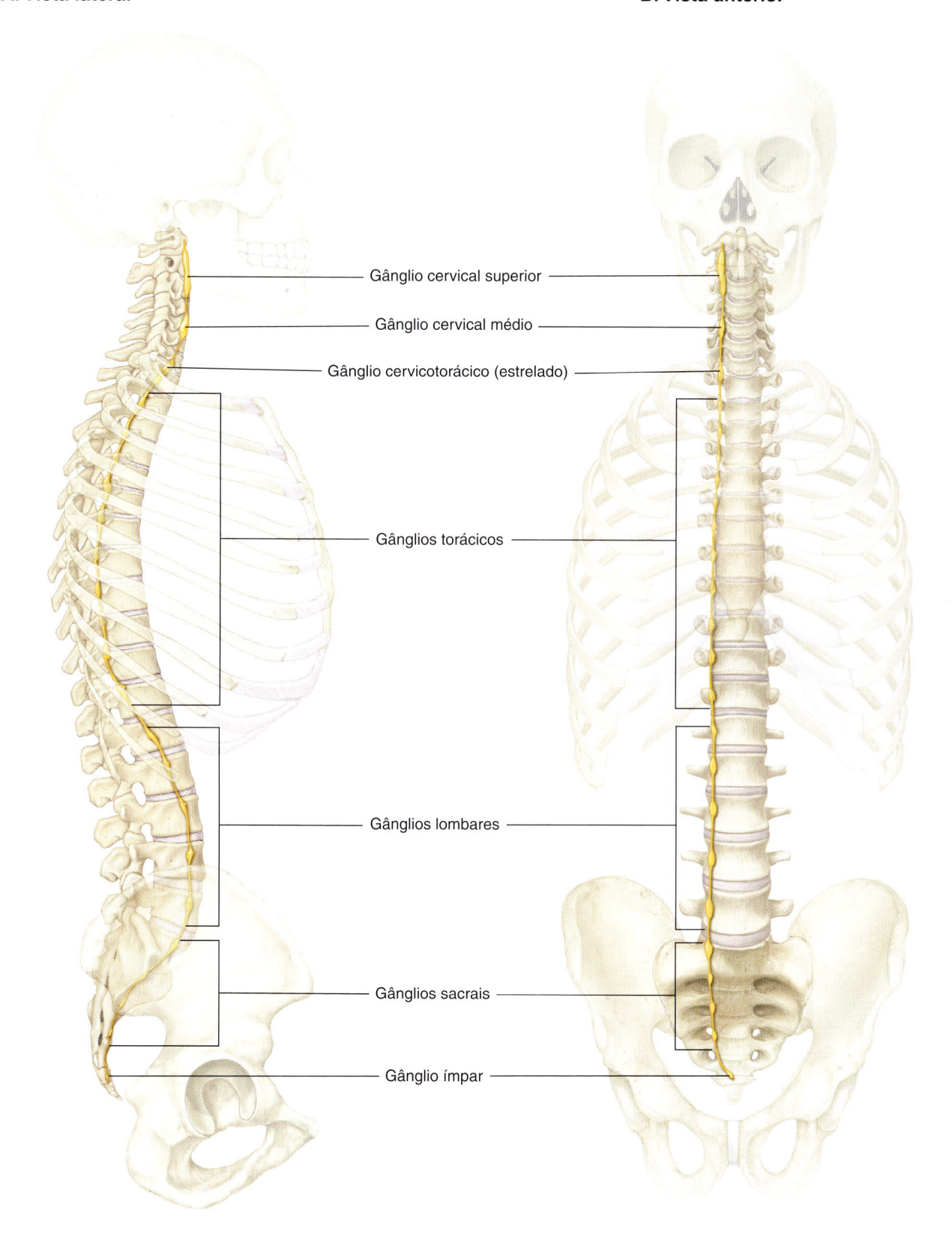

- Gânglio cervical superior
- Gânglio cervical médio
- Gânglio cervicotorácico (estrelado)
- Gânglios torácicos
- Gânglios lombares
- Gânglios sacrais
- Gânglio ímpar

LÂMINA 8-05 — Vias dos Neurônios Simpáticos, Vista Oblíqua I

A. Níveis C1–C8

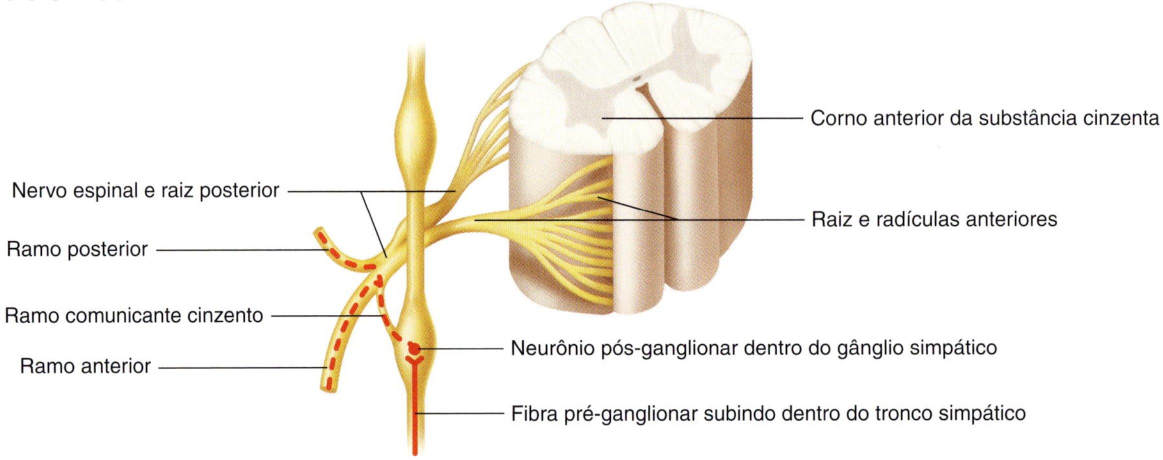

- Corno anterior da substância cinzenta
- Nervo espinal e raiz posterior
- Ramo posterior
- Ramo comunicante cinzento
- Ramo anterior
- Raiz e radículas anteriores
- Neurônio pós-ganglionar dentro do gânglio simpático
- Fibra pré-ganglionar subindo dentro do tronco simpático

B. Níveis T1–L2

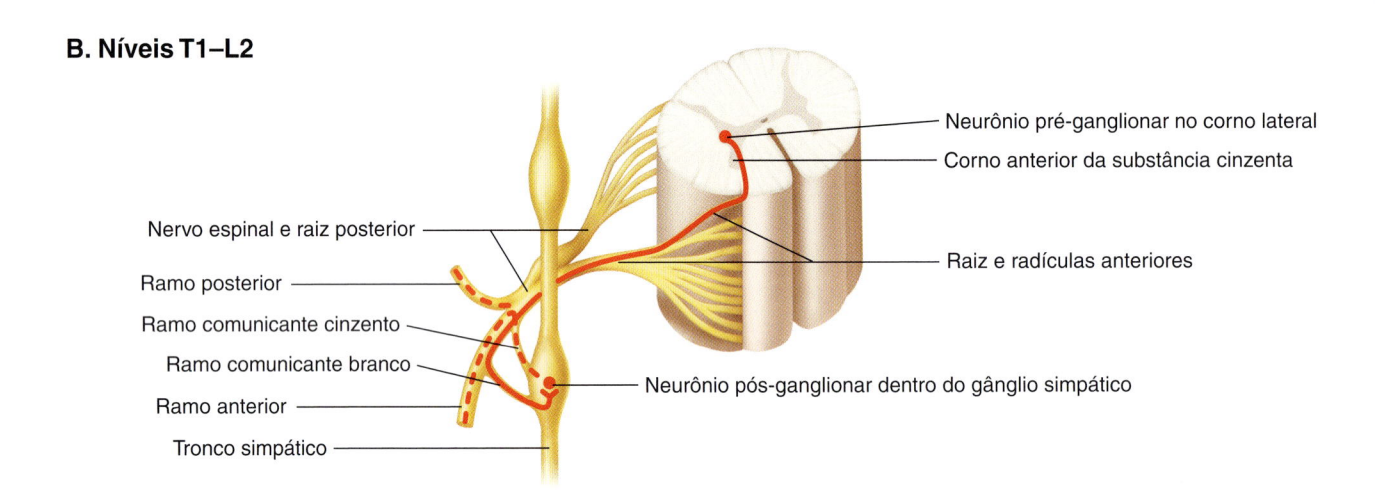

- Neurônio pré-ganglionar no corno lateral
- Corno anterior da substância cinzenta
- Nervo espinal e raiz posterior
- Ramo posterior
- Ramo comunicante cinzento
- Ramo comunicante branco
- Ramo anterior
- Tronco simpático
- Raiz e radículas anteriores
- Neurônio pós-ganglionar dentro do gânglio simpático

C. Níveis L3–Co

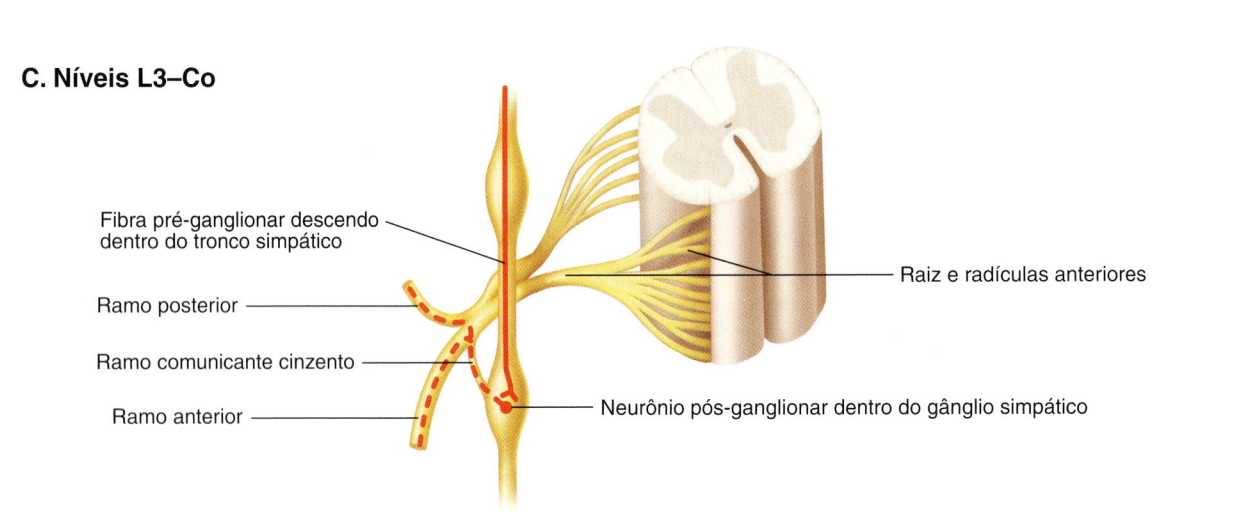

- Fibra pré-ganglionar descendo dentro do tronco simpático
- Ramo posterior
- Ramo comunicante cinzento
- Ramo anterior
- Raiz e radículas anteriores
- Neurônio pós-ganglionar dentro do gânglio simpático

Vias dos Neurônios Simpáticos, Vista Oblíqua II — LÂMINA 8-06

A. Níveis cervicais (C1–C8)

- Nervo espinal e raiz posterior
- Ramo posterior
- Ramo comunicante cinzento
- Ramo anterior
- Raiz e radículas anteriores
- Neurônios pós-ganglionares dentro do gânglio simpático
- Nervo cardíaco cervical
- Fibra pré-ganglionar subindo dentro do tronco simpático

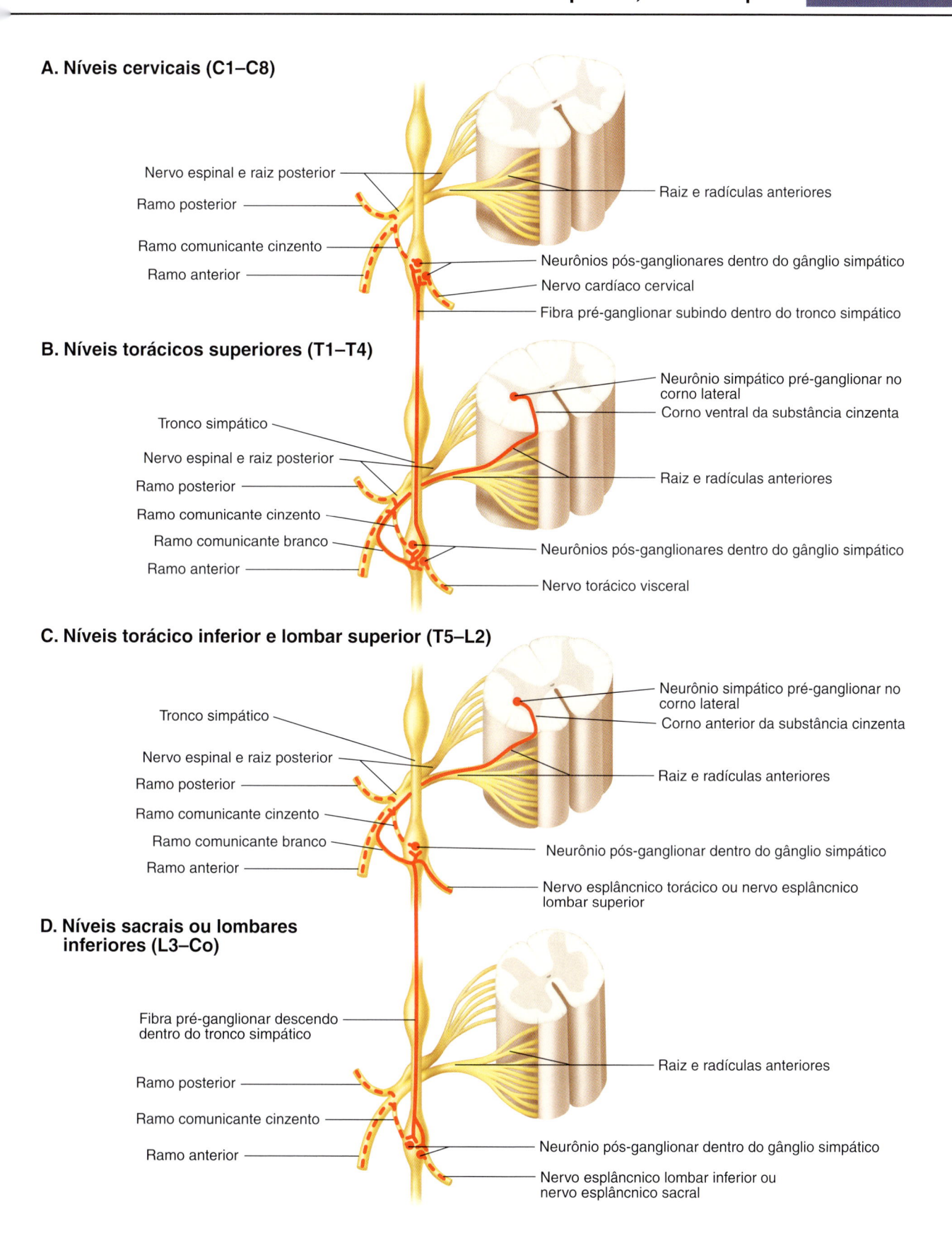

B. Níveis torácicos superiores (T1–T4)

- Tronco simpático
- Nervo espinal e raiz posterior
- Ramo posterior
- Ramo comunicante cinzento
- Ramo comunicante branco
- Ramo anterior
- Neurônio simpático pré-ganglionar no corno lateral
- Corno ventral da substância cinzenta
- Raiz e radículas anteriores
- Neurônios pós-ganglionares dentro do gânglio simpático
- Nervo torácico visceral

C. Níveis torácico inferior e lombar superior (T5–L2)

- Tronco simpático
- Nervo espinal e raiz posterior
- Ramo posterior
- Ramo comunicante cinzento
- Ramo comunicante branco
- Ramo anterior
- Neurônio simpático pré-ganglionar no corno lateral
- Corno anterior da substância cinzenta
- Raiz e radículas anteriores
- Neurônio pós-ganglionar dentro do gânglio simpático
- Nervo esplâncnico torácico ou nervo esplâncnico lombar superior

D. Níveis sacrais ou lombares inferiores (L3–Co)

- Fibra pré-ganglionar descendo dentro do tronco simpático
- Ramo posterior
- Ramo comunicante cinzento
- Ramo anterior
- Raiz e radículas anteriores
- Neurônio pós-ganglionar dentro do gânglio simpático
- Nervo esplâncnico lombar inferior ou nervo esplâncnico sacral

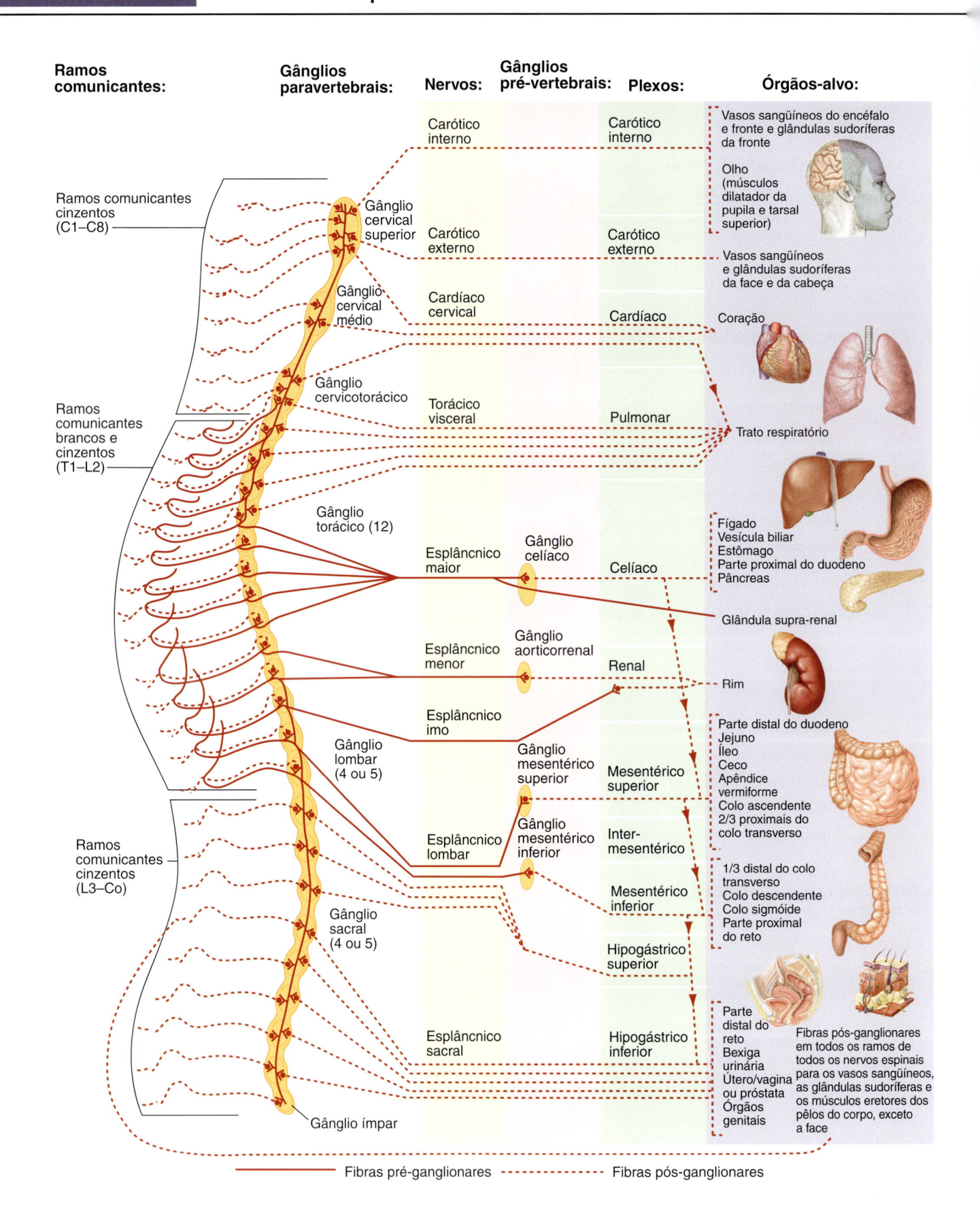

LÂMINA 8-07 — Vias da Parte Simpática do Sistema Nervoso

Ramos comunicantes:	Gânglios paravertebrais:	Nervos:	Gânglios pré-vertebrais:	Plexos:	Órgãos-alvo:
Ramos comunicantes cinzentos (C1–C8)	Gânglio cervical superior	Carótico interno		Carótico interno	Vasos sangüíneos do encéfalo e fronte e glândulas sudoríferas da fronte
					Olho (músculos dilatador da pupila e tarsal superior)
		Carótico externo		Carótico externo	Vasos sangüíneos e glândulas sudoríferas da face e da cabeça
	Gânglio cervical médio	Cardíaco cervical		Cardíaco	Coração
Ramos comunicantes brancos e cinzentos (T1–L2)	Gânglio cervicotorácico	Torácico visceral		Pulmonar	Trato respiratório
	Gânglio torácico (12)	Esplâncnico maior	Gânglio celíaco	Celíaco	Fígado / Vesícula biliar / Estômago / Parte proximal do duodeno / Pâncreas
					Glândula supra-renal
		Esplâncnico menor	Gânglio aorticorrenal	Renal	Rim
		Esplâncnico imo			
	Gânglio lombar (4 ou 5)		Gânglio mesentérico superior	Mesentérico superior	Parte distal do duodeno / Jejuno / Íleo / Ceco / Apêndice vermiforme / Colo ascendente / 2/3 proximais do colo transverso
		Esplâncnico lombar	Gânglio mesentérico inferior	Inter-mesentérico	
Ramos comunicantes cinzentos (L3–Co)				Mesentérico inferior	1/3 distal do colo transverso / Colo descendente / Colo sigmóide / Parte proximal do reto
	Gânglio sacral (4 ou 5)			Hipogástrico superior	
		Esplâncnico sacral		Hipogástrico inferior	Parte distal do reto / Bexiga urinária / Útero/vagina ou próstata / Órgãos genitais
	Gânglio ímpar				Fibras pós-ganglionares em todos os ramos de todos os nervos espinais para os vasos sangüíneos, as glândulas sudoríferas e os músculos eretores dos pêlos do corpo, exceto a face

——— Fibras pré-ganglionares   - - - - Fibras pós-ganglionares

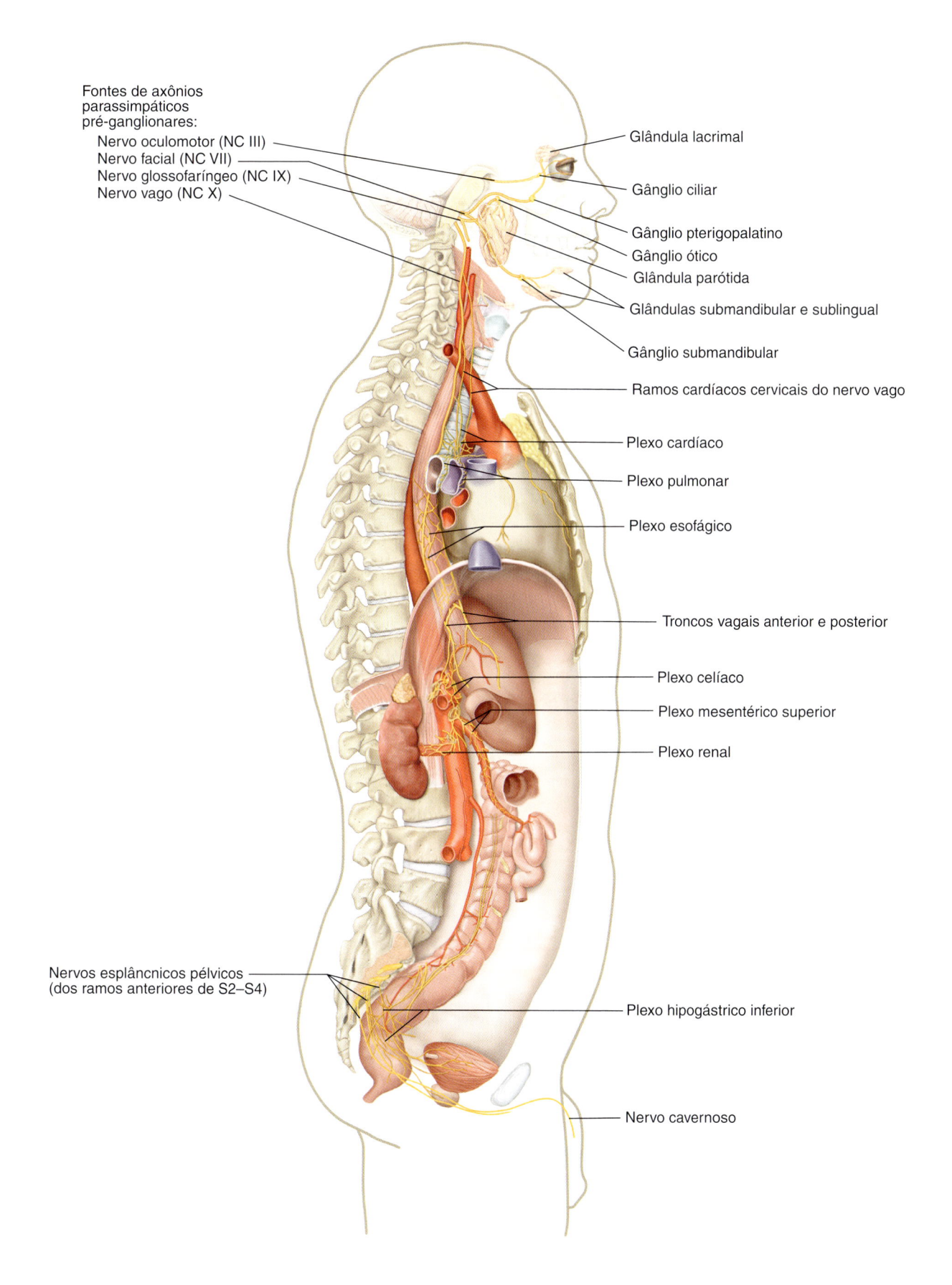

Visão Geral da Parte Parassimpática do Sistema Nervoso

LÂMINA 8-08

Fontes de axônios parassimpáticos pré-ganglionares:
- Nervo oculomotor (NC III)
- Nervo facial (NC VII)
- Nervo glossofaríngeo (NC IX)
- Nervo vago (NC X)

- Glândula lacrimal
- Gânglio ciliar
- Gânglio pterigopalatino
- Gânglio ótico
- Glândula parótida
- Glândulas submandibular e sublingual
- Gânglio submandibular
- Ramos cardíacos cervicais do nervo vago
- Plexo cardíaco
- Plexo pulmonar
- Plexo esofágico
- Troncos vagais anterior e posterior
- Plexo celíaco
- Plexo mesentérico superior
- Plexo renal
- Plexo hipogástrico inferior
- Nervo cavernoso

Nervos esplâncnicos pélvicos (dos ramos anteriores de S2–S4)

Capítulo 8
Atlas de Anatomia Humana | PÁGINA 399

LÂMINA 8-09 — Componentes da Parte Parassimpática do Sistema Nervoso

A. Localização dos corpos celulares parassimpáticos pré-ganglionares

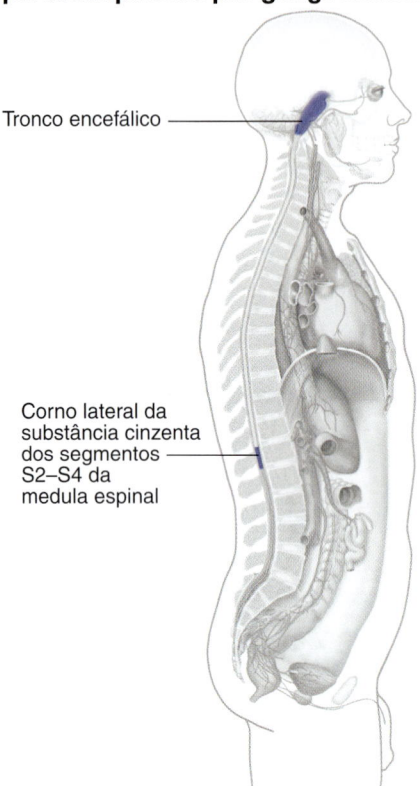

- Tronco encefálico
- Corno lateral da substância cinzenta dos segmentos S2–S4 da medula espinal

B. Nervos que carregam fibras parassimpáticas pré-ganglionares

- Nervo oculomotor (NC III)
- Nervo facial (NC VII)
- Nervo glossofaríngeo (NC IX)
- Nervo vago (NC X)
- Troncos vagais:
  - anterior
  - posterior
- Nervos esplâncnicos pélvicos

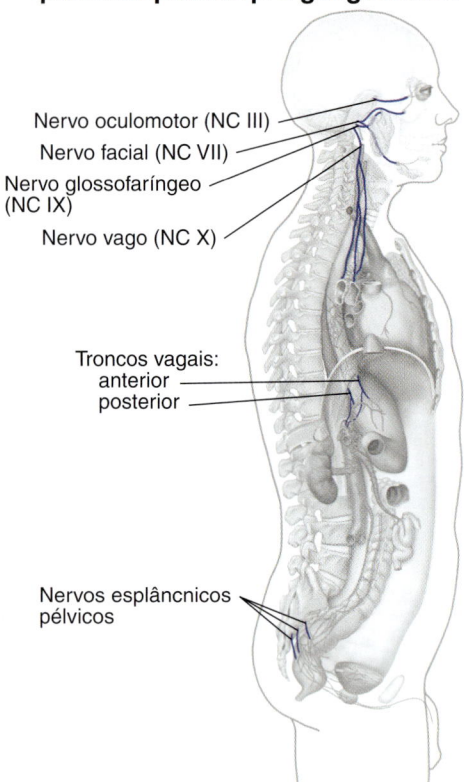

C. Plexos que carregam fibras parassimpáticas pré-ganglionares

- Plexo cardíaco
- Plexo pulmonar
- Plexo esofágico
- Plexo celíaco
- Plexo renal
- Plexo mesentérico superior
- Plexo hipogástrico inferior:
  - Plexo retal
  - Plexo vesical
  - Plexo prostático/uterovaginal

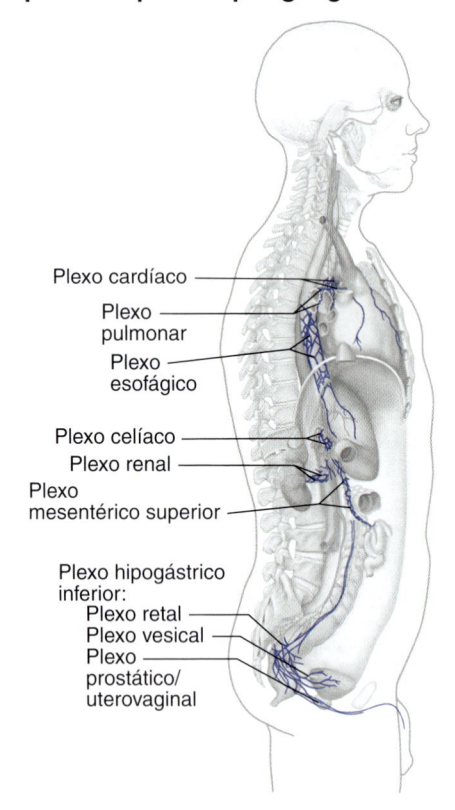

D. Localização dos corpos celulares parassimpáticos pós-ganglionares

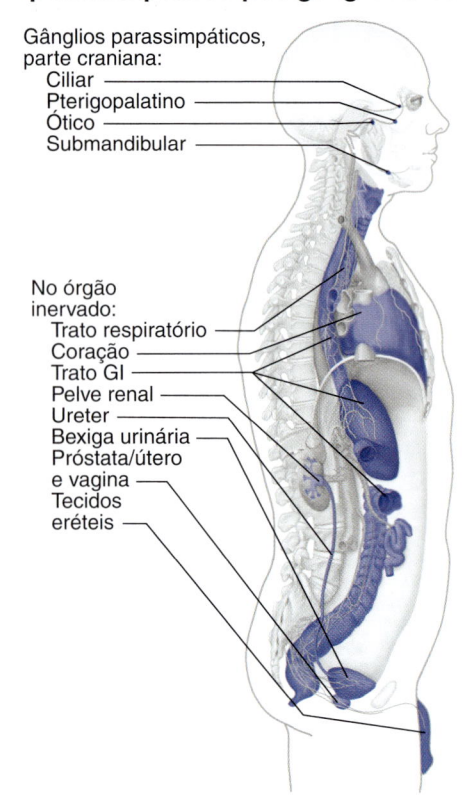

- Gânglios parassimpáticos, parte craniana:
  - Ciliar
  - Pterigopalatino
  - Ótico
  - Submandibular
- No órgão inervado:
  - Trato respiratório
  - Coração
  - Trato GI
  - Pelve renal
  - Ureter
  - Bexiga urinária
  - Próstata/útero e vagina
  - Tecidos eréteis

Gânglios Parassimpáticos da Cabeça
LÂMINA 8-10

A. Gânglio ciliar

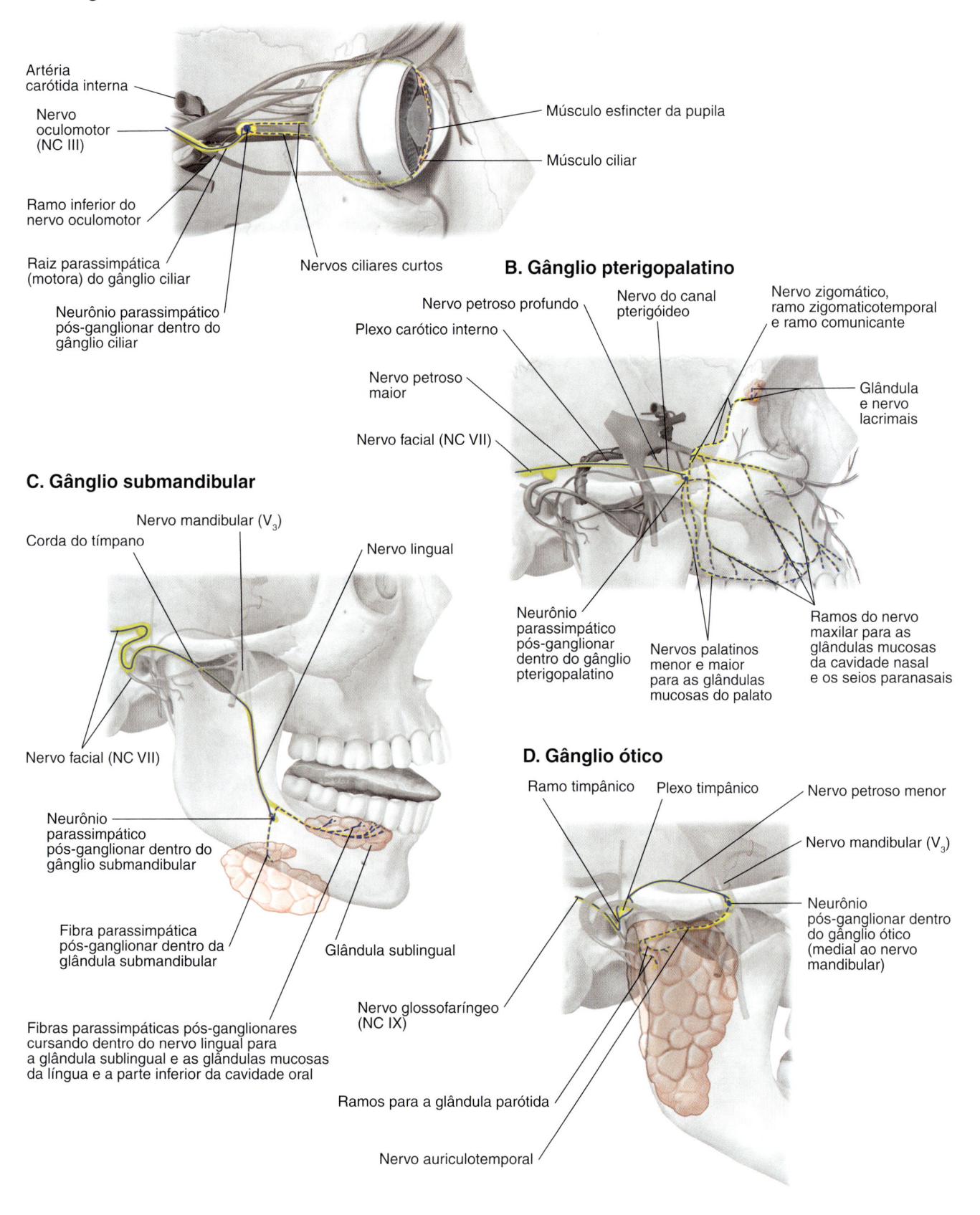

- Artéria carótida interna
- Nervo oculomotor (NC III)
- Ramo inferior do nervo oculomotor
- Raiz parassimpática (motora) do gânglio ciliar
- Neurônio parassimpático pós-ganglionar dentro do gânglio ciliar
- Nervos ciliares curtos
- Músculo esfincter da pupila
- Músculo ciliar

B. Gânglio pterigopalatino

- Nervo petroso profundo
- Plexo carótico interno
- Nervo petroso maior
- Nervo facial (NC VII)
- Nervo do canal pterigóideo
- Nervo zigomático, ramo zigomaticotemporal e ramo comunicante
- Glândula e nervo lacrimais
- Neurônio parassimpático pós-ganglionar dentro do gânglio pterigopalatino
- Nervos palatinos menor e maior para as glândulas mucosas do palato
- Ramos do nervo maxilar para as glândulas mucosas da cavidade nasal e os seios paranasais

C. Gânglio submandibular

- Nervo mandibular (V$_3$)
- Corda do tímpano
- Nervo lingual
- Nervo facial (NC VII)
- Neurônio parassimpático pós-ganglionar dentro do gânglio submandibular
- Fibra parassimpática pós-ganglionar dentro da glândula submandibular
- Glândula sublingual
- Fibras parassimpáticas pós-ganglionares cursando dentro do nervo lingual para a glândula sublingual e as glândulas mucosas da língua e a parte inferior da cavidade oral

D. Gânglio ótico

- Ramo timpânico
- Plexo timpânico
- Nervo petroso menor
- Nervo mandibular (V$_3$)
- Neurônio pós-ganglionar dentro do gânglio ótico (medial ao nervo mandibular)
- Nervo glossofaríngeo (NC IX)
- Ramos para a glândula parótida
- Nervo auriculotemporal

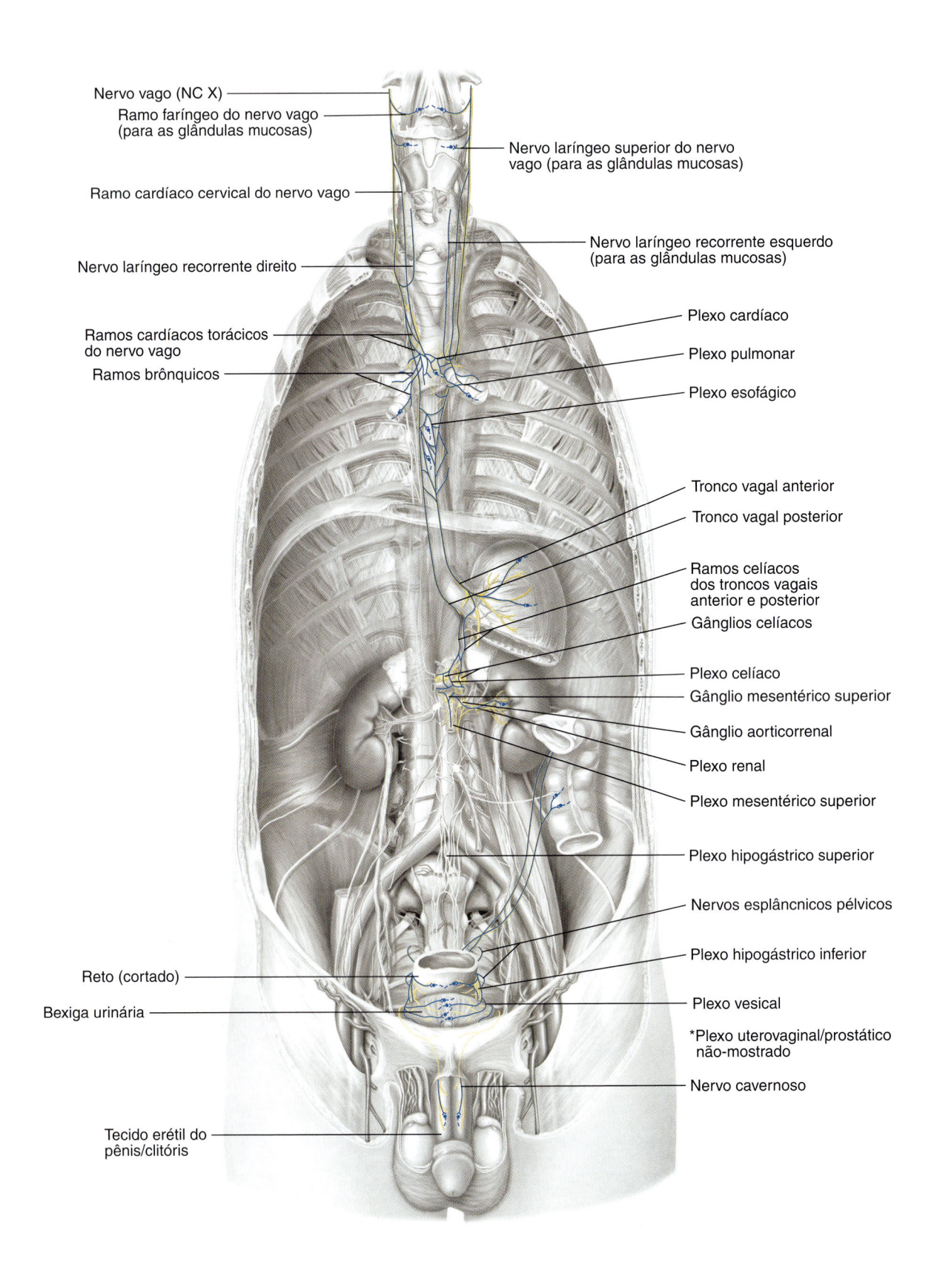

LÂMINA 8-11 — Vias Parassimpáticas abaixo da Cabeça

- Nervo vago (NC X)
- Ramo faríngeo do nervo vago (para as glândulas mucosas)
- Nervo laríngeo superior do nervo vago (para as glândulas mucosas)
- Ramo cardíaco cervical do nervo vago
- Nervo laríngeo recorrente esquerdo (para as glândulas mucosas)
- Nervo laríngeo recorrente direito
- Plexo cardíaco
- Ramos cardíacos torácicos do nervo vago
- Plexo pulmonar
- Ramos brônquicos
- Plexo esofágico
- Tronco vagal anterior
- Tronco vagal posterior
- Ramos celíacos dos troncos vagais anterior e posterior
- Gânglios celíacos
- Plexo celíaco
- Gânglio mesentérico superior
- Gânglio aorticorrenal
- Plexo renal
- Plexo mesentérico superior
- Plexo hipogástrico superior
- Nervos esplâncnicos pélvicos
- Plexo hipogástrico inferior
- Reto (cortado)
- Plexo vesical
- Bexiga urinária
- *Plexo uterovaginal/prostático não-mostrado
- Nervo cavernoso
- Tecido erétil do pênis/clitóris

Capítulo 8 — Atlas de Anatomia Humana

Vias da Parte Parassimpática do Sistema Nervoso — LÂMINA 8-12

Fontes de fibras parassimpáticas pré-ganglionares:

- Tronco encefálico
- Níveis S2–S4 da parte sacral da medula espinal

Nervos:

- Nervo oculomotor (NC III) via ramo inferior
- Nervo facial (NC VII) via nervo petroso maior
- Nervo facial (NC VII) via corda do tímpano
- Nervo glossofaríngeo (NC IX) via nervo petroso menor
- Nervo vago (NC X) via ramos cardíacos, pulmonares e esofágicos
- Nervo esplâncnico pélvico

Gânglios:

- Ciliar
- Pterigopalatino
- Submandibular
- Ótico

Plexos:

- Cardíaco
- Pulmonar
- Esofágico
- Celíaco
- Renal
- Mesentérico superior
- Hipogástrico inferior

Órgãos-alvo:

- Olho (Mm. esfíncter da pupila e ciliar)
- Glândula lacrimal
- Glândula sublingual
- Glândula submandibular
- Glândula parótida
- Coração
- Trato respiratório
- Esôfago
- Estômago
- Fígado
- Vesícula biliar
- Ducto colédoco
- Parte proximal do duodeno
- Pâncreas
- Trato urinário
- Parte distal do duodeno
- Jejuno
- Íleo
- Ceco
- Apêndice vermiforme
- Colo ascendente
- 2/3 proximais do colo transverso
- 1/3 distal do colo transverso
- Colo descendente
- Colo sigmóide
- Reto
- Bexiga urinária
- Órgãos genitais internos e externos

Nota: Abaixo da cabeça, as fibras parassimpáticas fazem sinapse dentro das paredes dos órgãos-alvo

—— Fibras pré-ganglionares   - - - - - Fibras pós-ganglionares

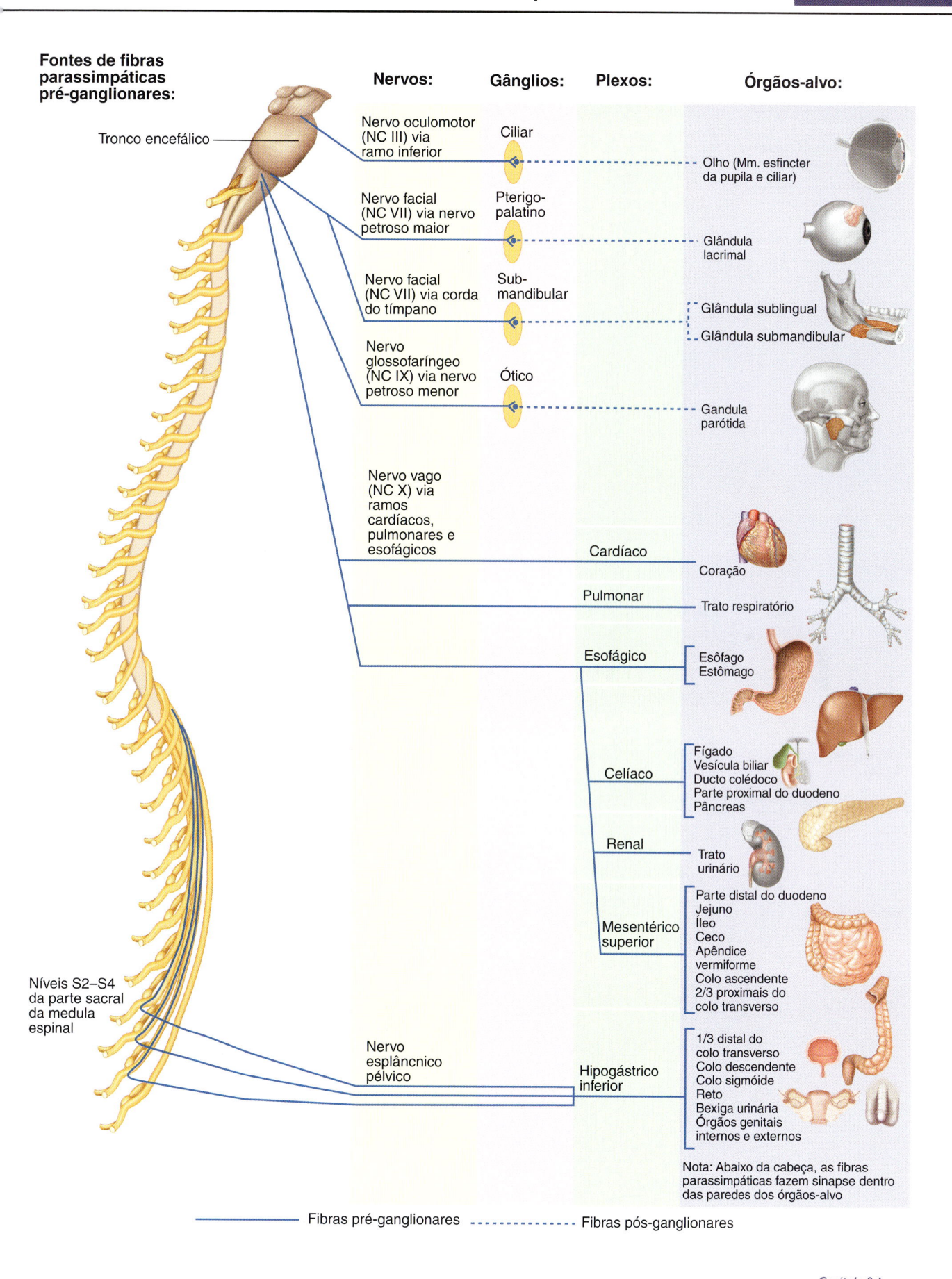

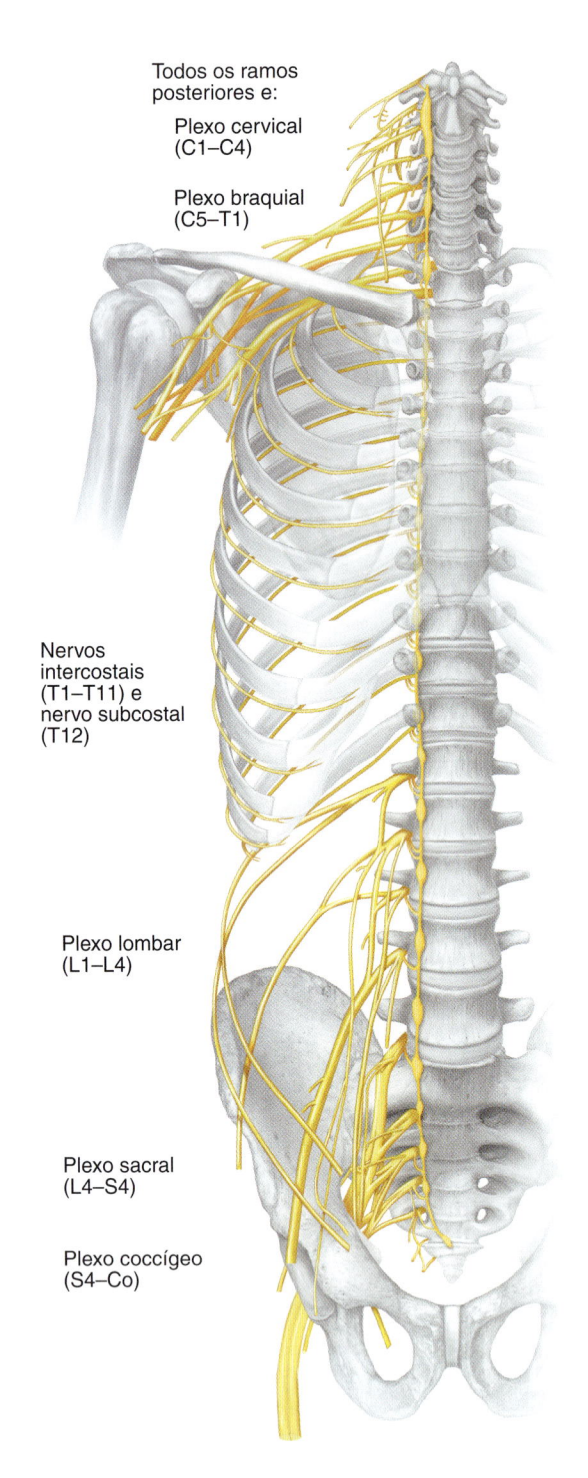

LÂMINA 8-13 — Divisão Autônoma dos Membros e da Parede do Corpo

A. Nervos que carregam fibras simpáticas para os membros e a parede do corpo

Todos os ramos posteriores e:

- Plexo cervical (C1–C4)
- Plexo braquial (C5–T1)
- Nervos intercostais (T1–T11) e nervo subcostal (T12)
- Plexo lombar (L1–L4)
- Plexo sacral (L4–S4)
- Plexo coccígeo (S4–Co)

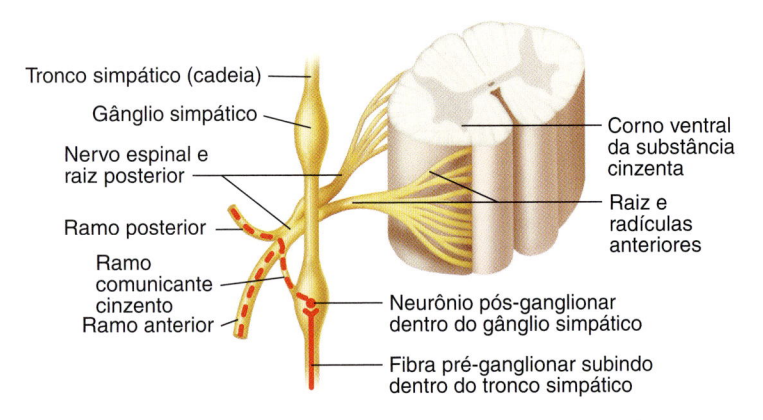

B. Vias parassimpáticas nos níveis C1–C8

- Tronco simpático (cadeia)
- Gânglio simpático
- Nervo espinal e raiz posterior
- Ramo posterior
- Ramo comunicante cinzento
- Ramo anterior
- Corno ventral da substância cinzenta
- Raiz e radículas anteriores
- Neurônio pós-ganglionar dentro do gânglio simpático
- Fibra pré-ganglionar subindo dentro do tronco simpático

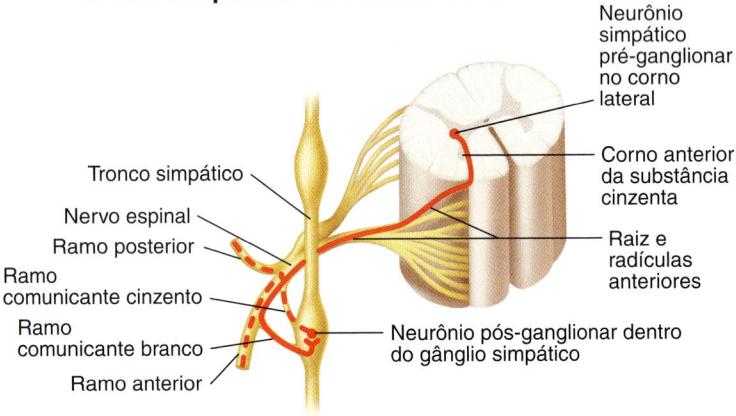

C. Vias simpáticas nos níveis T1–L2

- Tronco simpático
- Nervo espinal
- Ramo posterior
- Ramo comunicante cinzento
- Ramo comunicante branco
- Ramo anterior
- Neurônio simpático pré-ganglionar no corno lateral
- Corno anterior da substância cinzenta
- Raiz e radículas anteriores
- Neurônio pós-ganglionar dentro do gânglio simpático

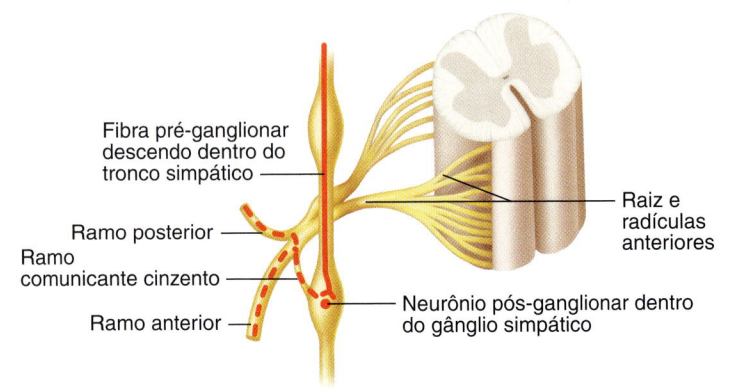

D. Vias simpáticas nos níveis L3–Co

- Fibra pré-ganglionar descendo dentro do tronco simpático
- Ramo posterior
- Ramo comunicante cinzento
- Ramo anterior
- Raiz e radículas anteriores
- Neurônio pós-ganglionar dentro do gânglio simpático

Divisão Autônoma do Tórax, Vias Simpáticas

LÂMINA 8-14

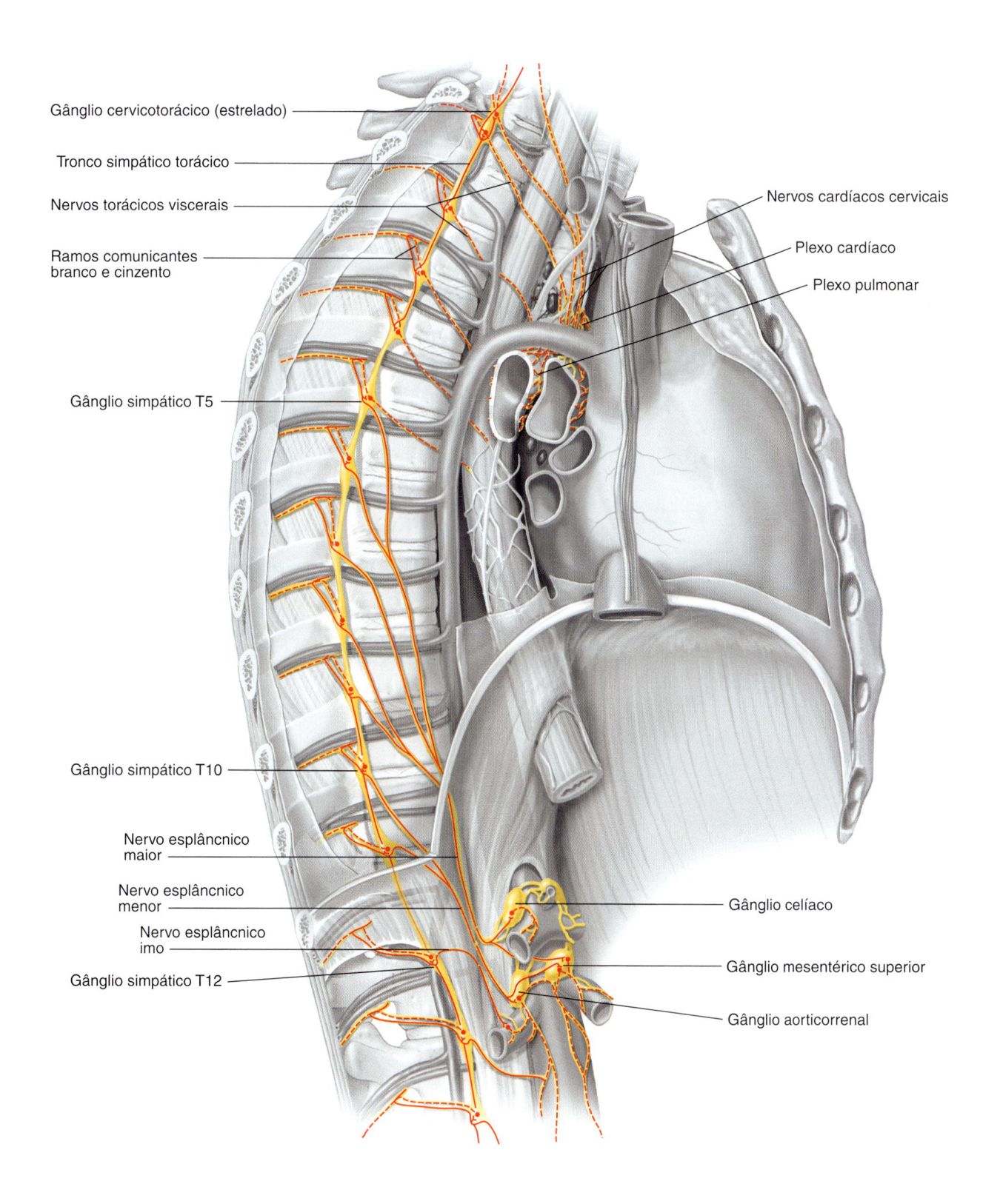

- Gânglio cervicotorácico (estrelado)
- Tronco simpático torácico
- Nervos torácicos viscerais
- Ramos comunicantes branco e cinzento
- Gânglio simpático T5
- Gânglio simpático T10
- Nervo esplâncnico maior
- Nervo esplâncnico menor
- Nervo esplâncnico imo
- Gânglio simpático T12
- Nervos cardíacos cervicais
- Plexo cardíaco
- Plexo pulmonar
- Gânglio celíaco
- Gânglio mesentérico superior
- Gânglio aorticorrenal

LÂMINA 8-15 — Divisão Autônoma do Tórax, Vias Parassimpáticas

- Nervo vago (NC X)
- Nervo laríngeo recorrente direito
- Ramos cardíacos do nervo vago
- Plexo cardíaco
- Plexo pulmonar
- Plexo esofágico
- Troncos vagais anterior e posterior

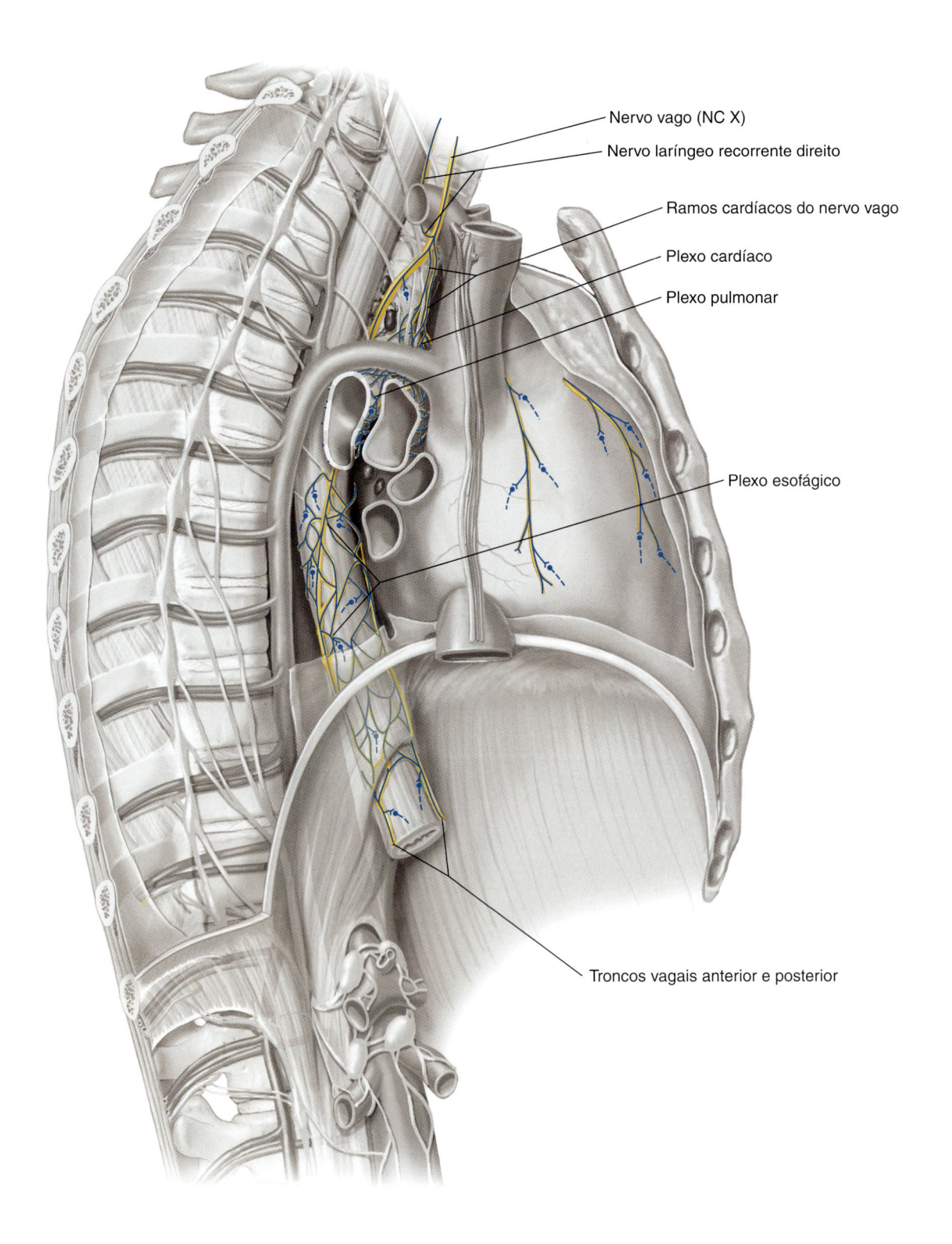

Divisão Autônoma do Abdome, Vias Simpáticas

LÂMINA 8-16

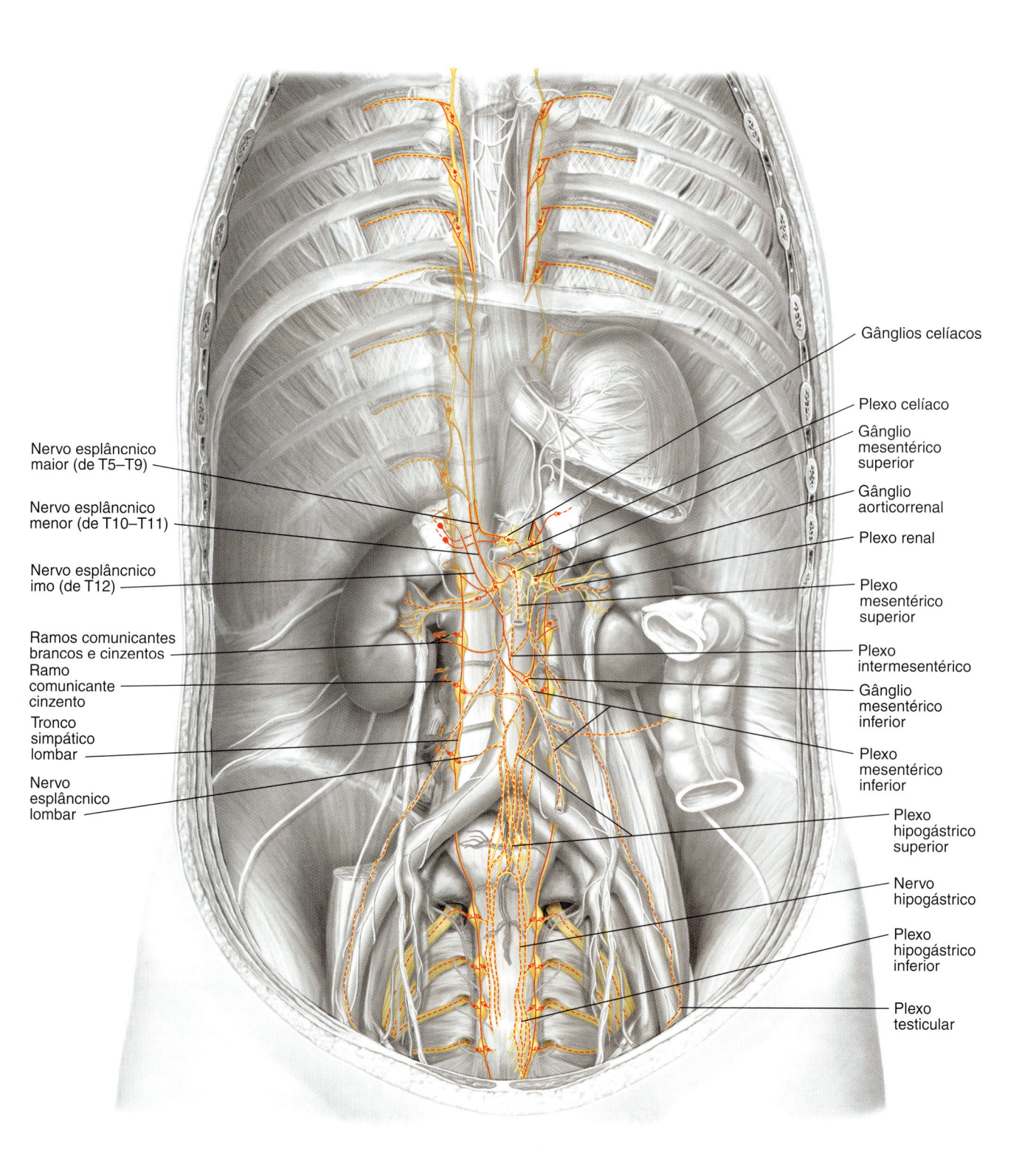

- Nervo esplâncnico maior (de T5–T9)
- Nervo esplâncnico menor (de T10–T11)
- Nervo esplâncnico imo (de T12)
- Ramos comunicantes brancos e cinzentos
- Ramo comunicante cinzento
- Tronco simpático lombar
- Nervo esplâncnico lombar

- Gânglios celíacos
- Plexo celíaco
- Gânglio mesentérico superior
- Gânglio aorticorrenal
- Plexo renal
- Plexo mesentérico superior
- Plexo intermesentérico
- Gânglio mesentérico inferior
- Plexo mesentérico inferior
- Plexo hipogástrico superior
- Nervo hipogástrico
- Plexo hipogástrico inferior
- Plexo testicular

Capítulo 8
Atlas de Anatomia Humana | PÁGINA 407

LÂMINA 8-17 — Divisão Autônoma do Abdome, Vias Parassimpáticas

- Plexo esofágico
- Tronco vagal anterior
- Tronco vagal posterior
- Ramos celíacos dos troncos vagais
- Gânglios celíacos
- Plexo celíaco
- Gânglio mesentérico superior
- Gânglio aorticorrenal
- Plexo renal
- Plexo mesentérico superior
- Plexo uretérico
- Nervos esplâncnicos pélvicos
- Plexo hipogástrico inferior

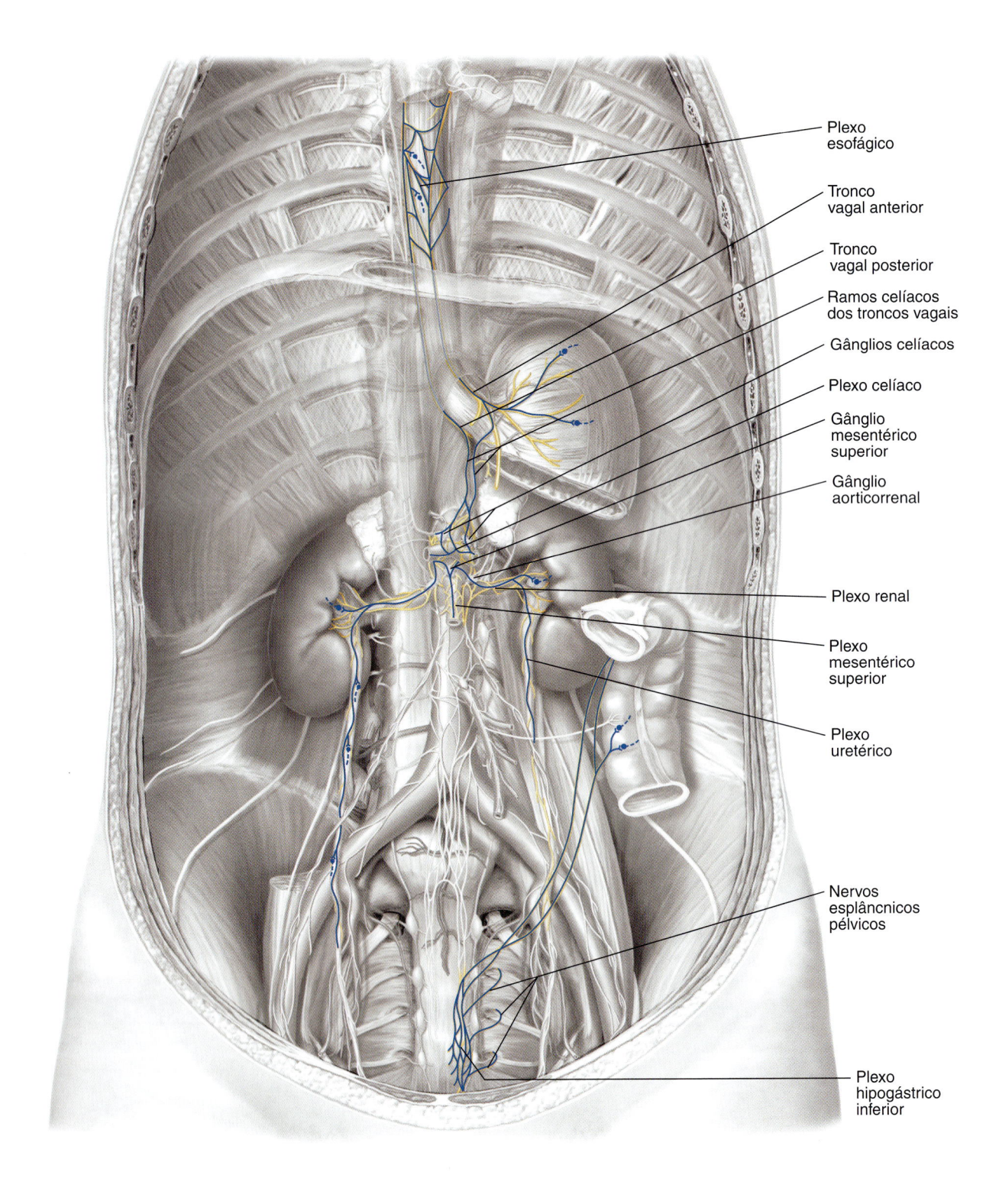

Divisão Autônoma da Pelve Feminina, Vias Simpáticas

LÂMINA 8-18

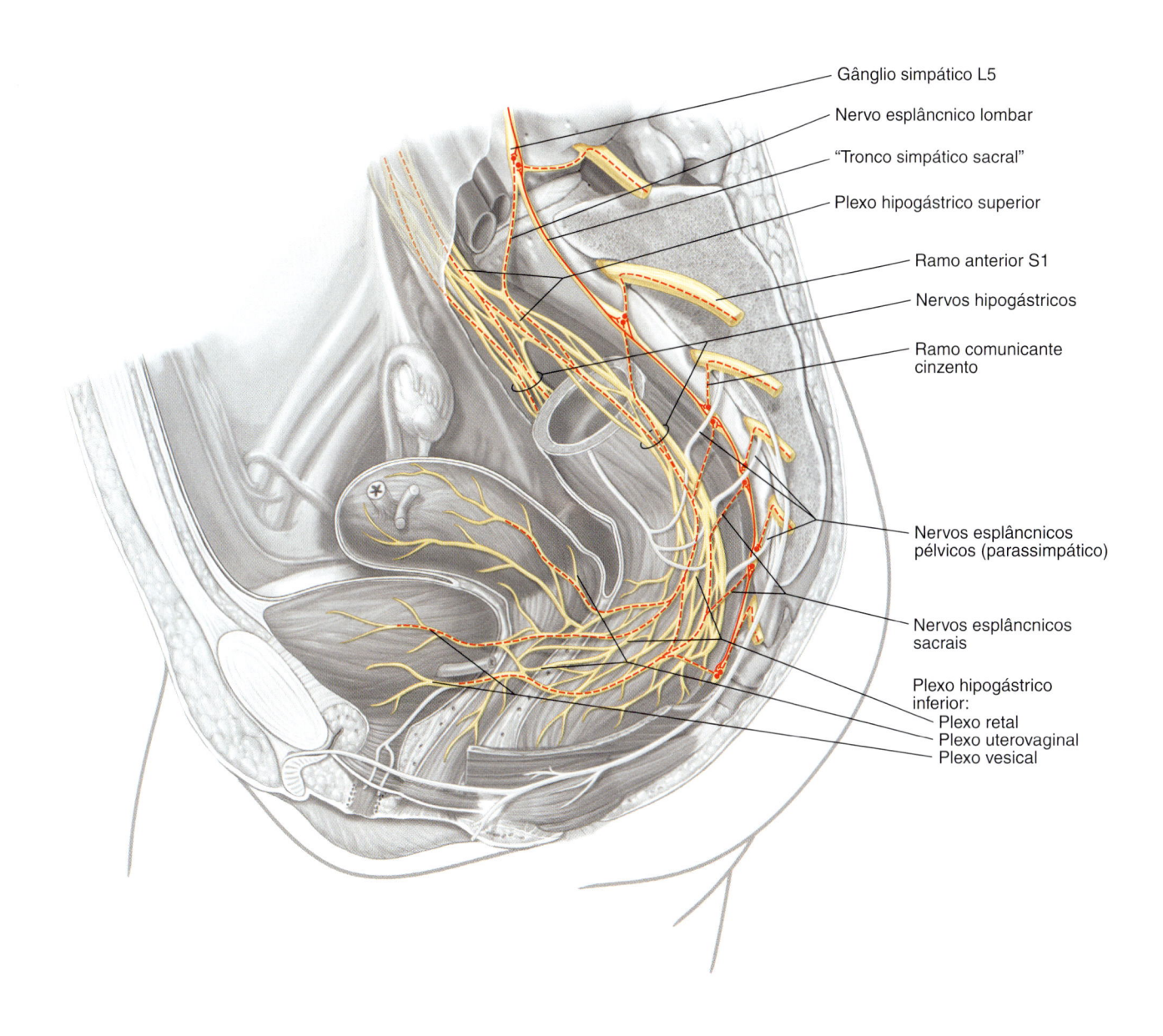

- Gânglio simpático L5
- Nervo esplâncnico lombar
- "Tronco simpático sacral"
- Plexo hipogástrico superior
- Ramo anterior S1
- Nervos hipogástricos
- Ramo comunicante cinzento
- Nervos esplâncnicos pélvicos (parassimpático)
- Nervos esplâncnicos sacrais
- Plexo hipogástrico inferior:
  - Plexo retal
  - Plexo uterovaginal
  - Plexo vesical

Capítulo 8
Atlas de Anatomia Humana | PÁGINA 409

LÂMINA 8-19 — Divisão Autônoma da Pelve Feminina, Vias Parassimpáticas

- "Tronco simpático sacral"
- Ramo anterior S1
- Ramo comunicante cinzento
- Nervos esplâncnicos pélvicos
- Nervos esplâncnicos sacrais (simpáticos)
- Plexo hipogástrico inferior:
  - Plexo retal
  - Plexo uterovaginal
  - Plexo vesical
- Nervos cavernosos

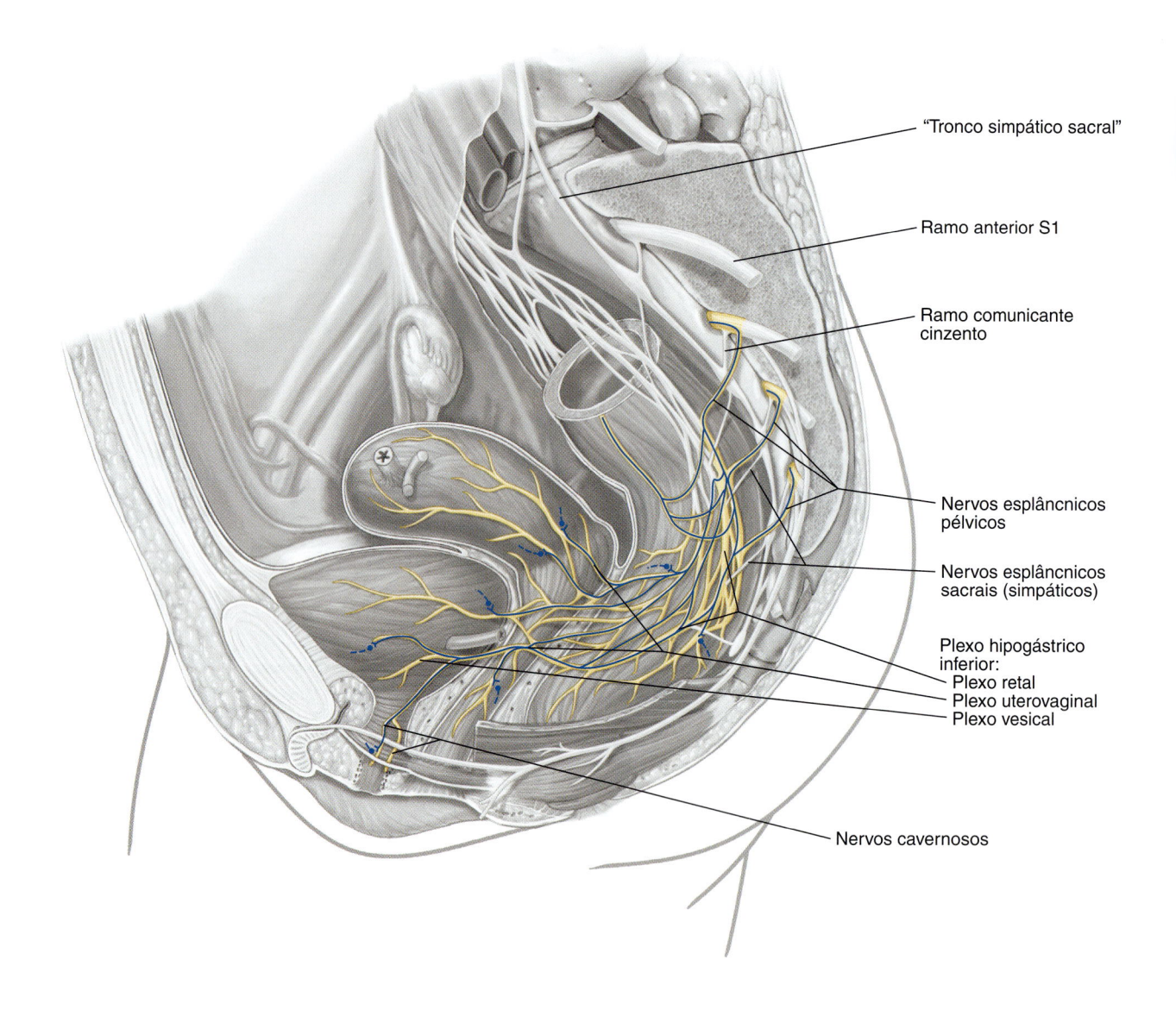

Divisão Autônoma da Pelve Masculina, Vias Simpáticas

LÂMINA 8-20

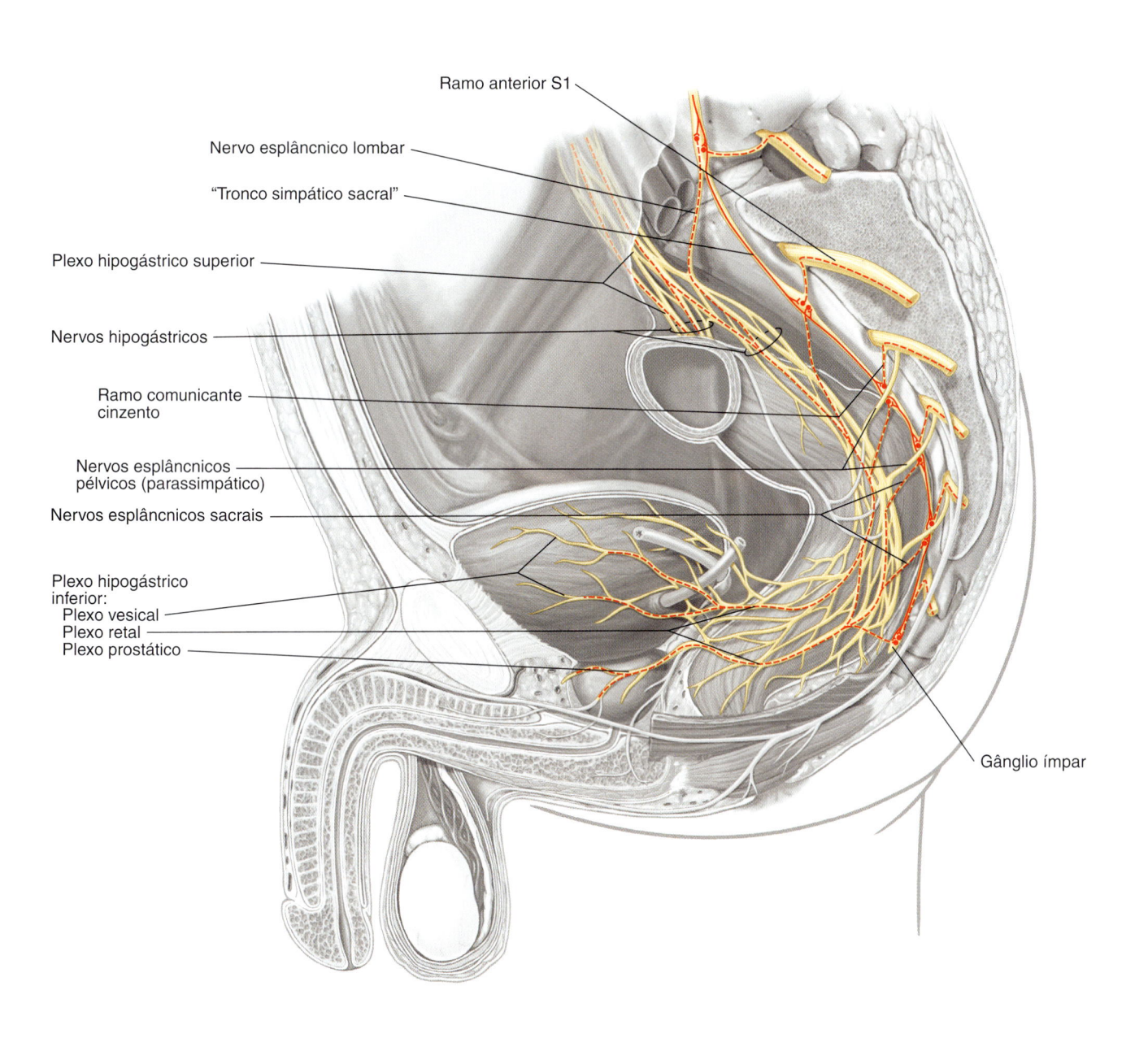

- Ramo anterior S1
- Nervo esplâncnico lombar
- "Tronco simpático sacral"
- Plexo hipogástrico superior
- Nervos hipogástricos
- Ramo comunicante cinzento
- Nervos esplâncnicos pélvicos (parassimpático)
- Nervos esplâncnicos sacrais
- Plexo hipogástrico inferior:
  - Plexo vesical
  - Plexo retal
  - Plexo prostático
- Gânglio ímpar

Capítulo 8
Atlas de Anatomia Humana | PÁGINA 411

LÂMINA 8-21 — Divisão Autônoma da Pelve Masculina, Vias Parassimpáticas

- Ramo anterior S1
- "Tronco simpático sacral"
- Ramo comunicante cinzento
- Nervos esplâncnicos pélvicos
- Nervos esplâncnicos sacrais (simpáticos)
- Plexo hipogástrico inferior:
  - Plexo vesical
  - Plexo retal
  - Plexo prostático
- Nervos cavernosos

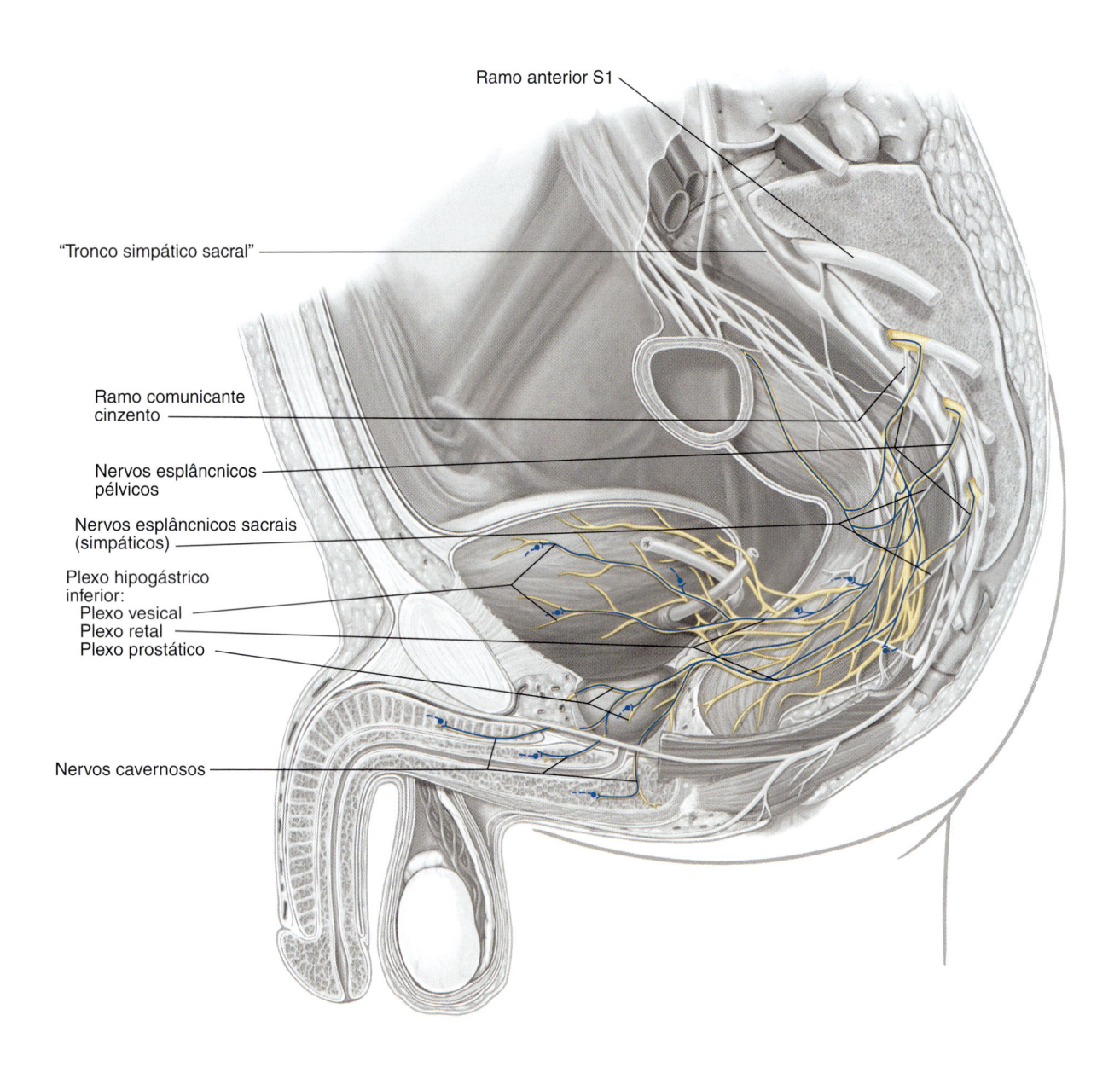

Divisão Autônoma da Cabeça e Pescoço, Vias Simpáticas

LÂMINA 8-22

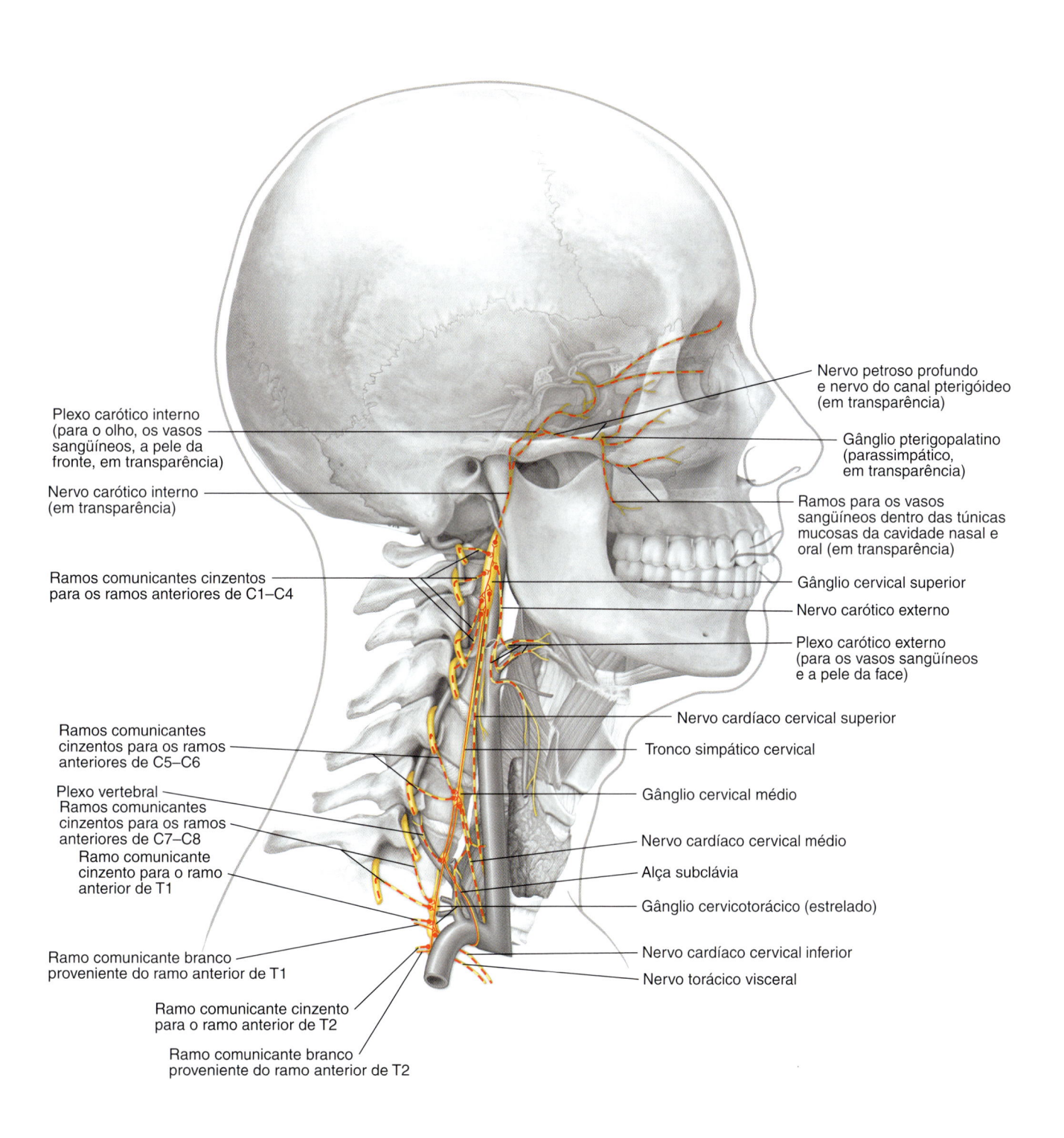

- Nervo petroso profundo e nervo do canal pterigóideo (em transparência)
- Gânglio pterigopalatino (parassimpático, em transparência)
- Ramos para os vasos sangüíneos dentro das túnicas mucosas da cavidade nasal e oral (em transparência)
- Gânglio cervical superior
- Nervo carótico externo
- Plexo carótico externo (para os vasos sangüíneos e a pele da face)
- Nervo cardíaco cervical superior
- Tronco simpático cervical
- Gânglio cervical médio
- Nervo cardíaco cervical médio
- Alça subclávia
- Gânglio cervicotorácico (estrelado)
- Nervo cardíaco cervical inferior
- Nervo torácico visceral

- Plexo carótico interno (para o olho, os vasos sangüíneos, a pele da fronte, em transparência)
- Nervo carótico interno (em transparência)
- Ramos comunicantes cinzentos para os ramos anteriores de C1–C4
- Ramos comunicantes cinzentos para os ramos anteriores de C5–C6
- Plexo vertebral Ramos comunicantes cinzentos para os ramos anteriores de C7–C8
- Ramo comunicante cinzento para o ramo anterior de T1
- Ramo comunicante branco proveniente do ramo anterior de T1
- Ramo comunicante cinzento para o ramo anterior de T2
- Ramo comunicante branco proveniente do ramo anterior de T2

LÂMINA 8-23   **Divisão Autônoma da Cabeça e Pescoço, Vias Parassimpáticas**

- Nervo petroso maior e nervo do canal pterigóideo
- Nervo oculomotor (NC III)
- Gânglio ciliar e sua raiz motora
- Nervo e glândula lacrimais
- Nervos ciliares curtos (para os Mm. esfincter da pupila e ciliar)
- Nervo zigomático e seu ramo comunicante
- Gânglio pterigopalatino
- Nervo facial (NC VII)
- Nervo petroso menor
- Nervo glossofaríngeo (NC IX) e ramo timpânico
- Corda do tímpano
- Gânglio ótico e nervo auriculotemporal
- Ramos para as glândulas mucosas da cavidade nasal e parte superior da cavidade oral
- Glândula parótida
- Ramos para as glândulas mucosas da parte inferior da cavidade oral
- Nervo vago (NC X) com ramos para as glândulas mucosas das vísceras do pescoço
- Glândulas submandibular e sublingual
- Nervo lingual
- Gânglio submandibular

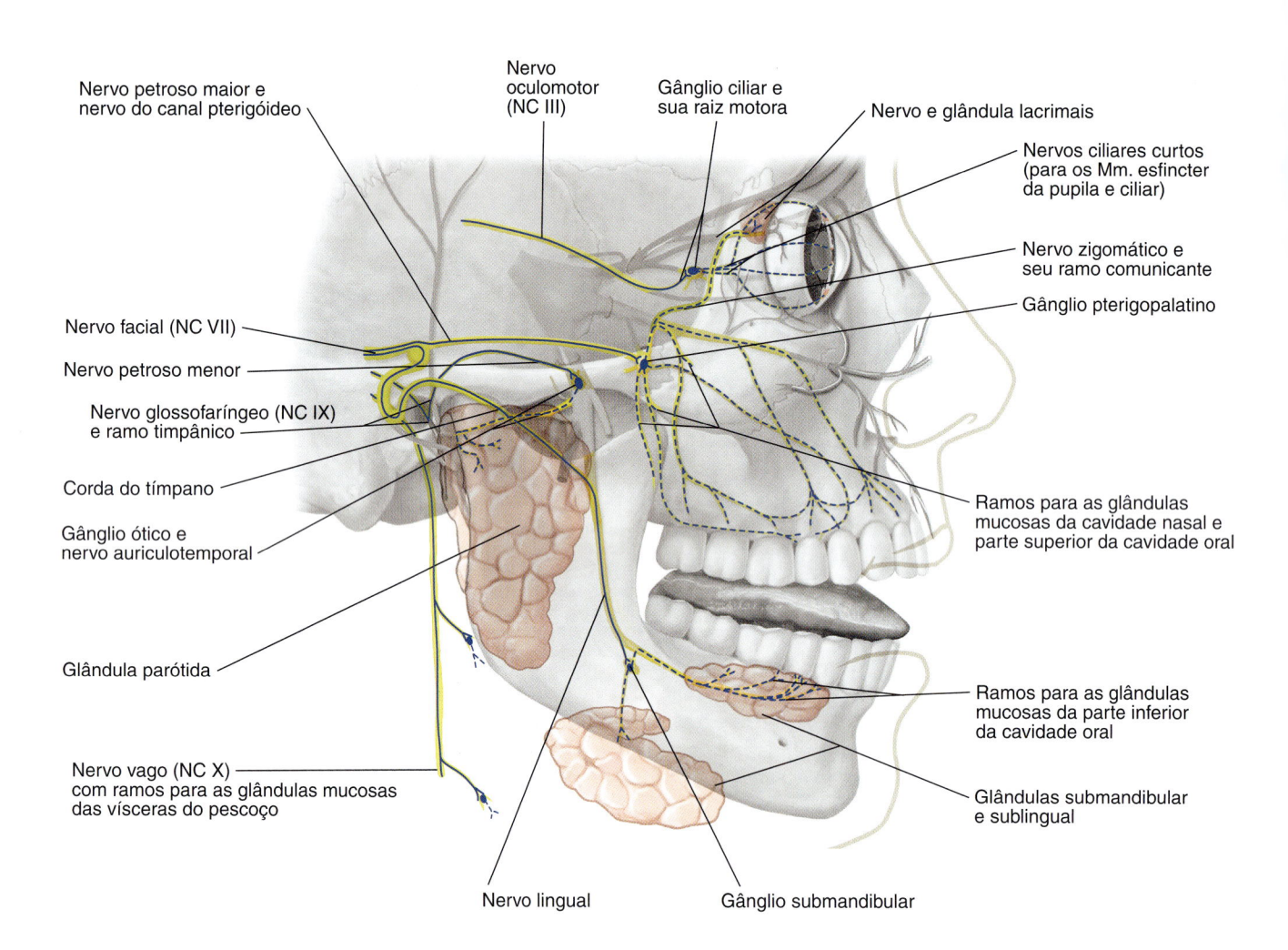

Índice

A

Abdome
    características palpáveis do, 211
    nervos autônomos do, 250-251
    nervos do, 249-251
    pontos de reparo do, 211
    quadrantes do, 211
    regiões do, 211
    sistema autônomo do, 407-408
Abertura
    lateral, 343, 346
    mediana, 343, 346
    piriforme, 301
    superior do tórax, 162
Acetábulo, 89, 258, 290-291
Acrômio, 72
    da escápula, 5, 31, 33, 38, 42, 46, 72
Aderência, intertalâmica, 343
Alça cervical, 305-306, 387
Alça subclávia, 388, 413
Ampola
    do ducto deferente, 269
    do reto, 271
    hepatopancreática, 234
    membranácea, 352
Anel
    femoral, 217-219
    fibrocartilagíneo, 359
    inguinal
        profundo, 215, 217-219, 221, 262
        superficial, 214, 218-220
    tendíneo comum, 354, 356
    traqueal, 302, 312
Anel fibroso, 9, 15
Ângulo
    da mandíbula, 294
    do esterno, 158, 162, 172, 193-194
    inferior, da escápula, 5, 33
    superior, 33, 35
Antebraço (veja também Braço)
    artérias do, 56
    músculos do, 53-55, 59-60
    nervos do, 57-58
    parte posterior, 59-60
Antélice, 359
Antitrago, 359
Antro
    adito ao, 361
    mastóideo, 360
    pilórico, 227, 229
Ânus, 279-280
Aorta
    parte abdominal, 229, 240, 253, 272-273
    parte ascendente, 177, 179-180
    parte torácica, 194-196, 206-207, 250
        parte torácica, descendente, 25
Apêndice vermiforme, 222-223, 225, 262
Ápice do sacro, 12
Aponeurose
    do músculo bíceps braquial, 47, 53-54
    do músculo oblíquo externo do abdome, 214, 216, 221
    do músculo oblíquo interno do abdome, 215-216
    do músculo transverso do abdome, 215-216, 218-219
    epicrânica, 322
    glútea, 111-113
    palatina, 360
    palmar, 53, 63-64, 66
    plantar, 133, 135-136, 138
Aqueduto
    do mesencéfalo, 343, 346-347
    do vestíbulo, 382
Arco
    alveolar, 296-297, 299
    carpal dorsal, 71
    da aorta, 76, 173, 187
    justacólico, 264
    palmar
        profundo, 65, 67, 76
        superficial, 67, 76
    plantar, 136, 138, 147
    posterior do atlas, 7-8
    superciliar, 294, 296-297
    tendíneo da fáscia da pelve, 276-277
    venoso
        dorsal, 87
        jugular, 304
    zigomático, 294, 325
Aréola, 40, 160
Artéria(s)
    alveolares, 327-328, 364
    angular, 364
    apendiculares, 223, 225
    arqueadas, 132, 242
    auricular, 364
    axilar, 39, 41, 43-45, 166, 175-177, 306
    basilar, 342, 346
    braquial, 39, 41, 45, 47, 53, 56, 76
        profunda, 38-39, 45, 48
    carótida comum, 175, 196, 306
        direita, 76, 176, 193, 204
        esquerda, 76, 176, 193, 308
    carótidas
        externa, 312, 318, 324, 326, 328, 364
        interna, 308, 328, 349, 365
    cecal, 225
    cerebelares, 349, 365
    cerebrais, 342, 349, 365
    cervicais
        ascendente, 45, 308
        transversa, 17, 45, 76, 307
    ciliar, 355
    circunflexa da escápula, 38-39, 45, 76
    circunflexa do úmero
        anterior, 39, 45, 47, 49, 76
        posterior, 38-39, 45, 48-49, 76
    circunflexa femoral
        lateral, 104, 106, 108, 112, 147
        medial, 106, 108, 112, 140, 147
    circunflexa ilíaca
        profunda, 147
        superficial, 103, 107, 147
    cística, 229, 234-235
    colaterais
        média, 48-49
        radial, 48-49l
        ulnar, 49
    colaterais ulnares
        inferior, 76
        superior, 59-60, 76
    colateral média, 60
    cólica
        direita, 223
        esquerda, 224
        média, 223-224
    comunicantes
        anterior, 349, 365
        posterior, 349, 365
    corióidea, 349
    coronárias, 180-181
        direitas, 180
        esquerda, 180
        ramo circunflexo da coronária esquerda, 180
        ramo do nó atrioventricular da coronária direita, 180
        ramo do nó sinuatrial da coronária direita, 180
        ramo interventricular das, 180
        ramo marginal das, 180
    cremastérica, 286
    da bochecha, 326-328, 364
    da escápula, 76, 306-308
        dorsal, 39, 45
    da retina, 357
    digitais
        dorsal, 67, 13
        palmar própria, 64, 76, 135-136, 138, 147
    digitais palmares
        comuns, 65, 67
        próprias, 67
    do ducto deferente, 286
    do joelho

descendente, 105, 107-108, 147
    inferior lateral, 116, 119, 123, 147
    inferior medial, 116, 123, 147
    média, 116
    superior lateral, 116, 123, 147
    superior medial, 116, 123, 147
do labirinto, 349, 365
do pé, 123, 131-132, 147
do pênis, 283
dorsais
    dorsal, do clitóris, 284
    dorsal, do pênis, 284, 286
epigástricas
    inferior, 107, 147, 217, 272
    superior, 103, 107, 147, 175
escrotal, 284
esfenopalatina, 338
esofágicas, 194, 197
espinais
    anterior, 25, 349
    posteriores, 23, 25, 349
esplênica, 228-230, 236
etmoidais
    anterior, 338-339, 355
    posterior, 338
facial, 296-297, 328, 338
femoral, 100-102, 104-107
fibular, 123, 133, 138, 147
frênica, 222
gástricas
    curtas, 229
    esquerda, 228, 239
gastroduodenal, 237
    gastromental, 229, 237
glúteas
    inferior, 111-112, 277
    superior, 272
hepáticas
    comum, 228-229, 237
    direita, 235
    esquerda, 235
    própria, 229, 237
ileocólica, 223, 225
ilíacas
    comum, 103, 105-106, 112, 147, 239-240, 253, 264, 277
    externa, 102, 105-108, 147, 239-240, 272, 277
    interna, 103, 105-106, 240, 272, 277
iliolombar, 272
infra-orbital, 328, 364
intercostais
    anterior, 166, 175-176
    posterior, 25, 166, 197
    posterior, ramo dorsal da, 25
    posterior, ramos espinais da, 23
    posterior, ramos mamários laterais da, 41

suprema, 197
interlobar 242
interósseas
    anterior, 49, 54-56, 60, 76
    comum, 54-56, 76
    posterior, 49, 54, 56, 76
    recorrente, 60
labial posterior, 284,
    superior e inferior, 364
lingual, 330, 333
lombar, 244
maleolar
    anterior, 147
    lateral, 132
    medial, 132
massetérica, 326-328
maxilar, 324, 326, 31, 338
meníngea, média, 328, 339, 341, 344
mentual, 328, 364
mesentérica
    inferior, 224, 240, 244, 250
    superior, 203-25, 223, 225, 236-237, 239-240, 242, 253
metacarpais palmares, 76
metacarpal dorsal, 71
metatarsais
    dorsais, 132
    palmar, 65, 67
    plantares, 123-134, 136, 138
musculofrênica, 201
nasal, 365
obturatória, 140, 147, 218-219, 272
occipital, 20, 310, 328, 333, 364
oftálmica, 349, 353, 365
ovárica, 239-241, 267
palatinas
    descendente, 338
    maior, 338
    menor, 338
pancreática, 237
pancreaticoduodenais
    anterior superior, 229
    inferior, 237
    posterior superior, 229
perfurantes, 105, 147
    do pé, 138
    primeiras, 112
pericardicofrênica, 176-177, 187
perineal, 286
plantar
    lateral, 123, 135-136, 147
    medial, 123, 133-136, 147
    profunda, 132, 147
    própria, 134
pontina, 349
poplítea, 114, 116, 119-120, 123
principal do polegar, 67
profundas, 76, 284, 287

pudendas
    externa, 103, 147
    interna, 112, 271-272, 283-284
pulmonar, 189, 192
radial, 49, 54, 56, 66, 70
    do indicador, 67
    ramo palmar superficial da, 54-56, 64, 67
radicular, 24
    anterior, 25
    posterior, 23, 25
recorrente ulnar, 49, 60, 76
recorrentes
    interóssea, 49, 60
    radial, 49, 54-56
    ulnar, 49, 54-56, 76
renal, 203-204, 241-242, 250-251
retal, 224, 239, 272, 284
sacrais, 244, 272
segmentares, 192, 242
subclávia, 39
    direita, 189, 196
    esquerda, 76, 189, 205, 307-308
    imagens gerais da, 41, 45, 76, 165, 167, 175, 305, 311-312
subcostal, 197
subescapular, 39, 45, 76
sublingual, 333
submentual, 328, 364
supra-escapular, 38-39, 45, 76, 306, 310
supra-orbital, 355, 365
supra-renal, 241-242
supratroclear, 355, 365
tarsais
    lateral, 132, 147
    mediais, 132, 147
temporais, 324, 328
testicular, 220, 286
tibiais
    anterior, 120, 123, 131-132, 147
    posterior, 117, 119-120, 123, 138, 147
    recorrente anterior, 147
tireóideas
    inferior, 45, 76, 307 314
    superior, 45, 311-312, 318, 328, 333, 364
torácicas
    internas, 41, 45, 76, 166, 175-176, 187, 196, 201
    laterais, 39, 41, 45, 49, 76, 165
    superiores, 39, 45, 49, 76, 165
toracoacromial, 45, 76
toracodorsal, 17, 39, 45, 76
ulnar, 54, 66-67
    ramo carpal palmar da, 55, 54-65, 67
    ramo profundo da, 55-56, 64, 67
    ramo superficial da, 54, 56

ÍNDICE

umbilical, 286
uterina, 217, 268, 272
vaginal, 217, 272
vertebral, 13, 20, 39, 76, 167, 197, 307, 349, 365
vesical, 269, 272
Articulação do cotovelo, 73
Articulação do quadril, 139-140
Articulação(ões)
  acromioclavicular, 5, 31, 72
  atlantoaxial, 13
  atlanto-occipital, 13
  carpometacarpal, 74
  do cotovelo, 73
  do quadril, 139-140
  dos processos articulares, 8, 11, 13
  esternocostal, 72
  incudoestapedial, 361
  interfalângica
    distal, 75
    do pé, 146
    proximal, 75
  intermetacarpal, 74
  mediocarpal, 74
  metacarpofalângica, 75
  radiulnar, 74
  tarsal, 146
  tarsometatarsal, 146
  temporomandibular, 326
  xifisternal, 158, 162
Articulações costovertebrais, 164
Arvore bronquial, 191
Árvore traqueobronquial, 191
Asa, 12
Atlas, 6-7, 13, 22, 302
Átrio
  da cavidade nasal, 336
  direito, 177, 181, 183, 185, 207
  esquerdo, 177, 184-185, 207
Áxis
  corpo do, 13
  imagens gerais do, 6, 13, 22
  vista inferior do, 7
  vista superior do, 7

B

Baço
  drenagem linfática do, 245
  imagens gerais do, 174, 230
Bainha
  "Bainha femoral", 103
  carótica, 303, 306
  comum dos tendões dos músculos flexores, 64
  do músculo reto do abdome, 165, 215-217
  fibrosa digital, 64, 134
  sinovial, 134

Bexiga urinária
  imagens gerais da, 217, 240, 264
  trígono da, 265
Bigorna, 358-359, 361-362
Bolha, etmoidal, 335-336
Bolsa
  omental, 228, 236
  subacromial, 72
  subcutânea do olecrano, 73
  subdeltóidea, 72
  subtendínea do músculo subescapular, 72
  suprapatelar, 143
  "ulnar", 64, 66
Braço (veja também Antebraço, Mão)
  artérias do, 49
  nervos do, 50
  parte anterior, 47
  parte posterior, 48
Bregma, 297-298
Brônquio
  basilar, 191
  direito, 191-192
  esquerdo, 187, 192, 195
  lingular, 191
  lobar inferior, 187, 189
  lobar inferior, 191
  lobar médio, 191
  lobar superior, 189
  principal direito, 191
  segmentar anterior, 190-191
  segmentar apical, 190-191
  segmentar apicoposterior, 190-191
  segmentar inferior, 190-191
  segmentar posterior, 190-191
  segmentar superior, 190-191
  segmentar, 190-192
Bulbo
  olfatório, 336, 338, 344, 370
  superior da veia jugular, 366

C

Cabeça
  da ulna, 31, 34-35
  do rádio, 31, 34-35
  do úmero, 33, 35
  dos metacarpais, 31
  nervos autônomos da, 413-414
  pontos de reparo da, 294
  regiões da, 295
Calcâneo, 93-94, 133-134, 145-146
Cálice maior, 242
Cálices menores, 242
Canal
  anal, 263, 270-271
  carótico, 299
  central da medula espinal, 342-343
  do colo do útero, 267

do nervo facial, 361
do nervo hipoglosso, 300-301, 387
do pudendo, 271
dos adutores, 100, 102
hialóideo, 357
incisivo, 301, 334-335
inguinal, 221
obturatório, 237
óptico, 296, 300, 350, 371
pilórico, 229, 236
pterigóideo, 299, 388
sacral, 275
semicircular, 358, 360, 361, 382
Capítulo, 33
Cápsula
  articular, 72-73
  da articulação atlantoaxial, 13
  da articulação atlanto-occipital, 13
  da articulação do joelho, 142
  da articulação dos processos articulares, 13, 15
  da lente, 357
  renal, 241
Cartilagem
  alar maior, 334
  aritenóidea, 317, 319-321
  articular, 72, 140
  corniculada, 320
  costal, 72, 158, 170, 213, 252
  cricóidea, 294, 302, 316-317, 319-320
  do septo nasal, 334
  tireóidea, 294, 302, 307, 312, 318-320
Carúncula, sublingual, 330
Cauda eqüina, 22, 24
Cavidade
  do pericárdio, 177, 178
  glenoidal, 33, 35, 72
  nasal, 335-336, 338
  oral, 321
  peritoneal, 252
  pleural, 177, 252
Ceco, 222-223, 225, 246
Células etmoidais, 335-337
Cerebelo, 342, 345
Cérebro, 345-349
Cisterna
  cerebelomedular, 343
  colicular, 343
  do quilo, 247
  interpeduncular, 343
  lombar, 24
  pontocerebelar, 343
Clavícula, 5, 33, 35, 47, 309
Clitóris, 263, 265-266, 273, 279-280, 282-283, 402
Cóanos, 334
Cóccix, 5-6, 12, 213, 256-257, 259, 275, 279, 281, 289-291

Cóclea, 358, 363
    cocleariforme, 362
Colículo
    facial, 348
    inferior, 348
    superior, 265, 347-348
Colo
    ascendente, 222, 227, 246, 253
    descendente, 222, 224, 227, 241, 246, 253, 262
    sigmóide, 222, 224, 227, 246, 262-263, 271
    transverso, 222-223, 227, 246, 253
Colo do útero, 267
Coluna vertebral (veja também Vértebras)
    drenagem venosa da, 26
    vista lateral da, 6
Comissura
    anterior, 346
    labial, 280
    lateral, 351
    medial, 351
Concha, nasal, 296, 301, 316-317, 335-336
Côndilo
    da tíbia
        lateral, 87, 93-95, 121
        medial, 87, 93-95
    femoral
        lateral, 91-92, 143-144
        medial, 91-92, 144
    occipital, 298-299, 301
Cone
    arterial, 183
    elástico, 317
    medular, 15, 22, 24
Conjuntiva
    bulbar, 351, 357
    palpebral, 351
Coração
    anatomia do, 179-186
    ápice do, 177
    átrio do, 177, 181, 183-185, 207
    base do, 179
    projeções na superfície, 172
    valvas do, (veja Valvas)
Corda do tímpano, 329-330, 359-361, 381, 389, 401, 414
Cordas tendíneas, 183-185
Corióide, 357
Córnea, 351, 357
Coroa da glande, 280
Corpo
    ciliar, 357
    da vértebra cervical, 7
    da vértebra lombar, 9, 11, 15, 24, 26
    da vértebra torácica, 9, 15, 21

    do áxis (C2), 13
    do ílio, 89
    do ísquio, 89
    do períneo, 282-283
    do púbis, 279
    geniculado
        lateral, 348, 371
        medial, 348
    glândula, pineal, 346
    glomo, carótico, 383
    mamilar, 345, 347-348
    vítreo, 357
Corpo caloso, 342, 346
Corpos celulares pré-sinápticos, 393, 400
Córtex, renal, 242
Costela(s)
    12ª, 17, 163, 243
    1ª, 44-45, 163, 173, 177, 193
    2ª, 40
    6ª, 40, 163
    ângulo da, 162-163
    cabeça da, 162-163
    colo da, 162-163
    corpo da, 162-163
    flutuante, 162
    imagens gerais da, 5, 14
    tubérculo da, 162
    verdadeira, 162
Coxa
    músculos da, 105-106
    nervos da, 109
    organização compartimental da, 100
    parte anterior, 101-102, 107-109
    parte medial, 105-106
    parte posterior, 114
Coxim de gordura, infrapatelar, 143
Crânio, 296-301
Crista
    do tubérculo maior, 33
    do tubérculo menor, 33
    etmoidal, 301, 334, 341, 344-345
    frontal, 300
    ilíaca, 5, 16-19, 37, 87, 89-92, 111, 113, 211, 252, 258
    intertrocantérica, 139
    lacrimal, 296
    prega, interuretérica, 265
    púbica, 87, 91, 103, 211, 213, 256-257
    sacral
        lateral, 12
        mediana, 12
Cubóide, 93-94, 96, 125-126
Cuneiformes
    intermédio, 93-94, 96, 125-126
    lateral, 93-94, 96, 125-126
    medial, 93-94, 96, 125-126, 145
Curvatura
    cervical, 6

    lombar, 6
    sacral, 6
    torácica, 6
Curvatura maior do estômago, 227, 230
Curvatura menor do estômago, 227

D

Dentes
    caninos, 296, 299, 301
    incisivos, 296, 299, 301
    mandibulares, 301
    maxilares, 299
    molares, 296, 299, 301
    pré-molares, 296, 299, 301
Dermátomos, 27
    do membro inferior, 154
    do membro superior, 82
    do tórax, 161
Diáfise
    da fíbula, 93-95
    do fêmur, 91-92
    do rádio, 34
    do úmero, 33
Diafragma
    anatomia geral do, 167
    cúpula do, 173
    pilares do, 204, 251
Diafragma da pelve, 276, 278
Disco
    articular, 72
    intervertebral, 8-9, 11, 13-14, 24, 302
    óptico, 357
Dorso
    estruturas palpáveis do, 5
    inervação cutânea do, 16
    músculos do, 16-18, 37
Ducto
    cístico, 234
    coclear, 363
    colédoco, 234, 236-237, 252
    deferente, 217-218, 220, 262-264, 269, 286
    ejaculatório, 269, 291
    endolinfático, 363
    frontonasal, 336
    hepático, 232, 234
    lacrimonasal, 336, 351
    lactífero, 40
    linfático, 201-202
    pancreático, 236
    parotídeo, 322, 330
    semicircular, 363
    sublingual, 330
    submandibular, 331, 333
    torácico, 168, 187, 195, 247, 252
Dúctulos eferentes, 287
Duodeno, 227, 234, 236-237

E

Eminência
  iliopúbica, 90, 213, 258
  intercondilar, 93, 95
  mediana, 348
  piramidal, 361
Epicôndilo
  lateral, 73
    do fêmur, 87, 91-92, 95
    do úmero, 31, 33-35, 48
  medial, 53, 55, 59, 73
    do fêmur, 87, 91-92, 95, 141-142
    do úmero, 31, 33-35, 48, 50
Epidídimo, 286-287
Epiglote, 315, 317, 319-321, 332
Escafóide, 34-35, 61-62
Escápula
  espinha da, 158
  imagens gerais da, 21
  margem da, 31, 35
Escavação
  retouterina, 217, 262-263, 266
  vesicouterina, 262-263, 266
Esclera, 351
Escroto, 279, 286
Esfenóide, 296-297, 300, 350
Esfincter
  da uretra
    externo, 264-265
    interno, 265
  externo do ânus, 270
  pilórico, 227, 236, 252
Esôfago, 315, 317, 319-321, 332
Espaço
  intercostal, 158
  retrofaríngeo, 316
  subaracnóideo, 343, 353, 357
  supra-esternal, 303
Espinha
  da escápula, 5, 17, 31, 37, 39, 46
  ilíaca
    ântero-inferior, 89-91, 139, 259
    ântero-superior, 87, 89-91, 101, 103, 139, 211, 218-220, 256-257, 259
    póstero-inferior, 89-90, 258-259
    póstero-superior, 5, 87, 90, 256-259
  isquiática, 89, 111, 139, 258-259, 275, 277, 279, 283
  mental, 298, 325
  nasal, 296-297, 334
Esterno
  corpo do, 166, 206, 213
  imagens gerais do, 21, 158, 166
  manúbrio do, 72, 158, 166, 175
Estômago
  drenagem linfática do, 245
  imagens gerais do, 195, 227-230, 252
Estria, olfatória, 38, 347, 370

Estribo, 358-360, 362
Etmóide, 297, 334, 350
Expansão, extensora, 65, 71, 130-131, 137

F

Face, 322-324
  articular superior, 7, 9, 12
Falange
  distal, 61-62, 65
  média, 61-62
  proximal, 61-62
Falanges
  bases das, 31
  cabeças das, 31
  da mão, 61
  diáfises das, 31
  distais, 35
  do pé, 93-94, 96, 125-126, 130
  médias, 35
  proximais, 35
  vistas posteriores das, 31
Faringe, 303, 314-317
Fáscia
  "alar", 303
  bainha, do bulbo do olho, 351, 357
  bucofaríngea, 303, 316
  clavipeitoral, 42, 165
  da perna, 87, 155
  do antebraço, 32
  do braço, 32, 42
  espermática, 214-215, 218, 221, 286
  faringobasilar, 312, 315, 317
  "hipotenar", 64
  infra-espinal, 16-17
  "infra-hióidea", 303
  lâmina, pré-traqueal, 303-304
  lâmina, pré-vertebral, 303
  peitoral, 40, 304
  plantar, 133
  renal, 241
  superficial do períneo, 265, 281-282, 284
  "tenar", 64
  toracolombar, 17
  transversal, 216, 218-219, 222, 241, 262, 269
  Túnica, dartos, 286
  visceral, 303
Fáscia lata, 87-88, 100, 103, 155
Fascículo
  cuneiforme, 348
  grácil, 348
  transverso, 133
Fascículo e atrioventricular, 186
Fêmur, 259
  cabeça do, 91-92, 95, 140
  colo do, 91-92, 95
  diáfise do, 91-92

Fibras intercrurais, 219
Fibras zonulares da lente, 357
Fíbula, 87
  cabeça da, 87, 93, 95, 120-121, 143
  colo da, 87, 93, 95
  diáfise da, 93-95
Fígado, 23-235, 245
Filamento terminal
  parte dural, 22, 24
  parte pial, 22, 24
Fissura
  do cérebro
    longitudinal, 345, 349
    transversal, 346
  oblíqua, 206-207
  orbital
    inferior, 299, 325, 350
    superior, 296, 300, 368-374
  petrotimpânica, 360
  pterigomaxilar, 299, 325
Flexura
  direita, do colo 222, 227
  do colo
    duodenojejunal, 236
  esquerda, do colo, 222, 227-228, 236, 252
Flóculo, 345
Foice
  do cerebelo, 340
  do cérebro, 342
  inguinal, 218, 220
Foice inguinal, 218-219
Forame
  cego, 300, 332
  da mandíbula, 301, 325
  da veia cava, 243
  esfenopalatino, 301, 325, 335
  espinhoso, 299-300, 360
  etmoidal
    anterior, 350
    posterior, 350
  infra-orbital, 297, 350
  interventricular, 343, 346
  intervertebral, 8, 10, 14-15
  isquiático, 91-92, 261
    maior, 91-92, 261
  jugular, 360, 383-384, 386
  lacerado, 299
  magno, 299, 382
  mastóideo, 301
  mentual, 297, 325
  obturado, 89-92, 95, 213, 258-259, 275
  omental, 228
  oval, 184, 299, 330, 360, 374
  palatino
    maior, 299, 335
    menor, 299, 335
  parietal, 298
  processo estilomastóideo, 299, 361

redondo, 300, 374, 376
sacral, 259
    anteriores, 12
    posteriores, 12
transversário, 7, 302
vertebral, 7, 9
zigomaticofacial, 296, 350
Fórnice, 342, 346, 351
Fossa
canina, 296-297
coronóidea, 33, 35
digástrica, 301, 325
do acetábulo, 140
do crânio, 300
do olécrano, 33
escafóidea, 299
hipofisial, 300-301
ilíaca, 90, 258, 275
infra-espinal, 33
infratemporal, 325
intercondilar, 92
isquioanal, 271, 281, 290-291
jugular, 299
lacrimal, 350
mandibular, 299, 325, 360
navicular da uretra, 264
oval, 183
pararretal, 262
pterigopalatina, 325
radial, 33-34
subescapular, 33
supra-espinal, 33
supravesical, 263
temporal, 325
trocantérica, 92
Fóvea central, 357
Fóvea costal
    do processo transverso, 10, 164
    face articular superior, 7
    inferior, 164
    inferior, 9-10
    superior, 164
    superior, 9
Fóveolas granulares, 298
Fóvea do dente, 7
Frênulo
    da língua, 331
    da valva ileal, 225
    do lábio superior, 331
    do prepúcio, 280
Frontal, 296, 334
Funículo
    espermático, 218, 220, 286, 291
    lateral, 348

G

Gânglio
    aorticorrenal, 204, 249-251, 392, 395, 402, 405, 408
    celíaco, 204, 249, 251, 395, 407
    cervical, 203, 307-308, 314, 388, 395, 413
    cervicotorácico, 203-204, 388, 392, 395, 405
    ciliar, 355-356, 368, 375, 401, 413
    da raiz posterior, 21-24
    estrelado, 204, 392, 395, 405
    geniculado, 361, 381
    mesentérico
        inferior, 249-250, 395, 407
        superior, 203-204, 249-250, 392, 395, 402, 405, 407
    ótico, 377, 383, 399, 413
    parassimpático, 400
    pré-aórticos, 395
    pterigopalatino, 338, 375, 388-389, 401, 413-414
    simpático, 21, 25, 169, 203, 250-251, 273, 405
    submandibular, 330, 333, 377, 381, 389, 401, 414
    torácicos, 395
    trigeminal, 344, 353, 374
Gânglio ímpar, 395, 411
Giro
    angular, 346
    do cíngulo, 342
    frontal, 346
    occipitotemporal, 345, 347
    paraipocampal, 345, 347
    pós-central, 346
    pré-central, 346
    supramarginal, 346
    temporal
        inferior, 346
        superior, 346
Glabela, 294, 296-297
Glande
    do clitóris, 266
    do pênis, 279
Glândula
    areolar, 40
    bulbouretral, 283
    lacrimal, 351, 356, 389, 399, 401, 413
    palatina, 334
    parótida, 309, 322, 324, 383, 414
    sublingual, 330-331, 377, 381, 411, 414
    submandibulares, 305, 330, 377, 381, 414
    supra-renal, 239-242
    tireóidea, 294, 311, 319
    vestibular, 282
Gordura
    epidural, 26
    extra-ocular, 352
    mesentérica, 226
    pararrenal, 241
    perineal, 241-242
Granulações aracnóideas, 339, 342

H

Hamato, 34-35, 61-62, 66, 70
    hâmulo do osso, 31, 55, 61, 74
Hâmulo pterigóideo, 299, 335, 360
Hélice, 359
Helicotrema, 363
Hemidiafragma, 188
Hemisférios do cérebro, 342, 346
Hérnia inguinal, 221
Hiato
    "anal", 276, 278
    aórtico, 195, 243
    dos adutores, 116, 147
    esofágico, 195, 243
    sacral, 259
    semilunar, 336
    urogenital, 276, 278
Hióide, 294, 303, 307, 311-312, 318-320
Hipófise, 346, 351
Hipotálamo, 346
Histerossalpingograma, 267

I

Íleo, 222, 226, 253
Impressão cardíaca, 189
Impressão cólica, 230
Impressão gástrica, 230
Impressão renal, 230
Incisura
    angular, 229
    antitrágica, 359
    cardíaca, 171, 173, 228
    da escápula, 33
    da mandíbula, 325
    do acetábulo, 89, 258
    isquiática
        maior, 89-90, 256-259
        menor, 89-90, 256-257, 259
    jugular, 31, 158, 162
    mastóidea, 298-299
    pré-occipital, 346
    radial, da ulna, 34
    supra-orbital, 296-297, 350
    ulnar, do rádio, 34
    vertebral
        da vértebra lombar, 9, 11
        da vértebra torácica, 9
        inferior, 9, 11
        superior, 9, 11
Infundíbulo, 345, 347-348
Intestino delgado
    drenagem linfática do, 246
    imagens gerais do, 221
    radiografias do, 227

Intestino grosso, 222
  drenagem linfática do, 246
  radiografias do, 227
Íris, 351

J

Janela
  das cóclea, 359, 361-362
  do vestíbulo, 361
Jejuno, 222-223, 226, 236, 253
Joelho
  ligamentos do, 144
  vista anterior do, 141
  vista interna do, 143
  vista lateral do, 142
  vista medial do, 142
Junção
  corneoscleral, 351
  duodenojejunal, 224, 227
  "retossigmóide", 263, 271

L

Lábio
  do acetábulo, 140
  maior do pudendo, 280-281
  menor do pudendo, 279-281
Labirinto
  membranáceo, 362
  ósseo, 362
Lacrimal, 296, 335, 350
Lacuna lateral, 339
Lâmina
  cribriforme, 301, 334-335, 370
  da vértebra cervical, 7-8
  da vértebra lombar, 11
  da vértebra torácica, 9, 14
  do processo pterigóide
    lateral, 299, 325
    medial, 299, 317, 335
  espiral óssea, 363
  horizontal, 335
  orbital, 296, 350, 354
  perpendicular do etmóide, 334-335
Laringe, 318-321
Lente, 357
Ligamento(s)
  anular do rádio, 73
  arqueado
    lateral, 243
    medial, 243
    mediano, 243
  arterial, 177, 187, 194-195
  bifurcado, 145
  calcaneocubóideo, 145-146
  "calcaneometatarsal", 133
  calcaneonavicular, 145
  "carpal palmar", 53

"costocoracóideo", 42
colateral, 145
  fibular, 121, 141-142, 144
  tibial, 141-143
  ulnar, 73-74
conóide, 72
coracoacromial, 46, 72
coracoclavicular, 72
coracoumeral, 72
coronário, 231, 239
costoclavicular, 42, 72
costotransversário
  lateral, 14, 164
  superior, 14, 164
cricotireóideo mediano, 302, 316, 318-319
cruzado
  anterior, 143-144
  posterior, 143-144
cuneocubóideo dorsal, 145
cuneonavicular dorsal, 145
da patela, 97, 102, 121, 142
das vértebras cervicais, 13
das vértebras torácicas, 14
deltóideo, 145
denticulado, 22-23, 25
esplenorrenal, 228, 230
esternoclavicular, 72
estilo-hióideo, 317, 330
falciforme, 217, 222, 231-233, 239, 252
frenocólico, 228, 239
gastrocólico, 228, 230, 236
gastroesplênico, 228, 230
gastrofrênico, 239
glenoumeral, 72
hepatoduodenal, 228-229, 23
hepatogástrico, 228, 23
hioepiglótico, 316, 320
iliofemoral, 139-140
iliolombar, 15, 261
inguinal, 87, 101-103, 106, 148, 211, 214, 217, 243, 256-257
intercarpais dorsais, 74
interclavicular, 72
interespinal, 13-15
intertransversário, 14-15, 164
isquiofemoral, 139-140
lacunar, 103, 218-220
largo do útero, 217, 262
longitudinal
  anterior, 13-15, 164, 168, 199, 261-262, 316
  posterior, 14-15
meniscofemoral posterior, 143-144
metacarpal, 65, 75
metatarsal, 133, 145
nucal, 13, 303

palmar
  "carpal palmar", 54, 64, 66-67
  carpometacarpal, 74-75
  metacarpal, 74-75
  "radiulnar palmar", 74
palpebral
  lateral, 350
  medial, 350
pectíneo, 218-220
piso-hamato, 74
plantar, 137, 145-146
poplíteo arqueado, 141
poplíteo oblíquo, 141, 143
púbico inferior, 278
púbico, 283
pubofemoral, 139-140
puboprostático, 265
pubovesical, 264
pulmonar, 193
radiado da cabeça da costela, 14, 199
"radiulnar"
  "dorsal", 74
  "palmar", 74
redondo
  do fígado, 217, 222, 231-232
  do útero, 219, 262, 266, 268
retouterino, 267
sacrococcígeo, 261
sacroespinal, 91-92, 261, 277-278, 283
sacroilíaco, 15, 261
sacrotuberal, 92, 111-113, 261, 277-279, 281-283
supra-espinal, 13-15
suspensor
  da mama, 40
  do clitóris, 263
  do ovário, 263, 266, 268
  do pênis, 263, 286
talocalcâneo, 145
talofibular
  anterior, 145
  posterior, 145
talonavicular dorsal, 145
tarsometatarsal, 145-146
tibiofibular, 145
tireoepiglótico, 320
tireo-hióideo, 316
transverso do acetábulo, 140
transverso, 72
  do atlas, 7
trapezóide, 72
triangular, 231, 239
ulnocarpal, 74
umbilical, 221, 263, 269, 272
útero-ovárico, 217, 262, 266-268
venoso, 231-232
vocal, 320-321
Ligamentos amarelos, 13, 15

Linfonodos
  acessórios, 367
  anel linfático do cárdia, 245
  apendiculares, 246
  axilares
    apicais, 41, 82
    centrais, 41, 82
    peitorais, 41
    subescapulares, 41, 82
    umerais, 41, 82
  broncopulmonares, 189, 200
  celíacos, 245
  cervicais, 367
  císticos, 245
  cólicos, 246
  da bochecha, 367
  esplênicos, 245
  frênicos, 41, 201
  gástricos, 245
  hepáticos, 245
  ileocólicos, 246
  ilíacos
    comuns, 247, 288-289
    externos, 155, 247
    internos, 247
  infra-hióideos, 367
  inguinais
    profundos, 103, 155, 247, 288-289
    superficiais, 247, 288-289
  intercostais, 202
  interpeitorais, 41
  jugulodigástrico, 367
  juguloomo-hióideo, 367
  lombares, 247, 288-289
  mediastinais, 202
  mesentéricos, 246-247
  occipitais, 367
  pancreaticoduodenais, 245
  pancreáticos, 245
  parasternais, 41, 201-202
  paratraqueais, 200
  parotídeos, 367
  pilóricos, 245
  poplíteos, 155
  retais, 246
  sacrais, 247, 288-289
  sigmóideos, 246
  submandibulares, 367
  submentuais, 367
  supraclavicular, 367
  traqueobronquiais, 200, 202
Língua, 316, 331-333, 336, 381, 387
Língula, 301, 325
Linha
  alba, 211, 214, 216, 252-253
  arqueada, 90, 213, 217-219, 259, 275
  áspera, 92
  axilar, 158

  do músculo sóleo, 94
  glútea
    anterior, 89, 92, 258-259
    inferior, 89, 92, 258-259
    posterior, 89, 92, 258-259
  iliopectínea, 213, 259
  intertrocantérica, 91, 139
  medioaxilar, 158
  milo-hióidea, 301, 325
  nucal
    inferior, 298-299
    superior, 5, 17-19, 37, 297, 299
  pectinada, 90, 270-271
  pectínea do púbis, 92, 213, 258-259, 275
  semilunar, 211, 214, 216
  temporal, 297-298, 325-326
Líquido cerebrospinal, 24
Lobos
  da mama, 40
  do pulmão, 173, 175, 188-190, 206-207
Lócus caeruleus, 348

M

Mácula, 357
Maléolo
  lateral, 87, 93-94, 121, 130-131
  medial, 87, 93-94, 96, 120, 130
Mama
  corte sagital da, 40
  drenagem linfática da, 41
  suprimento sanguíneo da, 41
  vista anterior da, 40
Mandíbula, 296, 298
  ângulo da, 297, 325
  colo da, 297
  corpo da, 297, 325
  radiografia da, 8
  ramo da, 296-297, 325
Manúbrio, 33, 72, 158, 175, 205, 303
Mão (veja também Braço)
  artérias da, 67
  articulações da, 75
  dorso da, 70-71
  nervos da, 63, 68-69
  ossos da, 61-62
  palma da, 64
Margem
  costal, 158, 162, 211, 214
  da escápula, 31
  do acetábulo, 89, 91, 95, 259
  interóssea, 34
  orbital, 294
Margem pélvica, linha terminal, 261
Margens
  Linhas, transversas do sacro, 12

  supracondilares
    crista, supra-epicondilar, lateral, 33, 35
    crista, supra-epicondilar, medial, 33, 35
Martelo, 358-360, 362
Maxila, 98, 350
Meato
  acústico
    externo, 299, 325, 358, 359
    interno, 301, 380, 382
  nasal, 336
  óstio, externo da uretra, 265, 280
Mediastino
  anterior, 172, 193-194
  médio, 172, 193-194
  posterior, 172, 193-194
  superior, 172, 193
  vista lateral do, 172, 193-194
Medula espinal
  drenagem venosa da, 26
  parte cervical, 342
  porção inferior da, 24
  porção superior da, 23
  suprimento sanguíneo da, 25
  vista posterior da, 22
Medula oblonga, 342, 345, 348
Membrana
  atlantoccipital, 13
  "costocoracóidea", 42
  do períneo, 265, 269, 282-283, 285
  intercostal, 168-169, 196
    externa, 21
  interóssea, 58, 73-74, 117, 144, 147
  obturatória, 140, 261
  sinovial, 140, 143
  timpânica, 358-359
  tireo-hióidea, 302, 307, 311-312, 318-321
Membro inferior (veja também Pé, Perna)
  artérias do, 147
  dermátomos do, 154
  estruturais palpáveis do, 87
  inserções musculares no, 97-98
  linfáticos do, 155
  nervos do, 87, 153
  ossos do, 91-94
  veias do, 87-88
Membro superior (veja também Braço, Mão)
  artérias do, 76
  articulações do, 72-73
  dermátomos do, 82
  esqueleto do, 33-34
  estruturas palpáveis do, 31
  linfáticos do, 84
  músculos do, 36

ÍNDICE

nervos cutâneos do, 32, 81
parte distal
   esqueleto do, 34
   inserções dos músculos no, 51-52
parte proximal, 33
radiografias do, 35
veias do, 32
Membros (veja Membro Inferior, Membro Superior)
Meninges, 339
   aracnóide-máter, 22-26, 339, 342, 353
   dura-máter, 22-26, 339, 342, 353
   pia-máter, 23, 339, 342, 353
Menisco
   lateral, 143-144
   medial, 143
Mesencéfalo, 346, 348, 371
Mesoapêndice, 225, 266
Mesocolo
   sigmóide, 224, 239, 262
   transverso, 222, 224, 228, 236, 239
Mesométrio, 217, 266
Mesossalpinge, 217, 266
Mesovário, 217
Metacarpais, 61-62, 71
   primeiro, 55, 59-60
   quinto, 55, 60, 74
   radiografias dos, 35
   vistas posteriores dos, 31
Metatarsais, 87, 93-94, 96, 125-126
   primeiro, 120
   quinto, 96, 120, 125, 130, 136, 146
Monte do púbis, 280
Músculo esfincter uretrovaginal, 266, 283
Músculo(s)
   abaixador do ângulo da boca, 322-323
   abaixador do lábio inferior, 322-323
   abaixador do septo do nariz, 322-323
   abdutor do hálux, 127-128, 134-136, 138, 152
   abdutor do polegar
      curto, 64, 66
      longo, 62
   adutor curto, 97-98, 100, 104-106, 149
   adutor do hálux, cabeça oblíqua, 128, 152
   adutor do polegar, 61, 64-66, 79
   adutor do polegar, longo, 51-52, 58-59
   adutor longo, 97-98, 100-108, 149
   adutor magno, 97-98, 101-102, 107, 114, 149
   ancôneo, 36, 48, 52, 59, 80
   ariepiglótico, 315, 319-320
   aritenóideo, 319-320
   articular do joelho, 97, 143
   auricular, 323
   bíceps braquial, 36, 42, 47, 49, 51-54, 72, 77

bíceps femoral, 98, 111, 113-115, 118, 151
braquial, 36, 51, 53, 77
braquiorradial, 36, 47, 51-54, 56, 58-59
bucinador, 312-313, 322, 326, 330
bulbo esponjoso, 265, 282, 286-287
ciliar, 401
coccígeo, 270, 276, 278
coracobraquial, 36, 42, 47, 77
corrugador do supercílio, 322, 350
cremaster, 214, 218
cricoaritenóideo, 315, 320-321
cricotireóideo, 312-313, 318
da faringe, 312-313, 315, 317, 319, 332-333
da pupila, 357, 368
da úvula, 334
dartos, 214-215, 218
deltóide, 16-17, 36, 38, 42, 47-48, 165
digástrico, 305, 308, 310, 324, 326-327, 330-331, 378
do manguito rotador, 46
do ombro, 38
do pé anserino, 97, 115, 141-142
eretor da espinha, 5, 17-18, 22
escaleno
   anterior, 45, 167, 177, 303, 307
   médio, 303, 307
esfincter da pupila, 368
espinal, 18
   do tórax, 18
esplênio
   da cabeça, 17-18, 20, 22, 37, 311
   do pescoço, 17-18, 22, 37
estapédio, 362
esternocleidomastóideo, 17, 20, 37, 42, 295, 306, 310, 386
esterno-hióideo, 303, 305-306, 310
esternotireóideo, 303, 305-306, 310
estilofaríngeo, 312, 314-315, 317, 383
estiloglosso, 312, 317, 331, 333, 387
estilo-hióideo, 310, 314, 324, 380
extensor curto dos dedos, 121, 130, 150
extensor do dedo mínimo, 52, 58-59, 80
extensor do hálux
   curto, 127, 130, 150
   longo, 115, 117, 127
extensor do indicador, 52, 62
extensor do polegar
   curto, 52, 62
   longo, 52, 58, 62, 80
extensor dos dedos, 52, 58, 62, 80
   longo, 115, 117, 121-122, 124, 130, 150
extensor radial do carpo
   curto, 52-53, 58-59, 62, 80
   longo, 51-53, 59, 62, 80

extensor ulnar do carpo, 51-52, 58-59, 61-62
fibular
   curto, 115, 117, 120-121, 150
   longo, 115, 117, 120, 124, 127, 141-142, 150
   terceiro, 115, 150
flexor curto do dedo mínimo, 61, 65-66, 79, 128, 135-136, 138, 152
flexor do carpo
   radial, 51, 53, 55, 58, 78
   ulnar, 52, 57-58, 61, 79
flexor do hálux
   curto, 128, 135-136, 138, 152
   longo, 115, 124, 128, 151
flexor do polegar
   curto, 64-65
   longo, 51, 53-54, 61, 78
flexor dos dedos
   curto, 128, 134, 136
   longo, 115, 120, 124, 128, 151
   profundo, 51-52, 55, 58, 61, 66, 78-79
   superficial, 51, 53-54, 58, 61, 66
frontal, 350
gastrocnêmio, 98, 115, 117-121, 141-142, 151
gêmeo
   inferior, 97-98, 111-113
   superior, 97-98, 111-113
genioglosso, 330-331, 333, 387
genio-hióideo, 330-331, 333
glúteo máximo, 98, 111-114, 281
glúteo médio, 98, 111-113
glúteo mínimo, 97-98, 111-113
grácil, 97, 100-102, 104-106, 115, 141-142, 149
hioglosso, 312-313, 317, 353, 387
ilíaco, 97, 99, 101-102, 105-106, 148, 243
iliococcígeo, 270, 276-278
iliocostal, 18, 22
   do lombo, 18
   do pescoço, 18
iliopsoas, 97, 101, 269
infra-espinal, 36, 38, 46, 48
intercostal
   externo, 19, 21, 167, 201
   interno, 21, 167, 169, 201
   íntimo, 167-169, 196, 201
interespinal
   do lombo, 19
   do pescoço, 19
interósseo
   dorsal, 62, 65-66, 71, 79, 127-128, 131, 137
   palmar, 61, 65-66, 79
   plantar, 127-128, 137

ÍNDICE

intertransversário, 19
isquiocavernoso, 265, 282, 286-287
latíssimo do dorso, 16-17, 36-37, 42
levantador da escápula, 17, 36-37, 39, 308
levantador da pálpebra superior, 350, 352, 354-356, 368
levantador do ângulo da boca, 322
levantador do ânus, 110, 265, 270-271, 274, 276-278
levantador do lábio superior e da asa do nariz, 322-323
levantador do lábio superior, 322-323
levantador do véu palatino, 315, 317, 358
levantadores das costelas, 19
longitudinal
    inferior, 331
    superior, 331
longo da cabeça, 308
longo do pescoço, 303, 308
longuíssimo
    da cabeça, 20
    do pescoço, 18
    do tórax, 18
lumbricais, 64, 66, 71, 75, 78-79, 135, 152
masseter, 322, 324, 326, 378
milo-hióideo, 326-327, 330-331, 333, 378
multífido, 19
nasal, 322-323
oblíquo da cabeça
    inferior, 19-20
    superior, 19-20
oblíquo do abdome
    abdutor do dedo mínimo, 61, 64-66, 79, 127-128
    externo, 165, 213-217, 222, 243
    interno, 170, 215-220, 243
obturador
    externo, 97-98, 149
    interno, 98, 110, 217, 269, 276, 290
occipitofrontal, 322-323
omo-hióideo, 36, 38, 303, 305-395, 310
oponente do dedo mínimo, 61, 65
oponente do polegar, 61, 64, 67, 78
orbicular da boca, 322-323, 350
orbicular do olho, 322-323, 351
palatofaríngeo, 317
palatoglosso, 333
palmar longo, 58
papilar, 183-186
parte cricofaríngea do M. constritor inferior da faringe, 315, 317
parte tireoepiglótica do M. tireoaritenóideo, 315
pectíneo, 97-98, 101-104, 148

peitoral maior
    dissecação profunda do, 42
    imagens gerais do, 40-41, 47, 82, 165, 175
    inserção do, 36
peitoral menor
    dissecação profunda do, 42
    dissecação superficial, 42
    fáscia de revestimento do, 42
    imagens gerais do, 41, 82, 165, 175, 214-215
    inserção do, 36
piramidal, 220
piriforme, 97, 110, 276, 278, 283
plantar, 98, 115-116, 118, 151
platisma, 304, 323
poplíteo, 98, 115, 141
prócero, 322-323, 350
pronador quadrado, 51, 54-55, 65, 78
pronador redondo, 36, 47, 51-55, 57-58
psoas, 101
    maior, 97, 99, 102, 105-106, 148, 240, 253
pterigóideo
    lateral, 327, 378
    medial, 327, 330, 378
pubococcígeo, 270, 276-278, 290-291
puborretal, 270, 276-277, 290-291
quadrado do lombo, 241, 243
quadrado femoral, 97-98, 102, 110-113, 115
quadrado plantar, 120, 127, 135-136, 138
redondo
    maior, 16-17, 36, 38, 45, 48
    menor, 36, 38, 46, 48
reto
    inferior, 351-352, 356
    lateral, 352, 354, 356
    medial, 352
    superior, 351, 356
reto da cabeça
    anterior, 308
    lateral, 308
    posterior maior, 19-20
    posterior menor, 19-20
reto do abdome, 166, 170, 211, 215-216
reto femoral, 97, 101, 102, 108, 148
risório, 322-323
rombóide
    maior, 17, 37-39
    menor, 17, 37-39
rotadores
    do pescoço, 19
    do tórax, 19
salpingofaríngeo, 315, 317
sartório, 97-98, 101-103, 105-107, 115, 148

semiespinal
    da cabeça, 18-20
    do tórax, 19
semimembranáceo, 98, 100, 111, 114-116, 141-142, 151
semitendíneo, 97, 100, 111, 114-116, 141-142, 151
serrátil
    anterior, 165-166, 175, 214
    anterior, 17, 36-37, 40, 42
    posterior inferior, 17-18, 22, 37
    posterior superior, 18
sóleo, 115, 117-118, 120-121, 142, 151
subclávio, 72
subescapular, 36, 46
supinador, 51-52
supra-espinal, 36, 38, 48
suspensor do duodeno, 236
tarsal, 351, 392
temporal, 324, 326-327, 358, 378
tensor da fáscia lata, 98, 101-102, 111-113
tensor do tímpano, 358, 363, 378
tensor do véu palatino, 317, 358, 360
tibial
    tibial, anterior, 115, 117, 121, 123, 128, 141-142, 150
    tibial, posterior, 115, 117, 124, 128, 151
tireo-hióideo, 306
transverso do abdome, 166-167, 216, 218, 220, 222, 240
transverso do tórax, 166, 169, 201
trapézio, 5, 16-17, 20, 36-38, 42, 303, 311, 386
tríceps braquial
    cabeça curta do, 38, 42
    cabeça longa do, 36, 38, 48
    cabeça medial do, 36
    imagens gerais do, 47, 52, 59, 80
vasto intermédio, 97, 100, 102
vasto lateral, 97, 102, 104, 116, 118, 142, 148
vasto medial, 97-98, 100-102, 104, 143, 14
zigomático
    maior, 322-323
    menor, 322-323

N

Násio, 294, 296
Navicular, 87, 93-94, 96, 125-126, 146
Nervo abducente, 341, 344-345, 349, 352-356, 368-369, 379
Nervo acessório, 17, 341, 344-345, 347, 349, 352-353, 368-369, 386
Nervo facial, 341, 344-345, 347, 349, 352-353, 368-369, 380-381, 400, 403

Nervo glossofaríngeo, 341, 344-345, 347, 349, 352-353, 368-369, 383, 400, 403, 414
Nervo hipoglosso, 341, 344-345, 347, 349, 352-353, 368-369, 387
Nervo intermédio, 345, 380
Nervo oculomotor, 341, 344-345, 347, 349, 352-356, 368-369, 368, 400-401, 403, 414
Nervo olfatório, 341, 344-345, 347, 349, 352-353, 368-370
Nervo óptico, 341, 344-345, 347, 349, 352-353, 355, 368-369, 371
Nervo trigêmeo
　divisão mandibular do, 377-378
　divisão maxilar do, 376, 401
　divisão oftálmica do, 375
　imagens gerais do, 341, 344-345, 347, 349, 352-356, 368-369, 374
Nervo troclear, 341, 344-345, 347, 349, 352-356, 368-369, 373
Nervo vago, 341, 344-345, 347, 349, 352-353, 368-369, 384-395, 400, 402-403, 406
Nervo vestibulococlear, 341, 344-345, 347, 349, 352-353, 358, 360, 368-369, 382
Nervo(s)
　abducente, 340-341, 344-345, 349, 352-356, 368-369, 379
　acessório, 17, 308, 314, 341, 344-345, 347, 349, 352-353, 368-369, 386
　alveolar inferior, 327, 330, 376-377
　auricular
　　magno, 309
　　posterior, 309, 380
　auriculotemporal, 323-324, 326-327, 329, 368, 377, 389, 413
　axilar, 38, 44, 47-48, 50
　cardíaco cervical, 203, 309, 324, 388
　carótico externo, 388, 392, 395
　cavernoso do pênis, 274, 285, 402, 410
　ciliar, 355, 368, 375, 389, 414
　clúnio, 88, 153
　　médio, 16
　　superior, 16
　coccígeo, 22
　cutâneo
　　do antebraço, 53-55, 57, 63, 69, 77
　　do braço, 32, 38, 43-44, 48, 50
　　femorais, 87-88, 99, 103, 105-106, 109, 113-114, 153, 213, 248, 273
　　lateral inferior do braço, 80
　　medial do antebraço, 81
　　posterior do braço, 81
　cutâneo do antebraço
　　lateral, 32, 47, 50
　　medial, 32, 43-44
　　posterior, 32, 48
　cutâneo do braço
　　lateral inferior, 32, 48
　　lateral superior, 32, 38, 48
　　medial, 32, 43-44, 50
　　posterior, 32, 48
　cutâneo sural
　　lateral, 87-88, 116, 118, 124, 150-151, 153
　　medial, 88, 116, 118, 124, 151-153
　da bochecha, 322, 326-327, 329-330, 377
　digital palmar, 68, 78
　dorsal da escápula, 43, 310
　dorsal, do pênis, 286
　escrotal, 286
　espinal, 15
　　6ª torácico, 21
　　C1, 20, 22
　　L1, 22
　　L5, 22
　　padrão do, 21
　　raiz anterior do, 23
　　raiz posterior do, 23
　　S1, 22
　　S5, 22
　　T1, 22
　esplâncnico,
　　imo, 250-251, 395, 405
　　lombar, 249-251, 274, 392, 407, 409, 411
　　maior, 203-204, 249-251, 392, 395
　　menor, 203-204, 249-251, 392, 395, 405
　　pélvico, 110, 250-251, 273-274, 399, 409-412
　　sacral, 250-251, 274, 409-412
　etmoidal
　　anterior, 338
　　posterior, 338, 375
　facial, 308, 323-324, 332, 341, 344-345, 347, 349, 352-353, 368-369, 380-381, 400, 403
　femoral, 104-106, 108-109, 148, 248
　　cutâneo anterior, 87, 103, 153
　　cutâneo lateral, 87-88, 99, 103, 105-106, 109, 153, 213, 248
　　cutâneo posterior, 88, 110, 113-114, 153, 273
　fibular
　　comum, 114, 116, 118-121, 124, 150-151
　　profundo, 87, 122, 124, 130, 150, 153
　　superficial, 87, 122, 124, 131-132, 150
　frênico, 43, 167, 178, 187, 194, 204, 306, 308
　frontal, 352, 354, 356
　genitofemoral
　　ramo femoral do, 87, 99, 153, 213, 218, 248
　　ramo genital do, 99, 153, 218, 248
　glossofaríngeo, 308, 312-314, 332, 341, 344-345, 347, 349, 352-353, 368-369, 383, 389, 400, 403, 414
　glúteo
　　inferior, 110-113, 277
　　superior, 110-113
　hipogástrico, 274
　hipoglosso, 306, 310-314, 329-331, 341, 344-345, 347, 349, 352-353, 368-369, 387
　ilio-hipogástrico, 88, 99, 153, 213, 218-219, 248
　ilioinguinal, 87, 99, 213, 218-220, 248
　infra-orbital, 322, 338, 376
　infratroclear, 368, 375
　intercostal, 168
　　décimo, 170
　　primeiro, 44
　　quarto, 169
　　ramos cutâneos do, 213
　　ramos do, 160
　　sexto, 21, 203
　intercostobraquial, 32
　interósseo
　　anterior do antebraço, 57
　　posterior do antebraço, 58, 60, 80
　isquiático, 110, 112, 150-152, 273, 290-291
　labial posterior, 274
　lacrimal, 352, 356, 375, 389, 401, 413
　laríngeo
　　inferior, 321
　　recorrente, 177, 203, 205, 250, 321, 385, 402, 406
　　superior, 306-307, 313-314, 318-319
　lingual, 327, 331, 368, 377, 381, 414
　massetérico, 326-327, 378
　maxilar, 338, 340
　mediano, 43, 47, 50, 53, 63-64, 68, 70, 78
　　ramo palmar do, 32
　mentual, 322-323, 329, 368, 377
　musculocutâneo, 43-44, 47, 50, 77
　nasal, 368
　nasociliar, 352, 355, 375
　nasopalatino, 338, 376
　obturatório, 149, 218-219, 248
　　ramo anterior, 106, 109, 149
　　ramo posterior, 106, 109, 149
　　ramos cutâneos do, 88, 106, 109, 149
　　ramos do, 106, 109, 149
　occipital
　　maior, 16, 20, 309
　　menor, 20, 309

ÍNDICE

terceiro, 16, 20
oculomotor, 340-341, 344-345, 347, 349, 352-356, 368-369, 368, 400-401, 403, 414
oftálmico, 340
olfatório, 338, 341, 344-345, 347, 349, 352-353, 368-370
óptico, 341, 344-345, 347, 349, 351-353, 355, 368-369, 371
palatino
   maior, 368, 376, 401
   menor, 368, 376, 401
peitoral
   lateral, 42-44, 165
   medial, 42-44, 165
perineal, 273
petroso
   maior, 300, 344, 361, 414
   menor, 300, 344, 377, 383, 389, 414
   profundo, 388
plantar
   lateral, 88, 124, 135-136, 138, 152-153
   medial, 88, 124, 138, 152-153
   próprio, 134
pudendo, 110, 113, 271, 273-274, 283
radial, 44, 48, 50, 80
   ramo profundo do, 54, 60
   ramo superficial do, 32, 54, 57-58, 80-81
retal, 273-274, 285
safeno, 87, 109, 122, 132, 148
   ramo infrapatelar do, 104-106, 109, 122, 124
subcostal, 213, 248
subescapular, 43-44
suboccipital, 20
supraclavicular, 32, 81, 160, 304-305, 309-310
supra-escapular, 38, 43-44
supra-orbital, 322-323, 354, 368, 375
supratroclear, 322, 354, 368, 375
sural, 88, 132, 151, 153
temporal, 329, 368
tibial, 88, 114, 116, 120, 134, 151
torácico longo, 43-44, 166
toracodorsal, 17, 43-44
trigêmeo, 324, 329, 332, 341, 344-345, 347, 349, 352-356, 368-369, 374
   divisão mandibular do, 377-378
   divisão maxilar do, 376, 401
   divisão oftálmica do, 375
troclear, 340-341, 344-345, 347, 349, 352-355, 368-369, 373
ulnar, 43-44, 48, 50, 79
   imagens gerais do, 53-54, 57, 65
   ramo digital dorsal do, 69
   ramo dorsal do, 32, 57, 69, 71
   ramo palmar do, 32, 53, 63, 81
   ramo profundo do, 54, 57, 64, 68
   ramo superficial do, 54, 57, 64, 68
vago, 187, 194, 203, 250-251, 306, 308, 318, 332, 341, 344-345, 347, 349, 352-353, 368-369, 384-395, 400, 402-403, 406
vestibulococlear, 341, 344-345, 347, 349, 352-353, 358, 360, 368-369, 382
zigomático, 376, 381, 389, 401, 414
zigomaticofacial, 322-323, 368, 376
zigomaticotemporal, 322-323, 368, 376
Nervos cranianos
   abducente (VI), 341, 344-345, 349, 352-356, 368-369, 379
   acessório (XI), 17, 341, 344-345, 347, 349, 352-353, 368-369, 386
   facial (VII), 341, 344-345, 347, 349, 352-353, 368-369, 380-381, 400, 403
   glossofaríngeo (IX), 341, 344-345, 347, 349, 352-353, 368-369, 383, 400, 403, 414
   hipoglosso (XII), 341, 344-345, 347, 349, 352-353, 368-369, 387
   oculomotor (III), 341, 344-345, 347, 349, 352-356, 368-369, 368, 400-401, 403, 414
   olfatório (I), 341, 344-345, 347, 349, 352-353, 368-370
   óptico (II), 341, 344-345, 347, 349, 352-353, 355, 368-369, 371
   trigêmeo (V), 341, 344-345, 347, 349, 352-356, 368-369, 374
      nervo mandibular do, 377-378
      nervo maxilar do, 376, 401
      nervo oftálmico do, 375
   troclear (IV), 341, 344-345, 347, 52, 352-356, 368-369, 373
   vago (X), 341, 344-345, 347, 349, 352-353, 368-369, 383-385, 400, 402-403, 406
   vestibulococlear (VIII), 341, 344-345, 347, 349, 352-353, 358, 360, 368-369, 382
Neurônios simpáticos, 396-397
Núcleo pulposo, 9, 15
Núcleo rubro, 347

O

Occipital, 8, 13, 299, 302
Olécrano, 31, 34-35, 48, 59
Oliva, 345, 348
Ombro
   músculos do, 38
   suprimento sanguíneo do, 39
Omento
   maior, 222, 228, 236
   menor, 228
Ora serrata, 357
Órbita, 350
Orelha
   externa, 358-359
   média, 361
   ossículos da, 358-360, 362
Ossículos, 358-360, 362
Osso capitato, 31, 34-35, 61-62, 66, 70
Osso do quadril, 5, 22, 89-90, 258
Osso nasal, 294, 335
Osso sesamóide, 35, 61-62, 96
Óstio, da vagina, 279-280
Óstios
   cárdico, 229
   do ureter, 265
Ovário, 262

P

Palatino, 301
Palato, 331
   duro, 316, 334, 336
   mole, 316, 336
Pálpebra, 351
Pâncreas, 228, 234, 236-237, 245
Papila
   circunvalada, 332
   do ducto parotídeo, 331
   lacrimal, 351
   maior do duodeno, 234, 236
   menor do duodeno, 236
Papila mamária, 40, 160
Parede abdominal
   anterior, 213, 214-215, 217
   drenagem linfática da, 247
   inserções peritoneais da, 239
   posterior, 248
Parede torácica
   anterior, 165-167, 201
   esqueleto da, 162
   linfáticos da, 201-202
   músculos da, 165-168
   posterior, 197-199, 202
Parietal, 296
Parte abdominal da aorta, 229, 240, 253, 272-273
Parte flácida da membrana timpânica 359
Parte laríngea da faringe, 316
Parte nasal da faringe, 316
Parte oral da faringe, 316, 331
Parte parassimpática do sistema nervoso
   componentes da, 400
   vias da, 403
   vista superior da, 399
Parte simpática do sistema nervoso
   componentes do, 393-395
   vias do, 398, 404
   vista superior do, 392
Patela, 87, 91, 95, 141-142

Pé (veja também Perna)
  arcos do, 126
  artérias do, 132, 138
  articulações do, 145-146
  dorso do, 130-132
  músculos do, 127-128, 134-137
  nervos do, 13-133
  ossos do, 125
  planta do, 133-138
  radiografias do, 96
Pedículo
  da vértebra cervical, 7, 23
  da vértebra lombar, 9, 11, 15
  da vértebra torácica, 9-10, 23
Pedúnculos, cerebelares, 348
Pelve
  drenagem linfática da, 288-289
  feminina, 256, 260, 272, 290
  ligamentos da, 261
  masculina, 257, 259-260, 272, 291
  nervos autônomos da, 274
  nervos da, 274
  renal, 242
  suprimento sanguíneo da, 272
  vias da parte autônoma da, 409-412
  vista anterior da, 259, 261
  vista posterior da, 259
  vista superior da, 275
Pênis, 213, 265, 273, 278-279, 286-287, 402
Pericárdio
  fibroso, 178
  seroso, 183
Períneo
  artérias do, 284
  feminino, 280-285
  masculino, 280-285
  nervos do, 285
  região anal, 279
  região urogenital, 279
Peritônio
  parietal, 170, 216-19, 221, 239
  pélvico, 262-263
Perna (veja também Pé)
  artérias da, 123
  compartimento anterior da, 117
  compartimento posterior da, 117
  compartimentos da, 117
  músculos da, 118-122
  nervos da, 124
Pescoço, 304-313
  colo anatômico do úmero, 33
  colo cirúrgico do úmero, 33
  colo do rádio, 34-35
  dissecação do, 306
  esqueleto do, 302
  nervos autônomos do, 413-414
  raiz do, 307

vista lateral do, 310-313
Pilar do cérebro, 348
Piramidal, 34-35, 61-62
Pirâmides renais, 242
Pisiforme, 31, 34, 54, 61, 65
Plano transpilórico, 211
Pleura
  parietal, 21, 169-170, 174-177, 187, 193, 195, 207, 216
  parte costal, 187, 205
  parte mediastinal, 187
  visceral, 187, 205
Plexo
  basilar, 342
  braquial, 41, 43-44, 47, 50, 77, 79-80, 165, 175, 307, 404
  cardíaco, 203-204, 250, 392, 399-400, 405-406
  carótico, 388, 413
  celíaco, 203, 392, 402, 407
  cervical, 404
  coccígeo, 404
  corióideo, 342-343, 346
  dental, 330, 376
  esofágico, 193-194, 196, 203-204, 385, 392, 399-400, 406, 408
  faríngeo, 314
  hipogástrico, 249-251, 274, 392, 395, 399, 402, 407-412
  intermesentérico, 251, 392, 395
  linfático, 200
  lombar, 99, 404
  mesentérico, 249-250, 392, 400, 408
  pampiniforme, 386
  prostático, 265, 274, 286, 395, 400
  pulmonar, 203, 250-251, 385, 392, 399-400, 405-406
  renal, 250-251, 392, 395, 399, 407
  retal, 271, 395, 400, 409-412
  sacral, 248, 273, 277, 404
  testicular, 407
  timpânico, 361, 383, 401
  uretérico, 408
  uterovaginal, 274, 395, 400, 409-412
  vertebral, 26, 388, 413
  vesical, 274, 395, 400, 402, 409-412
Pólo
  frontal, 346-347
  occipital, 345-347
  temporal, 345
Ponte, 342, 346, 348
Ponto de McBurney, 225
Prega(s)
  arco palatofaríngeo, 315-316, 34
  arco palatoglosso, 331-332
  ariepiglótica, 315-316, 320-321
  axilares
    anterior, 158

    posterior, 5
  cecais, 225
  circulares, 236
  glossoepiglótica, 332
  ileocecais, 225
  maleares, 359
  retais, 271
  "retovesical", 262
  salpingofaríngea, 316, 336
  salpingopalatina, 336
  semilunares, 225, 351
  sinoviais, 143
  sublingual, 320
  sulco infraglúteo, 87
  umbilicais
    laterais, 217, 221
    medianas, 217
  "uterossacral", 217, 262
  vestibular, 316
  vocal, 316
Prepúcio
  do clitóris, 280
  do pênis, 286
Processo
  alveolar, 325, 334
  articular
    da vértebra lombar, 9, 11
    da vértebra torácica, 9
    inferior, 7, 11
    superior, 9, 11-12, 164
  ciliar, 357
  clinóide
    anterior, 300
    posterior, 300
  coracóide, 31, 33, 35, 45-47, 72, 165, 175
  da mandíbula 297, 326
  da ulna, 34-35,
  espinhoso
    da vértebra cervical, 7-8, 13, 17-18
    da vértebra lombar, 11, 15
    da vértebra torácica, 9-10, 17, 24, 37
    do áxis, 19
  estilóide, 31, 298, 314, 325
    da ulna, 31, 34-35
    do rádio, 31, 34-35
  frontal, 297, 335
  lateral do martelo, 359
  mamilar, 9
  mastóide, 294, 298-299, 308, 325, 360
  palatino, 301, 334-335
  temporal, 296
  transverso, 162, 302
    da vértebra cervical, 8
    da vértebra lombar, 9, 11
    da vértebra torácica, 9, 14
    do atlas, 7, 13
  uncinado, do etmóide, 335

ÍNDICE

unco do corpo, vértebra cervical, 7
xifóide, 158, 162, 173, 207, 211, 213
zigomático, 296-297
Processo condilar da mandíbula, 297, 325
Proeminência laríngea, 294, 318
Promontório sacral, 213, 259, 262-263, 275
Próstata, 217, 269, 291
Protuberância
  mental, 294, 325
  occipital
    externa, 5, 18, 298-299, 301
    interna, 300
Ptério, 297
Pulmão, 187-190
  ápice do, 173, 188
  direito, 173-175, 188-190, 205, 207, 252-253
  esquerdo, 173-175, 178, 188-190, 205, 207, 252-253
  linfáticos do, 200
  lobos do, 173, 175, 188-190
  projeção do, na superfície, 171
  suprimento sanguíneo do, 192
  tomografia computadorizada do, 205-206
Pulso, 64-65
  articulações do, 74
  dorso do, 70-71
Pulvinar, 348
Pupila, 351

Q

Quadrante inferior direito, 211
Quadrante inferior esquerdo, 211
Quadrante superior direito, 211
Quadrante superior esquerdo, 211
Quiasma, óptico, 345, 353-354, 371

R

Rádio
  cabeça do, 31
  margem lateral distal do, 31
Rafe
  Corpo anococcígeo, 278
  da faringe, 314
  do escroto, 280
  pterigomandibular, 312-313, 317, 330, 332
Raiz
  anterior, 21
  posterior, 21
Ramo
  anterior
    das vértebras lombares, 15
    imagens gerais do, 21, 23, 396-397
    primário, 43
    ramos cutâneos laterais do, 16
  comunicante
    branco, 170, 194, 204, 249-250, 388, 392-393, 396-397, 404, 407, 413
    cinzento, 170, 194, 204, 249-251, 273-274, 388, 392-393, 396-397, 404, 407, 413
  cutâneos posteriores, dos nervos espinais torácicos, 16
  cutâneos posteriores, dos nervos espinais, 16
  do ísquio, 258
  do púbis, 89-90, 213, 258-259, 270
  isquiopúbico, 92, 258, 275, 279, 282
  posterior
    posterior, imagens gerais do, 21, 23, 396-397, 404
    dos nervos espinais lombares, 15
    ramos cutâneos posteriores do, 16
Rampa do tímpano, 363
Rampa do vestíbulo, 363
Recesso
  costodiafragmático da pleura, 171, 174, 252
  costomediastinal da pleura, 171, 173, 193
  epitimpânico, da cavidade timpânica 358-359, 361-362
  esfenoetmoidal, 336
  faríngeo, da parte nasal da faringe, 315, 336
  piriforme, da parte laríngea da faringe, 315
  poplíteo, 143
Rede do testículo, 287
Região epigástrica, 211
Região hipogástrica, 211
Região inguinal, 211, 218-220
Região suboccipital, 20
Retina, 357, 371
Retináculo
  da patela, 101-102, 141, 143
  dos músculos extensores, 59-60, 70
    inferior, 121, 130
    superior, 121, 130
  dos músculos flexores, 54, 64-67, 74
    inferior dos músculos fibulares 120, 145
    superior dos músculos fibulares, 120, 145
Reto, 224, 227, 263, 270-271, 290-291
Rins, 174, 236, 240-242
Rugas, 227

S

Saco
  endolinfático, 363
  lacrimal, 350
  pericárdio; ver Cavidade
  "saco da dura-máter", 22
Sacro
  asa do, 259, 275
  imagens gerais do, 5-6, 24, 213, 256-257
  ligamentos do, 15
  radiografia do, 11
  vista anterior do, 12
  vista posterior do, 12
Saculações, 222, 227
Sáculo, 363
Seio
  anal do canal anal, 271
  carótico, 364, 383
  cavernoso, 340, 344, 353, 366
  confluência dos, 366
  coronário, 179, 183
  "da valva da aorta", 185
  do pericárdio, 178
  esfenoidal, 301, 335-337
  esfenoparietal da dura-máter, 340-341
  frontal, 301, 334-40
  intercavernoso, 340-341
  lactífero, 40
  maxilar, 331, 336-40
  occipital da dura-máter, 341-342
  paranasal, 337
  petroso
    inferior, 340-341, 366
    superior, 340-341, 366
  prostático da uretra masculina, 265
  reto da dura-máter, 340, 366
  sagital
    inferior, 340, 342, 366
    superior, 339-343, 366
  sigmóide, 301, 340-341
  transverso da dura-máter, 301, 340-341
  venoso da esclera, 357
  venosos da dura-máter, 340-341
Sela
  diafragma da, 353
  dorso da, 300-301
  tubérculo da, 300
Semilunar, 34-35, 61-62, 74
Septo
  interatrial, 183
  intermuscular
    anterior, 117
    lateral, 100
    medial, 54, 60
    posterior, 100, 117
    transverso, 117

vasto adutor, 108
interventricular, 183, 185-87, 207
nasal, 315, 331
orbital, 350
Septo do pênis, 287
Septo pelúcido, 342, 346
Sínfise púbica, 87, 91, 211, 256-257, 259, 261, 283
Sistema linfático
da mama, 41
da parede abdominal, 247
da parede torácica, 201-202
do baço, 245
do estômago, 245
do fígado, 245
do intestino delgado, 246
do intestino grosso, 246
do membro inferior, 155
do membro superior, 84
dos pulmões, 200
Substância cinzenta, 396
Substância negra, 347
Substância perfurada, anterior, 345, 347-348
Sulco
anocutânea, 271
atrioventricular, 179, 183
calcarino, 346
carótico, 300
central, 346
coronário, 179
do nervo radial, 33
do seio petroso, inferior, 300
do seio transverso, 300
frontal, 346
intertubercular, 33
interventricular, 179
lacrimal, 350
lateral, 346
mediano, posterior, 23
milo-hióideo, 301, 325
obturatório, 90, 258
olfatório, 345
orbital, 345
parietoccipital, 346
Sustentáculo do tálus, 96, 125-126, 145-146
Sutura
coronária, 297, 301
escamosa, 297
esfenofrontal, 297
frontonasal, 301
intermaxilar, 299
lambda, 297-298
lambdóidea, 297-298, 301
nasolacrimal, 297
occipitomastóidea, 297-299, 301

palatomaxilar, 299
parietomastóidea, 297
sagital, 298
temporozigomática, 297
zigomaticomaxilar, 297, 299

T

Tabaqueira anatômica, 59
Tálamo, 346, 348
Tálus, 93-94, 96, 125-126, 145
Tarso
inferior, 350
superior, 350
Tegme timpânico, 359, 361
Tela subcutânea, 16, 21
Telencéfalo, 368, 373
Temporal, 297, 299-300
Tendão
do calcâneo, 115, 118-120
do músculo abdutor do dedo mínimo, 146
do músculo abdutor longo do polegar, 55, 59-60, 71
do músculo bíceps braquial, 47, 53, 57, 73
do músculo bíceps femoral, 116, 120, 122, 141
do músculo braquiorradial, 55
do músculo extensor comum, 36, 60
do músculo extensor do dedo mínimo, 59, 70
do músculo extensor do hálux
do músculo extensor curto do hálux, 122, 131
do músculo extensor longo do hálux, 122, 130-131
do músculo extensor do indicador, 59-60, 71, 80
do músculo extensor do polegar
do músculo extensor curto do polegar, 55, 59-60, 70
do músculo extensor longo do polegar, 59-60, 70
do músculo extensor dos dedos, 59-60, 70-71
do músculo extensor curto dos dedos, 122
do músculo extensor longo dos dedos, 122, 130
do músculo extensor radial do carpo
do músculo extensor curto radial do carpo, 59-60, 70-71
do músculo extensor longo radial do carpo, 59-60, 70-71
do músculo extensor ulnar do carpo, 59-60, 70

do músculo fibular curto, 119, 121, 130, 136-137, 145
do músculo fibular longo, 119, 121, 125, 130, 136-137, 145
do músculo fibular terceiro, 121, 131
do músculo flexor comum, 36, 51-52, 55
do músculo flexor do carpo
do músculo flexor radial do carpo, 54-55, 66
do músculo flexor ulnar do carpo, 66
do músculo flexor do hálux
do músculo flexor curto do hálux, 146
do músculo flexor longo do hálux, 119-120, 134, 138
do músculo flexor dos dedos
do músculo flexor curto dos dedos, 134-136
do músculo flexor longo dos dedos, 120, 134-136, 138, 146
do músculo flexor profundo dos dedos, 55, 65-66, 75
do músculo flexor superficial dos dedos, 53-55, 64, 66, 75
do músculo flexor longo do polegar, 53, 66
do músculo iliopsoas, 243
do músculo infra-espinal, 38
do músculo palmar longo 54, 58, 63, 66
do músculo peitoral menor, 43
do músculo poplíteo, 143
do músculo quadríceps, 101, 141-142
do músculo redondo menor, 38
do músculo subescapular, 72
do músculo supra-espinal, 38, 46
do músculo tibial anterior, 122, 130-131, 137, 146
do músculo tibial posterior, 119-120, 136-137, 145
do músculo tríceps braquial, 52, 73
Tênia do colo, 222
Tentório do cerebelo, 340-342, 344, 354
Terminal
crista, 183, 186
sulco, 179
Testículo, 263, 286-287
Tíbia, 87, 93
Tonsila
faríngea, 315, 334, 336
palatina, 315, 332, 383
Tórax
corte transversal do, 205, 207
dermátomos do, 161
pontos de reparo do, 158
tomografia computadorizada do, 205-206
vísceras do, 175-178

ÍNDICE

Toro do levantador, 315
Toro tubário, 315-316
Trabécula septomarginal, 183, 186
Trabéculas cárneas, 183-184
Trago, 359
Trapézio, 34-35, 61-62, 66, 70, 74
Trapezóide, 34-35, 61-62, 66, 70, 74
Traquéia, 173, 191, 206, 294, 303
Trato
   iliotibial, 101-102, 111-112, 114, 116, 121, 142-143
   olfatório, 338, 344, 370
   óptico, 353, 371
Tríade portal, 236
Trígono
   carótico, 295
   cervical lateral, 295
   cervical, 295
   clavipeitoral, 42
   da ausculta, 17, 37
   da bexiga, 265
   do nervo hipoglosso, 348
   do nervo vago, 348
   femoral, 103
   habenular, 348
   inguinal, 217
   "lombar" 17
   lombocostal, 243
   muscular, 295
   submandibular, 295
   submentual, 295
Trocanter
   maior, 5, 87, 95, 139, 290
   menor, 95, 139, 243
Tróclea, 33, 352, 355, 373
Tronco
   braquiocefálico, 167, 196, 205, 307-308
   broncomediastinal, 201
   celíaco, 203, 228, 236, 240, 242, 250
   costocervical, 167, 197, 307
   linfático
      broncomediastinal, 200
      direito, 200
      jugular, 200, 202
      subclávio, 200
   lombossacral, 272-273
   pulmonar, 177, 180, 183, 186, 192
   simpático, 25, 99, 110, 196, 207, 249, 314, 388, 393, 395, 409-410, 412-413
   tireocervical, 39, 45, 76, 307-308, 312
   vagal, 195, 203, 249-250, 385, 399, 402, 406, 408
Tronco encefálico, 345-348
Tuba auditiva, 299, 315-316, 334, 336, 360, 383
   aurícula, direita, 177, 179, 181, 184
   aurícula, esquerda, 177, 179, 181, 184
   orelha externa, 358-359
Tuba uterina, 262, 266-267
Tubérculo
   anterior do atlas, 7, 18-19, 308
   articular, 299
   carótico, 294
   cuneiforme, 348
   do adutor, do fêmur 87, 91-92
   do escafóide, 31, 61, 74
   do trapézio, 31, 61, 74
   dorsal do rádio, 31, 34, 71
   faríngeo, 299
   grácil, 348
   ilíaco, 87, 89, 258-259
   infraglenoidal, 33
   maior, do úmero 5, 31, 33, 35, 46, 72
   menor do úmero, 31, 35, 46, 72
   púbico, 87, 90-91, 103, 211, 213, 221, 256-257
   quadrado, 92
   trigeminal, 348
Tuberosidade
   da tíbia, 87, 93, 95, 101, 121, 141-142
   da ulna, 34
   do calcâneo, 87, 96, 125, 133, 135-136, 146
   do rádio, 34-35
   glútea, 92
   para o músculo deltóide, 33-34
   Túber isquiático, 5, 89-90, 95, 111-112, 114, 139, 256-258, 278, 281
Túnica albugínea, 265, 287
Túnica vaginal, 286-287

U

Ulna
   cabeça da, 31
   imagens gerais da, 33
   margem posterior da, 31
Umbigo da membrana timpânica, 359
Umbigo, 170, 211
Úmero, 31, 33-35, 48, 72
Unco, 345
Ureter
   direito, 253
   esquerdo, 253
   imagens gerais do, 217, 240
Uretra, 264
   feminina, 263
   masculina, 283, 291
Útero, 262-264, 266-268
Utrículo, 265, 363
Úvula, 315, 331

V

Vagina, 217, 263-267
Valécula, 332
Valva
   atrioventricular esquerda, 172
   atrioventricular, 183-185, 207
   da aorta, 172, 184-185
   do coração, 172
   pulmonar, 172
Válvula anal, 271
Válvula da veia cava inferior, 172
Vasograma, 269
Vasos retos, 226
Veia cava
   inferior, 178, 183-184, 186, 195, 231, 252-253, 262
   superior, 177, 186, 193, 195, 206
Veia(s)
   angular, 366
   anteriores do ventrículo direito, 182
   auricular
   auricular, posterior, 304, 324, 366
   axilar, 82, 166, 175-177 213, 306
   ázigo, 25, 168, 193, 196-198, 204, 207, 252
   basílica, 32, 69, 82
   basivertebral, 24, 26
   braquial, 82
   braquiocefálica, 167, 176-177, 194, 198, 201-202, 205, 366
   cardíaca, interventricular posterior, 182
   cardíaca, magna, 182
   cardíaca, parva, 182
   cardíacas
   cefálica, 32, 42, 69, 160, 165, 305
   cerebrais
      inferior, 340, 366
      magna, 340-341, 366
      superior, 339, 341, 366
   circunflexa ilíaca
      profunda, 217
      superficial, 87
   cólica
      direita, 238
      esquerda, 238
   cremastérica, 286
   diplóica, 342
   dorsal do pênis, 213, 287
   emissária
   emissária, condilar, 366
   emissária, mastóidea, 366
   epigástrica
      inferior, 217
      superficial, 87, 213

superior, 167, 175, 201
esofágica, 198
espinal
    anterior, 26
    posterior, 26
esplênica, 230, 237
facial, 296-297, 366
femoral, 100-101, 104-106, 291
fibular, 117
frênica, 241, 244
gástrica
    curta, 238
    direita, 238
    esquerda, 238
hemiázigo, 194, 198, 252
    acessória, 25, 194, 198
hepática, 23-232
ileocólica, 238
ilíaca
    comum, 103, 238, 244
    externa, 102, 238 244
    interna, 103, 238, 244
infra-orbital, 366
intercostal
    anterior, 166
    posterior, 166, 168, 198
    superior, esquerda, 196, 195
intermédia do cotovelo, 32, 82, 84
intersegmentar, 192
intervertebral, 26
jugular
    anterior, 304
    externa, 160, 304-305, 324
    interna, 176, 194, 202, 204, 304, 310, 314, 333, 366
lingual, 333
lombar, 198, 204, 241, 244, 250
maxilar, 366
mesentérica
    inferior, 238
    superior, 223, 236-237, 239, 252-253
metacarpal, 69
metacarpal dorsal, 32
metatarsal, 87
musculofrênica, 201

oftálmica, 340, 352, 354, 366
ovárica, 239-240, 244, 267
paraumbilical, 213
perfurante, 213
pericardicofrênica, 176-178, 187
poplítea, 114, 116, 119-120, 155
porta, 232, 236, 238
pudenda, 87, 213, 238, 271, 283
pulmonar
    direita, 179
    esquerda, 178, 185, 187
    inferior, 189
    superior, 189
(radicular), 26
renal, 244
retal
    inferior, 238
    média, 238
    superior, 238
retromandibular, 296-297, 309, 366
retroperitoneal, 238
sacral, 244
safena
    acessória, 87-88
    direita, 9, 116, 155
    esquerda, 87-88, 100, 103, 117, 155, 213
sigmóidea, 238
subclávia, 165, 167, 175, 194, 198, 202, 305, 366
subcostal, 198
sublingual, 36
submentual, 366
supra-orbital, 354, 366
supra-renal, 241, 244
supratroclear, 354, 366
testicular, 244
tímica, 195
tireóidea, 195, 306, 311, 318, 333, 366
torácica
    interna, 166, 175-176
    lateral, 213
toracoepigástrica, 213
umbilical, 286
Ventrículos
    3º, 342-343, 346

    4º, 342-343, 346, 348
    do cérebro, 342-343, 346
    do coração, 177, 179, 183-185, 207
    laterais, 342-343
Vértebra(s)
    cervicais
        CI, 6
        CII, 6
        CVII, 6
        imagens gerais das, 6
        ligamentos das, 13
        proeminente, 5
        radiografia das, 8
        vista lateral das, 7
        vista superior das, 7
    lombares
        articuladas, 11
        imagens gerais das, 6, 24
        LI, 6, 10, 22
        ligamentos das, 15
        LV, 6, 22
        radiografia das, 11
        vista laterais das, 9
        vista superior das, 9
    torácicas
        articuladas, 10
        imagens gerais das, 6, 24
        ligamentos das, 14
        TI, 6
        TIV, 169
        TXII, 6, 10, 17, 22
        vista lateral das, 9
        vista superior das, 9
Vesícula biliar
    colo da, 234
    corpo da, 234
    fundo da, 234
    imagens gerais da, 222, 228
Vestíbulo, 282, 331, 363
Vínculos curtos, 75
Vínculos longos, 75
Vômer, 296, 299

Z

Zigomático, 294, 296